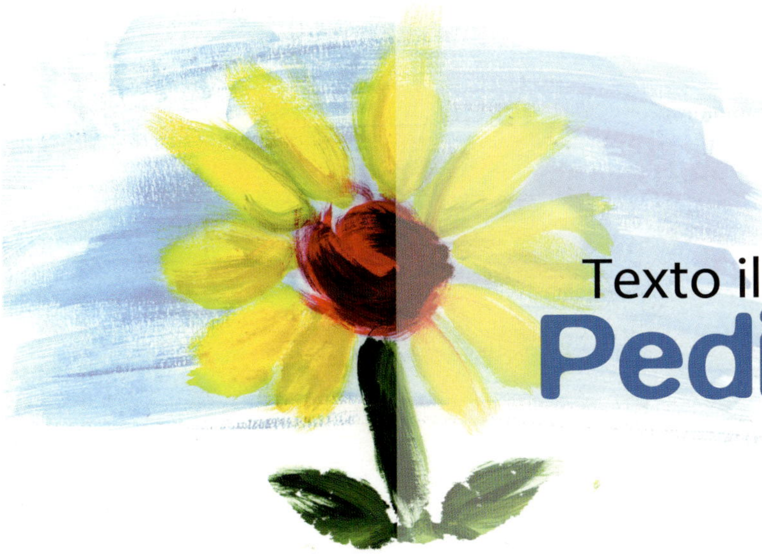

Texto ilustrado de Pediatría

TERCERA EDICIÓN

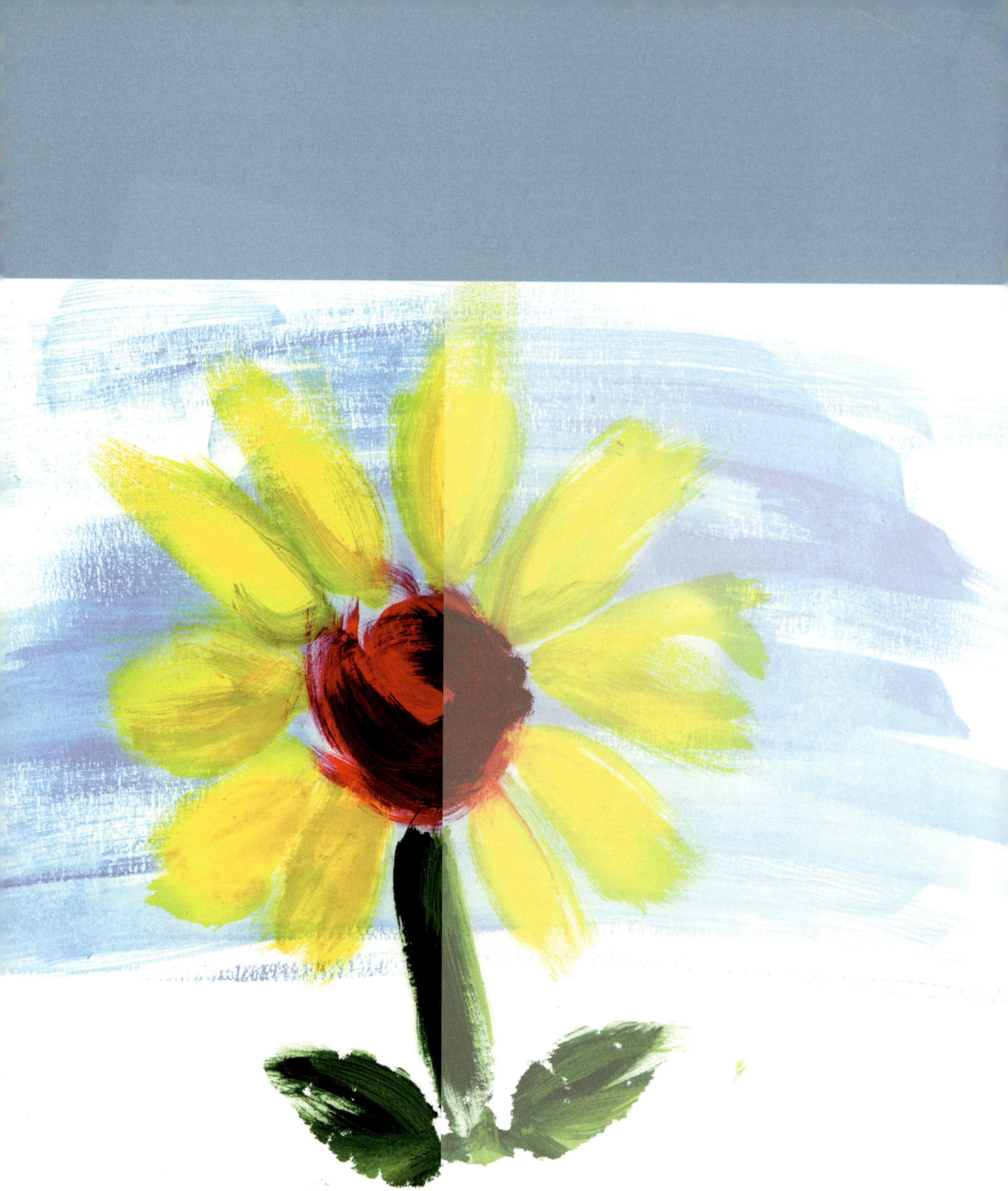

Texto ilustrado de Pediatría

TERCERA EDICIÓN

Dr Tom Lissauer MB BChir FRCPCH
Consultant Paediatrician
St. Mary's Hospital
London
UK

Dr Graham Clayden MD FRCPCH
Reader in Paediatrics
Kings College London
School of Medicine at Guy's, Kings and St Thomas' Hospitals
Evelina Children's Hospital
London
UK

ELSEVIER

Ámsterdam Barcelona Beijing Boston Filadelfia Londres Madrid
México Milán Múnich Orlando París Roma Sídney Tokio Toronto

Es una publicación

ELSEVIER

Versión en español de la 3.ª edición de la obra original en inglés
Illustrated Textbook of Paediatrics

Revisión científica:
Dr. Javier Pérez-Lescure Pizarro
Especialista en Pediatría
Hospital Fundación Alcorcón

Travessera de Gràcia, 17-21
08021 Barcelona, España

ISBN edición original: 978-0-7234-3397-2
ISBN edición española: 978-84-8086-368-1
Depósito legal: B-20.429-2012
Traducción y producción editorial: Diorki Servicios Integrales de Edición

ADVERTENCIA

La medicina es un área en constante evolución. Aunque deben seguirse unas precauciones de seguridad estándar, a medida que aumenten nuestros conocimientos gracias a la investigación básica y clínica habrá que introducir cambios en los tratamientos y en los fármacos. En consecuencia, se recomienda a los lectores que analicen los últimos datos aportados por los fabricantes sobre cada fármaco para comprobar la dosis recomendada, la vía y duración de la administración y las contraindicaciones. Es responsabilidad ineludible del médico determinar la dosis y el tratamiento más indicado para cada paciente en función de su experiencia y del conocimiento de cada caso concreto. Ni los editores ni los directores asumen responsabilidad alguna por los daños que pudieran generarse a personas o propiedades como consecuencia del contenido de esta obra.

EL EDITOR

Índice de contenidos

Prólogo
a la tercera edición

La publicación de este libro ha marcado un hito en la enseñanza pregrado de la pediatría. La obra se ha popularizado entre los estudiantes de Medicina y su inconfundible cubierta se ha convertido en una marca distintiva para los alumnos que rotan en pediatría. Los autores, bien conocidos ambos por su contribución a la docencia tanto de pregrado como de posgrado, han logrado crear una obra notable que abarca la información esencial sobre pediatría y salud infantil de un modo conciso y eficaz, y sin sobrecargar al lector con los procesos menos conocidos. El gran número de fotografías e ilustraciones en color que dan vida a la mayoría de las páginas logra centrar la atención del lector y le guía hacia los puntos más importantes descritos en el texto. Además, el libro aúna los elementos fundamentales de humanidad, sensibilidad y empatía necesarios en todos los profesionales que se encargan de atender a los niños y a sus familiares. Por ello, no sorprende que el libro haya recibido premios a la innovación y a la excelencia por parte de la British Medical Association y la Royal Society of Medicine, ni que haya sido traducido a varios idiomas.

Los estudiantes de Medicina que comienzan a formarse en pediatría clínica se enfrentan a una tarea intimidatoria. Los niños se ven afectados por toda la gama de procesos médicos y quirúrgicos que afectan a los adultos, pero presentan además un gran número de trastornos hereditarios o adquiridos que sólo se observan durante los primeros años de la vida. En las pocas semanas que se dedican a la pediatría en los sobrecargados programas de Medicina, el estudiante no sólo debe adquirir conocimientos sobre el diagnóstico y el tratamiento de las enfermedades pediátricas habituales, sino también sobre los complejos problemas sociales, educacionales y emocionales que afectan a la población pediátrica. En este libro se ha tenido un especial cuidado en facilitar la información esencial necesaria para la formación en pediatría de los estudiantes de Medicina, destacando las importantes diferencias entre la medicina de los adultos y la de los niños.

Esta tercera edición ha permitido a los autores actualizar la información e incorporar temas adicionales sobre alergología pediátrica y medicina del adolescente, para recoger así el espíritu de la medicina pediátrica actual.

Professor Michael Levin
Professor of International Child Health, Imperial College School of Medicine, London

Prólogo
a la primera edición

Están ustedes a punto de leer un texto diferente a cualquier otro que hayan leído. Es único en cuanto a presentación, organización, ilustración y diseño. Auguro que el *Texto ilustrado de pediatría* se convertirá en un modelo con el que se compararán todos los demás libros de Medicina. La gran cantidad de información que todos los estudiantes de Medicina deben absorber e integrar es inabarcable. Por tanto, los profesores y los libros de texto deben adoptar una actitud innovadora y creativa para seleccionar y presentar la información y los conocimientos. Los autores de la obra, Tom Lissauer y Graham Clayden, han abordado con éxito esa tarea.

La información se presenta de una forma clara y concisa, y se ha complementado con ilustraciones originales, así como con tablas y gráficos coloristas y fáciles de interpretar.

Todas las secciones del libro merecen elogios. El capítulo dedicado a la genética es digno de una mención especial: no ofrece detalles abrumadores sobre bioquímica y biología molecular, sino que presenta un completo resumen del tema, cuya importancia nadie discute en la medicina del siglo XX. Los capítulos dedicados a la perinatología y la nutrición ofrecen al estudiante una información fundamental, a veces omitida en los textos del pasado.

El lector aprenderá y disfrutará con esta nueva introducción a la pediatría clínica. El texto es práctico y la información fácilmente accesible.

En conclusión, doy la enhorabuena a los autores y a los editores. Me hubiera gustado escribir este libro.

Frank A Oski, MD
Distinguished Service Professor,
The Johns Hopkins University School of Medicine,
Baltimore, Maryland

Agradecimientos

Quisiéramos reconocer las grandes contribuciones a las ediciones anteriores realizadas por los siguientes colaboradores:

Primera edición:

Lynn Ball (enfermedades hematológicas), Nigel Curtis (urgencias pediátricas, infección e inmunidad), Gill Du Mont (piel), Tony Hulse (crecimiento y pubertad; enfermedades endocrinas y metabólicas), Nigel Klein (urgencias pediátricas), Nicholas Madden (genitales), Angus Nicoll (desarrollo, lenguaje, audición y visión), Karen Simmer (medicina perinatal y neonatal) y Elizabeth Thompson (genética).

Segunda edición:

Paula Bolton-Maggs (enfermedades hematológicas), Jon Couriel (enfermedades respiratorias), Ruth Gilbert (medicina basada en la evidencia), Dennis Gill (anamnesis y exploración), Raanan Gillon (ética), Peter Hill (emotividad y conductas), Nigel Klein (infección e inmunidad), Simon Nadel (urgencias pediátricas), Barbara Phillips (entorno), Andrew Redington (enfermedades cardíacas), John Sills (huesos y articulaciones), Rashmin Tamhne (el niño en la sociedad), Michael Weindling (medicina perinatal y neonatal).

Los colaboradores de esta edición han revisado extensamente el material que se ofreció en las anteriores.

Prefacio

Este libro de texto se ha escrito pensando en los estudiantes de pregrado. Hemos pretendido ofrecer la información esencial que los estudiantes deben asimilar durante las 6-10 semanas que se asignan a la pediatría en los programas de la mayoría de las facultades de Medicina. Estamos encantados de que se haya convertido en referente, no sólo en el Reino Unido, sino también en el norte de Europa, Latinoamérica, España, la India, Paquistán, Australia, Suráfrica y en otros países. También nos complace saber que otros profesionales sanitarios, personal de enfermería y otros terapeutas de la salud infantil han encontrado en este libro una herramienta útil para su formación. También servirá para ayudar a los que preparan sus exámenes de posgrado, como el Diploma of Child Health (DCH) y la Membership of the Royal College of Paediatrics and Child Health (MRCPCH).

La gran cantidad de sugerencias positivas que hemos recibido en relación con las dos primeras ediciones por parte de los estudiantes de Medicina en el Reino Unido y en otros países nos han animado a publicar esta nueva edición. Hemos actualizado el texto y añadido dos nuevos capítulos, uno sobre alergología y otro sobre medicina del adolescente.

Con el fin de facilitar el aprendizaje, hemos empleado un estilo de presentación del texto de tipo telegráfico, con frases cortas y listados de datos importantes. Las ilustraciones pretenden contribuir a que el estudiante reconozca los signos o las características clínicas importantes para que el texto resulte más atractivo e interesante. Los temas clave se identifican con el icono. Los casos clínicos se han elegido para describir cada punto en su contexto clínico. Para ayudar en el repaso y en el aprendizaje, se han añadido en esta edición cuadros resumen de datos fundamentales, indicados con el icono, y se ha elaborado un cuestionario de autoevaluación disponible en internet (www.studentconsult.com), al que se tiene acceso tras adquirir el libro. Allí se incluyen casos prácticos, fotografías e imágenes clínicas, y se emplean diferentes métodos de evaluación para hacer la tarea más educativa y entretenida. Todos estos recursos acompañan la edición inglesa, por lo que se encuentran en inglés.

A lo largo de toda la obra se utiliza el género masculino para referirse a los niños sólo por una cuestión de simplicidad estilística.

Queremos dar las gracias a todos nuestros colaboradores y a Ellen Green en Elsevier por su ayuda en la producción de esta nueva edición. También agradecemos a Ann, Rachel y David Lissauer, sus ideas y ayuda, y ser tan comprensivos por el tiempo que hemos robado a la vida familiar para dedicarlo a la preparación de la obra.

Estamos abiertos a cualquier comentario acerca del libro.

Tom Lissauer y Graham Clayden

Colaboradores

Dr Ulrich Baumann
Consultant Paediatric Hepatologist
Birmingham Children's Hospital, Birmingham
Cap. 20: Enfermedades hepáticas

Dr Mitch Blair
Reader in Paediatrics and Child Public Health
Imperial College, Northwick Park & St Marks'
NHS Trust Campus, Harrow, Middlesex
Cap. 1: El niño en la sociedad

Dr Tom Blyth
Consultant Paediatrician
Pembury Hospital, Tunbridge Wells
Honorary Consultant in Paediatric Allergy
Guy's and St. Thomas's Hospital, London
Cap. 15: Alergia e inmunidad

Professor Ian Booth
Leonard Parsons Professor of Paediatrics & Child
Health and Director, Institute of Child Health,
Birmingham Children's Hospital, Birmingham
Cap. 12: Nutrición
Cap. 13: Gastroenterología

Dr Graham Clayden
Reader in Paediatrics
Kings College London School of Medicine at
Guy's, Kings and St. Thomas's Hospitals,
Evelina Children's Hospital, London

Dr Michelle Cummins
Consultant Paediatric Haematologist
Bristol Royal Hospital for Children, Bristol
Cap. 22: Enfermedades hematológicas

Dr Iolo Doull
Consultant Respiratory Paediatrician
Children's Hospital of Wales, Cardiff
Cap. 16: Enfermedades respiratorias

Dr Saul Faust
Senior Lecturer in Paediatric Infectious Diseases
University of Southampton, Southampton
Cap. 14: Infección

Professor Elena Garralda
Professor in Child and Adolescent Psychiatry
Imperial College, St Mary's Hospital, London
Cap. 23: Emotividad y conductas

Professor George Haycock
Emeritus Professor of Paediatrics
The Kings College London School of Medicine at
Guy's, Kings & St Thomas' Hospitals, Evelina
Children's Hospital, London
Cap. 18: Enfermedades del riñón y el tracto urinario

Dr Helen Jenkinson
Consultant Paediatric Oncologist
Birmingham Children's Hospital, Birmingham
Cap. 21: Enfermedades malignas

Professor Deirdre Kelly
Professor of Paediatric Hepatology
Birmingham Children's Hospital, Birmingham
Cap. 20: Enfermedades hepáticas

Dr Helen Kingston
Consultant Clinical Geneticist
St Mary's Hospital, Manchester
Cap. 8: Genética

Professor Gideon Lack
Professor in Paediatric Allergy and Immunology
The Kings College London School of Medicine at
Guy's, Kings & St Thomas' Hospitals,
Evelina Children's Hospital, London
Cap. 15: Alergia e inmunidad

Mr Anthony Lander
Consultant Paediatric Surgeon
Birmingham Children's Hospital, Birmingham
Cap. 13: Gastroenterología

Dr Vic Larcher
Consultant Paediatrician
Great Ormond Street Hospital for Children,
London
Cap. 5: Cuidados del niño enfermo (ética)

Dr Tom Lissauer
Consultant Paediatrician
St Mary's Hospital, London
Cap. 1: El niño en la sociedad
Cap. 2: Historia clínica y exploración
Cap. 5: Cuidados del niño enfermo
Cap. 9: Medicina perinatal
Cap. 10: Medicina neonatal

Dr Hermione Lyall
Consultant in Paediatric Infectious Diseases
St. Mary's Hospital, London
Cap. 14: Infección

Dr Ian Maconochie
Consultant in Paediatric Accident & Emergency Medicine
St Mary's Hospital, London
Cap. 7: Entorno

Dr Maud Meates-Dennis
Senior Lecturer in Paediatrics
Christchurch School of Medicine and Health Sciences, Christchurch, New Zealand
Cap. 5: Cuidados del niño enfermo (Pediatría basada en la evidencia)

Dr Richard Newton
Consultant Paediatric Neurologist
Royal Manchester Children's Hospital, Pendlebury, Manchester
Cap. 27: Enfermedades neurológicas

Dr Lesley Rees
Consultant Paediatric Nephrologist
Great Ormond Street Hospital for Children, London
Cap. 18: Enfermedades del riñón y el tracto urinario

Professor Irene Roberts
Professor in Paediatric Haematology
Imperial College, St Mary's and Hammersmith Hospitals, London
Cap. 22: Enfermedades hematológicas

Dr Terry Segal
Consultant Paediatrician
University College Hospital, London
Cap. 28: Medicina del adolescente

Professor Jo Sibert
Emeritus Professor of Child Health
Cardiff University, Cardiff
Cap. 7: Entorno

Dr Diane P. L. Smyth
Consultant Paediatrician in Neurology and Neurodisability
St Mary's Hospital, London
Cap. 3: Desarrollo del niño sano, audición y visión
Cap. 4: Trastornos del desarrollo y el niño con necesidades especiales

Professor Tauny Southwood
Professor of Paediatric Rheumatology
Institute of Child Health, Birmingham Children's Hospital, Birmingham
Cap. 2: Historia clínica y exploración
Cap. 26: Huesos, articulaciones y enfermedades reumáticas

Professor Mike Stevens
CLIC Professor of Paediatric Oncology
Bristol Royal Hospital for Children, Bristol
Cap. 21: Enfermedades malignas

Mr Mark Stringer
Clinical Anatomist
University of Otago, Dunedin, New Zealand
Formerly Professor of Paediatric Surgery,
St James' University Hospital, Leeds
Cap. 19: Genitales

Dr Rob Tasker
Consultant Paediatrician Intensivist
Addenbrooke's Hospital, Cambridge
Cap. 6: Urgencias pediátricas

Dr Sharon Taylor
Consultant in Child and Adolescent Psychiatry
Imperial College, St Mary's Hospital, London
Cap. 23: Emotividad y conductas

Professor David Thomas
Consultant Paediatric Urologist
St James' University Hospital, Leeds
Cap. 19: Genitales

Dr Robert M. R. Tulloh
Consultant Paediatric Cardiologist
Department of Congenital Heart Disease,
Bristol Royal Hospital for Children, Bristol
Cap. 16: Enfermedades respiratorias
Cap. 17: Enfermedades cardíacas

Professor Julian Verbov
Professor of Dermatology
Alder Hey Children's Hospital, Liverpool
Cap. 24: Piel

Dr Russell Viner
Consultant in Adolescent Medicine and Endocrinology
University College London Hospital and Great Ormond Street Hospital, London
Cap. 28: Medicina del adolescente

Dr Jerry Wales
Senior Lecturer in Paediatric Endocrinology
Sheffield Children's Hospital, Sheffield
Cap. 11: Crecimiento y pubertad
Cap. 25: Enfermedades endocrinas y metabólicas (endocrino)

Professor Andrew Whitelaw
Professor of Neonatal Medicine
University of Bristol
Southmead Hospital, Bristol
Cap. 9: Medicina perinatal
Cap. 10: Medicina neonatal

Dr Ed Wraith
Consultant Paediatrician and Director of Willink Biochemical Genetics Unit
Royal Manchester Children's Hospital, Pendlebury, Manchester
Cap. 25: Enfermedades endocrinas y metabólicas (trastornos metabólicos)

1

El niño en la sociedad

La mayoría de los encuentros médicos con pacientes pediátricos se producen porque el niño presenta un determinado síntoma, por ejemplo, diarrea. Tras hacer la historia clínica, explorar al paciente y realizar las pruebas necesarias, el médico establece un diagnóstico, o plantea un diagnóstico diferencial, y diseña un plan de intervención. Esta metodología «orientada a la enfermedad» desempeña un papel importante en el bienestar inmediato y a largo plazo del paciente. Sin embargo, la naturaleza de la enfermedad infantil se debe considerar en el contexto más amplio del entorno en el que vive el niño. Ese contexto influye en la probable causa (diarrea por una enfermedad vírica o por contaminación del suministro de agua), en la gravedad de la enfermedad (microorganismo responsable y estado de nutrición del paciente) y en las opciones terapéuticas (encargado de cuidar al niño, fármacos disponibles, posible ingreso hospitalario, medios complementarios). Para que su actuación sea realmente eficaz, el médico debe situar los problemas clínicos del niño en el contexto de la familia y del entorno en el que vive.

Un ejemplo de la influencia del entorno sobre la salud infantil son las diferencias que existen entre los principales problemas sanitarios pediátricos de los países desarrollados y los países en desarrollo. En los primeros se observa una gama de enfermedades crónicas complejas, con frecuencia previamente mortales, así como problemas conductuales, emocionales y relacionados con el desarrollo. Por el contrario, en los países en vías de desarrollo, los problemas predominantes son la infección y la desnutrición (fig. 1.1, cuadro 1.1).

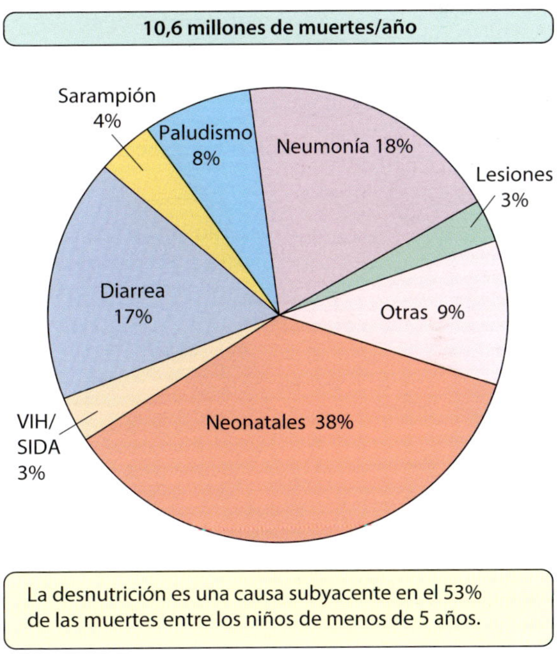

Figura 1.1 Causas por las que mueren 10,6 millones de niños de menos de 5 años al año en todo el mundo. Las infecciones, que a menudo se combinan con la desnutrición, son la causa principal de mortalidad. (Obtenida de: J. Bryce y cols. WHO estimates of the cause of death in children. Lancet 2005; 365:1147-1152.)

Cuadro 1.1 Contraste entre los principales problemas de salud infantil en los países desarrollados y en los subdesarrollados

Países desarrollados
- Enfermedades crónicas graves, con frecuencia previamente mortales: tumores malignos, fibrosis quística
- Cuidados intensivos posnatales y pediátricos, trasplante de órganos y otros servicios especializados
- Anomalías conductuales y emocionales: trastorno con déficit de atención, anorexia nerviosa
- Trastornos del desarrollo neurológico: retraso del lenguaje, dificultades para la lectura, torpeza, parálisis cerebral
- Accidentes de tráfico y de otros tipos
- Falta de cohesión familiar
- Desventaja socioeconómica de los grupos desfavorecidos: falta de dinero, desempleo, vivienda y educación inadecuadas
- Desigualdad del acceso a los servicios sanitarios
- Consumo excesivo de alimentos: obesidad
- Consumo de drogas y tabaco, embarazo de las adolescentes

Países subdesarrollados
- Infección: tracto respiratorio, diarrea, paludismo, tuberculosis, VIH
- Desnutrición: marasmos, kwashiorkor, anemia ferropénica intensa
- Problemas de desarrollo y aprendizaje relacionados con patología orgánica: síndrome de Down, anomalías congénitas
- Sanidad, suministro de agua, higiene alimentaria, vivienda y educación
- Pobreza y desempleo
- Atención sanitaria: no disponible o de calidad deficiente
- Tasa de natalidad alta: los niños constituyen una proporción elevada de la población

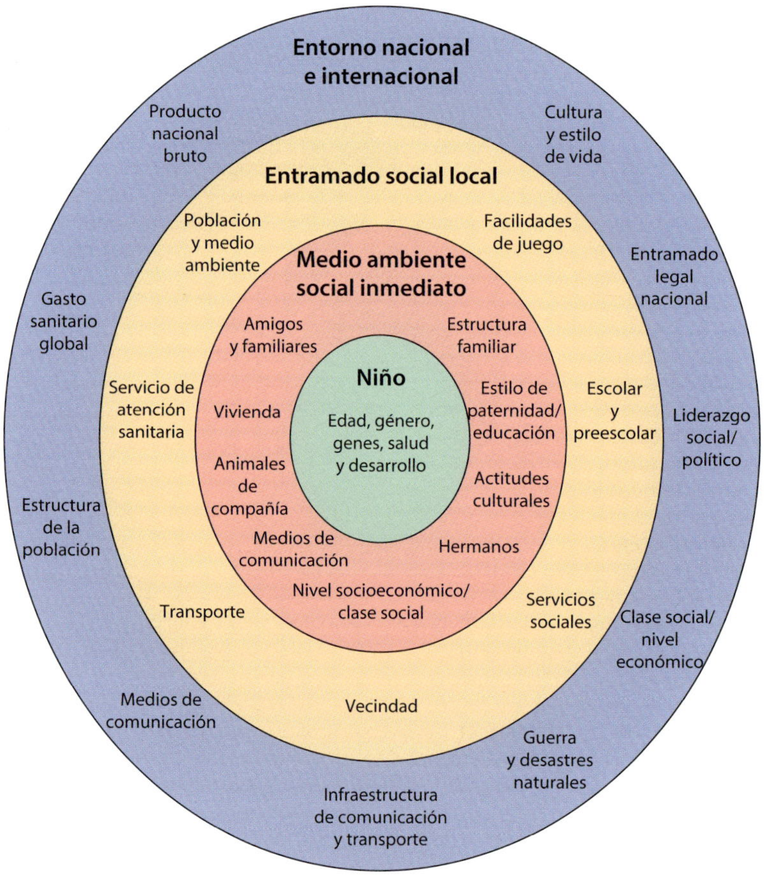

Figura 1.2 El mundo del niño está compuesto por capas sociomedioambientales superpuestas, interconectadas y en expansión, que influyen sobre su salud y desarrollo. (Tomada de Bronfenbrenner U: Contexts of child rearing – problems and prospects. *American Psychologist* 1979; 34:844-850.)

El mundo del niño

Las diferencias que existen entre los principales problemas sanitarios pediátricos en los países desarrollados y en los países en desarrollo demuestran que el entorno social, cultural y físico influyen mucho en la salud del niño. Esta influencia se puede considerar en términos del niño, de su familia y del entorno social inmediato, del entramado social local y de los problemas nacionales e internacionales (fig. 1.2). La capacidad del médico para intervenir tiene que verse en este contexto de complejas interrelaciones en el ámbito de la salud.

El niño

El mundo del niño se verá afectado por el género, los genes, la salud física, el temperamento y el desarrollo. También variará mucho en función de la edad; la vida de un lactante o un preescolar está determinada principalmente por el entorno hogareño, y la del niño pequeño por el colegio y los amigos, mientras que el adolescente se ve influido por numerosos factores nacionales e internacionales, como la música, el deporte, la moda o la política.

Entorno social inmediato

Estructura familiar

Aunque la «familia con dos padres biológicos» sigue siendo la norma, existen muchas variaciones en la estructura familiar. En el Reino Unido (RU) se han producido muchos cambios en los últimos 30 años (fig. 1.3). Actualmente, uno de cada cuatro niños vive en un hogar monoparental. Existen 1,4 millones de familias monoparentales en Inglaterra y Gales. Las desventajas de la paternidad única comprenden un mayor nivel de desempleo, una vivienda más pobre y mayores dificultades económicas (tabla 1.1). Existen situaciones adversas que pueden afectar a los recursos de los padres, por ejemplo las medidas de seguridad, una nutrición adecuada, los servicios preventivos, como la vacunación y las pruebas de detección regulares, y la capacidad para enfrentarse con el problema que supone tener en casa a un niño con una enfermedad aguda. El incremento del número de padres que cambian de pareja, y por tanto el de familias reconstituidas (1 de cada 10 niños vive en una familia de paso), indica que los niños han de hacer frente a una gama de relaciones nuevas y complejas con los padres y los hermanos, lo que puede dar lugar a dificultades emocionales, conductuales y sociales.

La tendencia a las familias de menor tamaño proporciona un nivel de vida más alto. En la actualidad son muchos los padres que pasan gran parte del día trabajando fuera del hogar, lo que aumenta la demanda de cuidados infantiles profesionales. Estos cuidados pueden adoptar la forma de atención del niño en el hogar o en guarderías. Cada vez se presta más atención a la calidad de los centros de día, en lo que respecta a la supervisión de los niños y a las oportunidades de interacción social y de aprendizaje.

En el RU, alrededor del 3% de los menores de 16 años viven sin un hogar permanente; 50.000 de ellos son «cuidados» por los servicios sociales y los restantes viven en hogares temporales.

Los refugiados suelen ser albergados en alojamientos temporales y muchas veces son trasladados repetidamente a lugares con los que no están familiarizados. Tal vez deban enfrentarse a problemas adicionales a causa de dificultades de comunicación, pobreza, fragmentación de la familia, pérdida de familiares que les produce síndrome de estrés postraumático, racismo y desconocimiento de la situación en que se encuentran sus amigos y familia. La crianza de los hijos en estas circunstancias conlleva numerosas dificultades.

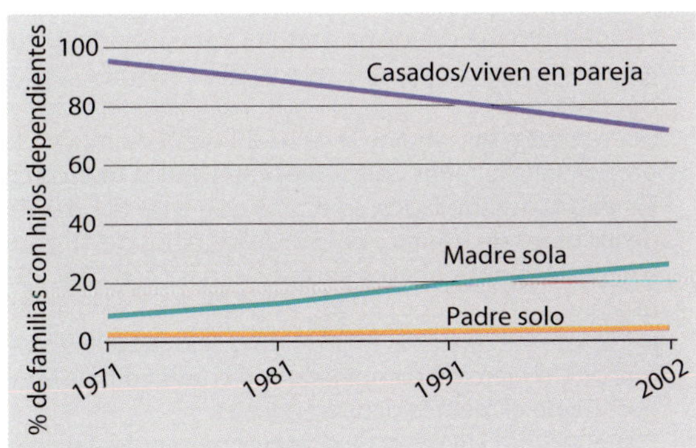

Figura 1.3 Cambios que ha experimentado la estructura familiar entre 1971 y 2002 (ONS, General Household Survey 2002).

Tabla 1.1 Porcentaje de familias con ingresos domésticos brutos semanales bajos en el RU (ONS General Household Survey 2002)

	<100£	100£-500£	<500£
Pareja casada	3	26	71
Padre único	10	74	16

Estilos de paternidad

La paternidad cálida y receptiva, aunque imponga límites razonables y consistentes, favorecerá la conversión del niño en un adulto autónomo y con confianza en sí mismo. Algunos padres son excesivamente autoritarios o permisivos. El desarrollo emocional de los niños puede resultar dañado por los padres que descuidan o abusan de sus hijos.

El temperamento del niño también es importante, sobre todo cuando existe incompatibilidad con el estilo de crianza de los padres; por ejemplo, un niño con temperamento muy obstinado puede estar en un conflicto constante con un padre autoritario, lo que puede dar lugar a rabietas y a otros problemas de conducta.

Los hermanos ejercen una marcada influencia en la dinámica de la familia. La llegada de un nuevo hijo puede engendrar sentimientos de inseguridad en los hermanos mayores y provocar conductas dirigidas a llamar la atención. La influencia mutua entre los hermanos parece estar determinada por la calidad de las relaciones entre ellos, así como con otros miembros de la familia, incluidos los padres. El papel de los abuelos y de los demás miembros de la familia varía ampliamente y está influido por el entorno familiar; en algunos casos, los abuelos son los principales cuidadores, mientras que en otros sólo desempeñan un papel de referencia, debido a la separación geográfica.

Actitudes culturales sobre la crianza de los hijos

La forma de criar a los hijos en una comunidad evoluciona en las distintas generaciones. Un ejemplo de ello es el empleo del castigo físico por parte de los padres para imponer disciplina. Esa forma de castigo es considerada aceptable, o incluso deseable, por muchos padres del RU y EE.UU., donde la opinión pública es contraria a ilegalizar el castigo físico aplicado por los padres. Sin embargo, esa medida legislativa ha sido adoptada por países como Suecia, modificando en gran medida la práctica cultural.

Compañeros

Los compañeros influyen significativamente en los niños. Las relaciones y las actividades con los compañeros proporcionan una «sensación de pertenencia al grupo» y pueden ejercer en el niño un efecto beneficioso a largo plazo. No obstante, estas relaciones también pueden resultar perjudiciales, por ejemplo en caso de brutalidad persistente, que puede provocar o contribuir a los síntomas psicosomáticos, al sufrimiento e incluso en casos extremos al suicidio.

Nivel socioeconómico/clase social

La pobreza es un determinante clave para la salud y el bienestar de los niños. Entre los problemas sanitarios cuyas tasas de prevalencia aumentan en el RU a causa de la pobreza y la privación se incluyen:

- Peso bajo al nacer.
- Lesiones.
- Ingresos hospitalarios.
- Asma.
- Problemas conductuales.
- Necesidad de educación especial.
- Abuso infantil.

El nivel socioeconómico se suele establecer comparando los ingresos de la familia en la media nacional. Por ejemplo, si se aceptan como «pobreza» unos ingresos domésticos inferiores a la mitad de la media nacional, teniendo en cuenta el tamaño de la familia y cómo está formada, en 2003/4 el 20% de los niños (2,5 millones) del RU vivían en la pobreza (fig. 1.4). Este bajo nivel socioeconómico suele asociarse con múltiples desventajas; por ejemplo, una escasa cantidad de alimentos de valor nutritivo, vivienda deficiente o falta de hogar, una paternidad «no lo bastante buena» y escaso acceso a los sistemas sanitarios y de educación. El mal alojamiento puede limitar las oportunidades de juego, con un posible efecto adverso sobre el desarrollo del niño. Por lo general, los mayores niveles de educación materna benefician el desarrollo del niño; la escasa inteligencia y la enfermedad mental de la madre ejercen un efecto adverso. Existen muchas diferencias entre los distintos grupos étnicos en cuanto a la forma de vida: el 42% de los niños musulmanes sufre hacinamiento, mientras que la media es del 12%; el 50% de los niños afrocaribeños viven en hogares monoparentales, frente al 15% de los niños caucasianos y menos del 10% de los niños indios. En Inglaterra y Gales, el 12% de los niños nacidos en 1992 eran hijos de madres que habían nacido fuera del RU; en 2002, esta cifra era casi del 18%.

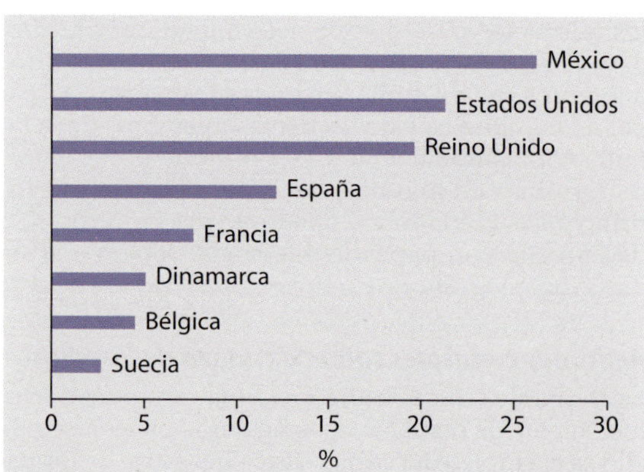

Figura 1.4 Porcentaje de niños que viven en «relativa» pobreza (en hogares con ingresos inferiores al 50% de la media nacional). (Obtenida de: Innocenti Research Centre, 2000, *BMJ* 2000; 320:1621.)

Entramado social local

Vecindad

Las comunidades cohesionados y los vecinos amistosos influyen positivamente sobre los niños. La tensión racial y otros problemas sociales, como la violencia de las bandas y las drogas, afectan de forma adversa a su desarrollo emocional y social, además de a su salud física. La preocupación parental sobre la seguridad puede crear tensiones por desequilibrio entre la libertad de los hijos y el exceso de protección y la restricción de su estilo de vida.

Los aspectos del estilo de vida relacionados con los niños comprenden:

- *Mala nutrición.* En el National Diet and Nutrition Survey de 2000 se observó que en el RU cuatro de cada cinco adolescentes consumían una dieta compuesta predominantemente por patatas fritas, pan blanco, cortezas, bizcochos, salsa de tomate y refrescos; el 16% de las chicas de 15 a 18 años hacían dieta para adelgazar, y 1 de cada 5 nunca comían fruta; algunas de las que habitaban en el centro de las ciudades afirmaron poder acceder con mayor facilidad a las drogas ilegales que a las frutas y las verduras frescas. Con el fin de mejorar la nutrición de los niños en el RU se está fomentando una alimentación sana, proporcionando a los niños fruta todos los días en los colegios de educación primaria de forma gratuita y mejorando el valor nutritivo de la comida que se ofrece en los comedores escolares.
- *Obesidad.* En los últimos años ha aumentado mucho la proporción de niños con sobrepeso y niños obesos en los países desarrollados; se estima que en el RU el 6,5% de los niños de 9 años y el 15% de los niños de 15 años son clínicamente obesos (índice de masa corporal >90 percentil). En Estados Unidos, estas cifras se aproximan al 25% de los niños de 15 años. Esto se debe a la disminución del ejercicio combinado con el aumento de la ingestión de alimentos ricos en calorías.
- *Salud sexual.* El RU es el país de Europa occidental en el que se producen más embarazos entre las adolescentes: el doble que en Alemania, el triple que en Francia y seis veces más que en Holanda. También ha aumentado mucho la incidencia de enfermedades de transmisión sexual entre los 16-19 años.
- *Tabaco y alcohol.* En el RU, el 12% de las niñas de entre 11 y 15 años y el 9% de los niños fuman habitualmente, y esta cifra llega al 30% entre los 16 y los 19 años. Uno de cada cuatro niños de esta edad bebe alcohol con regularidad, y el consumo excesivo de alcohol se está convirtiendo en un problema cada vez mayor.
- *Consumo de drogas.* En Inglaterra y Gales casi el 30% de los niños han tenido alguna experiencia personal con el consumo de drogas al cumplir los 15 años.

Estos problemas relacionados con el estilo de vida indican una compleja interacción entre las actitudes y prácticas en el hogar y en la comunidad. Su prevalencia es mayor en las comunidades pobres.

Servicio de atención sanitaria

La calidad de la atención sanitaria es un componente importante de los esfuerzos para prevenir la morbimortalidad infantil. En todos los países, la atención sanitaria para los niños se realiza con mayor frecuencia dentro de la atención primaria. Algunos aspectos del cuidado pediátrico especializado también se administran en el hogar, en la comunidad vecinal o en el hospital local mediante sistemas de cuidado compartido, utilizando enfermeras comunitarias y equipos médicos especializados. Sin embargo, la gama de esos servicios y el acceso a los mismos son muy variables.

Colegios

El colegio ejerce una gran influencia en el desarrollo emocional e intelectual de los niños y en sus futuras vidas. Las diferencias de calidad entre los colegios de las distintas áreas pueden acentuar las desigualdades que ya existen en la sociedad. Una buena educación proporciona a los niños criados en la pobreza la oportunidad de mejorar sus circunstancias sociales.

Educar a una niña es educar a una familia entera. Y lo que vale para las familias, también vale para las comunidades y, finalmente, para todo el país. Todos los estudios realizados hasta ahora han demostrado que no existe una herramienta tan eficaz para el desarrollo como la educación de las niñas. Ninguna otra política tiene tantas posibilidades para aumentar la productividad económica, disminuir la mortalidad infantil y materna, mejorar la nutrición y fomentar la salud, incluyendo la prevención de la diseminación del VIH y el SIDA. Ninguna otra política tiene tanta capacidad para aumentar las posibilidades educativas de la siguiente generación. (Kofi Annan, Secretario General de la ONU, 2004)

Viajes

La progresiva facilidad para viajar puede ampliar los horizontes y las oportunidades de los niños. Sobre todo en las áreas rurales, la fácil disponibilidad de transporte permite un mayor acceso a los cuidados médicos e influye en el suministro de este tipo de servicios, tanto primarios como especializados. Sin embargo, la consecuencia de la progresiva utilización de vehículos a motor es el gran número de lesiones sufridas por los niños a causa de los accidentes de tráfico, sobre todo como peatones. Las medidas para prevenir los accidentes, como la reducción de la velocidad del tráfico en las áreas residenciales, y la separación entre automóviles, por un lado, y peatones y ciclistas, por otro, está ayudando a reducir el número de niños lesionados. Además, el empleo generalizado del automóvil contribuye a reducir los niveles de ejercicio de los niños. Mientras que el 80% de los niños del RU iban al colegio andando o en bicicleta en 1971, esta cifra ha caído a menos del 10%.

Entorno nacional e internacional

Salud económica

El producto nacional bruto tiene relación con la salud infantil; en la tabla 1.2 se ilustran algunos ejemplos. Se observa que un producto nacional bruto bajo se asocia con:

- Mayor proporción de niños en la población.
- Mayor mortalidad infantil.
- Mayor proporción de recién nacidos con peso bajo al nacer.
- Menor frecuencia de vacunaciones.

Sin embargo, incluso en los países con un elevado producto nacional bruto, muchos niños viven en circunstancias de privación económica.

Se ha producido en todo el mundo una enorme mejora de la salud infantil en los últimos 50 años. Se estima que la proporción de niños que fallecen antes de los 5 años ha disminuido a menos de la mitad en comparación con 1960. En la figura 1.5 se muestra la disminución espectacular de la mortalidad infantil que ha tenido lugar en Inglaterra en el último siglo.

La disminución más importante de la mortalidad de los niños de menos de 5 años se relaciona principalmente con la mejora de las condiciones de vida (sanitarias y domésticas) y el acceso a los alimentos y

Tabla 1.2 Condiciones socioeconómicas nacionales y salud infantil (basada en la comunicación de la UNICEF *State of the World's Children*, 2006)

	Indicadores sanitarios y socioeconómicos					
Categoría de países	**Producto nacional bruto (media en dólares por persona)**	**% de la población mundial (6,8×10⁹)**	**Menores de 5 años (% de la población)**	**Tasa de mortalidad <5 años (por 1.000 nacidos vivos)**	**Nutrición (peso bajo al nacer) (% de recién nacidos con <2,5 kg)**	**Vacunación (difteria, tétanos, tos ferina) (DPT) al año (%)**
Industrializados	32.232	14	5,5	9	7	95
En desarrollo	1.524	75	10,5	72	17	73
Menos desarrollados	345	11	15	115	19	63

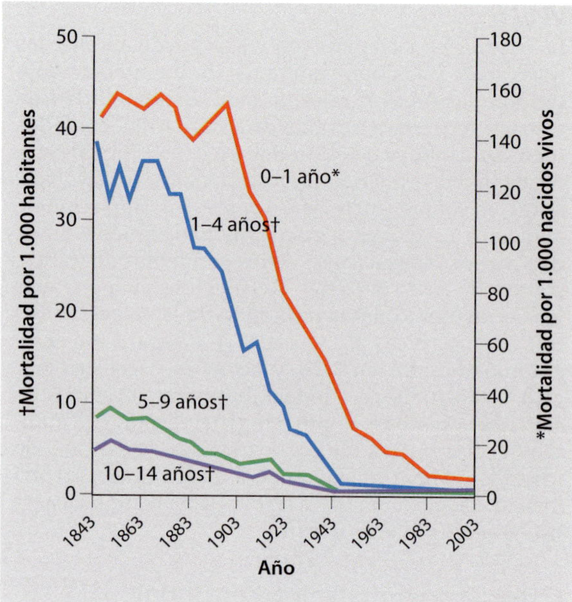

Figura 1.5 Marcada reducción de la mortalidad en niños con 0-14 años entre 1843 y 2003. En 1900, el 15% de los niños nacidos en Inglaterra fallecían antes del año de edad, y el 23% antes de los 14 años; en 2003, las cifras fueron del 0,6 y el 0,64%, respectivamente.

Cuadro 1.2 Los niños y la guerra: efecto devastador de la guerra sobre los niños de todo el mundo en la última década

- Mortalidad: más de 2 millones de niños fallecidos
- Morbilidad: más de 6 millones de niños incapacitados, sobre todo por paraplejía y defectos sensoriales
- Pérdida del hogar y estado de refugiado: 20 millones de niños sin hogar y viviendo como refugiados
- Huérfanos: 1 millón de niños huérfanos
- Trauma psicológico: se estima que 10 millones de niños sufren síndrome de estrés postraumático; la violación y la humillación sexual de las mujeres se ha utilizado mucho como una estrategia de conflicto
- Niños soldados: se estima que 300.000 niños soldados participan en más de 30 conflictos en todo el mundo
- Alteración del sistema de atención sanitaria: interrupción o desorganización de los programas de vacunación y de control sanitario infantil
- Minas contra las personas: causan entre 8.000 y 10.000 muertes o mutilaciones al año

Fuente: State of World's Children, UNICEF, 2005.

el agua, lo que ha hecho que disminuya drásticamente la mortalidad debido a enfermedades infecciosas. Los factores que han contribuido más recientemente a esta disminución, pero que tienen menor impacto relativo hasta que no pase un período largo de tiempo, incluyen el aumento de la disponibilidad y utilización de vacunas y la mejora de la atención sanitaria durante el período perinatal y en los lactantes. En todos los países deben tomarse decisiones difíciles sobre la distribución de los escasos recursos. ¿Los países en desarrollo deben proporcionar atención sanitaria y fármacos caros a un pequeño número de niños con alguna enfermedad maligna o destinar sus recursos a programas preventivos que pueden ayudar a muchos niños? En países desarrollados también se plantean elecciones difíciles para decidir sobre la posibilidad de realizar procedimientos muy costosos, como el trasplante de corazón o de hígado, o de administrar ciertos fármacos, como las enzimas diseñadas genéticamente para la enfermedad de Gaucher. Los ciudadanos cada vez participan más en estos debates.

Medios de comunicación

Los medios de comunicación ejercen una gran influencia sobre los niños, que a veces es positiva y educativa. El impacto negativo de la televisión, el vídeo y el cine depende en gran medida de la disminución de las oportunidades de interacción social y aprendizaje activo, de la falta de ejercicio físico y de la exposición a influencias indeseables, como violencia, sexo y ciertos estereotipos culturales, por ejemplo el concepto de que las adolescentes deben estar delgadas. La cuantía en que las tendencias agresivas de los niños se pueden exacerbar o animar por la muestra de violencia en el cine y en la televisión es un tema no resuelto que preocupa a numerosos expertos.

Internet está permitiendo que los padres y los hijos estén mejor informados sobre los problemas médicos de los niños. Ello supone un beneficio especial en el caso de muchas enfermedades raras que aparecen en la práctica pediátrica. Los padres y los hijos pueden acceder ahora a la última información recogida en todo el mundo, y también pueden comunicarse directamente con otros niños afectados y con sus familias. Una desventaja que ya se evidencia consiste en la divulgación de información inexacta o presentada de una forma sesgada, lo que ha llevado a solicitar pruebas o tratamientos inadecuados y a exigir «nuevas intervenciones» antes de haber comprobado su seguridad y eficacia.

Guerras y desastres naturales

Los niños son especialmente vulnerables en situaciones de guerra, disturbios civiles o desastres naturales (cuadro 1.2). No sólo experimentan un mayor riesgo de enfermedades infecciosas y de desnutrición, sino que pueden perder a sus cuidadores y a otros miembros de la familia, y es probable que queden expuestos a situaciones muy traumáticas. Sus vidas estarán social y culturalmente desprotegidas, sobre todo si se ven forzados a abandonar sus hogares y convertirse en refugiados.

Derechos de los niños

En la actualidad se reconoce que los niños tienen derechos propios, promulgados por la United Nations Convention on the Rights of the Child y ratificados por todos los miembros de las Naciones Unidas (entre ellos el RU), a excepción de EE.UU. y Somalia (fig. 1.6, cuadro 1.3). Entre esos derechos se incluye la participación de los niños en la toma de decisiones clínicas y la concesión del consentimiento informado.

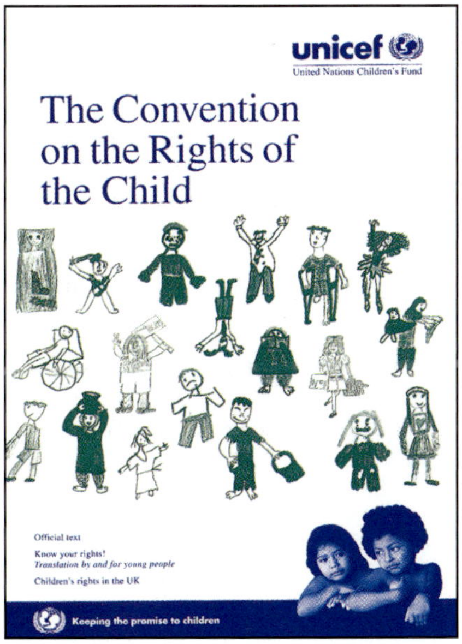

Figura 1.6 Convención de Naciones Unidas sobre los derechos del niño (1989).

Cuadro 1.3 Resumen de la Convención de Naciones Unidas sobre los derechos del niño (1989)

1. ***Derecho a la supervivencia***
Derecho del niño a la vida y a la cobertura de sus necesidades más básicas: alimento, cobijo y acceso a la atención sanitaria
2. ***Derecho al desarrollo***
Derecho del niño a alcanzar todo su potencial: educación, juego, libertad de pensamiento, conciencia y religión. Los niños con incapacidades tienen derecho a recibir asistencia especial
3. ***Derecho a la protección***
Frente a todas las formas de abuso, descuido, explotación y discriminación
4. ***Derecho a la participación***
Derecho del niño a desempeñar un papel activo en sus comunidades y naciones

La nueva pediatría y la salud infantil

Se ha producido en los países desarrollados un marcado cambio de orientación en la práctica pediátrica, desde las infecciones agudas, que en la actualidad se previenen en gran parte mediante las vacunaciones o se tratan con relativa facilidad, hasta las enfermedades e incapacidades físicas complejas y multisistémicas, así como los problemas emocionales y conductuales. Este cambio exige una metodología más holística para administrar la atención sanitaria (fig. 1.7). En vez de ser una decisión exclusiva del médico, el niño y la familia participan cada vez más en la elección del tipo de intervención, basándose en la información que se les suministra. Es también frecuente la participación de otros servicios, entre ellos el equipo sanitario primario, la enfermera pediátrica de la comunidad, la guardería o la escuela, los servicios sociales, la comunidad religiosa, los servicios de voluntarios y los profesionales paramédicos. Los servicios especializados pueden darse en centros de atención pediátrica secundarios o terciarios, que forman redes de comunicación con los hospitales generales de los distintos distritos o los servicios comunitarios en zonas geográficas muy amplias. Se requiere una íntima comunicación y cooperación entre todas las partes involucradas. Muchas veces se designa a un trabajador sanitario para que ayude a las familias a conocer estos aspectos. También es posible obtener información a partir de organizaciones profesionales o de voluntarios, o de grupos de apoyo a los padres, que pueden ser nacionales o, cada vez con mayor frecuencia, internacionales.

Los médicos también desempeñan un papel importante en la metodología «basada en la población» para mejorar la salud infantil. La eficacia de ese papel

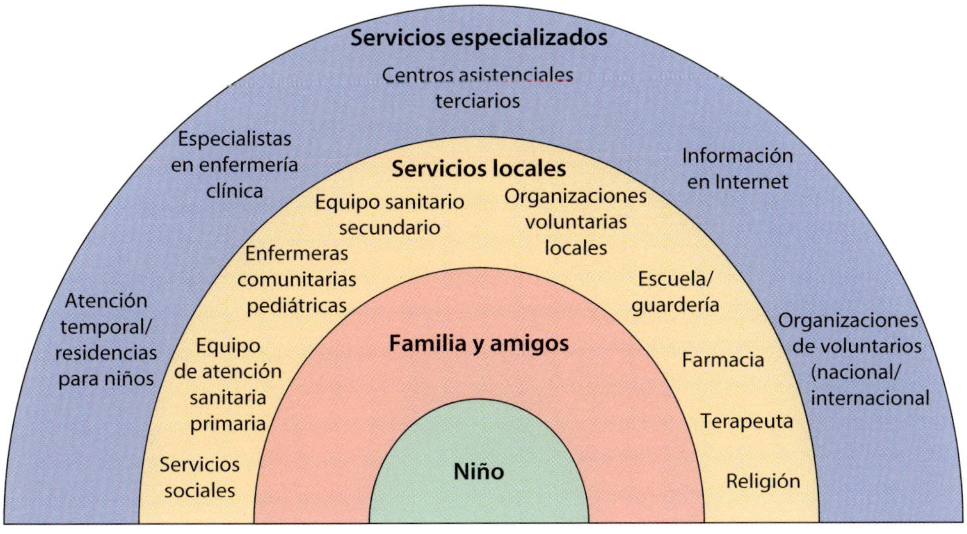

Figura 1.7 La atención sanitaria se centra ahora en el niño y la familia, adaptándola a la situación del niño. La buena comunicación y la colaboración entre los profesionales son cruciales. Muchas veces se designa un trabajador sanitario para ayudar a la familia a conocer estos temas. (Cortesía de la Dra. Ann Goldman.)

Resumen

La salud infantil:

- Para los niños individuales: depende de cada niño, el entorno social inmediato (la familia, los padres, los compañeros, el nivel socioeconómico), la estructura social local y el entorno nacional e internacional.
- Los problemas principales en los países desarrollados son: trastornos médicos crónicos, trastornos de la conducta y emocionales, trastornos del desarrollo neurológico, accidentes, desventajas socioeconómicas, consumo excesivo de alimentos, consumo de drogas, alcohol y tabaco, embarazo de adolescentes.
- Los problemas principales de los países en desarrollo son: infecciones, desnutrición, pobreza, saneamiento, disponibilidad de agua, higiene de los alimentos, alojamiento y educación, disponibilidad y calidad de los cuidados sanitarios, tasa de natalidad alta, guerras.
- La United Nations Convention on the Rights of the Child reconoce que los niños tienen derecho a que se cubran todas sus necesidades básicas; a alcanzar todo su potencial de desarrollo; a no sufrir abuso, descuido, explotación ni discriminación, y a ser capaces de desempeñar un papel activo en sus comunidades.

no sólo requiere tener en cuenta los problemas médicos, sino también los temas de bienestar social, educación y comunidad local, y conocer el papel de los grupos de voluntarios y del público en general, así como el de los padres y los hijos. Además, los médicos pueden ayudar a los niños al actuar como defensores de los problemas pediátricos ante la opinión pública, y administrando información fiable acerca de los problemas a debate, por ejemplo sobre el trabajo infantil, el control de las armas y la propaganda antitabaco.

Lecturas recomendadas

Blair M, Stewart-Brown S, Waterston T, Crowther R 2003 Child public health. Oxford University Press, Oxford

United Nation Children's Fund 1989 The convention on the rights of the child. UNICEF

Internet

www.doh.gov.uk (National Service Framework for Children)
www.statistics.gov.uk/children/
www.unicef.org
www.who.int

2

Historia clínica y exploración

Las claves de la medicina clínica continúan siendo la historia clínica y la exploración física. El buen médico sigue siendo admirado por su capacidad para analizar la información importante obtenida durante la anamnesis, su habilidad clínica, su actitud hacia el paciente y su conocimiento de las enfermedades, los trastornos y las conductas anómalas.

Los padres muestran gran interés y preocupación por sus hijos. Reconocen con rapidez a los médicos que demuestran interés, empatía y dedicación. Buscarán profesionales con capacidades y actitudes adecuadas hacia sus hijos.

Al considerar la historia clínica y la exploración física de los niños, es útil visualizar algunos escenarios clínicos que aparecen con frecuencia durante la atención médica:

- Una enfermedad aguda, como infección del tracto respiratorio, meningitis, apendicitis.
- Un problema crónico, como falta de crecimiento, tos crónica.
- Recién nacido con alguna malformación o anomalía congénita, como displasia de cadera, síndrome de Down.
- Sospecha de retraso del desarrollo, como retraso en la marcha, el habla o la adquisición de otras capacidades.
- Problemas de conducta, como crisis de ira, hiperactividad, trastornos de la alimentación.

Los objetivos consisten en:

- Establecer los hechos relevantes de la historia, que siempre constituye la fuente más fructífera de información diagnóstica.
- Detectar todos los signos clínicos relevantes.
- Combinar los hallazgos de la historia y los de la exploración.
- Establecer un diagnóstico concreto, o un diagnóstico diferencial provisional, basado en la deducción lógica.
- Ensamblar una lista de problemas y un plan de actuación.

Los puntos anteriores pueden resumirse con el acrónimo HELP:

H = Historia.
E = Exploración.
L = Deducción lógica.
P = Plan de actuación.

Los puntos clave de la historia y de la exploración pediátricas son los siguientes:

- La edad del niño siempre es un dato clave en la historia y la exploración (fig. 2.1), ya que determina:
  - La naturaleza y la presentación de las enfermedades y los problemas de desarrollo y comportamiento.
  - La forma de hacer la historia (fig. 2.2) y la exploración.
  - La organización de cualquier intervención derivada.
- Los padres son observadores sagaces de sus hijos. Nunca ignore lo que le dicen.

Realización de la historia clínica

Introducción

- No olvide leer cualquier carta de remisión ni estudiar las notas *antes* de comenzar la entrevista.
- Observe al niño mientras está en la sala de espera, y fíjese en su aspecto, su conducta y su forma de andar cuando entre en la consulta. La observación continua del niño durante toda la entrevista puede proporcionar pistas importantes para hacer el diagnóstico y establecer el plan de tratamiento.
- Al recibir al niño, los padres y los hermanos, compruebe que conoce el nombre y el sexo del niño. Pregunte cómo prefiere el paciente que se le llame.

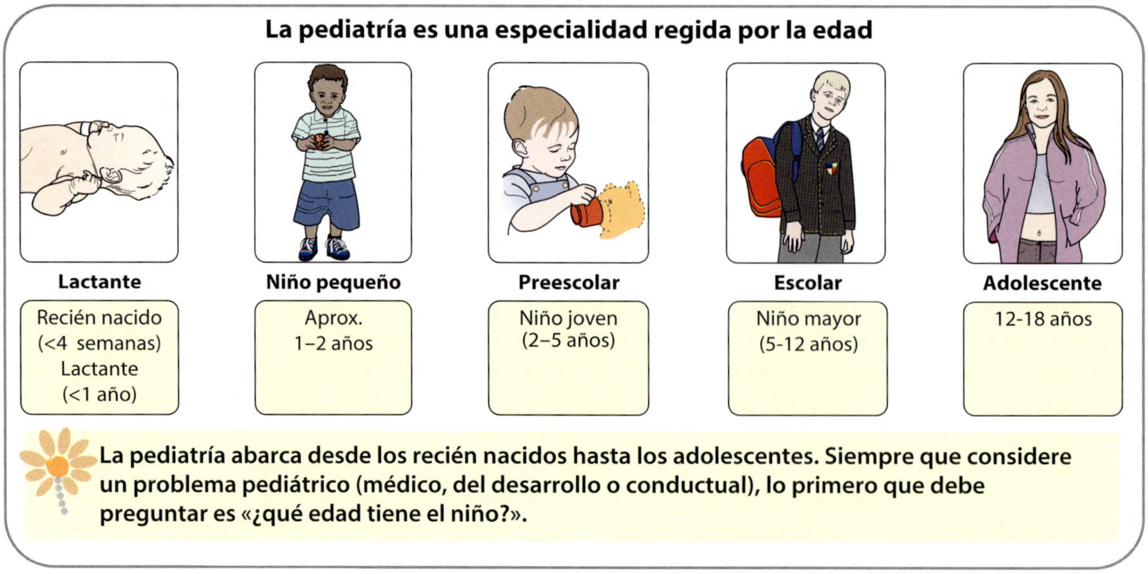

Figura 2.1 Las enfermedades y otros problemas médicos de los niños dependen mucho de su edad. La edad del niño determinará las preguntas a realizar durante la anamnesis, el modo de realizar la exploración física, el diagnóstico concreto o el diagnóstico diferencial más probable y el plan de intervención.

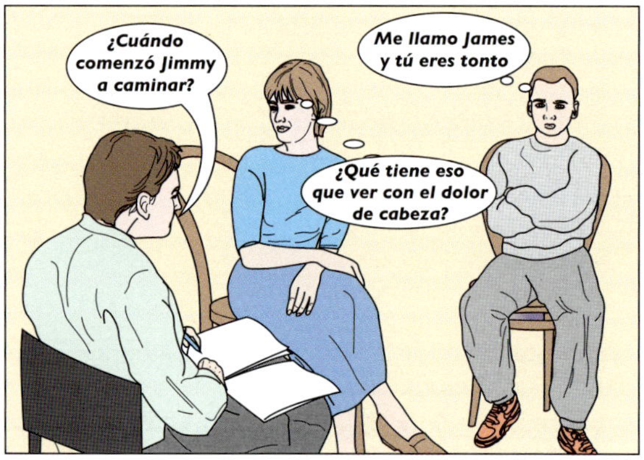
¿Cuándo comenzó Jimmy a caminar?
Me llamo James y tú eres tonto
¿Qué tiene eso que ver con el dolor de cabeza?

Figura 2.2 La anamnesis debe adaptarse a la edad del niño. La edad a la que comenzó a caminar es un dato importante cuando se hace la historia de un niño pequeño, pero carece de relevancia en un adolescente con cefalea.

- Preséntese.
- Determine la relación de los adultos con el niño.
- Establezca contacto ocular y comunicación con la familia. Los lactantes y algunos niños pequeños se sienten más seguros en los brazos o en el regazo de un padre. Algunos niños pequeños necesitan tiempo para establecer comunicación.
- Asegúrese de que el entorno de la entrevista es lo menos amenazante posible. Evite la interposición de mesas o camillas entre la familia y usted, pero mantenga una distancia cómoda.
- Tenga dispuestos algunos juguetes. Observe de qué forma el niño se separa, juega e interacciona con cualquier hermano presente.
- No olvide preguntar directamente al niño, cuando sea adecuado.
- En ocasiones, los padres no desean que el niño esté presente. En otros casos, será conveniente ver al niño solo, lo que suele evitar la turbación de los niños mayores o los adolescentes al proporcionar información delicada. Estas situaciones requieren tacto, y muchas veces será necesario hablar por separado con cada parte.

Síntomas de presentación

Es necesario aclarar todos los detalles de los síntomas de presentación. Permita a los padres y al niño describir los síntomas con sus propias palabras y a su ritmo. Tome nota de las palabras literales con las que el padre describe la queja principal: comienzo, duración, episodios previos, factores que la agravan y la alivian, curso cronológico del problema, progresión y cualquier síntoma asociado. ¿Se ha visto afectado el estilo de vida del niño o de la familia? ¿Qué ha hecho la familia al respecto?

No olvide aclarar los siguientes puntos:

- Motivo que llevó a consultar al médico.
- ¿Qué piensan o temen los padres en relación con el problema de su hijo?

La extensión y el detalle del resto de la historia dependerán de la naturaleza y la gravedad de la queja principal, así como de la edad del niño. Aunque a veces se precisa una valoración completa, por lo general es más apropiada una metodología selectiva (fig. 2.3). Esto no es excusa para realizar una historia superficial, sino que pretende centrarse en las áreas que requieren de una historia concienzuda y detallada.

Interrogatorio general

Comprobar:

- Salud general: ¿activo y animado?
- Crecimiento normal.
- Desarrollo puberal (si es adecuado).
- Comida/bebida/apetito.
- Cualquier cambio reciente en la conducta o en la personalidad.

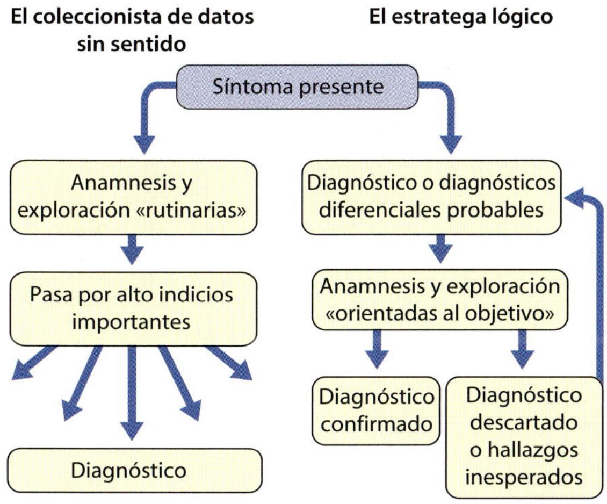

Figura 2.3 La anamnesis y la exploración deben «orientarse al objetivo», dependiendo del motivo de la consulta. Es preferible reservar la historia completa y extensa para fines de enseñanza y para los casos complejos con anomalías multisistémicas. (Adaptada de Hutson J M, Beasley S W: *The Surgical Examination of Children*, Heinemann Medical Books, Londres, 1988.)

Revisión de sistemas

Seleccione según sea apropiado:

- Exantemas generales, fiebre (si se ha medido).
- Respiratorio: tos, sibilancias, problemas respiratorios.
- ORL: infecciones faríngeas, ronquido, respiración ruidosa (estridor).
- Cardiovascular: soplos cardíacos, cianosis, tolerancia al ejercicio.
- Gastrointestinal: vómitos, diarrea/estreñimiento, dolor abdominal.
- Genitourinario: disuria, polaquiuria, incontinencia, entrenamiento del aseo.
- Neurológico: convulsiones, cefalea, movimientos anómalos.
- Musculoesquelético: trastornos de la marcha, dolor o inflamación de las extremidades, otras anomalías funcionales.

Asegúrese de que usted y los padres o el niño se expresan de la misma forma cuando describen un problema.

Antecedentes médicos

Comprobar:

- Problemas obstétricos maternos, parto.
- Peso al nacer y edad gestacional.
- Problemas perinatales, ingreso en una unidad de cuidados neonatales especiales.
- Vacunaciones (lo ideal es tomar los datos de la cartilla sanitaria del niño).
- Enfermedades pasadas, ingresos hospitalarios, intervenciones quirúrgicas, accidentes y lesiones.

Medicación

Comprobar:

- Medicamentos pasados y actuales.
- Alergias conocidas.

Antecedentes familiares

¡Los componentes de la familia comparten vivienda, genes y enfermedades!

- ¿Ha presentado algún familiar o amigo un problema similar, o cualquier anomalía grave?
- Dibuje un árbol genealógico. Si existe una historia familiar positiva, amplíe el árbol genealógico a varias generaciones.
- ¿Existe consanguinidad?

Historia social

Comprobar:

- Información relevante sobre la familia y la comunidad: ocupación parental, situación económica, vivienda, relaciones, tabaquismo paterno, estrés conyugal.
- ¿Es feliz el niño en el hogar? ¿Qué juegos o actividades le gustan más al niño?
- ¿Es feliz el niño en la guardería/el colegio?

Esta «instantánea social» es fundamental, dado que muchas enfermedades y anomalías están influidas por problemas de los adultos, por ejemplo:

- Abuso de alcohol y drogas.
- Desempleo prolongado/pobreza.
- Vivienda pobre, húmeda, hacinada.
- Problemas psiquiátricos parentales.
- Inestabilidad de la pareja.

Desarrollo

Comprobar:

- Temores parentales sobre visión, audición, desarrollo.
- Hitos clave del desarrollo (fig. 2.4).
- Valoraciones previas del desarrollo del niño.
- Control vesical e intestinal.
- Temperamento del niño, conducta.
- Problemas del sueño.
- Problemas y progreso en la guardería/el colegio.

Revise los antecedentes médicos del niño.

Metodología para explorar a los niños

Obtener la colaboración del niño

- Hágase amigo del niño.
- Actúe con firmeza, pero sea amable.
- No intente dominar al niño.
- Las breves exploraciones, como auscultar a un muñeco o la mano de la madre, pueden aliviar los temores de los niños pequeños.
- Cuando explore por primera vez a un niño pequeño, comience por un área no amenazante, como la mano o la rodilla.
- Explique lo que va a hacer y lo que quiere que haga él, en un lenguaje comprensible para el niño. Dado que la exploración es esencial, no opcional, es preferible no pedirle permiso. ¡Podría negarlo!

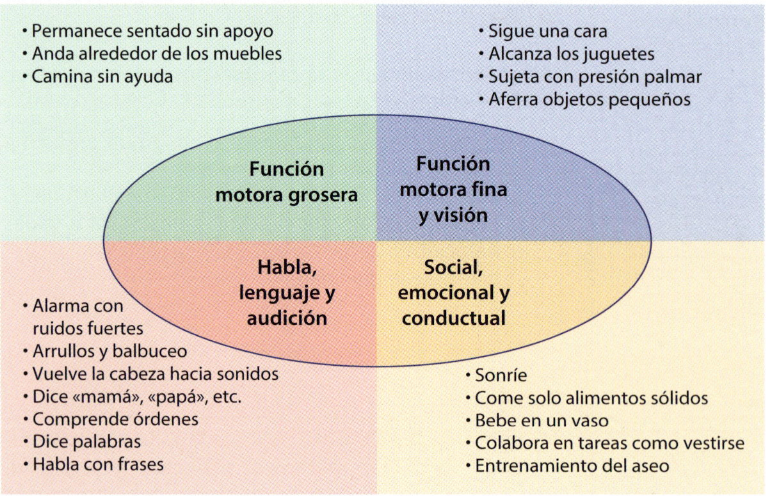

Figura 2.4 Algunos hitos clave del desarrollo en los niños pequeños. Estos datos se analizan con detalle en el capítulo 3.

- Un médico sonriente y hablador parece menos amenazante, pero no conviene pecar por exceso, ya que podría dificultar la relación con los padres.
- Deje los procedimientos desagradables para el final.

Adaptar la exploración a la edad del niño

El método de exploración debe adaptarse a la edad del niño. Aunque puede resultar difícil hacer una exploración completa de los niños pequeños, se suele lograr con inventiva e imaginación por parte del médico.

- En los primeros meses de vida, es preferible realizar la exploración en la camilla, con un padre cerca del bebé.
- La exploración inicial del niño pequeño suele hacerse mejor en el regazo de la madre o, a veces, sobre el hombro de un padre.
- Los padres ejercen un efecto tranquilizador sobre el niño y pueden facilitar la exploración si se les instruye sobre cómo hacerlo (fig. 2.5).
- Los preescolares pueden ser explorados inicialmente mientras están jugando.
- A los niños mayores y a los adolescentes les suele preocupar la intimidad. Las adolescentes deben ser examinadas en presencia de la madre, de la enfermera o de un testigo adecuado. Se debe tener en cuenta la sensibilidad cultural de los diferentes grupos étnicos.

Para desnudar al niño

Muéstrese sensible al pudor de los niños. El área a explorar se debe examinar por completo, pero es preferible hacerlo por fases, volviendo a cubrir al niño según se completa cada fase. Es más fácil y amable pedirle al niño o a uno de los padres que vaya quitando las prendas de vestir necesarias.

Manos templadas y limpias

Debe lavarse las manos antes (y después) de explorar a un niño. La sonrisa cálida, las manos templadas y un fonendoscopio templado facilitarán la tarea.

Nivel de desarrollo

Se puede obtener una buena idea sobre el nivel de desarrollo al observar al niño mientras juega. Sólo se

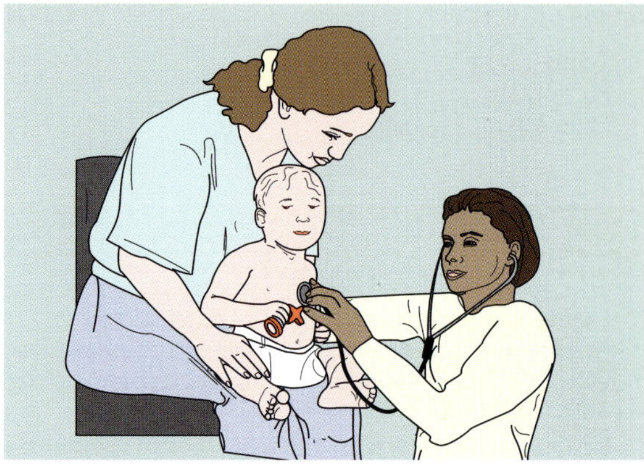

Figura 2.5 Si el niño está distraído con un juguete, será más fácil auscultar su corazón.

necesitan unos pocos juguetes, como bloques, un coche, una muñeca, una pelota, papel y lápiz, un tablero con fichas y algunos cuentos, que pueden utilizar niños de cualquier edad. Si la valoración del desarrollo (v. cap. 3) es el centro de la exploración, es aconsejable realizarla antes de la exploración física, ya que es probable que el niño deje de colaborar después de un cierto tiempo.

Exploración

Observaciones iniciales

La observación cuidadosa suele ser la clave del éxito en la exploración de los niños. Mire al niño antes de tocarlo. La inspección proporcionará información sobre:

- Gravedad de la enfermedad.
- Crecimiento y nutrición.
- Conducta y respuesta social.
- Nivel de higiene y cuidado general.

Gravedad de la enfermedad

¿Parece el niño enfermo o sano? Si el aspecto es de enfermedad, ¿parece grave el proceso? En el lactante o niño pequeño enfermo utilice la «evaluación rápida en 60 segundos»:

- Vía aérea y respiración: frecuencia respiratoria, esfuerzo de la respiración, presencia de estridor o sibilancias, cianosis.
- Circulación: frecuencia cardíaca, volumen del pulso, temperatura periférica, tiempo de relleno capilar.
- Afectación general: nivel de conciencia.

El cuidado de los niños gravemente enfermos se describe en el capítulo 6.

Mediciones

Dado que en los niños el crecimiento anómalo puede ser la primera manifestación de enfermedad, siempre hay que medir y representar en gráficas de percentiles los siguientes parámetros:

- Peso, teniendo en cuenta las mediciones anteriores anotadas en la cartilla sanitaria del niño.
- Longitud (en lactantes) o altura (en niños mayores).
- Circunferencia cefálica en los lactantes.

En los casos adecuados:

- Temperatura.
- Presión arterial.
- Flujo espiratorio máximo.

Aspecto general

Explore la cara, la cabeza, el cuello y las manos. El aspecto morfológico general puede sugerir un síndrome cromosómico o dismórfico. En los lactantes, palpe las fontanelas y las suturas.

Sistema respiratorio

Cianosis

La cianosis se observa mejor en la lengua.

Acropaquias en los dedos de las manos y/o de los pies

Las acropaquias (fig. 2.6a) suelen asociarse con enfermedad pulmonar supurativa crónica, como fibrosis quística, o con cardiopatía congénita cianótica. En ocasiones se observan en la enfermedad intestinal inflamatoria o en la cirrosis.

Taquipnea

La frecuencia de las respiraciones depende de la edad (tabla 2.1).

Sistema respiratorio

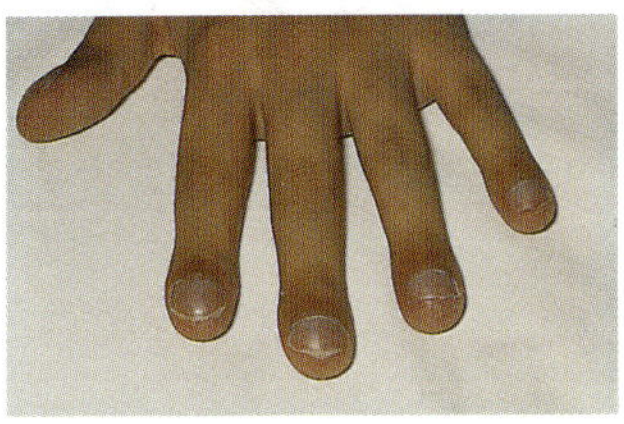

Figura 2.6a Acropaquias en los dedos de las manos. Aumento de la curvatura, pérdida del ángulo y fluctuación de las uñas. Este niño presentaba fibrosis quística.

Tabla 2.1 Frecuencia respiratoria de los niños (respiraciones/min)

Edad	Normal	Taquipnea
Recién nacidos	30–50	>60
Lactantes	20–30	>50
Niños pequeños	20–30	>40
Niños mayores	15–20	>30

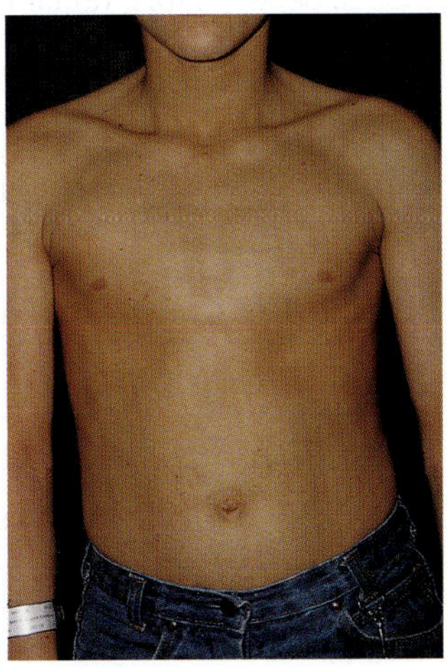

Figura 2.6b Hiperinsuflación torácica por enfermedad pulmonar obstructiva crónica. Este chico presentaba asma grave.

Tabla 2.2 Signos torácicos de algunas enfermedades respiratorias habituales en los niños

	Movimientos torácicos	Percusión	Auscultación
Bronquiolitis	Respiración laboriosa Tórax insuflado Retracción torácica	Hiperresonante	Estertores finos en todas las zonas Pueden existir sibilancias o no
Neumonía	Reducido en el lado afectado Respiración rápida superficial	Matidez	Soplo bronquial Crepitantes
Asma	Reducido pero con hiperexpansión Uso de músculos accesorios Retracción torácica	Hiperresonante	Sibilancias

Los lactantes con neumonía pueden no presentar signos anómalos en la auscultación.

La expectoración es rara en los niños, que suelen deglutir los esputos. La principal excepción es la enfermedad pulmonar supurativa por fibrosis quística.

Disnea

Respiración laboriosa. El aumento del trabajo respiratorio se establece por:

- Aleteo nasal.
- Gruñido espiratorio, para incrementar la presión terminoespiratoria positiva.
- Empleo de los músculos accesorios, en especial los esternomastoideos.
- Retracción (recesión) de la pared torácica por la utilización de los músculos supraesternales, intercostales y subcostales.
- Dificultad para hablar (o para comer).

Forma del tórax

- Hiperexpansión o forma de tonel (fig. 2.6b), como en el asma.
- *Pectus excavatum* (tórax hundido) o *pectus carinatum* (pecho de paloma).
- Surco de Harrison (por tracción diafragmática), como en el asma mal controlada.
- Asimetría de los movimientos torácicos.

Palpación

- Expansión torácica: la expansión normal es de 3-5 cm en los niños en edad escolar. Mida la expansión torácica máxima con una cinta métrica. Compruebe la simetría.
- Tráquea: la comprobación de la posición central rara vez es útil y es molesta para los niños. Utilícela de forma selectiva.
- Localización del latido de la punta para detectar la desviación mediastínica.

Percusión

- Se debe hacer con suavidad, comparando ambos lados y utilizando los dedos medios.
- Rara vez es informativa en los lactantes.
- Matidez localizada: colapso, consolidación, líquido.

Auscultación

- Anote la calidad y la simetría del murmullo vesicular y los sonidos añadidos.
- Los sonidos respiratorios rudos procedentes de la vía aérea superior se transmiten con facilidad al tórax superior en los lactantes.
- Voz ronca: anomalía de las cuerdas vocales.
- Estridor: sonido rudo, de tono bajo, sobre todo inspiratorio, por obstrucción de la vía aérea superior.
- Sonidos respiratorios: normales o murmullo vesicular; la respiración bronquial es de tono más alto, con inspiración y espiración de la misma duración.
- Sibilancias: sonidos espiratorios de tono alto por obstrucción de la vía aérea distal (tabla 2.2).
- Estertores: sonidos «húmedos» discontinuos por abertura de los bronquiolos (tabla 2.2).

Sistema cardiovascular

Cianosis

Observe la lengua para buscar cianosis central.

Acropaquias en los dedos de las manos o de los pies

Compruebe si existen.

Pulso

Compruebe:

- Frecuencia (tabla 2.3).
- Ritmo: la arritmia sinusal (variación de la frecuencia del pulso con la respiración) es habitual.
- Volumen: pequeño en la insuficiencia circulatoria o en la estenosis aórtica; aumentado en los estados de elevado gasto (estrés, anemia); colapsado en el conducto arterioso permeable y la insuficiencia aórtica.

Inspección

Busque:

- Dificultad respiratoria.
- Abombamiento precordial, causado por agrandamiento cardíaco.
- Impulso ventricular, visible en pacientes delgados y en casos de circulación hiperdinámica o hipertrofia ventricular izquierda.
- Cicatrices quirúrgicas, sobre todo esternotomía o toracotomía lateral izquierda.

Palpación

Frémito = soplo palpable.
Ápex (IV-V espacio intercostal, línea medioclavicular):

- No se palpa en algunos lactantes normales, en los niños gruesos o cuando existe dextrocardia.
- Elevación por hipertrofia ventricular izquierda.

Impulso ventricular derecho en la parte inferior del borde esternal izquierdo: hipertrofia ventricular derecha.

Percusión

La percusión del borde cardíaco rara vez es útil en los niños.

Auscultación

Escuche los sonidos y murmullos cardíacos.

Sonidos cardíacos

- El desdoblamiento del segundo tono es frecuente y normal (fig. 2.7).
- Desdoblamiento fijo del segundo tono cardíaco en los defectos septales auriculares.
- La auscultación de un tercer tono en el área mitral es normal en los niños pequeños.

Soplos

- Cronología: sistólico/diastólico/continuo.
- Duración: mediosistólico (eyección)/pansistólico.
- Intensidad: los soplos sistólicos se clasifican como:
  - 1-2 blando, difícil de oír;
  - 3 se oye con facilidad, ausencia de frémito;
  - 4-6 fuerte, con frémito.
- Punto de intensidad máxima: áreas mitral/pulmonar/aórtica/tricúspidea.
- Irradiación:
  - al cuello en la estenosis aórtica;
  - a la espalda en la coartación de la aorta o en la estenosis pulmonar.

Sistema cardiovascular

Tabla 2.3 Frecuencia normal del pulso basal en los niños.

Edad	Latidos/min
<1 año	110–160
2–5 años	95–140
5–12 años	80–120
>12 años	60–100

Aumenta con estrés, ejercicio, fiebre, arritmia.

Manifestaciones de la insuficiencia cardíaca en los lactantes:
- **Dificultad para alimentarse/falta de crecimiento.**
- **Sudoración.**
- **Taquipnea.**
- **Taquicardia.**
- **Ritmo de galope.**
- **Cardiomegalia.**
- **Hepatomegalia.**

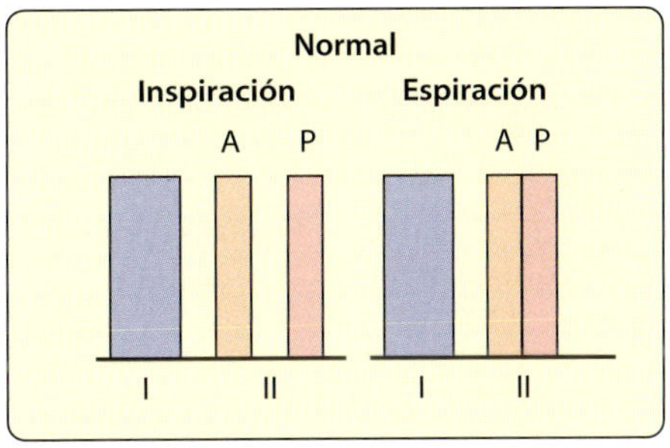

Figura 2.7 El desdoblamiento del segundo tono cardíaco se aprecia con facilidad en los niños.

Datos que sugieren el carácter significativo de un soplo:
- **Se oye sobre todo en el precordio.**
- **Fuerte.**
- **Frémito (soplo grado 4-6).**
- **Cualquier soplo diastólico.**
- **Se acompaña de otros signos cardíacos anómalos.**

Dibuje sus hallazgos (v. cap. 17 sobre enfermedades cardíacas).

Hepatomegalia

Signo importante de insuficiencia cardíaca en los lactantes. El hígado suele palparse normalmente 1-2 cm por debajo del margen costal.

Pulsos femorales

En la coartación de la aorta:

- Volumen disminuido o impalpable en los lactantes.
- Retraso braquiofemoral en los niños mayores.

Presión arterial (v. pág. 15)

La enfermedad cardíaca es más frecuente en los niños con otras anomalías o síndromes congénitos, como síndrome de Down o síndrome de Turner.

Abdomen

La exploración abdominal se realiza en tres contextos clínicos importantes:

- Exploración habitual.
- «Abdomen agudo»: ¿causas? (v. pág. 211).
- Distensión/estreñimiento/masa/dolor abdominal recurrente.

Signos asociados

Explore:

- Los ojos, para detectar signos de ictericia y anemia.
- La lengua, para detectar saburra y color.
- Los dedos, para detectar acropaquias.

Inspección

El abdomen de los lactantes y los niños pequeños sanos es prominente. Los músculos de la pared abdominal deben estar relajados durante la palpación.

La distensión abdominal generalizada se debe la mayoría de las veces a:

- Grasa.
- Líquido (ascitis, infrecuente en los niños; la mayoría de las veces se debe a un síndrome nefrósico).
- Heces (estreñimiento).
- Gases (malabsorción, obstrucción intestinal).
- Feto (no olvidar esta posibilidad después de la pubertad).

En ocasiones, la distensión abdominal se debe al tosco agrandamiento del hígado y/o del bazo o a hipotonía muscular.

Las causas de distensión abdominal localizada comprenden:

- Abdomen superior: dilatación gástrica por estenosis pilórica, hepatomegalia, esplenomegalia.
- Abdomen inferior: distensión vesical, masas.

Otros signos:

- Venas dilatadas si existe hepatopatía, estrías abdominales.
- Cicatrices quirúrgicas (dibujar en un esquema).
- Peristaltismo, por estenosis pilórica u obstrucción intestinal.

¿Tienen las nalgas la redondez habitual?, ¿o aparecen adelgazadas, como en la malabsorción, la enfermedad celíaca o la desnutrición?

Palpación

- Templar las manos, explicar, tranquilizar al niño y pedir a un padre que permanezca cerca. Pregunte primero si hace daño.
- Palpe de un modo sistemático: hígado, bazo, riñones, vejiga, los cuatro cuadrantes abdominales.
- Pregunte acerca del dolor. Observe la cara del niño para buscar gestos de dolor mientras palpa. El niño pequeño puede colaborar más si palpa primero con su mano, o si coloca la mano del niño sobre la suya.

Hipersensibilidad

- *Localización:* localizada en apendicitis, hepatitis, pielonefritis; generalizada en adenitis mesentérica, peritonitis.
- *Defensa:* la palpación directa apenas la detectan los niños. El dolor con la tos o con el movimiento/la marcha/las sacudidas durante un viaje en coche sugiere irritación peritoneal. La inclinación hacia atrás durante la marcha puede deberse a inflamación del psoas causada por apendicitis.

Hepatomegalia (tabla 2.4, fig. 2.8)

- Palpe desde la fosa ilíaca derecha.
- Localice el borde con las puntas o el canto de los dedos.
- El borde puede ser blando o firme.
- No se nota el límite superior.
- Se mueve con la respiración.
- Mida (en cm) la extensión por debajo del margen costal en la línea medioclavicular.

La hipersensibilidad hepática es probable que se deba a inflamación causada por hepatitis.

Esplenomegalia (tabla 2.5)

- Palpe desde la fosa ilíaca derecha.
- El borde suele ser blando.
- No se nota el límite superior.
- En caso de agrandamiento marcado, es posible palpar una muesca.
- El bazo se mueve con la respiración (pida al niño que haga una respiración profunda).

Abdomen

Tabla 2.4 Causas de hepatomegalia

Infección	Congénita, mononucleosis infecciosa, hepatitis, paludismo, parásitos
Hematológica	Anemia drepanocítica, talasemia
Enfermedad hepática	Hepatitis activa crónica, hipertensión portal, enfermedad poliquística
Enfermedad maligna	Leucemia, linfoma, neuroblastoma, tumor de Wilms, hepatoblastoma
Metabólica	Enfermedades por almacenamiento de glucógeno y de lípidos, mucopolisacaridosis
Cardiovascular	Insuficiencia cardíaca
Falsa	Hiperexpansión torácica por bronquiolitis o asma

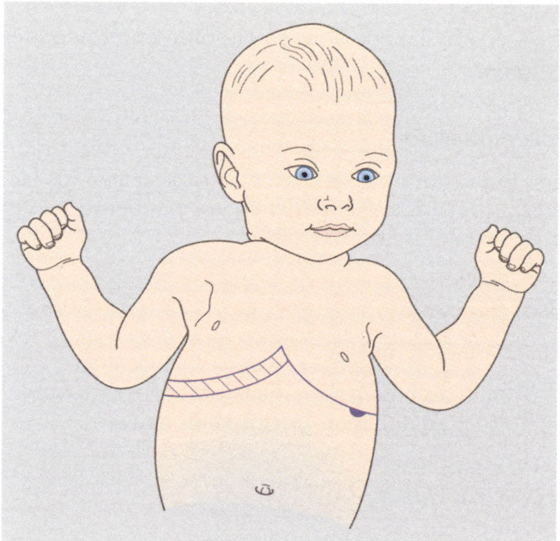

Figura 2.8 Hallazgos normales. El borde del hígado en los lactantes y los niños pequeños está 1-2 cm por debajo del borde costal. El bazo de los lactantes se sitúa bajo el reborde costal izquierdo.

Al explorar el abdomen:
- **Primero inspeccionar y después palpar.**
- **Primero palpación superficial; después palpación profunda.**
- **La defensa suele ser poco notable en los niños.**
- **Abdomen silente: ¡grave!**
- **Abdomen inmóvil: ¡grave!**

Tabla 2.5 Causas de esplenomegalia

Infección	Vírica, bacteriana, protozoaria (paludismo, leishmaniasis), parasitaria, endocarditis infecciosa
Hematológica	Anemia hemolítica
Enfermedad maligna	Leucemia, linfoma
Otras	Hipertensión portal, artritis sistémica juvenil idiopática (enfermedad de Still)

- Mida el tamaño (en cm) por debajo del margen costal, en la línea medioclavicular.

En caso de duda:

- Utilice la palpación bimanual del bazo.
- Coloque al niño en decúbito lateral izquierdo.

¡Un bazo palpable tiene un tamaño que es al menos el doble del normal!

Riñones

Los riñones no suelen palparse tras el período neonatal, a no ser que estén agrandados o exista hipotonía de la musculatura abdominal.

Durante la exploración:

- Palpe mediante peloteo bimanual.
- Los riñones se mueven con la respiración.
- Se nota el límite superior.

La hipersensibilidad implica inflamación.

Masas anómalas

- *Tumor de Wilms:* masa renal, a veces visible, que no cruza la línea media.
- *Neuroblastoma:* masa firme irregular que puede cruzar la línea media; el niño suele estar muy enfermo.
- *Masas fecales:* móviles, no dolorosas, que pueden aplastarse.
- *Invaginación:* deterioro agudo, la masa puede ser palpable, con mayor frecuencia en el hipocondrio derecho.

Percusión

- *Hígado:* la matidez delinea los bordes superior e inferior. Anote la dimensión.
- *Bazo:* la matidez delinea el borde inferior.
- *Ascitis:* matidez cambiante. Percuta desde el punto más resonante hacia la zona más mate.

Auscultación

No es muy útil en la exploración «habitual», pero es importante en el «abdomen agudo»:

- Sonidos intestinales aumentados: obstrucción intestinal, diarrea aguda.
- Sonidos intestinales reducidos o ausentes: íleo paralítico, peritonitis.

Área perineal

El área perineal se explora de forma sistemática en los niños pequeños, pero en los mayores y en los adolescentes sólo se explora si se considera relevante, por ejemplo si existe exudado vaginal. ¿Existen hernia inguinal o exantema perineal? ¿Tiene el ano un aspecto normal? ¿Existe algún indicio de fisura?

En los *varones:*

- ¿Tiene el pene un tamaño normal?
- ¿Está bien desarrollado el escroto?
- ¿Se palpan los testículos? Coloque una mano sobre la región inguinal y palpe con la otra. Anote si los testículos han descendido, son retráctiles o no se palpan.
- ¿Existe alguna tumefacción en el escroto (hidrocele, hernia)?

En las *mujeres:*

- ¿Tienen los genitales externos un aspecto normal?

Exploración rectal

- No forma parte de la exploración habitual.
- Es molesta y desagradable para el niño.
- Se debate su utilidad en el «abdomen agudo» (p. ej., apendicitis) de los niños, que suelen tener una pared abdominal fina, de modo que la palpación del abdomen permite identificar la hipersensibilidad y las masas. Algunos cirujanos defienden su utilidad para identificar el apéndice retrocecal, pero la interpretación es problemática, ya que la mayoría de las quejas de dolor se deben al procedimiento.
- Si se sospecha invaginación, la exploración rectal tal vez permita palpar la masa y proporcione heces con aspecto de mermelada de grosella.

Análisis de orina

- Se realiza si se considera oportuno.
- Es preferible utilizar muestras de orina no contaminadas.
- Se utilizan tiras reactivas para comprobar si existe proteinuria, hematuria, glucosuria, leucocituria.
- El examen microscópico de la orina es útil para determinar el origen de la hematuria (eritrocitos dentados, cilindros de eritrocitos).

La hiperexpansión del tórax en la bronquiolitis o en el asma puede desplazar hacia abajo el hígado y el bazo, imitando a la hepato/esplenomegalia.

Neurología/desarrollo neurológico

Exploración neurológica breve

A todos los niños se les debe someter a una rápida exploración neurológica y del desarrollo. Durante esta fase de la exploración:

- Utilice el sentido común para evitar las observaciones innecesarias.
- Adapte la exploración a la edad del niño.
- Tenga en cuenta la descripción que hacen los padres de los hitos del desarrollo.

Observe al niño mientras juega, dibuja o escribe. ¿Son normales sus capacidades de manipulación? ¿Puede caminar, correr, trepar, saltar, bailar? ¿Sus capacidades de habla y lenguaje resultan satisfactorias? ¿Sus interacciones sociales son adecuadas? ¿La visión y la audición parecen normales?

En los lactantes, la valoración se basa sobre todo en la observación:

- Observe la postura y los movimientos de los miembros.
- Al coger al niño, tome nota de su tono. Los miembros y el cuerpo pueden parecer normales, «blandos» o rígidos. El control de la cabeza puede ser deficiente, con retraso anormal del mismo cuando se incorpora a la postura sentada.

La mayoría de los niños son neurológicamente normales y no requieren una exploración formal de los reflejos, el tono, etc. La valoración neurológica sólo es más detallada cuando está indicado. Los problemas específicos en el desarrollo o en la conducta requieren una valoración detallada.

Exploración neurológica más detallada

Si el niño tiene un problema neurológico, es necesaria una exploración neurológica detallada y sistemática.

Patrones de movimiento

Observe al niño mientras camina y corre: la marcha normal se basa en un movimiento de apoyo talón-puntera. El patrón inverso (puntera-talón), aunque suele ser idiopático, puede sugerir disfunción del tracto piramidal (corticoespinal) que produce espasticidad y contractura del tendón de Aquiles, patología espinal (diastematomielia) o neuropatía. En los niños con miopatía también puede producirse contractura del tendón de Aquiles por debilidad. Si no está seguro de si la marcha es del tipo talón-puntera o puntera-talón, observe el desgaste del calzado.

Una marcha con base ampliada puede deberse a inmadurez normal o ser secundaria a un trastorno cerebeloso. La debilidad de los músculos proximales alrededor de la articulación del acetábulo femoral puede producir una forma de andar contoneante. La debilidad unilateral de una extremidad o hemiparesia se manifiesta por circunducción de la extremidad afectada. Observe la asimetría, la forma de andar y la oscilación del brazo (v. fig. 4.4).

Observe cómo se incorpora el niño desde la postura tendida. Hasta los 3 años, el niño gira primero al decúbito prono para incorporarse debido a la escasa fijación que proporciona la musculatura pélvica; después de esa edad, ese patrón sugiere debilidad neuromuscular (p. ej., distrofia muscular de Duchenne) o hipotonía por alguna causa central (encefálica). La necesidad de girar a la postura prona para incorporarse, o, más tarde, para elevarse desde el suelo con los brazos extendidos y después «trepar por las piernas», se conoce como signo de Gowers (v. fig. 27.12).

Coordinación

Para valorar la coordinación:

- Pida al niño que coloque un bloque sobre otro, o utilice un tablero de clavijas, abroche o desabroche botones, dibuje, copie o escriba.
- Pídale que extienda los brazos rectos y cierre los ojos; localice desviación o temblor (en realidad se evalúa la simetría, el sentido postural y el deterioro de un lado tras eliminar las señales visuales).
- Prueba dedo-nariz (utilice un muñeco para hacer una demostración de la maniobra si es necesario).
- Movimientos alternantes rápidos de las manos y los dedos.
- Pida que toque el pulgar con la punta de cada dedo.
- Pida al niño que camine colocando un pie detrás del otro y que salte.

Las asimetrías sutiles de la marcha pueden ponerse de manifiesto con la prueba de Fogge: pida al niño que camine sucesivamente sobre los talones, sobre los bordes externos de los pies y sobre los bordes internos. Observe el patrón de «movimientos especulares» de los miembros superiores. Observe cómo se mueven.

Inspección de los miembros

Masa muscular

- La atrofia puede ser secundaria a parálisis cerebral, meningomielocele, enfermedad muscular o poliomielitis previa.
- El aumento de volumen de los músculos gemelares puede indicar distrofia muscular de Duchenne o trastornos miotónicos.

Tono muscular

Tono de los miembros

- Se valora mejor sujetando todo el miembro, para después flexionarlo y extenderlo a nivel de una sola articulación. La prueba es más fácil en las articulaciones de la rodilla y el tobillo. Valore el arco de movimiento y la sensación de resistencia general.
- La hipertonía de los aductores y los rotadores internos de la cadera, el clono de los tobillos y el aumento de tono con pronación de los antebrazos en reposo suelen deberse a disfunción piramidal. Puede diferenciarse de la rigidez de tipo «rueda dentada» que se observa en los trastornos extrapiramidales.
- La postura de los miembros puede indicar el tono subyacente; por ejemplo, cruzar las piernas (v. figs. 4.3 y 4.4), la pronación de los antebrazos, los puños cerrados o la hiperextensión de los miembros indican hipertonía. Sentarse en la posición de «ancas de rana» indica hipotonía (v. fig. 8.2a), y la postura y extensión anormales indican tono fluctuante (discinesia).

Tono del tronco

- El tronco y la cabeza tienden a arquearse (postura en extensión) en las enfermedades del tracto piramidal.
- Los trastornos musculares y cerebrales pueden cursar con hipotonía del tronco (v. fig. 27.13). El niño parece «blando» durante la manipulación y no puede sostener el tronco en la postura sentada.

Tono del cuello

- Este signo se explora mejor tirando de los brazos del niño para incorporarlo desde la postura supina.

Fuerza

La potencia muscular es difícil de explorar en los lactantes. Observe los movimientos contra la gravedad y anote la función motora. Ambos parámetros le proporcionarán mucha información sobre la potencia muscular. A partir de los 6 meses de edad es posible observar el patrón de movilidad y de marcha. Después de los 4 años se puede llevar a cabo una exploración formal de la fuerza muscular frente a la gravedad y la resistencia, primero en los músculos proximales y después en los distales, y comparando ambos lados.

Reflejos

Explore los reflejos con el niño relajado y explíquele lo que va a hacer antes de acercarse con el martillo de reflejos, o haga primero una demostración con uno de sus padres o con un muñeco. Los reflejos hiperactivos pueden indicar ansiedad o un trastorno piramidal. La falta de reflejos puede deberse a un problema neuromuscular o a una lesión en el interior de la médula espinal, pero también puede ser el resultado de la inexperiencia del examinador. La exploración de los reflejos es más fácil mientras se habla con el niño.

Respuestas plantares

La exploración de las respuestas plantares suele producir resultados equívocos y resulta molesta al niño. En cualquier caso, el resultado no es fiable antes del año. Una respuesta plantar en extensión puede indicar una disfunción piramidal.

Sensibilidad

La prueba de retirada a las cosquillas suele ser adecuada para descartar procesos graves. Si es probable la pérdida de sensibilidad, por ejemplo en caso de mielomeningocele o lesión medular (mielitis transversa, etc.), hay que realizar una exploración más detallada, como se haría en los adultos. En las lesiones medulares y de la cauda equina puede palparse la vejiga o puede haber ausencia de la sensibilidad perineal.

Pares craneales

La búsqueda de asimetrías o disfunciones antes de los 4 años requiere ingenio por parte del médico. Conviértalo en un juego; pida al niño que le imite:

- **I** No es necesario explorar el olfato en la práctica habitual. Se puede utilizar el olor a menta de un dulce, sin que el niño lo vea.
- **II** Agudeza visual: depende de la edad. Se prueban las respuestas pupilares, directa y consensuada, a la luz y a la acomodación. Si el niño es lo bastante mayor para cooperar, pueden evaluarse los campos visuales.
- **III, IV, VI** Movimiento completo de los ojos en los planos horizontal y vertical. ¿Existe estrabismo? Nistagmo: evitar la mirada lateral extrema; puede inducir nistagmo en niños sanos.
- **V** Cierre forzado de los dientes y movimientos mandibulares de lado a lado contra resistencia.
- **VII** Cerrar los ojos con fuerza, sonreír y mostrar los dientes.
- **VIII** Audición: pregunte a los padres, aunque la sordera unilateral puede pasar desapercibida. En caso de duda, realizar una valoración formal en un entorno adecuado.
- **IX** Elevador del paladar: decir «aaa». Observar la desviación de la úvula.
- **X** Nervio laríngeo recurrente: escuchar por posible ronquera o estridor.
- **XI** Fuerza de los músculos trapecio y esternocleidomastoideo: encoger los hombros y girar la cabeza contra resistencia.
- **XII** Hacer que el niño saque la lengua y observar si existe asimetría o desviación.

Huesos y articulaciones

Las manifestaciones de las enfermedades óseas y articulares son variables:

- Inspección: tumefacción por derrame articular (pérdida del contorno de la articulación) o engrosamiento sinovial, enrojecimiento, dolor con la movilización, pérdida de función, atrofia muscular por encima y por debajo de la articulación tumefacta.
- Palpación: calor (comparación entre ambos lados), hipersensibilidad, fluctuación o derrame.
- Movimientos: primero activos y después pasivos, para no hacer daño al niño. Explique los movimientos al niño en términos comprensibles. Si es necesario, haga primero los movimientos que desea que el niño realice. Anote el arco de movimiento articular en grados.
- Claudicación: puede deberse a dolor de cadera, rodilla o tobillo. El dolor de cadera puede ser un dolor referido desde la rodilla, o viceversa.
- Escoliosis: inspeccione la columna vertebral, sobre todo en los niños mayores y los adolescentes. Pida al niño que permanezca en posición de firmes (¡como un soldado!) y que se toque las puntas de los pies sin doblar las piernas (v. fig. 26.11).

Cuello

Tiroides

- Inspección: la tumefacción es infrecuente en los niños; se observa a veces en la pubertad.
- Palpación desde detrás y desde delante, para buscar tumefacción, nódulos, frémito.
- Auscultación si el tiroides está agrandado.
- Buscar signos de hipotiroidismo o hipertiroidismo.

Ganglios linfáticos

Realice una exploración sistemática: cadenas occipitales, cervicales, axilares, inguinales. Tome nota del tamaño, el número y la consistencia de los posibles ganglios palpables:

- Ganglios pequeños, discretos, móviles, del tamaño de guisantes, en el cuello, las ingles y las axilas: frecuentes en los niños normales, sobre todo si están delgados.
- Múltiples ganglios pequeños en el cuello: frecuentes tras infecciones del tracto respiratorio superior (víricas/bacterianas).
- Múltiples ganglios de tamaño variable: en niños con eczema atópico extenso. Es un hallazgo frecuente que no requiere ninguna intervención.
- Ganglios grandes, calientes, dolorosos, a veces fluctuantes, habitualmente en el cuello: infección/absceso.
- Tamaño y forma variables:
  - Infecciones: víricas, por ejemplo mononucleosis infecciosa o TB.
  - Causas raras: neoplasias (no suelen ser dolorosas), enfermedad de Kawasaki, arañazo de gato.

Presión arterial

Indicaciones

Está indicada la estrecha monitorización (cuadro 2.1) en un cuadro crítico, en caso de nefropatía o cardiopatía, en la diabetes mellitus o si se están administrando fármacos con potencial hipotensor, por ejemplo corticoides. No se mide suficientemente bien en los niños.

Técnica

Cuando se mide con un esfigmomanómetro:

- Muestre al niño el balón dentro del manguito y el modo de inflarlo.
- Utilice el mayor manguito que ajuste con comodidad y que cubra al menos las dos terceras partes del brazo. (Los manguitos demasiado pequeños suelen producir lecturas anormalmente altas.)
- El niño debe estar relajado, sin llorar.
- La presión sistólica es la más fácil de medir en los niños pequeños y la más útil desde el punto de vista clínico.

Cuadro 2.1 Medida de la presión arterial en los niños

- Esfigmomanómetro
  - Estetoscopio para los niños mayores
  - Doppler para los lactantes
- Oscilómetro (p. ej., Dynamapp), útil en los lactantes y en los niños pequeños
- Medición invasiva: la medición directa con un catéter arterial es obligada si la enfermedad es crítica

- La presión diastólica corresponde al momento en el que se amortiguan los sonidos. En ocasiones, no es posible determinarla en los niños pequeños.

Medición

El resultado debe interpretarse de acuerdo con una gráfica de percentiles (v. fig. A.3, en el apéndice). La presión arterial aumenta por la estatura alta y la obesidad. Existen gráficas que relacionan la presión arterial con la altura, y son las preferibles; por conveniencia, es habitual utilizar gráficas que relacionan la presión arterial con la edad. Ante una lectura anormalmente elevada se debe repetir la medición al menos en tres ocasiones distintas y con el niño relajado.

Ojos

Exploración

Inspeccione los ojos, las pupilas, los iris y las escleróticas. ¿Son los movimientos oculares completos y simétricos? ¿Se aprecia nistagmo? En caso afirmativo, la causa puede ser ocular o cerebelosa, y también es posible que el ojo se haya desviado hasta el extremo de la mirada lateral. ¿Son las pupilas redondas (ausencia de sinequia posterior), iguales, centrales y reaccionan a la luz? ¿Se aprecia estrabismo?

Los pliegues epicánticos son frecuentes en los grupos étnicos asiáticos.

Oftalmoscopia

- En los lactantes, el reflejo retiniano se observa desde una distancia de 20-30 cm. La ausencia de dicho reflejo puede deberse a turbidez corneal, catarata o retinoblastoma.
- La fundoscopia resulta difícil. Requiere experiencia y colaboración. En los niños pequeños, hay que emplear algún midriático y puede ser necesaria la opinión de un oftalmólogo. La retinopatía de la prematuridad, la de las infecciones congénitas y la degeneración coroidorretiniana producen alteraciones características. En el «síndrome del bebé zarandeado» (lesión no accidental) y en los traumatismos craneales pueden observarse hemorragias retinianas.
- El fondo de ojo se debe estudiar en los niños mayores con cefalea, diabetes mellitus o hipertensión. Los midriáticos no suelen ser necesarios.

Oídos y faringe

Esta parte de la exploración suele dejarse para el final, dado que puede resultar desagradable. Explique al niño lo que va a hacer. Enseñe al padre la forma de sostener y sujetar con suavidad al niño pequeño para asegurar el éxito de la exploración y evitar posibles lesiones (figs. 2.9, 2.10).

Faringe

Intente echar una rápida mirada a las amígdalas, la úvula, la faringe y el paladar posterior. Los niños mayores (5 años o más) abrirán la boca todo lo posible para evitar el empleo de la espátula. En los niños pequeños es necesario utilizar una espátula. Busque enrojecimiento, tumefacción, pus o petequias palatinas. Compruebe también los dientes con relación a la posible presencia de caries y otras anomalías.

Oídos

Examine con suavidad los conductos auditivos y los tímpanos, intentando no hacer daño al niño. Busque los hitos anatómicos en el tímpano, así como la posible presencia de tumefacción, enrojecimiento, perforación, matidez, líquido.

Comunicación con los niños

Durante toda la consulta, asegúrese de que su comunicación con el niño es la adecuada para su edad y fase de desarrollo (tabla 2.6).

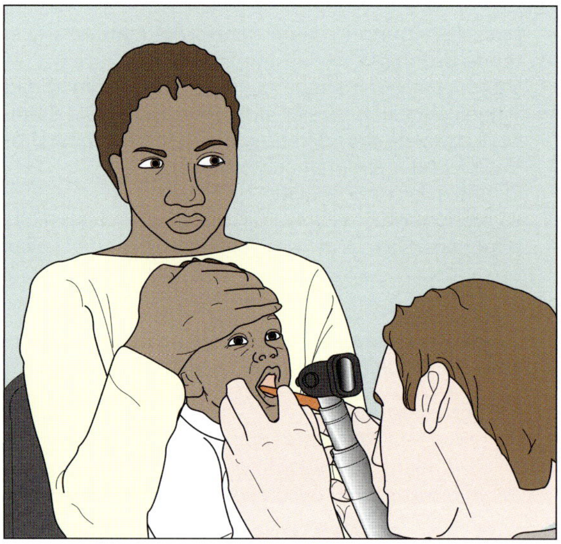

Figura 2.9 Forma de sujetar a un niño pequeño para explorar su faringe. La madre coloca una mano sobre la cabeza y con la otra sujeta los brazos del niño.

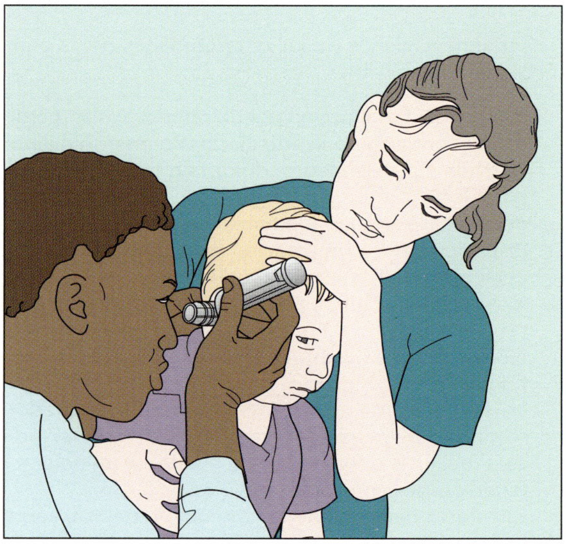

Figura 2.10 La sujeción correcta del niño pequeño es esencial para examinar el oído con un auroscopio. La madre coloca una mano sobre la cabeza del niño y con la otra le sujeta el brazo.

Motivos para hablar con los niños

¿Por qué debe hablar con los niños si puede obtener la información de sus padres? Las razones son:

- Para establecer una relación de entendimiento mutuo
- Para conocer los puntos de vista del niño sobre sus problemas
- Para saber lo que opina el niño sobre su salud y su vida
- Para disminuir la ansiedad y el temor, y que colabore más durante la evaluación y el tratamiento
- Para detectar la presencia de problemas emocionales o psiquiátricos asociados

	Niños en edad preescolar (2-5 años)	**Niños en edad escolar (6-11 años)**	**Adolescentes (12-18 años)**
A lo largo del proceso	Cuando cierro los ojos, mi mamá se va (ve el mundo de forma diferente, desde su propia perspectiva) Estoy durmiendo, así que todo el mundo está durmiendo (es el centro de su mundo) Cuando me caigo, el suelo me hace daño (los objetos están vivos) Mi elefante de juguete está llorando porque los otros elefantes no quieren jugar con él (participa en juegos de personificación)	Katie y Jane me han invitado a dos fiestas, a lo mejor puedo ir un rato a cada una (empieza a resolver problemas concretos) ¿Me elegirán para formar parte del coro del colegio? (se preocupa por el futuro) Mamá se enfada de verdad cuando papá se emborracha, pero a papá no le importa (es capaz de comprender el punto de vista de otra persona y tener varias perspectivas)	Puedo manejar las cosas sin la ayuda de mamá (busca autonomía y separación) ¿Nuestro país debe entrar en guerra? (se preocupa por los problemas sociales)

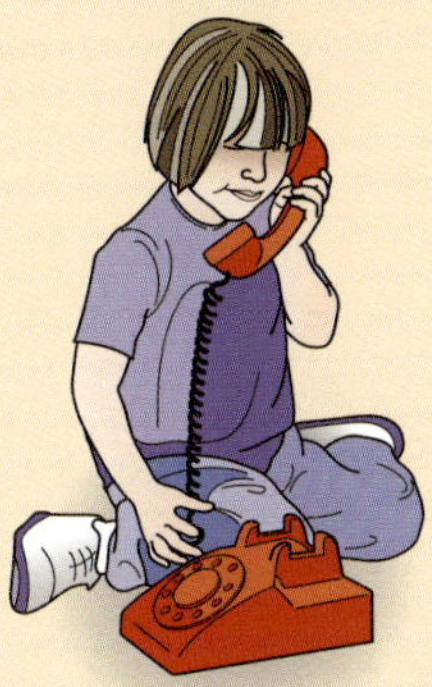

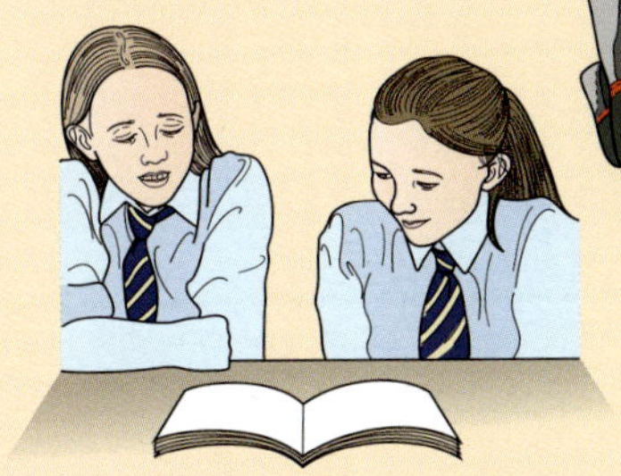

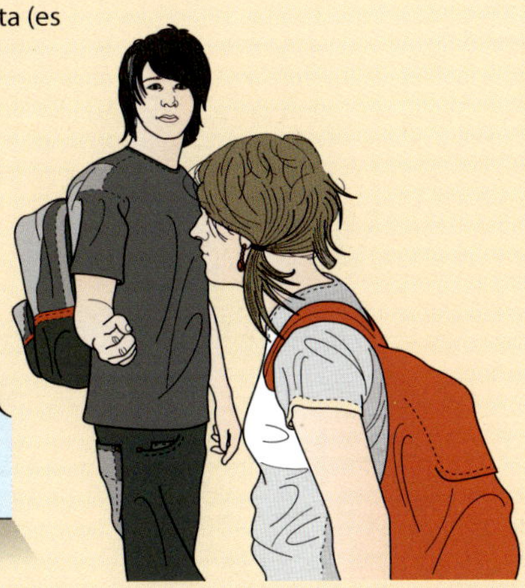

Cómo afecta a la forma en que debemos hablar con ellos	Haga preguntas cortas, concretas, sobre su experiencia inmediata Para evitar que responda sólo sí o no, utilice una serie de opciones; por ejemplo, ¿qué es lo que más te gusta hacer en la guardería, dibujar, disfrazarte u otra cosa? Utilice juguetes o muñecas durante la entrevista, por ejemplo, para representar diferentes personas de la vida del niño	Utilice ejemplos familiares sobre la experiencia de otras personas para explorar los sentimientos y la conducta del niño; por ejemplo, un niño que pegaba a otro niño del colegio vino a verme para que habláramos sobre cómo podía controlar su mal genio. ¿Algunas veces te sientes enfadado y pegas a otros niños? Puede conocer los deseos y los sueños del niño preguntándole: «si yo fuera una mago y pudiera concederte tres deseos, ¿qué me pedirías?»	Hay que buscar un momento para estar solos con ellos, ya que pueden tener problemas o dificultades que los padres no conocen y que los adolescentes no quieren compartir con ellos En algunos adolescentes, los pensamientos desagradables pueden explorarse utilizando metáforas

Resumen

Cuando se hace la historia clínica y la exploración clínica:

- La edad del niño es una característica fundamental, ya que determina la naturaleza del problema, cómo debe dirigirse la consulta, el diagnóstico probable y su tratamiento.
- El entorno donde se realiza la entrevista debe ser agradable, y debe haber juguetes adecuados para los niños pequeños.
- Generalmente, la mayor parte de la información se obtiene de la anamnesis y la observación dirigidas al problema más que de una exploración detallada, aunque la exploración también es importante.
- Evalúe el crecimiento, incluyendo las gráficas en el historial clínico del niño, y el desarrollo.
- En el caso de los niños pequeños, muéstrese firme pero amable, no les pida permiso para explorarles, ya que podrían negárselo, y deje las intervenciones molestas (oídos y faringe) para el final.
- Haga que el niño participe en la consulta, teniendo en cuenta su edad.

Resumen y plan de actuación

Al final de la historia y la exploración:

- Haga un resumen de los problemas clave (físicos, emocionales, sociales y familiares, si es adecuado).
- Enumere los diagnósticos o diagnósticos diferenciales.
- Elabore un plan de actuación para los problemas identificados, tanto a corto como a largo plazo. En ocasiones, el plan consiste en tranquilizar al paciente y a la familia, un período de observación y realización de pruebas y/o intervención terapéutica.
- Explique la situación a los padres y al niño, si éste es lo bastante mayor. Esta información puede completarse con material escrito o direcciones de Internet.
- En los casos adecuados, comente lo que se deberá decir a los demás miembros de la familia.
- Considere si debe informar a otros profesionales sanitarios.
- Escriba un breve resumen en el historial clínico del niño.
- Compruebe que ha fechado y firmado sus notas.

Lecturas recomendadas

Gill D, O'Brien N 2003 Paediatric clinical examination made easy. 4th edn. Churchill Livingstone, Edinburgh

3

Desarrollo del niño sano, audición y visión

Los niños adquieren habilidades funcionales a lo largo de toda la infancia. El término «desarrollo infantil» se utiliza para describir las habilidades que adquiere el niño desde que nace hasta que tiene 5 años. Durante este período, la movilidad, el habla y el lenguaje, la comunicación y la capacidad de independencia evolucionan rápidamente. Durante la edad escolar, la evolución del desarrollo se manifiesta principalmente a través del desarrollo cognitivo, el pensamiento abstracto y las capacidades de conceptualización, aunque las habilidades de desarrollo tempranas siguen madurando en cierta medida.

Durante los primeros años de vida, el desarrollo normal se controla:

- Por los padres, a los que se proporciona información sobre el desarrollo normal en la cartilla sanitaria pediátrica de sus hijos.
- En las revisiones médicas regulares de los niños.
- Siempre que un profesional sanitario ve a un niño realiza una breve observación general.

El objetivo principal de la evaluación del desarrollo de los niños pequeños es la detección precoz de los retrasos o anomalías del desarrollo con el fin de:

- Contribuir a que todos los niños alcancen su máximo potencial de desarrollo.
- Aplicar un tratamiento o terapia de forma precoz (es especialmente importante en el caso de los trastornos de la audición y la visión).
- Facilitar el cuidado y la atención de los niños con necesidades especiales.

Este capítulo trata sobre el desarrollo normal. El retraso y las anomalías del desarrollo, y los niños con necesidades especiales, se analizan en el capítulo 4.

Influencia de la herencia y del entorno

El proceso de desarrollo de un niño representa la interacción de la herencia y del medio ambiente sobre el encéfalo en crecimiento. La herencia determina el potencial del niño, mientras que el entorno modifica lo realmente conseguido. Para alcanzar un desarrollo óptimo, el entorno debe cubrir las necesidades físicas y psicológicas del niño (fig. 3.1), que varían según la edad y la fase de la vida:

- El lactante depende por completo físicamente de sus padres y requiere de algunos cuidadores para cubrir sus necesidades psicológicas.
- Durante la época de la escuela elemental, el niño puede cubrir algunas de sus necesidades físicas y hacer frente a muchas relaciones sociales.
- Los adolescentes están capacitados para cubrir la mayoría de sus necesidades físicas, y al mismo tiempo experimentan necesidades emocionales cada vez más complejas.

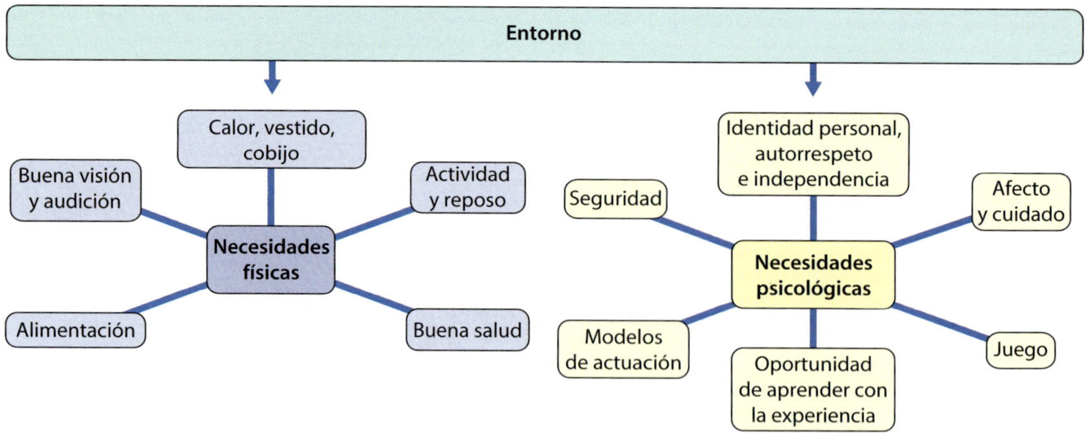

Figura 3.1 El desarrollo se puede alterar si el entorno no cubre las necesidades físicas y psicológicas del niño.

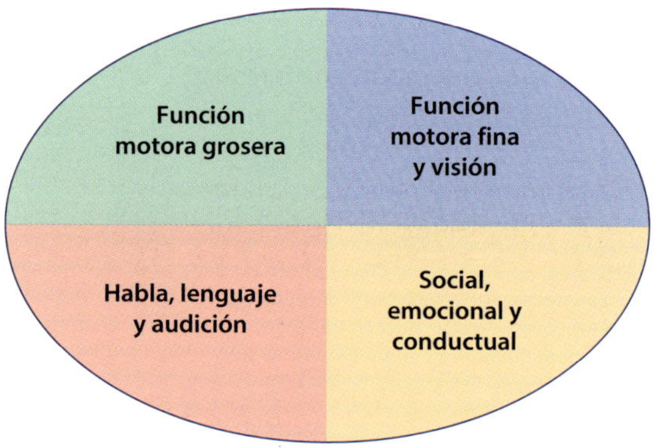

Figura 3.2 Las cuatro áreas de desarrollo de las capacidades funcionales en el niño.

Áreas de desarrollo

Es útil subdividir el desarrollo infantil temprano en cuatro áreas de capacidades funcionales (fig. 3.2):

- Función motora grosera.
- Función motora fina y visión.
- Habla, lenguaje y audición.
- Desarrollo social, emocional y conductual.

Las capacidades motoras groseras constituyen inicialmente el área más obvia de progreso del desarrollo. Dado que las capacidades motoras finas requieren buena visión, se agrupan juntas; el desarrollo normal del habla y del lenguaje también depende de una audición razonable, de modo que estas capacidades también se consideran en conjunto. Las capacidades sociales, emocionales y conductuales representan un espectro del desarrollo psicológico.

El progreso del desarrollo dentro de cada área sigue un patrón notablemente constante en todos los niños, aunque el ritmo puede variar. Es como una historia secuencial, con las características siguientes:

- Es constante secuencialmente.
- Siempre debe considerarse longitudinalmente, relacionando cada fase con lo que se ha conseguido antes y lo que se espera.
- El ritmo varía entre los niños.

La deficiencia en un área puede afectar a otras áreas; por ejemplo, una anomalía de la audición puede afectar al lenguaje, a las capacidades sociales y de comunicación y a la conducta del niño. En la medida en que el niño crece, adquieren importancia otras capacidades, como la atención y la concentración y la calidad de la integración de las capacidades individuales.

Hitos claves en el desarrollo

Generalmente, la edad cronológica, el crecimiento físico y las habilidades del desarrollo evolucionan a la vez. Igual que existe un rango normal en cuanto a los cambios físicos según la edad, existen rangos sobre las nuevas habilidades que se adquieren. Las habilidades del desarrollo importantes se denominan hitos claves del desarrollo, y debe tenerse en cuenta que:

- Las *edades medias* a las que se consiguen las capacidades nos informan sobre el momento en que la mitad de una población estándar obtiene tal nivel; sirven como una guía sobre el momento en que es probable que se alcance cada fase del desarrollo, pero no nos informan si las capacidades del niño están fuera del rango normal.
- Se reconocen *edades límite,* es decir, el momento en el que se debe haber conseguido un determinado hito del desarrollo. Generalmente, las edades límite tienen dos desviaciones estándar de la media. Son más útiles que las edades medias para evaluar si el desarrollo del niño es normal. Si los hitos no se alcanzan en esos límites de edad, se necesitarán valoración más detallada, investigación o intervención.

Edades medias y edades límite

La diferencia entre las edades medias y las edades límite puede demostrarse si consideramos la gama de edades a las que se alcanza un hito importante del desarrollo: la marcha sin apoyo. El porcentaje de niños que caminan sin apoyo es del:

- 25% a los 11 meses.
- 50% a los 12 meses.
- 75% a los 13 meses.

- 90% a los 15 meses.
- 97,5% a los 18 meses.

La media de edad es de 12 meses, y es una guía del patrón común que se espera, aunque el rango de edad es amplio. El límite de edad es de 18 meses (dos desviaciones estándar por encima de la media). La mayoría de los niños que no caminan sin sujeción al alcanzar el límite de edad son normales, pero hay una pequeña proporción que presenta algún problema médico, como parálisis cerebral, un trastorno muscular primario o un retraso global del desarrollo. Algunos pueden estar poco estimulados debido a privación social. Por tanto, todos los niños que no caminen a los 18 meses deben ser sometidos a un examen cuidadoso. Así pues, los 18 meses pueden ser la «edad límite» para los niños que no caminan. La aceptación de una edad límite inferior tal vez permita identificar antes los problemas existentes, pero también aumenta el número de niños etiquetados como «retrasados» y que de hecho son normales.

Variación del patrón del desarrollo motor

El patrón del desarrollo motor varía entre los niños. Por ejemplo, el desarrollo motor normal es la evolución desde la inmovilidad hasta la marcha, pero no todos los niños lo hacen del mismo modo. Mientras que la mayoría consiguen la movilidad gateando (83%), algunos lo hacen arrastrándose sentados y otros se arrastran apoyando el abdomen en el suelo, lo que se conoce como movimiento de «reptación de soldado» (fig. 3.3). Son muy pocos los que se ponen de pie y caminan. El patrón locomotor (gateo, reptación, arrastre, ponerse de pie y caminar) influye en la edad a la que el niño se sienta, se mantiene de pie o comienza a caminar.

La edad límite de 18 meses se aplica sobre todo a los niños que han utilizado el gateo como patrón de movilidad precoz. Los niños que se arrastran sentados o que reptan tienden a caminar más tarde que los que gatean; así pues, el grupo de los que no caminan a los 18 meses incluirá a algunos niños que simplemente presentan variaciones del patrón locomotor habitual, pero cuyo desarrollo es normal. Por ejemplo, de los niños que se desplazan arrastrándose sentados, el 50% caminarán de forma independiente a los 18 meses, y el 97,5% a los 27 meses, incluso a una edad más avanzada que los que al principio se desplazaban reptando.

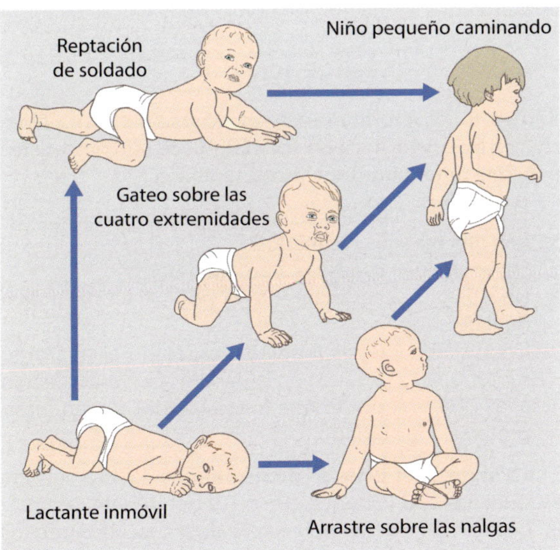

Figura 3.3 Patrones de locomoción precoces. La mayoría de los niños gatean con las cuatro extremidades antes de caminar, pero otros se arrastran sobre las nalgas y algunos se arrastran con el abdomen sobre el suelo, la llamada «reptación del soldado». El patrón de movilidad de arrastrarse sobre las nalgas suele tener incidencia familiar, pero el retraso de la marcha que muchas veces sigue a esta variante de locomoción debe diferenciarse de otras anomalías, como la parálisis cerebral.

Ajustes necesarios para los niños prematuros

Si un niño ha nacido pretérmino, este hecho se debe tener en cuenta para valorar la edad de desarrollo, que ha de calcularse desde la fecha esperada del parto. Así, es más probable que un bebé de 9 meses (edad cronológica) nacido tras 28 semanas de gestación (3 meses antes) tenga las habilidades de desarrollo de un bebé de 6 meses (edad corregida). Esta corrección se aplica hasta alrededor de los 2 años, época en la que la edad gestacional ya no representa una proporción significativa de la vida del niño y deja de tenerse en cuenta.

Cómo evaluar si el desarrollo es normal

La persona que evalúa el desarrollo de un niño, y si éste sigue patrones normales o no, debe:

- Concentrarse en cada área de desarrollo (función motora grosera; función motora fina y visión; habla, lenguaje y audición; desarrollo social, emocional y conductual) por separado.
- Tener en cuenta el patrón de desarrollo alcanzado según el criterio longitudinal en cada área de desarrollo. Preguntar qué secuencia de desarrollo se ha conseguido y qué habilidades está a punto de conseguir.
- Determinar en qué fase de desarrollo se encuentra el niño para cada área de desarrollo.
- Relacionar el progreso de cada área de desarrollo con las demás. ¿El niño evoluciona de forma parecida en todas las áreas de desarrollo, o en una o más áreas evoluciona más despacio que en otras?
- Relacionar los logros del desarrollo del niño con su edad (cronológica o corregida).

Después, usted podrá decidir si el niño se está desarrollando con normalidad o tiene algún retraso. El desarrollo normal supone un progreso constante en las cuatro áreas de desarrollo, y la adquisición de las habilidades antes de sobrepasar el límite de edad que se considera normal para cada una de ellas. Si existe un retraso, debe determinarse si afecta a las cuatro áreas de desarrollo (retraso global) o sólo a algunas de ellas (retraso específico). Cuando el niño crece y adquiere más habilidades, se hace más fácil hacer una evaluación más fiable de sus habilidades y estado de desarrollo.

Resumen

Cómo evaluar el desarrollo de un niño

Cuando se evalúa el desarrollo de un niño pequeño:
- Deben tenerse en cuenta las cuatro áreas de desarrollo (función motora grosera; función motora fina y visión; habla, lenguaje y audición; y desarrollo social, emocional y conductual.
- La adquisición de las habilidades del desarrollo sigue un patrón parecido en todos los niños, aunque el ritmo puede variar y seguir siendo normal.

Terminología:
- Hitos claves en el desarrollo: adquisición de habilidades de desarrollo importantes.
- Edades medias: edad a la que la mitad de la población adquiere una habilidad; sirve como guía del patrón normal de desarrollo.
- Edades límite: edad a la que debe haberse adquirido una habilidad; si no se han adquirido las habilidades esperadas es necesario hacer una evaluación más extensa.

Cuando se evalúa el desarrollo de un niño, debe tenerse en cuenta:
- La fase en la que se encuentra el niño para cada área de desarrollo.
- La secuencia de la evolución del desarrollo.
- Si la evolución es parecida en todas las áreas de desarrollo.
- Si las habilidades del desarrollo que ha conseguido el niño se relacionan con su edad.

Tabla 3.1 Algunos reflejos primitivos de los recién nacidos. (Deben desaparecer a los 4-6 meses)

Reflejo - forma de provocarlo	Descripción
De Moro: extensión súbita de la cabeza	Extensión simétrica, seguida por flexión de las cuatro extremidades
De prensión: se coloca un objeto en la palma de la mano, en la base de los dedos	Flexión de los dedos de la mano
De búsqueda: se estimula cerca de la boca	Gira la cabeza hacia el estímulo
Del paso: se sujeta al lactante en posición vertical y se hace que el dorso de los pies entre en contacto con una superficie	Primero estira un pie, colocándolo sobre la superficie, y después el otro pie
Reflejo de apoyo positivo: se sujeta al lactante en posición vertical, con los pies apoyados en una superficie	Apoya el peso del cuerpo en las piernas, puede oponerse a la gravedad
Reflejo tónico del cuello (RTC): con el lactante en posición supina, el examinador le gira la cabeza hacia un lado	El lactante adopta una postura de «esgrimista», con el brazo extendido hacia el mismo lado al que ha girado la cabeza

Patrón de desarrollo del niño

El patrón de desarrollo se describe con detalle para cada área, incluyendo los hitos claves en el desarrollo y las edades límite:

- Función motora grosera (fig. 3.4 y tabla 3.1).
- Función motora fina y visión (fig. 3.5).
- Habla, lenguaje y audición (fig. 3.6).
- Desarrollo social, emocional y conductual (fig. 3.7).

Para evaluar el desarrollo de un niño pequeño sólo es necesario conocer un número limitado de hitos claves en el desarrollo y sus edades límites.

Desarrollo cognitivo

«Cognición» se refiere a la función mental superior, que varía de forma marcada con la edad. En la infancia, los procesos del pensamiento se centran en las experiencias inmediatas propias de esa época. Los procesos del pensamiento del niño preescolar, que han sido llamados «pensamiento preoperacional» (por Piaget), tienden a caracterizarse por:

- El niño cree ser el centro del mundo.
- Los objetos inanimados están vivos y tienen sentimientos y motivos.
- Uso del pensamiento mágico.
- Todas las cosas tienen una finalidad. El niño utiliza los juguetes y otros objetos en un juego imaginativo, como ayudas para dar un sentido a la experiencia y a las relaciones sociales.

En la época media de los años escolares, el modo de pensamiento dominante es práctico y ordenado, ligado a circunstancias inmediatas y a experiencias específicas, lo que se ha denominado «pensamiento operacional».

Sólo a mediados de la adolescencia comienza a desarrollarse un estilo adulto de pensamiento abstracto («pensamiento operacional formal»), con capacidad para el razonamiento abstracto, la probatura de hipótesis y la manipulación de conceptos abstractos.

Pruebas de inteligencia (CI)

La función cognitiva puede evaluarse de forma objetiva utilizando los test formales del CI, pero estas pruebas tienen algunos inconvenientes:

- El entorno cultural y las habilidades lingüísticas pueden afectar a los resultados.
- No se evalúan todas las áreas de desarrollo.
- No reflejan necesariamente el potencial final individual del niño.
- Las discapacidades individuales, como el trastorno motor que se produce en la parálisis cerebral, afectan a las pruebas, por lo que los resultados deben interpretarse con cuidado.

Los test de inteligencia «de resultados» o «no verbal» evalúan las capacidades que no dependen del lenguaje. Los test de inteligencia «verbal», especialmente los que se realizan a los niños más pequeños, reflejan las habilidades intelectuales generales, especialmente las relacionadas con el lenguaje. Las pruebas de inteligencia de resultados y verbal permiten obtener el CI de resultados (CIR) y el CI verbal (CIV), que juntos constituyen el CI global. Los niños con alguna discapacidad pueden tener problemas con el lenguaje o las habilidades manuales que pueden afectar a la prueba, por lo que en estas situaciones los resultados deben interpretarse con cuidado.

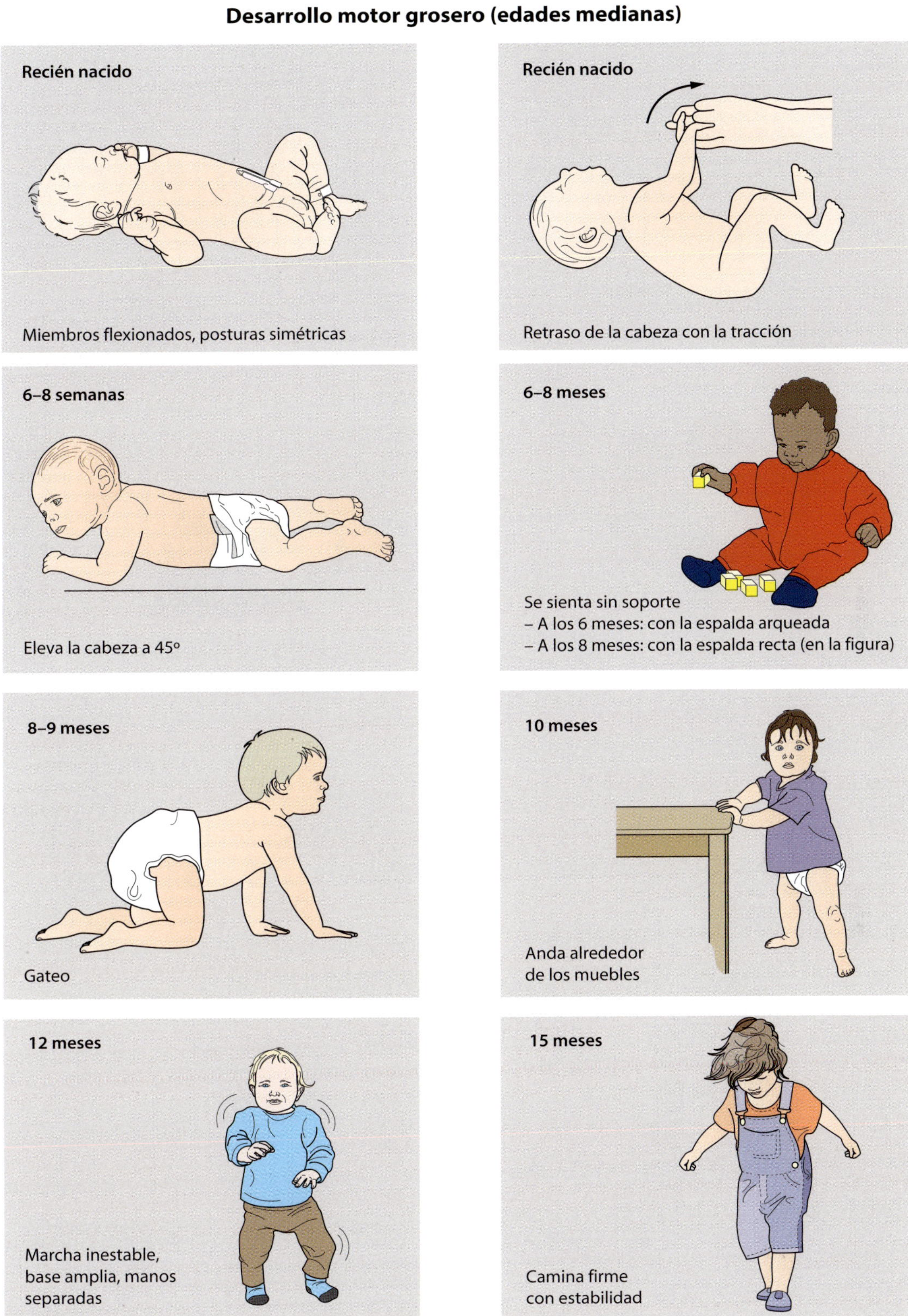

Figura 3.4 Desarrollo motor grosero (edades medianas).

Desarrollo motor fino y visión (edades medianas)

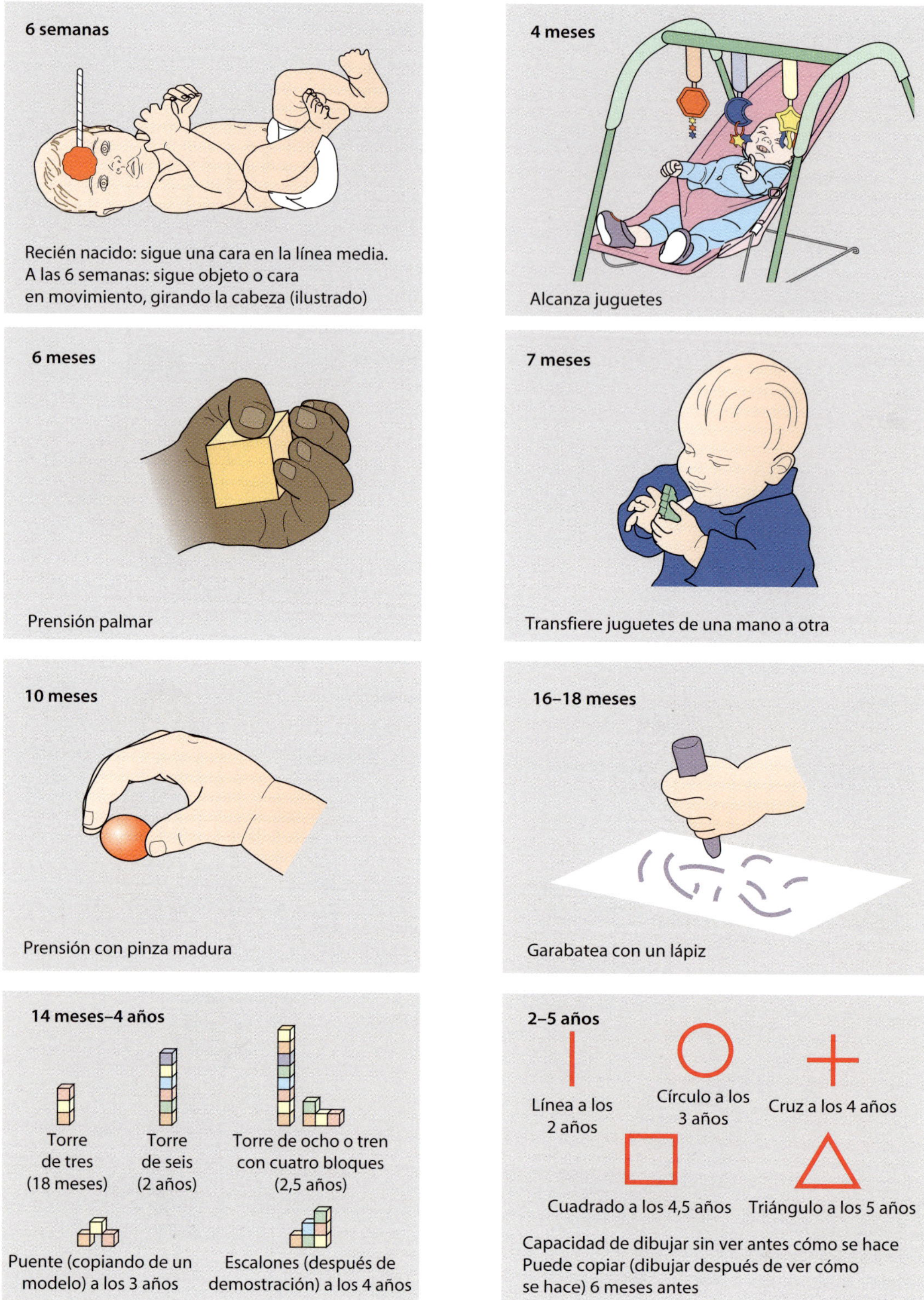

Figura 3.5 Desarrollo motor fino y visión (edades medianas).

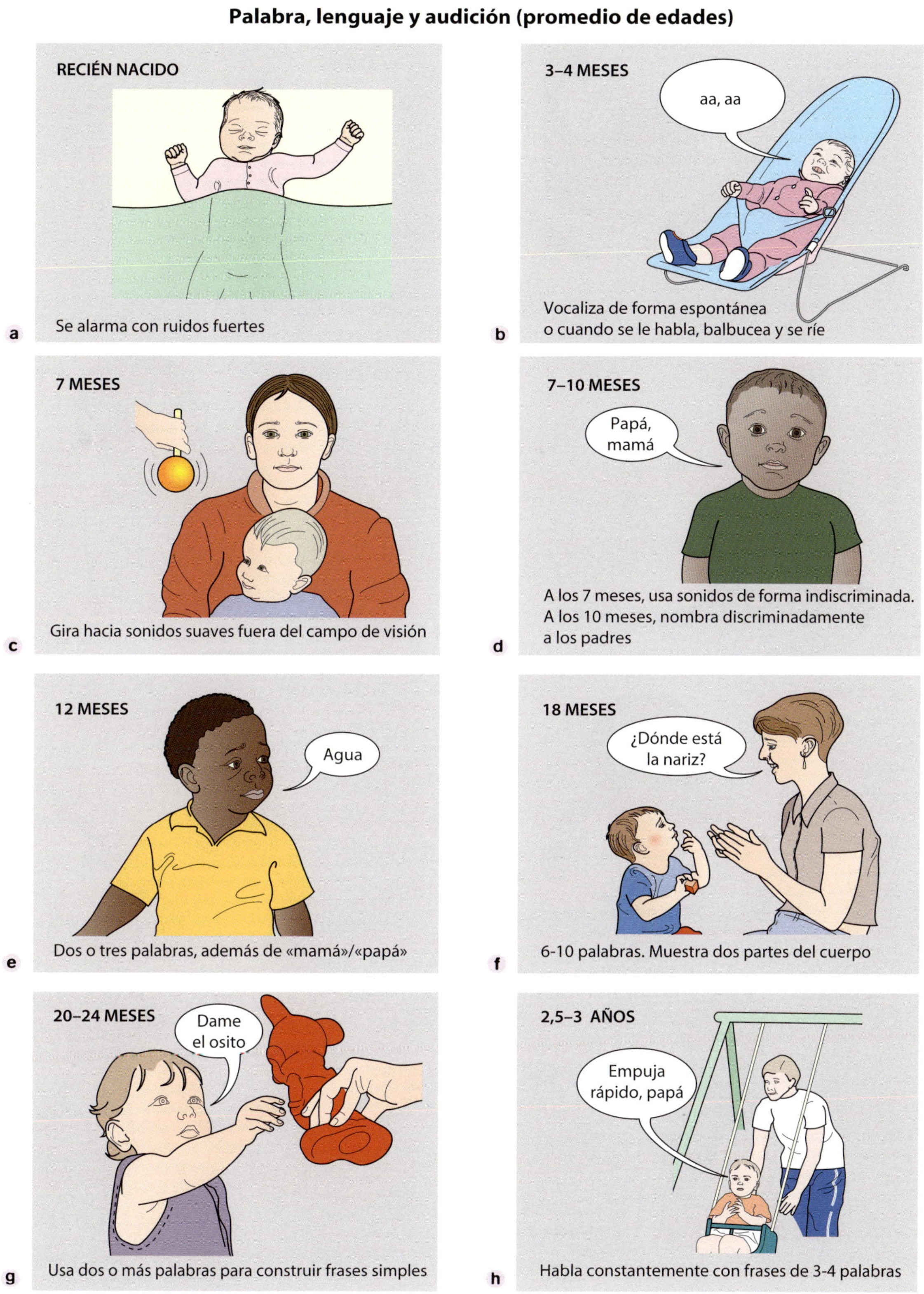

Figura 3.6 Palabra, lenguaje y audición (promedio de edades).

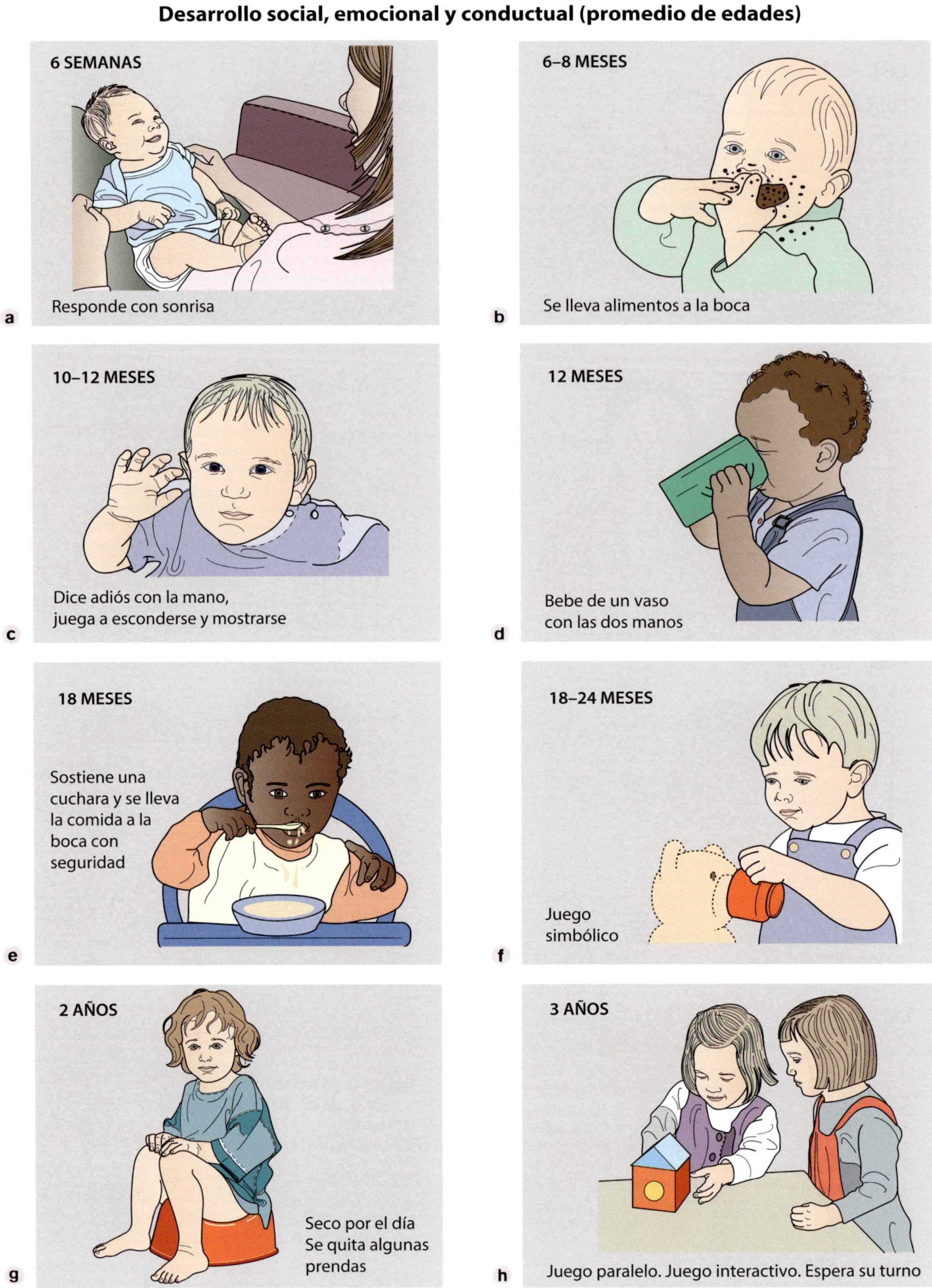

Figura 3.7 Desarrollo social, emocional y conductual (promedio de edades).

Resumen

Áreas de desarrollo

Función motora grosera

- Adquisición de tono y control de la cabeza
- Desaparición de los reflejos primitivos
- Sentarse
- Mantenerse de pie, caminar, correr
- Brincar, saltar, pedalear

Edades límite

Función motora grosera	Edades límite
Control de la cabeza	4 meses
Se sienta sin apoyo	9 meses
Se mantiene de pie sin ayuda	12 meses
Camina sin ayuda	18 meses

Función motora fina y visión

- Estado de alerta visual, fija la vista en un objeto y lo sigue
- Reflejo de prensión, presta atención a su mano
- Prensión voluntaria, prensión con pinza, señala
- Coge objetos con las dos manos, transfiere objetos de una mano a otra
- Escribe, recorta, se viste

Función motora fina y visión	Edades límite
Se fija en un objeto y lo sigue con la vista	3 meses
Alcanza objetos	6 meses
Transferencia	8 meses
Prensión con pinza	12 meses

Habla, lenguaje y audición

- Reconoce sonidos, vocalización
- Balbucea
- Dice palabras, comprende las instrucciones sencillas
- Une palabras, forma frases
- Conversación simple y compleja

Habla, lenguaje y audición	Edades límite
Balbucea palabras polisilábicas	7 meses
Balbucea consonantes	10 meses
Utiliza 6 palabras con sentido	18 meses
Une palabras	2 años
Utiliza frases de 3 palabras	2,5 años

Desarrollo social, emocional y conductual

- Sonríe, respuesta social
- Ansiedad por separación
- Habilidades de autonomía, alimentarse, vestirse, ir al baño solo
- Relación con grupos de iguales
- Juego simbólico
- Conducta social, de comunicación

Desarrollo social, emocional y conductual	Edades límite
Sonríe	8 semanas
Tiene miedo a los desconocidos	10 meses
Come/utiliza la cuchara solo	18 meses
Juego simbólico	2–2,5 años
Juego interactivo	3–3,5 años

Resumen

Hitos claves en el desarrollo teniendo en cuenta las edades medias

Edad	Función motora grosera	Función motora fina y visión	Habla, lenguaje y audición	Desarrollo social, emocional y conductual
Recién nacido	Postura flexionada	Se fija en las caras y las sigue	Se tranquiliza cuando escucha una voz Se sobresalta cuando oye un ruido fuerte	Sonríe: solo a las 6 semanas
7 meses	Se sienta sin apoyo	Transfiere objetos de una mano a otra	Se gira hacia las voces Balbucea palabras polisilábicas	Se lleva comida a la boca Teme a los desconocidos
1 año	Se mantiene de pie sin ayuda	Prensión con pinza a los 10 meses Señala	1-2 palabras Comprende nombres	Bebe de un vaso Hace gestos con las manos
18 meses	Camina sin ayuda	Coge el lapicero de forma inmadura Hace garabatos	6-10 palabras Señala 4 partes del cuerpo	Come solo utilizando la cuchara Empieza a colaborar cuando le visten
2,5 años	Corre y salta	Dibuja	Utiliza frases de 3-4 palabras Comprende 2 instrucciones seguidas	Juego paralelo Se lava y se seca

Análisis de la evolución del desarrollo

Evaluación detallada

Hasta ahora se ha dado más importancia al desarrollo desde un punto de vista longitudinal, teniendo en cuenta cada área de desarrollo y su evolución individual, y relacionándola después con las demás áreas y con la edad cronológica. Éste es el concepto fundamental del aprendizaje que se utiliza cuando se evalúa el desarrollo de un niño. Cuando se evalúa a un niño con problemas de desarrollo es necesario realizar un cuestionario y una observación detallados, pero cuando se comprueba el desarrollo de un niño en la práctica clínica normal no es necesario, y puede utilizarse un método abreviado.

Método abreviado

Se concentra en las habilidades que más cambian según la edad del niño. La edad a la que se acelera el desarrollo es diferente para cada área de desarrollo. En la figura 3.8 se incluye un diagrama que representa este concepto para cada área de desarrollo. La intensidad del color representa la velocidad a la que tienen lugar los cambios del desarrollo; cuanto más intenso es el color, más rápido es el desarrollo. Puede interpretarse de la siguiente forma:

- Desarrollo de la función motora grosera: durante el primer año de vida hay una explosión de las habilidades.
- Desarrollo de la función motora fina y de la visión: la adquisición de habilidades es más evidente a partir del primer año.
- Habla, lenguaje y audición: a partir de los 18 meses se produce una gran expansión de las habilidades.
- Desarrollo social, emocional y conductual: las habilidades aumentan de forma más evidente a partir de los 2,5 años.

Comprender el momento en que la aceleración de cada área de desarrollo se hace más evidente y conocer la edad del niño sirve para dirigir el cuestionario inicial sobre el desarrollo. Así, dependiendo de la edad de cada niño:

<18 meses: es probable que resulte más útil empezar a hacer preguntas sobre las funciones motoras groseras y la adquisición de las habilidades visuales y auditivas, y después hacer preguntas sobre las habilidades manuales.

De 18 meses a 2,5 años: es probable que el cuestionario sobre el desarrollo inicial resulte más útil si se dirige hacia la adquisición de las habilidades del habla y el lenguaje y las funciones motoras finas (manuales), y sólo después se haga un cuestionario breve sobre las habilidades motoras groseras (ya que es probable que el niño hubiera acudido antes al médico si el desarrollo de estas habilidades no hubiera sido normal).

De 2,5 a 3,5 años: es mejor que las primeras preguntas se centren en el habla y el lenguaje y en las habilidades sociales, emocionales y conductuales.

El cuestionario sobre el desarrollo debe cubrir todo el campo del desarrollo, pero esta forma más dirigida de realizar el historial del desarrollo permite una evaluación más rápida y adecuada. Se centra más en las habilidades actuales que en la capacidad de los padres para recordar las edades a las que sus hijos fueron alcanzando los hitos clave en el desarrollo.

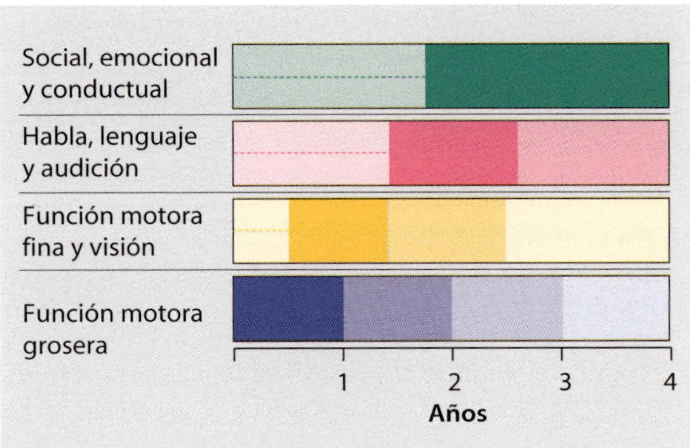

Figura 3.8 El *color más intenso de las barras* refleja la edad a la que se produce un progreso especialmente rápido. Las *líneas de puntos* representan la evolución más sutil.

Observación mientras se realiza el cuestionario

La capacidad del examinador para observar al niño durante la visita es tan importante como la anamnesis sobre el desarrollo. No sólo proporciona una idea casi inmediata sobre cómo empezar a hacer las preguntas, sino que también da la oportunidad de tener una visión global rápida de las habilidades del niño, su conducta y las relaciones entre el niño y sus iguales y entre el niño y sus padres, todo lo cual ayuda a definir un cuadro global sobre el niño y sus habilidades de desarrollo.

Equipo para evaluar el desarrollo

En la mayoría de los casos, sólo se necesita un equipo básico sencillo para evaluar el desarrollo. El equipo se utiliza para conseguir que el niño demuestre sus habilidades utilizando el juego. Usando cubos, una pelota, un libro ilustrado, muñecas y juguetes en miniatura (como un juego de té), pinturas y papel pueden comprobarse de forma rápida pero útil la movilidad, las habilidades manuales, la forma de jugar, el habla y el lenguaje. Con estos objetos el niño se relaja a la vez que se divierte, lo que facilita que el observador pueda evaluar sus habilidades.

Detección selectiva y evaluación del desarrollo

Las *pruebas de detección selectiva del desarrollo* (pruebas que se realizan a la población general de niños separados por grupos de edad, a cargo de profesionales entrenados) son un proceso formal que forma parte del programa sanitario y de promoción de la salud infantil. Una función esencial del personal sanitario es evaluar el desarrollo de los niños pequeños cada vez que tienen la oportunidad, por ejemplo el médico de familia si el niño acude a visitarle porque le duele la garganta, en los servicios de urgencias o de traumatología si ha sufrido una caída, o cuando ingresan en pediatría. De esta forma, todos los contactos que se tienen con el niño se adaptan para que pueda comprobarse que el desarrollo es normal.

La detección selectiva de las anomalías del desarrollo conlleva algunos problemas:

- Se basa mucho en la opinión clínica, que es subjetiva y tiene limitaciones.
- Una observación aislada del desarrollo puede verse afectada por el hecho de que el niño esté cansado, tenga hambre, sea tímido, o simplemente no desee colaborar.
- Aunque gran parte de la valoración del desarrollo y del progreso precoces se centra en los aspectos motores, estos aspectos son un pobre predictor de los problemas posteriores en la función cognitiva y el rendimiento escolar. El desarrollo del habla y del lenguaje constituye un mejor predictor de la función cognitiva, aunque es más difícil realizar una evaluación rápida.

La fiabilidad de las pruebas de detección selectiva se puede mejorar mediante la adición de un cuestionario, completado de antemano por los padres. Cada vez más, la detección selectiva se va enfocando a los niños de alto riesgo, o se utiliza como una respuesta a las preocupaciones expresadas por los padres. Si se ha identificado un patrón de desarrollo anómalo, el niño debe remitirse a un terapeuta para que aplique un programa de intervención precoz.

La *evaluación del desarrollo* es el análisis detallado de un área particular de desarrollo y la atención posterior una vez que se ha detectado que el desarrollo del niño presenta alguna anomalía. Es una parte del proceso diagnóstico y se relaciona con la investigación, el tratamiento y el asesoramiento. La evaluación del desarrollo debe realizarse por servicios especializados, que pueden ser pediatras especializados en el desarrollo, disciplinas terapéuticas, o el servicio de desarrollo infantil multidisciplinario local, que incluirá un pediatra.

Se han elaborado varias pruebas para la detección selectiva del desarrollo de una forma reproducible formal (p. ej., la Clasificación de las habilidades del crecimiento y la prueba de cribado del desarrollo de Denver). También existen pruebas normalizadas para evaluar el desarrollo de los lactantes y los niños pequeños, como la de Griffiths o las escalas de desarrollo de los lactantes de Bailey. Se utilizan, por ejemplo, en los estudios de seguimiento de los lactantes prematuros. También existen pruebas normalizadas que se centran en aspectos específicos del desarrollo (p. ej., la escala de lenguaje de Reynell, la medición de la función motora grosera (MFMG) y la entrevista para el diagnóstico del autismo). Todas estas pruebas requieren mucho tiempo y experiencia para obtener resultados fiables.

Los psicólogos clínicos y los pedagogos evalúan las funciones cognitivas (función mental superior) de los niños en edad escolar utilizando el CI y otros tests.

> **Resumen**
>
> **Patrón de desarrollo de los niños**
>
> Cuando se analiza el desarrollo de un niño pequeño:
>
> - Debe tenerse en cuenta la edad del niño y centrar las preguntas en las áreas de desarrollo máximo.
> - Ofrezca al niño juguetes adecuados para que puedan manifestarse sus habilidades.
> - Observe cómo utiliza los juguetes y cómo se relaciona con otras personas.

> **Resumen**
>
> **Detección selectiva y evaluación del desarrollo**
>
> - *Detección selectiva del desarrollo:* pruebas que se realizan a la población general o a grupos de niños separados por grupos de edad, a cargo de profesionales entrenados.
> - *Evaluación del desarrollo:* análisis detallado del desarrollo global o de un área específica de desarrollo.

Control sanitario del niño y programa de promoción de la salud

El programa de control sanitario y promoción de la salud infantil comprende una visión general de todos los aspectos sanitarios y de desarrollo para todos los niños pequeños. El programa tiene tres elementos principales:

- Vacunación.
- Educación sanitaria, para minimizar los peligros y favorecer la salud óptima, tanto física como mental.
- Detección selectiva, para la identificación y el tratamiento precoces de los problemas físicos y del desarrollo.

El programa es un compromiso entre el deseo de detectar los problemas e intervenir pronto, si es necesario, y evitar al mismo tiempo un número excesivo de visitas. En la tabla 3.2 se muestra cómo se organiza este programa en el Reino Unido (RU). En cada revisión se buscan anomalías físicas específicas y se comprueban el desarrollo, la salud y el crecimiento generales del niño. Además, se consideran temas seleccionados sobre promoción sanitaria (tabla 3.2). El énfasis en la opinión paterna sobre la visión, la audición, el habla y el lenguaje es deliberado, ya que los padres suelen ser muy eficaces para detectar los problemas en estas áreas. Los detalles de cada revisión se anotan en la «cartilla sanitaria infantil», que guardan los padres y que se les pide siempre que el niño es atendido por un profesional sanitario.

El control se realiza en el contexto de la atención primaria, a cargo de clínicos generales o visitadores sanitarios. Si se identifican problemas, se elabora un plan de acción para el niño, que puede incluir consejo y monitorización del progreso o remisión a un especialista.

Resumen

El programa de control sanitario y promoción de la salud infantil:

- Se realiza en el contexto de la atención primaria.
- Incluye la vacunación, la educación sanitaria y el seguimiento selectivo del desarrollo.
- Destaca el papel de los padres en la detección precoz de los problemas del desarrollo.

Audición

El feto responde a los sonidos durante las últimas fases del embarazo. El recién nacido también reacciona al sonido, pero muestra una marcada preferencia por las voces. La capacidad para localizar los sonidos y girarse hacia ellos se adquiere más adelante, durante el primer año. En el cuadro 3.1 se ofrece una lista para los padres de las respuestas auditivas normales durante la lactancia.

Cuadro 3.1 Comprobación de la audición por los padres (usada con permiso del Dr. Barry McCormick, Children's Hearing Assessment Centre, Nottingham)

Poco después del nacimiento	Se alarma y parpadea con el ruido súbito, como el de un portazo
1 mes	Nota sonidos súbitos prolongados, como una aspiradora, y se para y escucha cuando comienzan
4 meses	Se calma o sonríe cuando usted habla, aunque no pueda verle. Es posible que también gire la cabeza o los ojos hacia usted cuando se acerca por detrás y le habla desde el lado
7 meses	Gira inmediatamente al oír su voz en el otro extremo de la habitación, o sonidos débiles a uno y otro lado, siempre que no esté ocupado con otras cosas
9 meses	Escucha con atención los sonidos familiares de cada día, y busca el origen de sonidos débiles producidos fuera de su campo de visión. También muestra placer al balbucir fuerte y melodiosamente
12 meses	Muestra alguna respuesta a su propio nombre y otras palabras familiares. Puede responder cuando usted dice «no» y «adiós», aunque no pueda ver ningún gesto acompañante

Si usted sospecha que su bebé no oye normalmente, solicite consejo al visitador sanitario o al médico.

Pruebas de la audición

En los recién nacidos

La detección y el tratamiento precoces de la sordera mejoran la evolución del habla y el lenguaje, así como de la conducta. Con el fin de detectar la sordera en el período neonatal, la audición puede comprobarse realizando las siguientes pruebas:

- Emisión otoacústica evocada (EOAE) (fig. 3.9a): se inserta un audífono en el conducto auditivo y se produce un sonido que ocasiona un eco o una sonoridad desde el oído si la función coclear es normal.
- Audiometría mediante potencial evocado troncoencefálico (BAER) (fig. 3.9b): análisis informatizado de la forma de las ondas del EEG evocadas en respuesta a varias series de chasquidos.

En el RU y otros países han empezado a realizarse pruebas de detección selectiva de la sordera en todos los recién nacidos. En el RU, las pruebas de detección selectiva de la sordera iniciales se realizan utilizando diferentes combinaciones de la prueba de emisión otoacústica evocada (EOAE) o de la audiometría mediante potencial evocado troncoencefálico (BAER). Si

Tabla 3.2 Programa de control sanitario infantil en el RU

Edad (s/prof.)	Detección selectiva	Exploración general y vacunación	Educación sanitaria
Recién nacido Habitualmente, médico del hospital, comadrona o personal de enfermería de neonatología o MG entrenados	Displasia congénita de cadera (DCC) Descenso testicular en los varones Reflejo retiniano del fundus Detección selectiva de la sordera	Exploración física completa Peso, circunferencia cefálica y gráficas de percentiles Vacuna BCG si existe riesgo Vacuna de la hepatitis B, si está indicado (y revacunación a los 1, 2 y 12 meses)	Alimentación y nutrición Posición prona para dormir, evitar calor excesivo y tabaquismo paterno para reducir el riesgo del síndrome de muerte súbita del lactante Control de los hermanos Asientos para el coche
5-6 días Comadrona	Análisis de sangre para detección selectiva bioquímica (prueba de Guthrie)		
Visita al recién nacido Visita domiciliaria por la comadrona o el visitador sanitario, generalmente alrededor de los 12 días	Evaluar las necesidades sanitarias de los niños y de sus familias, incluyendo las necesidades sanitarias mentales de los padres		Distribuir guías sobre los «cuidados infantiles desde el nacimiento hasta los 5 años» y la cartilla sanitaria infantil, si no se ha hecho antes
8 semanas Médico general	Soplos cardíacos y pulsos femorales Displasia congénita de cadera (DCC) Descenso testicular en los varones Reflejo retiniano del fundus	Exploración física completa Peso, circunferencia cefálica y gráficas de percentiles Visión/audición: ¿preocupación paterna? Primera vacunación: difteria, tétanos, tos ferina, polio (DTaP/IPV), Hib, neumococos (PCV)	Nutrición Vacunación Reconocimiento de enfermedad Evitar el tabaquismo pasivo Problemas de llanto y de sueño
3 meses Pediatra	Revisión general de los progresos	Segunda vacunación: DTaP/IPV/Hib, MenC	Destete
4 meses Pediatra	Revisión general de los progresos	Tercera vacunación: DTaP/IPV/Hib, PCV MenC	
8 meses Equipo sanitario	Evaluación sistemática del desarrollo físico, emocional y social del niño, y de las necesidades familiares	Preocupación paterna: audición, visión, desarrollo	Prevención de accidentes: sofocación, escaldaduras y quemaduras, puertas de seguridad, asientos para coches Nutrición y cuidados dentales Evitar las quemaduras solares
12 meses		Vacunación: Hib, MenC	Destete
13 meses Pediatra	Revisión general de los progresos	Vacunación: MMR (sarampión, parotiditis y rubéola), PCV	
2-3 años Equipo sanitario, si está indicado	Revisión general de los progresos	Preocupación paterna: conducta, audición, visión, desarrollo general	Prevención de accidentes Problemas de conducta Entrenamiento para el aseo
4-5 años (preescolar) Ortoptista		Evaluación de la visión	
4-5 años Pediatra	Revisión general de los progresos	Vacunación: MMR, difteria, tétanos, tos ferina, polio (DTaP/IPV)	
5 años: entrada en el colegio Enfermera escolar	Visión (no es necesario si ya se ha comprobado antes) Audición (audiometría)	Medición de peso y altura y gráficas de percentiles Exploración: sólo si se ha identificado algún problema o existe preocupación paterna	Comprobar las vacunaciones hasta la fecha
Escuelas primaria y secundaria Enfermera escolar	Acceso de los niños, los padres o los profesores a sesiones abiertas o clínicas	Se proporcionan cuidados de enfermería según las necesidades	
Escuela secundaria Enfermera escolar		Vacunación (13-16 años): difteria, tétanos, polio (Td/IPV)	

Adaptada de Hall D B M y Elliman D, *Health for All Children*, Oxford University Press, Oxfod, 2003, y *Key Issues for Primary Care*, National Service Framework for Children, Young People and Maternity Services, Department Of Health, 2004.

Detección selectiva de la sordera en recién nacidos a término

a **Emisión otoacústica evocada (EOAE)**

Chasquidos que se generan en un audífono

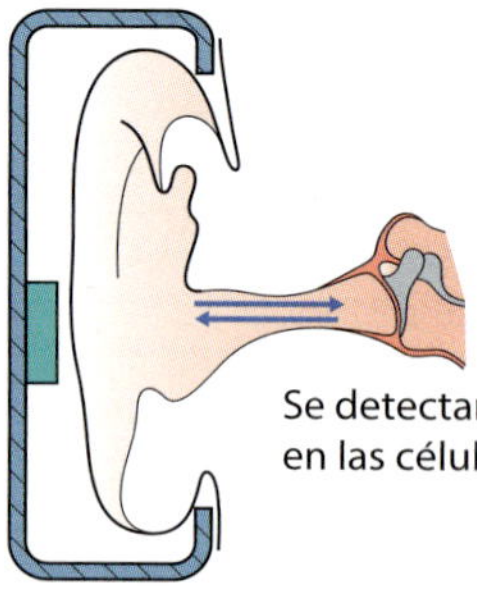

Se detectan las vibraciones sonoras normales en las células ciliadas de la cóclea

Ventajas:
- Es fácil de realizar y no requiere mucho tiempo, pero le afectan los sonidos ambientales

Inconvenientes:
- No se detectan las neuropatías auditivas, ya que no se comprueba la función del nervio auditivo ni del encéfalo
- La tasa de resultados positivos falsos es relativamente alta en las primeras 24 horas después del nacimiento, cuando todavía hay vérnix o líquido amniótico dentro del conducto auditivo
- No es una prueba de la audición, sino de la función coclear

b **Potencial evocado troncoencefálico (BAER)**

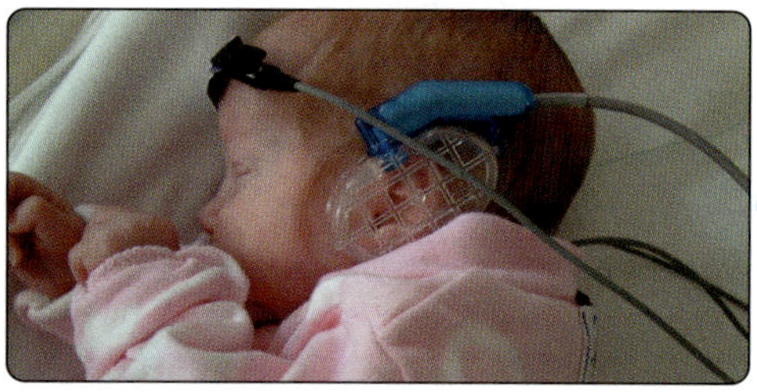

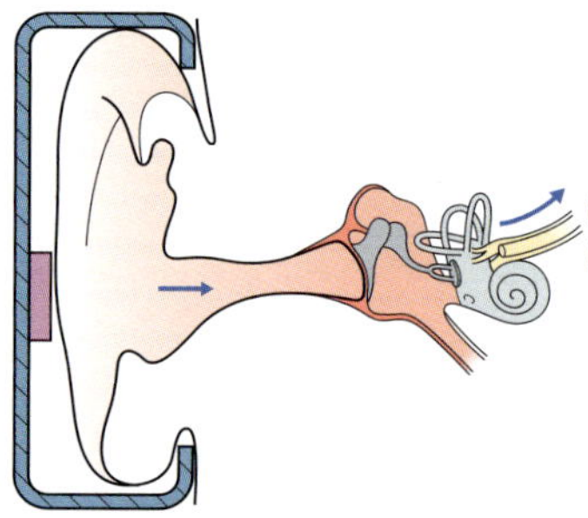

Nervio auditivo hacia el cerebro

Estímulos auditivos: chasquidos cortos de diferentes intensidades a través de audífonos

Señal a través del oído y el nervio auditivo hasta el cerebro

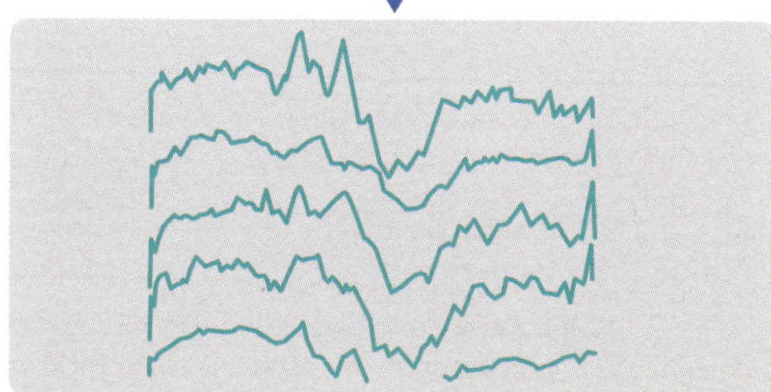

Formas de onda del EEG: el análisis informatizado determina si son normales o no

Ventajas:
- Comprueba la funcionalidad de todas las áreas auditivas desde el oído hasta el tronco del encéfalo
- Tasa de positivos falsos baja

Inconvenientes:
- Le afecta el movimiento, por lo que los lactantes deben estar dormidos o muy quietos, lo que requiere bastante tiempo
- Aunque es portátil, el equipo informático resulta complejo
- Es necesario colocar electrodos en la cabeza del lactante, lo que resulta desagradable para algunos padres

Figura 3.9 Generalmente, la detección selectiva de la sordera en los neonatos se realiza utilizando **a)**, la prueba de emisión otoacústica, o **b)**, la audiometría mediante potencial evocado troncoencefálico.

Pruebas de audición

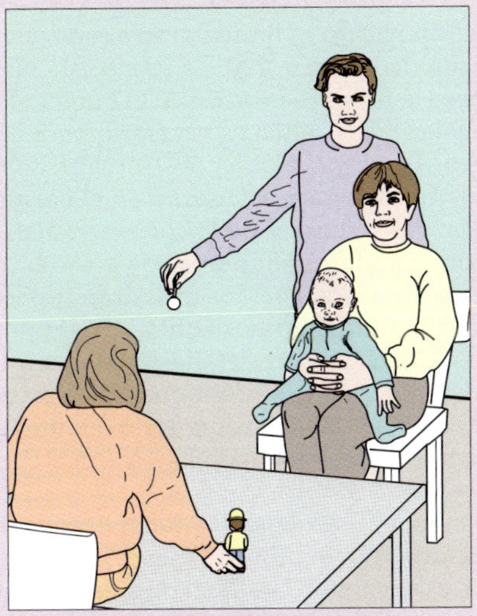

Figura 3.10 Prueba de distracción auditiva. Es difícil realizarla de un modo fiable, dado que los niños con defectos de audición aprenden a compensarlos mediante el uso de sombras, olores y otros indicios para localizar al presentador. La prueba la deben realizar profesionales bien entrenados.

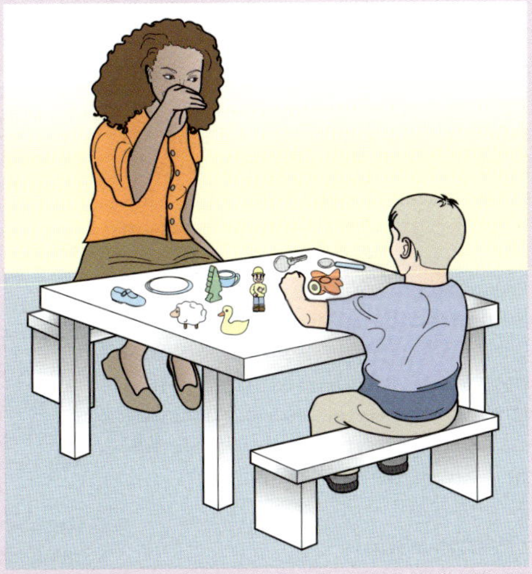

Figura 3.12 Prueba de discriminación del habla utilizando juguetes pequeños para detectar la pérdida de audición en niños de 18 meses a 4 años.

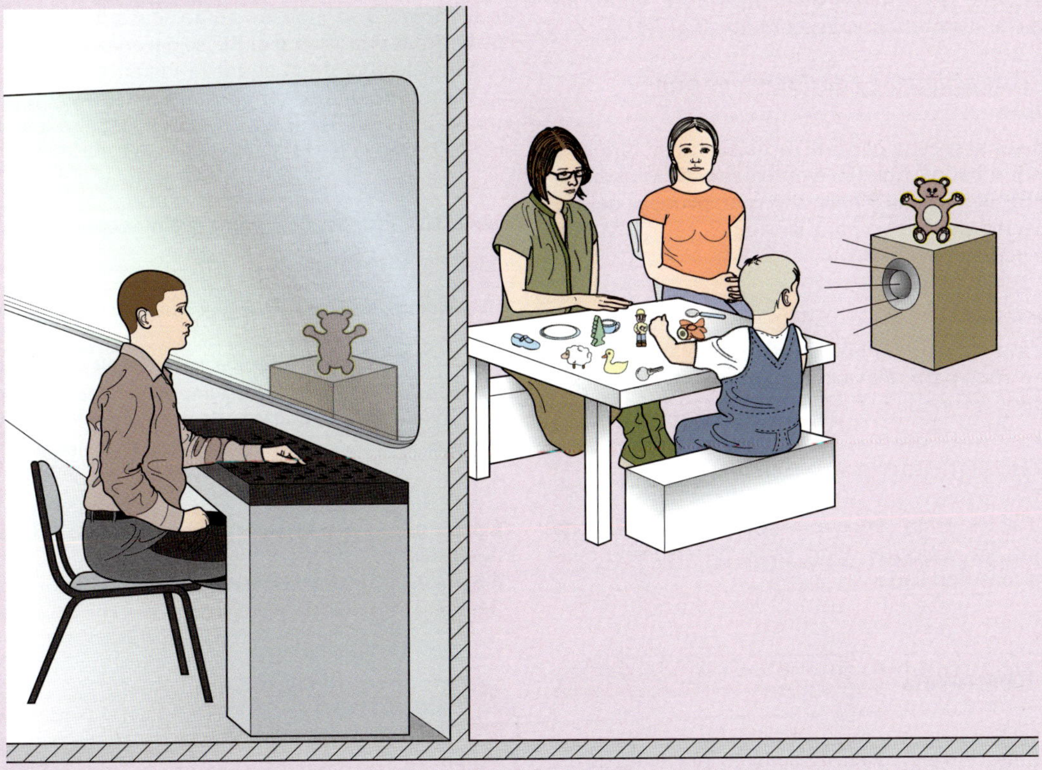

Figura 3.11 Audiometría con refuerzo visual. Mientras un ayudante juega con el niño, se emiten sonidos de una frecuencia específica por un altavoz. Cuando el niño se gira hacia el sonido, el examinador ilumina un juguete para reforzar el sonido con una recompensa visual. Esta prueba es muy útil a los 10-18 meses.

la respuesta obtenida no es normal, el niño se refiere a un audiólogo.

Pruebas de distracción

Han sido la base de la detección selectiva de la audición, pero se han sustituido por la detección selectiva neonatal. Actualmente sólo se utilizan en los lactantes en los que no se hizo una prueba de detección selectiva al nacer o como prueba diagnóstica. Se realiza a los 7-9 meses de edad (fig. 3.10). Esta prueba se basa en la capacidad del lactante para localizar los sonidos y girarse hacia ellos. Se ofrecen sonidos de frecuencia alta y baja fuera del campo de visión del niño. La prueba carece de fiabilidad si no la realiza personal adecuadamente entrenado; puede resultar difícil identificar a los lactantes con defectos de audición, dado que estos niños se muestran especialmente hábiles en el uso de los indicios no auditivos.

Audiometría con refuerzo visual

Esta prueba es especialmente útil para evaluar la sordera en niños de entre 10 y 18 meses, aunque puede utilizarse en niños de entre 6 meses y 3 años. El umbral auditivo se establece utilizando recompensas visuales (iluminando juguetes) para reforzar que el niño gire la cabeza hacia los estímulos sonoros de distintas frecuencias. No es necesario que se localice el estímulo y pueden insertarse audífonos para obtener información específica sobre el oído, lo que hace que la prueba sea más útil que las pruebas de campo libre, como las pruebas de distracción y de estímulos (fig. 3.11).

Pruebas de estímulos y de discriminación del habla

Cuando se sospecha pérdida de audición en niños de 18 meses a 4 años, pueden emplearse estímulos sonoros de frecuencia alta y baja, así como pruebas de discriminación del habla, para las cuales se utilizan juguetes pequeños (fig. 3.12).

Audiometría

La audiometría de umbral puede emplearse a partir de los 4 años para detectar y valorar la gravedad de la sordera.

Preocupación de los padres

Si los padres están preocupados por la audición de sus hijos, de cualquier edad, debe hacerse una evaluación más detallada.

Resumen

Audición:

- La detección precoz y el tratamiento inmediato de la sordera disminuye sus consecuencias negativas sobre el habla, el lenguaje y la conducta.
- A los recién nacidos se les realizan pruebas de detección selectiva para identificar la sordera de forma precoz.
- Si los padres están preocupados por la audición de sus hijos, debe realizarse una evaluación detallada.

Visión

La visión del recién nacido es limitada; su agudeza visual sólo es de alrededor de 6/200. La retina está bien desarrollada, pero la fóvea es inmadura. El buen enfoque de las imágenes en la retina es necesario para adquirir la agudeza visual, y cualquier obstrucción, debida por ejemplo a una catarata, interferirá en el normal desarrollo de las vías ópticas y de la corteza visual, a no ser que se corrija en fases tempranas de la vida.

La mayoría de los recién nacidos muestran capacidad de fijación y seguimiento horizontal. Existe preferencia por las imágenes con detalles, por ejemplo las caras. Al principio, puede parecer que existe estrabismo; la desviación se percibe sobre todo cuando el lactante intenta mirar objetos próximos y los ojos convergen en exceso.

Hacia las 6 semanas, ambos ojos deben moverse juntos al seguir una fuente de luz. A las 12 semanas no debe existir estrabismo. Los lactantes adquieren lentamente la capacidad para enfocar a diferentes distancias, y la agudeza visual pasa de 6/60 a los 3 meses a ser capaz de tocar un objeto situado a 1 cm a los 8 meses y a 1 mm a los 15 meses. Los niveles adultos se alcanzan hacia los 3-4 años, cuando pueden unir letras a 6/6 utilizando los dos ojos a la vez.

Pruebas de visión

En la tabla 3.3 se muestra cómo se evalúa la visión a las distintas edades. En el RU se hacen pruebas de detección selectiva de la agudeza visual y del estrabismo cuando los niños empiezan a ir al colegio. En algunas zonas del RU se hacen estas pruebas a los niños en edad preescolar (4-5 años).

Tabla 3.3 Pruebas de visión a distintas edades

Edad	Prueba
Nacimiento	Fijación y seguimiento de caras Mirada preferencial: preferencia por objetos con detalles en vez de por los lisos
6 semanas	Se observa nistagmo optocinético al mirar una diana rayada en movimiento
6 meses	Se mueve bien para alcanzar juguetes
2 años	Puede identificar imágenes de tamaño reducido
A partir de los 3 años	Empareja letras utilizando tarjetas de letras únicas
A partir de los 5 años	Puede identificar una línea de letras en una tarjeta Snellen leyéndola o emparejándola

Resumen

Visión:

- Los recién nacidos a término tienen capacidad de fijación y seguimiento horizontal, y prefieren mirar caras.
- Los recién nacidos tienen poca agudeza visual, pero aumenta hasta alcanzar los niveles adultos a los 3 años.
- Las pruebas de detección selectiva de la visión se realizan en los niños en edad preescolar o cuando empiezan a ir al colegio.

4

Trastornos del desarrollo y el niño con necesidades especiales

Es necesario evaluar a todos los niños que tienen un retraso o desorden del desarrollo para determinar su causa y tratamiento. Los problemas del desarrollo neurológico se presentan a todas las edades, aunque ahora está aumentando el número de casos que se reconocen antes del nacimiento (tabla 4.1). Muchos se identifican en el período neonatal por las características neurológicas o dismórficas anormales. Durante el lactancia y al principio de la infancia, los problemas suelen presentarse a la edad en la que un área específica se desarrolla más deprisa y es más evidente, es decir, problemas motores durante los primeros 18 meses, problemas del habla y el lenguaje entre los 18 meses y los 3 años y trastornos sociales y de comunicación entre los 2 y los 4 años. El desarrollo anormal puede estar causado no sólo por problemas del desarrollo neurológico, sino también por enfermedades o si no se satisfacen las necesidades físicas o psicológicas del niño.

Cuando se realiza la exploración clínica de un niño pequeño con un problema de desarrollo:

- Preguntar a los padres qué puede hacer el niño y qué no es capaz de hacer.
- *Observar* al niño desde el primer momento.
- Hacer que se divierta. El niño debe percibir la exploración como un juego, aunque no siempre siga sus reglas.
- Los juguetes que deben utilizarse son cubos, una pelota, coches, muñecas, lápices, papel, tableros, juguetes miniatura, cuentos, todos adaptados al niño.
- Hay que diseñar un cuadro del desarrollo en términos de capacidad motora grosera; visión y capacidad motora fina; audición, habla y lenguaje; y capacidades emocionales y conductuales. Debe comprobar todas estas habilidades de manera simultánea.
- Al terminar las pruebas de desarrollo debe ser capaz de describir lo que puede hacer el niño y lo que no puede hacer, si sus capacidades están dentro de los límites normales según su edad, y en caso de que no sea así, qué campos del desarrollo están fuera del rango normal.
- Los signos clínicos que deben observarse y que pueden ayudar a hacer el diagnóstico o servir como guía para la investigación son:
  - Patrones del crecimiento: estatura, peso y circunferencia craneal, teniendo en cuenta los percentiles.

Tabla 4.1 Presentación de los problemas del desarrollo neurológico según la edad

Prenatal	Historia familiar positiva, por ejemplo hermanos o miembros de la familia afectados; grupo étnico, por ejemplo enfermedad de Tay-Sachs en las parejas de judíos Identificación en las pruebas prenatales de detección sistemáticas, como identificación de espina bífida o hidrocefalia con ecografía, identificación del síndrome de Down mediante amniocentesis
Período perinatal	Secuelas de asfixia en el parto o encefalopatía neonatal Prematuros con hemorragia intraventricular, leucomalacia periventricular o hidrocefalia posthemorrágica Características dismórficas Conducta neurológica anómala: tono, alimentación, movimientos, convulsiones, falta de atención visual
Lactancia	Retraso del desarrollo global Retraso del desarrollo motor o desarrollo asimétrico Alteraciones visuales o auditivas observadas por los padres o identificadas mediante detección sistemática Características neurocutáneas o dismórficas
Edad preescolar	Retraso del habla y el lenguaje Anomalías de la marcha Pérdida de habilidades
Edad escolar	Alteraciones del equilibrio o la coordinación Dificultades de aprendizaje específicas Control de la atención Hiperactividad Dificultades para el aprendizaje específicas, como dislexia, dispraxia
A cualquier edad	Lesión cerebral adquirida, por ejemplo después de sufrir meningitis o traumatismos cefálicos

- Características dismórficas: cara, extremidades, proporciones corporales, corazón, genitales.
- Piel: estigmas neurocutáneos, lesiones, aseo, nutrición.
- Exploración del sistema nervioso central: debilidad, postura o simetría anormales, tono, reflejos tendinosos profundos, clonos, respuesta plantar, exploración sensitiva, pares craneales.
- Exploración cardiovascular: las anomalías se asocian a muchos síndromes dismórficos.
- Anomalías oculares y de la función visual.
- Audición: preguntando a los padres sobre la audición y el desarrollo del lenguaje, y comprobando si se hizo la prueba de detección selectiva de la audición cuando nació.
- Patrones de movilidad, agilidad, habilidades sociales y de comunicación, conducta general.
- Cognición.

Muchos hallazgos de la exploración pueden predecirse de la *observación* de las habilidades funcionales.

En la elección de las investigaciones influye la edad del niño, la anamnesis y los hallazgos clínicos (tabla 4.2). En algunos niños no puede identificarse la causa, incluso después de una investigación completa.

Se ha observado que muchas preocupaciones de los padres por el desarrollo de sus hijos corresponden a variaciones normales; en estos casos debe tranquilizarse a los padres. Si hay dudas, debe observarse cómo evoluciona el niño durante un período de tiempo.

Retraso del desarrollo: conceptos clave

La terminología puede ser algo confusa:

- *Retraso:* implica la adquisición lenta de todas las habilidades (retraso global) o de las habilidades de un campo o área específicos (retraso específico), especialmente en relación con los problemas de desarrollo en el grupo de edad de entre 0 y 5 años.
- *Dificultad para el aprendizaje:* se aplica a los niños en edad escolar, y puede ser cognitiva, física o ambas (compleja).
- *Trastorno:* alteración del desarrollo de una habilidad.

Las siguientes definiciones son por convenio:

- *Afectación:* alguna pérdida o anomalía de la función fisiológica o de una estructura anatómica.
- *Discapacidad:* cualquier restricción o falta de capacidad debida a la alteración.
- *Minusvalía:* desventaja derivada de la discapacidad que limita o evita el desempeño del papel normal.

Actualmente, el término minusvalía no se utiliza, ya que puede dar la impresión de una persona de la que hay que apiadarse. Dificultad y discapacidad suelen utilizarse indistintamente, pero el término dificultad se utiliza en especial en el contexto educativo.

El *patrón* del desarrollo anómalo (global o específico) puede clasificarse en (fig. 4.1):

- Lento y constante.
- Estable.
- Regresivo.

La *gravedad* puede clasificarse en:

- Leve.
- Moderada.
- Grave.
- Intensa.

Otras características del retraso del desarrollo son:

- Al aumentar la edad, la diferencia entre el desarrollo normal y el anómalo se hace mayor, y por tanto más aparente (fig. 4.2).

Tabla 4.2 Estudios o pruebas que deben realizarse para detectar el retraso del desarrollo

Citogenéticos	*Cariotipo cromosómico *Análisis de X frágil Análisis FISH del ADN, por ejemplo deleciones de los cromosomas 7, 15 y 22
Metabólicos	*Pruebas de la función tiroidea, de la función hepática, bioquímica ósea, urea y electrólitos, aminoácidos plasmáticos Creatina cinasa, lactato en sangre, AGCML (ácidos grasos de cadena muy larga), amoníaco, gasometría en sangre, enzimas leucocitarias (lisosomales), aminoácidos y ácidos orgánicos en la orina, prueba de detección selectiva de mucopolisacáridos (GAG) y oligosacáridos en la orina, sustancias reductoras en la orina Aminoácidos maternos para elevación de fenilalanina
Infección	Pruebas de detección selectiva de infecciones congénitas
Técnicas de imagen	Ecografía craneal en los recién nacidos TC/RM encefálica Estudio del esqueleto
Neurofisiológicos	EEG (puede ser específico para las convulsiones, algunos trastornos neurológicos progresivos) Estudios de la conducción nerviosa, EMG, PVE (potenciales visuales evocados), ERG (electrorretinograma)
Histopatología/ histoquímica	Biopsia de nervios y músculos
Otros	*Audición *Visión Pruebas genéticas clínicas Evaluación cognitiva Evaluación del tratamiento Psiquiatría infantil Informes de la guardería o el colegio

Las pruebas de detección selectiva básicas se indican con un asterisco*.

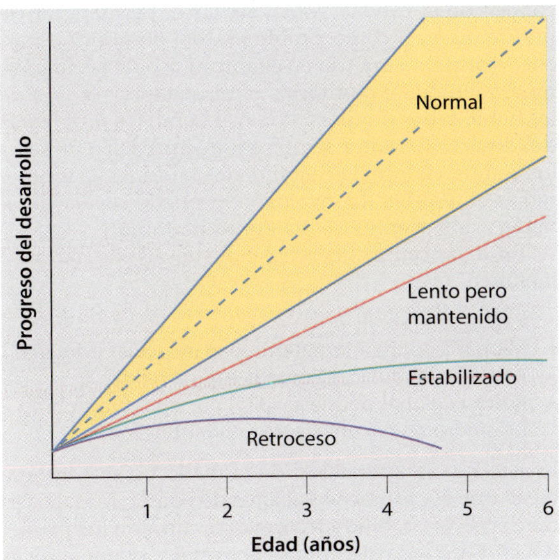

Figura 4.1 Patrones de desarrollo anómalo. El desarrollo puede ser lento pero mantenido, estabilizarse o retroceder.

- Puede ser la presentación de una amplia variedad de enfermedades subyacentes (tabla 4.3).
- La localización y la gravedad de la lesión cerebral influyen en las consecuencias clínicas, es decir, si se trata de un retraso del desarrollo específico o global o de una discapacidad del aprendizaje y/o física.
- Puede ser genético, y tener implicaciones importantes para la familia.

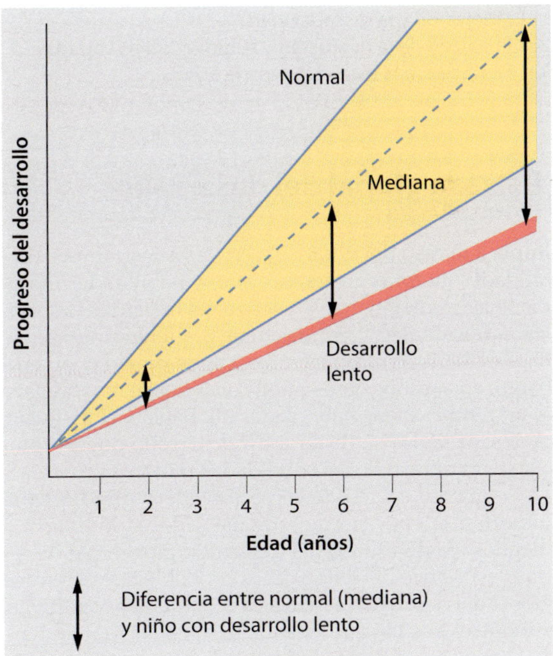

Figura 4.2 En los niños con retraso del desarrollo, la diferencia entre sus capacidades y las normales se amplía con la edad.

- El rango de edad dentro del cual se considera normal adquirir una determinada habilidad del desarrollo es muy amplio. Las edades límite representan el valor más alto del rango normal.

Tabla 4.3 Causas del retraso del desarrollo y de las dificultades de aprendizaje. La localización y la gravedad de la lesión encefálica influyen en la evolución clínica, es decir, en la existencia de retraso global o específico del desarrollo, o en la discapacidad para el aprendizaje y/o física

Prenatales	
Genéticas	Trastornos cromosómicos o del ADN, por ejemplo síndrome de Down, síndrome de X frágil
	Disgenesia cerebral, por ejemplo microcefalia, ausencia del cuerpo calloso, hidrocefalia, trastorno de la migración neuronal, oclusión vascular
Metabólicas	Hipotiroidismo, fenilcetonuria
Teratógenas	Abuso de drogas y alcohol
Infecciones congénitas	Rubéola, citomegalovirus, toxoplasmosis
Síndromes neurocutáneos	Esclerosis tuberosa, neurofibromatosis
Perinatales	
Prematuridad extrema	Hemorragia intraventricular/leucomalacia periventricular
Asfixia en el parto	Encefalopatía hipóxico-isquémica
Metabólicas	Hipoglucemia sintomática, hiperbilirrubinemia
Posnatales	
Infección	Meningitis, encefalitis
Anoxia	Asfixia, casi ahogamiento, convulsiones
Traumatismo	Traumatismo craneal: accidental o no accidental
Metabólicas	Hipoglucemia, trastornos innatos del metabolismo
Otras	
Desconocidas (alrededor del 25%)	

Resumen

Anomalías del desarrollo:

- Comprenden el retraso o trastorno global y específico, la dificultad para el aprendizaje, la afectación y la discapacidad.
- El patrón de la evolución y la gravedad es variable.
- Se hacen más evidentes con la edad.

Retraso global del desarrollo

Implica retraso del desarrollo en todos los campos (habilidades motoras groseras; visión y habilidades motoras finas; audición, habla y lenguaje; habilidades sociales, emocionales y conductuales). Generalmente, se hace evidente en los primeros 2 años de vida. Sin embargo, en algunos niños puede observarse más adelante un retraso en las habilidades del habla y el lenguaje, pero si se revisa su historia del desarrollo puede apreciarse un retraso de las habilidades motoras groseras y finas (que en su momento se consideró que no tenía importancia), por lo que sería más adecuado hacer un diagnóstico de retraso del desarrollo global que de retraso específico del lenguaje. Es probable que el retraso global del desarrollo se asocie a dificultades cognitivas, aunque es posible que éstas no se hagan evidentes hasta varios años después. En la tabla 4.3 se enumeran las causas del retraso del desarrollo global.

El retraso del desarrollo específico se produce cuando un campo del desarrollo o una habilidad se retrasa más que otros, o se desarrolla de forma desordenada.

Generalmente, el retraso global del desarrollo se hace evidente en los dos primeros años de vida.

Retraso del desarrollo motor

Puede presentarse como un retraso en la adquisición de los hitos del desarrollo motores, por ejemplo el control de la cabeza, rodar, sentarse, permanecer de pie, caminar, o como problemas del equilibrio, marcha anormal, asimetría en cuanto al uso de las manos, movimientos involuntarios o, raramente, pérdida de las habilidades motoras. Por lo general, los problemas del desarrollo motor se presentan entre los 6 meses y los 2 años, cuando las habilidades motoras se adquieren más deprisa. La exploración puede revelar anomalías subyacentes de los signos motores.

Entre las causas del retraso del desarrollo motor se incluyen:

- Parálisis cerebral.
- Miopatía congénita/enfermedad muscular primaria.
- Lesiones medulares, como la espina bífida.
- Retraso global del desarrollo, por ejemplo debido a un síndrome o a una causa no identificada.

Puesto que la lateralidad de la mano no se adquiere hasta que el niño tiene 1-2 años de edad o más, la asimetría de las habilidades motoras durante los primeros años de vida siempre es anormal y puede indicar una hemiplejía subyacente.

El retraso del comienzo de la marcha (>18 meses de edad) puede estar causado por cualquiera de las causas que se han enumerado antes, pero debe diferenciarse de los niños que se desplazan arrastrándose sobre las nalgas o en «reptación de soldado» (v. cap. 3), y es necesario diferenciar estas situaciones de las causas orgánicas habituales, como la parálisis cerebral.

Los problemas sobre el retraso del desarrollo motor deben ser evaluados por un pediatra especializado en el desarrollo neurológico y un fisioterapeuta. Es probable que el niño deba realizar fisioterapia, por lo que será necesaria la participación de un terapeuta ocupacional.

Parálisis cerebral

La parálisis cerebral es un trastorno del movimiento y de la postura debido a una lesión no progresiva de las vías motoras del encéfalo en desarrollo. Aunque no es una lesión progresiva, sus manifestaciones clínicas van apareciendo con el tiempo, lo que refleja el equilibrio entre la maduración normal y anormal del cerebro. Es la causa más frecuente de alteración motriz en los niños y afecta a alrededor de 2 por cada 1.000 nacidos vivos. Además de los trastornos del movimiento y de la postura, los niños con parálisis cerebral suelen presentar otros problemas que reflejan una disfunción encefálica más extensa, por ejemplo:

- Alteraciones del aprendizaje (alrededor del 60%).
- Epilepsia (40%).
- Estrabismo (30%).
- Alteraciones visuales, debidas a errores de refracción y lesión cortical (20%).
- Pérdida de audición (20%).
- Trastornos del lenguaje y del habla (debidos a una combinación de sordera, falta de coordinación muscular y trastorno del aprendizaje).
- Trastornos de la conducta.
- Problemas de la alimentación.
- Contracturas articulares, subluxación de cadera, escoliosis.

Causas

Aproximadamente el 80% de los casos de parálisis cerebral se originan antes del nacimiento debido a oclusión vascular, trastornos de la migración cortical o alteraciones del desarrollo estructural del cerebro durante la gestación. Algunos de estos problemas están relacionados con deleciones genéticas. Otras causas prenatales son los síndromes genéticos y las infecciones congénitas.

Sólo alrededor del 10% de los casos parecen deberse a una lesión hipóxico-isquémica producida durante el parto, proporción que ha permanecido relativamente constante durante el último decenio.

Aproximadamente el 10% de los casos tienen un origen posnatal. Los lactantes prematuros son especialmente vulnerables a las lesiones cerebrales producidas por leucomalacia periventricular (LPV) secundaria a isquemia y/o hemorragia intraventricular grave. La mejora de la supervivencia de los grandes prematuros se ha acompañado de un incremento del número de los niños con parálisis cerebral, aunque la cifra global sea pequeña. Otras causas posnatales son meningitis/encefalitis/encefalopatía, traumatismos craneoencefálicos debidos a lesiones accidentales o intencionadas, hipoglucemia sintomática, hidrocefalia e hiperbilirrubinemia.

La RM cerebral puede ayudar a identificar la causa de la parálisis cerebral. En el accidente cerebrovascular neonatal deben excluirse los problemas hematológicos debidos a trombofilia o a trastornos de la coagulación.

Presentación clínica

El riesgo de muchos de los niños que desarrollarán parálisis cerebral se identifica durante el período neonatal. Las características tempranas de la parálisis cerebral son:

- Tono de las extremidades y posturas de las extremidades y/o el tronco anómalos desde el comienzo de la lactancia, con retraso en la consecución de los hitos motores (fig. 4.3); puede acompañarse de disminución de la velocidad de crecimiento craneal.
- Dificultades para la alimentación, con falta de coordinación motriz oral, alimentación lenta, hiperreflexia faríngea y vómitos.
- Marcha anómala cuando logra andar.
- Predominio de una mano antes de los 12 meses de edad.

Los reflejos primitivos facilitan la aparición de patrones de movimientos normales y deben desaparecer para que el desarrollo progrese. En la parálisis cerebral pueden persistir y hacerse obligatorios (v. cap. 3).

El diagnóstico se hace a partir de la exploración clínica, en la que se presta especial atención a valorar el patrón del tono de las extremidades y el tronco, la postura, la función manual y la marcha. Existen tres tipos clínicos principales de parálisis cerebral: espástica (70%), atáxica hipotónica (10%) y discinética (10%). Cada uno de ellos corresponde a una lesión en vías motoras específicas, aunque también pueden existir patrones mixtos (10%).

Parálisis cerebral espástica

En este patrón, la lesión afecta a la neurona motora superior (piramidal o corticomedular). El tono de las extremidades es muy intenso (espasticidad), con reflejos tendinosos profundos y respuestas plantares de extensión muy vivas. El aumento del tono puede ceder bruscamente con la presión, de una forma que recuerda a las «navajas de muelle». La espasticidad tiende a presentarse pronto, e incluso puede observarse en el período neonatal. Antes de que aparezca la espasticidad puede haber hipotonía, sobre todo en la cabeza y el tronco. Existen tres tipos principales de parálisis espástica:

- *Hemiplejía:* afectación unilateral del brazo y de la pierna (fig. 4.4), por lo general mayor en el brazo, que respeta la cara. En estos casos, la alteración se manifiesta entre los 4 y los 12 meses, con cierre del puño afectado, brazo en flexión, antebrazo en pronación y alcance o función de la mano asimétrica. Posteriormente se hace evidente la marcha de puntillas (marcha puntatalón) en el lado afectado. Inicialmente el miembro puede estar flácido e hipotónico, pero pronto predomina el aumento del tono. Los antecedentes médicos suelen ser normales, incluida la historia del parto, en la que no hay evidencias de encefalopatía hipóxico-isquémica. Sin embargo, esta alteración está causada en parte por un accidente cerebrovascular neonatal.
- *Cuadriplejía:* afectación de los cuatro miembros, a menudo grave. La alteración de los brazos puede ser mayor que la de las piernas. También suele participar el tronco, con postura en extensión y escaso control de la cabeza y bajo tono central (fig. 4.5). Esta forma de parálisis cerebral suele asociarse con convulsiones, microcefalia y alteración intelectual moderada o grave. Puede haber antecedentes de lesiones hipóxico-isquémicas durante el parto.
- *Diplejía:* afectación de las cuatro extremidades, aunque de grado muy superior en las piernas que en los brazos, por lo que la función de la mano puede parecer relativamente normal. Con el uso funcional de las manos, las dificultades motoras de los brazos se hacen más evidentes.

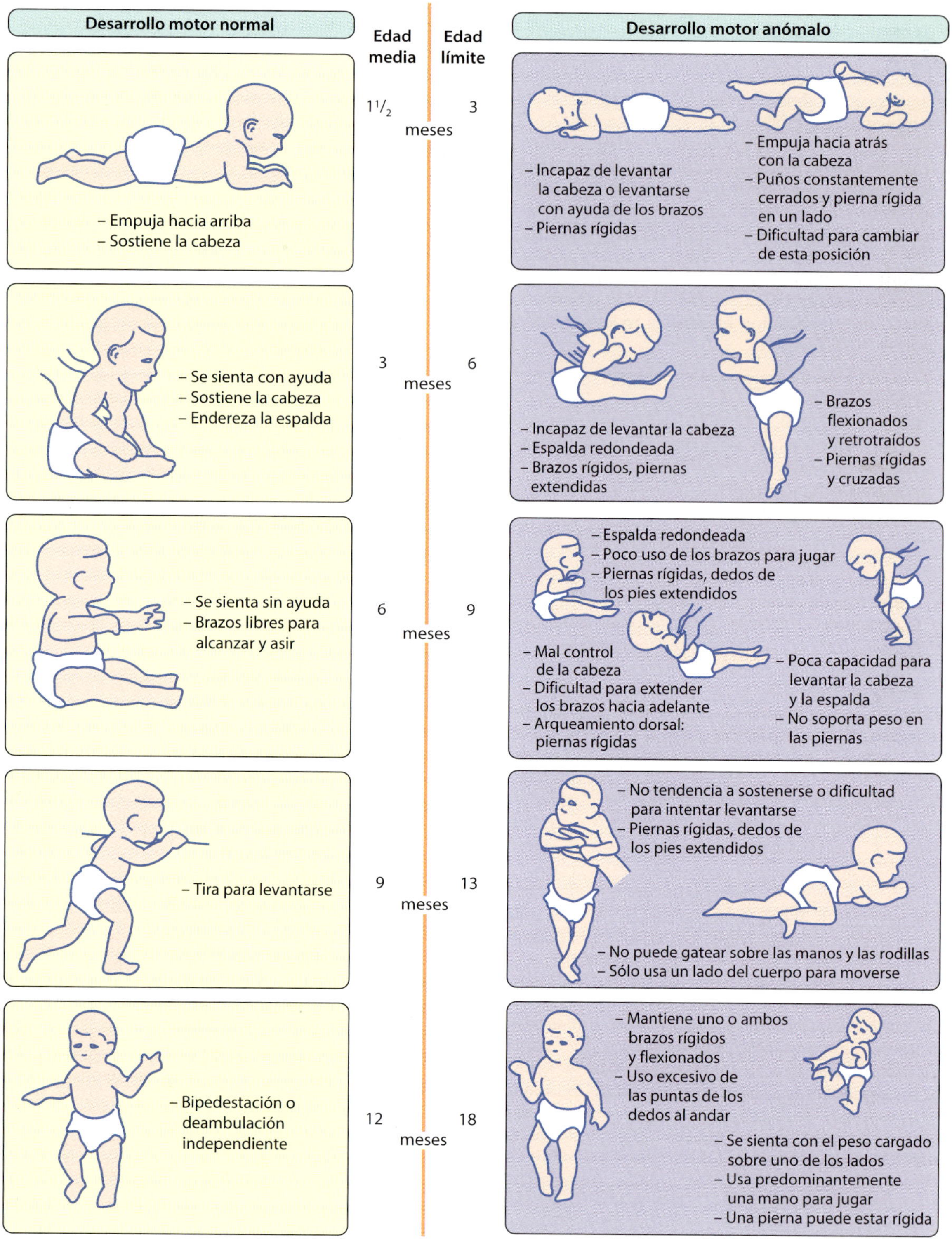

Figura 4.3 Hitos motores normales y patrones de desarrollo motor anómalo. La causa más frecuente de los problemas del desarrollo aquí mostrados es la parálisis cerebral (hemiplejía o cuadriplejía). (Adaptada de Pathways Awareness Foundation, 123 North Wacker Drive, Chicago, IL, Tel. 800-326-8154. Internet: www.pathwaysawareness.org.)

Parálisis cerebral atáxica hipotónica

Los signos son relativamente simétricos. Hay hipotonía precoz del tronco y las extremidades, escaso equilibrio y retraso del desarrollo motor. Más adelante suelen aparecer falta de coordinación de los movimientos, temblor intencional y marcha atáxica, que reflejan la alteración funcional del cerebelo o de sus vías.

Parálisis cerebral discinética

Existe discinesia (tono fluctuante) que da lugar a movimientos involuntarios frecuentes (por lo general de las cuatro extremidades), que son especialmente evidentes durante el movimiento y si hay estrés. Estos movimientos involuntarios pueden ser:

Parálisis cerebral

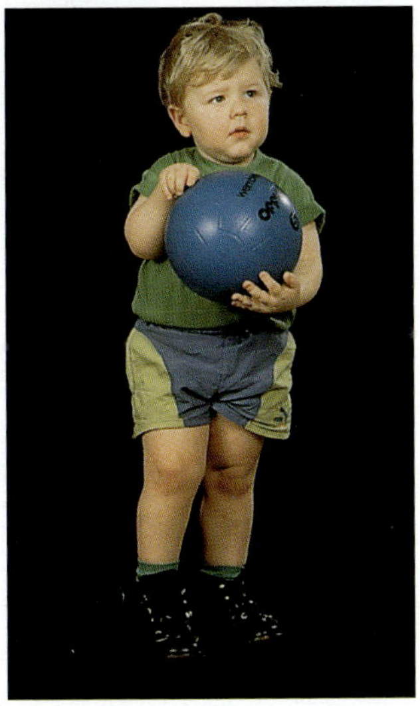

Figura 4.4 Niño con hemiplejía espástica derecha. El brazo derecho está en hiperpronación, flexionado, con el puño cerrado.

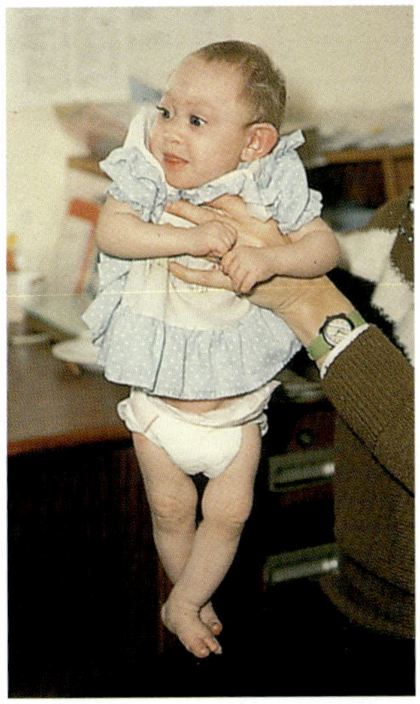

Figura 4.5 Niño con cuadriplejía espástica que adopta una posición de las piernas en tijera por aducción excesiva de la cadera, antebrazos en pronación y manos cerradas.

- Corea: movimientos cortos no repetitivos, irregulares y súbitos.
- Distonía y atetosis: contracción simultánea y sostenida de los músculos agonistas y antagonistas que afecta al tronco o a las partes proximales de las extremidades (distonía), o a las partes distales de las extremidades (atetosis).

El intelecto puede permanecer relativamente inalterado. Los niños afectados suelen presentar flacidez, poco control del tronco y retraso del crecimiento motor en la lactancia, con movimientos anómalos que a veces no aparecen antes del primer año de vida. Los signos se deben a la lesión de los ganglios de la base o de las vías asociadas (extrapiramidal). Antiguamente, la hiperbilirrubinemia del recién nacido producida por la incompatibilidad rhesus era una causa común.

Tratamiento

Los padres deben conocer lo antes posible el diagnóstico detallado, pero el pronóstico es difícil de establecer durante la lactancia, en tanto que no han aparecido los signos evolutivos ni se han podido observar los progresos del desarrollo del niño durante meses o años. Es probable que los niños con parálisis cerebral presenten una amplia gama de problemas médicos, psicológicos y sociales, lo que hace esencial un enfoque multidisciplinario de la valoración y el tratamiento, como se describe más adelante en este capítulo.

Resumen

Parálisis cerebral:

- Tiene muchas causas. Sólo alrededor del 10% de los casos se deben a encefalopatía hipóxico-isquémica.
- Generalmente aparece durante la lactancia, con tono y postura anormales, retraso de la consecución de los hitos fundamentales del desarrollo y dificultades de la alimentación.
- Puede ser espástica, atáxica hipotónica, discinética, o tener un patrón mixto.

Trastornos del desarrollo del habla y del lenguaje

Los niños pueden tener una deficiencia del habla y del lenguaje receptiva o expresiva, o ambas. La deficiencia puede ser un retraso o un trastorno.

El *retraso* puede estar causado por:

- Pérdida de audición.
- Retraso global del desarrollo.
- Dificultad del habla debido a una anomalía anatómica, como paladar hendido o incoordinación motora oral, por ejemplo en la parálisis cerebral.
- Privación del entorno/falta de oportunidades para las relaciones sociales.
- Patrón familiar/variable normal.

Los *trastornos* del habla y el lenguaje incluyen trastornos de:

- La comprensión del lenguaje (disfasia receptiva): incapacidad o dificultad para comprender el habla y el lenguaje.
- La expresión del lenguaje (disfasia expresiva): incapacidad o dificultad para hablar, aunque sabe lo que quiere decir.
- La fonación y producción del habla, como el tartamudeo (disfluencia), la disartria o la dispraxia verbal.
- Pragmáticos (diferencia entre el significado de las frases y el significado para el emisor), de la construcción de frases, semánticos, gramaticales.
- Las habilidades sociales y de comunicación (trastorno del espectro autista).

Los padres o los profesionales de atención primaria son quienes detectan por primera vez muchos de los problemas del lenguaje. Lo primero que debe hacerse es una prueba de audición y una evaluación, que debe realizar un terapeuta del habla y el lenguaje. En los primeros años, existe una considerable superposición entre el desarrollo del lenguaje y el desarrollo intelectual (cognitivo). Los pediatras expertos en el desarrollo neurológico deben trabajar con los audiólogos pediátricos. El tratamiento de los trastornos del habla y el lenguaje puede ser continuo, intermitente o requerir sólo la observación. Existe una educación especial (generalmente son unidades específicas del lenguaje que se encuentran dentro de los colegios de educación primaria), pero sólo es adecuada para algunos niños. Muchos niños con problemas tempranos del habla y el lenguaje necesitarán una ayuda especial cuando empiecen a ir al colegio.

Existen muchas pruebas para valorar el desarrollo del lenguaje. Entre ellas se encuentran:

- La prueba del juguete simbólico, que valora el desarrollo del lenguaje muy precozmente.
- La prueba de Reynell del lenguaje receptivo y expresivo, que se utiliza en los preescolares.

Trastornos del desarrollo de las habilidades sociales y de comunicación (espectro autista)

Los niños que no adquieren las habilidades sociales y de comunicación normales pueden tener un trastorno del espectro autista. Tiene una prevalencia de alrededor de 3-6 de cada 1.000 niños nacidos vivos y es más frecuente en los varones. Generalmente, se manifiesta entre los 2 y los 4 años, cuando las habilidades sociales y del lenguaje se desarrollan rápidamente. En los niños autistas se observa una tríada de dificultades y enfermedades comórbidas asociadas (cuadro 4.1).

Cuando un niño presenta algunas de las conductas típicas del autismo se dice que tiene características autistas, pero no el espectro completo.

El síndrome de Asperger es una forma leve de alteración social de autismo, pero con un desarrollo casi normal del lenguaje. Estos niños tienen graves dificultades para establecer una relación social normal, una forma de hablar afectada, intereses escasos y extraños que no comparten con los demás y suelen ser torpes. En realidad, los trastornos del espectro autista son una sucesión de estados de la conducta que varían desde la forma grave del autismo, con o sin dificultades graves para el aprendizaje, al síndrome de Asperger, más leve y con características autistas causadas por otros problemas clínicos. No se han identificado sus causas; es probable que tenga una etiología múltiple, con un componente genético en algunos casos. Este trastorno no se debe a traumas emocionales ni a una desviación de la crianza. Ciertos estudios recientes, que señalaban una relación con la vacuna triple vírica, no han sido confirmados.

Tratamiento

Este trastorno afecta de forma variable a las habilidades sociales y de comunicación del niño durante toda su vida. Los padres necesitan mucho apoyo. Al principio suelen sentirse culpables y no admiten que existe un problema. En los últimos diez años han ido apareciendo un gran número de tratamientos, pero se basan poco en la evidencia, excepto el análisis conductual aplicado (ACA), un método de modificación de la conducta que ayuda a reducir las conductas ritualizadas y a desarrollar las habilidades sociales, para el lenguaje y el juego y que fomenta el uso generalizado de todas estas habilidades. Actualmente es el método de tratamiento más aceptado, pero requiere de 25 a 30 horas semanales de terapia individual, con el coste y el tiempo que ello supone. Es necesario buscar un centro educativo adecuado; algunos colegios utilizan un método ACA. Menos del 10% de los niños autistas consiguen ser independientes cuando se hacen adultos.

Cuadro 4.1 Características de los trastornos del espectro autista

Dificultad para relacionarse con los demás:
- No buscan consuelo en los demás, no comparten placer con ellos y no establecen relaciones íntimas ni hacen amigos.
- Prefieren su propia compañía, no tienen interés ni capacidad para relacionarse con sus iguales (juego y emociones).
- No miran a los ojos.
- Tienen conductas social y emocionalmente inadecuadas.
- No aprecian que los demás tienen sus propios pensamientos y sentimientos.
- No perciben las señales sociales.

Trastorno del habla y el lenguaje:
- Retraso del desarrollo, que puede ser grave.
- Uso limitado de los gestos y las expresiones faciales.
- Lenguaje pedante formal.
- Escasa comprensión e interpretación literal de lo que se les dice.
- Preguntas eco, repetición de instrucciones, se refieren a sí mismos como «tú».
- Habla expresiva perfecta superficial.

Imposición de rutinas con conductas rituales y repetitivas:
- A sí mismos o a los demás. Si se interrumpen, se desencadenan en ellos violentas rabietas.
- Movimientos estereotipados poco comunes, como el palmoteo o caminar de puntillas.
- Escasa imaginación durante el juego y las actividades generales.
- Intereses extraños y adhesión repetitiva.
- Repertorio de conductas limitado.

Enfermedades comórbidas:
- Aproximadamente dos terceras partes de los niños autistas tienen incapacidad generalizada para el aprendizaje y dificultad para mantener la atención.
- Alrededor de la cuarta parte de los niños autistas sufren convulsiones, aunque no suelen aparecer hasta la adolescencia.

Trastorno del espectro autista:
- **Se presenta a los 2-4 años con alteración de la interacción social, trastornos del habla y el lenguaje e imposición de rutinas con conductas rituales y repetitivas.**
- **Generalmente se trata mediante la modificación de la conducta utilizando el análisis conductual aplicado (ACA).**

Tabla 4.4 Causas y tratamiento de la sordera

	Neurosensorial	De conducción
Causas	Genética (en la mayoría de los casos) Antenatal o perinatal: • Infección congénita • Prematuridad • Encefalopatía hipóxico-isquémica • Hiperbilirrubinemia Posnatal • Meningitis/encefalitis • Lesión cefálica • Fármacos, como aminoglucósidos o furosemida • Enfermedades neurodegenerativas	Otitis media serosa («oído de cola») Disfunción de la trompa de Eustaquio: • Síndrome de Down • Paladar hendido • Síndrome de Pierre Robin • Hipoplasia mediofacial Cerumen (rara vez causa pérdida de audición)
Pérdida auditiva	Puede ser intensa (>95 dB)	Máxima de 60 dB
Historia natural	No mejora ni progresa	Intermitente o se resuelve
Tratamiento	Amplificación o implante coclear si es necesario	Conservador, médico o quirúrgico

Pérdida de audición

Cualquier preocupación por la posible pérdida de audición se debe tener en cuenta. Los niños con retraso del lenguaje o del habla, dificultades de aprendizaje o problemas conductuales deben ser sometidos a pruebas de audición, ya que la causa puede radicar en una sordera leve no percibida por los padres o por otros cuidadores. La pérdida de audición puede ser:

- Neurosensorial: causada por una lesión de la cóclea o el nervio auditivo y las vías neurales centrales. Suele presentarse en el nacimiento.
- De conducción: causada por anomalías del conducto auditivo o del oído medio, casi siempre por una otitis media serosa.

En la tabla 4.4 se enumeran las causas, la evolución natural y el tratamiento de la sordera. Las pruebas de la audición se describen en el capítulo 3. En la figura 4.6 se muestra el audiograma típico de la sordera neurosensorial y de conducción.

Sordera neurosensorial

Este tipo de pérdida de audición es rara (1/1.000 nacimientos; 1/100 entre los lactantes con peso muy bajo al nacer). Suele presentarse al nacer o en los primeros meses de vida. Es irreversible y puede ser de cualquier grado, incluyendo el profundo.

El niño con sordera bilateral intensa necesitará amplificación precoz con audífonos para el óptimo desarrollo del habla y del lenguaje. El empleo de prótesis auditivas requiere una supervisión cuidadosa, que comenzará dentro del hogar en colaboración con los padres y continuará en el colegio. Es frecuente que los niños se resistan a utilizar los audífonos, dado que pueden producir amplificación desagradable del ruido de fondo. Los implantes cocleares pueden ser necesarios cuando la amplificación que proporcionan los audífonos es insuficiente.

Muchos niños con sordera moderada pueden ser educados en el sistema escolar general, o en unidades de audición parcial conectadas con los colegios normales. Los niños con trastornos de la audición deben sentarse en la primera fila de la clase, de forma que puedan ver con facilidad al maestro. Los gestos, el contexto visual y el movimiento de los labios también permitirán al niño desarrollar conceptos de lenguaje. Es posible que el habla se retrase, pero con terapia apropiada puede llegar a ser de buena calidad. Los sistemas de signos modificados y simplificados, como el Makaton, pueden ser útiles para los niños con afectación de ambos oídos e incapacidad para el aprendizaje. Los niños sordos deben recibir enseñanza intensiva y apoyo por parte de maestros especializados, que muchas veces atienden distintos centros. Los niños con sordera profunda pueden necesitar acudir a un colegio para sordos.

Sordera de conducción

La sordera de conducción por enfermedad del oído medio suele tener un carácter leve o moderado, aunque a veces es intensa. Es mucho más habitual que la pérdida de audición neurosensorial. En relación con infecciones del tracto respiratorio superior, muchos niños sufren episodios de pérdida de la audición, por lo general autolimitados. En algunos casos de otitis media serosa crónica, la pérdida de audición puede durar muchos meses o incluso años. En la mayoría de estos casos no existen factores de riesgo identificables, pero los pacientes con síndrome de Down, paladar hendido y atopia están particularmente predispuestos a la sordera por enfermedad del oído medio.

La prueba de audiometría de impedancia, que mide la presión del aire dentro del oído medio y la adaptabilidad del tímpano, aclara si esa parte del oído funciona con normalidad. Si la situación no mejora de forma espontánea, se puede administrar tratamiento médico (descongestionantes, un ciclo largo de antibióticos, terapéutica para la alergia nasal). Si la intervención médica fracasa, se considera la cirugía, con inserción de tubos de timpanostomía («arandelas»), con o sin eliminación de las adenoides. Los audífonos se utilizan cuando el problema persiste después de la cirugía.

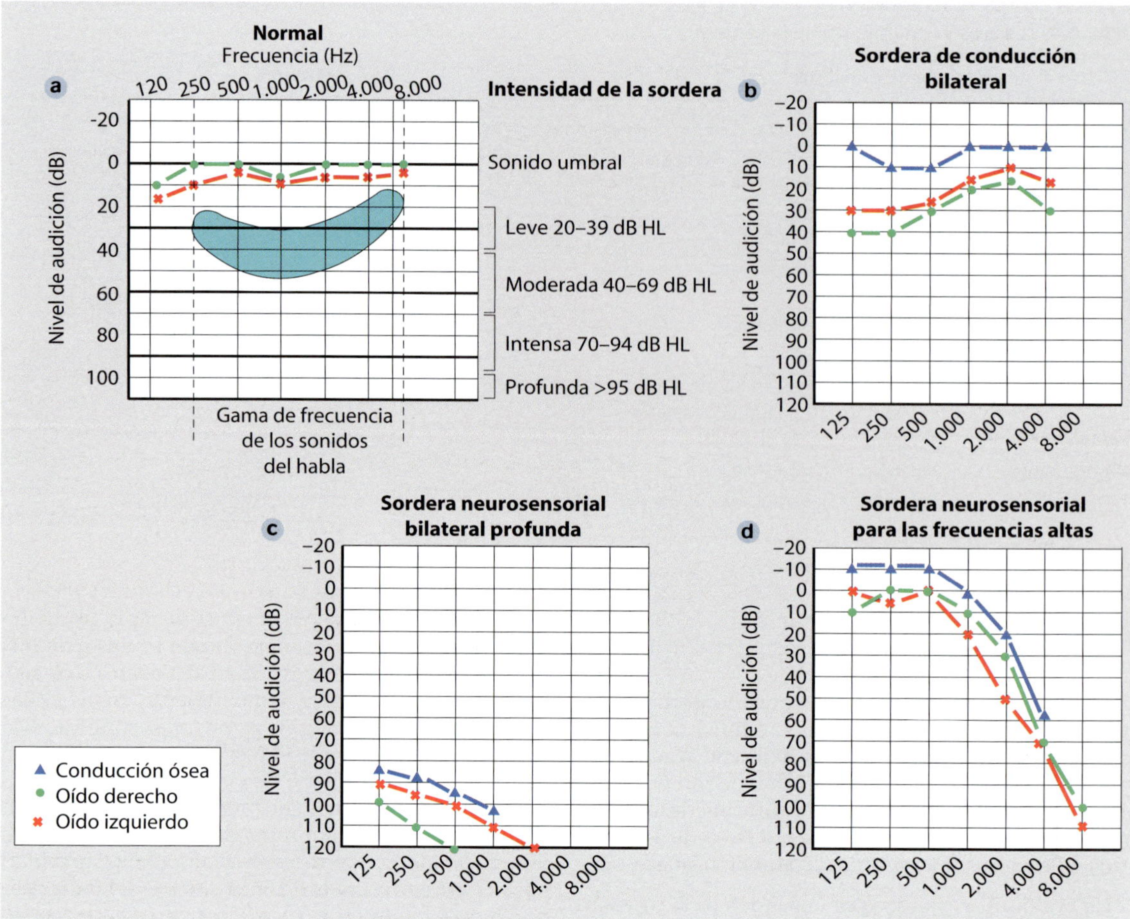

Figura 4.6 **a)** Este audiograma muestra normalidad de la audición y de la intensidad del habla (área azul). Las consonantes son sonidos de alta frecuencia, y las vocales de baja frecuencia. **b)** Audiograma en un caso de sordera de conducción bilateral. Existe una pérdida de 30-40 dB en ambos oídos. **c)** Audiograma en un caso de sordera neurosensorial bilateral profunda. **d)** Audiograma en un caso de sordera neurosensorial bilateral para las frecuencias altas.

La decisión de operar debe basarse en el grado de incapacidad funcional más que en el grado de sordera.

Resumen

Pérdida de audición

Sordera neurosensorial:

- Suele presentarse en el nacimiento y es irreversible.
- Para un desarrollo óptimo del lenguaje y del habla en los casos de sordera intensa se necesitará amplificación precoz mediante audífonos o implantes cocleares.
- Los niños sordos pueden necesitar apoyo por parte de maestros especializados, que muchas veces atienden distintos centros.

Sordera de conducción:

- Generalmente se produce debido a un trastorno del oído medio, con frecuencia otitis media serosa.
- Suele ser leve o moderada y transitoria.
- Si no se resuelve, debe considerarse la inserción de tubos de timpanostomía («arandelas»), con o sin eliminación de las adenoides.

La audición debe comprobarse en cualquier niño con retraso o mala calidad del habla o del lenguaje.

Anomalías de la visión

El desarrollo normal de la visión y las pruebas de la visión se describen en el capítulo 3.

El trastorno visual en la infancia se puede manifestar por:

- Pérdida del reflejo retiniano por una catarata.
- Reflejo blanco en la pupila, que puede deberse a retinoblastoma, catarata o retinopatía de la prematuridad.
- Ausencia de respuesta de sonrisa a las 6 semanas del nacimiento.
- Falta de contacto visual con los padres.
- Desatención visual.
- Movimientos oculares aleatorios.
- Nistagmo.
- Estrabismo.
- Fotofobia.

Cuadro 4.2 Causas de afectación visual

Genética	Antenatal y perinatal	Posnatal
Catarata	Infección congénita	Traumatismo
Albinismo	Retinopatía de la prematuridad	Infección
Distrofia retiniana	Encefalopatía hipóxica-isquémica	Artritis idiopática juvenil
Retinoblastoma	Anomalía/lesión cerebral	
	Hipoplasia del nervio óptico	

Afectación visual grave

Este tipo de trastorno sólo se observa en 1 de cada 1.000 nacidos vivos en el Reino Unido (RU), pero se aprecia más en los países en desarrollo. El riesgo aumenta en los niños con antecedentes familiares de alteración visual grave, retraso del desarrollo o prematuridad extrema. En el cuadro 4.2 se enumeran sus causas. En los países desarrollados, alrededor del 50% de los trastornos oculares graves tienen un origen genético; en los subdesarrollados son más frecuentes las causas adquiridas, como la infección. El examen ocular puede ser normal, incluidas las respuestas pupilares, cuando la afectación visual es de origen cortical debido a daño cerebral.

Aunque son pocas las causas de afectación visual grave tratables, la detección precoz es importante porque algunos elementos pueden requerir tratamiento y se puede hacer mucho por ayudar al niño y a sus padres. Los padres de un niño con visión parcial o afectación visual grave deben aprender a suministrar estimulación visual, utilizando la palabra y el tacto, a establecer un entorno doméstico seguro y a potenciar la confianza del niño. En el RU, esa instrucción suelen administrarla los maestros especializados, que trabajan con preescolares y con escolares en varios centros simultáneamente. Los niños con visión parcial pueden acudir a un colegio normal, pero necesitan ayuda especial con dispositivos, como gafas con filtros, lupas de alta ampliación, telescopios pequeños y ordenadores. La afectación visual grave puede requerir colegios especializados. Algunos de estos niños han de aprender el sistema Braille para poder leer. Aunque muchos niños con afectación visual grave sólo sufren incapacidad visual, al menos la mitad presentan problemas neurológicos congénitos asociados.

Estrabismo

Esta anomalía habitual se caracteriza por una mala alineación de los ejes visuales. La historia puede resultar útil, dado que el estrabismo suele ser intermitente. Los padres suelen tener razón cuando afirman que el niño desvía los ojos. Puede haber antecedentes familiares de estrabismo. La excesiva convergencia ocular del recién nacido puede confundirse con estrabismo. Los pliegues epicánticos marcados pueden causar confusión (seudoestrabismo) en los lactantes mayores y en los niños pequeños. Todos los lactantes con estrabismo fijo, o con cualquier estrabismo que persista después de los 2 meses, deben ser remitidos para examen oftalmológico especializado. El estrabismo suele deberse a la falta de desarrollo de la visión binocular a causa de errores de refracción, pero hay que excluir las cataratas, el retinoblastoma y otras anomalías intraoculares.

Los estrabismos se dividen por lo general en:

- *Concomitante* (no paralítico; habitual). Suele deberse a un error de refracción en uno o en ambos ojos, que muchas veces se puede corregir con gafas, pero a veces requiere cirugía. El estrabismo es frecuente en los niños con retraso del desarrollo neurológico. En la mayoría de los casos, el ojo estrábico se desvía hacia dentro (estrabismo convergente), pero la desviación también puede ser hacia fuera (estrabismo divergente), o en raras ocasiones vertical.
- *Paralítico* (raro). Se debe a parálisis de los nervios motores. Cuando el comienzo es rápido, este tipo de estrabismo puede tener un significado siniestro, dada la posibilidad de una lesión ocupante de espacio asociada, por ejemplo, con un tumor encefálico.

Prueba del reflejo luminoso corneal

El médico no especializado puede emplear la prueba del reflejo luminoso para detectar los estrabismos (fig. 4.7). Es más fácil utilizar una linterna, colocada a una distancia que permita producir reflejos simultáneos en ambas córneas. El reflejo luminoso debe ocupar la misma posición en ambos ojos; en caso contrario, existe estrabismo. Sin embargo, un estrabismo menor puede ser difícil de detectar.

Prueba de la oclusión

Cuando existe estrabismo y se tapa el ojo fijador, el ojo estrábico se mueve para hacerse cargo de la fijación (fig. 4.8). Se puede atraer el interés del niño con un juguete o una luz. La prueba debe realizarse con el objeto a corta distancia (33 cm) y alejado (al menos 6 m), ya que ciertos estrabismos sólo aparecen a una distancia determinada. Para la oclusión, hay que utilizar una tarjeta o un oclusor de plástico. Estas pruebas son difíciles de realizar y los resultados obtenidos por un ortoptista u oftalmólogo son más fiables.

Errores de refracción

Hipermetropía

Éste es el error de refracción más habitual en los niños pequeños y debe corregirse lo antes posible para evitar un daño irreversible de la visión (ambliopía). La ambliopía es más frecuente en los niños con estrabismo, pero puede aparecer sin él.

Miopía

La miopía no es habitual en los niños pequeños y es una causa menos probable de ambliopía, a no ser que sea intensa o que sólo exista en un ojo.

Ambliopía

Es la pérdida potencialmente permanente de la agudeza visual en un ojo que nunca ha recibido una imagen

Estrabismos

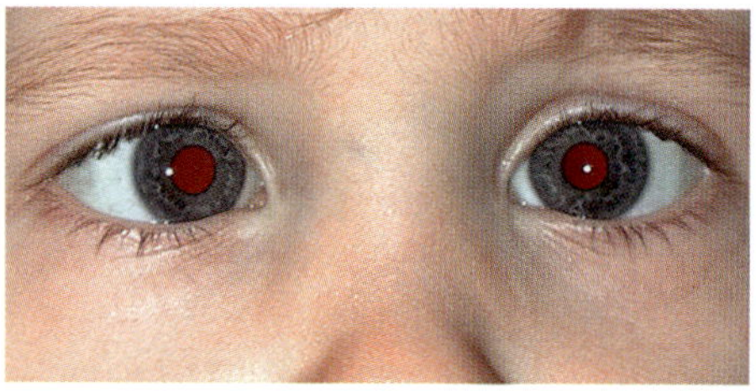

Figura 4.7 Prueba del reflejo luminoso corneal para detectar el estrabismo. El reflejo ocupa una posición diferente en los dos ojos, debido a un pequeño estrabismo convergente en el derecho.

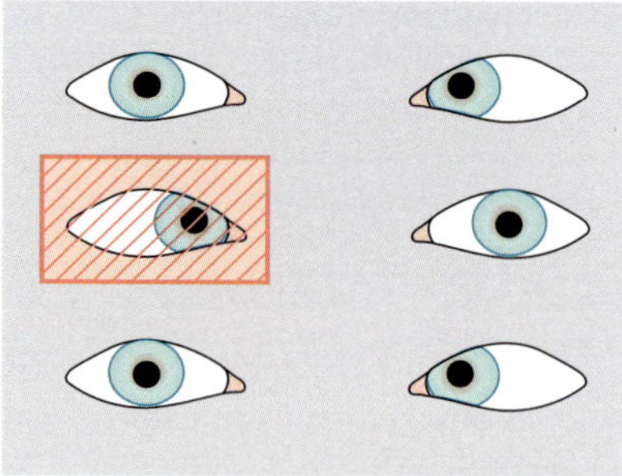

Figura 4.8 La prueba de cobertura se utiliza para identificar el estrabismo. Si se cubre el ojo fijador, el ojo estrábico se mueve para encargarse de la fijación. El dibujo muestra un estrabismo convergente izquierdo.

clara. Afecta al 2-3% de los niños. Suele ser unilateral y los casos bilaterales son raros. Cualquier interferencia en el desarrollo visual puede causar ambliopía, por ejemplo los errores de refracción unilaterales o bilaterales, el estrabismo o la privación visual por ptosis o catarata. El tratamiento se basa en corregir cualquier error de refracción mediante gafas, junto con la aplicación de un parche en el ojo «bueno» durante períodos específicos del día para obligar a trabajar al ojo «vago», mejorando así la visión. El tratamiento se mantiene hasta que el ojo «vago» ya no mejora más. Cuanto más se retrase el tratamiento, menos probable será lograr una visión normal. El tratamiento rápido es esencial, ya que la mejora es improbable después de los 7 años. Muchas veces, el niño y los padres necesitan ánimo y apoyo considerables, ya que a los niños pequeños les suele desagradar el uso del parche, sobre todo si la visión del otro ojo es deficiente.

Resumen

Con respecto a la visión:

- Movimientos anómalos de los ojos en un lactante recién nacido o falta de respuesta a las sonrisas a las 6 semanas del nacimiento: ¿el lactante puede ver?
- Todos los niños con estrabismo (fijo o de otro tipo) después de los 2 meses de edad deben referirse a un oftalmólogo.
- Estrabismo concomitante: común, generalmente se debe a un error de la refracción en uno o los dos ojos.
- Estrabismo paralítico: raro, se debe a la parálisis de los nervios motores; si es de aparición rápida, debe considerarse una lesión que ocupa espacio.
- Pruebas para detectar el estrabismo: prueba del reflejo luminoso corneal si no la va a realizar un especialista, prueba de la oclusión si la realiza un especialista.

Lentitud en la adquisición de las habilidades cognitivas/ discapacidad para el aprendizaje

En la actualidad se prefiere el término «discapacidad para el aprendizaje» (que refleja las dificultades para el aprendizaje cognitivo) a «retraso mental» o «minusvalía mental». En el RU, las dificultades para el aprendizaje se clasifican en:

- Leve (CI 70-90).
- Moderada (CI 50-70).
- Grave (CI 20-50).
- Profunda (CI 0-20).

Los niños con dificultades para el aprendizaje leves suelen acudir a los colegios normales, donde reciben una ayuda adicional (ayudantes de apoyo al aprendizaje), mientras que los niños con dificultades moderadas, graves o profundas suelen necesitar los recursos que les ofrecen los colegios especiales.

La discapacidad de aprendizaje grave o profunda suele manifestarse como un importante retraso global del desarrollo ya desde la lactancia. Cuando es menos grave afecta sobre todo a la capacidad para el lenguaje y las relaciones sociales; la discapacidad leve puede manifestarse cuando el niño comienza a ir a la escuela.

Un niño con profundas dificultades para el aprendizaje no adquirirá una capacidad de lenguaje significativa y será completamente dependiente para todas sus necesidades. Un niño con graves dificultades para el aprendizaje probablemente logrará un control mínimo sobre su autocuidado y adquirirá, aunque de forma básica, cierta capacidad de lenguaje y habla. En ambos casos será necesario un gran apoyo y supervisión durante toda la vida.

La prevalencia de la discapacidad de aprendizaje grave es de 3-4 por 1.000 niños. La mayoría tienen una causa orgánica y no dependen de la clase social de los padres, al contrario que la discapacidad de aprendizaje moderada (30 de cada 1.000 niños), en la que existe un predominio porcentual de niños cuyos padres pertenecen a los estratos socioeconómicos más bajos.

En la tabla 4.3 se recogen las causas frecuentes de discapacidad de aprendizaje.

Trastornos específicos del aprendizaje

Trastorno de la coordinación del desarrollo (TCD) o dispraxia

Se trata de un trastorno de la planificación y/o la ejecución motora sin hallazgos significativos en la exploración neurológica. Es un trastorno de los procesos corticales altos y puede asociarse a problemas de la percepción (cómo interpreta el niño lo que ve y lo que oye), al uso del lenguaje y a su aplicación conjunta.

Los niños pueden tener:

- Dispraxia de planificación, en la que tienen dificultades para:
  - Planificar una secuencia u orden de movimientos coordinados.
  - Realizar acciones que impliquen la manipulación de objetos.
- Dispraxia de ejecución, en la que tienen las siguientes dificultades:
  - Saben lo que deben hacer, pero son incapaces de hacerlo.
  - Cambiar de una actividad a otra.
  - Imitar acciones.

Las dificultades pueden afectar al progreso educativo y a la autoestima, e indican que el niño tiene más impedimentos académicos de lo normal. Las características incluyen problemas con:

- La escritura, que típicamente es desmañada, desordenada, irregular y con pocos espacios.
- Vestirse (abrochar botones, hacer lazos, ponerse la ropa).
- Cortar los alimentos en trozos.
- Lateralidad poco establecida.
- Copiar y dibujar.
- Come de forma desagradable porque tiene dificultades para coordinar la masticación y la deglución (dispraxia motora oral). Es frecuente que le gotee la saliva.

El terapeuta ocupacional es quien tiene que evaluar y tratar estos casos. También puede ser útil la evaluación visual. La forma más leve de dispraxia no suele detectarse en los primeros años de vida, ya que el niño consigue los hitos clave del desarrollo en el tiempo normal. Con el tratamiento (destacando la integración sensitiva, la secuenciación y la planificación ejecutiva) y la maduración, la alteración debe mejorar.

Dislexia

La dislexia es un trastorno de las habilidades de lectura desproporcionado en relación con el CI del niño. Este término suele utilizarse cuando el niño empieza a leer 2 años después de la edad cronológica normal. En la evaluación deben incluirse pruebas de la visión y de la audición y debe participar un psicólogo educacional.

Discalculia, disgrafía

Son trastornos del desarrollo de las habilidades para realizar cálculos matemáticos o para escribir.

Alteraciones comórbidas asociadas a trastornos del aprendizaje específicos

Son:

- Trastorno por déficit de atención.
- Hiperactividad.
- Habilidades de integración sensitiva inadecuadas (tacto, equilibrio).
- Depresión, trastornos de la conducta.

Tratamiento de los trastornos del aprendizaje específicos

La evaluación puede incluir pruebas de la visión y de la audición y la valoración por parte de un terapeuta ocupacional, un fisioterapeuta y un psicólogo educacional. Es necesario identificar las alteraciones comórbidas. El tratamiento se dirige a mejorar la adquisición de las habilidades, utilizando técnicas educativas e informativas cuando es adecuado.

Problemas de la concentración y la atención

El trastorno por déficit de atención (TDA) y el trastorno por déficit de atención con hiperactividad (TDA-H) se analizan en el capítulo 23.

Servicio multidisciplinario para el desarrollo del niño

Aunque existen muchos trastornos que aumentan las necesidades de los niños, el término «necesidades especiales» se utiliza para los niños que tienen problemas del desarrollo y discapacidades. Con el fin de optimizar su evaluación y formular un plan para desarrollar sus posibilidades, se han creado servicios para el desarrollo infantil a nivel nacional distribuidos en áreas geográficas con servicios de atención secundaria.

El servicio de desarrollo infantil:

- Es multidisciplinario, con un equipo en el que predomina el personal sanitario (pediatras, psicoterapeutas, terapeutas ocupacionales, terapeutas del habla y el lenguaje, psicólogos clínicos, visitadores médicos, nutricionistas) y que suele incluir un trabajador social (fig. 4.9).
- Está formado por varias organizaciones (fig. 4.10) y puede incluir servicios sociales, sanitarios, educativos, voluntarios, organizaciones de voluntarios y grupos de apoyo formados por padres.
- Su objetivo es proporcionar un servicio coordinado con una buena comunicación entre las organizaciones que lo componen para satisfacer las necesidades funcionales de los niños.
- Centra sus esfuerzos en los niños preescolares con dificultades moderadas o graves, pero puede tener recursos para ayudar a los niños con problemas más leves.
- Puede monitorizar las necesidades y proporcionar apoyo multidisciplinario hasta la edad de abandonar el colegio (16-19 años).
- Conserva un registro de los niños con discapacidad y necesidades especiales (que puede ser útil para los servicios sociales, aunque está aumentando la tendencia de que haya un único registro de necesidades especiales de todas las organizaciones).
- Puede basarse en la comunidad o en el hospital, pero se da importancia a las necesidades del niño dentro de la comunidad (el hogar, la guardería, el colegio), independientemente de su localización.
- Suele designar un trabajador en concreto a cada niño para facilitar el acceso de los padres a la información y los servicios que su hijo pueda necesitar.

Hay que destacar:

- El diagnóstico.
- La evaluación de las habilidades funcionales.

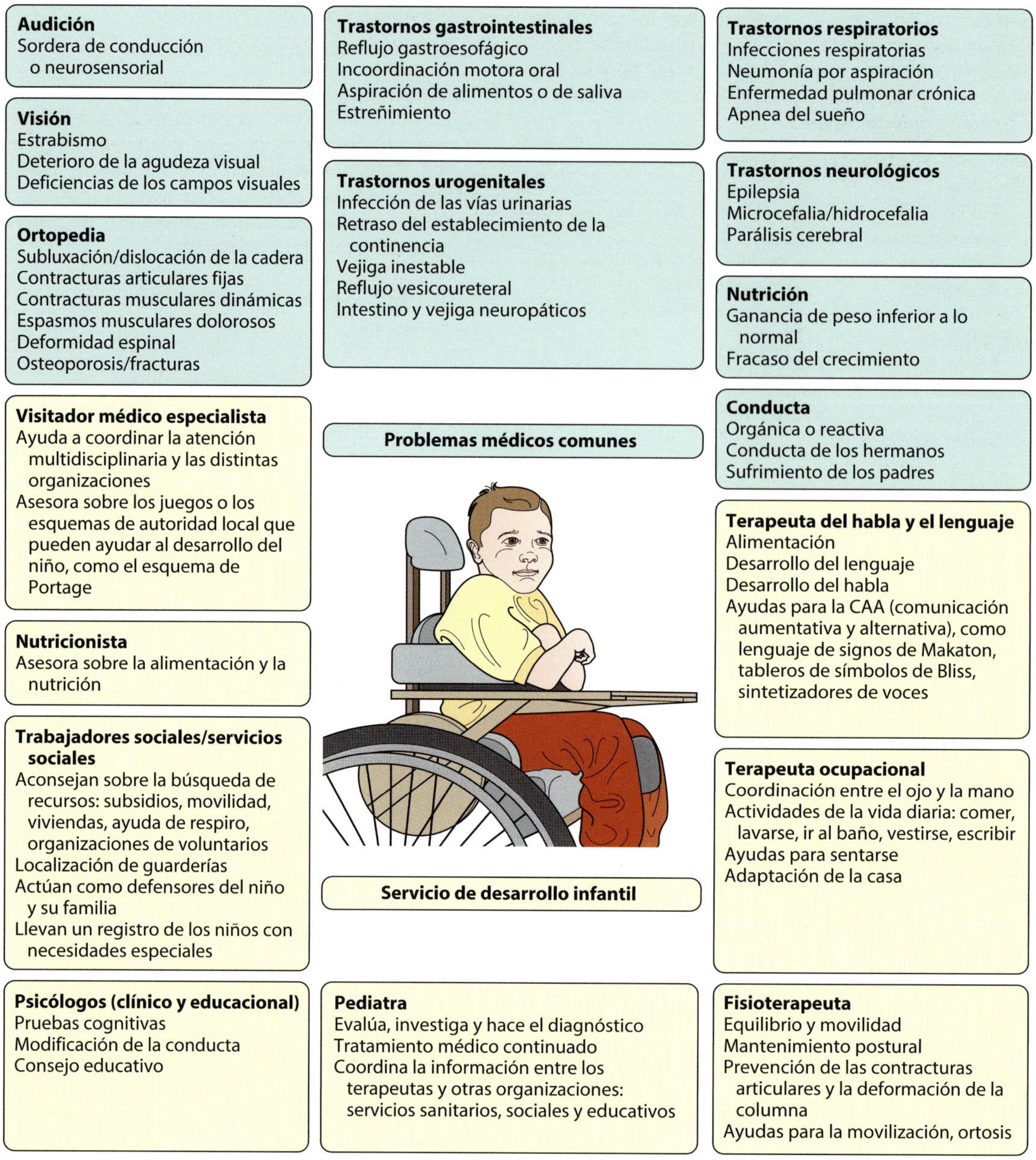

Figura 4.9 Resumen de los trastornos médicos comunes y profesionales sanitarios más importantes del servicio de desarrollo infantil que se encarga de atender a los niños con problemas del desarrollo.

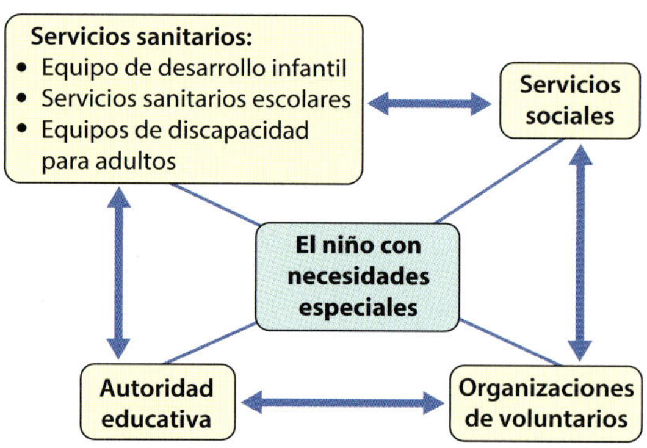

Figura 4.10 El apoyo de los niños con necesidades especiales procede de las prestaciones integradas de los servicios sanitarios y sociales, de las autoridades educativas locales y de las organizaciones de voluntarios.

- El tratamiento.
- Las revisiones regulares.
- Un abordaje coordinado de los cuidados (multidisciplinar, con la participación de varias organizaciones).

Las habilidades funcionales que deben tenerse en cuenta son:

- La movilidad.
- La función manual.
- La visión.
- La audición.
- El habla, el lenguaje y la comunicación, incluyendo las habilidades sociales y de comunicación.
- La conducta, la capacidad social y emocional.
- El autocuidado, incluyendo la continencia.
- El aprendizaje.

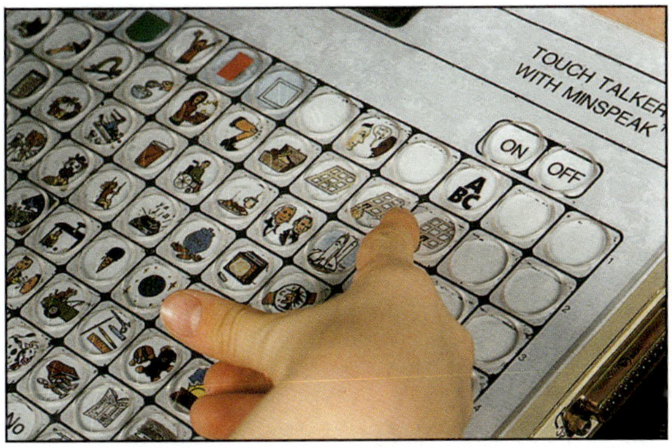

Figura 4.11 Sistema de comunicación por símbolos mediante un tablero de contacto. Este niño con una postura distónica puede, sin embargo, presionar la tecla deseada.

Muchos niños con necesidades especiales tienen problemas médicos activos que requieren investigación, tratamiento y revisión (fig. 4.9). Para que la asistencia esté bien coordinada es vital una buena comunicación interprofesional. A ello ayuda el que todos los profesionales tengan acceso a la historia clínica personal del niño actualizada.

Además de los servicios locales organizados de desarrollo infantil, se necesitan otros servicios especializados en discapacidades neurológicas para:

- La rehabilitación después de una lesión cerebral adquirida.
- Cirugía para la parálisis cerebral, escoliosis.
- Análisis de la marcha.
- Tratamiento de la espasticidad, incluyendo la toxina botulínica.
- Epilepsia que no responde a dos o más anticonvulsivantes o si se produce una regresión cognitiva y conductual grave relacionada con la epilepsia.
- Trastornos complejos de la comunicación, diagnóstico e intervención terapéutica.
- Problemas de aprendizaje complejos mixtos, que suelen cursar con síntomas comórbidos neuropsiquiátricos.
- Proporcionar ayudas para la comunicación (fig. 4.11).
- Deterioro sensitivo, por ejemplo implantes cocleares.
- Servicios para el deterioro visual y auditivo grave.
- Sistemas especiales para sentarse/sillas de ruedas y ortosis (fig. 4.12).
- Tratamiento de los trastornos de la movilidad, por ejemplo baclofeno intratecal.

Es probable que las necesidades vayan cambiando con el tiempo, y debe producirse una transición desde el colegio hasta los servicios para adultos. Debe desarrollarse un plan de cuidados para cada fase teniendo en cuenta las necesidades concretas, y debe compartirse con el niño y la familia, y revisarse con

Resumen

Los niños con problemas del desarrollo y discapacidad:

- Son atendidos por el servicio de desarrollo infantil multidisciplinar.
- Suelen tener necesidades sanitarias complejas.
- Necesitan un seguimiento continuado, ya que sus necesidades van cambiando con el tiempo.
- Su cuidado requiere que exista una coordinación entre su familia y los muchos profesionales implicados, así como una relación estrecha con los servicios educativos y sociales.

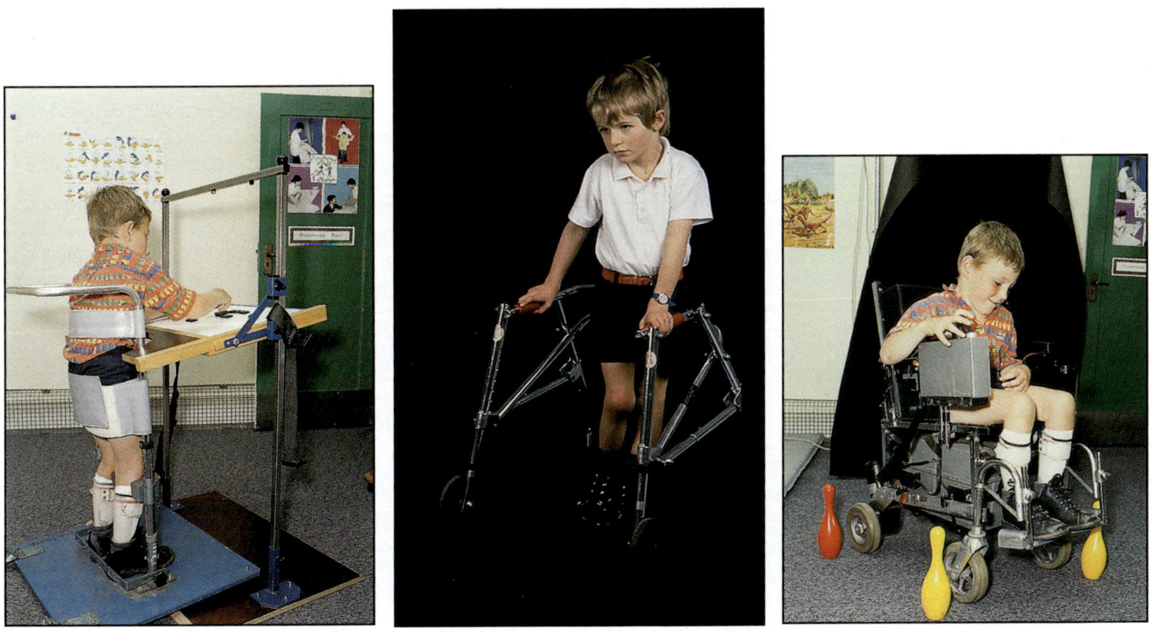

a) b) c)

Figura 4.12 a) Estructura para permanecer de pie que permite que un niño con parálisis cerebral mantenga esta postura. **b)** Un niño con parálisis cerebral atetósica puede andar con ayuda de un aparato. **c)** Un niño de 6 años con espasticidad de las cuatro extremidades puede conducir su silla de ruedas eléctrica. (Reproducida de Newton R, *Color Atlas of Pediatric Neurology*, Mosby-Wolfe, Londres, 1995.)

regularidad. Durante toda la infancia, la frecuencia de los contactos con los servicios especializados es variable. La colaboración entre los distintos servicios es vital para desarrollar un sistema adaptado al niño y a la familia.

Educación

En Inglaterra y Gales, las Education Acts y el Code of Practice de 2000 han garantizado los derechos de los niños con necesidades educativas especiales a recibir una educación adecuada a sus necesidades. Esto incluye el derecho a la integración en la escuela normal siempre que sea posible. Las autoridades educativas tienen el deber de identificar a los niños con necesidades educativas especiales que precisan recursos adicionales.

El reconocimiento inicial de que un niño puede tener necesidades educativas especiales puede proceder de la fase preescolar, en la que el niño presentó un retraso del desarrollo global o específico, o problemas médicos concretos, o bien detectarse cuando el niño ya está en edad escolar. Cuanto antes se identifique el problema, más oportunidades para progresar tendrá el niño. Este reconocimiento lleva a la notificación formal a la autoridad educativa local. La notificación en edad preescolar suele corresponder a un pediatra. En los niños en edad escolar, la notificación la hacen los profesionales de la educación.

El Code of Practice de 2000 indica que las necesidades de los alumnos pueden clasificarse en una de las siguientes áreas:

- Cognición y aprendizaje.
- Comunicación e interacción.
- Desarrollo conductual, emocional y social.
- Necesidades sensitivas y/o físicas.

Una vez que se ha identificado que un niño tiene necesidades educativas especiales, un coordinador de necesidades educativas especiales que pertenece al personal educativo debe elaborar un plan educativo individualizado para el niño dentro del colegio o la guardería, o buscar ayuda de servicios externos, por ejemplo psicología educacional.

Si las necesidades del niño no pueden satisfacerse a través de los recursos de que disponen normalmente las guarderías y los colegios, se pedirá a las autoridades educativas locales que realicen una valoración oficial de las necesidades educativas del niño. Esto puede dar lugar a una «Declaración de necesidades educativas especiales», en la cual se identifica la ayuda adicional que ha de recibir el niño, y que debe revisarse una vez al año. Los padres también pueden solicitar esta evaluación.

Aunque el niño pueda integrarse en el sistema educativo normal, suele ser preferible que los que tienen dificultades de aprendizaje graves, y a veces los que tienen problemas físicos, sensitivos, de comunicación o de conducta graves, acudan a escuelas o unidades especiales. Muchos de los que asisten a programas educativos especiales tienen necesidades de ayuda terapéutica (fisioterapia, terapia ocupacional y del habla/lenguaje), así como de recursos de enseñanza especializada. El apoyo a las necesidades relativas a la conducta de estos niños lo puede proporcionar un psicólogo clínico o educativo.

Transferencia de los cuidados a los servicios para adultos

En general, en el RU los servicios para los adultos discapacitados están menos desarrollados que los servicios para niños. Los equipos de discapacidad del aprendizaje de los adultos se encargan de los adultos jóvenes con discapacidades físicas y del aprendizaje graves, pero existen pocos recursos para los que tienen discapacidades del aprendizaje leves o moderadas o los que tienen discapacidades físicas predominantemente. Los problemas principales de los adultos jóvenes con discapacidades son los problemas sociales (atención, vivienda, movilidad, economía, diversión, empleo, orientación genética y sexual). La información sanitaria debe transferirse desde los servicios sanitarios infantiles a los servicios para adultos, para que no tengan que repetirse las pruebas de los trastornos que ya se han identificado claramente.

Derechos de los niños discapacitados

Con independencia de su discapacidad, las aspiraciones y los derechos de los niños deben ser respetados, como exige la Convención de las Naciones Unidas sobre los Derechos del Niño (v. cap. 1). Los avances tecnológicos para mejorar la movilidad, la comunicación y la expresión emocional ayudan a conseguir que las personas discapacitadas alcancen mejor todo su potencial, en vez de quedar relegadas por su discapacidad. Sin embargo, para ello se requieren recursos suficientes y una asistencia experta. Las prominentes figuras públicas que funcionan de una manera eficaz a pesar de sus discapacidades ayudan a que las personas aprecien lo que se puede lograr y sirven como ejemplo a todos los discapacitados.

Lecturas recomendadas

Department for Education and Science 2002 Together from the start: practical guidance for professionals working with disabled children and their families. DfES

Department of Health 2003 National Service Framework for Children, Young People and Maternity Services: Disabled Children and Young People and those with Complex Health Needs. DoH

Hall D, Elliman D 2003 Health for all children, 4th edn. Oxford University Press, Oxford

Hall D, Hill P, Elliman D 1999 The child surveillance handbook. Radcliffe Medical Press, Oxford. *Un manual práctico*

Meggitt C 2006 Child development. An illustrated guide 2nd edn. Heinemann Educational, Oxford

Polnay L 2002 Community paediatrics. Churchill Livingstone, Edinburgh

Internet

National Autistic Society (national recommendations for management of autistic spectrum disorder 2003 and national plan for autism): www.nas.org.uk

5

Cuidados del niño enfermo

La mayoría de los niños enfermos son atendidos por sus padres en el hogar. El tratamiento médico lo administran inicialmente los médicos generales o, en algunos países, los pediatras de atención primaria. La mayoría de los ingresos hospitalarios se hacen en un nivel de asistencia secundaria. Un pequeño número de niños necesitarán asistencia terciaria en un centro especializado, por ejemplo en unidades de cuidados intensivos pediátricos, de cardiología o de oncología. Existen algunos centros nacionales para tratamientos muy poco habituales o complejos, por ejemplo el trasplante de órganos o la cirugía craneofacial (fig. 5.1).

Asistencia primaria

La mayoría de las enfermedades agudas de los niños son leves y transitorias (p. ej., infección del tracto respiratorio superior, gastroenteritis) o fáciles de tratar (p. ej., infección del tracto urinario). Aunque los procesos graves son infrecuentes (fig. 5.2), deben identificarse con rapidez. La situación de los niños enfermos, sobre todo de los lactantes, puede deteriorarse con rapidez y los padres precisan un acceso rápido al médico general o a otros profesionales sanitarios que trabajen en la asistencia primaria, que deben tener un fácil acceso a la asistencia secundaria. Los niños con enfermedades agudas también pueden ser atendidos en centros ambulatorios, o en su propio domicilio por el personal sanitario de urgencias (personal de enfermería entrenado o paramédicos que trabajan en el entorno perihospitalario). También puede obtenerse asesoría médica de un profesional sanitario por teléfono a través de los servicios NHS Direct, a través de Internet mediante NHS Direct Online o a través de los servicios NHS Direct de la televisión por cable. Aunque un médico general atenderá a pocos niños con enfermedades crónicas graves (p. ej., fibrosis quística, diabetes mellitus) o incapacidad grave (p. ej., parálisis cerebral), todos los niños con este tipo de procesos, así como sus familias, necesitarán probablemente una ayuda considerable de todo el equipo de atención primaria.

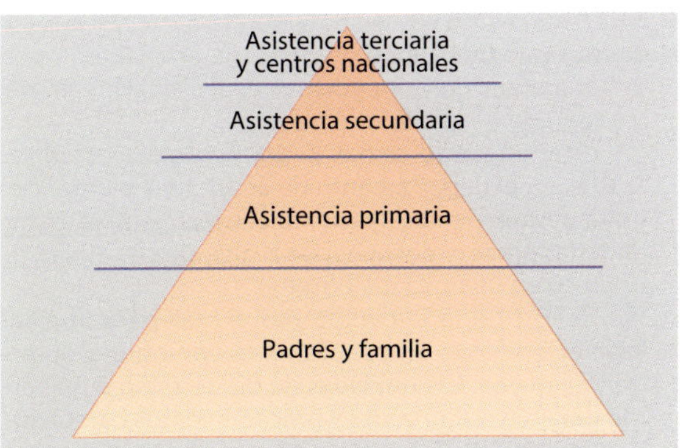

Figura 5.1 Representación esquemática del «iceberg clínico» para administrar cuidados a los niños enfermos. (Adaptada de Comisión Audit, *Children First*, 1993.)

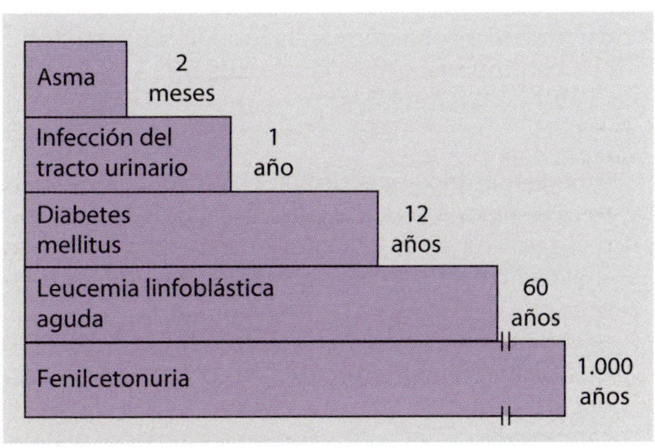

Figura 5.2 Número de años durante los cuales un médico general deberá trabajar para encontrar un caso nuevo de estas enfermedades.

Cuadro 5.1 Servicios que han de estar disponibles para los niños atendidos en un departamento de accidentes y urgencias

Entorno	Personal	Atención médica
Área de espera separada, instalaciones para juegos, áreas de tratamiento y recuperación Acceso de los padres a las salas de exploración, rayos X y anestesia	Personal médico y de enfermería con formación y experiencia en el cuidado y tratamiento de niños Personal no pediátrico entrenado en la comunicación con niños y familias Comunicación efectiva con otros profesionales sanitarios	Equipo de reanimación y de otros tipos especiales para niños Prioridad para el tratamiento inmediato Traslado rápido si es necesario el ingreso hospitalario Políticas de protección infantil Procedimientos y consejos tras la muerte repentina de un niño

Adaptada de *Welfare of Children in Hospital*, HMSO, Londres, 1991.

Asistencia hospitalaria

Accidentes y urgencias

En Inglaterra y Gales, alrededor de 3,5 millones de niños (1 de cada 4 niños) son atendidos cada año en un departamento de accidentes y urgencias. Los servicios que precisan estos niños se muestran en el cuadro 5.1. El número de instituciones que pueden cubrir tales expectativas está aumentando, por lo general con la creación de un departamento de accidentes y urgencias debido a los pacientes pediátricos.

Ingreso hospitalario

En Inglaterra y Gales, 1 de cada 11 niños es ingresado cada año en un hospital, lo que representa el 16% de todos los ingresos hospitalarios. Alrededor del 42% de los ingresos debidos a procesos agudos son atendidos por pediatras, y el resto son casos quirúrgicos (aunque mientras el niño permanezca en el hospital también será atendido por un pediatra, que supervisará todas sus necesidades sanitarias). La mayoría de los ingresos pediátricos los protagonizan los lactantes y los niños pequeños y tienen un carácter urgente, mientras que el máximo número de ingresos quirúrgicos se produce hacia los 5 años, y la tercera parte de ellos son electivos (fig. 5.3). En la tabla 5.1 se enumeran las razones más frecuentes para el ingreso médico.

Aunque los servicios sanitarios primarios y comunitarios para niños han mejorado de forma significativa durante la última década, la tasa de hospitalizaciones ha continuado aumentando (fig. 5.4). Las razones para ello no están claras, pero probablemente comprenden:

- Umbral más bajo para decidir el ingreso; parece existir una mejor demanda del ingreso hospitalario por parte de los padres y del personal médico ante la posibilidad de que la situación clínica del niño se deteriore.
- Reingresos de niños con enfermedades complejas, que probablemente en el pasado hubieran fallecido, pero que ahora sobreviven. Como ejemplos cabe citar a los lactantes con muy bajo peso al nacer procedentes de las unidades de cuidados intensivos neonatales o a los niños con cáncer o fracaso orgánico.

Tabla 5.1 Razones para los ingresos médicos pediátricos en un hospital general de distrito

Respiratorio 31%	Asma 11% ITRS 6% Crup 4% Bronquiolitis 4% Neumonía 3% Amigdalitis 2,5%
Ambientales 22%	Traumatismo craneal 12% Intoxicación 8% Protección del niño 1,5%
Gastroenterología 15%	Gastroenteritis 7% Estreñimiento/incontinencia fecal 2% Dolor abdominal/vómitos 2% Falta de crecimiento 1%
Infección 10%	Infección vírica 6% Septicemia/meningitis 1,5%
Neurología 8%	Convulsiones febriles 3% Epilepsia 3% Crisis de apnea/cianosis 2%
Riñón y tracto urinario 3%	Infección del tracto urinario 2,5%
Otros 11%	

Datos basados en 2.160 ingresos consecutivos en el Pinderfields Hospital, Wakefield. Cortesía del Dr. Roddy MacFaul.

Se están haciendo grandes esfuerzos por reducir el porcentaje de ingresos y la duración de los mismos:

- La nueva especialidad de pediatría ambulatoria permite la atención por pediatras especializados sin necesidad de hospitalizar al paciente.
- Se están creando camas pediátricas para estancias cortas en el departamento de accidentes y urgencias para permitir la observación o el tratamiento durante algunas horas, y después dar el alta, sin necesidad de ingreso en una sala del hospital.
- Se ha instituido la cirugía «en el día» para muchas operaciones que antes solían requerir ingreso durante una noche. Las unidades de día se están empleando para realizar pruebas y procedimientos complejos.
- Los hospitales y los centros de atención primaria pueden compartir recursos, como pediatras y otros profesionales sanitarios que pueden visitar al niño en su propio domicilio o en un centro de atención primaria.

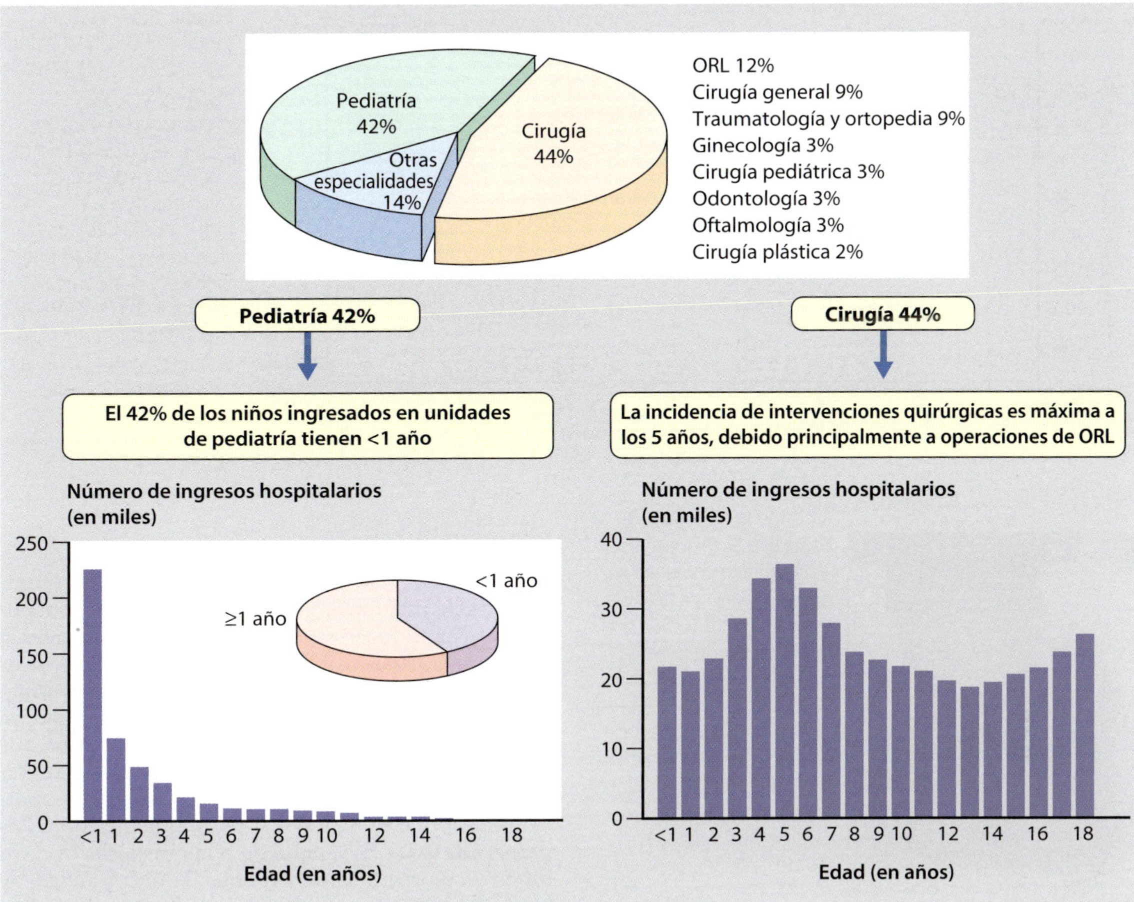

Figura 5.3 Ingresos hospitalarios de niños de 0-18 años en Inglaterra y Gales durante 1990-91. (Adaptada de Comisión Audit, *Children First*, 1993.)

- Los equipos de atención a domicilio intentan suministrar asistencia al niño en el hogar, reduciendo así la necesidad de ingreso y la duración de la estancia en el hospital. La mayoría de los equipos están formados por enfermeras pediátricas comunitarias, pero algunos incluyen a médicos. Estos equipos pueden cubrir todos los aspectos de la atención pediátrica en una determinada zona o estar especializados en enfermedades específicas, por ejemplo en la fibrosis quística o en las neoplasias, por lo general en conexión con un centro de referencia terciario. Los problemas que estos equipos atienden en el hogar son:
  - Cambio de vendajes quirúrgicos y cuidado de los quemados.
  - Control habitual de enfermedades crónicas, como diabetes mellitus, asma y eczema, y suministro de ayuda a las familias de los pacientes.
  - Procedimientos especializados, por ejemplo oxigenoterapia, infusiones a través de un catéter venoso central (antibióticos, quimioterapia) o diálisis peritoneal.
  - Control del dolor y otros síntomas, y apoyo emocional para los niños con enfermedades terminales (fig. 5.5).

Algunos equipos proporcionan un servicio de «hospital a domicilio» para niños con enfermedades agudas con el fin de evitar la hospitalización.

Ingreso hospitalario de los niños:
- **Debe evitarse siempre que sea posible.**
- **La mayoría de los ingresos pediátricos los protagonizan los lactantes y los niños pequeños; los ingresos quirúrgicos se producen durante toda la infancia.**

Niños hospitalizados

Los niños sólo deben ser hospitalizados cuando no es posible atenderlos adecuadamente en sus domicilios. El hecho de sacar a un niño de su entorno familiar e ingresarlo en una sala extraña provoca estrés y temor tanto en el paciente como en los padres y familiares. Los niños enfermos o con lesiones pueden sufrir una regresión de su conducta y comportarse como si tuvieran menos edad de la que realmente tienen. También altera la vida diaria de la familia, sobre todo la de los hermanos, que seguirán necesitando cuidados en el hogar y traslado a la guardería o al colegio.

Asistencia centrada en la familia

La asistencia en el hospital debe tener en cuenta al niño y también a la familia. Los padres y los hermanos deben participar en el cuidado del paciente, que debe ser adecuado a la madurez física y emocional y a las necesidades del mismo. Hay que adoptar una estrategia

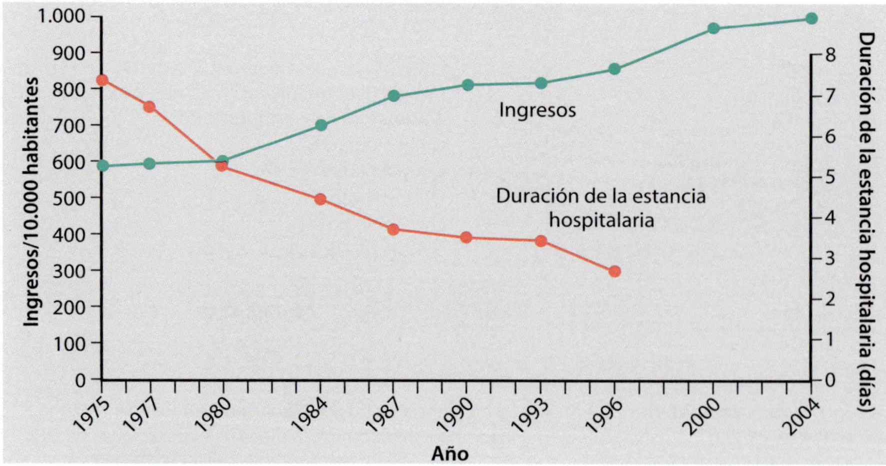

Figura 5.4 Tasas de ingresos hospitalarios de los niños de 0-14 años en Inglaterra. Se ha producido un marcado incremento de la tasa de ingresos pediátricos, mientras que la de ingresos quirúrgicos ha disminuido ligeramente. Se ha producido en ambos tipos de ingresos una marcada reducción de la duración media de la estancia hospitalaria. (Adaptada de Comisión Audit, *Children First*, 1993.)

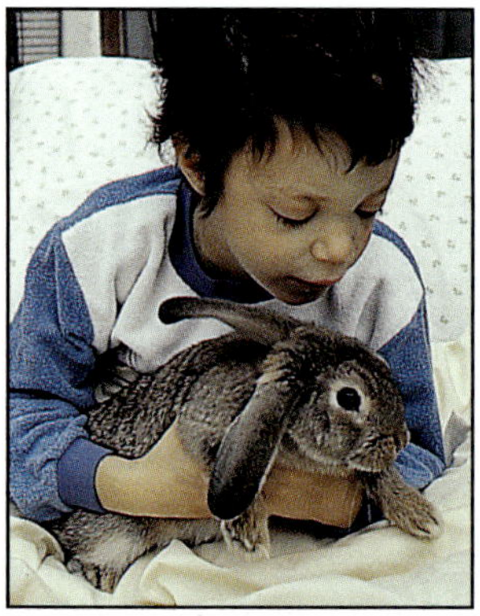

Figura 5.5 Proporcionar asistencia terminal en el hogar. Aunque esta niña necesitaba infusión subcutánea de morfina para controlar el dolor causado por una neoplasia, pudo permanecer en su hogar y disfrutar jugando con su conejo. (Con el amable permiso de sus padres y de la Dra. Ann Goldman.)

holística para atender al niño y a la familia, en vez de centrarse sólo en el problema médico. Los niños pequeños pueden interpretar como un castigo el dolor que experimentan en el hospital, así como la separación de su hogar y de los padres. Por lo general, el sufrimiento que produce la separación de la madre es mayor en los niños pequeños, y aumenta con la duración de la estancia y con la frecuencia de los reingresos. Se debe animar a los padres de los lactantes y los niños pequeños a que pasen la noche con ellos y a que sigan suministrando el mismo cuidado y apoyo que proporcionaban en el hogar. Los padres son quienes mejor conocen la conducta y los hábitos del niño, y hay que prestar la debida atención a sus preocupaciones o comentarios. Muchos padres aprenden con rapidez a realizar algunas de las tareas de enfermería que necesitan sus hijos, como la alimentación con sonda. Se precisa una buena comunicación entre el personal sanitario y los padres para establecer un plan de responsabilidades en el cuidado del niño. De ese modo, se evita que los padres se sientan presionados a aceptar responsabilidades no deseadas o sean ignorados e infravalorados por el personal del hospital. Los padres deben poder quedarse con sus hijos por las noches.

Entorno orientado al niño

Los niños deben recibir atención en una sala pediátrica. Los adolescentes deben estar con otros pacientes de la misma edad, y no compartir salas para lactantes o adultos. Hay que facilitar educación y oportunidades para el juego.

Información y apoyo psicosocial

Se debe proporcionar información detallada, suministrada de una forma personal, preferentemente por escrito y en todos los idiomas necesarios. El personal ha de mostrarse sensible a las necesidades específicas de la familia, de acuerdo con sus características sociales, educacionales, culturales y religiosas. El equipo de la sala debe incluir especialistas en juegos, que pueden ayudar a los niños a comprender sus enfermedades y tratamientos a través del juego. Se proporcionará apoyo emocional y psicológico a todas las partes afectadas. Si se trata de un ingreso electivo, los niños y sus familias deben tener la oportunidad de hacer una visita previa al hospital, donde se les informará de los detalles del tratamiento propuesto a un nivel adecuado.

Personal experto

En el hospital, los niños deben ser atendidos por personal médico, de enfermería y auxiliar especialmente entrenado. Todos los niños ingresados en un hospital deben ser supervisados por un médico o cirujano especializado en pediatría. Los niños son sólo una proporción relativamente pequeña del número de pacientes atendidos por las especialidades quirúrgicas, por lo que los cirujanos y anestesistas deben tratar a un número suficiente de niños para mantener sus capacidades actualizadas. Debe existir una «enfermera designada» responsable de la planificación y coordinación de la atención que suministran otras enfermeras, a efectos de asegurar que las familias reciben toda la información necesaria, y que actúe como enlace con el personal encargado del alta y de la atención posterior al alta.

Asistencia multidisciplinaria

El tratamiento con éxito de los trastornos pediátricos suele basarse en una red de asistencia multidisciplinaria, en la que todos los profesionales actúan conjuntamente, como un equipo coordinado. Si el equipo se rompe, sobre todo en temas complejos como la protección infantil, las consecuencias pueden ser desastrosas para el niño, la familia y los profesionales afectados. Los psiquiatras infantiles, el equipo pediátrico de la comunidad y los servicios sociales son importantes componentes de ese equipo.

Asistencia terciaria

Puesto que el número de niños que requieren asistencia terciara es relativamente pequeño, se concentra en centros especializados. Cada vez más, el centro está relacionado con varios hospitales generales de distrito para formar una red sanitaria. Estos centros tienen la ventaja de contar con un amplio rango de especialistas, no sólo con el personal médico, sino también de enfermería y otros profesionales sanitarios, así como con servicios diagnósticos y otros servicios. Un inconveniente es que suelen estar a bastante distancia del lugar donde vive el niño y que la estancia en el hospital puede ser larga, por ejemplo después de un trasplante de médula ósea. Debe proporcionarse un lugar donde puedan acomodarse los padres. Los recursos compartidos entre los centros terciarios y los hospitales locales se han diseñado para reducir al mínimo la necesidad de que los niños tengan que desplazarse hasta un centro especializado. Por ejemplo, un niño con una neoplasia podría ser atendido en un centro terciario para realizar la evaluación diagnóstica y el tratamiento iniciales, y posteriormente para el tratamiento especializado y las revisiones periódicas, pero un hospital local podría proporcionarle gran parte del tratamiento de mantenimiento, y el personal de enfermería a domicilio especializado podría vigilar su estado de salud y realizarle los análisis de sangre y otras pruebas con regularidad.

Resumen

A los niños hospitalizados se les debe proporcionar:

- Asistencia centrada en la familia: un abordaje holístico para la familia, que los padres puedan estar con el paciente y proporcionarle sus cuidados.
- Un entorno orientado al niño: adaptado a la edad del niño y que disponga de medios para la educación y el juego.
- Información y apoyo psicosocial: información oral y escrita para los padres y el niño.
- La oportunidad de expresar sus opiniones y sus temores, si son lo bastante mayores.
- Personal experto: entrenado especialmente para atender a los niños.
- Asistencia multidisciplinaria.
- Acceso a un centro terciario: que comparta recursos con un hospital local y los centros de atención primaria.

Dolor

Es fácil ignorar o infravalorar el dolor de los niños. Desde un punto de vista ideal, el dolor debe ser anticipado y prevenido.

Dolor agudo

Este tipo de dolor puede deberse a:

- Lesión tisular, por ejemplo quemaduras o traumatismos.
- Enfermedad, por ejemplo crisis drepanocítica.
- Procedimientos médicos, pruebas o intervenciones.
- Cirugía.

Dolor crónico

En los niños, el dolor intenso crónico puede ser consecuencia de algunas enfermedades, como las neoplasias o la artritis idiopática juvenil (artritis crónica juvenil). Es más frecuente el dolor intermitente, de intensidad leve a moderada, como la cefalea o el dolor abdominal recidivante.

Los niños mayores pueden describir la naturaleza y la intensidad del dolor que sienten. En los pequeños es más difícil valorarlo. Se suele acudir a la observación y la impresión de los padres, y existen varios instrumentos de autoevaluación diseñados para los niños mayores de 3 años (fig. 5.6).

Tratamiento

En el cuadro 5.2 se enumeran los métodos que se aplican para controlar el dolor, cuyos objetivos consisten en evitarlo o mantenerlo en el mínimo. Cuando sea posible, debe darse una explicación adaptada a la edad del niño y tranquilizarle; sin embargo, es fundamental no mentirle, ya que entonces no creerá lo que se le diga en el futuro. Las técnicas de distracción, como hacer burbujas, contar historias, jugar con juguetes familiares o jugar con el ordenador, así como la participación de expertos en juegos entrenados, pueden tener mucho éxito reduciendo el dolor en los niños. Algunos niños desarrollan preferencias por un sitio de punción venosa en particular o una técnica de distracción, y hay que adaptarse a ellas tanto como sea posible.

En el dolor causado por procedimientos médicos menores, como la punción venosa o la inserción de una cánula intravenosa, se pueden utilizar la explicación o la anestesia tópica. En los procedimientos más dolorosos, como suturar una herida, puede ser útil usar también y de forma adecuada fármacos inhalatorios como el óxido nitroso (gas de la risa) o sedantes suaves junto con el alivio del dolor, por ejemplo

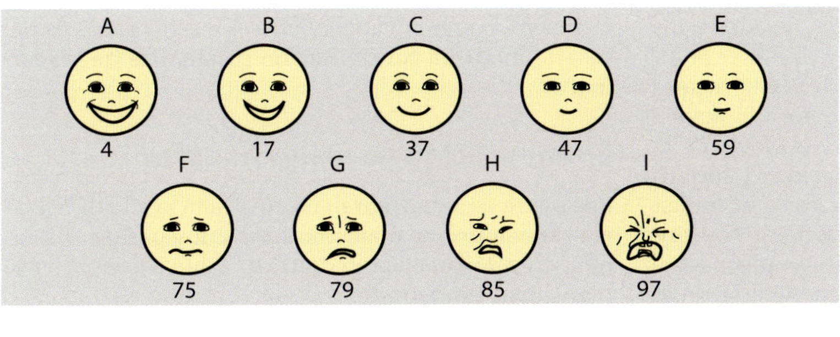

Figura 5.6 Ejemplo de sistema de puntuación para valorar el dolor de los niños, donde «0» representa la felicidad extrema y «100» representa la tristeza extrema. (De McGrath P A, DeVeber L L, Hearn M T: Multidimensional pain assessment in children. En Fields H, Dubner R, Cervero F (eds.): *Advances in Pain Research and Therapy*, Raven Press, Nueva York, 1985; págs. 387-393.)

Cuadro 5.2 Estrategias para controlar el dolor

Explicación e información

Psicología, por los padres, el médico, la enfermera o un especialista en juegos
Conductual
Distracción
Hipnosis

Médica
Local: crema anestésica, infiltración local, bloqueos neurales, calor o frío, fisioterapia, estimulación nerviosa eléctrica transcutánea (ENET)
Analgésicos:
Suaves: paracetamol, AINE
Intermedios: codeína, AINE
Fuertes: morfina
Sedantes y anestésicos:
Midazolam intranasal, óxido nitroso, anestesia general
Antiepilépticos y antidepresivos para el dolor neuropático

Vías para administrar los analgésicos: oral si es posible; en otro caso, intravenosa, subcutánea o rectal.
AINE, Antiinflamatorios no esteroideos.

midazolam intranasal. En los procedimientos más invasivos, como la broncoscopia, hay que administrar anestesia general.

El dolor postoperatorio se puede reducir en gran medida mediante infiltración local de la herida, bloqueos neurales y analgésicos postoperatorios. En el pasado había reparos ante el hecho de administrar morfina para el dolor intenso de los niños, debido al temor a deprimir la respiración. Esta complicación no debe producirse si la morfina se administra a dosis adecuadas, bajo supervisión de enfermería y en niños con un patrón respiratorio normal. En los niños mayores, la morfina intravenosa puede utilizarse con un sistema de suministro controlado por el paciente, y en los pequeños con un sistema controlado por la enfermera.

El dolor debe anticiparse y prevenirse en vez de tratarse.

Prescripción de fármacos

Existen marcadas diferencias entre los niños y los adultos en lo referente a la absorción, la distribución y la eliminación de los fármacos.

Absorción

Las fórmulas orales de los fármacos se pueden administrar en forma de líquidos a los recién nacidos y los lactantes. Sin embargo, no es posible garantizar la ingesta, y la absorción resulta impredecible, ya que puede verse afectada por el vaciamiento y la acidez del estómago, la motilidad intestinal y el efecto de la leche en el estómago. En los recién nacidos y lactantes con enfermedad aguda, los fármacos se administran por vía intravenosa para asegurar unas concentraciones sanguíneas y tisulares fiables y adecuadas. Las inyecciones intramusculares deben evitarse en lo posible, dada la pequeña masa muscular disponible para la inyección, el carácter variable de la absorción y el dolor que provoca la inyección. Con algunos fármacos se puede emplear la vía rectal, cuya absorción es más fiable, pero esta ruta apenas se utiliza en el Reino Unido (RU). Puede producirse una absorción sistémica significativa a través de la piel, sobre todo en los lactantes prematuros. Esta absorción se puede utilizar en ocasiones con fines terapéuticos, pero lo más habitual es que suponga una causa de toxicidad, como la absorción de alcohol y yodo de las soluciones limpiadoras que se aplican a la piel.

A los niños pequeños les resulta difícil deglutir las tabletas y precisan una fórmula líquida. La mayoría de estas soluciones carecen de glucosa. El hecho de persuadir a los niños para que tomen la medicación representa un problema habitual, especialmente si el preparado tiene un sabor desagradable. El cumplimiento mejora con preparados que permitan la administración una o dos veces al día y con los regímenes más sencillos.

Distribución

El agua es el componente más importante del cuerpo de los recién nacidos (80%), por encima del los niños mayores o los adultos (55%). Los fármacos que se distribuyen en el líquido extracelular requerirán una dosis mayor, en relación con el peso corporal, en los lactantes que en los adultos. Dado que el volumen de líquido extracelular está relacionado con el área de la superficie corporal, este parámetro se emplea cuando se necesita una exacta dosificación del medicamento, como en el caso de los citotóxicos. Cuando los fármacos tienen un elevado margen de seguridad, las dosis se expresan por kilogramos de peso corporal o en función de la edad, asumiendo un tamaño corporal medio del niño. Las dosis basadas en el peso no deben extrapolarse a los niños mayores, ya que la dosificación sería excesiva.

El nivel plasmático de proteínas es bajo durante los primeros meses de vida. Una proporción mayor de los fármacos permanecerá libre y farmacológicamente activa. En los lactantes ictéricos, la bilirrubina puede competir con algunos fármacos, por ejemplo con las sulfamidas, por los sitios de unión disponibles en la albúmina, por lo que estos fármacos no deben utilizarse en esta situación.

Eliminación

La biotransformación de los fármacos se reduce en los recién nacidos, dada la inmadurez de los sistemas enzimáticos microsomales hepáticos. Ello da lugar a la prolongación de la semivida de los fármacos metabolizados en el hígado, como la teofilina. La baja tasa de filtración glomerular reduce la excreción renal, con el consiguiente incremento de la semivida de algunos fármacos, como la vancomicina. En estos casos es necesario medir la concentración plasmática de los fármacos.

Comunicación de malas noticias

Los médicos se enfrentan con frecuencia a la difícil tarea de comunicar malas noticias a los padres y a los niños. En la práctica pediátrica, esta situación suele plantearse en casos de:

Resumen

Con respecto a la prescripción de fármacos a los niños:

- En los lactantes y los niños pequeños, las fórmulas orales deben administrarse en forma líquida.
- Generalmente se prescriben por kilogramo de peso corporal, pero debe comprobarse la dosis máxima.
- Deben evitarse los fármacos por vía intramuscular siempre que sea posible.
- Es fácil equivocarse al calcular la posología de los fármacos intravenosos, ya que varía mucho en los niños debido a que tienen tamaños distintos y a que suele ser necesario diluir el fármaco; dos miembros del personal entrenados deben comprobar todas las dosis y diluciones de forma independiente.
- Para aumentar el cumplimiento utilice fórmulas que necesiten administrarse el menor número de veces posible al día.
- Compruebe siempre la posología de los fármacos en el BNF (British National Formulary) para niños.

- Anomalía congénita grave, por ejemplo un trastorno cromosómico.
- Diagnóstico de un proceso incapacitante, como parálisis cerebral, enfermedad neurodegenerativa o anomalía intracraneal grosera en la ecografía del lactante prematuro.
- Enfermedad grave, como meningitis o neoplasia, o un accidente, como traumatismo craneal.
- Muerte repentina de un niño, por ejemplo síndrome de muerte súbita del lactante (SMSL).

Entrevista inicial

La forma en que se realiza la entrevista inicial es muy importante. Puede tener una gran influencia en la capacidad de los padres para afrontar el problema y en su relación con los profesionales sanitarios. Es frecuente que los padres recuerden durante muchos años los detalles de la entrevista inicial, en la que fueron informados de que su hijo tenía un problema grave. En el caso de enfermedades potencialmente letales, los padres han valorado sobre todo la información abierta, comprensiva, directa y sin interrupciones, con el tiempo suficiente para que los médicos repitieran y aclararan la información y para que los padres hicieran preguntas (cuadro 5.3).

Cuadro 5.3 Forma en que los padres desean ser informados del diagnóstico de una enfermedad grave

Entorno
En privado
Sin interrupciones
Sin prisas
Presencia de ambos padres (o amigo/familiar) si es posible
Médico con experiencia
Presencia de enfermera o trabajador social

Establecimiento del contacto
Averiguar lo que la familia sabe o sospecha
Respetar la vulnerabilidad de la familia
Utilizar el nombre del niño
No evitar mirarles a los ojos
Mostrarse directo, abierto, comprensivo

Proporcionar información
La flexibilidad es esencial
Describir en vez de evitar las malas noticias
Nombrar la enfermedad
Describir los síntomas relevantes para la situación del niño
Comentar la etiología: los padres suelen desear conocerla
Anticipar y responder las preguntas. No evitar los temas difíciles porque se piense que los padres no van a preguntar

Explicar el pronóstico a largo plazo
Si es probable que el niño fallezca, escuchar las preocupaciones sobre el momento, el lugar y la naturaleza de la muerte
Describir los apoyos/tratamientos disponibles

Valorar los sentimientos
Estar preparado para tolerar las reacciones de shock, en especial la ira o el llanto
Reconocer la incertidumbre
¿Cómo puede afectar a la familia la enfermedad?
¿Qué y cómo se debe decir a los otros hijos, a los familiares y a los amigos?

Conclusión de la entrevista
Comprobar que los padres han comprendido
Aclarar y repetir
Reconocer la dificultad de los padres para absorber toda la información
Mencionar sistemas de apoyo
Si se dispone de él, dar a los padres un teléfono de contacto
Proporcionar la dirección de grupos de autoayuda

Seguimiento
Ofrecer seguimiento rápido
Sugerir a los familiares que preparen sus preguntas para la próxima cita
Asegurar la adecuada comunicación del contenido de la entrevista a:
- Otros miembros del personal
- Médico general y visitador sanitario
- Otros profesionales, por ejemplo el pediatra que envió al niño

Adaptado de Woolley H, Stein A. Forrest G C, Baum J D, 1989 Imparting the diagnosis of life-threatening illness in children. *British Medical Journal* 298: 1623-1626.

Alta del hospital

Los niños deben ser dados de alta en el hospital en cuanto sea clínica y socialmente adecuado. Aunque cada vez existe más presión para reducir al mínimo la duración de la estancia hospitalaria, ello no justifica la aceleración de los procedimientos al planificar el alta. Antes de ello, los padres y los niños deben ser informados de:

- La razón del ingreso y las posibles implicaciones futuras.
- Los detalles de la medicación y otros tratamientos.
- Cualquier anomalía clínica que deba llevarles a buscar asistencia sanitaria, y la forma en la que se puede obtener esa ayuda.
- La existencia de grupos de autoayuda voluntarios, en los casos adecuados.
- Los temas sobre los que probablemente preguntarán otros miembros de la familia o de la comunidad. Estas preguntas deben ser anticipadas y comentadas por el médico. ¿Qué información se debe dar en la guardería o el colegio, a los cuidadores del niño o a los amigos? ¿Existen implicaciones para la práctica de deportes y de otras actividades?

Además:

- Hay que valorar la idoneidad del hogar, sobre todo si requiere adaptación para responder a necesidades especiales.
- Puede ser necesario el apoyo social, en especial relacionado con la protección del niño.
- Hay que anotar la información médica pertinente en la cartilla sanitaria del niño.
- Debe establecerse quiénes han de ser informados del ingreso y qué información deben recibir. Estos aspectos deben comentarse antes o en el momento del alta. El objetivo consiste en suministrar un servicio ininterrumpido de cuidado, tratamiento y apoyo, con información completa a la familia y a todos los profesionales participantes (fig. 5.7). En el caso de niños con enfermedades o incapacidades crónicas, el proceso se puede facilitar mediante la designación de un trabajador sanitario encargado de coordinar los cuidados.

Ética

Existen muchos aspectos de la pediatría que requieren un buen conocimiento práctico de los principios éticos que subyacen en la práctica de la medicina. Cuando se decide realizar cualquier investigación o tratamiento, se debe poder justificar tal decisión según estos principios y de una forma clara y lógica.

Definiciones de los principios de la ética médica

La ética médica se basa en los principios siguientes:

- *No provocar daños:* no causar perjuicio (psicológico y/o físico).
- *Procurar el bien:* Estos dos principios han formado parte de la ética médica desde el juramento hipocrático.
- *Justicia:* atención justa, equitativa e igual para todos.
- *Respeto a la autonomía:* respeto a los derechos del individuo a tomar decisiones informadas y pensadas por sí mismo de acuerdo con sus capacidades.
- *Veracidad y confidencialidad:* una implicación importante de la autonomía, que también favorece la confianza, esencial para la relación médico-paciente.
- *Responsabilidad:* obligación moral de actuar, a pesar de las consecuencias, según las leyes morales universales, aplicándolas a todos por igual y respetando a las personas como seres individuales.
- *Utilidad:* obligación de hacer el mayor bien posible al mayor número posible de personas.
- *Respeto de los derechos:* demandas morales justificables, como el derecho a la vida, al respeto y a la educación, que imponen unas obligaciones morales sobre otras.

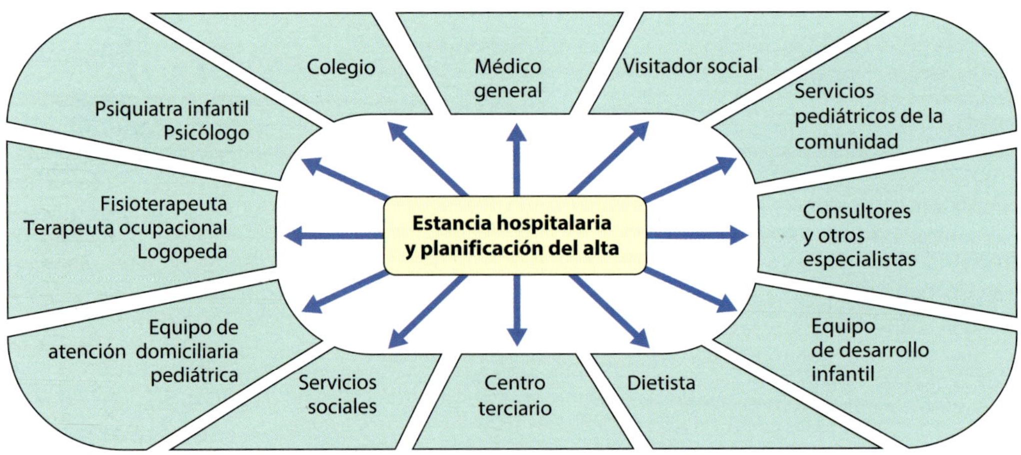

Figura 5.7 Algunos de los profesionales que tal vez deban ser informados, al ingreso o al alta, sobre el niño hospitalizado.

Aplicación de los principios éticos a la pediatría

No hacer el mal

Los niños son más vulnerables al daño. Este daño incluye sufrimiento por temor a los procedimientos, que los niños quizá no puedan expresar verbalmente a causa de su edad. Los médicos pueden causar un perjuicio por falta de capacidad o conocimiento, especialmente si no atienden a niños con frecuencia.

Hacer el bien

El interés del niño es fundamental. En el RU, la importancia del interés del niño fue consagrada por la Children Act (1989) y la Convención de NU sobre los derechos del niño. En ocasiones, el interés del niño puede entrar en conflicto con la autonomía de los padres, por ejemplo cuando un niño precisa tratamiento urgente y los padres no están disponibles de forma inmediata, o cuando se suministran a los trabajadores sociales detalles acerca de una sospecha de abuso infantil.

Justicia

La justicia exige administrar al niño una atención sanitaria completa, incluyendo la prevención de las enfermedades y el acceso igual a los cuidados médicos, aunque existan barreras de pobreza, idioma o incapacidad paterna.

Autonomía

La ley concede a los niños derechos restringidos, aunque cada vez son mayores. Se confía en los padres para tomar decisiones acerca del bienestar de sus hijos, dado que habitualmente desean lo mejor para ellos, aunque pueden existir circunstancias en que éste no sea el caso, por ejemplo cuando existen malos tratos hacia los niños.

Veracidad

En comparación con los adultos resulta más difícil asegurarse de que los niños comprenden lo que les está sucediendo. Por ejemplo, es fácil tranquilizar falsamente a los niños asegurándoles que los procedimientos no les causarán dolor; cuando después comprueben que no es cierto perderán la confianza de cara al futuro.

Consentimiento

El consentimiento válido es necesario para realizar todas las intervenciones médicas, excepto cuando es necesario intervenir de forma urgente para evitar un riesgo grave de lesiones presentes o futuras. Proporciona la autoridad ética y legal para realizar un acto que, de otra forma, podría ser un ataque común o interferir con los derechos de los individuos a decidir qué debe hacerse con ellos (elección autónoma). Para ser válido, el consentimiento debe ser informado y obtenerse libremente de una persona competente. Los médicos tienen el deber de proporcionar la información suficiente para que una persona razonable sea capaz de tomar una decisión, y deben responder todas las preguntas con sinceridad. La información debe transmitirse en un lenguaje claro y comprensible. Según las leyes del RU, la edad legal para consentir un tratamiento médico es de 16 años. Los derechos de los niños de menos de 16 años para dar su consentimiento dependen de su capacidad más que de su edad. Pueden dar su consentimiento para la exploración física y el tratamiento si pueden demostrar que son lo bastante maduros y juiciosos para comprender y valorar la naturaleza y las implicaciones del tratamiento propuesto, incluyendo los riesgos y otras consecuencias alternativas. Esto se conoce como competencia de Gillick.

Cuando un niño carece de la madurez y el juicio para dar su consentimiento, esta capacidad recae sobre la persona que tenga la responsabilidad parental (generalmente uno de los padres naturales o un tutor). En la práctica, sólo se producen problemas cuando existen desacuerdos entre el niño, los padres y los médicos sobre el tratamiento, por ejemplo administrar anticonceptivos a las niñas de menos de 16 años.

Cuando una niña de menos de 16 años de edad solicita anticonceptivos sin que sus padres lo sepan, el personal sanitario puede proporcionárselos si no puede convencerla para que informe a sus padres, si es probable que mantenga relaciones sexuales con anticonceptivos o sin ellos y si es por su bien. Esto se conoce como pautas de actuación de Fraser.

A pesar de estas condiciones, los criterios legales no apoyan a los niños que rechazan un tratamiento que los padres y los médicos consideran que es lo mejor para ellos, especialmente si su finalidad es salvarles la vida o prevenir daños graves, por ejemplo un trasplante de corazón para un niño inteligente de 15 años que tiene una miocardiopatía aguda. Si los desacuerdos no pueden resolverse a través de la negociación o la mediación, o si existen dudas sobre la legalidad de lo que se está proponiendo, debe buscarse consejo legal. Sea cual sea el resultado, deben escucharse las opiniones del niño y explicarle los motivos por los que no se van a tener en cuenta.

Confidencialidad

Los niños tienen el mismo derecho a la confidencialidad que los adultos, independientemente de su capacidad legal. En general, la información personal sobre ellos no debe compartirse sin su consentimiento o acuerdo, a menos que sea necesario para su salud o para protegerlos de un daño grave, por ejemplo, si un niño está sufriendo malos tratos o se sospecha que puede ser así.

Intereses

Una máxima ética y legal generalizada es que los intereses de los niños son de extrema importancia. Por tanto, los médicos tienen la obligación de salvarles la vida, y curar y prevenir sus enfermedades utilizando el tratamiento que suponga el máximo beneficio para el niño a la vez que le cause el menor daño y que respete su autonomía tanto como sea posible. Los padres tienen el deber ético y legal de tomar decisiones en representación de sus hijos, haciendo lo que sea mejor para ellos. Pueden surgir discrepancias sobre qué es lo mejor para los niños y quién debe decidirlo; en estos casos puede ser necesaria la intervención legal, especialmente si se trata de decidir si administrar o no un tratamiento para conservar la vida. Generalmente, los tribunales han apoyado la postura de que, en algunas circunstancias, la carga que supone administrar un tratamiento para mantener la vida supera sus beneficios.

Presentación de un caso
5.1 Septicemia meningocócica

Jack, un niño de 5 años, presenta fiebre y un exantema purpúrico, y usted sospecha que puede sufrir septicemia meningocócica potencialmente mortal. Jack odia las agujas y expresa con claridad que rechaza cualquier tipo de inyección. «No quiero una inyección; vete» es el mensaje, fuerte y claro, cuando intenta extraer sangre, hacer una punción lumbar o insertar una cánula intravenosa permanente para administrar antibióticos. A pesar de todo, contando con la aprobación de los padres, usted continúa y realiza esas intervenciones. No obstante, si Jack tuviera 25 años y expresara con claridad su rechazo a la intervención, a pesar de que usted le pidiese que le concediera permiso y le explicara que el peligro de muerte era real si continuaba negándose, es probable que no pudiera tratarle contra su voluntad, aunque sus padres le pidiesen que lo hiciera.

En contraste con la ética normal en la medicina de adultos, en pediatría no existe la autonomía del paciente (lactantes y niños pequeños), o no está lo bastante desarrollada como para respetarla, cuando la decisión es contraria a lo que las personas adecuadas consideran como el mejor interés del niño. Las decisiones sobre el cuidado médico del niño suelen confiarse a sus padres. ¿Por qué a los padres? La razón es que se conceden a los padres el privilegio y la responsabilidad de tomar las decisiones en nombre de sus hijos debido en gran parte a que es más probable que protejan y favorezcan el interés de los mismos. En la práctica pediátrica se suele asumir que los médicos deben trabajar en estrecha colaboración con los padres y proporcionarles consejo, que éstos pueden aceptar o no. Siempre que sea posible, hay que establecer y mantener una relación de confianza y de respeto mutuos, dado que ello será lo más beneficioso para el niño y hará que la experiencia médica sea mucho mejor para todas las partes interesadas.

Además, debe considerar si habría tomado la misma decisión sobre la realización de una punción venosa extra para una prueba sanguínea especial dentro un proyecto de investigación éticamente aprobado.

En las presentaciones de los casos 5.1 y 5.2 se ilustran algunos de los problemas éticos en la práctica pediátrica.

Ética de la investigación en pediatría

La investigación pediátrica es importante para promover la salud y el bienestar de los niños, y puede proporcionar una evidencia para la práctica. Los niños son diferentes de los adultos en cuanto a su anatomía, fisiología, patrones patológicos y respuesta al tratamiento, pero no se han hecho pruebas en ellos de muchos de los fármacos que se utilizan hoy en día. Sin embargo, es posible que los niños sean más vulnerables a los daños que puede causar una investigación, y hay que protegerles.

Generalmente se diferencia la investigación terapéutica, es decir, cuando hay una intención de beneficiar al sujeto individual, de la investigación no terapéutica, que puede suponer un gran beneficio social pero no tiene la intención de beneficiar al individuo. Sin embargo, las investigaciones que no benefician a los individuos pueden ser éticas siempre que impliquen un nivel de riesgo aceptable.

Cuando un niño tiene una enfermedad determinada, como leucemia linfoblástica aguda, pueden utilizarse los ensayos clínicos asignados al azar para comparar distintos tratamientos. Estos ensayos se justifican desde un punto de vista ético si no existe ninguna razón para creer que uno de los tratamientos es mejor que el otro («equilibrio terapéutico») y si el tratamiento estándar que se utiliza con fines comparativos es el mejor tratamiento que existe en ese momento.

La situación es diferente cuando se propone realizar ciertas pruebas, como análisis de sangre, radiografías o intervenciones quirúrgicas, en un niño normal que participa como control en un ensayo, o con la finalidad de establecer los rangos normales. Pueden tener una justificación ética con tal de que los procedimientos en cuestión no supongan un riesgo mayor que el que generalmente se afronta y se acepta en la vida diaria.

Sea cual sea el tipo de investigación que se va a realizar, deben tenerse en cuenta los siguientes criterios:

- Primero debe haberse realizado la investigación en adultos o en niños mayores.
- El proyecto debe tener una base científica sólida y estar bien diseñado.
- Los investigadores deben ser capaces de realizar la investigación en el tiempo establecido.
- Debe darse información suficiente y de forma comprensible al niño y a su familia para que sean capaces de dar su consentimiento válido para participar en el

Resumen

Ética pediátrica:
- Tanto los padres como los médicos tienen la obligación de hacer lo que sea mejor para el niño.
- Generalmente, las diferencias en cuanto a los puntos de vista pueden resolverse a través de una buena comunicación.
- Si no se resuelven, puede recurrirse a una comunicación más amplia, buscar una segunda opinión sincera e independiente, pedir ayuda al comité ético del hospital o acudir a un tribunal de justicia.
- Los niños mayores que comprenden el tema y tienen una opinión definida sobre lo que debe o no debe hacerse con ellos, tienen cada vez más apoyo ético y legal para poder ejercer su autonomía tanto como sea posible, dependiendo de su capacidad.

Presentación de un caso

5.2 Leucemia linfoblástica aguda, veracidad e interrupción del tratamiento

Jane, una niña de 10 años, sufre leucemia linfoblástica aguda, diagnosticada hace 4 años. Ha experimentado una recidiva, con afectación precoz del sistema nervioso central. La paciente es bien conocida por el personal de la sala de pediatría local, ya que ha presentado cuatro recidivas de la leucemia y ha recibido un trasplante de médula ósea. En opinión del consultor pediátrico ya no es probable que ningún tratamiento consiga curarla. Jane pregunta a uno de los pediatras jóvenes la razón de que sus padres estuvieran tan alterados tras una reciente conversación con el consultor en la que ella no había estado presente. Los padres habían dicho con claridad al personal médico que no deseaban que la niña fuera informada sobre el desfavorable pronóstico, ni sobre la razón por la que no se le administraba más quimioterapia.

Los padres han oído hablar de un nuevo fármaco del que se dice, en algunos informes de Internet, que puede ayudar a este tipo de niños. Sin embargo, el fármaco es muy costoso, hay pruebas de que no atraviesa la barrera hematoencefálica y los médicos consideran que es probable que no sea beneficioso para Jane. Los padres insisten en probar el fármaco.

Los temas éticos que hay que considerar son:
Autonomía. Los padres exigen el derecho a controlar la información que se proporciona a la niña sobre la base de que, a su juicio, es lo mejor para ella.

Veracidad. El personal médico cree que sería incorrecto tranquilizar falsamente a la paciente.

No hacer el mal. Los padres desean evitar el shock que supone para su hija la noticia y la pérdida de la esperanza.

Hacer el bien. El personal médico desea proporcionar un apoyo eficaz a la niña, lo que será difícil si permanece en la ignorancia sobre lo que está alterando a sus padres y cuidadores.

Justicia. ¿Se deben dedicar unos recursos, de por sí escasos, para comprar ese nuevo fármaco? Dado que los padres están desesperados, ¿debe Jane recibir un fármaco que, en opinión del especialista, no la beneficiará?

Interés. ¿Qué es lo mejor para Jane y quién debe decidirlo? ¿Qué importancia debe darse a la opinión de Jane, basada en su propia experiencia de la enfermedad?

En estos casos, la mejor solución suele ser una nueva conversación entre los padres y el personal médico en el que confían. Los padres deberán comprender las mutuas ventajas de adoptar un patrón de comunicación lo más abierto posible. Pueden recibir ayuda de un miembro del equipo para hablar con la niña y escucharla. Los niños suelen comprender más de lo que sus padres piensan.

Los padres casi siempre desean lo mejor para sus hijos. Es probable que la explicación detallada les haga comprender que el mejor interés del hijo puede no ser la búsqueda de nuevos tratamientos curativos, sino aceptar un cambio de objetivos hacia los cuidados paliativos. Tal vez sea útil solicitar la opinión de un segundo especialista independiente, que puede revisar las cuestiones éticas específicas. Si a pesar de todos los esfuerzos para llegar a un acuerdo los padres rechazan el consejo del médico, es preferible dejar que un tribunal de justicia decida si se deben aceptar o no las demandas de los padres.

estudio, por ejemplo, dándoles hojas informativas de una forma y en un idioma adecuados o utilizando traductores independientes.
- Los padres deben tener la oportunidad de retirar a su hijo del ensayo en cualquier momento, sin que suponga ningún perjuicio para ellos.
- El proyecto debe ser revisado y aprobado por un científico independiente y por un proceso ético (Research Ethics Committee).

Pediatría basada en la evidencia

Los clínicos siempre han intentado basar sus decisiones en la mejor evidencia disponible. Sin embargo, estas decisiones se han tomado con frecuencia de una forma intuitiva y expresado como una opinión clínica difícil de generalizar, analizar o contradecir. La práctica basada en la evidencia proporciona una metodología sistemática para que los médicos utilicen con eficacia la mejor evidencia disponible, por lo general procedente de la investigación, con el fin de ayudarlos a resolver los problemas clínicos. La diferencia entre esta metodología y la práctica clínica del viejo estilo radica en que los médicos deben conocer el modo de convertir sus problemas clínicos en preguntas capaces de ser respondidas por la literatura de investigación, y que sepan hacer búsquedas en la literatura con eficacia y analizar la evidencia, utilizando para ello reglas epidemiológicas y bioestadísticas (figs. 5.8 y 5.9). En ocasiones, la mejor evidencia disponible será una revisión sistemática, de alta calidad, de los ensayos controlados aleatorizados, aplicables directamente a un determinado paciente. Para otras cuestiones, la falta de estudios más válidos puede significar que la decisión debe basarse en la experiencia propia sobre un pequeño número de casos similares. El factor importante es que, para cualquier decisión, los clínicos conocen la fuerza de la evidencia y, por tanto, el grado de incertidumbre. Dado que esta metodología requiere que el clínico exponga la evidencia que utiliza, los restantes participantes en la decisión (pacientes, padres, administrativos y otros clínicos) podrán debatir y juzgar tal evidencia por sí mismos.

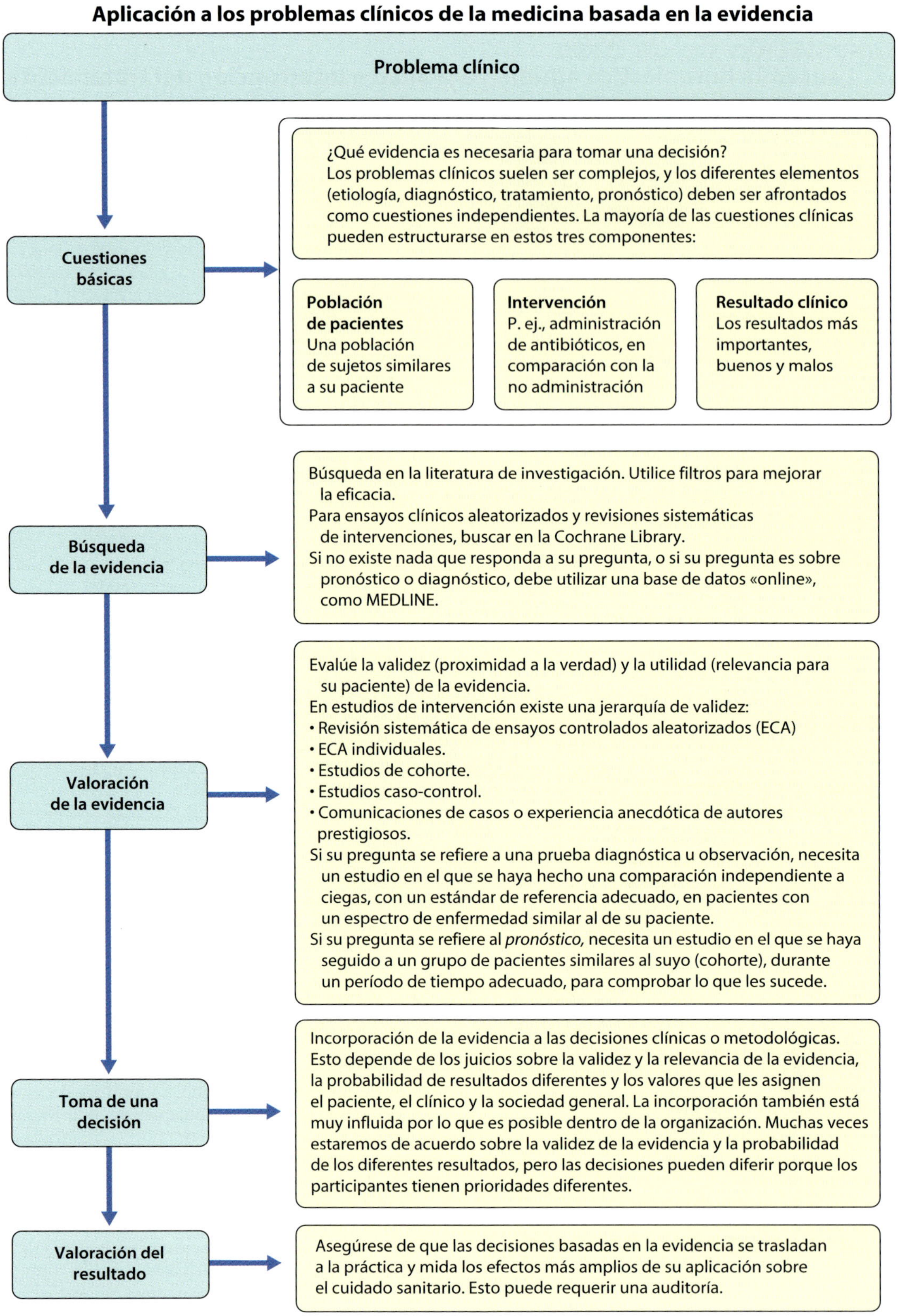

Figura 5.8 Aplicación de la medicina basada en la evidencia a los problemas clínicos.

Ejemplo de la aplicación a un problema clínico de la medicina basada en la evidencia: tratamiento de la otitis media aguda con antibióticos

Problema clínico:
¿Se deben administrar antibióticos a un niño de 3 años con otitis media aguda?

Pregunta básica

Población	Intervención	Resultados
Niños con otitis media aguda	Antibióticos comparados con no tratamiento	Dolor Pérdida de audición Reacciones adversas de los fármacos Otras complicaciones

Búsqueda de evidencias

Cochrane Library: 22 metaanálisis, uno de los cuales corresponde mejor a este niño

Valoración de la evidencia

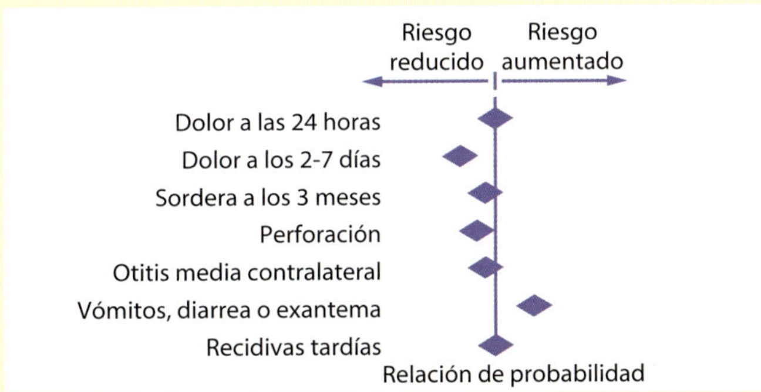

Los antibióticos no tienen efecto sobre el dolor durante las 24 primeras horas, pero disminuyen en un 30% la probabilidad de dolor a los 2-7 días.

Posible reducción de la incidencia de sordera, perforación del tímpano y otitis media contralateral, pero la diferencia no tiene significado estadístico.

Aumento a casi el doble de la probabilidad de diarrea, exantemas y dolor abdominal.

Sin embargo:
- El tamaño de la muestra fue demasiado pequeño para valorar el riesgo de complicaciones graves de la enfermedad (mastoiditis, meningitis) o del tratamiento antibiótico.
- No se ha valorado el posible costo para la sociedad, económico y por resistencia a los antibióticos.

Toma de una decisión

Explicar a los padres que:
- En lo referente al riesgo de dolor a los 2-7 días, sería necesario tratar a 17 niños para que uno de ellos se beneficiara, y no disminuir la sordera.
- Mayor riesgo de efectos secundarios menores.

La decisión de tratar o no depende de la tabla de valores de los padres acerca del dolor y de los efectos secundarios adversos. Un método consiste en suministrar a los padres esta información y una receta de antibióticos, y pedirles que esperen 2-3 días y sólo la utilicen si el niño sigue sin estar bien.

Figura 5.9 Ejemplo de la aplicación de la medicina basada en la evidencia a un problema clínico: antibioterapia para la otitis media aguda.

¿Por qué se debe practicar la pediatría basada en la evidencia?

Existen muchos ejemplos pasados en los que los pediatras han perjudicado a los niños debido a la forma de decisiones no basadas en la evidencia, por ejemplo:

- *Ceguera por retinopatía de la prematuridad.* En la década de 1950, basándose en comunicaciones anecdóticas, muchas unidades neonatales implantaron el cuidado de todos los lactantes prematuros en ambientes con oxígeno adicional, con independencia de que lo necesitaran o no. Aunque esta medida redujo la mortalidad, al no realizarse los ensayos adecuados se tardó varios años en comprobar que también produjo ceguera en muchos miles de bebés, debida a retinopatía de la prematuridad.
- *Consejo de que los lactantes duerman en decúbito prono, con el consiguiente incremento del riesgo de síndrome de muerte súbita del lactante (SMSL).* El consejo que daban los médicos durante las décadas de 1970 y 1980 de colocar a los lactantes en decúbito prono para dormir se basaba en estudios fisiológicos realizados con recién nacidos prematuros, que mostraban una mejor oxigenación en esa postura. Además, las autopsias de algunos lactantes fallecidos por SMSL demostraron presencia de leche en la tráquea, y se asumió que el riesgo de aspirar leche era mayor si el niño permanecía en decúbito supino. Sin embargo, la llegada de evidencias más válidas, procedentes de estudios sobre cohortes y de tipo caso-control, demostró que la postura en decúbito prono de los lactantes nacidos a término se asociaba con un mayor riesgo de SMSL.

La medicina basada en la evidencia permite a los clínicos explicar la probabilidad (o el riesgo) de resultados importantes. Por ejemplo, cuando se comenta con los padres el pronóstico de un niño que ha sufrido una convulsión febril, se puede afirmar que «el riesgo de desarrollar epilepsia es del 1%», en vez de usar frases vagas, como «no es probable que desarrolle epilepsia».

El análisis explícito de la evidencia también se ha hecho más importante al aumentar la asistencia sanitaria por equipos en vez de por individuos. Cada miembro del equipo debe comprender la base racional de las decisiones y la probabilidad de los diferentes resultados, con el fin de tomar sus propias decisiones clínicas y suministrar información coherente a los pacientes y los padres.

¿Hasta qué punto la práctica pediátrica se basa en evidencias sólidas?

Existen dos especialidades pediátricas que cuentan con un cuerpo considerable de evidencias fiables, de gran calidad, para fundamentar la práctica clínica: la

Cuadro 5.4 Ejemplos del nivel de evidencia disponible en pediatría

1. Evidencia clara de los beneficios

Tratamiento de los lactantes prematuros con surfactante

El metaanálisis (v. fig. 10.12) de una revisión sistemática de la Cochrane Library demuestra que la mortalidad disminuye el 40% en los prematuros con síndrome de dificultad respiratoria (SDR) tratados con surfactante, en comparación con el placebo.

Esta evidencia fue obtenida y trasladada a la práctica con rapidez, dado que:

- El síndrome de dificultad respiratoria es una causa frecuente de muerte e incapacidad en la unidad de cuidados intensivos neonatales.
- Existe un mecanismo claramente conocido para el síndrome de dificultad respiratoria: la deficiencia de surfactante.
- El efecto del tratamiento con surfactante se hizo inmediatamente obvio, debido a la menor necesidad de «ventilador al lado de la cuna» poco después de administrar el fármaco.
- Los posibles beneficios y los efectos secundarios se pudieron definir e identificar con claridad.
- Los neonatólogos constituyen un grupo relativamente pequeño de médicos que se reúnen con regularidad; pueden organizarse estudios nacionales e internacionales y sus resultados se divulgan con rapidez.
- Se obtuvo un amplio apoyo financiero y gran participación por parte de la industria farmacéutica.

2. Evidencia clara, pero con necesidad de sopesar los beneficios y los perjuicios

Antibioterapia para los niños con otitis media

Como se muestra en la figura 5.9, existe un cierto equilibrio entre los riesgos y los beneficios.

3. Ausencia de evidencia clara

Manipulación dietética para tratar el estreñimiento

En los niños estreñidos se han utilizado laxantes que aumentan el volumen, como metilcelulosa o plantago ovata. Sin embargo, esta recomendación no se basa en ninguna evidencia clara. No existen ensayos sistemáticos ni estudios controlados aleatorizados sobre el uso de estas sustancias en los niños.

Algunas posibles razones para la falta de evidencias en el tratamiento de esta anomalía tan habitual son:

- El estreñimiento no supone un riesgo para la vida.
- Las causas son multifactoriales y el mecanismo responsable no se ha definido con claridad.
- Se cree que la mayor ingesta de fibra suele tener algunos efectos secundarios, y los clínicos no desean recetarla sin una evidencia clara sobre sus ventajas.
- No existe apoyo por parte de la industria farmacéutica para realizar estudios.
- La agenda de investigación no otorga prioridad a los problemas clínicos de este tipo.

oncología pediátrica y, en menor grado, la neonatología. Los protocolos para el tratamiento de casi todos los niños con cáncer forman parte de ensayos multicéntricos diseñados para identificar el tipo de terapia que proporciona los mejores resultados. Los ensayos son nacionales o, cada vez más, internacionales, e incluyen seguimientos a corto y a largo plazo. En el cuadro 5.4 se enumeran algunos ejemplos de la gama de evidencias disponibles en pediatría. Por lo general, la base de evidencia es más pobre en pediatría que en la medicina de adultos. Las razones para esta diferencia son:

- Porcentaje relativamente pequeño de niños con enfermedades relevantes que requieren investigación y tratamiento. Para superar este inconveniente, son necesarios los ensayos multicéntricos, más difíciles de organizar y más costosos.
- Limitaciones éticas adicionales:
  - La posibilidad de aplicar pruebas adicionales o un tratamiento nuevo a los niños está muy limitada por el hecho de que éstos no pueden dar su consentimiento. Algunos padres temen que la participación de su hijo en un ensayo pueda hacer que reciba un tratamiento inferior al estándar y con efectos secundarios desconocidos.
  - Se duda de la capacidad de los padres para dar un consentimiento informado válido inmediatamente después de que se produzca un problema grave o inesperado, como el nacimiento de un niño prematuro o el diagnóstico de septicemia meningocócica o de meningitis.
- Limitada inversión de la industria farmacéutica en ensayos, ya que el consumo de fármacos pediátricos es insuficiente para justificar el costo y las dificultades éticas de la realización de los estudios. Como consecuencia, alrededor del 50% de los tratamientos farmacológicos pediátricos emplean fármacos no autorizados para este uso («fuera de la etiqueta»).

La consecuencia es que se hacen muchos menos ensayos controlados aleatorizados en pediatría que en la medicina para adultos.

Para que la práctica basada en la evidencia se extienda más, los clínicos han de reconocer la necesidad de plantearse preguntas, sobre todo en relación con los procedimientos e intervenciones habituales. Sin embargo, la medicina basada en la evidencia no es una panacea. Las evidencias indiscutibles son raras y las decisiones clínicas son complejas. A ello se debe que la atención médica la proporcionen clínicos y no técnicos. La atención sanitaria basada en la evidencia no puede modificar esos hechos, pero es esencial para contribuir a que los clínicos puedan tomar decisiones racionales, bien informadas, conjuntamente con sus pacientes. Además, la pediatría basada en la evidencia proporciona un método para que los clínicos expresen sus prioridades de investigación y establezcan por tanto una agenda de investigación relevante para las necesidades del servicio.

Resumen

Pediatría basada en la evidencia:

- Requiere que los problemas clínicos se formulen en forma de preguntas, buscar en la literatura y evaluar las pruebas con el fin de tomar una decisión.
- Está menos desarrollada que en la medicina de los adultos.
- Debe utilizarse siempre que sea posible; sin embargo, las decisiones clínicas son complejas y las evidencias suelen dar información útil para tomar una decisión, pero no determinan la decisión que debe tomarse.

Lecturas recomendadas

Department of Health 2004 National Service Framework for Children, Young People and Maternity Services – Core Standards, Children and Young People who are Ill, Standards for Hospital Services, Disabled Children and Young People and those with Complex Health Needs, The Mental Health and Psychological Well-being of Children and Young People, Maternity Services. Department of Health

Glasziou P P, Del Mar C B, Sanders S L, Hayem M 2007 Antibiotics for acute otitis media in children. The Cochrane Database of Systematic Reviews

Moyer V A, Elliot E J, Davis R L et al 2000 Evidence based paediatrics and child health. BMJ Books, London

Nelson K B, Ellenberg J H 1978 Prognosis in children with febrile seizures. Pediatrics 61:720–727

Internet

Filtros de búsqueda:
http://www.ihs.ox.ac.uk/library/filters.html
www.nelh.nhs.uk/
www.cebm.net/
Medicina basada en la evidencia:
www.tripdatabase.com
www.clinicalevidence.com
www.cochrane.org
Consentimiento:
www.dh.gov.uk/PolicyAndGuidance/HealthAndSocialCareTopics/Consent

6 Urgencias pediátricas

Hay pocas situaciones que provoquen mayor ansiedad que la atención al niño gravemente enfermo. Este capítulo esboza el enfoque básico de su tratamiento.

Los médicos deben ser capaces de proporcionar apoyo vital a los niños de todas las edades, desde los recién nacidos hasta los adolescentes.

El niño gravemente enfermo

La rápida valoración clínica del niño gravemente enfermo debe identificar si el paciente está en riesgo de fallo respiratorio, circulatorio o neurológico. Esta valoración debe hacerse en menos de 1 minuto. En la figura 6.1 se muestran los signos vitales normales, y en la figura 6.2 se muestra cómo realizar una evaluación rápida. Si es necesario, hay que iniciar de inmediato la reanimación, seguida de una valoración secundaria y de la instauración del tratamiento urgente.

El niño gravemente enfermo puede presentarse con shock, dificultad respiratoria, como un niño soñoliento, inconsciente o con crisis convulsivas, o con una urgencia quirúrgica. En la figura 6.4 se enumeran sus causas. En los niños, la clave para obtener un resultado favorable consiste en el reconocimiento precoz y en el tratamiento activo de los procesos potencialmente letales.

Constantes vitales

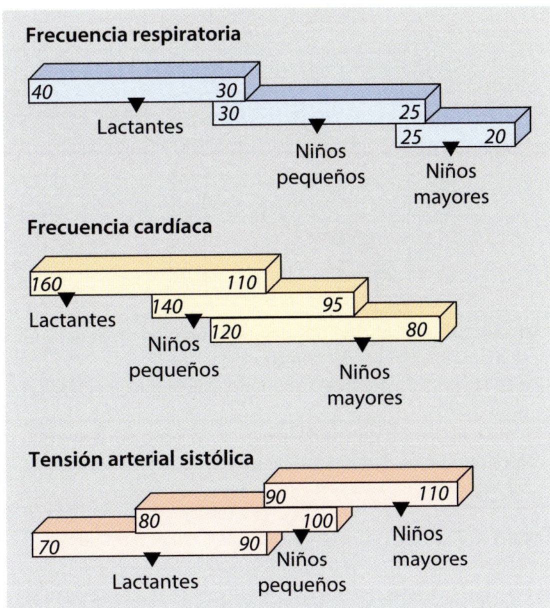

Figura 6.1 Valores normales de frecuencia respiratoria, frecuencia cardíaca y tensión arterial sistólica en relación con la edad.

Resumen

Con respecto a los niños gravemente enfermos:

- Para prevenir la parada cardiorrespiratoria debe reconocerse y tratarse precozmente la dificultad respiratoria y la insuficiencia respiratoria o circulatoria.

Valoración del niño gravemente enfermo

Valoración clínica rápida:
ABCDE
Realizarla en <1 min

Vía aérea y respiración
(**A**irway and **B**reathing)
Observar, escuchar y palpar:
Obstrucción de las vías respiratorias o dificultad respiratoria
Esfuerzo respiratorio
Frecuencia respiratoria
Estridor, sibilancias
Comprobación de entrada de aire por auscultación
Cianosis

Circulación (**C**irculation)
Palpar y evaluar:
Frecuencia cardíaca
Volumen del pulso
Tiempo de llenado capilar (fig. 6.3)
Presión arterial

Incapacidad (**D**isability)
Observar y anotar:
Nivel de conciencia (cuadro 6.1)
Postura-hipotonía, decorticación, descerebración
Tamaño pupilar y reactividad

Exposición (**E**xposure)

→

Reanimación (si es necesaria)

Apoyo vital básico/avanzado
Incluye:
Posición del cuello y la mandíbula
Oxígeno
Succión y eliminación de cuerpos extraños
Respiración asistida
Compresión del pecho
Monitorización de la oximetría del pulso y la frecuencia cardíaca

↓

Valoración secundaria

Historia clínica a:
- Padres
- Testigos
- Médico general
- Personal sanitario no facultativo
- Policía

Examen físico para buscar:
- Evidencia de traumatismo
- Exantemas, como meningococos
- Olores especiales, como acetona, alcohol
- Cicatrices, como cardiopatía congénita subyacente
- Distintivos de alerta médica

Pruebas complementarias
- Glucosa en sangre

↓

Otros tratamientos urgentes

Figura 6.2 Valoración del niño gravemente enfermo.

Tiempo de llenado capilar

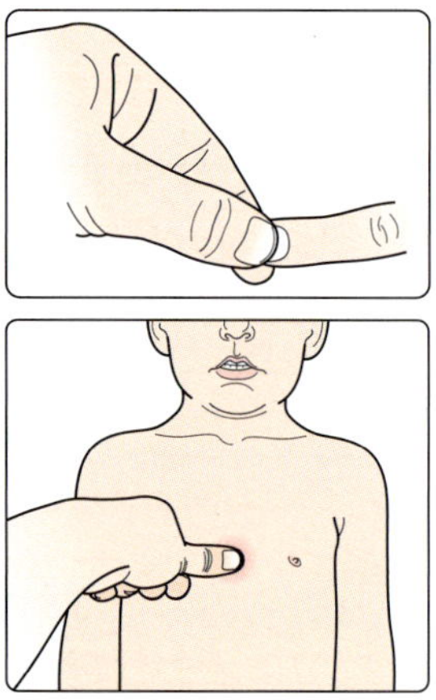

Se hace presión sobre la piel del esternón o en un dedo que se mantiene al nivel del corazón
Se aplica presión durante 5 segundos hasta que la piel se pone pálida
Se mide el tiempo que tarda la piel en volver a ponerse roja
Existe tiempo de llenado capilar prolongado si el tiempo es >2 segundos

Figura 6.3 Tiempo de llenado capilar. Presión digital durante 5 segundos. Normal <2 segundos.

El tiempo de relleno capilar se ve afectado por la exposición corporal a un entorno frío.

Cuadro 6.1 Valoración rápida AVDN del nivel de conciencia. Una evaluación más detallada se obtiene con la escala del coma de Glasgow (v. tabla 6.2).

A	ALERTA
V	Respuesta a la VOZ
D	Respuesta al DOLOR
N	NO RESPONDE

Una puntuación de D significa que las vías aéreas del niño están en peligro y es necesario mantenerlas mediante una maniobra o apoyo.

Reanimación cardiopulmonar

En los adultos, la parada cardiorrespiratoria suele ser de origen cardíaco y secundaria a miocardiopatía isquémica. Sin embargo, los niños suelen tener corazones sanos, pero presentan hipoxia por fallo respiratorio, neurológico o shock. En estos casos, se debe iniciar de inmediato la reanimación cardiopulmonar básica, con independencia de su origen.

Apoyo vital básico (fig. 6.5)

Apoyo vital avanzado (fig. 6.6)

Los niños cuya reanimación ha tenido éxito deben ser trasladados a una unidad de cuidados pediátricos o de cuidados intensivos.

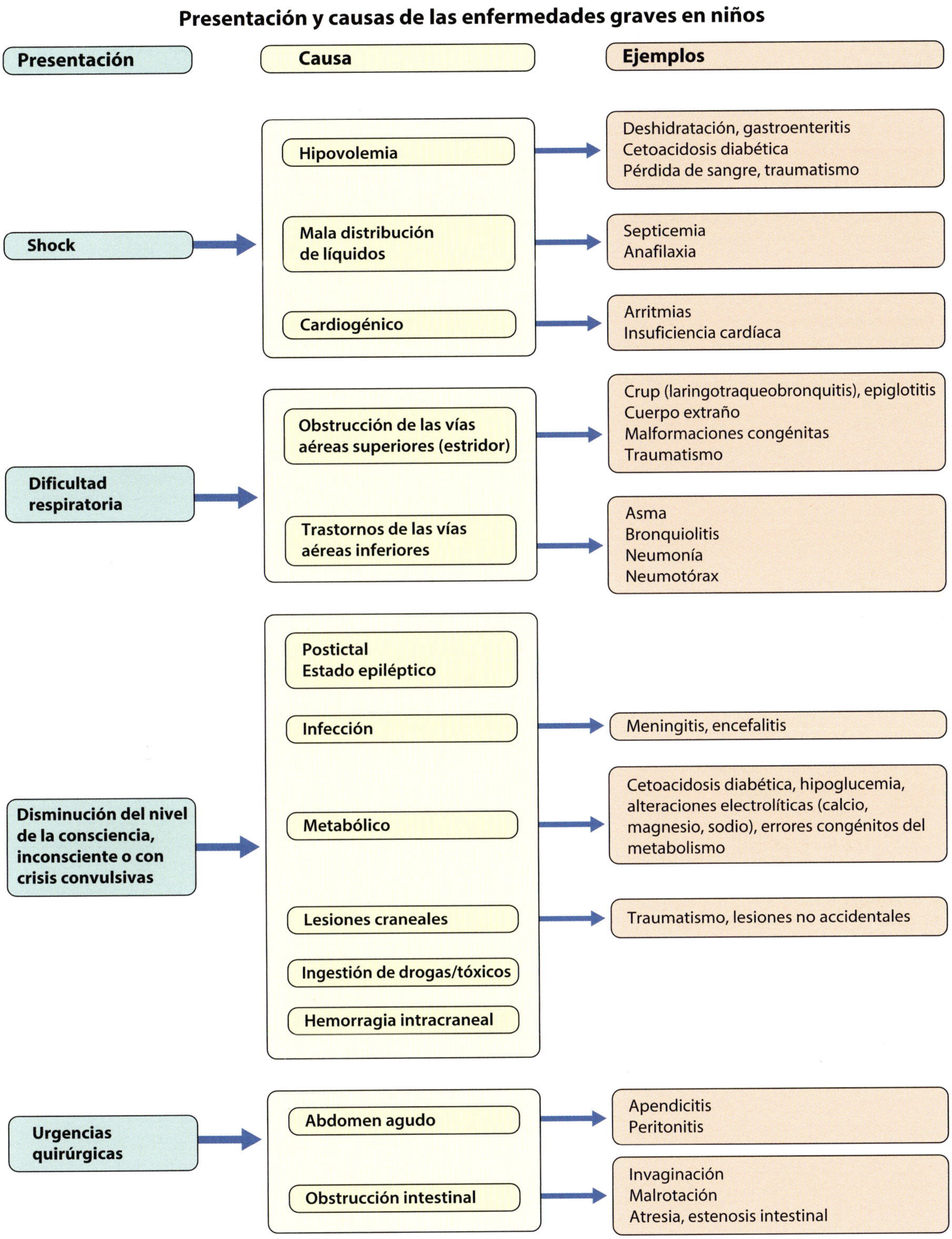

Figura 6.4 Presentación principal de las enfermedades graves en los niños y sus causas.

Apoyo vital básico

Abordaje **PAEE**

→ **P**edir ayuda
Aproximarse con cuidado
Evitar peligros
Evaluar **ABC**

Comprobar si responde:
Preguntar «¿estás bien?»
Estimular
No mover al niño si se sospecha que puede existir lesión espinal cervical

↓ **No responde**

Abrir las vías aéreas:
- Inclinarle la cabeza, tracción del mentón
- Tracción mandibular (si no se ha conseguido antes)

→ **Vía aérea (Airway)**
Apertura de la vía aérea, utilizando la maniobra frente-mentón

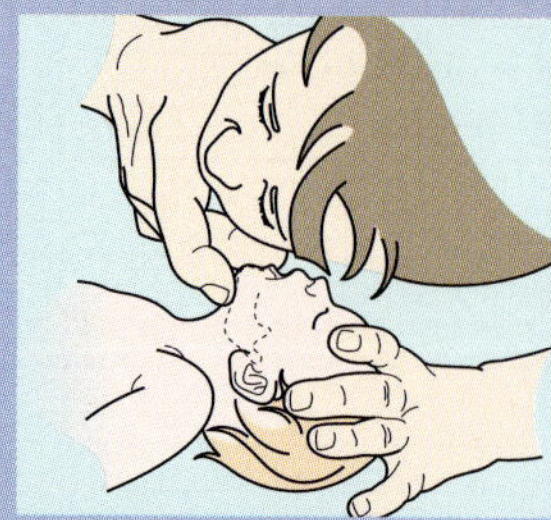

Tracción del mentón en los lactantes
- Cabeza en posición **neutra**
- Evitar hiperextensión
- Retirar secreciones/cuerpos extraños bajo visión directa

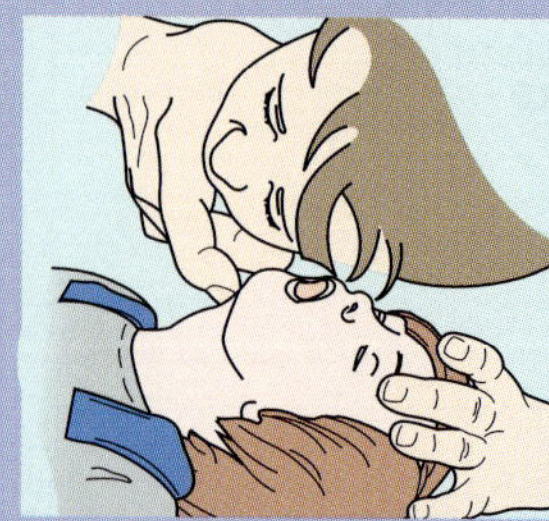

Tracción del mentón en los niños
Cabeza en posición «de olfateo»
Tracción de la mandíbula
Se colocan dos dedos de cada mano detrás de cada lado de la mandíbula y se empuja ésta hacia delante

↓ **No respira**

Comprobar la respiración durante 10 segundos como máximo:
- Mirar, escuchar, palpar

↓

Respiración:
Eliminar las obstrucciones evidentes
Administrar cinco ventilaciones

→ **Respiración** (**B**reathing)
Lactante: boca sobre la boca y la nariz del lactante
Niño: boca a boca, ocluyendo la nariz
El pecho debe elevarse en cada respiración

↓

Comprobar el pulso durante 10 segundos como máximo:
>1 año de edad, carotídeo
<1 año, braquial

↓ **No hay pulso o es <60/min**

Compresión torácica
Frecuencia: 100 compresiones/min
Compresión: ritmo de la ventilación en todos los niños:
Dos ventilaciones: 15:2
Una ventilación: 30:2

→ **Circulación** (**C**irculation)
Posición óptima para las compresiones torácicas

a
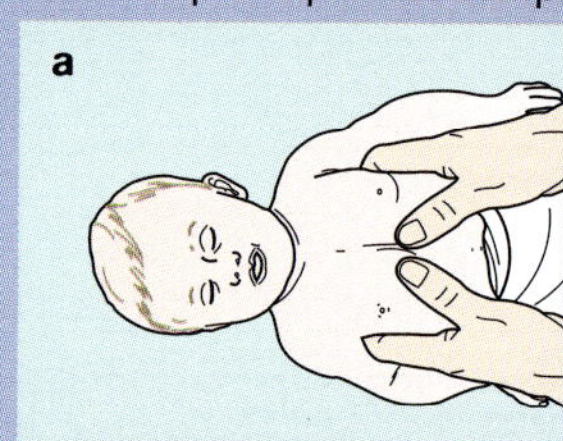

b
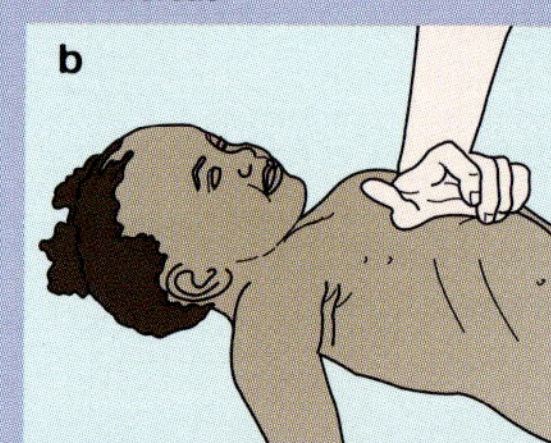

c
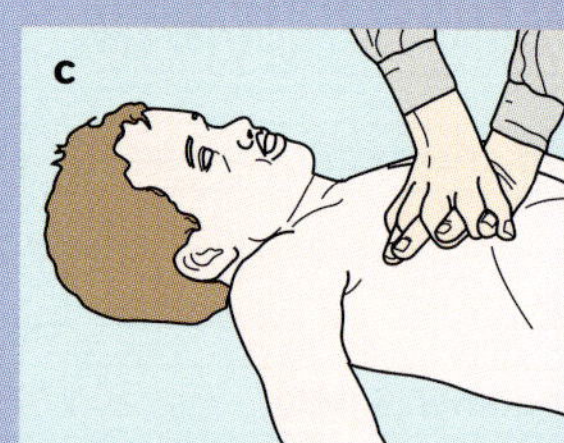

a) **Lactante.** Con ambos pulgares, sobre el tercio inferior del esternón, rodeando el tórax con las manos (se requieren dos reanimadores).
b) **Niño pequeño.** Con la palma de la mano sobre el tercio inferior del esternón.
c) **Niño mayor.** Ambas manos sobre el tercio inferior del esternón. Se deprime el esternón hasta un tercio de la profundidad del pecho.

Figura 6.5 Apoyo vital básico. (Adaptada de *Resuscitation Guidelines*, Resuscitation Council [RU], 2005.)

Apoyo vital avanzado

Establecer el apoyo vital básico

Vías aéreas y respiración
Intubar y ventilar con una concentración alta de O_2

→ **Fórmula para calcular el diámetro del tubo endotraqueal según la edad en años**
Diámetro interno (mm) = (edad/4) + 4
Longitud para el tubo oral (cm) = (edad/2) + 12
Longitud para el tubo nasal (cm) = (edad/2) + 15

↓

Circulación
Una vez intubado:
Velocidad de compresión: 100/min de forma continua
Velocidad de ventilación: 10/min
Establecer una vía intravenosa; si se retrasa, utilizar una vía intraósea

→ **Técnica para establecer una vía intraósea en la tibia**
- Trocar de medida 18 con aguja
- Superficie anterior, 2-3 cm por debajo de la tuberosidad tibial

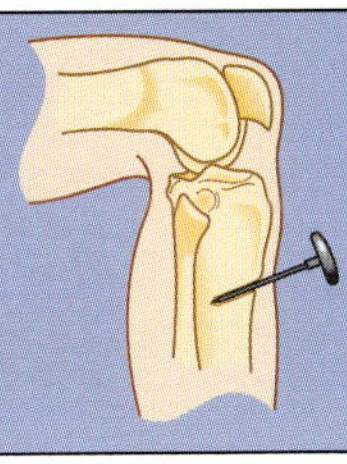

↓

Utilizar desfibrilador/monitor
Evaluar el ritmo

Puede utilizarse un desfibrilador

Fibrilación ventricular (FV) o sin pulso
Taquicardia ventricular (TV)

↓

1.ª desfibrilación a 4 J/kg o AED
Continuar la RCP durante 2 min

↓

Comprobar el monitor; si sigue existiendo FV/TV:
2.ª desfibrilación a 4 J/kg o AED
Proseguir con la RCP durante 2 min

↓ Considerar las causas reversibles

Comprobar el monitor; si sigue existiendo FV/TV:
Adrenalina 10 µg/kg (0,1 ml/kg de una solución al 1 por 1.000) i.v. o i.o.
3.ª desfibrilación a 4 J/kg o AED
Proseguir con la RCP durante 2 min

↓

Comprobar el monitor; si sigue existiendo FV/TV:
Amiodarona 5 mg/kg i.v.
4.ª desfibrilación a 4 J/kg o AED

↓

Proseguir con la RCP en ciclos de 2 min
Administrar **adrenalina** antes de cada nuevo shock

Durante la RCP:
Corregir las causas reversibles:
- Hipoxia
- Hipovolemia
- Hipo/hiperpotasemia
- Hipotermia <33 °C
- Neumotórax con tensión
- Taponamiento
- Toxinas
- Tromboembolia

Comprobar la posición y el contacto de los electrodos
Establecer una vía i.v./i.o.

Si se utiliza desfibrilador externo automático (AED):
- Niños de 1-8 años: utilizar una potencia de choque pediátrica de adulto atenuada
- Niños >8 años: utilizar el mismo tratamiento de choque que en los adultos

No puede utilizarse un desfibrilador

Actividad eléctrica sin pulso (PEA) o asistolia

↓

Ventilación con una concentración alta de O_2
Continuar con la RCP

↓

Adrenalina
10 µg/kg (0,1 ml/kg de una solución al 1 por 1.000) i.v. o i.o.

↓ Considerar las causas reversibles y los agentes alcalinizantes

Continuar con la RCP
Volver a administrar **adrenalina** cada 3-5 min

Figura 6.6 Apoyo vital avanzado. (Adaptada de *Resuscitation Guidelines,* Resuscitation Council [RU], 2005.)

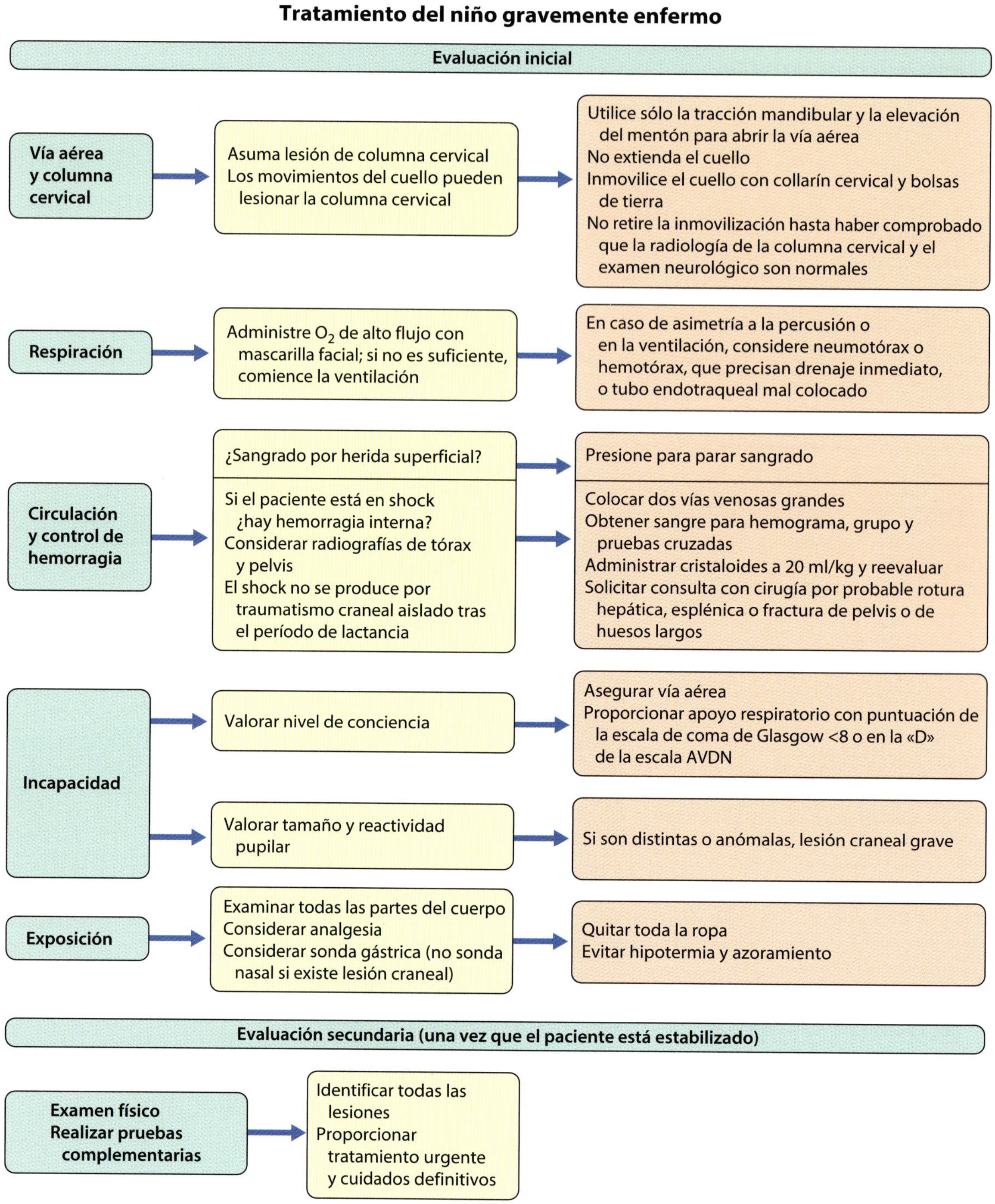

Figura 6.7 Tratamiento del niño gravemente enfermo.

El niño politraumatizado

En el tratamiento del niño politraumatizado hay que considerar la posibilidad de lesiones de la columna cervical o de otras lesiones óseas, así como de lesiones internas asociadas (fig. 6.7).

Shock

El shock se produce cuando la circulación es inadecuada para suplir las necesidades de los tejidos. Los niños gravemente enfermos suelen estar en shock debido a la hipovolemia secundaria a la pérdida de líquidos o mala distribución de los mismos, como sucede en la sepsis o en la obstrucción intestinal.

¿Por qué son los niños tan susceptibles a la pérdida de líquidos?

Los niños requieren por lo general un aporte de líquidos por kg de peso corporal mucho mayor que los adultos (tabla 6.1). Ello se debe a que los niños tienen una mayor área de superficie en relación con el volumen y un metabolismo basal más elevado, de modo que pueden deshidratarse si:

- No pueden tomar líquidos orales.
- Hay pérdidas adicionales de líquidos por fiebre, diarrea o aumento de las pérdidas insensibles (como incremento de la sudoración o taquipnea).
- Hay pérdida de los mecanismos normales de retención de líquidos, por ejemplo quemaduras, la permeabilidad de la piel de los neonatos prematuros, incremento de las pérdidas urinarias o extravasación capilar.

Características clínicas

Los hallazgos clínicos en el shock se deben a los mecanismos fisiológicos compensadores para mantener la circulación y a los efectos directos de la mala perfusión de los tejidos y órganos (cuadro 6.2). En el shock compensado precoz, la tensión arterial se mantiene por el aumento de la frecuencia cardíaca y respiratoria, y por la derivación del flujo sanguíneo de los tejidos no esenciales, como la piel y las extremidades, que estarán frías. En el shock debido a deshidratación suele producirse una pérdida del peso corporal >10% (v. cap. 13). También se observa acidosis metabólica importante, que se agrava por la falta de ingestión de alimentos y agua durante la enfermedad. Tras una pérdida aguda de sangre o la distribución del volumen sanguíneo debido a una infección se produce una disminución tardía de la presión arterial, que significa que los mecanismos compensadores han fallado. En el shock tardío o no compensado, los mecanismos compensadores fallan, la presión arterial cae y se produce acidosis láctica progresiva. Es importante reconocer el shock precoz compensado, ya que es reversible, en tanto que el no compensado puede ser irreversible.

Resumen

El shock en los niños:

- Suele deberse a hipovolemia.
- Los primeros signos del shock compensado se deben al aumento del tono simpático: taquicardia, palidez y vasoconstricción periférica (prolongación del tiempo de llenado capilar); es importante reconocerlo porque en esta fase es reversible.
- La fluidoterapia es la clave del éxito del tratamiento.

Prioridades en el tratamiento

Expansión de volumen

La prioridad inicial es la rápida restauración del volumen circulatorio intravascular (fig. 6.8). En los traumatismos se suelen utilizar suero salino al 0,9% o sangre.

Tratamiento posterior

Si no hay mejora tras la expansión con líquidos o el shock progresa y se produce insuficiencia respiratoria, hay que remitir al paciente a una unidad de cuidados intensivos pediátricos, ya que necesitará:

Cuadro 6.2 Signos clínicos de shock

Precoz (compensado)	**Tardío (descompensado)**
Taquipnea	Respiración acidótica (Kussmaul)
Taquicardia	Bradicardia
Disminución de turgencia cutánea	Nivel de conciencia disminuido/confuso
Fontanela y ojos hundidos	Cianosis periférica
Aumento del tiempo de relleno capilar (>2 seg)	Anuria
Cutis marmorata, piel pálida y fría	Hipotensión
Gradiente de temperatura central-periférico (>4° C)	
Disminución de diuresis	

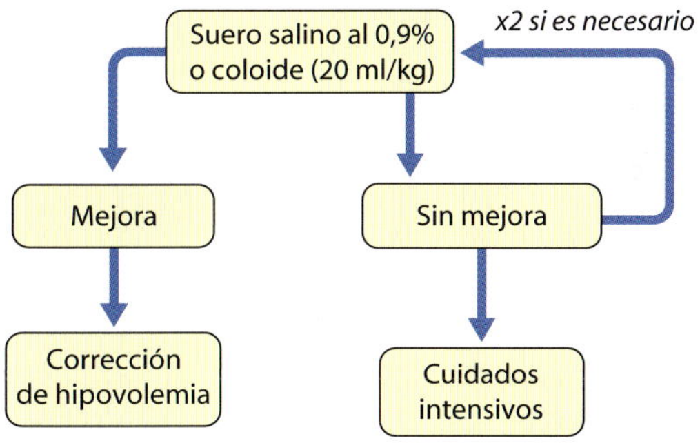

Figura 6.8 Reanimación inicial con líquidos en el shock.

Tabla 6.1 Necesidades de líquido según la edad

Peso corporal	**Necesidades de líquido/24 h**	**Volumen/kg por hora (aproximadamente)**
Primeros 10 kg	100 ml/kg	4 ml/kg
Segundos 10 kg	50 ml/kg	2 ml/kg
Cada kg que se añade después	20 ml/kg	1 ml/kg
Ejemplos de cálculos		
Peso del niño	**Necesidades de líquido/24 h**	**Volumen/hora (aproximadamente)**
Lactante de 7 kg	700 ml	28 ml/h
Niño de 18 kg	1.000 + 400 = 1.400 ml	40 + 16 = 56 ml/h
Adolescente de 62 kg	1.000 + 500 + 840 = 2.340 ml	40 + 20 + 42 = 102 ml/h

- Intubación endotraqueal y ventilación mecánica.
- Monitorización invasiva de la presión arterial.
- Apoyo inotrópico.
- Corrección de las alteraciones hematológicas, bioquímicas y metabólicas.
- Apoyo para la insuficiencia hepática o renal.

El niño febril

La mayoría de los niños febriles tienen una infección viral breve y autolimitada. Las infecciones localizadas leves, como la otitis media o la amigdalitis, pueden diagnosticarse clínicamente. El problema consiste en identificar a los relativamente pocos niños que presentan una infección bacteriana invasiva grave que requiere tratamiento rápido.

Los factores a considerar son:

- Historia médica previa.
- Enfermedades de otros miembros de la familia.
- Prevalencia de una determinada enfermedad en la comunidad.
- Estado de vacunación.
- Viaje reciente al extranjero, por ejemplo paludismo, fiebre tifoidea.
- Contacto con animales, por ejemplo brucelosis.
- Predisposición a la infección, por ejemplo síndrome nefrótico, anemia de células falciformes, infección por VIH, quimioterapia por neoplasias malignas o, en raras ocasiones, inmunodeficiencia primaria.

Valoración inicial, pruebas complementarias y tratamiento

En las figuras 6.9 y 6.10 se describen algunas claves diagnósticas para evaluar al niño febril. Los lactantes y los niños pequeños suelen presentar signos inespecíficos. Si se sospecha infección bacteriana grave en este grupo de edad, hay que realizar una serie de pruebas urgentes, denominadas detección selectiva

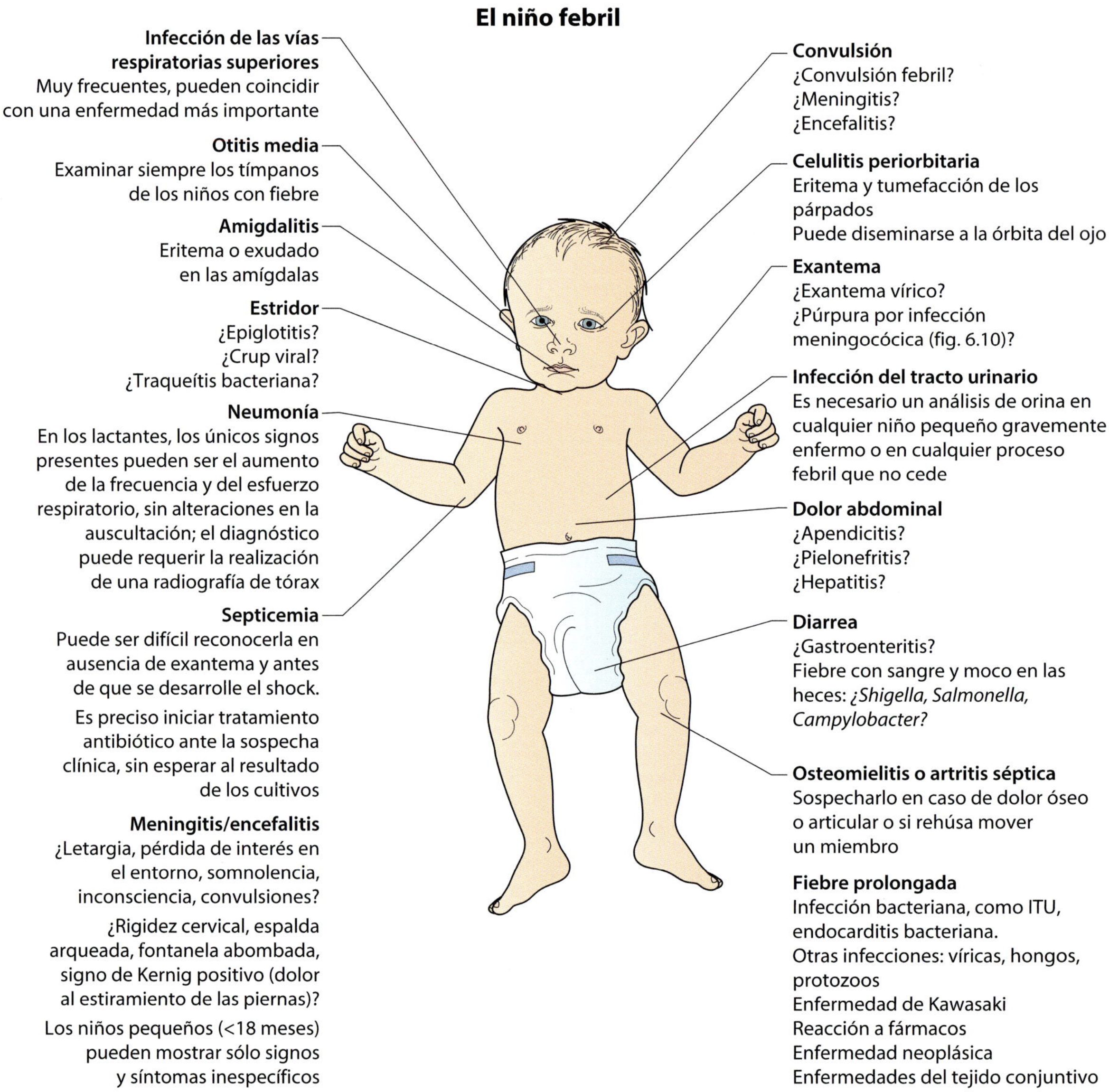

Figura 6.9 Algunas claves diagnósticas para valorar al niño febril.

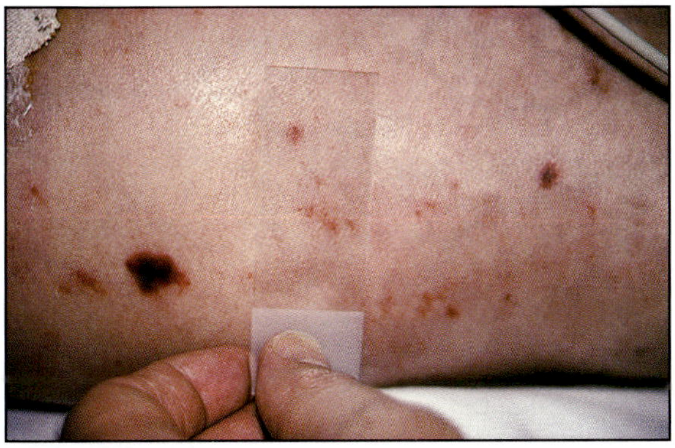

Figura 6.10 Prueba del cristal para la púrpura meningocócica. Se enseña a los padres a sospechar enfermedad meningocócica si el niño tiene fiebre y un exantema que no desaparece con la vitropresión. (Cortesía del Dr. Parviz Habibi.)

de la sepsis (cuadro 6.3), iniciándose de inmediato tratamiento antibiótico intravenoso para evitar que se agrave la enfermedad y prevenir la rápida diseminación a otras zonas del cuerpo. En los lactantes febriles menores de 2 meses, la identificación de una infección bacteriana grave no es fiable sólo por el examen clínico, sino que están indicados la valoración de sepsis y el tratamiento antibiótico. Otros factores que influyen en la selección de los pacientes a investigar y tratar se muestran en la figura 6.11. Los niños que no están gravemente enfermos pueden ser tratados en casa con el control regular de los padres, siempre que se les dé instrucciones precisas (p. ej., qué síntomas precisan reevaluación por parte del médico).

Cuadro 6.3 Valoración de sepsis

- Hemograma completo, incluyendo fórmula leucocitaria
- Hemocultivo
- Reactantes de fase aguda, como proteína C reactiva
- Sedimento urinario, cultivo y antibiograma
- LCR (si no está contraindicado) para recuento celular, cultivo y antibiograma
- Radiografía de tórax

Resumen

El niño febril:
- Las infecciones de las vías respiratorias superiores son una causa muy frecuente de fiebre.
- Debe comprobarse si existe otitis media.
- Deben tenerse en cuenta las infecciones bacterianas graves.
- Si un lactante tiene fiebre inexplicable, debe excluirse la infección urinaria.
- Cuanto más pequeño es un niño, más bajo es el umbral para realizar una prueba de detección selectiva de sepsis y empezar un tratamiento con antibióticos.

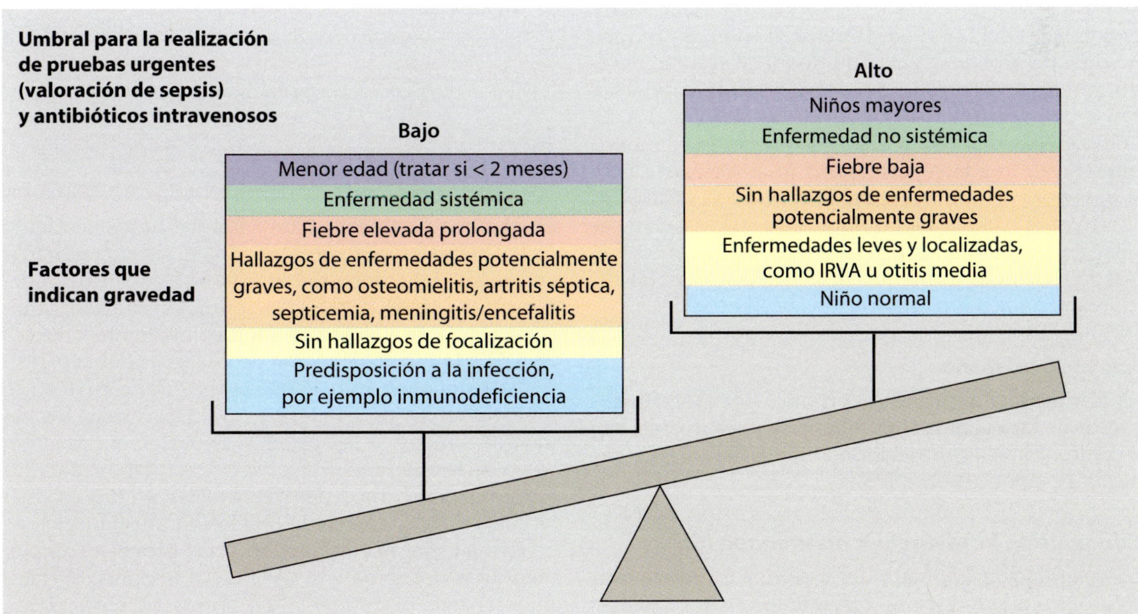

Figura 6.11 Valoración de la necesidad de realizar pruebas urgentes e iniciar tratamiento en el niño febril.

Septicemia

La bacteriemia puede causar una infección focal o proliferar en la circulación sanguínea y producir una septicemia. En la septicemia, la respuesta del huésped incluye liberación de citocinas inflamatorias y activación de células endoteliales que pueden causar shock séptico. La causa más frecuente del shock séptico en la infancia es la infección meningocócica, que puede acompañarse o no de meningitis. Afortunadamente, su incidencia en el Reino Unido (RU) ha descendido mucho desde que se introdujo la vacunación. El *neumococo* es el organismo que con mayor frecuencia causa bacteriemia, pero no suele producir shock séptico. En los neonatos, las causas más frecuentes de septicemia son los estreptococos del grupo B o los microorganismos gramnegativos adquiridos en el canal del parto.

Características clínicas

Véase cuadro 6.4.

Cuadro 6.4 Características clínicas de las septicemias

Historia	Exploración
Fiebre Rechazo de la alimentación Decaimiento Letargo Historia de infección focal, como meningitis, osteomielitis, gastroenteritis, celulitis Factores predisponentes, como anemia de células falciformes, immunodeficiencia	Fiebre Exantema purpúrico (sepsis meningocócica) Irritabilidad Shock Fallo multiorgánico

Prioridades en el tratamiento

Los niños con shock séptico deben ser estabilizados rápidamente, pudiendo requerir su traslado a una unidad de cuidados intensivos pediátricos.

Antibióticos

La elección depende de la edad del niño y de cualquier predisposición a la infección.

Líquidos

La hipovolemia suele ser significativa, debido a la mala distribución de los líquidos por liberación de factores vasoactivos desde las células inflamatorias y endoteliales del huésped. Habitualmente, se produce pérdida de proteínas y de líquido intravascular, debido tal vez al desarrollo de «extravasación capilar» a causa de la disfunción de las células endoteliales. El volumen plasmático circulante se pierde en el líquido intersticial. Puede ser necesario monitorizar la presión venosa central, así como el sondaje vesical, para controlar el balance de líquidos. La extravasación capilar en los pulmones produce edema, que a su vez puede dar lugar a insuficiencia respiratoria que requiera ventilación mecánica.

Apoyo circulatorio

La disfunción miocárdica se produce por el efecto depresor de las citocinas inflamatorias y las toxinas circulantes sobre la contractilidad miocárdica. Puede ser necesario apoyo inotrópico.

Coagulación intravascular diseminada (CID)

La coagulación anómala de la sangre produce una trombosis microvascular diseminada, con consumo de los factores de coagulación. Si existe sangrado, hay que corregir las alteraciones de la coagulación con plasma fresco congelado y transfusión de plaquetas.

Esteroides

No hay evidencia de que los esteroides resultan beneficiosos en el shock séptico.

Resumen

Septicemia:

- La causa más común de shock séptico en los niños es la enfermedad meningocócica.
- Puede producirse sin meningitis.
- El tratamiento temprano con antibióticos y la expansión del volumen pueden salvar la vida.
- Puede ser necesario ingresar al niño en una unidad de cuidados intensivos pediátrica debido al fallo multiorgánico.

Coma

En el coma se observa alteración del funcionamiento de los hemisferios cerebrales y/o del sistema reticular activador del tronco del encéfalo. El nivel de consciencia va desde la excesiva somnolencia hasta la inconsciencia. Se valora con rapidez mediante la escala AVDN o la escala del coma de Glasgow (tabla 6.2).

La valoración inmediata de un niño comatoso se muestra en las figuras 6.12 y 6.13. Las causas, los hallazgos clínicos y las pruebas complementarias del coma se enumeran en la tabla 6.3. A diferencia de los adultos, la mayoría de los niños tienen un proceso metabólico difuso, en vez de una lesión estructural.

La historia, la exploración y las pruebas complementarias del coma van dirigidas a la causa. El tratamiento debe orientarse a las causas tratables, sobre todo a la infección.

Tabla 6.2 Escala del coma de Glasgow, incluyendo la escala del coma infantil

	Escala del coma de Glasgow (4-15 años)	Escala del coma infantil (<4 años)	
	Respuesta	**Respuesta**	**Puntuación**
Ojos	Apertura espontánea	Apertura espontánea	4
	Orden verbal	En respuesta a la voz	3
	Dolor	En respuesta al dolor	2
	Sin respuesta	Sin respuesta	1
Mejor respuesta motora			
Órdenes verbales	Obedece	Espontánea u obedece órdenes verbales	6
Estímulo doloroso	Localiza el dolor	Localiza el dolor	5
	Retirada	Retirada	4
	Flexión anómala	Flexión anómala (postura de decorticación)	3
	Extensión	Extensión anómala (postura de descerebración)	2
	Sin respuesta	Sin respuesta	1
Mejor respuesta verbal	Orientada y mantiene conversación	Sonríe, reacciona a los sonidos, sigue objetos, interactúa	5
	Desorientada y mantiene conversación	Menos palabras de las habituales, llanto irritable espontáneo	4
	Palabras inapropiadas	Llora sólo ante el dolor	3
	Sonidos incomprensibles	Quejido ante el dolor	2
	Sin respuesta	Sin respuesta al dolor	1

Una puntuación < 8 de los 15 puntos supone que hay que asegurar la vía aérea e iniciar ventilación mecánica.

Valoración y tratamiento inicial del coma

Valoración inicial y reanimación →

Airway (Vía aérea): ¿es segura?
Breathing (Ventilación): ¿es suficiente el esfuerzo respiratorio?
Circulation (Circulación): tratar el shock
Disability (Incapacidad): determinar nivel de glucemia
escala del coma de Glasgow o AVDN
Exposure (Exposición): p. ej., buscar exantema purpúrico por meningococo

Valoración secundaria y tratamiento urgente →

Exploración

- ¿Hay aumento de la presión intracraneal: respiración anómala, postura, pupilas (fig. 6.13), fondo de ojo (edema de papila o hemorragias retinianas)?
- La bradicardia y la hipertensión sugieren herniación del tronco del encéfalo inminente

Tratar lo tratable:

- Hipoglucemia
- Intoxicación
- Diabetes mellitus
- Septicemia/meningitis
- Encefalitis herpética

Intubar y ventilar si es necesario, trasladar a una unidad de cuidados intensivos pediátricos/neuroquirúrgicos

Figura 6.12 Valoración y tratamiento inicial del coma.

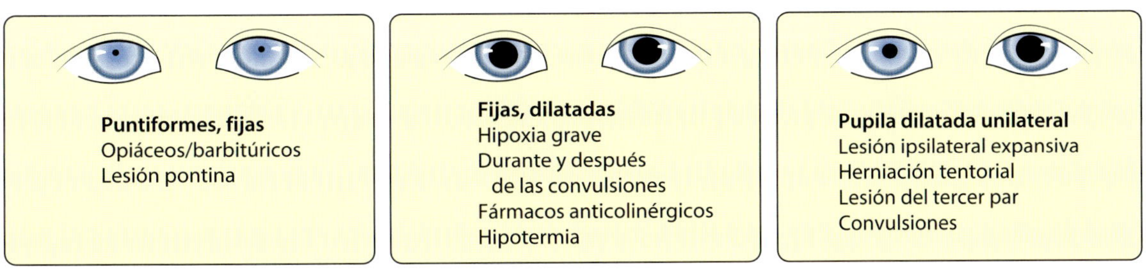

Figura 6.13 Pupilas en el coma.

Tabla 6.3 Causas, historia, exploración y pruebas complementarias en el coma

Causa	Historia y exploración	Pruebas complementarias diagnósticas
Infección		
Meningitis o meningoencefalitis	Fiebre Irritabilidad, letargo, somnolencia Rechazo de la alimentación Exantema, como púrpura meningocócica Convulsiones Viaje al extranjero	Hemograma Cultivos de sangre, orina, zonas infectadas, LCR (a no ser que esté contraindicado) para virus y bacterias Reactantes de fase aguda Detección rápida de antígenos bacterianos/determinación de PCR específica de organismos
Metabólica		
Diabetes mellitus	Diabetes mellitus previamente diagnosticada Cetoacidosis diabética	Glucemia, electrólitos plasmáticos Glucosa y cetona en orina Gasometría
Errores congénitos del metabolismo	Historia previa de pérdida de conciencia Colapso súbito Consanguinidad Retraso en el desarrollo Muerte o enfermedad de hermanos	Glucemia Gasometría Amonio y ácido láctico en sangre Aminoácidos y ácidos orgánicos en orina Aminoácidos en plasma
Insuficiencia hepática	Hepatomegalia Ictericia Hemorragia anormal	Alteraciones, pruebas de la función hepática Aumento del tiempo de protrombina
Insuficiencia renal aguda	Oliguria Hipertensión	Alteración de la creatinina
Hipoglucemia	Cualquier niño enfermo de forma aguda Diabetes mellitus conocida Inicio súbito del coma	Hipoglucemia
Intoxicación	Accidental: se suele identificar el tóxico Intencionada: pueden encontrarse los comprimidos, sospechar drogas y alcohol	Detección de tóxicos Niveles plasmáticos de paracetamol y salicilatos
Estados epilépticos o estado postictal	Historia previa de convulsiones Lesiones neurocutáneas Retraso en el desarrollo Actividad convulsiva presente, como movimientos oculares anómalos Signos de focalidad neurológica	Glucemia Electrólitos: sodio, potasio, calcio, magnesio Niveles de fármacos si hay tratamiento con anticomiciales EEG TC craneal
Traumatismo: accidental/ no accidental	Antecedentes: de accidente de tráfico, caída, etc. Hematomas, hemorragia Fracturas: columna cervical, etc. Focalidad neurológica Hemorragias retinianas	Radiología: radiografías, TC, RM
Tumores intracraneales o hemorragia/infarto/ abscesos	Aumento de la presión intracraneal: • Cefalea que empeora al tumbarse • Vómitos matutinos • Signos de focalidad neurológica, como estrabismo, ataxia • Cambios en la personalidad • Edema de papila/hemorragia retiniana • Hipertensión	TC/RM craneal Estudio de coagulación Detección de alteraciones procoagulantes (deficiencia de proteína C y S) Ecocardiograma para excluir endocarditis infecciosa
Hipertensión	Signos y síntomas de hipertensión intracraneal Fondo de ojo: cambios hipertensivos Hipertensión arterial	Hipertrofia ventricular izquierda en el ECG o ecocardiograma Creatinina y electrólitos

Estado epiléptico

Se define como una convulsión que dura más de 30 minutos, o como las convulsiones sucesivas que se producen con tanta frecuencia que el paciente no recupera la consciencia entre ellas. Tras la primera valoración inmediata y reanimación, la prioridad es parar las convulsiones lo antes posible (fig. 6.14).

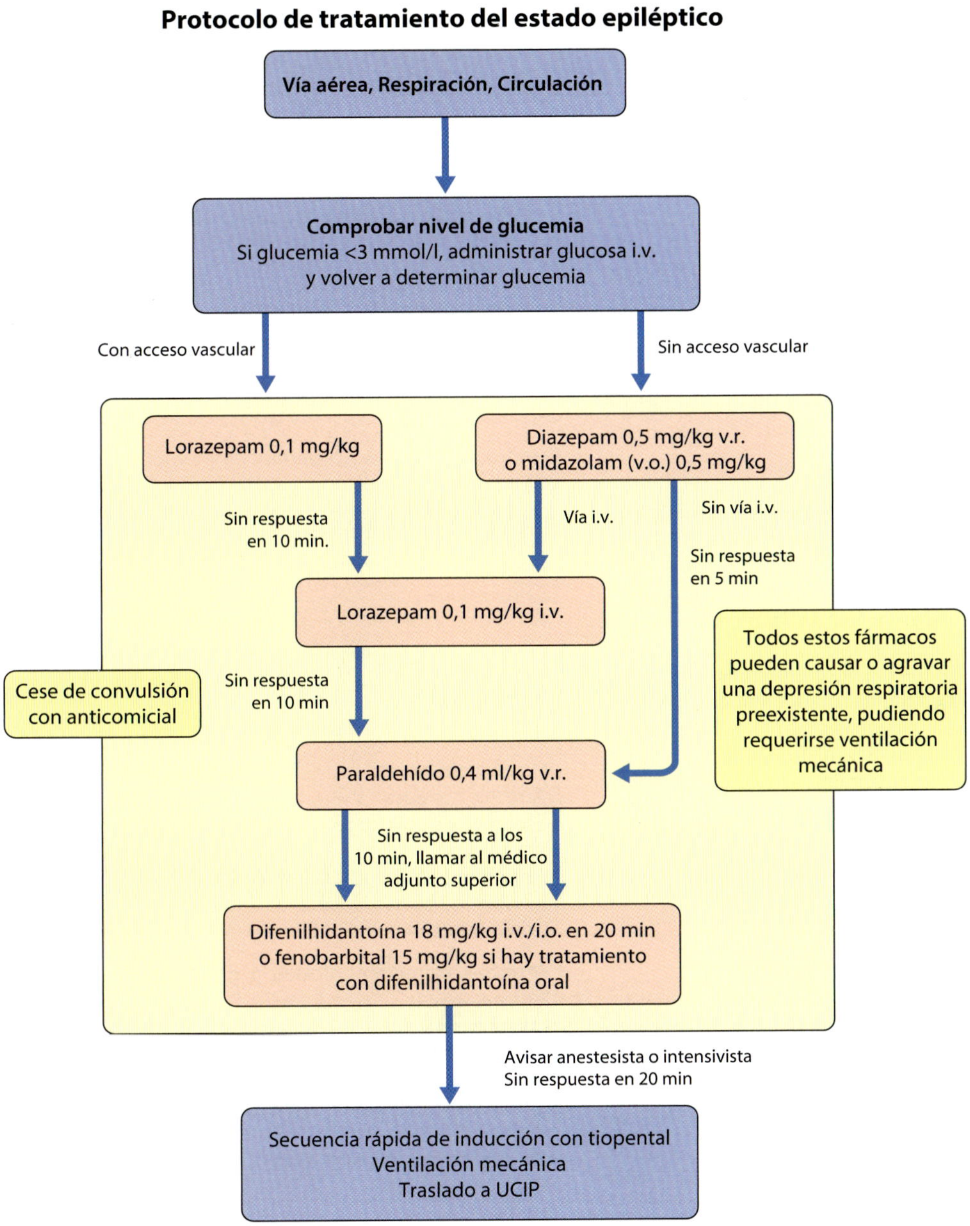

Figura 6.14 Protocolo de tratamiento del estado epiléptico. (Adaptada del *Advanced Paediatric Life Support*, BMJ Publishing Group, Londres, 2005.)

Anafilaxia

En los niños, las causas más frecuentes son la ingestión o el contacto con nueces, huevo, leche o fármacos. La urticaria y el angioedema que causa tumefacción facial se tratan con un antihistamínico oral (como clorfenamina), con observación durante al menos 2 horas para descartar posibles complicaciones. La anafilaxia puede suponer un riesgo vital por edema laríngeo, broncoespasmo y shock. Su tratamiento se resume en la figura 6.15. Los niños que han tenido una reacción alérgica grave deben llevar siempre con ellos un autoinyector de adrenalina, para que pueda iniciarse el tratamiento inmediatamente.

Episodios aparentemente letales (EAL)

Estos episodios, característicos de los lactantes, consisten en una combinación de apnea, cambios de color, alteración del tono muscular, sofocación y náuseas, que alarman al observador. Pueden producirse en más de una ocasión. Sin embargo, los EAL pueden ser la forma de presentación de una enfermedad potencialmente grave, a pesar de que no se suele identificar una causa.

El tratamiento gira en torno a una historia clínica detallada y un examen físico meticuloso que identifique problemas en el paciente o en sus cuidados. Hay que hospitalizar al lactante. Las causas y pruebas complementarias a considerar se enumeran en el cuadro 6.5. Suele estar indicada la monitorización continua múltiple.

En la mayoría de los casos, el episodio es breve y la recuperación es rápida, permaneciendo el paciente bien clínicamente. Las pruebas iniciales y la monitorización nocturna de saturación de oxígeno, respiración y ECG suelen ser normales. Hay que enseñar a los padres maniobras de reanimación y puede ser útil el seguimiento por parte de una enfermera pediátrica y de un pediatra.

Si se identifican alteraciones clínicas, bioquímicas o fisiológicas, se requerirán pruebas y valoración por especialistas.

Muerte del niño

El riesgo de mortalidad es cuatro veces mayor en los lactantes que en los niños de otras edades. En muchos casos se produce debido a una enfermedad grave que se ha diagnosticado antes o poco después del nacimiento, como una anomalía congénita o las complicaciones de la prematuridad. Las muertes que se producen de forma repentina e inesperada en los lactantes se conocen como síndrome de muerte súbita del lactante (SMSL). En algunos casos, en la autopsia se encuentra una anomalía congénita que no se había diagnosticado, por ejemplo una cardiopatía congénita. Aunque no es frecuente, puede identificarse un trastorno metabólico hereditario, en especial el defecto de la oxidación de ácidos grasos, déficit de acilcoenzima A deshidrogenasa de cadena media (MCAD), que pue-

Tratamiento inmediato de la anafilaxia

Antecedentes compatibles con reacción alérgica grave
Estridor, sibilancias, dificultad respiratoria o shock
+/– urticaria

↓

Evaluar ABC
Oxígeno si está disponible

↓

Adrenalina i.m. (si existe shock profundo, considerar la infusión i.v. lenta de adrenalina si hay sibilancias)
Si hay estridor: considerar aerosol con adrenalina y salbutamol

↓

Repetir la adrenalina i.m. a los 5 minutos si no hay mejoría
Si hay shock: administrar 20 ml/kg de líquidos i.v.

↓

Antihistamínico (clorfenamina) i.m.
Hidrocortisona i.m. o i.v. lenta

Figura 6.15 Tratamiento de la anafilaxia.

Cuadro 6.5 Causas y pruebas complementarias que considerar en los episodios aparentemente letales.

Causas
Infecciones: VRS, tos ferina
Convulsiones
Reflujo gastroesofágico (presente en un tercio de niños normales)
Obstrucción de las vías aéreas superiores: natural o impuesta
Ausencia de causa identificable

Poco habituales
Arritmia cardíaca
Espasmo de sollozo
Anemia
Abrigo excesivo/sobrecalentamiento
Síndrome de hipoventilación central
Crisis cianótica por cortocircuito intrapulmonar

Pruebas complementarias a considerar
Glucemia
(lo antes posible)
Gasometría (lo antes posible)
Monitorización de saturación de oxígeno
Monitorización cardiorrespiratoria
EEG
Monitorización pH esofágico
Tránsito baritado
Hemograma
Urea y electrólitos, pruebas de función hepática
Ácido láctico
Orina (recoger y congelar primera muestra)
- Estudios metabólicos
- Sedimento y cultivo
- Toxicología

ECG: detección de anomalías de la conducción QT_c
Radiografía de tórax
Punción lumbar

de producir muerte súbita del lactante. Aunque es muy poco frecuente, cada vez se identifica más en el RU en las pruebas de detección bioquímicas habituales (prueba de Guthrie), ya que cada vez se utiliza más la prueba para detectar este trastorno. En los lactantes de un mes o más no puede identificarse la causa de la mayoría de los casos de muerte repentina e inexplicable, por lo que la muerte se clasifica como síndrome de muerte súbita del lactante (SMSL). La gran mayoría de estos fallecimientos, incluso aunque se produzcan varios casos en la misma familia, se deben a causas naturales. En raras ocasiones, la muerte puede deberse a ahogamiento o a otras formas de muerte no accidental. En el RU se encarceló a tres madres en el año 2003 tras haber perdido a más de un hijo, y sus condenas se anularon. Esto plantea dudas sobre las pruebas convencionales que se solicitan a los médicos expertos que deben declarar en ausencia de testigos presenciales o de pruebas de conducta perjudicial, así como sobre la calidad de los procedimientos adoptados durante la investigación de estos fallecimientos. Por ello, se recomienda utilizar nuevos procedimientos para prevenir la incriminación no justificada de los padres, a la vez que se proteja a los lactantes y niños que tienen riesgo de sufrir lesiones por parte de sus familias.

Síndrome de muerte súbita del lactante

Se define como la muerte súbita e inesperada de un lactante o un niño pequeño sin causa justificada tras una autopsia minuciosa. Existe una gran variación en la incidencia en la SMSL en los diferentes países, lo que sugiere que hay factores importantes en el entorno (cuadro 6.6). El SMSL es más frecuente entre los 2 y los 4 meses de vida (fig. 6.16). El riesgo para los futuros hijos aumenta levemente.

En el RU, la incidencia de SMSL ha disminuido de forma muy significativa en los últimos años (fig. 6.17), coincidiendo con la campaña nacional «dormir de espaldas» (fig. 6.18), que recomienda que:

- Los niños duerman boca arriba (no boca abajo, ni de lado).
- Debe evitarse el sobrecalentamiento por un excesivo arropamiento o por temperatura elevada en la habitación.
- Los lactantes deben colocarse en la posición «pies a los pies de la cama».
- Los padres no fumen cerca de los niños.

Cuadro 6.6 Factores asociados con el SMSL. (Basado en datos de Fleming P y cols., *Sudden unexpected deaths in infancy*, The Stationery Office, Londres, 2000, con permiso.)

El lactante

Edad 1-6 meses, pico a las 12 semanas

Bajo peso al nacimiento y prematuro (pero el 60% son niños a término con peso adecuado al nacimiento)

Sexo (chicos 60%)

Gestaciones múltiples

Los padres

Ingresos bajos*

Hogar hacinado o con malas condiciones

Edad materna (la madre <20 años tiene tres veces más riesgo que otra de 25-29 años, pero el 80% de las madres afectadas son >20 años)*

Madres solteras sin ayuda (tasa dos veces superior respecto a las que cuentan con ayuda)

Multigestante

Madre fumadora durante la gestación (1-9 cigarrillos/día duplica el riesgo: >20/día aumenta el riesgo 5 veces)*

Padres fumadores tras el nacimiento

El entorno

Dormir boca abajo

Sobrecalentamiento del niño por temperatura elevada en la habitación y exceso de ropa y mantas, sobre todo cuando está enfermo

*Tres de estos cuatro factores se observan en más del 40% del SMSL, pero sólo en el 8% de las familias control

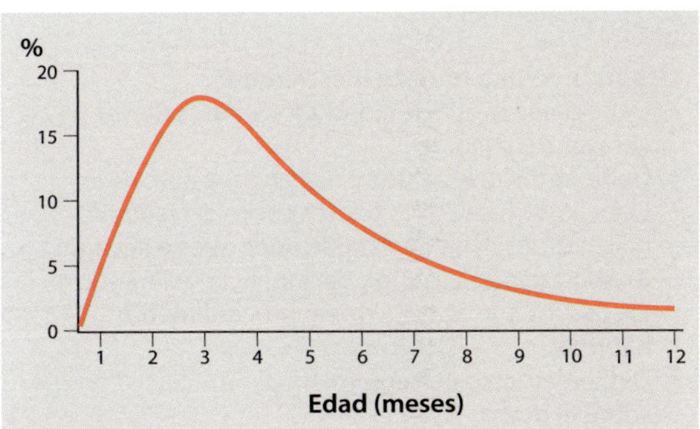

Figura 6.16 Distribución por edad del SMSL (basada en datos de Fleming P y cols., *Sudden unexpected deaths in infancy*, The Stationery Office, Londres, 2000, con permiso.)

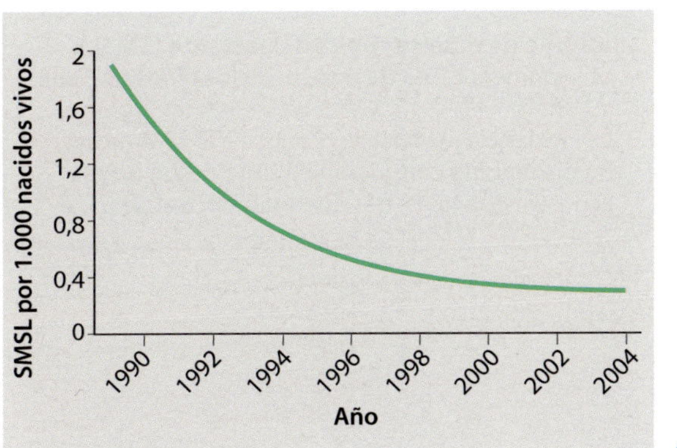

Figura 6.17 Disminución del número de fallecimientos por SMSL en el RU, de 1,9/1.000 nacidos vivos en 1989 a 0,41 en 2004.

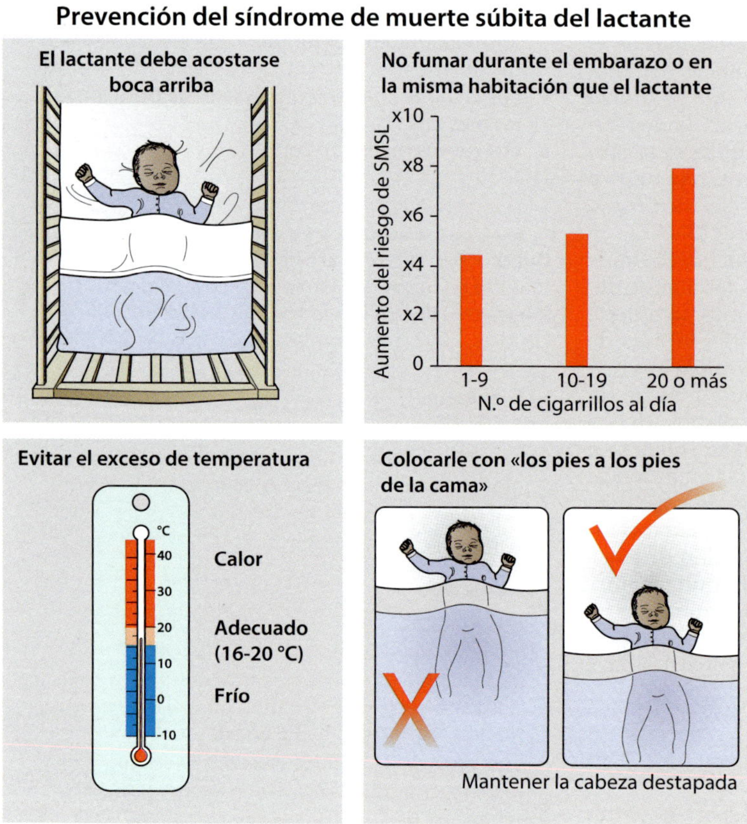

Figura 6.18 Características clave de la campaña «dormir de espaldas».

- Los padres deben acudir inmediatamente al médico si su hijo se encuentra mal.
- Los padres deben compartir el dormitorio con el lactante los primeros 6 meses.
- Los padres no deben acostar al lactante en su cama si están cansados o si han consumido alcohol, drogas o sedantes.
- Los padres deben evitar dormir con los lactantes en un sofá, canapé o sillón.

Resumen

Síndrome de muerte súbita del lactante (SMSL):
- Es la primera causa de muerte en los niños de 1 mes a 1 año.
- La incidencia máxima se produce a los 2-4 meses.
- Ha disminuido considerablemente desde que se aconseja que los bebés duerman boca arriba.

Seguimiento de la muerte súbita de un niño

La muerte súbita de un niño es una de las circunstancias más dolorosas que puede vivir una familia. Cuando la familia cercana está ausente, hay que realizar los arreglos para que vengan, si ello es posible. Hay que hablar a los familiares de una forma comprensiva y en privado (v. cap. 5). En la figura 6.19 se resumen las recomendaciones sobre cómo actuar tras la muerte repentina e inexplicable de un lactante.

Resumen

Después de una muerte inesperada:
- Debe darse la oportunidad a los padres de ver y abrazar a su hijo.
- Debe notificarse al juez y realizar una autopsia.
- Debe informarse a los padres sobre el resultado de la autopsia, las investigaciones que se llevarán a cabo y la participación de la policía, aclarando a los padres que se trata de un procedimiento habitual.
- Debe realizarse un seguimiento y ofrecerse consejo sobre el duelo.

Abordaje de la muerte súbita de un lactante

Reanimación	Si el lactante muere en casa: dirigirse al departamento de accidentes y urgencias Iniciar la reanimación, a menos que no sea apropiado
Cuidado de los padres	Deben ser atendidos por un miembro determinado del personal Debe hacerse una anamnesis
Dictaminar la muerte del bebé	Exploración clínica detallada por el especialista Retirar el tubo endotraqueal y las agujas intraóseas, pero dejar la vía intravenosa Conservar la ropa del niño, la ropa de cama y el pañal para entregárselo a la policía **Pruebas complementarias:** • Aspirado nasofaríngeo para análisis virológico y bacteriológico • Obtención de sangre para realizar pruebas toxicológicas, pruebas de cribado metabólicas (en tarjeta de Guthrie) y cromosómicas si existe dimorfismo • Hemocultivo • Obtención de orina con un catéter, para realizar pruebas bioquímicas y toxicológicas, y congelarla inmediatamente • Punción lumbar: cultivo de rutina y análisis virológico del LCR, si está clínicamente indicado Debe informarse a los pediatras, el juez, la policía y el equipo de atención primaria, así como a otros profesionales sanitarios
Comunicar la noticia a los padres	Debe hacerlo el pediatra. Hay que explicarles que se notificará a la policía y al juez, que se realizará la autopsia y que se recogerán muestras de órganos y tejidos y se conservarán permanentemente en el expediente médico Debe darse a los padres la oportunidad de donar los órganos y tejidos Hay que informar a los padres de que el hecho de que intervenga la policía no implica que estén siendo acusados de la muerte de su hijo
Dar a los padres la oportunidad de ver y abrazar a su hijo	Debe darse a los padres la oportunidad de ver y abrazar a su hijo. Hay que alentarles a que lo hagan, ya que ello les ayudará a aceptar la realidad de la muerte de su hijo. Los padres pueden desear ver al niño de nuevo en los días siguientes. La familia puede solicitar la presencia de un sacerdote
Estrategia inicial de la discusión	Pediatras y oficial de policía que supervisa el caso Los servicios sociales deben comprobar si existe información anterior sobre algún problema relacionado con la protección del niño
Visita al hogar del niño a las 24 horas	La policía visita el hogar para hablar con los padres y examinar el sitio donde ha muerto el niño También puede asistir el pediatra Se obtiene una historia detallada Se recopila un informe para el juez
Autopsia	La realiza un pediatra forense Resultados preliminares de la autopsia
Discusión del caso	Debe hacerse una reunión en la que participen el pediatra, la policía, el visitador médico/médico de familia y, si es adecuado, el asistente social Se revisa toda la información relevante Se considera la posibilidad de que haya habido malos tratos o descuido Se envía el informe al juez Los pediatras escriben una carta a los padres proporcionándoles información sobre la causa de la muerte del niño y quedan con ellos para mantener una reunión
Seguimiento y consejo sobre duelo	El seguimiento proporciona a la familia la oportunidad de comentar los resultados de la autopsia y considerar sus implicaciones en futuras gestaciones. Puede estar indicado el consejo genético Consejo sobre duelo por parte de los profesionales sanitarios y otras organizaciones

Figura 6.19 Abordaje recomendado en caso de muerte súbita de un lactante. Existen variaciones locales en cuanto a su aplicación. (Adaptada de *Sudden Unexpected Death in Infancy*. RCPCH, Londres, 2004.)

Lecturas recomendadas

Goldman A, Hain R, Lieben S 2005 The Oxford textbook of palliative care in children. Oxford University Press, Oxford. *Consejos médicos, psicológicos y prácticos para la asistencia de niños enfermos terminales y sus familias*

Advanced Life Support Group 2005 Advanced Paediatric Life Support. The Practical Approach, 4th Edn. Blackwell BMJ Books

RCPCH 2004 Sudden unexpected death in infancy. The report of a working group convened by the Royal College of Pathologists and The Royal College of Paediatrics and Child Health. RCPCH, London (www.rcpath.org and www.rcpch.ac.uk).

Resuscitation Council (UK) 2005 Updated guidelines on paediatric life support

7 Entorno

Los niños necesitan un entorno seguro, sano y educativo para alcanzar su máximo potencial. Los riesgos medioambientales incluyen accidentes, intoxicaciones y malos tratos. Los niños deben ser protegidos en lo posible de cualquier daño. Esta protección es responsabilidad primordial de los padres, la familia y los cuidadores, pero los médicos, otros profesionales y la sociedad también desempeñan un papel propiciando un entorno seguro para los niños. El riesgo de los peligros medioambientales aumenta en caso de:

- Pobreza.
- Vivienda de mala calidad, con hacinamiento.
- Si no existe un entorno seguro para jugar.
- Escasas aptitudes de los padres que pueden deberse a enfermedad psiquiátrica, consumo de drogas o de alcohol, temperamento violento, falta de instrucción o ausencia de apoyo social.

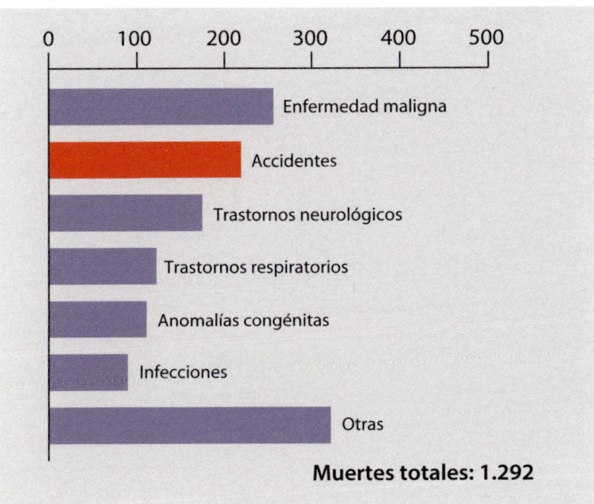

Figura 7.1 Causas de muerte en los niños de 1-14 años en Inglaterra y Gales (2004).

Accidentes

Los accidentes (que ahora suelen denominarse «lesiones no intencionadas») son muy habituales. En el Reino Unido (RU), cada año es atendido en un departamento de accidentes o en urgencias 1 de cada 4 niños, y alrededor de la mitad de los casos se deben a accidentes. La mayoría de los accidentes sólo provocan lesiones menores, pero algunos resultan fatales. Los accidentes representan la causa de muerte más habitual con mucho entre los niños de más de 1 año (figs. 7.1 y 7.2), y también provocan incapacidad y sufrimiento significativos, incluido el trastorno de estrés postraumático. El traumatismo craneal con lesión encefálica es la principal causa de incapacidad por accidente. Las lesiones estéticas derivadas de quemaduras, escaldaduras y otros accidentes pueden provocar un gran daño psicológico a los niños. Los traumatismos en los niños en edad preescolar son más frecuentes en verano y en los varones.

Los accidentes son la segunda causa más frecuente de muerte en los niños a partir del primer año.

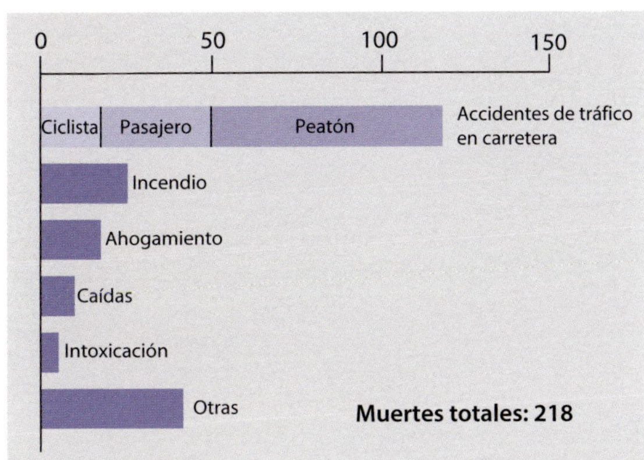

Figura 7.2 Causas de accidentes mortales en los niños de Inglaterra y Gales (2004). La causa más habitual son los accidentes de tráfico.

Accidentes más habituales entre los niños

Los tipos de accidentes que afectan a los niños dependen de la edad y de la fase de desarrollo. Los bebés pueden ahogarse si se les deja en la bañera sin vigilancia porque no pueden volver a sentarse si se caen. Los preescolares exploran constantemente el entorno inmediato, por lo general en el hogar, y no prevén las consecuencias de sus actos. Están predispuestos a las caídas, escaldaduras, ingestión de sustancias perjudiciales y ahogamiento en la bañera o en la piscina. Los accidentes más graves de los lactantes y los niños pequeños se pueden prevenir con la supervisión atenta de un adulto cuidadoso. Los niños mayores presentan una gama distinta de accidentes, sobre todo como peatones o ciclistas, durante la práctica de deportes o por caerse desde alturas.

Prevención de los accidentes

La prevención de los accidentes infantiles tiene una gran importancia. Los médicos que tratan a niños y que ven los efectos de los accidentes ocupan una posición particularmente adecuada para facilitar a la comunidad información y consejo sobre las medidas preventivas apropiadas (fig. 7.3). Con el fin de prevenir los accidentes:

- Hay que considerar la relación entre un determinado tipo de accidente y el nivel de desarrollo de los niños.
- Las soluciones específicas basadas en estudios epidemiológicos (p. ej., contenedores «a prueba de niños» para los medicamentos) son el mejor método para impedir que los niños puedan acceder a las medicinas.
- Los cambios respaldados por la legislación son los más eficaces.

Organizaciones como la Royal Society for the Prevention of Accidents y la Children Accident Prevention Trust constituyen recursos importantes para ayudar a reducir el número de accidentes, ya que proporcionan información y ejercen presión para que se produzcan cambios legislativos, como la obligatoriedad de que los ciclistas utilicen el casco.

El número de niños que fallecen por accidentes ha disminuido de forma significativa en los últimos 20 años.

Accidentes de tráfico

Los accidentes de tráfico (AT) son la causa más frecuente de muerte accidental en los niños, y se pueden dividir en varios tipos.

Accidentes de peatones

Los niños suelen participar en los accidentes de tráfico como peatones. El mayor riesgo lo corren los niños de 5 a 9 años, sobre todo durante los desplazamientos hacia y desde el colegio. Los niños son incapaces de estimar la velocidad o los peligros del tráfico y de prever las situaciones peligrosas. Aunque es importante instruirlos sobre los riesgos, se ha demostrado que la educación en seguridad del tráfico es poco útil para reducir el número de accidentes. Se precisa una prevención primaria, basada en la modificación del entorno.

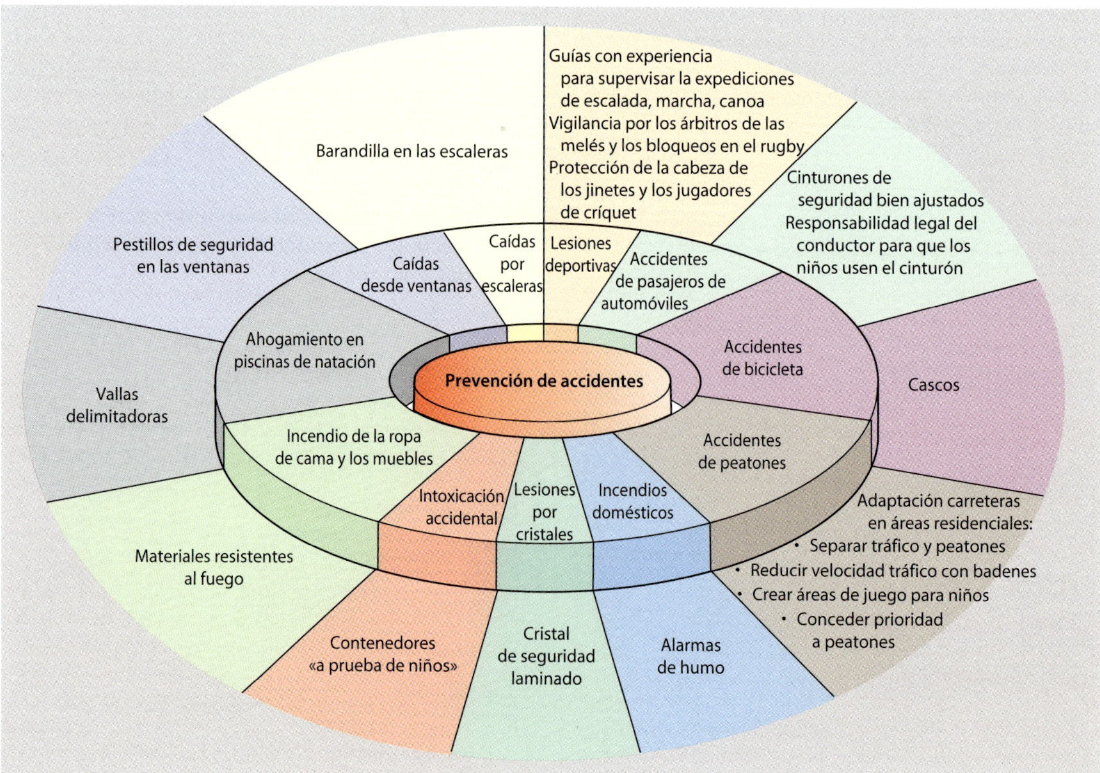

Figura 7.3 Ejemplos de prevención de accidentes.

Accidentes de los pasajeros de automóviles

Los niños no sujetos se convierten en proyectiles dentro del coche en caso de choque, incluso a velocidades bajas. Existen pruebas fiables de que los sistemas de sujeción infantil evitan las lesiones y las muertes.

Accidentes de bicicleta

Los accidentes de bicicleta durante la niñez son frecuentes. Los varones experimentan durante la niñez una probabilidad de 1:80 de sufrir una lesión cefálica relacionada con la bicicleta, lo bastante intensa como para justificar el ingreso hospitalario. Los estudios han demostrado que utilizar casco cuando se monta en bicicleta reduce la gravedad de las lesiones craneales.

Traumatismo craneal

Los traumatismos craneales menores son habituales en los niños, si bien la gran mayoría de los afectados se recuperan sin secuelas apreciables. Sin embargo, alrededor de 1 de cada 800 desarrollan problemas graves. El objetivo de la atención médica para los traumatismos craneales consiste en identificar los casos que requieren tratamiento y evitar la lesión encefálica secundaria a hipoxia o mala perfusión cerebral (fig. 7.4). En los lactantes, dado que las suturas craneales aún no se han cerrado, el volumen intracraneal puede aumentar, debido a una hemorragia extradural o subdural, antes de que aparezcan signos y síntomas neurológicos. Puede disminuir la hemoglobina y producirse un estado de shock. En los lactantes y los niños pequeños, las lesiones cefálicas inexplicadas pueden tener su origen en los malos tratos. La presencia de hemorragias retinianas y moratones es muy sugerente de lesión por zarandeo, probablemente debido a lesiones no accidentales o traumatismo grave.

Resumen

Tratamiento de los traumatismos craneales:

- Leves: dar el alta y unas recomendaciones por escrito.
- Potencialmente graves: mantener al niño en observación para evitar lesiones secundarias.
- Graves: reanimar, realizar una TC y referir el caso a un neurocirujano.

Lesiones internas

Los traumatismos infantiles graves pueden provocar lesiones internas, por ejemplo:

- Lesiones abdominales, incluyendo roturas de bazo, hígado, riñón e intestino. Hay que sospechar la posibilidad de estas lesiones tras un traumatismo abdominal. Estos niños requieren un control estrecho. La ecografía, la radiografía y la TC del abdomen pueden ser útiles. Si existe alguna duda, se realizará una laparotomía. Los niños también pueden presentar lesiones abdominales debido a malos tratos.
- Lesiones torácicas, como neumotórax y hemopericardio, que pueden requerir tratamiento urgente.

Estos niños deben ser atendidos en una unidad de cuidados intensivos pediátricos. Las lesiones intraabdominales (como las hemorragias esplénicas contenidas) cada vez se tratan más de forma conservadora con observación cuidadosa, pero siempre debe haber disponible un equipo quirúrgico pediátrico que pueda intervenir inmediatamente si fuera necesario.

Quemaduras y escaldaduras

Las quemaduras y escaldaduras son una causa frecuente de muerte por accidente. La mayoría de estas muertes están relacionadas con incendios domésticos y se deben a la inhalación de gas y humo más que a la lesión térmica. En los niños pequeños son frecuentes las escaldaduras, al verter una taza de líquido caliente, tirar del mango de recipientes de cocina puestos al fuego o meterse en la bañera con agua demasiado caliente.

Valoración

La gravedad de la lesión depende de:

- Si las *vías respiratorias, la respiración y la circulación* son adecuadas.
- La *inhalación de humo*, que puede dar lugar a intoxicación por monóxido de carbono y a las consiguientes complicaciones respiratorias. Todos los niños afectos deben ser valorados y observados en un hospital, con un umbral bajo de protección de las vías respiratorias antes de que se produzcan problemas secundarios.
- *Profundidad de la quemadura*. En las quemaduras superficiales, el epitelio se regenera a partir de las células supervivientes. En las quemaduras de profundidad media, se produce cierto grado de lesión de la dermis, con formación de ampollas, y la piel aparece moteada y de color rosa; las quemaduras superficiales y de profundidad media se regeneran a partir de los márgenes de la herida y de la capa epitelial residual que rodea los folículos pilosos profundos dentro de la dermis. En las quemaduras profundas (de espesor completo), la destrucción tisular incluye la dermis y la zona aparece blanca o carbonizada, sin que haya dolor, y afecta a los folículos pilosos, por lo que suele ser necesario hacer injertos de piel. Las quemaduras profundas deben valorarse y tratarse en el hospital.
- *Área de la superficie quemada*. Para calcularla, se utiliza un esquema del área de la superficie corporal (fig. 7.5). La palma y los dedos juntos de la mano representan alrededor del 1% de la superficie corporal. Las quemaduras profundas que afectan a más del 5% de la superficie corporal y las quemaduras de profundidad media que afectan a más del 10% de la superficie corporal deben evaluarse por especialistas en quemaduras. La afectación de más del 70% de la superficie corporal se asocia con escasas probabilidades de supervivencia.
- *Afectación de zonas especiales*. Las quemaduras en la cara pueden causar desfiguración, las de la boca pueden comprometer la vía aérea a causa de un edema, y las de la mano pueden provocar pérdida de la función producida por las cicatrices.

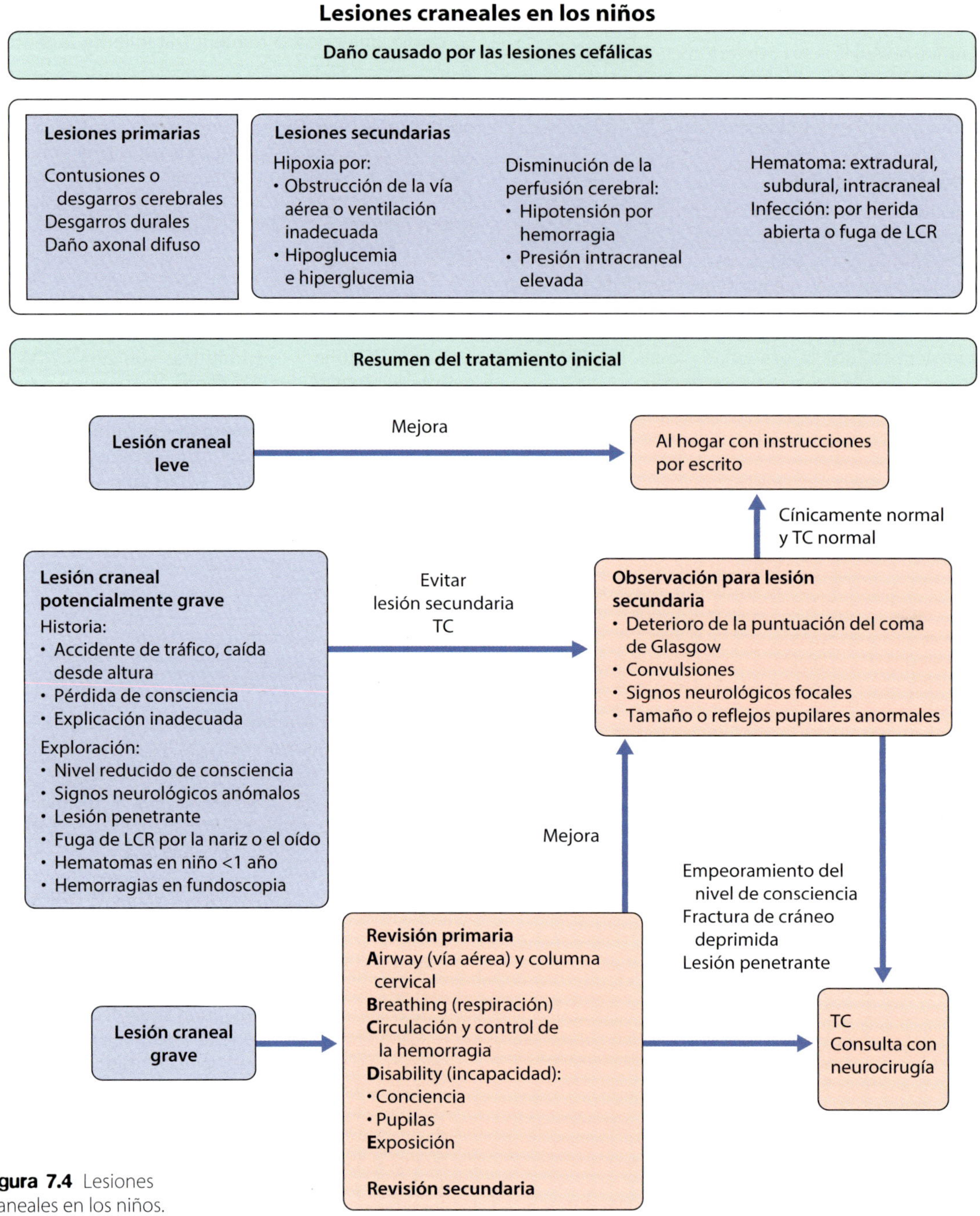

Figura 7.4 Lesiones craneales en los niños.

Tratamiento

El tratamiento tiene los objetivos siguientes:

- Aliviar el dolor, que debe evaluarse utilizando un sistema de puntuación, mediante analgésicos potentes, como la morfina intravenosa.
- Controlar el shock con líquidos intravenosos, preferiblemente expansores del plasma, y controlar estrechamente el hematócrito y la diuresis. Los niños con quemaduras de más del 10% de la superficie corporal necesitan líquidos intravenosos.
- Cuidar las heridas. Las quemaduras deben cubrirse con una película de plástico (plástico de envolver), que disminuye el dolor producido por el contacto con el aire frío y reduce el riesgo de infección. Las ampollas no deben tocarse. La irrigación con agua fría sólo debe durar poco tiempo en las quemaduras superficiales o de profundidad media que afecten a menos del 10% de la superficie corporal, dado el riesgo de causar un excesivo enfriamiento. Hay que averiguar si el niño está vacunado contra el tétanos y administrar una dosis de recuerdo si es necesario.

Las quemaduras extensas y las que afectan a zonas especiales deben tratarse en unidades especializadas. Es habitual que el cirujano plástico deba aplicar un programa de injertos cutáneos y tratamiento de las contracturas. Las secuelas psicológicas de las quemaduras graves suelen ser marcadas y duraderas, y requieren apoyo psicológico adecuado.

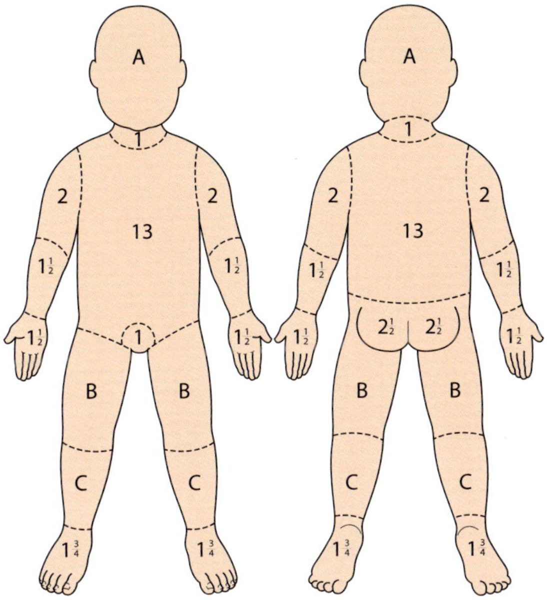

Área indicada	Área superficial a la edad de			
	1 año	5 años	10 años	15 años
A	8,5	6,5	5,5	4,5
B	3,25	4,0	4,5	4,5
C	2,5	2,75	3,0	3,25

Figura 7.5 Método para calcular la superficie corporal quemada (gráfica de Lund y Browder).

Resumen

Quemaduras y escaldaduras:

- Evaluación: si es necesaria la reanimación, si se ha producido inhalación de humo, las áreas superficiales y profundas de las quemaduras y si afectan a zonas especiales.
- Tratamiento: controlar el dolor, tratar el shock, cuidar las heridas (envolver en plástico), enviar a un centro especializado si hay quemaduras profundas en más del 5% de la superficie corporal, quemaduras de profundidad media en más del 10% o quemaduras importantes en zonas especiales.

Ahogamiento y ahogamiento frustrado

El ahogamiento es una causa importante de muerte accidental entre los niños del RU. La mayoría de las víctimas son niños pequeños. El ahogamiento es tres veces más habitual en los niños que en las niñas. La incidencia de ahogamientos tiende a ser mayor en los países cálidos que en el RU, especialmente por el ahogamiento en piscinas particulares. Los lactantes pueden ahogarse en la bañera, los niños pequeños en estanques y piscinas domésticas, y los niños más mayores en piscinas de natación, ríos, canales, lagos y playas. Siempre debe vigilarse a los niños cuando están nadando.

Ahogamiento frustrado

Es posible evitar hasta el 30% de los fallecimientos mediante una reanimación inmediata experta. Incluso los niños que han perdido la consciencia y presentan pupilas dilatadas fijas, pueden sobrevivir a episodios de ahogamiento frustrado, sobre todo en tiempo frío, gracias al efecto protector de la hipotermia. Así pues, los niños inconscientes y con midriasis fija deben ser sometidos a reanimación completa hasta que su temperatura sea casi normal. El tratamiento inmediato, a la orilla del agua, se basa en la respiración boca a boca y en las compresiones torácicas. Hay que evitar la pérdida de calor mediante cobertura y calentamiento. Si se sospecha que el niño ha inhalado agua, debe ser hospitalizado para controlar los posibles signos de dificultad respiratoria y las arritmias cardíacas. Algunos niños semiahogados aspiran agua y desarrollan neumonía con infección secundaria. El deterioro respiratorio también puede deberse a edema pulmonar entre 1 y 72 horas después del accidente original, que tiene su origen en la deficiencia de surfactante. Se acepta que la evolución es similar tanto si el accidente se ha producido en agua dulce como en agua salada.

Atragantamiento, sofocación y estrangulamiento

Los niños pueden atragantarse con vómito, juguetes o alimentos. Algunos pueden estrangularse accidentalmente con cordones de cortinas, ropa de cama y collares. La mayoría de estos sucesos tienen un carácter accidental, pero algunas lesiones son deliberadas, como una forma de abuso infantil. Algunos adolescentes se ahorcan de forma voluntaria.

En caso de obstrucción de la vía aérea por aspiración de un cuerpo extraño, deben realizarse las acciones que se resumen en las figuras 7.6 y 7.7.

Mordeduras de perro

Uno de cada 100 niños visto en un departamento de accidentes y urgencias presenta mordeduras de perro. La mayoría de estas lesiones son menores, aunque también se observan desgarros graves, en especial de la cara y sobre todo en los niños pequeños. Las mordeduras de los perros sólo suelen precisar limpieza de la herida, aunque los casos más graves, en particular las mordeduras en la cara, pueden necesitar un cuidadoso desbridamiento y sutura experta para evitar las cicatrices desfigurantes. No suelen precisarse antibióticos. Aunque se ha dado gran publicidad a los ataques de niños en parques o lugares públicos por perros de determinadas razas, como los rottweilers, la mayoría de los mismos se deben a perros conocidos por el niño. Puede ser necesario poner una dosis de recuerdo de la vacuna contra el tétanos.

Intoxicaciones

Las intoxicaciones infantiles pueden ser:

- Accidentales, la gran mayoría.
- Autointoxicación deliberada en niños mayores.
- No accidentales, como una forma de malos tratos.
- Iatrogénicas.

Cuerpo extraño inhalado

Obstrucción de las vías aéreas debido a un cuerpo extraño

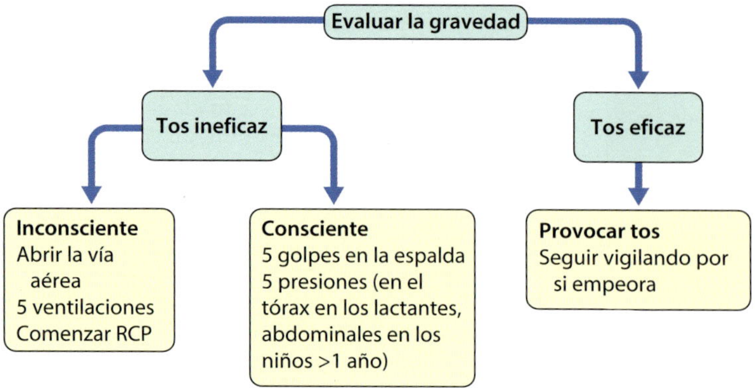

Figura 7.6 Manejo de los cuerpos extraños.

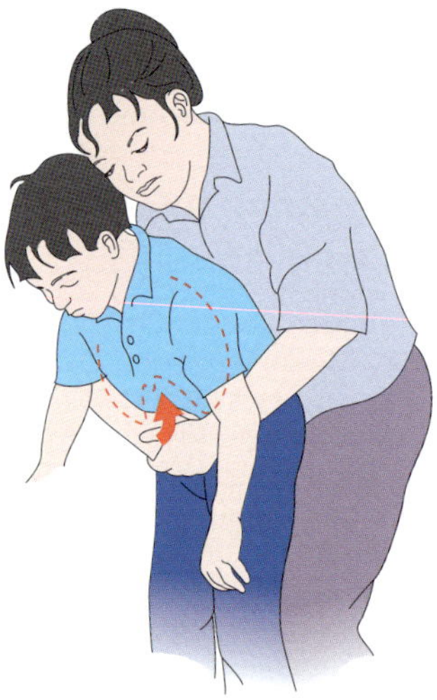

Figura 7.7a Presión abdominal utilizando la maniobra de Heimlich en un niño mayor para expulsar un cuerpo extraño inhalado. Se aplica el puño cerrado contra el abdomen del niño, encima del ombligo y debajo de la apófisis xifoides del esternón. La otra mano se coloca sobre el puño. Ambas manos se impulsan contra el abdomen. Esta maniobra se repite varias veces. El niño puede estar de pie, arrodillado, sentado o tendido.

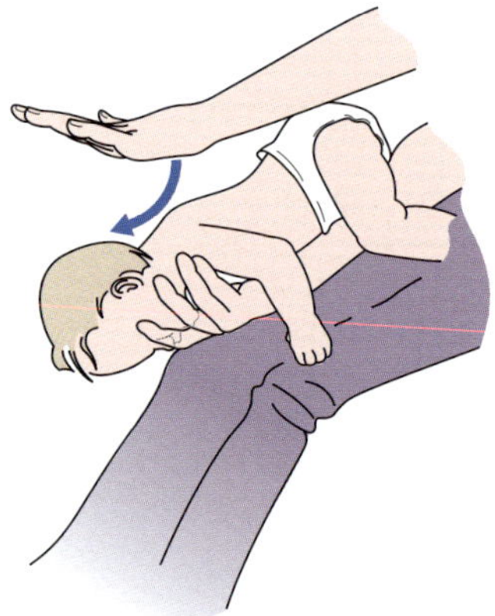

Figura 7.7b En los lactantes, se recomiendan los golpes en la espalda y las presiones en el tórax con el fin de expulsar el cuerpo extraño inhalado. Es mejor evitar la presión abdominal en los lactantes porque podría causarles lesiones intraabdominales.

Intoxicación accidental (tablas 7.1 y 7.2)

Aunque muchos miles de niños pequeños son llevados a las consultas ambulatorias o a los hospitales en busca de atención médica urgente por una ingestión accidental, la mayoría de ellos no desarrollan síntomas graves, ya que sólo han ingerido una pequeña cantidad del tóxico o han ingerido sustancias relativamente no tóxicas. Sin embargo, un porcentaje menor sufre consecuencias graves y cada año fallecen algunos pocos por intoxicación.

La mayoría de las intoxicaciones afectan a los niños pequeños, con máxima incidencia hacia los 30 meses. Estos niños no comprenden el posible riesgo de ingerir medicamentos, productos domésticos y ciertos vegetales. La mayoría de las ingestiones se producen en el hogar del propio niño cuando la supervisión es inadecuada. La supervisión no sólo conlleva reaccionar ante una situación peligrosa, sino anticiparla.

El objetivo de la atención prestada a los intoxicados debe consistir en prevenir las hospitalizaciones innecesarias, sin comprometer por ello la seguridad. Se ha conseguido una marcada disminución de la tasa de ingresos hospitalarios por intoxicación. Las razones son:

- Comercialización de contenedores «a prueba de niños»: en el RU es obligatorio utilizar ese tipo de contenedores para los preparados de paracetamol y salicilato y para ciertos productos domésticos, como el aguarrás; los envases de tipo blister opaco son un recipiente alternativo para los comprimidos.

Tabla 7.1 Posible toxicidad de la intoxicación accidental de lactantes y niños pequeños, con algunos ejemplos

Toxicidad	Fármacos	Productos domésticos	Vegetales
Baja	Anticonceptivos orales, la mayoría de los antibióticos	Yeso y tizas, polvo de lavar	Ciclamen, guisante dulce
Intermedia	Elixir de paracetamol, salbutamol	Lejía, desinfectantes, limpiacristales	Fucsia, acebo
Alta	Bebidas alcohólicas, digoxina, hierro, salicilato, antidepresivos tricíclicos	Ácidos, álcalis, destilados del petróleo, insecticidas organofosforados	Belladona, laburno, tejo

- Disminución del número de comprimidos que contienen los envases.
- Menor prescripción de fármacos potencialmente peligrosos, como la aspirina y el hierro.

Las campañas de educación no han tenido éxito para prevenir la intoxicación accidental de los niños.

Actuación

Se resume en la figura 7.8.

Resumen

Intoxicación accidental en los niños:

- Es frecuente en los niños que empiezan a andar y en los niños pequeños.
- En la mayoría de los casos no producen enfermedades graves.
- Cuando se produce la ingestión, debe identificarse la sustancia y evaluar su toxicidad para planificar el tratamiento.
- Los tóxicos potencialmente peligrosos para los niños son el alcohol, los ácidos y álcalis, la lejía, la digoxina, las pilas, el hierro, el paracetamol, los destilados del petróleo, los salicilatos y los antidepresivos tricíclicos.
- Evaluar las circunstancias sociales y por qué ha sucedido.

Intoxicación deliberada por parte de los niños mayores

Estos casos constituyen un extremo de la gama de edades de la intoxicación por sobredosis en los adultos. La probabilidad de ingerir cantidades significativas de tóxicos es mayor en los niños mayores que en los pequeños. Las sustancias consideradas de toxicidad intermedia cuando se ingieren de forma accidental deben considerarse como de toxicidad elevada cuando la ingestión ha sido deliberada. La intoxicación deliberada de un niño mayor debe considerarse una situación grave y una indicación de trastornos subyacentes, en el propio niño o en la familia, que requieren valoración psiquiátrica. Muchos pacientes necesitarán también instrucción y valoración por parte del trabajador social.

Intoxicación crónica

Los niños pueden sufrir intoxicación por exposición crónica a sustancias químicas o contaminantes. Un ejemplo clásico es la intoxicación mercurial por polvos dentífricos que solía causar la «enfermedad rosa», denominada así por provocar coloración rojiza y dolor en las extremidades. También producía anorexia, pérdida de peso e hipotonía. En la actualidad, las causas más habituales de intoxicación crónica son la ingestión de plomo y el tabaquismo.

Intoxicación por plomo

Los niveles medioambientales de plomo han disminuido mucho. En el pasado, algunas pinturas contenían plomo. Los niños pueden resultar intoxicados al ingerir «escamas» de pintura antigua o al inhalar la pintura. Estas formas de intoxicación siguen siendo un problema en algunas zonas de EE.UU. Los humos de baterías quemadas, los pesos de los sedales de pesca y las tuberías de agua antiguas son otras posibles causas de intoxicación por plomo. Los niños del subcontinente indio pueden intoxicarse con surma, un maquillaje de ojos elaborado con plomo que a veces se aplica incluso a los lactantes. El plomo de los gases de escape de los vehículos da lugar a mayores niveles sanguíneos en los niños de las áreas urbanas que en los de las zonas rurales. La implantación de las gasolinas sin plomo pretende solucionar este riesgo medioambiental.

Estos niños presentan pica (ingestión compulsiva de sustancias distintas de los alimentos), anorexia, dolor abdominal cólico, irritabilidad, falta de crecimiento y palidez por anemia. La intoxicación grave por plomo puede manifestarse con síntomas neurológicos, como somnolencia, convulsiones y coma por encefalopatía plúmbica. Es posible la hipertensión intracraneal con edema de papila. Está aumentando la evidencia de que la exposición crónica a niveles relativamente bajos de plomo puede resultar perjudicial para el desarrollo mental.

El diagnóstico se confirma por los elevados niveles de plomo en sangre. Pueden existir anemia hipocrómica y punteado basófilo de los neutrófilos. Las radiografías de las rodillas o las muñecas pueden mostrar «líneas de plomo», que consisten en densas bandas metafisarias. Hay que identificar y eliminar la fuente de plomo. Los fármacos quelantes se administran para formar compuestos de plomo atóxicos. En los casos leves se administra D-penicilamina oral, y en los graves está indicado el edetato de calcio y sodio (EDTA).

Tabaco

Los efectos perjudiciales del tabaco están bien documentados, con un gran incremento del riesgo de bronquitis crónica, cáncer de pulmón y enfermedad cardiovascular. Por desgracia, muchos niños se convierten en fumadores habituales durante los años escolares. Los niños deben recibir instrucción sanitaria adecuada, aunque su eficacia es limitada por el mal ejemplo del tabaquismo generalizado de los adultos y

Tabla 7.2 Tóxicos potencialmente peligrosos

Tóxico	Efectos adversos	Tratamiento
Alcohol (ingesta accidental en niños mayores)	Hipoglucemia Coma Insuficiencia respiratoria	Controlar glucemia. Glucosa intravenosa si es necesario. Nivel sanguíneo de alcohol para valorar la gravedad
Ácidos y álcalis	Inflamación y ulceración del tracto gastrointestinal alto, que provocan estenosis	No emesis/lavado gástrico No antídotos químicos, ya que producen calor Endoscopia inmediata
Digoxina	Arritmias, hiperpotasemia	Carbón activado si ha transcurrido <1 hora desde la ingestión Monitorización ECG, concentración sérica de digoxina
Pilas de disco o de botón	Síntomas gastrointestinales leves Estenosis esofágica con pilas grandes (>20 mm) Corrosión y perforación de la pared intestinal Apertura con liberación de mercurio: rara	Controlar progreso con radiografías de tórax y abdomen: casi siempre son expulsadas antes de 2 días, sin síntomas Extraer las pilas si están enclavadas en el esófago o existen signos de desintegración. Algunos autores recomiendan extracción si no se eliminan en 48 horas, para evitar peligro de desintegración
Hierro	*Inicial:* vómitos, diarrea, hematemesis, melena, ulceración gástrica aguda *Período de mejora (latente)* *Algunas horas más tarde:* somnolencia, coma, shock, insuficiencia hepática con hipoglucemia y convulsiones *Complicaciones a largo plazo:* estenosis gástrica	Toxicidad grave si >60 mg/kg de hierro elemental Radiografía de abdomen para contar número de tabletas Niveles séricos de hierro Considerar lavado gástrico en casos graves si <1 h desde la ingestión Desferrioxamina intravenosa
Paracetamol: la ingestión grave es poco frecuente en niños pequeños, ya que las tabletas son difíciles de tragar y el elixir es demasiado dulzón	Irritación gástrica Insuficiencia hepática después de 3-5 días	Comprobar concentración plasmática 4 h después de ingestión. Si se piensa en una ingestión >150 mg/kg o si la concentración plasmática es alta, iniciar acetilcisteína i.v. Vigilar tiempo de protrombina, pruebas de función hepática y creatinina plasmática
Destilados del petróleo (parafina/queroseno, aguarrás)	La aspiración causa neumonitis	La emesis y el lavado gástrico están contraindicados Usualmente no requiere tratamiento
Salicilatos	Acúfenos, sordera, náuseas, vómitos, deshidratación Hiperventilación causante de alcalosis respiratoria Más tarde, acidosis metabólica Hipoglucemia Desorientación	Medir concentración plasmática de salicilato Lavado gástrico si <1 h. Administrar carbón activado Controlar equilibrio de líquidos y electrólitos Corregir deshidratación, desequilibrio electrolítico y acidosis Diálisis
Antidepresivos tricíclicos	Taquicardia sinusal Trastornos de la conducción Sequedad de boca, visión borrosa Agitación, confusión, convulsiones, coma Depresión respiratoria Hipotensión	Carbón activado si <1 h Monitorización cardíaca. Tratamiento conservador de las arritmias con bicarbonato sódico Corregir acidosis metabólica Tratar convulsiones con diazepam

Tratamiento de las intoxicaciones

Identificar la sustancia
→ Generalmente, los padres saben de qué sustancia se trata o pueden proporcionar los envases o los comprimidos

Evaluar la toxicidad de la sustancia (tabla 7.1): consultar TOXBASE
→ Toxicidad: baja, intermedia o alta
Contactar con el centro regional de información toxicológica si existen dudas sobre la identidad o la toxicidad de la sustancia

Determinar si está indicado eliminar el tóxico
Existe escasa evidencia sobre la eficacia si ha transcurrido más de 1 hora desde la ingestión

→ **Carbón activado (por vía oral o a través de un tubo nasogástrico)**
Es el método más eficaz
Absorbe algunos fármacos
No es eficaz si se ha ingerido hierro, hidrocarburos o insecticidas
De color negro, sabor desagradable y consistencia arenosa, pero puede disimularse en una bebida de cola
Su aspiración causa neumonitis

→ **Lavado gástrico**
No suele realizarse en los niños. Sólo se considera cuando el paciente ha ingerido una gran cantidad de algún fármaco tóxico durante la hora anterior
Si el paciente está somnoliento, hay que utilizar una sonda traqueal con manguito

→ **Inducción del vómito con ipecacuana**
Actualmente no suele utilizarse porque no es muy eficaz. Puede considerarse en niños pequeños en los que no es posible utilizar el carbón y que han ingerido alguna sustancia muy tóxica

Determinar si está indicado realizar pruebas complementarias
→ Determinar la glucemia si se ha ingerido alcohol
Las concentraciones sanguíneas sólo son útiles si se ha ingerido alcohol, paracetamol, salicilatos, hierro o digoxina
Pruebas toxicológicas: cuando se sospecha que se ha producido la ingestión pero se desconoce la causa, o se sospecha que no ha sido accidental

Planificar el tratamiento clínico
→ Depende principalmente de la toxicidad de la sustancia:
Baja: permitir que se vaya a su casa
Intermedia: observación durante el tiempo recomendado y después dar el alta a no ser que aparezcan síntomas
Alta: ingreso en un hospital
También debe tenerse en cuenta la dosis máxima que podría haber ingerido
Sólo existe tratamiento específico para un limitado número de tóxicos (tabla 7.2)
La observación y los cuidados de apoyo son la clave del tratamiento

Evaluar las circunstancias sociales
→ Es preciso realizarlo para prevenir nuevas intoxicaciones y otros accidentes
Debe informarse al médico general y a otros profesionales sanitarios; puede ser útil que el visitador médico visite el hogar

Figura 7.8 Pautas para el tratamiento de las intoxicaciones. TOXBASE es una base de datos online del National Poisons Information Services para usuarios registrados.

las dificultades para la enseñanza sanitaria durante la educación secundaria. Se ha demostrado que si los padres o cuidadores fuman, los niños sufren una mayor incidencia de bronquitis, asma, neumonía y otitis media serosa. Esto se aplica sobre todo a los lactantes y a los niños pequeños. El tabaquismo materno impone al lactante un aumento del riesgo de síndrome de muerte súbita del lactante (SMSL).

El tabaquismo de los padres ejerce efectos adversos sobre la salud de sus hijos.

Malos tratos

Los niños requieren protección y cuidado. El posible abuso de los niños por parte de sus padres o cuidadores no se reconoció como un problema médico hasta después de la segunda guerra mundial. Aunque esta posibilidad causó una gran preocupación en aquella época, el mal trato no es un fenómeno nuevo. Los niños han sido maltratados físicamente, descuidados y sometidos a abusos sexuales a lo largo de la historia. Lo que ha cambiado es que la sociedad ya no acepta que los padres o los cuidadores puedan hacer lo que les plazca con sus hijos. Actualmente se reconoce que los niños tienen derecho a ser cuidados y criados siguiendo unas normas reconocidas y aceptadas. En la actualidad, los profesionales, incluyendo médicos, visitadores sanitarios, trabajadores sociales, profesores y otras personas participantes en el cuidado de niños, tienen la obligación de proteger los derechos del niño. El reconocimiento de un posible mal trato debe sopesarse frente al daño de una falsa acusación a los padres. Esta situación requiere buen juicio.

Tipos de abuso infantil

Inicialmente, la atención se centró en el «bebé maltratado», con lactantes que presentaban lesiones físicas graves. En la actualidad se acepta que además de provocar lesiones físicas, los adultos pueden agredir a los niños de diferentes formas:

- Maltrato físico (lesiones no accidentales, LNA): hematomas, lesiones craneales, quemaduras, desgarros, fracturas y lesiones internas.
- Descuido.
- Maltrato emocional.
- Abuso sexual, incluida la utilización de niños con fines pornográficos.
- Intoxicación no accidental: envenenamiento intencionado de los niños.
- Enfermedad inventada o inducida (antes conocido como síndrome de Munchausen por delegación): cuando el cuidador inventa o induce deliberadamente signos o síntomas de enfermedad en el niño.

Aunque los niños pueden sufrir un solo tipo de maltrato, son más frecuentes las formas combinadas; por ejemplo, los niños que son objeto de maltrato físico también suelen sufrir descuido y maltrato emocional. Todos los tipos de malos tratos son muy dañinos para el desarrollo emocional del niño, y el abuso sexual puede afectar además a la normalidad de las futuras respuestas sexuales de los niños. La intervención no sólo debe ir encaminada a prevenir nuevas agresiones, sino también a administrar tratamiento para cualquier maltrato emocional.

Diagnóstico

El diagnóstico del maltrato infantil se basa en la valoración de la probabilidad de que las lesiones u otras anomalías presentes tengan un origen no accidental. Las lesiones graves rara vez son la presentación inicial; casi siempre van precedidas por otras menores. También se sabe que si un determinado niño ha sido objeto de maltrato, es más probable que el mismo sufra nuevos episodios. Los adultos que abusan de los niños no suelen ser enfermos mentales, aunque a veces contribuyen el alcohol, el consumo de drogas o la depresión posnatal. Es más frecuente que influyan factores de la personalidad del abusador, que puede haber experimentado una paternidad de mala calidad durante su infancia. Entre los factores del niño que pueden predisponer al maltrato se incluyen la edad joven, la invalidez, el peso bajo al nacer y la personalidad exigente.

Malos tratos físicos

La realidad es que la mayoría de las lesiones que presentan los niños son accidentales, y deben diferenciarse de las causadas de forma deliberada. Por lo general, la diferencia se puede establecer con una historia clínica y una exploración física completas del niño. Es fundamental intentar conocer cómo se ha producido exactamente el accidente, así como las circunstancias que lo rodearon. En los casos de maltrato infantil, pueden encontrarse:

- Una historia que no concuerda con la lesión.
- Retraso en comunicar la lesión.
- Los cuidadores comunican historias diferentes.
- Reacción inadecuada de los padres o cuidadores, que se muestran vagos, esquivos, despreocupados o excesivamente alterados o agresivos.
- Lesiones recidivantes.
- Lesiones que no concuerdan con la fase de desarrollo del niño.

Presentación de los malos tratos físicos

Hematomas

Los hematomas son el modo de presentación más habitual (fig. 7.9a-d). Mientras que los hematomas en la cabeza y en las piernas son frecuentes en los niños pequeños que están aprendiendo a caminar, son excepcionales en los lactantes no móviles. Los hematomas en la cara, la espalda y las nalgas son infrecuentes en los verdaderos accidentes. Existen pocas evidencias para determinar la antigüedad de un hematoma. Algunos patrones de hematoma sugieren determinadas lesiones. Los hematomas por excesiva presión con las puntas de los dedos se localizan la mayoría de las veces en el tronco, sobre todo a los lados de la columna vertebral, pero también pueden observarse alrededor de la boca (intento de forzar al niño a que deje de llorar) o en los brazos (por zarandeo). Las marcas de bofetadas, similares a huellas digitales, se pueden observar en la cara o las nalgas. Los hematomas pueden dibujar un determinado objeto, por ejemplo una mano, un cinturón o una vara utilizados para golpear.

Lesiones no accidentales en la cabeza

Las lesiones craneales suelen producirse por zarandeo intenso, especialmente en los niños de menos de 6 meses. También pueden estar provocadas por golpes directos, pero es menos frecuente. El zarandeo vigoroso de los lactantes puede llegar a romper los pequeños vasos sanguíneos que cruzan el espacio subaracnoideo, causando una hemorragia subdural. También puede producirse una lesión hipóxico-isquémica causada por la apnea que se asocia a los zarandeos intensos. Puede no haber hematomas en la superficie de la cabeza. Las hemorragias retinianas son frecuentes y son un signo importante de lesión no accidental. Las manifestaciones clínicas pueden incluir irritabilidad, alimentación deficiente, aumento de la circunferencia cefálica, convulsiones, reducción del nivel de consciencia, anemia y una fontanela tensa.

Los golpes directos sobre la cabeza suelen plantear menos problemas diagnósticos, ya que producen hematomas y puede existir fractura de cráneo asociada.

Lesiones abdominales

Las lesiones viscerales, sobre todo del intestino delgado, del bazo y del hígado, pueden derivarse de golpes o puñetazos en el abdomen, aunque son infrecuentes y muchas veces difíciles de diagnosticar. Es posible que no haya ningún hematoma en el abdo-

Lesiones físicas que pueden estar causadas por malos tratos a los niños

Hematomas

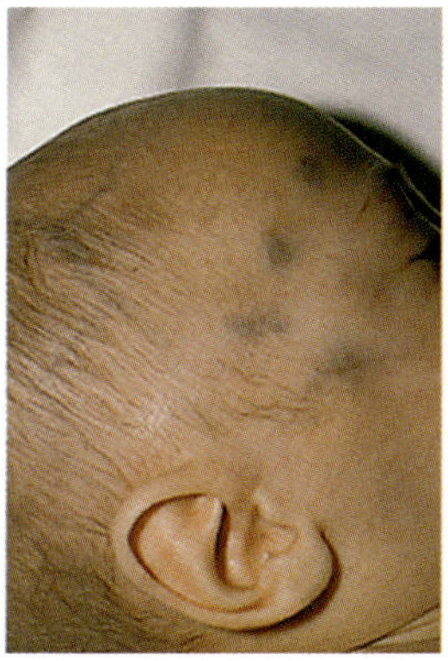

Figura 7.9a Hematomas por traumatismos en la cabeza de un lactante.

Hematomas: localizaciones inusuales

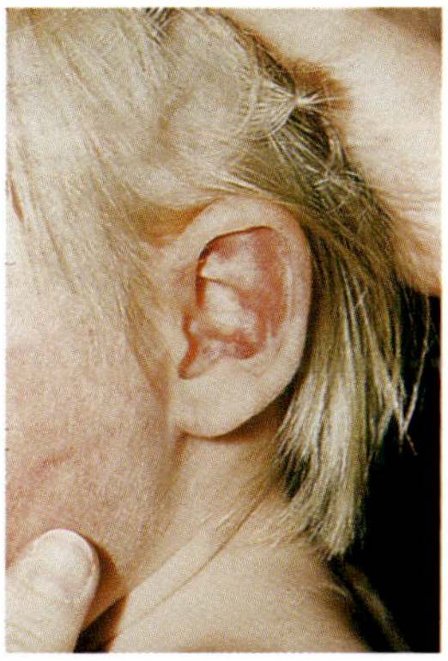

Figura 7.9b Los hematomas dentro de la oreja son inusuales en los traumatismos accidentales. Los que aparecen detrás de la oreja pueden deberse a golpes en el pabellón auricular.

Desgarro del frenillo

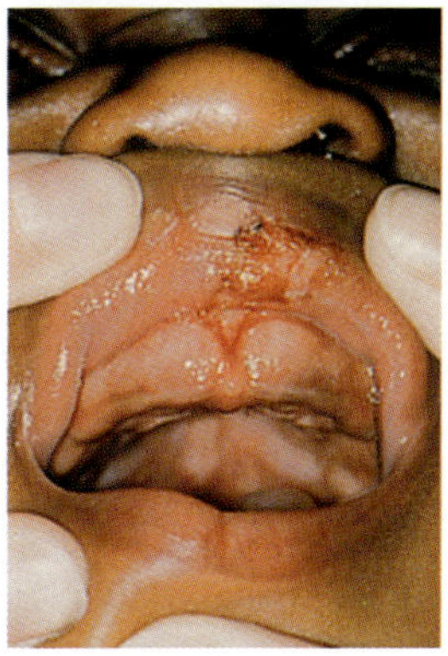

Figura 7.9c Frenillo desgarrado. Esta lesión puede estar causada por un traumatismo de la boca.

Mordedura de adulto

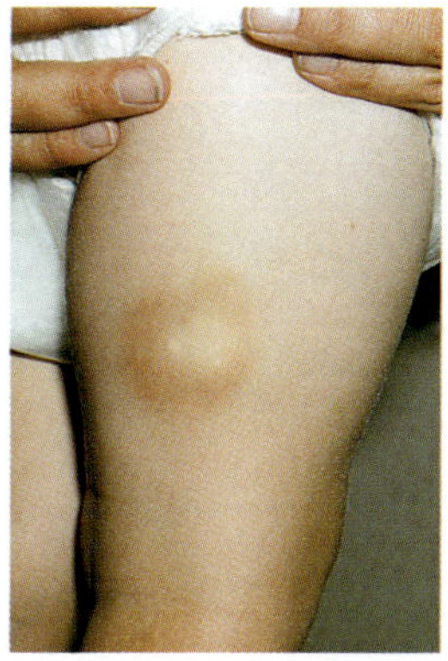

Figura 7.9d Marca de mordedura en la pierna de un lactante. Las mordeduras de adultos pueden observarse en casos de malos tratos, pero las de otros niños no son raras.

men. Estas lesiones son más frecuentes en los niños de menos de 5 años, y la lesión del intestino delgado es más común en los malos tratos que en los accidentes de tráfico y en las caídas. Los traumatismos abdominales no accidentales producen mucha morbilidad y mortalidad.

Quemaduras o escaldaduras

Es difícil diferenciar las quemaduras y escaldaduras deliberadas de las accidentales. Las accidentales por agua caliente tienden a ser asimétricas y respetar las flexuras y muestran marcas de salpicaduras. Las escaldaduras deliberadas producidas en la bañera pueden afectar a la espalda, pero son infrecuentes en los accidentes. La forma de la escaldadura puede sugerir su etiología, por ejemplo las quemaduras de cigarrillos.

Fracturas

Las fracturas producidas por malos tratos son principalmente un problema de los niños pequeños de menos de 30 meses, especialmente de los bebés. Las más específicas de los malos tratos son las fracturas de las costillas que, una vez excluidos los traumatismos mayores y las enfermedades óseas, tienen una probabilidad de estar causadas por una agresión deliberada del 97% (tabla 7.3). Estas fracturas se producen por zarandeo y suelen ser posteriores. Las fracturas anteriores de las costillas pueden estar causadas por malos tratos, pero, aunque es poco frecuente, pueden producirse fracturas anteriores de las costillas cuando se realiza una reanimación cardiopulmonar.

Al valorar las fracturas, la historia, la edad, la movilidad y el desarrollo del niño son los datos fundamentales para diferenciar las lesiones accidentales de las deliberadas. En los lactantes hace falta relativamente poca fuerza para producir una fractura lineal de cráneo, pero las fracturas de los huesos largos no son habituales. Cuando se evalúa una fractura del húmero es importante tener en cuenta el tipo de fractura: sólo el 4% de las fracturas supracondilares se deben a malos tratos, mientras que las fracturas no supracondilares en los lactantes se asocian a malos tratos.

Tabla 7.3 Probabilidad de que una fractura se deba a lesión no accidental

Alta	Fracturas metafisarias Fracturas costales posteriores
Moderada	Fracturas múltiples Fracturas con distintas antigüedades Fractura craneal compleja
Baja	Fracturas claviculares Fracturas diafisarias de los huesos largos Fracturas craneales lineales

Adaptada de Kleinman P K: *Current Concepts: a categorical course in paediatric radiology*, SPR, 1994.

En los niños de más de 5 años, la mayoría de las fracturas de huesos largos son accidentales.

Investigación

Las fracturas de los niños pequeños pueden no detectarse en la exploración clínica, por lo que es necesario realizar un estudio radiológico para excluir las fracturas a todos los niños de menos de 30 meses que hayan sufrido malos tratos físicos. Hay que hacer una revisión radiográfica del esqueleto completo, con proyecciones oblicuas de las costillas de todos los lactantes en los que se sospecha maltrato físico. Algunas lesiones son inicialmente poco apreciables, pero pueden identificarse en una gammagrafía ósea, o se verán con mayor claridad al repetir la radiografía 1-2 semanas

Fracturas costales causadas por malos tratos a los niños

Fracturas costales: radiografía

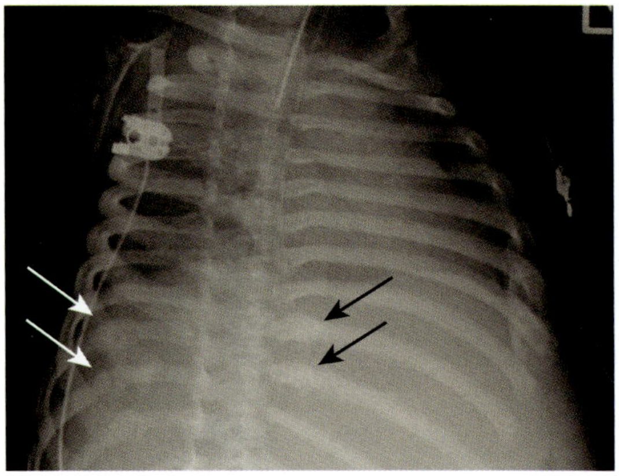

Figura 7.10a Las fracturas costales posteriores suelen deberse más a compresión que a traumatismo directo. Se observan fracturas anteriores y posteriores. Hay una línea de fractura sobre la novena costilla derecha; las demás se encuentran en fase de cicatrización, con formación de callo. Estas fracturas se han producido en distintos episodios de traumatismos. (Cortesía del Dr. J. Danin.)

Fracturas costales: gammagrafía ósea

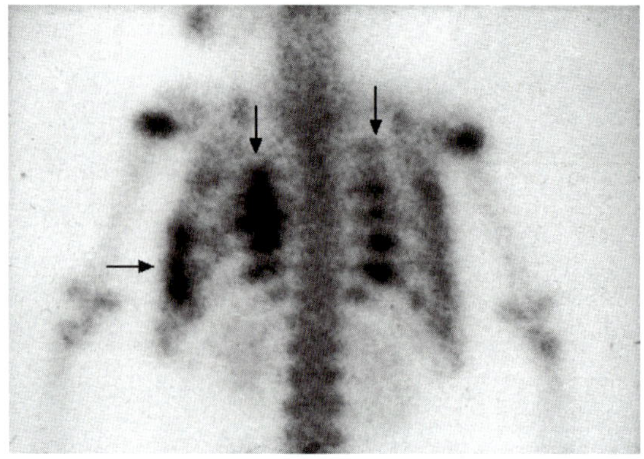

Figura 7.10b La gammagrafía ósea isotópica es más sensible para detectar las fracturas en una etapa precoz. Esta imagen muestra con claridad fracturas costales múltiples. (Cortesía de la Dra. Cathy Owens.)

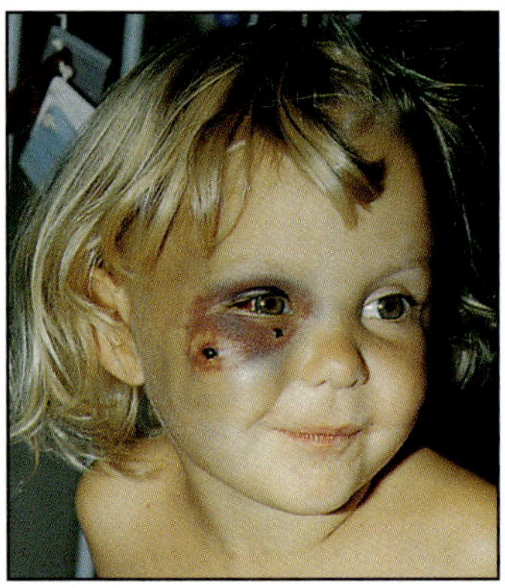

Figura 7.11 Siempre que se sospechan lesiones no accidentales en un niño es necesaria una exploración médica completa. El gran hematoma de esta niña fue consecuencia de lo que se describió como un golpe menor. Se sospechó lesión no accidental, pero la exploración mostró múltiples hematomas y petequias. La niña sufría púrpura trombocitopénica inmunitaria (PTI).

después (fig. 7.10a, b). Si se sospecha maltrato infantil, hay que considerar y descartar las siguientes anomalías médicas:

- Hematomas: trastornos de la coagulación (fig. 7.11).
- Fracturas:
  - Osteogénesis imperfecta, que comúnmente se denomina enfermedad de los huesos frágiles. En la enfermedad de tipo I suelen producirse fracturas inexplicables; es hereditaria dominante, por lo que puede haber antecedentes familiares. Las escleróticas azules son un hallazgo clínico clave, y en los estudios radiológicos puede apreciarse osteoporosis generalizada y huesos wormianos en el cráneo.
  - Deficiencia de cobre: predispone a las fracturas en raras ocasiones, ya que hay cobre suficiente para prevenir la deficiencia en la leche materna y en todos los tipos de leche maternizada. Puede observarse en niños prematuros o desnutridos.
- Escaldaduras o quemaduras de cigarrillos: pueden interpretarse erróneamente en los niños como impétigo bulloso y síndrome de la piel escaldada.

Si se sospecha que una lesión craneal no es accidental en un niño pequeño, debe realizarse:

- Una TC inmediatamente, y una RM más adelante.
- Un estudio del esqueleto para excluir las fracturas.
- Una exploración oftalmológica realizada por un experto.
- Pruebas para determinar la coagulación.

Abandono

La grave falta de atención a las necesidades de un niño pequeño puede manifestarse en clínica como:

- Retraso del crecimiento.
- Higiene inadecuada, incluyendo exantema del pañal intenso o infestación.
- Escaso desarrollo de los lazos emocionales con el cuidador.
- Retraso del desarrollo físico y del habla y el lenguaje.
- No acudir a las citas para las vacunaciones y ausencias escolares.

La situación mejora si se cambia el entorno del niño, proporcionándole alimentación, cobijo, afecto y estimulación adecuados.

Malos tratos emocionales

Los malos tratos emocionales comprenden:

- Falta de amor y rechazo del niño.
- Críticas maliciosas, amenazas y ridiculización.
- Castigos injustificados.

Los niños objeto de maltrato emocional repetido suelen presentar alteraciones emocionales o conductuales. Puede existir cumplimiento excesivo o desafío agresivo, falta de autoestima, escasa capacidad de disfrute y de autoentretenimiento duradero o conducta seudomadura. El maltrato emocional se asocia con frecuencia con abuso físico o sexual.

El acoso escolar se reconoce cada vez más como una forma importante de malos tratos emocionales. Todos los colegios deben tener unas normas escritas sobre el acoso escolar que deben aplicarse siempre que sea necesario.

Enfermedad inventada o inducida

Ésta es una variante poco frecuente del maltrato físico, en la que la enfermedad del niño es «fabricada» por uno de los padres, generalmente la madre. Algunas de estas madres tienen conexiones con el sistema de atención sanitaria. En estos casos, el maltrato parece ser un modo de obtener satisfacción por parte de padres trastornados, que encuentran placer en la relación íntima con el cuidado hospitalario. Los ejemplos incluyen:

- Echar sangre en los vómitos, las heces o la orina.
- Añadir azúcar a la orina para simular la diabetes mellitus.
- Contaminación de muestras microbiológicas.

En las intoxicaciones no accidentales (provocadas), los niños pueden ser envenenados deliberadamente por sus padres. Los síntomas pueden ser extraños, por ejemplo:

- Hiperventilación (intoxicación por aspirina).
- Somnolencia inexplicada (hipnóticos, tranquilizantes o alcohol).

El hecho de que los trastornos sólo se produzcan cuando está presente el padre o después de una visita puede proporcionar una pista. El problema puede ser muy difícil de diagnosticar, pero cabe sospecharlo si el niño sufre enfermedades frecuentes inexplicadas y múltiples hospitalizaciones con síntomas que sólo se observan en presencia de la madre y que no son confirmados por los hallazgos clínicos. El trastorno puede ser muy perjudicial para el niño, ya que es probable que se le hagan pruebas innecesarias y se le administren tratamientos que pueden resultar peligrosos. Además, el niño aprende a vivir como un enfermo en vez de como un individuo sano. En las intoxicaciones provocadas el diagnóstico suele resultar difícil, pero se suele establecer al identificar la sustancia en la sangre o la orina.

Actuación cuando se sospechan malos tratos

Los niños sometidos a malos tratos pueden ser vistos en el hospital o por médicos o enfermeras de la comunidad. También pueden ser remitidos por los servicios sociales o la policía, que solicitan la opinión médica. Siempre hay que seguir los procedimientos establecidos por el comité local de protección infantil. La consulta debe transcurrir igual que con cualquier otra anomalía médica, con historia clínica y exploración física completas. Suele ser preferible una actitud sensible e interesada, en vez de acusadora o condenatoria. Cualquier lesión o anomalía médica debe ser cuidadosamente anotada, medida, dibujada en un gráfico topográfico y fotografiada (con el permiso de los padres). El peso, la altura y la circunferencia cefálica se medirán y anotarán en una gráfica de percentiles. Se tomará nota de la interacción entre los padres y sus hijos. Todas las anotaciones deben fecharse, incluyendo la hora, y firmarse. Se prescribirá tratamiento para las lesiones específicas y se realizarán análisis y radiografías.

Si se sospecha o se confirma el maltrato, hay que decidir si es necesario el tratamiento inmediato y si deben tomarse medidas inmediatas para proteger al niño con el fin de evitar nuevas lesiones. Si la decisión es afirmativa, la protección puede consistir en el ingreso en el hospital, que también permitirá hacer más pruebas y proceder a una valoración multidisciplinaria. Si se actúa con sensibilidad y comprensión, la mayoría de los padres aceptarán el consejo médico de ingresar al niño para observación y estudio. En ocasiones, los padres no dan su consentimiento y es necesario solicitar la autorización judicial para el ingreso forzado. Debe tenerse en cuenta la seguridad de los hermanos o de otros niños que pueda haber en el hogar. Si el niño no requiere tratamiento, pero se considera peligroso que vuelva a casa, se puede solicitar el traslado a un hogar adoptivo.

Además del estudio médico detallado, será necesaria una valoración por parte de trabajadores sociales y otros profesionales sanitarios. Se convocará una reunión de protección infantil, de acuerdo con los procedimientos locales. En el RU, la reunión estará presidida por un miembro del departamento de servicios sociales o de la National Society for the Prevention of Cruelty to Children (NSPCC). En la reunión pueden tomar parte trabajadores sociales, visitadores sanitarios, un representante de la policía, el médico general, el pediatra, maestros y abogados. Cada vez más, los padres participan en toda o en parte de la reunión. Se comentan los detalles del incidente que condujo a la reunión y las circunstancias familiares. La buena comunicación y una relación de confianza entre los profesionales son fundamentales, ya que puede resultar muy difícil valorar si las lesiones se han causado de forma deliberada y las posibles consecuencias de los procedimientos legales. En la reunión se debe decidir:

- Si el nombre del niño debe ser incluido en el registro de protección infantil (v. presentación de un caso 7.1).
- Si se debe solicitar protección judicial para el niño.
- El seguimiento necesario.

Si el niño es incluido en el registro de protección infantil, el departamento de servicios sociales diseñará un plan de cuidados y protección, que en muchos casos incluirá seguimiento médico.

En los tribunales del RU ha habido bastantes casos en los que se ha solicitado la protección de niños.

Después de la muerte de Victoria Climbié, una niña que sufrió malos tratos, el informe Laming recomendó aumentar la comunicación entre los servicios sanitarios, los servicios sociales y la policía, y destacó que la protección de los niños es una responsabilidad global tanto de los directivos como del personal subalterno.

Presentación de un caso
7.1 Abuso infantil

Niño de 7 meses, al que un familiar le notó un hematoma grande, inexplicado, en un lado de la cabeza. La madre le llevó al departamento de accidentes y urgencias más próximo, donde una revisión esquelética demostró normalidad de la radiografía de cráneo, pero presencia de una fractura de metáfisis (fig. 7.12). La madre dijo que la fractura se debía de haber producido cuando el niño se cayó de la cama de los padres el día anterior. La madre se estaba formando para ser profesora en una escuela de enfermería. Su pareja había salido recientemente de la cárcel, donde fue condenado por robo. Ambos padres fueron entrevistados por los servicios sociales y por la policía. Se organizó una reunión de protección infantil, a la que acudió la madre. Los hallazgos sugerían lesión no accidental, pero no se encontró evidencia definitiva. En la reunión se decidió que el niño experimentaba riesgo de daño significativo y se le inscribió en el registro de protección infantil, con supervisión estrecha por parte del visitador sanitario y de los servicios sociales.

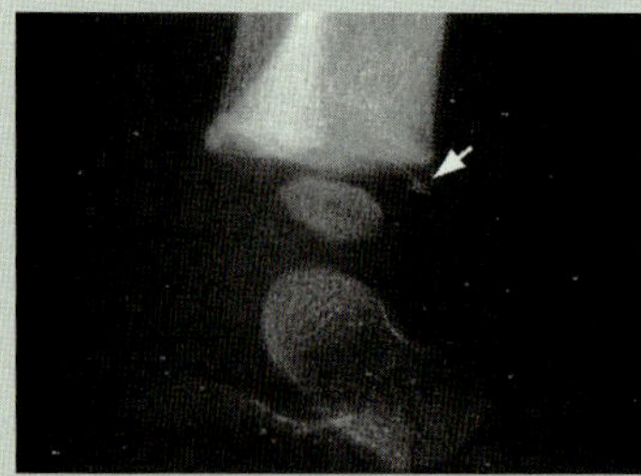

Figura 7.12 La fractura metafisaria, causada habitualmente por un mecanismo de tracción, es muy sugerente de lesión no accidental.

Por otra parte, después de la condena y la absolución posterior de varias madres acusadas de asesinar a sus hijos se ha establecido que:

- No puede acusarse a los padres de malos tratos basándose sólo en los testimonios de testigos expertos.
- Es necesario revisar de forma sistemática las evidencias en las que se basan los malos tratos a los niños.

Todas las formas de malos tratos a los niños deben enfocarse a través de un equipo de trabajo multidisciplinario, bien coordinado y establecido. Los intereses del niño deben ser lo más importante para todos los profesionales, que han de evitar que le hagan daño, pero también deben evitarse las acusaciones falsas.

Resumen

Los malos tratos a los niños:

- Son responsabilidad de todos los médicos, y no deben pasarse por alto o ignorarse porque crean dificultades o porque haya que testificar ante un tribunal de justicia.
- Existen varios tipos: malos tratos físicos (lesiones no accidentales, LNA), abandono, malos tratos emocionales, abuso sexual, enfermedades inventadas o inducidas.
- Debe sospecharse de malos tratos si la historia y la lesión no concuerdan, o si la lesión así lo indica, por ejemplo el patrón de los hematomas o las quemaduras y escaldaduras, la presencia de hemorragias subdurales o retinianas o el tipo de fractura. Sin embargo, aunque estas lesiones sugieran que pueden existir malos tratos, no son diagnósticas y no deben considerarse de forma aislada.
- Si se sospecha que existen malos tratos, deben seguirse las normas locales de protección infantil. Realizar una anamnesis y una exploración completas, detallando y dibujando todas las lesiones. Decidir si el niño (y sus hermanos) necesita protección inmediata y si se requiere realizar una investigación. Se solicitará que los trabajadores sociales y otros profesionales sanitarios realicen una evaluación y se convocará una reunión de protección infantil.

Abuso sexual

El abuso sexual de los niños suele definirse como «participación de niños y adolescentes, dependientes e inmaduros, en actividades sexuales que ellos no comprenden por completo, para las que son incapaces de dar el consentimiento informado y que violan las normas sociales sobre los papeles de los componentes de una familia». El abuso puede incluir una variedad de actos:

- Exposición genital.
- Caricias.
- Actividad sexual genital, anal u oral, incluyendo violación.
- Participación en pornografía.

Las víctimas pueden ser de cualquier edad o sexo, pero el número de niñas es superior al de niños, en contraste con lo que sucede en otras formas de malos tratos. Los factores de riesgo de la familia se enumeran en el cuadro 7.1. El abuso puede ser perpetrado por:

- Un miembro de la familia.
- Un adulto en el que se confía, por ejemplo una niñera.
- Una persona no relacionada con la familia, aunque esta posibilidad es mucho menos habitual.

Cuadro 7.1 Factores de riesgo familiares para el abuso sexual infantil

Relación sexual paterna deficiente
Depresión o enfermedad física de la madre
Madre objeto de abuso sexual en la niñez
Padre/causante de abuso inadecuado o agresivo
Familia caótica, desorganizada o socialmente aislada
Adopción del papel de madre por una hija

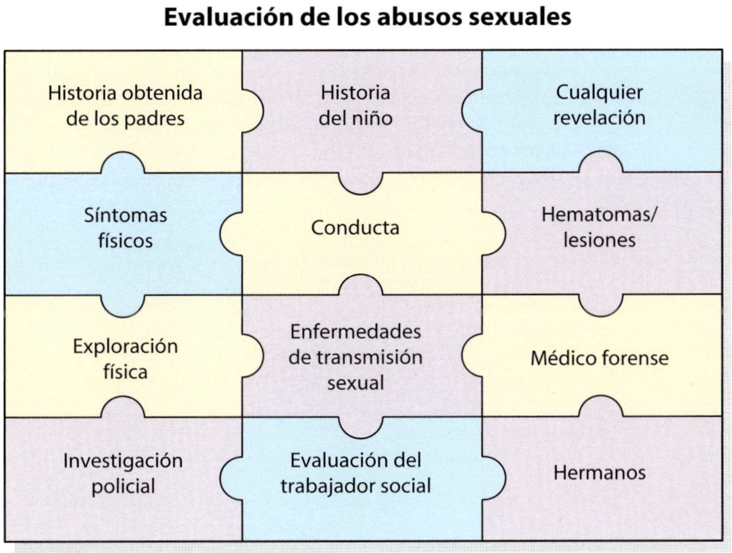

Figura 7.13 La evaluación de los abusos sexuales es como un puzzle. Es necesario encajar muchas piezas de información diferentes para llegar a una conclusión. (De *Child Protection Companion*, Royal College of Paediatrics and Child Health, 2005.)

Lo más frecuente es que el causante del abuso sea un varón, pero cada vez se están describiendo más casos de mujeres.

El abuso sexual suele descubrirse por comunicación espontánea del niño a un adulto en el que confía, o como consecuencia de una crisis, por ejemplo la huida del hogar o el intento de suicidio. También puede manifestarse por:

- Traumatismo o infección de los genitales.
- Enfermedad de transmisión sexual.
- Conducta sexual hacia los adultos u otros niños.
- Embarazo inexplicado.
- Cambio inexplicable en la conducta o en el rendimiento escolar.

Cuando se sospecha abuso sexual, hay que valorar la necesidad y la urgencia de una exploración médica. La exploración pueden realizarla dos médicos expertos en casos similares, o un solo médico (que deberá fotografiar los hallazgos de la colposcopia). Se valorarán el crecimiento, la conducta y el desarrollo. La exploración de los genitales, por lo general sólo mediante inspección detallada, sin palpación interna, es parte de la exploración clínica general. Si han pasado menos de 72 horas desde que se produjo el supuesto abuso, deben tomarse muestras para realizar pruebas en el laboratorio forense. Las manifestaciones pueden incluir:

- Hematomas en muslos, genitales, ano, perineo, nalgas y abdomen inferior.
- Desgarros y abrasiones en los genitales femeninos, sobre todo desgarro del himen; sin embargo, la irritación de la vulva es frecuente en las niñas pequeñas y rara vez se debe a abuso.
- Desgarros y abrasiones en los genitales masculinos.
- Fisuras anales (pueden deberse a estreñimiento).
- Dilatación anal refleja: cuando las nalgas se mantienen separadas 30-45 segundos, el ano se abre y puede verse el recto, debido a incompetencia del esfínter interno. La dilatación anal refleja y las fisuras anales, por sí solas, no son signos fiables de abuso sexual infantil, ya que pueden tener otras causas, por ejemplo el estreñimiento.

La exploración debe realizarse con el conocimiento y la aprobación de los padres, aunque en ocasiones se puede hacer a petición del tribunal. Las adolescentes deben dar su consentimiento, y todos los niños deben ser acompañados por un adulto de su confianza, que en el caso de niños pequeños suele ser uno de los padres. La exploración debe realizarse en un entorno privado, tranquilo y no amenazante. La exploración rara vez es diagnóstica y menos del 30% de los niños sometidos a abusos presentan signos físicos significativos. Los hallazgos físicos deben interpretarse conjuntamente con la historia. Existe una variación considerable en el aspecto normal de los genitales femeninos, que además depende de la edad. Por otra parte, una exploración normal no excluye el abuso.

Cuando se sospecha abuso sexual, hay que aplicar los procedimientos establecidos por el comité local de protección infantil (fig. 7.13). Se puede obtener más información del niño durante una entrevista, realizada conjuntamente por un trabajador social y un oficial de policía experto en el tema del abuso sexual. El abuso sexual suele producir daño psicológico, que puede requerir tratamiento especializado. El trastorno de estrés postraumático es una secuela reconocida y puede persistir en la vida adulta.

En la presentación, no llegan al 30% los niños sometidos a abuso sexual que muestran anomalías clínicas significativas. La exploración clínica debe realizarla un médico especializado.

Lecturas recomendadas

Hobbs C 1999 Child abuse and neglect: a clinician's handbook, 2nd edn. Churchill Livingstone, London

Hobbs C, Wynne J 2001 Physical signs of child abuse: a colour atlas, 2nd edn. WB Saunders, London

Palmer M M. Dog bites. BMJ 2007: 334; 413–7. Review article

Resuscitation Council (UK) 2005 Resuscitation guidelines

Royal College of Paediatrics and Child Health 2005 Child protection companion. Royal College of Paediatrics and Child Health, London

Internet

Prevención de accidentes:
Children Accident Prevention Trust: www.capt.org.uk
Royal Society for the Prevention of Accidents: www.rospa.org.uk
www.core-info.co.uk Systematic review of physical abuse

8 Genética

El Proyecto Genoma Humano, que culminó con la primera publicación de la secuencia del genoma humano en 2001, junto con el desarrollo de bases de datos genéticas, ha dado lugar a una explosión de conocimientos sobre la base genética de las enfermedades (fig. 8.1). Se estima que el genoma humano contiene de 30.000 a 35.000 genes, aunque todavía no se conoce la función de muchos de ellos. El empalme de ARNm y la modificación postraslacional de los productos genéticos producen mucha más diversidad y complejidad a nivel proteico. El acceso a las bases de datos que contienen la secuencia del ADN y la estructura de las proteínas ha dado lugar a grandes progresos de la investigación científica. La aplicación clínica de estos avances está disponible para las familias en los centros genéticos especializados que ofrecen diagnóstico, investigación, consejo y pruebas prenatales para una gama de alteraciones cada vez mayor. Se están realizando ensayos de tratamiento genético que prometen terapias más eficaces en el futuro.

Las enfermedades genéticas son:

- Habituales: el 2% de los recién nacidos vivos muestran alguna malformación congénita significativa, y alrededor del 5% presentan una enfermedad genética.
- Suponen una carga para el individuo afectado, la familia y la sociedad, ya que muchas de ellas se asocian con invalidez grave y permanente.

Entre las enfermedades determinadas genéticamente se incluyen las originadas por:

- Anomalías cromosómicas.
- Acción de un solo gen (trastornos mendelianos).
- Patrones de herencia inusuales.
- Interacción de factores genéticos y ambientales (trastornos multifactoriales o poligénicos).

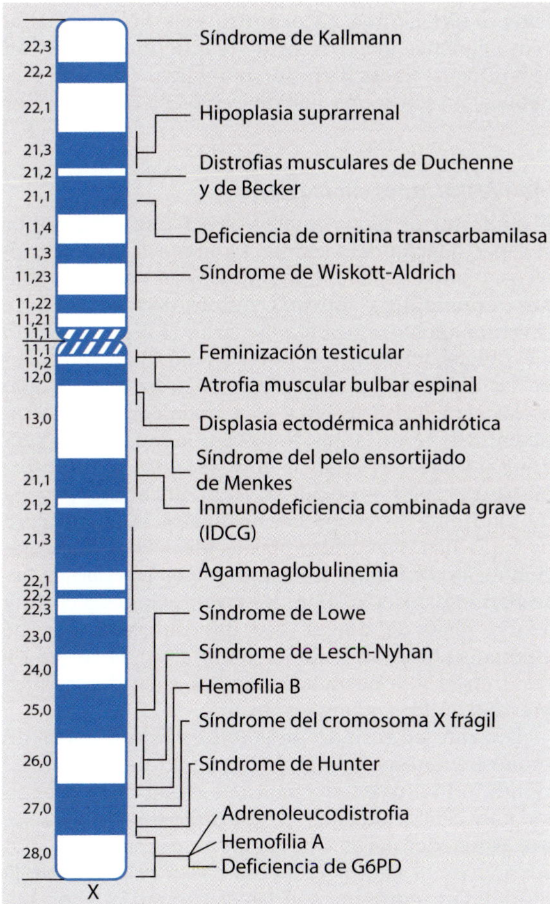

Figura 8.1 Idiograma del cromosoma X, que muestra algunos de los muchos trastornos que se localizan en ese cromosoma.

Anomalías cromosómicas

Los genes se componen de ADN, dispuesto alrededor de un centro de proteínas histonas que se disponen en una sucesión de espirales para formar los cromosomas. La dotación cromosómica humana no se confirmó hasta 1956. Tras el reconocimiento en 1959 de las anomalías cromosómicas responsables de los síndromes de Down, Klinefelter y Turner, se han documentado muchos cientos de defectos cromosómicos. Las anomalías cromosómicas pueden ser numéricas o estructurales. Se producen en aproximadamente el 10% de los espermatozoides y el 25% de los oocitos maduros, y son una causa muy frecuente de aborto espontáneo. Se estima que se producen anomalías cromosómicas en aproximadamente 1 de cada 150 lactantes nacidos vivos, y en general, aunque no siempre, éstas provocan múltiples alteraciones congénitas y dificultades para el aprendizaje. Los cambios cromosómicos adquiridos desempeñan una función significativa en la carcinogénesis y la evolución de los tumores.

Síndrome de Down (trisomía 21)

Ésta es la trisomía autosómica más habitual, y la causa genética más frecuente de dificultad grave del aprendizaje. La incidencia (sin realizar pruebas prenatales) en los recién nacidos vivos es de alrededor de 1:650.

Manifestaciones clínicas

El síndrome de Down suele sospecharse al nacer por el aspecto facial del lactante. La mayoría son hipotónicos, y otros signos clínicos útiles son occipucio plano, dermatoglifia anormal, quinto dedo curvado y abertura ancha «en sandalia» entre el segundo dedo y el pulgar del pie (fig. 8.2a-c y cuadro 8.1), pero puede ser difícil asegurar el diagnóstico basándose sólo en las características clínicas, y debe confirmarlo un pediatra experto. Antes de recoger la muestra de sangre para hacer el análisis cromosómico debe informarse a los padres de que se va a realizar una prueba del síndrome de Down. Los resultados pueden tardar de 1 a 2 días si se utilizan las técnicas HISF (hibridación in situ con fluorescencia) rápidas. Los padres necesitan información sobre las implicaciones a corto y a largo plazo del diagnóstico, querrán saber por qué y cómo se ha producido la enfermedad, el riesgo de recurrencia y la posibilidad de hacer un diagnóstico prenatal en los embarazos futuros.

Durante el período neonatal es difícil hacer un pronóstico preciso a largo plazo, ya que existen variaciones individuales en cuanto al grado de la dificultad para el aprendizaje y el desarrollo de complicaciones. Alrededor del 85% de los lactantes con trisomía 21 sobreviven al año de edad. La causa principal de la mortalidad temprana son las cardiopatías (especialmente los defectos de la comunicación auriculoventricular). Al menos el 50% de los individuos afectados sobrevive más de 50 años. Los padres también necesitan información sobre la ayuda disponible de profesionales y de grupos de autoayuda. La explicación del trastorno por escrito es un complemento útil, y también pueden ofrecérsela a otros miembros de la familia para que la lean. También puede ser necesario el consejo para que las familias afronten los sentimientos de desencanto, ira o culpabilidad. Hay que tener en cuenta que los padres apreciarán el hecho de que el personal médico se refiera a su hijo como un individuo («el bebé con síndrome de Down»), y no como un caso clínico («el síndrome de Down»).

Citogenética

La presencia de un cromosoma 21 extra puede deberse a no disyunción, translocación o mosaicismo.

No disyunción (94%)

En la no disyunción:

- La mayoría de los casos se deben a un error en la meiosis.
- Los cromosomas de la pareja 21 no se separan, de modo que uno de los gametos tiene dos cromosomas 21 y el otro ninguno (fig. 8.3).
- La fertilización del gameto con dos cromosomas 21 produce un cigoto con trisomía 21.
- No es necesario examinar los cromosomas parentales.

La incidencia de trisomía 21 por no disyunción está relacionada con la edad de la madre (tabla 8.1). Sin embargo, puesto que la proporción de embarazos en madres de más edad es pequeña, la mayoría de los bebés afectados son hijos de madres más jóvenes. En la actualidad se ofrecen pruebas de detección selectiva para medir marcadores bioquímicos en la sangre y de engrosamiento de la nuca mediante ecografía (engrosamiento de la almohadilla de grasa de la parte posterior del cuello) a todas las embarazadas, para detectar el aumento del riesgo de síndrome de Down en el feto. Cuando se identifica un aumento del riesgo, puede realizarse la amniocentesis para comprobar el patrón cromosómico fetal. Aunque en la mayoría de los casos el patrón cromosómico es normal, antes de realizar la prueba debe discutirse la posibilidad de que los resultados sean anómalos y la opción de interrumpir el embarazo. Es necesario dar apoyo y consejo. Después de tener un hijo con trisomía 21 por no disyunción, el riesgo de recidiva es de 1:200 en las mujeres menores de 35 años, pero sigue siendo parecido al riesgo relacionado con la edad del resto de la población en las mujeres de más de 35 años.

Tabla 8.1 Riesgo de síndrome de Down (nacidos vivos) en función de la edad materna en el momento del parto, antes de la detección selectiva en el embarazo

Edad materna (años)	Riesgo de síndrome de Down
Todas las edades	1:650
20	1:1.530
30	1:900
35	1:385
37	1:240
40	1:110
44	1:37

Síndrome de Down

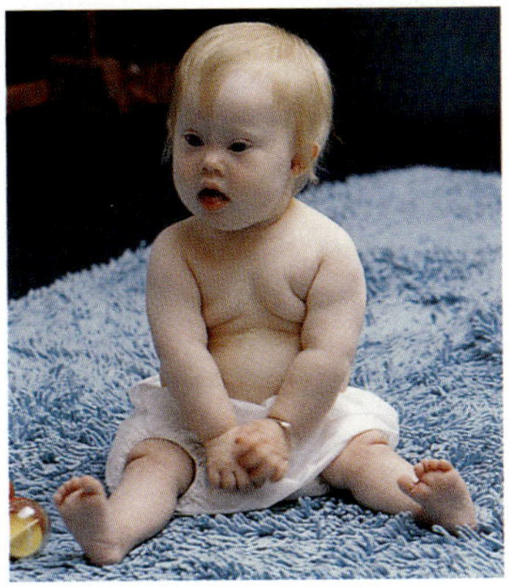

Figura 8.2a Facies característica del síndrome de Down. La postura de esta niña se debe a hipotonía.

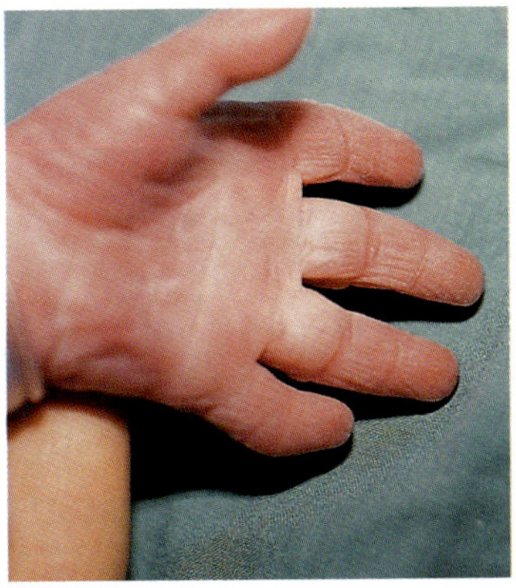

Figura 8.2b Pliegue palmar único.

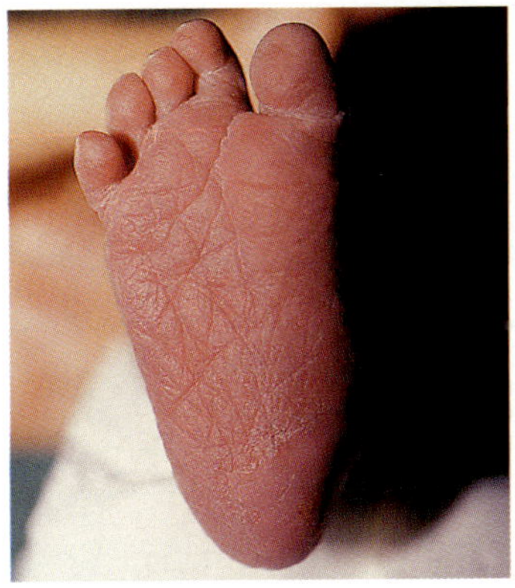

Figura 8.2c «Hueco de la sandalia» pronunciado entre los dos primeros dedos del pie.

Cuadro 8.1 Manifestaciones clínicas características del síndrome de Down

Aspecto craneofacial típico

- Cara redondeada y puente nasal plano
- Hendiduras palpebrales oblicuas hacia arriba
- Pliegues epicánticos (pliegues de piel que atraviesan el borde interno de la hendidura palpebral)
- Manchas de Brushfield en el iris (manchas pigmentadas)
- Boca pequeña y lengua sobresaliente
- Orejas pequeñas
- Occipucio plano y tercera fontanela

Otras anomalías

- Cuello corto
- Pliegues anómalos en las palmas de las manos, quinto dedo curvado y «hueco de la sandalia» pronunciado entre los dos primeros dedos del pie
- Hipotonía
- Cardiopatía congénita (40%)
- Atresia duodenal
- Enfermedad de Hirschsprung

Problemas médicos posteriores

- Retraso de la consecución de los hitos clave motores
- Dificultades del aprendizaje de moderadas a graves
- Estatura baja
- Aumento de la sensibilidad a las infecciones
- Trastorno auditivo por otitis media serosa
- Afectación visual por cataratas, estrabismo y miopía
- Aumento del riesgo de leucemia y tumores sólidos
- Riesgo de inestabilidad atlantoaxial
- Hipotiroidismo y enfermedad celíaca
- Epilepsia
- Enfermedad de Alzheimer

Translocación (5%)

Un cromosoma 21 es translocado a otro (generalmente al cromosoma 14, o en raras ocasiones a un cromosoma 15, 22 o 21), lo que se conoce como translocación de Robertson. Los niños afectados tienen 46 cromosomas, pero con tres copias del material del cromosoma 21. En esta situación, el análisis cromosómico de los padres es esencial, puesto que en el 25% de los casos uno de los padres presenta una translocación equilibrada. Los portadores de la translocación tienen 45 cromosomas, pero uno de ellos consta de dos cromosomas unidos (fig. 8.4).

Características del síndrome de Down por translocación:

- El riesgo de recurrencia es del 10-15% si la madre es la portadora de la translocación, y del 2,5% si el portador es el padre.
- Si un padre presenta la rara translocación 21:21, todos sus descendientes sufren síndrome de Down.
- Si ninguno de los padres presenta una translocación (75% de los casos), el riesgo de recidiva es <1%.

Mosaicismo (1%)

En el mosaicismo algunas células son normales y otras presentan trisomía 21. La anomalía se produce por lo general tras la formación del cigoto, por no disyunción en la mitosis. El fenotipo puede ser más leve en los casos debidos a mosaicismo.

Herencia del síndrome de Down

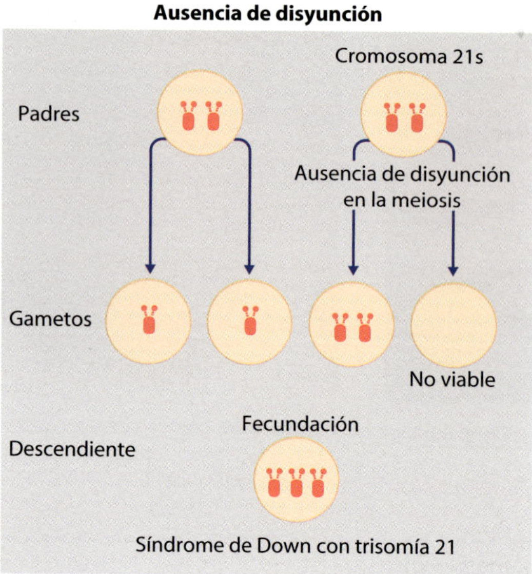

Figura 8.3 Síndrome de Down con ausencia de disyunción.

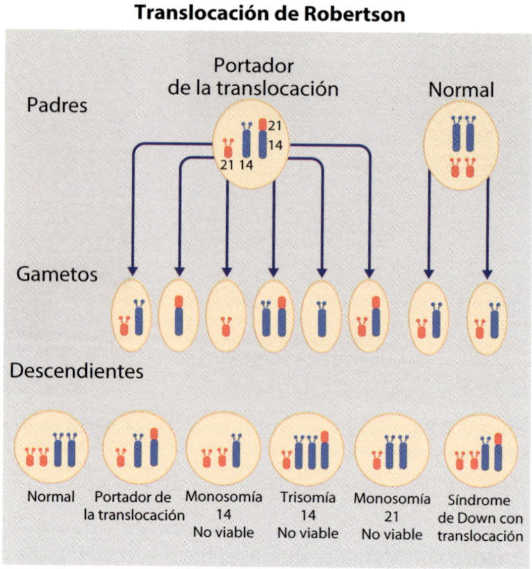

Figura 8.4 Síndrome de Down con translocación. Existe una translocación entre los cromosomas 21 y 14, heredada del padre.

Resumen

Síndrome de Down (trisomía 21):
- La incidencia natural es de 1,5:1.000 lactantes nacidos vivos.
- Citogenética: por no disyunción (más frecuente, se relaciona con la edad de la madre), translocación (los padres pueden ser portadores de una translocación equilibrada) o mosaicismo (raro).
- Presentación: pruebas de detección prenatales con ecografía o clínicas; se confirma mediante el análisis cromosómico.
- Complicaciones médicas inmediatas: aumento del riesgo de atresia duodenal, cardiopatía congénita.
- Manifestaciones clínicas: véase el cuadro 8.1.

Síndrome de Edward (trisomía 18) y síndrome de Patau (trisomía 13)

Aunque estos síndromes son más infrecuentes que el de Down (1:8.000 y 1:14.000 nacidos vivos, respectivamente), la constelación de múltiples anomalías graves sugieren el diagnóstico al nacer y la mayoría de los niños afectados fallecen durante la infancia (fig. 8.5, cuadros 8.2 y 8.3). El diagnóstico se confirma por análisis cromosómico. Muchos fetos afectados son detectados mediante ecografía durante el segundo trimestre del embarazo, y el diagnóstico puede confirmarse antes del nacimiento por amniocentesis y análisis cromosómico. El riesgo de recurrencia es bajo, excepto si la trisomía se debe a una distribución cromosómica anormal equilibrada de uno de los padres.

Síndrome de Turner (45, X)

En la mayoría de los casos (>95%), esta anomalía provoca un aborto precoz. Cada vez pueden detectarse más casos mediante ecografía antenatal, al observar edema fetal del cuello, las manos o los pies, o un higroma quístico. Entre las mujeres nacidas vivas, la incidencia oscila alrededor de 1:2.500. En la figura 8.6 y el cuadro 8.4 se resumen las manifestaciones clínicas del síndrome de Turner, aunque la baja estatura puede ser la única anomalía clínica de los niños.

Para el tratamiento se administran:

- Hormona del crecimiento.
- Sustitución estrogénica para favorecer el desarrollo de los caracteres sexuales secundarios en la época de la pubertad (pero persiste la infertilidad).

Alrededor del 50% de las mujeres con síndrome de Turner presentan 45 cromosomas, con sólo un cromosoma X. En los demás casos existe deleción de la rama corta de un cromosoma X, un isocromosoma con dos ramas largas y ninguna corta u otros defectos estructurales en uno de los cromosomas X. La incidencia no aumenta con la edad materna y el riesgo de recurrencia es muy bajo.

Síndrome de Klinefelter (47, XXY)

Esta anomalía se observa en alrededor de 1-2:1.000 varones nacidos vivos. Las manifestaciones clínicas se resumen en el cuadro 8.5. El riesgo de recurrencia es muy bajo.

Translocaciones recíprocas

El intercambio de material entre dos cromosomas diferentes se conoce como translocación recíproca. Cuando el intercambio no conlleva pérdida ni ganancia de material cromosómico, la translocación se denomina «equilibrada» y no ejerce efecto fenotípico. Las translocaciones recíprocas equilibradas son relativamente habituales: 1:500 personas de la población general.

Síndromes de Edward y Patau

Cuadro 8.2 Manifestaciones clínicas del síndrome de Edward (trisomía 18)

- Peso bajo al nacer
- Occipucio prominente
- Boca y mentón pequeños
- Esternón corto
- Dedos flexionados, superpuestos (fig. 8.5)
- Planta del pie en mecedora
- Malformaciones cardíacas y renales

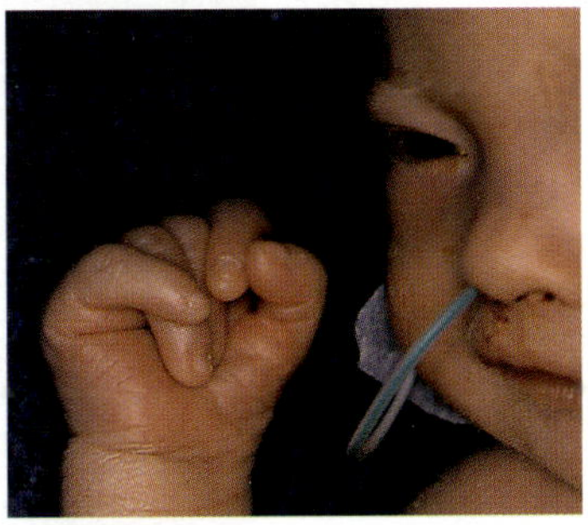

Figura 8.5 Superposición de los dedos en el síndrome de Edward.

Cuadro 8.3 Manifestaciones clínicas del síndrome de Patau (trisomía 13)

- Defecto estructural encefálico
- Lesiones del cuero cabelludo
- Ojos pequeños (microftalmia) y otros defectos oculares
- Labios y paladar hendidos
- Polidactilia
- Malformaciones cardíacas y renales

Síndrome de Turner

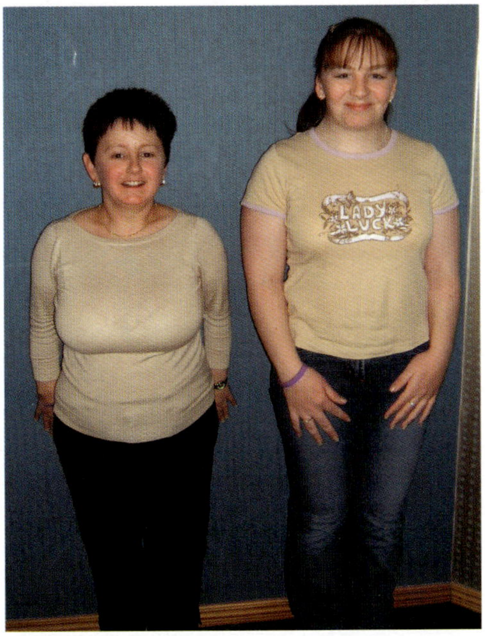

Figura 8.6 Síndrome de Turner. La mujer de la izquierda tiene una estatura muy baja, pero no presenta otras características clínicas; la adolescente de la derecha tiene el cuello muy ancho, se le administró hormona de crecimiento y su estatura es de 150 cm.

Cuadro 8.4 Manifestaciones clínicas del síndrome de Turner

- Linfedema de las manos y los pies en el recién nacido, que pueden persistir
- Uñas con forma de cuchara
- Estatura baja (característica fundamental)
- Cuello ancho o grueso
- Ángulo de transporte amplio (cúbito valgo)
- Pezones ampliamente separados
- Defectos cardíacos congénitos (en particular, coartación de aorta)
- Retraso de la pubertad
- Disgenesia ovárica con infertilidad, aunque el embarazo puede ser posible con fecundación in vitro con óvulos de una donante
- Hipotiroidismo
- Anomalías renales
- Lunares pigmentados
- Otitis media recurrente
- Desarrollo intelectual normal en la mayoría de los casos

Una translocación que parece equilibrada en el análisis cromosómico convencional puede implicar la pérdida de algunos genes o la alteración de un único gen, lo que produce un fenotipo anormal, que con frecuencia incluye dificultad para el aprendizaje. Una de las formas de identificar la localización de los genes específicos en estos individuos es el estudio de los puntos de alteración de los cromosomas.

Las translocaciones recíprocas desequilibradas contienen una cantidad incorrecta de material cromosómico y causan una combinación de características dismórficas, malformaciones congénitas, retraso del desarrollo y dificultades del aprendizaje. En el recién nacido es difícil predecir el pronóstico, pero el efecto suele ser grave. Hay que estudiar los cromosomas de los padres para aclarar si la anomalía ha aparecido de novo o como consecuencia de una reordenación parental. El hallazgo de una translocación equilibrada en un padre indica riesgo de recurrencia en embarazos futuros, debiendo ofrecerse diagnóstico antenatal mediante biopsia de vellosidades coriónicas o amniocentesis, así como pruebas para los familiares.

Cuadro 8.5 Manifestaciones clínicas del síndrome de Klinefelter

- Infertilidad: la presentación más habitual
- Hipogonadismo, con testículos pequeños
- Desarrollo puberal aparentemente normal (algunos varones se benefician de la administración de testosterona)
- Ginecomastia en la adolescencia
- Estatura alta
- Inteligencia: suele estar en los límites normales, pero son posibles los problemas de educación y psicológicos

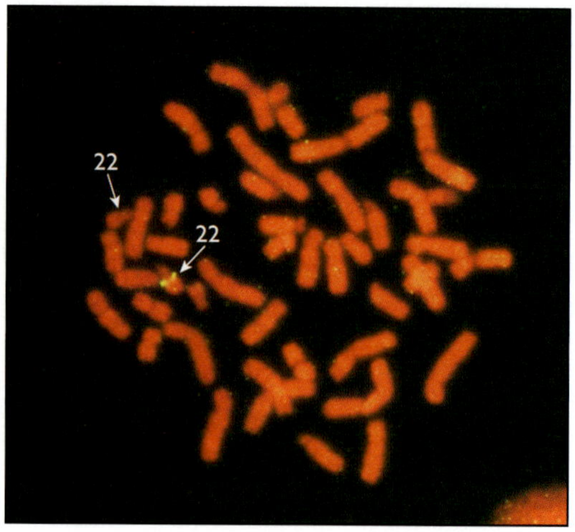

Figura 8.7 En este ejemplo, la hibridación in situ fluorescente (HISF) demuestra una microdeleción en el cromosoma 22, asociada con síndrome de DiGeorge. Se observan señales de hibridación en un cromosoma 22, pero no en el otro, debido a la presencia de una deleción. (Cortesía de L. Gaunt, St. Mary's Hospital, Manchester.)

Deleciones

Las deleciones representan otro tipo de anomalía estructural. La pérdida de parte de un cromosoma suele originar alteraciones físicas y dificultades para el aprendizaje. La deleción puede conllevar pérdida de la porción terminal o, con menor frecuencia, del centro de un cromosoma.

Un ejemplo de síndrome de deleción es la pérdida de la punta de la rama corta del cromosoma 5, que se conoce como 5p- o monosomía 5p. Los lactantes afectados presentan llanto de tono alto, como un maullido, durante la infancia precoz, por lo que la anomalía se conoce también como síndrome *del maullido de gato*. Hay que estudiar los cromosomas paternos para comprobar si alguno de los padres presenta reordenación cromosómica equilibrada.

Sabemos actualmente que un número cada vez mayor de síndromes se deben a deleciones cromosómicas demasiado pequeñas para apreciarlas en el análisis citogenético convencional. Estas deleciones submicroscópicas pueden detectarse mediante técnicas de hibridación in situ fluorescente (HISF), utilizando sondas de ADN específicas para regiones cromosómicas particulares. El síndrome de DiGeorge se debe a la deleción del cromosoma 22 en la banda 22q11 (fig. 8.7). El síndrome de Williams es otro ejemplo de síndrome de microdeleción por pérdida de material cromosómico en la rama larga del cromosoma 7, en la banda 7q11 (v. fig. 8.18, cuadro 8.12).

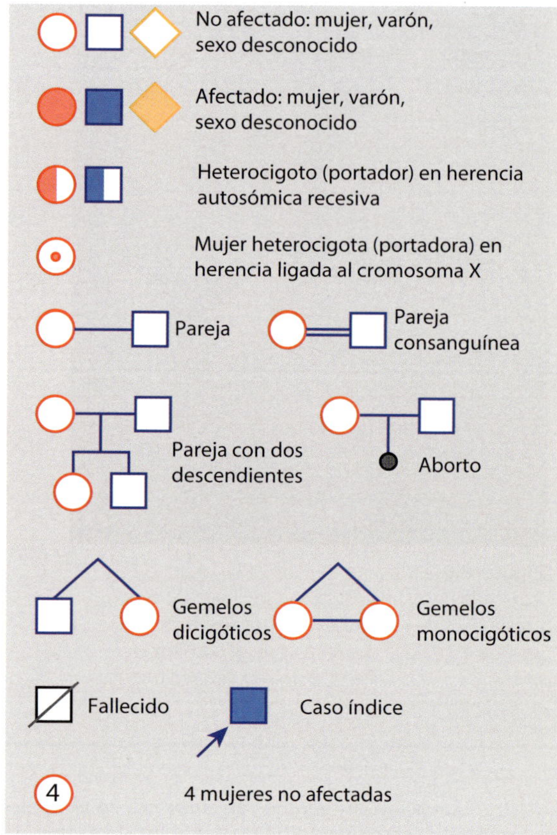

Figura 8.8 Símbolos del árbol genealógico.

Herencia mendeliana

Los trastornos con este patrón de herencia, descrito por Mendel en 1865, son raros a nivel individual, pero en conjunto son numerosos, y se han descrito más de 15.000 rasgos o anomalías de genes únicos. Se conoce el patrón de herencia mendeliana de muchos trastornos. Si el diagnóstico de una anomalía es incierto, su patrón de herencia puede ponerse de manifiesto al dibujar un árbol genealógico de la familia (pedigrí), lo que constituye una parte esencial de la evaluación genética (fig. 8.8).

Herencia autosómica dominante

Éste es el tipo más común de herencia mendeliana (cuadro 8.6). En el estado heterocigótico, el afectado porta un gen anómalo en uno de los componentes de una pareja de autosomas (cromosomas 1-22). Los descendientes, tanto varones como mujeres, tienen una probabilidad del 50% de heredar el gen anormal del padre afectado (fig. 8.9a y b). El concepto es claro, pero existen factores que complican la situación real, como los siguientes.

Herencia autosómica dominante

Cuadro 8.6 Ejemplos de enfermedades autosómicas dominantes

- Acondroplasia
- Síndrome de Ehlers-Danlos
- Hipercolesterolemia familiar
- Enfermedad de Huntington
- Síndrome de Marfan
- Distrofia miotónica
- Neurofibromatosis
- Síndrome de Noonan
- Osteogénesis imperfecta
- Otosclerosis
- Poliposis del colon
- Esclerosis tuberosa

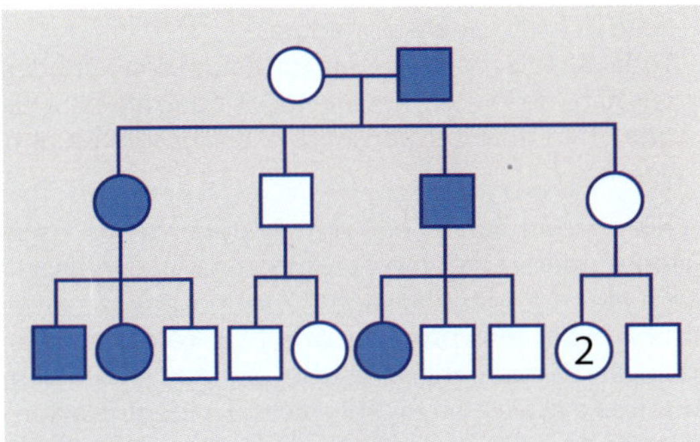

Figura 8.9b Árbol genealógico típico de una enfermedad autosómica dominante.

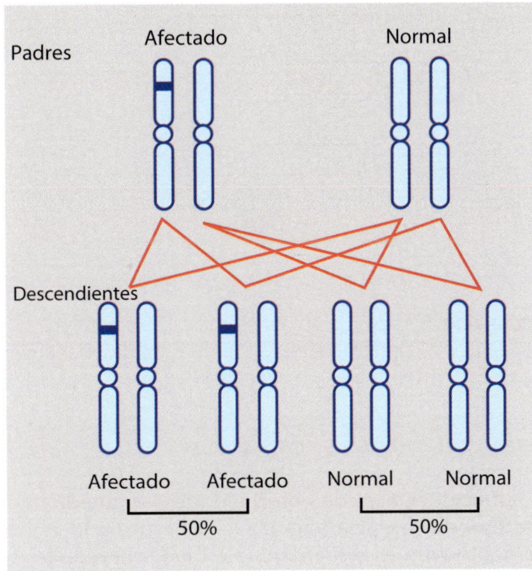

Figura 8.9a Herencia autosómica dominante.

Variación de la expresión

En una familia, algunos de los afectados manifiestan el trastorno con menor intensidad que otros. Por ejemplo, un padre con esclerosis tuberosa puede mostrar sólo anomalías cutáneas leves, mientras que uno de los hijos afectados puede presentar además epilepsia y dificultades para el aprendizaje.

No penetrancia

Este término se refiere a la falta de síntomas y signos clínicos en un individuo que debe haber heredado el gen anómalo. Un ejemplo de ello es la otosclerosis, en la que sólo el 40% de los portadores del gen anormal desarrollan sordera (fig. 8.10).

Ausencia de historia familiar de la enfermedad

Puede deberse a:

- Nueva mutación en uno de los gametos, que da lugar a la concepción de un individuo afectado. Ésta es la razón más frecuente de falta de historia familiar en los trastornos dominantes. Por ejemplo, >80% de los pacientes con acondroplasia tienen padres normales.
- Mosaicismo gonadal: en raras ocasiones un padre sano presenta mutación de sólo algunos de los gametos en sus gónadas. Esta posibilidad puede explicar las recurrencias de enfermedades autosómicas dominantes en hermanos nacidos de padres aparentemente normales. Se ha descrito en la osteogénesis imperfecta congénita letal.
- No paternidad: el padre aparente no es el biológico.

Homocigosidad

En los raros casos en los que ambos padres están afectados por el mismo trastorno autosómico dominante, existe un riesgo del 25% de que un hijo sea homocigoto para el gen mutante.

Resumen

Herencia autosómica dominante:

- Es el tipo más común de herencia mendeliana.
- Los individuos afectados portan el gen anómalo en uno de los componentes de una pareja de autosomas.
- Las posibilidades de heredar el gen anómalo del padre afectado son del 50%, pero pueden existir variaciones de la expresión, no penetrancia, ausencia de historia familiar de la enfermedad (mutación nueva, mosaicismo gonadal, no paternidad) u homocigosidad (rara).

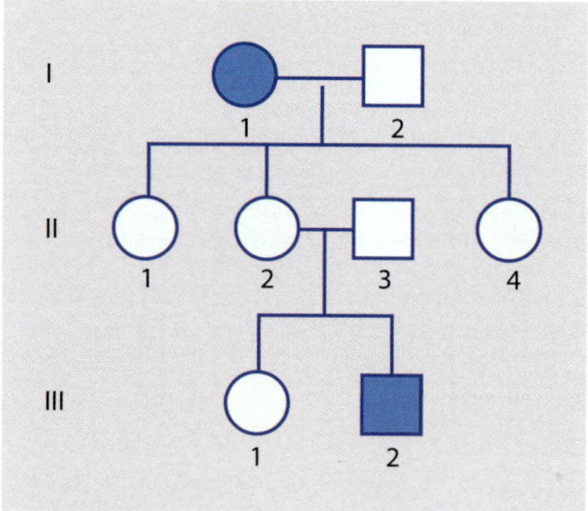

Figura 8.10 Ejemplo de no penetrancia. I1 y III2 sufren otosclerosis. II2 presenta audición normal, pero debe tener el gen. El gen anormal es no penetrante en II2.

Herencia autosómica recesiva

Se conocen cientos de enfermedades originadas por este tipo de herencia (cuadro 8.7). El afectado es homocigoto para el gen anómalo al haber heredado un alelo anormal de cada padre, ambos portadores heterocigotos no afectados. Si los dos padres son portadores, el riesgo de cada hijo, ya sea varón o mujer, es del 25% (fig. 8.11a y b). Todos los descendientes de los individuos afectados son portadores.

Consanguinidad

Se cree que todas las personas son portadoras de al menos un gen recesivo anómalo. Por fortuna, los cónyuges suelen ser portadores de un gen anómalo diferente. El matrimonio entre primos u otros familiares incrementa la probabilidad de que los dos componentes de la pareja sean portadores del mismo gen autosómico recesivo anormal, heredado de un antepasado común. Así pues, el riesgo de tener un hijo con una enfermedad recesiva aumenta algo en las parejas de primos.

La frecuencia de genes recesivos puede variar en los distintos grupos raciales. Cuando el gen aparece con la frecuencia suficiente y se puede detectar su presencia o su efecto, es posible realizar pruebas de portadores en la población y se puede ofrecer el diagnóstico antenatal para los embarazos de alto riesgo. Los trastornos que pueden someterse a detección selectiva comprenden la fibrosis quística en el norte de Europa, la drepanocitosis en los negros africanos y americanos, la talasemia en las etnias mediterráneas o asiáticas y la enfermedad de Tay-Sachs en los judíos ashkenazi.

> **Resumen**
>
> **La herencia autosómica recesiva:**
> - Los individuos afectados son homocigóticos para el gen anormal, los dos padres son portadores heterocigóticos.
> - Si los dos padres son portadores, el riesgo de que nazca un hijo afectado es del 25%.
> - El riesgo de estos trastornos aumenta por la consanguinidad y dentro de ciertos grupos raciales.
> - Suele afectar a las rutas metabólicas, mientras que los trastornos autosómicos dominantes afectan más a las proteínas estructurales.

Herencia recesiva ligada al cromosoma X

Se han descrito más de 400 trastornos caracterizados por la presencia de un gen recesivo anormal en el cromosoma X (cuadro 8.8, fig. 8.12a y b).

En la herencia recesiva ligada al cromosoma X:

- Se afectan los varones.
- Las mujeres pueden ser portadoras, pero no suelen presentar la enfermedad.
- En ocasiones, una mujer portadora muestra signos leves de la enfermedad (el portador lo manifiesta).
- Los hijos varones de una mujer portadora tienen una probabilidad del 50% de verse afectados.
- Las hijas de una mujer portadora tienen una probabilidad del 50% de ser portadoras.
- Todas las hijas de los varones afectados son portadoras.
- Los hijos de los varones afectados no se afectan, dado que el hombre no transmite el cromosoma X al hijo varón.

La historia familiar puede ser negativa, ya que las mutaciones nuevas y el mosaicismo gonadal son bastante habituales. La identificación de las portadoras en una familia exige interpretar el árbol genealógico, buscar manifestaciones clínicas leves y realizar pruebas bioquímicas o moleculares específicas. La identificación de las portadoras es importante, dado que una portadora presenta un riesgo de tener hijos afectados, con independencia de con quién se case, y las enfermedades recesivas ligadas al cromosoma X suelen ser graves.

> **Resumen**
>
> **Herencia recesiva ligada al cromosoma X:**
> - Afecta a los varones; las mujeres pueden ser portadoras, pero suelen estar sanas o presentar la enfermedad leve.
> - La historia familiar puede ser negativa (mutaciones nuevas y mosaicismo gonadal).
> - Es importante identificar a las mujeres portadoras para poder proporcionar asesoría genética.

Herencia dominante ligada al cromosoma X

Los trastornos ligados al cromosoma X en los que la mutación tiene un efecto dominante son raros. Afectan tanto a los varones como a las mujeres (por ejemplo, una variante del raquitismo resistente a la vitamina D). Algunos trastornos son mortales para los varones, por lo que sólo se verán mujeres afectadas (por ejemplo, el síndrome de Rett y la incontinencia pigmentaria).

Herencia ligada al cromosoma Y

Los rasgos ligados al cromosoma Y son extremadamente raros. La herencia ligada a Y sólo afecta a los varones, y el padre afectado transmite el trastorno a todos sus hijos varones. Los genes ligados a Y determinan la diferenciación sexual y la espermatogénesis, por lo que las mutaciones se asocian a infertilidad.

Herencia autosómica recesiva

Cuadro 8.7 Ejemplos de enfermedades autosómicas recesivas

- Hiperplasia suprarrenal congénita
- Fibrosis quística
- Ataxia de Friedreich
- Galactosemia
- Enfermedades con almacenamiento de glucógeno
- Síndrome de Hurler
- Albinismo oculocutáneo
- Fenilcetonuria
- Enfermedad drepanocítica
- Enfermedad de Tay-Sachs
- Talasemia
- Enfermedad de Werdnig-Hoffman (SMA I)

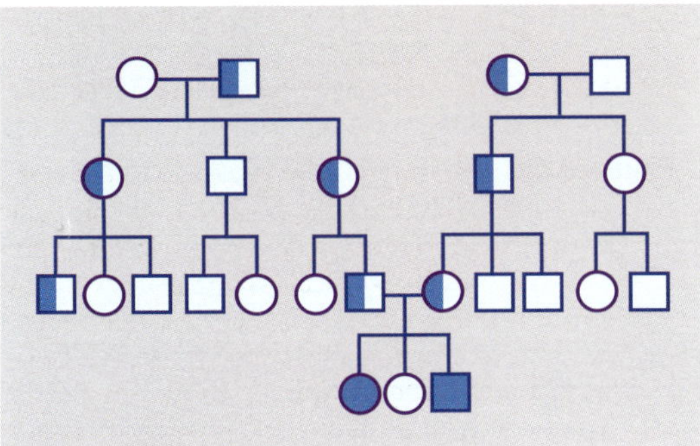

Figura 8.11a Árbol genealógico en la herencia autosómica.

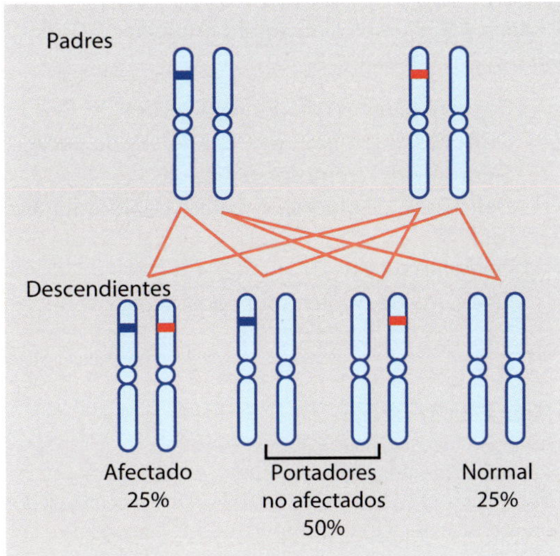

Figura 8.11b Herencia autosómica recesiva.

Mecanismos genéticos inusuales

Mutaciones con expansión repetida de trinucleótidos

Es una clase de mutaciones inestables causadas por expansiones de secuencias repetidas de trinucleótidos que se heredan de forma mendeliana. El síndrome del cromosoma X frágil y la distrofia miotónica fueron de los primeros trastornos en los que se demostraron tales mutaciones. Entre las demás enfermedades del grupo se incluyen la enfermedad de Huntington, la ataxia espinocerebelosa y la ataxia de Friedreich. Estas anomalías tienen diferentes patrones de herencia, pero comparten ciertas propiedades inusuales debidas a la naturaleza de la mutación subyacente. Es frecuente que se observe una anticipación clínica y que la gravedad de estas enfermedades aumente en las generaciones sucesivas de una familia; las mutaciones nuevas son muy raras.

Síndrome del cromosoma X frágil

La prevalencia de las dificultades graves para el aprendizaje en los varones debidas al síndrome del cromosoma X frágil es de cerca de 1:4.000 (fig. 8.13 y cuadro 8.9). Esta anomalía se diagnosticaba inicialmente por la presencia de una hendidura (sitio frágil) en la parte distal de la rama larga del cromosoma X. En la actualidad, el diagnóstico se establece mediante análisis molecular de la expansión repetida del trinucleótido CGG en el gen relevante *(FMR1)*.

Aunque el síndrome se hereda como rasgo recesivo ligado al cromosoma X, una elevada proporción de las portadoras obligadas tienen dificultades para el aprendizaje (habitualmente leves o moderadas), y alrededor de la quinta parte de los varones que heredan la mutación son fenotípicamente normales, pero transmiten el trastorno a sus nietos a través de las hijas.

Estos hallazgos no habituales se explican por la naturaleza de la mutación, que se produce de dos formas: «premutación» y «mutación completa». El gen normal contiene menos de 50 copias de la secuencia repetida del trinucleótido CGG y es estable cuando se transmite a la descendencia. Los genes con la premutación contienen 55-199 copias de la secuencia repetida. Esta expansión no produce discapacidad intelectual en los portadores varones o mujeres, pero es inestable y puede hacerse mayor durante la transmisión a través de las mujeres. Los genes con la mutación completa contienen más de 200 copias de la secuencia repetida. Ello afecta a la función del gen y causa las manifestaciones clínicas del síndrome del cromosoma X frágil en casi todos los varones portadores y en alrededor de la mitad de las mujeres. Las mutaciones completas siempre proceden de la expansión de premutaciones y nunca se originan directamente desde genes normales. Por tanto, todas las madres de varones afectados son portadoras.

Herencia recesiva ligada al cromosoma X

Cuadro 8.8 Ejemplos de enfermedades recesivas ligadas al cromosoma X

- Ceguera para los colores (rojo-verde)
- Distrofias musculares de Duchenne y de Becker
- Síndrome del cromosoma X frágil
- Deficiencia de glucosa-6-fosfato dehidrogenasa (G6PD)
- Hemofilias A y B
- Síndrome de Hunter (mucopolisacaridosis II)

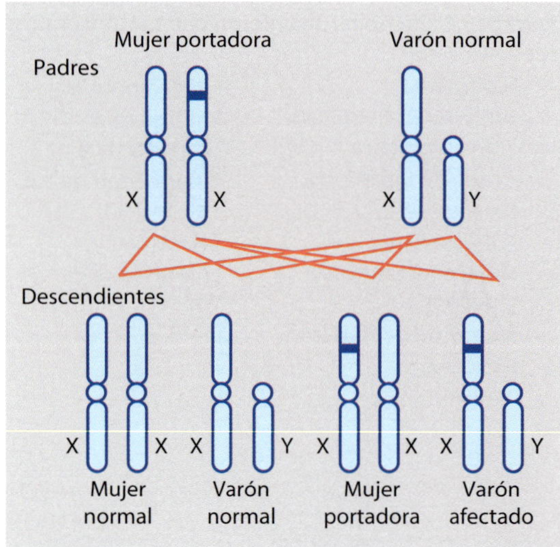

Figura 8.12a Herencia recesiva ligada al cromosoma X.

Figura 8.12b (abajo) Árbol genealógico típico de herencia recesiva ligada al cromosoma X, correspondiente a la reina Victoria, portadora de hemofilia A, y su familia. Se muestran varones afectados en varias generaciones, emparentados a través de mujeres, y se comprueba que los varones afectados no tienen hijos varones con la enfermedad (en contraste con la herencia autosómica dominante).

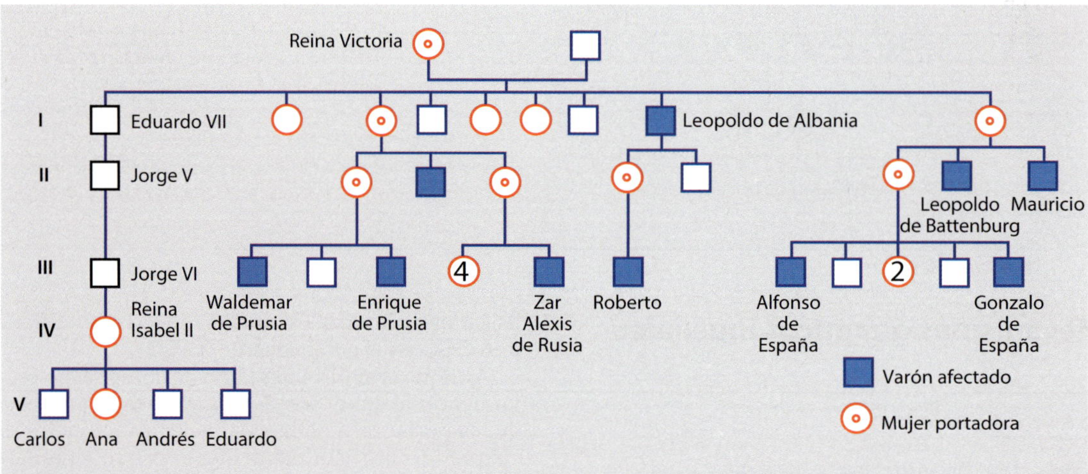

Síndrome del cromosoma X frágil

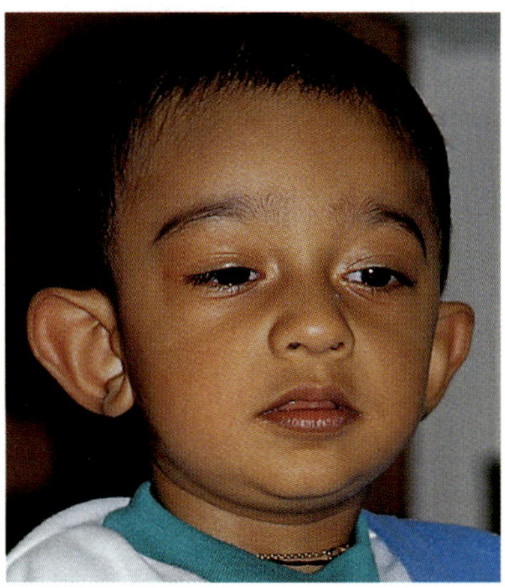

Figura 8.13 Niño con síndrome del cromosoma X frágil. A esta edad, la principal manifestación suele ser la prominencia de las orejas.

Cuadro 8.9 Hallazgos clínicos en varones con síndrome de cromosoma X frágil

- Dificultad moderada del aprendizaje (CI 20-80, media 50)
- Macrocefalia
- Macroorquidia: después de la pubertad
- Aspecto característico: cara larga, orejas grandes evertidas, mandíbula prominente y frente grande, más evidentes en los adultos afectados
- Otras características: prolapso de la válvula mitral, laxitud articular, escoliosis, autismo, hiperactividad

El síndrome del cromosoma X frágil es la segunda causa genética más frecuente de dificultades graves para el aprendizaje, tras el síndrome de Down.

Herencia mitocondrial o citoplásmica

Las mitocondrias son organelas citoplásmicas que funcionan como importantes productoras de energía para la célula y que contienen su propio ADN. Cada célula contiene miles de copias del genoma mitocondrial. Generalmente, en los trastornos del ADN mitocondrial la mutación sólo afecta a una proporción de las mitocondrias, por lo que las células tienen una mezcla de ADN mitocondrial normal y mutante. Las mutaciones en el ADN mitocondrial causan diferentes trastornos, como la neuropatía óptica hereditaria de Leber y diversas encefalopatías y miopatías mitocondriales. Las mutaciones del ADN mitocondrial también muestran transmisión materna, dado que sólo el óvulo contiene citoplasma y mitocondrias. Los trastornos producidos por deleciones del ADN mitocondrial no suelen transmitirse a la descendencia. El esperma no contiene mitocondrias, por lo que un padre con un trastorno debido a una mutación del ADN mitocondrial no tendrá hijos afectados.

Impronta y disomía uniparental

Se creía en el pasado que la actividad de un gen era la misma, con independencia de que procediera del padre o de la madre. Sin embargo, se ha demostrado recientemente que algunos genes sólo se expresan activamente si proceden del progenitor de un determinado sexo. Este fenómeno se conoce como «impronta». Un ejemplo de ello es el síndrome de Prader-Willi (dificultades para el aprendizaje, hipotonía, obesidad). El gen de Prader-Willi se localiza en la región 15q11-13 del cromosoma 15 (es decir, en las bandas 11-13 de la rama larga del cromosoma 15). En condiciones normales, sólo la copia paterna del gen de Prader-Willi es activa. La ausencia de herencia del gen paterno activo da lugar al síndrome. La falta de herencia de la copia materna de este gen no tiene efecto, dado que esa copia es inactiva. De un modo coincidente, el gen del síndrome de Angelman (dificultad grave para el aprendizaje, ataxia, aspecto facial característico, epilepsia) también se encuentra en la misma región cromosómica y también muestra impronta. En este caso, el gen activo es el de origen materno. Así pues, la falta de herencia del gen materno causa el síndrome de Angelman. Existen dos mecanismos principales por los que un niño puede no heredar el gen activo para cualquiera de ambos síndromes:

- *Deleción de novo* (fig. 8.14). Los cromosomas procedentes de ambos padres son normales y se produce una deleción en el niño, por ejemplo una mutación nueva. Si la deleción se produce en el cromosoma 15 paterno, el niño presenta el síndrome de Prader-Willi. Si la deleción afecta al cromosoma 15 materno, el niño presenta el síndrome de Angelman.
- *Disomía uniparental* (fig. 8.15). En este caso, el niño hereda dos copias de un cromosoma de uno de los

Impronta

Impronta de una deleción

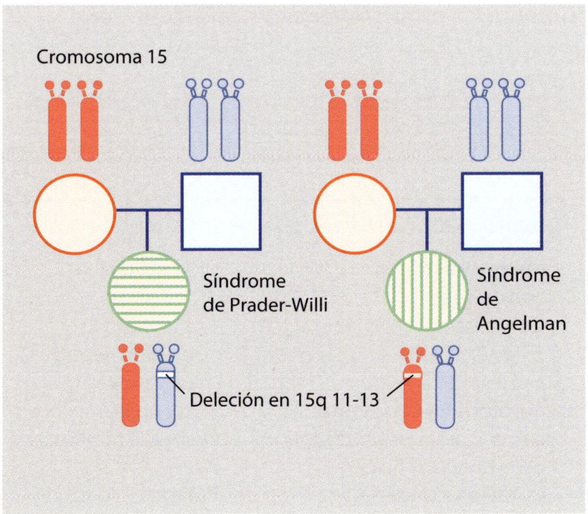

Figura 8.14 Trastorno genético por deleción de un gen imprimado. Si la deleción se produce en el cromosoma 15 heredado del padre, el niño sufre el síndrome de Prader-Willi. Si la deleción ocurre en el cromosoma 15 procedente de la madre, el niño presenta el síndrome de Angelman.

Impronta de una disomía uniparental

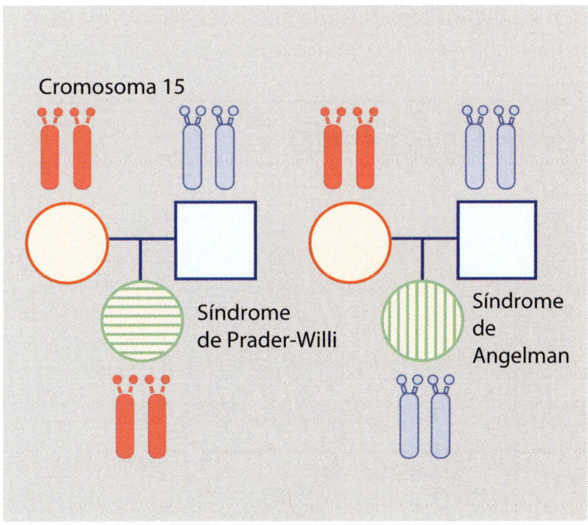

Figura 8.15 Trastorno genético originado por disomía uniparental que afecta a la región del cromosoma imprimado. El niño que hereda dos cromosomas 15s maternos presenta el síndrome de Prader-Willi. El niño que hereda dos cromosomas 15s paternos presenta el síndrome de Angelman.

padres y ninguna del otro. En el síndrome de Prader-Willi, el niño afectado no tiene copias paternas (pero posee dos copias maternas) del cromosoma 15q 11-13. En el síndrome de Angelman, el niño afectado no tiene copias maternas (pero posee dos copias paternas) del cromosoma 15q11-13. La situación puede detectarse mediante análisis del ADN.

La impronta es la propiedad inusual de algunos genes de expresar sólo la copia procedente de un determinado progenitor.

Herencia poligénica o multifactorial

Existe un amplio espectro en la etiología de las diferentes enfermedades, desde los factores ambientales (p. ej., traumatismo) en un extremo hasta las causas puramente genéticas (p. ej., trastornos mendelianos) en el otro. Entre ambos extremos se sitúan muchos trastornos debidos al efecto aditivo de varios genes (etiología poligénica), con o sin la influencia de factores ambientales o de otros factores desconocidos (es decir, etiología multifactorial). Los dos términos se utilizan con frecuencia como intercambiables (cuadro 8.10).

Los rasgos normales, como la altura y la inteligencia, también se heredan de esta forma. Estos rasgos muestran una distribución gaussiana o normal en la población. También la tendencia de un individuo a desarrollar una enfermedad de etiología multifactorial y poligénica tiene una distribución normal. La anomalía se produce cuando se supera un cierto umbral de riesgo. Los familiares de una persona afectada muestran mayor tendencia, y por tanto una proporción de ellos superior a la de la población general superarán el umbral y manifestarán la enfermedad (fig. 8.16).

El riesgo de recurrencia de un trastorno multifactorial en una misma familia suele ser bajo, y más significativo entre los familiares de primer grado. Los datos empíricos sobre recurrencia del riesgo se utilizan para el consejo genético. Estos datos proceden de estudios de familias en los que se ha valorado la frecuencia con la que se afectan los diferentes miembros. Los factores que aumentan el riesgo de los familiares son:

- Forma más grave del trastorno; por ejemplo, el riesgo de recurrencia en los hermanos es mayor para el labio y el paladar hendidos bilaterales que para el labio leporino unilateral aislado.
- Estrecha relación con la persona afectada; por ejemplo, el riesgo global de los hermanos es mayor que el de los familiares más lejanos.
- Afectación de múltiples miembros de la familia; por ejemplo, cuanto mayor es el número de hermanos afectados, más alto es el riesgo de recurrencia.
- Diferencias sexuales de la prevalencia; por ejemplo, en la enfermedad de Hirschsprung, la relación entre varones y mujeres es de 3:1; una mujer afectada debe tener mayor predisposición genética, por lo que el riesgo es mayor para los hermanos de un varón afectado.

Es importante señalar que el fenotipo (cuadro clínico) de un trastorno puede tener una base heterogénea (mixta) en diferentes familias; por ejemplo, la hiperlipidemia que causa aterosclerosis y enfermedad cardíaca coronaria puede deberse a un único trastorno genético, como la hipercolesterolemia dominante autosómica, pero algunas formas de hiperlipidemia son poligénicas y se deben a la interacción del efecto de los genes sobre varias lipoproteínas.

En muchos trastornos multifactoriales, los «factores ambientales» permanecen oscuros. Las excepciones obvias son la ingesta de grasa dietética y el tabaquismo en la aterosclerosis y la infección vírica en la diabetes mellitus dependiente de la insulina. En el caso de los defectos del tubo neural, el riesgo de recurrencia en futuros embarazos disminuye desde casi el 4 al 1% o menos si la madre toma folato antes de la concepción y durante las primeras semanas de la gestación.

Herencia multifactorial

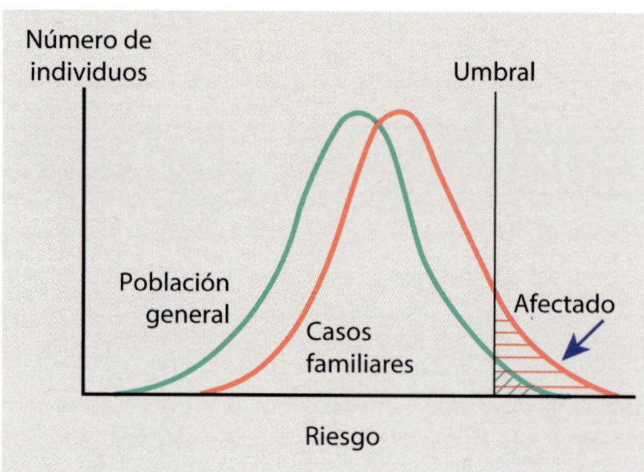

Figura 8.16 El esquema muestra la mayor tendencia a un trastorno multifactorial entre los familiares de un individuo afectado.

Cuadro 8.10 Trastornos con herencia multifactorial

Malformaciones congénitas	Vida adulta
Defectos del tubo neural (anencefalia y espina bífida)	Aterosclerosis y enfermedad cardíaca coronaria
Cardiopatía congénita	Diabetes mellitus
Labio y paladar hendidos	Asma
Estenosis pilórica	Epilepsia
Luxación congénita de cadera	Hipertensión
Pie zambo	
Hipospadias	

Análisis del ADN

Se están desarrollando continuamente nuevas técnicas para analizar el ADN, de modo que la mayoría de los trastornos de genes únicos son hoy asequibles al análisis molecular. La mayoría de las pruebas moleculares utilizan la reacción en cadena con polimerasa (RCP). Esta técnica conlleva la amplificación de secuencias específicas del ADN, lo que permite el rápido análisis de muestras pequeñas y tiene especial importancia en el diagnóstico antenatal.

Los principales objetivos del análisis del ADN en relación con el consejo genético son:

- Confirmar el diagnóstico clínico.
- Detectar a las portadoras de los trastornos ligados al cromosoma X, como las distrofias musculares de Duchenne y de Becker y las hemofilias A y B.
- Detectar a los portadores de trastornos recesivos autosómicos, como la fibrosis quística.
- Establecer el diagnóstico cuando todavía no existen síntomas en las enfermedades autosómicas dominantes, como la enfermedad de Huntington y la distrofia miotónica.
- Establecer el diagnóstico antenatal de un número cada vez mayor de trastornos mendelianos.

Estos objetivos se consiguen mediante:

1. Análisis de mutaciones

En un número cada vez mayor de procesos es posible detectar directamente la mutación real que causa la enfermedad. Los resultados son muy exactos para confirmar el diagnóstico y como un método de prueba presintomática o predictiva. El proceso de identificación de la mutación en un individuo afectado puede resultar muy laborioso, pero una vez realizado, las pruebas de otros familiares suelen ser bastante sencillas. Los ejemplos incluyen:

- Deleciones: las mutaciones por grandes deleciones son habituales en una variedad de trastornos, por ejemplo las distrofias musculares de Duchenne y de Becker, la alfatalasemia y la deficiencia de 21-hidroxilasa. Las pruebas para estas enfermedades son relativamente sencillas.
- Mutaciones puntiformes y deleciones pequeñas: pueden identificarse con facilidad si la misma deleción causa todos los casos de la enfermedad, como ocurre en la drepanocitosis. No obstante, en la mayoría de los trastornos el espectro de posibles mutaciones es muy amplio. En el Reino Unido (RU), alrededor del 78% de los portadores de fibrosis quística presentan la mutación ΔF508, pero se han identificado más de 900. La mayoría de los laboratorios realizan pruebas para algunas de las mutaciones más habituales en la población local.
- Mutaciones por expansión de repeticiones de trinucleótidos: las pruebas para estas anomalías son relativamente fáciles, dado que la mutación en una determinada enfermedad siempre es la misma. La única diferencia radica en el tamaño de la secuencia repetida, que puede determinarse por el tamaño del fragmento de ADN que contiene la repetición.

2. Ligamiento genético

Si no se dispone del análisis de mutaciones, tal vez puedan utilizarse las variaciones de secuencias del ADN (marcadores) localizadas en el gen de la enfermedad, o cerca de él, para determinar la herencia del gen a través de la familia. Este tipo de análisis requiere estructura familiar adecuada y es necesario hacer pruebas en varios familiares claves para identificar los marcadores adecuados y poder aplicar el estudio con fines predictivos.

Prueba presintomática

En muchos trastornos autosómicos dominantes la anomalía se manifiesta durante la adolescencia o en la vida adulta y la expresión clínica puede no evidenciarse al nacer. Es posible que los familiares de los afectados soliciten pruebas para aclarar la probabilidad de que ellos desarrollen el trastorno más adelante. Los ejemplos son la distrofia miotónica, la enfermedad de Huntington, la enfermedad renal poliquística autosómica dominante y la neurofibromatosis.

La valoración incluye:

- Examen cuidadoso de los individuos en riesgo, por ejemplo aparición de parches de color café con leche y pecas axilares en la neurofibromatosis.
- Pruebas complementarias, como ecografía periódica de los riñones en los individuos con riesgo de enfermedad poliquística renal autosómica dominante.
- Análisis del ADN, empleando marcadores ligados o análisis de mutaciones.

Generalmente se acepta que las pruebas presintomáticas (p. ej., para la enfermedad de Huntington y para la distrofia miotónica) y los estudios de portadores (p. ej., para la fibrosis quística) no deben realizarse en niños sanos, ya que eliminan el futuro derecho del niño a elegir si quiere saber si tiene la enfermedad o no.

Las pruebas presintomáticas no deben realizarse hasta que el individuo pueda dar su consentimiento informado.

Terapia genética

El tratamiento de la mayoría de los trastornos genéticos se basa en los métodos terapéuticos convencionales, que pueden incluir vigilancia sanitaria, medidas de apoyo, tratamiento médico, intervenciones quirúrgicas, manipulación dietética, sustitución de los productos genéticos o las enzimas deficientes y trasplante de médula ósea.

El tratamiento genético implica la reparación, la supresión o la introducción artificial de genes en las células con anomalías genéticas con el fin de curar la enfermedad, aunque este proceso está en fase experimental en la mayoría de los trastornos genéticos que se están estudiando. Todavía quedan muchas cuestiones técnicas y de seguridad que deben resolverse.

La terapia genética se ha iniciado recientemente en la deficiencia de adenosina deaminasa (una rara enfermedad inmunitaria con herencia recesiva), el melanoma maligno y la fibrosis quística, y se ha comunicado beneficio clínico en algunos pacientes. Por lo general, se acepta que la terapia genética debe limitarse a células somáticas (no de la línea germinal), para minimizar el riesgo de efectos adversos en las generaciones futuras.

Dismorfología

El término «dismorfología» significa literalmente «estudio de la forma anormal» y se refiere a la valoración de los defectos congénitos y las características físicas inusuales originados durante la embriogénesis.

Mecanismos patogénicos

Malformación

Defecto estructural primario que se produce durante el desarrollo de un tejido o un órgano, por ejemplo la espina bífida y el labio y el paladar leporinos.

Deformación

La deformación implica actuación de una fuerza mecánica intrauterina anómala que distorsiona una estructura normalmente formada, por ejemplo las contracturas articulares por compresión fetal debida a oligohidramnios intenso.

Disrupción

La disrupción presupone la destrucción de una parte fetal inicialmente formada de un modo normal; por ejemplo, la rotura de las membranas amnióticas puede dar lugar a la formación de bandas amnióticas, capaces de provocar defectos de reducción en los miembros.

Displasia

El término «displasia» se refiere a una anomalía de la organización celular o la función de tipos específicos de tejidos, por ejemplo las displasias esqueléticas y la enfermedad renal displásica.

Clasificación clínica de los defectos congénitos

Defectos de sistemas únicos

Se incluyen entre ellos malformaciones congénitas aisladas, como la espina bífida, y muchas veces son de naturaleza multifactorial, con un riesgo de recurrencia bastante escaso.

Secuencia

El término «secuencia» se refiere a las múltiples anomalías derivadas de un único defecto iniciador. El síndrome de Potter (compresión fetal e hipoplasia pulmonar) es un ejemplo de secuencia, ya que todas las anomalías pueden atribuirse a la malformación original, la agenesia renal.

Asociación

Se entiende por asociación a un grupo de malformaciones que se producen juntas con mayor frecuencia de la esperada por el azar, aunque en diferentes combinaciones en los distintos pacientes; por ejemplo, la asociación VATER (anomalías Vertebrales, atresia Anal, fístula TraqueoEsofágica y defectos del Radio).

Síndrome

Cuando un determinado conjunto de anomalías se produce de forma repetida y con un patrón consistente, se conoce como «síndrome». Los síndromes de malformaciones múltiples se asocian con frecuencia con dificultades para el aprendizaje moderadas o intensas, y pueden deberse a:

- Defectos cromosómicos.
- Defecto de un solo gen (dominante o recesivo).
- Exposición a teratógenos durante el embarazo, como alcohol, ciertos fármacos (especialmente anticonvulsivantes, como valproato, carbamazepina o fenitoína) o infecciones víricas.
- Origen desconocido.

Diagnóstico de los síndromes

Aunque la mayoría de los síndromes son raros a nivel individual, el reconocimiento de un síndrome dismórfico puede proporcionar información sobre:

- El riesgo de recurrencia.
- El pronóstico.
- Las probables complicaciones que se deben buscar y que tal vez puedan tratarse con éxito si se detectan pronto.
- La conveniencia de evitar las investigaciones innecesarias.
- La experiencia y la información que los padres pueden compartir con otras familias afectadas a través de los grupos de autoayuda.

En las figuras 8.17-8.19 se ofrecen ejemplos de síndromes reconocibles por el aspecto facial (v. también cuadros 8.11-8.13).

Resumen

La dismorfología:

- Comprende los defectos congénitos y las características clínicas anormales que se originan durante la embriogénesis.
- Puede ser una malformación, deformación, disrupción o displasia.
- Puede clasificarse como defectos de sistemas únicos, secuencia, asociación o síndrome.

Consejo genético

El principal objetivo del consejo genético consiste en proporcionar a los individuos, las parejas y las familias información sobre los trastornos hereditarios para que puedan comprender:

- Las implicaciones de sufrir el trastorno.
- El riesgo de desarrollarlo en épocas posteriores de la vida y de transmitirlo a los descendientes.
- Las medidas que pueden tratar o prevenir la anomalía.

Una finalidad importante del consejo genético es suministrar información para permitir una mayor autonomía y posibilidad de elección en las decisiones relacionadas con la reproducción. El consejo genético también puede permitir prevenir la enfermedad hereditaria, pero éste no es su principal objetivo. El consejo genético comprende los elementos siguientes:

- Establecer el diagnóstico correcto. Este elemento requiere historia detallada, exploración y pruebas complementarias, que pueden incluir análisis cromosómi-

Síndromes reconocibles por «Gestalt» (reconocimiento clínico)

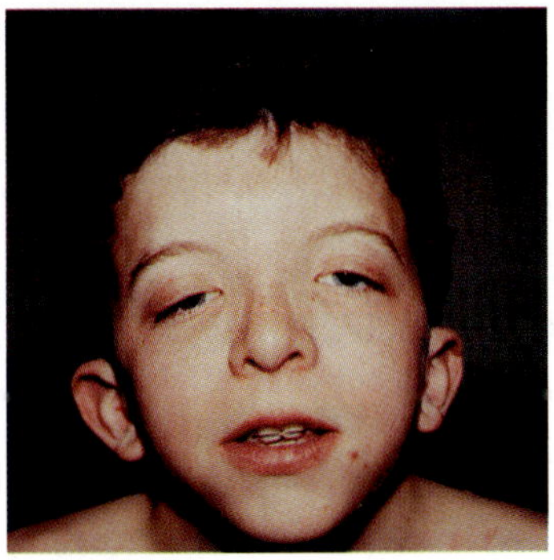

Figura 8.17 El síndrome de Noonan afecta tanto a los varones como a las mujeres. Existen algunas semejanzas con el fenotipo del síndrome de Turner, pero el de Noonan está causado por un gen autosómico dominante defectuoso y los cromosomas son normales.

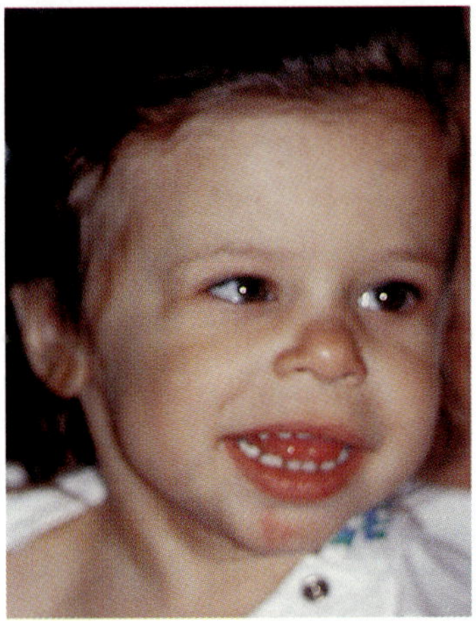

Figura 8.18 El síndrome de Williams suele ser esporádico.

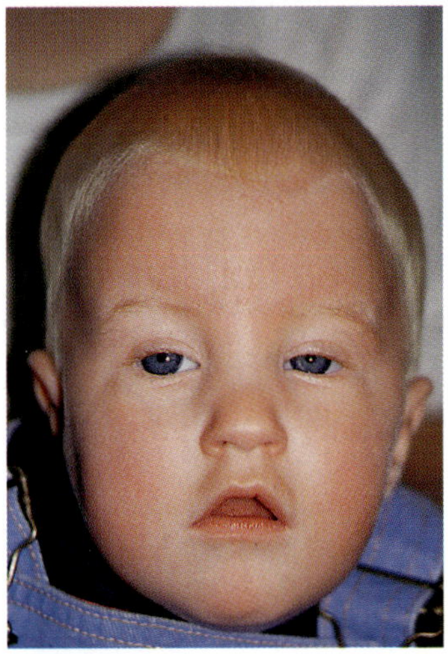

Figura 8.19 Síndrome de Prader-Willi.

Cuadro 8.11 Manifestaciones clínicas del síndrome de Noonan

- Facies característica
- En ocasiones, dificultades leves para el aprendizaje
- Cuello corto, con pterigión y línea del pelo en tridente
- Pectus excavatum
- Estatura baja
- Cardiopatía congénita (sobre todo estenosis pulmonar, defecto del tabique auricular)

Cuadro 8.12 Manifestaciones clínicas del síndrome de Williams

- Estatura baja
- Facies característica
- Hipercalcemia neonatal transitoria (ocasionalmente)
- Cardiopatía congénita (estenosis aórtica supravalvular)
- Dificultades leves o moderadas para el aprendizaje

Cuadro 8.13 Manifestaciones clínicas del síndrome de Prader-Willi

- Facies característica
- Hipotonía
- Dificultades de alimentación en el neonato
- Retraso de crecimiento durante la lactancia
- Obesidad durante la infancia
- Hipogonadismo
- Retraso del desarrollo
- Dificultades de aprendizaje

co o del ADN, pruebas bioquímicas, estudios radiológicos y fotografías clínicas. A pesar de realizar una investigación exhaustiva, es posible que no llegue a conocerse el diagnóstico, por ejemplo en los niños con dificultades para el aprendizaje y características dismórficas leves o inespecíficas.

- Estimar el riesgo. Este elemento requiere información diagnóstica y genealógica. La construcción del árbol genealógico de al menos tres generaciones es una parte esencial del consejo genético. El modo de herencia se puede poner de manifiesto en el árbol genealógico, incluso cuando no se conoce el diagnóstico preciso. En algunos casos no es posible definir el riesgo de recurrencia con precisión y se mantiene la incertidumbre, por ejemplo en los trastornos que sólo afectan a un miembro de la familia y se sabe que se heredan de forma autosómica dominante en algunas familias y de forma autosómica recesiva en otras (heterogeneidad genética).
- Comunicación. La información se debe presentar de un modo comprensible y no sesgado. Las familias suelen encontrar muy útil la información por escrito para poder consultarla más adelante, y muchas veces se emplean esquemas para explicar los patrones de herencia. El impacto de la frase «el riesgo de recurrencia es del 5%» puede ser diferente al de «la probabilidad de tener un hijo no afectado es del 95%»; por tanto, el riesgo debe presentarse de ambas formas.
- Comentar las opciones terapéuticas y de prevención. Si parece existir riesgo para la descendencia, hay que exponer todas las opciones relacionadas con la reproducción, entre las que se incluyen no tener más hijos, tener menos hijos de los que se deseaban en un principio, ignorar el riesgo y seguir con el embarazo o realizar un diagnóstico antenatal y la terminación selectiva del embarazo cuando hay afectación fetal. Para algunas parejas resulta adecuado utilizar la inseminación usando un donante o la donación de óvulos, y para otras lo mejor es la inseminación artificial y el diagnóstico preimplantación.

El consejo no pretende ser coercitivo, sino ayudar al proceso de toma de decisión (cuadro 8.14), lo que requiere:

- Tiempo y posiblemente varias sesiones de debate.
- Actitud comprensiva por parte de los profesionales.

Cuadro 8.14 Factores que influyen en las decisiones relacionadas con el consejo genético

- Magnitud del riesgo
- Gravedad del trastorno
- Disponibilidad de tratamiento
- Experiencia anterior sobre el trastorno
- Tamaño de la familia
- Disponibilidad de una prueba antenatal segura y fiable
- Valores éticos o culturales paternos

- Conocimiento por parte del consejero de las reacciones psicológicas que suele provocar la enfermedad genética, como negación, duelo e ira.
- Conocimiento por parte del consejero de los factores étnicos, sociales, religiosos y educativos.
- Consultas de seguimiento para asegurar la comprensión y ofrecer apoyo. Ésta es una parte esencial del consejo genético, sobre todo cuando una familia está afrontando el diagnóstico de una enfermedad genética y sus implicaciones después de terminar una gestación por anomalía fetal o tras la muerte de un hijo afectado.
- Proporcionar información sobre los grupos de apoyo adecuados que existan.

Presentación de un caso
8.1 Diagnóstico de un síndrome y consejo genético

Sean, el segundo hijo de padres sanos, nació a término por cesárea a causa de sufrimiento fetal. El embarazo había cursado sin complicaciones y no se detectaron anomalías en la ecografía antenatal. El estudio, motivado por dificultad respiratoria y un soplo cardíaco, reveló interrupción del cayado aórtico y un defecto del tabique ventricular, con necesidad de corrección quirúrgica en el período neonatal.

Los padres preguntaron sobre el riesgo de recurrencia de la cardiopatía congénita y fueron remitidos a la clínica de genética. En aquella época, el crecimiento y el desarrollo precoz de Sean parecían normales. La exploración reveló características dismórficas menores, incluyendo filtrum corto, labio superior fino y orejas prominentes (fig. 8.20). No existían antecedentes familiares de cardiopatía congénita ni de otros problemas significativos, y el examen de los padres no detectó anomalías.

Debido a la asociación entre las anomalías del tracto de salida cardíaco y las deleciones del cromosoma 22, se realizó un análisis citogenético con la técnica de hibridación in situ fluorescente (HISF). Se detectó deleción submicroscópica de la rama larga de un cromosoma 22 (banda 22q11). Mediante pruebas adecuadas se descartaron otras características del síndrome de DiGeorge (hipocalcemia y deficiencia de células T), que aparece en el mismo sitio cromosómico.

El análisis cromosómico no demostró deleción en el cromosoma 22q11 de ninguno de los dos padres, lo que sugirió un bajo riesgo de recurrencia en futuros embarazos, dado que el mosaicismo gonadal para esta deleción es muy raro. Las pruebas realizadas al hermano mayor de Sean también fueron normales. Puesto que los padres tenían cariotipos normales, no se consideró necesario hacer pruebas en sus hermanos y hermanas.

La identificación de una deleción 22q11 sugirió la probabilidad de otros problemas asociados. Más adelante Sean necesitó evaluación por un equipo multidisciplinario debido al retraso del desarrollo, informe docente y recomendación de ingreso en un colegio para niños con necesidades de educación especial (aprendizaje difícil), evaluación por un psicólogo clínico a causa de problemas conductuales (conducta ritualista y tendencias obsesivas), valoración por un terapeuta del habla y un cirujano plástico (habla poco inteligible por incompetencia velofaríngea) y revisión audiológica (sordera de conducción por otitis media recidivante).

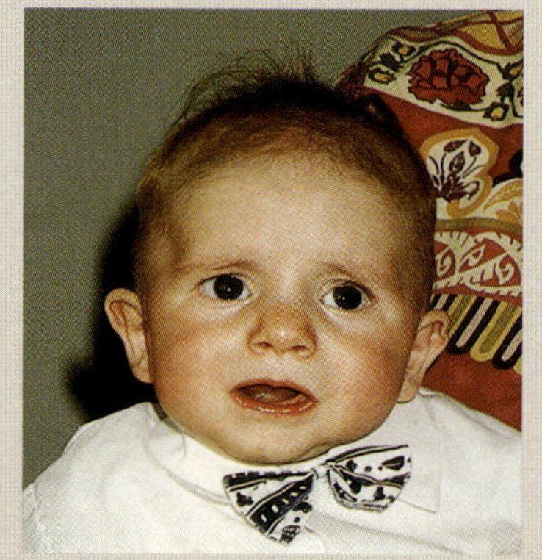

Figura 8.20 Aspecto facial de Sean, con filtrum corto (surco vertical en el labio superior), labio superior fino y orejas prominentes.

El impacto del diagnóstico y sus implicaciones fueron considerables para la familia, y los padres necesitaron ayuda por parte de una serie de profesionales para afrontar los problemas en la medida en que iban apareciendo. Se les suministró información escrita y detalles sobre el grupo de apoyo 22q11. La atención médica la coordinó el pediatra.

La familia tuvo una preocupación adicional con motivo de un nuevo embarazo. La ecocardiografía fetal no demostró evidencia de cardiopatía congénita y los padres declinaron la oferta de pruebas invasivas para análisis citogenético, dado el bajo riesgo de recurrencia. El bebé nació sin afectación y los estudios cromosómicos realizados en una muestra de sangre del cordón no revelaron anomalías.

En el RU la mayoría de los sistemas sanitarios regionales cuentan con un centro de genética clínica, donde el consejo es suministrado, como un servicio especializado, por consultores, médicos de plantilla, consejeros genéticos e investigadores. Las iniciativas para integrar los servicios genéticos en los servicios sanitarios primarios y secundarios incluyen:

- Instrucción del público general y de la profesión médica sobre temas genéticos.
- Establecer extensos programas de detección selectiva (p. ej., para la fibrosis quística) en la comunidad, con facilidades no sólo para las pruebas, sino también para el consejo.
- Participación de un consejero genético no médico, cuyo papel será cada vez más importante.

El consejo genético intenta proporcionar a los padres mayor autonomía y posibilidad de elección en las decisiones relativas a la reproducción.

Lecturas recomendadas

Baraitser M, Winter R M 1996 Color atlas of congenital malformation syndromes. Mosby-Wolfe, London

Harper P S 2004 Practical genetic counselling, 6th edn. Arnold, London. *Libro sobre genética clínica y consejo genético*

Jones K L 2005 Smith's recognisable patterns of human malformation, 5th edn. WB Saunders, Philadephia. *Sobre diagnóstico de síndromes*

Kingston H M 2002 ABC of clinical genetics, 3rd edn. BMJ Books, London

Read A, Donnai D 2007 New clinical genetics. Scion, Bloxham, Oxfordshire

Strachan T, Read A P 2004 Human molecular genetics, 3rd edn. Garland Publishing, London and New York. *Genética molecular*

Turnpenny P, Ellard S 2004 Emery's elements of medical genetics, 12th edn. Churchill Livingstone, Edinburgh. *Introducción general a la genética médica*

Internet

Asociación de apoyo a familias de RU: www.cafamily.org.uk
Información sobre trastornos y pruebas genéticas: www.genetests.org (Página estadounidense fundada por el NIH y que incluye artículos de revisión sobre trastornos genéticos específicos)
Omim (Online Mendelian Inheritance in Man): www.ncbi.nlm.nih.gov/omim (contiene enlaces a otras bases de datos genéticas)
Your Genes, Your Health: www.ygyh.org (Página de Cold Spring Harbor con información sobre enfermedades genéticas frecuentes y enlaces con programas sobre ADN)

9

Medicina perinatal

El término «medicina perinatal» se refiere a la atención sanitaria del lactante antes, durante y después del nacimiento, y comprende la transición que va de la vida fetal a la neonatal. Actualmente, aplicando la moderna tecnología, por ejemplo la ecografía de alta resolución o el análisis del ADN, es posible obtener información detallada de un número de alteraciones fetales cada vez mayor. Debería existir una estrecha colaboración entre los profesionales sanitarios que se ocupan del seguimiento de la gestación y de la evolución fetal y los responsables de cuidar al neonato.

Algunas definiciones

Algunas definiciones usadas en medicina perinatal son:

- Muerte anteparto: feto que nace sin signos de vida después de 24 semanas de gestación o más.
- Mortalidad perinatal: nacidos muertos + muertos en la primera semana por cada 1.000 nacidos vivos y nacidos muertos.
- Mortalidad neonatal: lactantes nacidos vivos que mueren en las primeras 4 semanas de vida por cada 1.000 nacidos vivos.
- Neonato: lactante de ≤28 días de edad.
- Pretérmino: gestación de <37 semanas.
- Término: gestación de 37-41 semanas.
- Postérmino: gestación ≥42 semanas.
- Peso bajo al nacimiento (PBN): <2.500 g.
- Peso muy bajo al nacimiento (PMBN): <1.500 g.
- Peso extremadamente bajo al nacimiento (PEBN): <1.000 g.
- Pequeño para la edad gestacional: peso al nacer < al percentil 10 para la edad gestacional.
- Grande para la edad gestacional: peso al nacer > al percentil 90 para la edad gestacional.

Cuidados pregestación

Cuanto mejor es el estado de salud y nutricional, el nivel socioeconómico y la calidad de la atención sanitaria que recibe la futura madre, mayores son las oportunidades que tiene de llevar a término con éxito el embarazo.

Las parejas que se plantean tener hijos suelen consultar lo que deben hacer para mejorar las posibilidades de tener hijos sanos. Se les debe informar de lo siguiente:

- El *consumo de tabaco* disminuye el peso al nacimiento, lo que es fundamental cuando el parto es prematuro. Por término medio, los hijos de madres fumadoras pesan 170 g menos que los de no fumadoras, siendo tal disminución proporcional al número de cigarrillos diarios consumidos. El consumo de tabaco también se asocia con un aumento del riesgo de aborto y de muerte anteparto. El niño presentará además un mayor riesgo de síndrome de muerte súbita del lactante (MSL).
- La *administración de ciertos medicamentos*, como retinoides o warfarina, debe evitarse en lo posible, debido a sus potenciales efectos teratogénicos.
- El *excesivo consumo de alcohol* y las *toxicomanías* (opiáceos, cocaína) también pueden dañar al feto.
- La *rubéola congénita* se puede prevenir vacunando a la madre antes de la gestación.
- Se debe reducir al máximo la posible *exposición a la toxoplasmosis*, evitando comer carne poco cocinada y procurando manipular las heces de gato con guantes.
- La *infección por Listeria* es posible debido al consumo de lácticos sin pasteurizar, quesos poco curados (p. ej., brie, camembert y variedades azules), patés y carnes de pollo preparadas para comer, a no ser que vuelvan a cocinarse.

- Es preferible *evitar el consumo de hígado* durante la gestación, ya que contiene elevadas concentraciones de vitamina A.
- La administración de suplementos de *ácido fólico antes de la gestación* reduce el riesgo de defectos del tubo neural en el feto. A cualquier mujer que planea quedarse embarazada es recomendable administrarle dosis bajas de ácido fólico, que deben incrementarse cuando hay fetos anteriores afectados.

Cualquier patología materna previa (p. ej., hipertensión) o factores de riesgo obstétrico que puedan complicar el embarazo o el parto (p. ej., el aborto habitual o antecedentes de parto prematuro) deben identificarse para tratarlos o controlarlos. La obesidad aumenta el riesgo de diabetes gestacional y de preeclampsia.

Las parejas con riesgo de enfermedades hereditarias deben recibir consejo genético antes del embarazo. Reciben así toda la información pertinente, deciden cómo actuar y pueden optar por el diagnóstico prenatal, si existe para la enfermedad en cuestión. Las gestaciones con mayor riesgo de alteraciones fetales son aquéllas en que:

- La madre es mayor (si tiene más de 35 años, el riesgo de síndrome de Down supera 1 por 380).
- Hay antecedentes de anomalías congénitas.
- Existe historia familiar de enfermedad hereditaria.
- Los padres son portadores conocidos de enfermedad autosómica recesiva, por ejemplo talasemia.
- Uno de los padres es portador de un reordenamiento cromosómico.
- Existe consanguinidad.

Los suplementos de ácido fólico antes de la gestación reducen el riesgo de defectos del tubo neural en el feto.

Diagnóstico prenatal

Cada vez es mayor el número de enfermedades para las que existe diagnóstico prenatal. Las pruebas de detección prenatal sistemática realizadas sobre sangre materna y ecografía fetal se resumen en el cuadro 9.1. Las principales técnicas de diagnóstico prenatal son el rastreo ecográfico minucioso, la amniocentesis y el análisis de las muestras de vellosidades coriónicas (fig. 9.1). Además, el diagnóstico genético preimplantación (DGP) permite realizar un análisis genético de las células de un embrión en desarrollo antes de transferirlo al útero, y pueden tomarse muestras de los tejidos fetales. Las malformaciones estructurales y otras alteraciones identificables mediante ecografía se resumen en el cuadro 9.2, ilustrándose un ejemplo en la figura 9.2.

El diagnóstico prenatal de los trastornos que afectan a la madre o al feto permite:

- Tranquilizarse si no se han detectado trastornos.
- Óptimo tratamiento obstétrico de la madre y el feto.
- Proporcionar tratamiento para ciertas enfermedades con el fin de mejorar los resultados perinatales.
- Planificar con antelación el tratamiento neonatal.

Cuadro 9.1 Pruebas de detección sistemáticas de diagnóstico prenatal

En sangre materna	Grupo sanguíneo y anticuerpos anti-Rh y otras incompatibilidades hematológicas Hepatitis B Sífilis Rubéola Infección por VIH Detección de defectos del tubo neural: la concentración sérica materna de alfafetoproteína (MSAFP) aumenta en caso de espina bífida o anencefalia, aunque cada vez más estos trastornos se identifican utilizando únicamente la ecografía Detección del síndrome de Down: se puede hacer una estimación del riesgo utilizando varios marcadores bioquímicos junto con la ecografía por translucencia nucal (parte posterior del cuello). El objetivo es detectar >80% de los casos con una tasa de positivos falsos <5%. Si el riesgo es elevado, se ofrece la posibilidad de realizar un análisis cromosómico fetal
Detección sistemática mediante ecografía	Edad gestacional: puede establecerse con fiabilidad si se explora al principio de la gestación Pueden detectarse gestaciones múltiples Malformaciones estructurales: pueden detectarse el 30-70% de las malformaciones congénitas más importantes. Si se sospecha malformación significativa, es recomendable realizar una exploración detallada y a cargo de un especialista Crecimiento fetal: puede controlarse mediante medidas periódicas de la circunferencia abdominal, la circunferencia craneal y la longitud del fémur Volumen de líquido amniótico: el oligohidramnios se produce por disminución de la producción de orina fetal (por aplasia o displasia renal o uropatía obstructiva), o por rotura prematura de membranas, o puede asociarse a retraso grave del crecimiento intrauterino. Puede provocar hipoplasia pulmonar y deformidades faciales y de las extremidades debido a la presión sobre el feto (síndrome de Potter) El polihidramnios se asocia con diabetes materna o atresia gastrointestinal en el feto

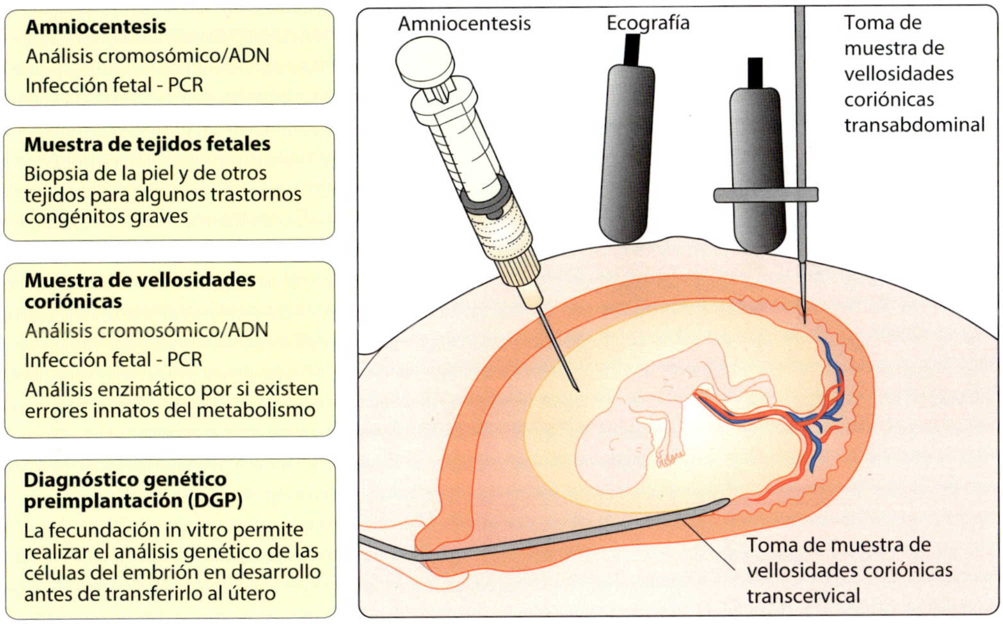

Figura 9.1 Algunas de las técnicas utilizadas en el diagnóstico prenatal.

Cuadro 9.2 Principales malformaciones estructurales y otras lesiones detectables mediante ecografía

SNC	Anencefalia: siempre se detecta
	Espina bífida
	Hidrocefalia, microcefalia, encefalocele
Cardíacas	En las pruebas de detección «rutinarias» se detectan aproximadamente el 50% de estas anomalías, y en los centros especializados se detectan el 90%
Intratorácicas	Hernia diafragmática
Faciales	Labio y paladar hendido
Gastrointestinales	Obstrucción intestinal, por ejemplo por atresia duodenal
	Onfalocele y gastrosquisis
Genitourinarias	Displasia o quistes renales
	Alteraciones obstructivas en riñones o vías urinarias (hidronefrosis leve, distensión de la vejiga)
Esqueléticas	Displasias esqueléticas, por ejemplo acondroplasia o deformidades por acortamiento de las extremidades
Hidropecia	Edema cutáneo, derrames pleurales o ascitis
Cromosómicas	Síndrome de Down: que se sospecha por el engrosamiento de la almohadilla grasa de la parte posterior del cuello (translucencia nucal), por atresia duodenal o por defectos cardíacos de la comunicación auriculoventricular
	Otras alteraciones cromosómicas: se sospechan cuando se identifican malformaciones múltiples

- Tener en cuenta la posibilidad de interrumpir el embarazo si existen trastornos graves que afectan al feto (v. presentación de un caso 9.1) o que comprometen la salud de la madre.

Los padres precisan consejo médico exacto para ayudarles a tomar estas difíciles decisiones. También se detectan a veces trastornos transitorios o menores que pueden provocar una considerable ansiedad.

Las malformaciones congénitas que solían diagnosticarse al nacimiento o durante la infancia tienen cada vez un diagnóstico prenatal más frecuente.

Medicina fetal

En ocasiones, es posible tratar al feto administrando los fármacos a la madre, por ejemplo en los siguientes casos:

- En alrededor de 15 ensayos asignados al azar se ha comprobado que el *tratamiento con corticoides* antes de producirse el parto prematuro acelera la maduración pulmonar y la producción de surfactante. También disminuye notablemente la incidencia del síndrome disneico neonatal (SDN) (riesgo relativo, 0,66), de la hemorragia intraventricular (riesgo relativo, 0,54) y de la mortalidad neonatal (riesgo relativo, 0,69) en los lactantes prematuros. Para que el efecto sea máximo, hay que administrar un ciclo completo al menos 24 horas antes del parto.

Diagnóstico prenatal: gastrosquisis

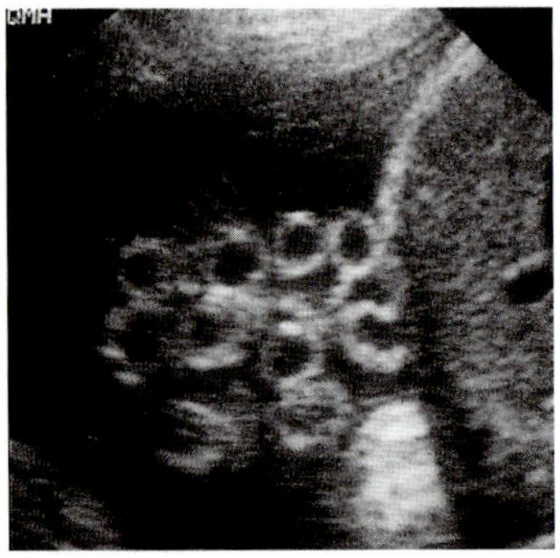

a)

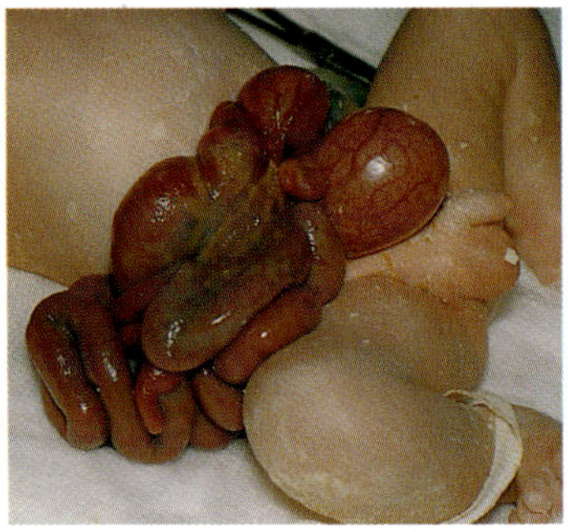

b)

Figura 9.2 Imagen ecográfica de la gastrosquisis en la que se observan asas de intestino delgado libres en el líquido amniótico **(a)** y tras el parto **(b)**; el diagnóstico prenatal permitió trasladar al bebé a una unidad de cirugía pediátrica y comunicar a los padres la necesidad de la cirugía. La corrección quirúrgica se llevó a cabo con éxito. (Cortesía de Mr. Karl Murphy.)

Presentación de un caso
9.1 Diagnóstico prenatal

A las 18 semanas de gestación, se realizó una exploración ecográfica rutinaria, identificándose un cráneo anómalo con «forma de limón» (fig. 9.3). Esta alteración, asociada con el aspecto anormal del cerebelo, se conoce como malformación de Arnold-Chiari y se asocia a espina bífida. Mediante la exploración ecográfica, se confirmó la presencia de un gran defecto espinal. La presencia de dilatación de los ventrículos cerebrales y de deformidades en los pies en este feto sugería una lesión espinal grave. Tras recibir consejo, los padres decidieron interrumpir el embarazo.

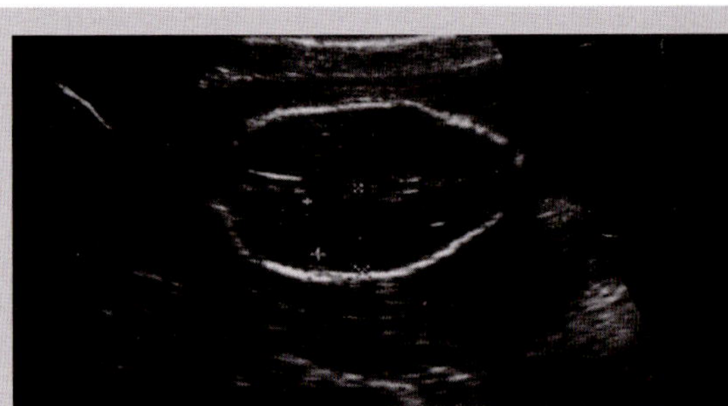

Figura 9.3 Proyección ecográfica transversal que muestra el cráneo con «forma de limón», en vez de la forma oval habitual. Esta alteración se asocia con espina bífida. (Cortesía de Mr. Guy Thorpe-Beeston.)

- Para tratar la taquicardia supraventricular fetal, pueden administrarse a la madre *digoxina* o *flecainida*.

Existen algunas patologías que se pueden tratar administrando los fármacos directamente al feto:

- *Isoinmunización Rh*. Los fetos con afectación grave pueden anemizarse o sufrir *hidropesía fetal,* con edema y ascitis. Los niños expuestos a este riesgo pueden identificarse mediante análisis sistemático de los anticuerpos maternos. Para detectar el edema fetal, se realizan ecografías periódicas. El desarrollo de anemia fetal se evalúa mediante la velocimetría Doppler no invasiva de la arteria cerebral media del feto. Puede ser necesaria la transfusión sanguínea al feto a través de la vena umbilical de forma regular a partir de la 20 semana de gestación. La incidencia de incompatibilidad Rh se ha reducido de forma espectacular desde que se comenzó a inmunizar a las madres con sueros anti-D.
- *Trombocitopenia perinatal isoinmune*. Esta enfermedad es similar a la isoinmunización Rh, pero también incluye anticuerpos maternos antiplaquetarios que atraviesan la placenta. Es infrecuente, produciéndose en alrededor de 1 de cada 5.000 nacimientos. La hemorragia intracraneal secundaria a la trombocitopenia fetal se observa en más del 25% de los casos. El problema se puede prever si existen antecedentes de afectación en otros hijos, en cuyo caso se realizan periódicamente transfusiones intrauterinas de plaquetas.

El tratamiento corticoideo materno antes del parto prematuro reduce de forma significativa la morbimortalidad neonatal.

Cirugía fetal

En varios centros de todo el mundo se ha intentado poner en marcha la cirugía fetal, pero los resultados obtenidos no han sido por lo general alentadores. Las técnicas empleadas son:

- Corrección quirúrgica mediante histerotomía. Esta técnica consiste en abrir quirúrgicamente el útero a las 22-24 semanas de gestación para actuar sobre el feto. Con esta técnica se han intentado corregir la hernia diafragmática y la espina bífida, pero puede desencadenar partos prematuros y su eficacia es bastante dudosa. Los resultados de la cirugía fetal para

cerrar la espina bífida indican que puede reducirse el pronóstico de la lesión espinal.
- Inserción de catéter de derivación guiada con ecografía. Esta técnica se utiliza para drenar los derrames pleurales fetales (derivaciones pleuro-amnióticas), a menudo de un quilotórax (linfa). Uno de los extremos del catéter se coloca en la cavidad torácica fetal y el otro en la cavidad amniótica.
- Derivación intrauterina de la obstrucción del flujo urinario como en el caso de la válvula uretral posterior. Hasta la fecha ha obtenido pobres resultados.
- Técnicamente, es posible realizar la derivación intrauterina de la hidrocefalia, pero no se ha demostrado que mejore los resultados.
- Dilatación de las estenosis valvulares cardíacas mediante catéter transabdominal guiado por ecografía hasta el corazón fetal.
- Oclusión endotraqueal con balón de la hernia diafragmática congénita, ya que la obstrucción traqueal dentro del útero puede aumentar el crecimiento pulmonar.

Para asegurarse de que estos tratamientos producen beneficios a largo plazo, se requiere un seguimiento estrecho y una minuciosa selección de los casos.

Patologías obstétricas que afectan al feto

Preeclampsia

Las gestantes con preeclampsia pueden precisar que se provoque el parto prematuro para evitar los riesgos de eclampsia y accidente cerebrovascular, o los riesgos fetales asociados a insuficiencia placentaria y el retraso del crecimiento. La determinación del momento adecuado para el parto prematuro requiere el análisis conjunto del riesgo materno y fetal si se prosigue con el embarazo, en comparación con las posibles complicaciones neonatales asociadas con la prematuridad.

Insuficiencia placentaria y crecimiento intrauterino retardado (CIR)

El crecimiento fetal puede retrasarse progresivamente debido a insuficiencia placentaria. Disminuye la transferencia de oxígeno y de nutrientes. Los fetos con retraso del crecimiento deben vigilarse cuidadosamente, incluyendo la evaluación clínica del tamaño fetal (se mide desde la sínfisis hasta la altura del fondo del útero) y la realización de ecografías consecutivas para medir el tamaño fetal. La cardiotocografía (CTG) para detectar la hipoxia fetal puede combinarse con una ecografía para evaluar la actividad fetal, la respiración y el volumen del líquido amniótico, para realizar un perfil biofísico que permita identificar el compromiso fetal. Actualmente se utiliza mucho la ecografía Doppler para obtener un perfil de la velocidad del flujo sanguíneo de la arteria uterina (de la circulación materna hasta el lecho placentario) y de la arteria umbilical (circulación fetal). La ausencia o la inversión de la velocidad de flujo en la arteria umbilical durante la diástole suponen un aumento del riesgo de la morbilidad por lesión hipóxica del intestino o el cerebro, o de muerte intrauterina. Las formas de onda de la velocidad del flujo sanguíneo en la aorta descendente fetal, la arteria cerebral u otras arterias pueden indicar redistribución circulatoria fetal, en respuesta a la hipoxia, de la sangre desde el sistema gastrointestinal y el hígado, los riñones, los músculos y el tejido subcutáneo hasta el cerebro. Estas medidas ayudan a decidir cuál es el mejor momento para el parto de un feto con retraso del crecimiento.

Nacimientos múltiples

En el Reino Unido (RU), 1 de cada 90 partos son gemelares de forma espontánea; 1 de cada 90^2 son de trillizos, es decir, aproximadamente 1 de cada 8.000 partos, y 1 de cada 90^3, es decir, aproximadamente 1 de cada 700.000 partos, son de cuatrillizos. Durante la última década, el número de trillizos y de partos múltiples ha aumentado a más del doble, debido sobre todo a los programas de reproducción asistida y al aumento de la edad materna. Hoy día 1 de cada 70 nacimientos es múltiple, aunque recientemente ha disminuido el número de partos de trillizos y de partos múltiples.

Los principales problemas que se asocian con los nacimientos múltiples son:

- *Partos prematuros.* La edad gestacional media para los gemelos es de 35 semanas, para los trillizos de 32 semanas y para los cuatrillizos de 30 semanas. La prematuridad es la causa más importante de la mayor mortalidad perinatal que se observa en los embarazos múltiples, sobre todo en los de trillizos y en los embarazos de más de tres fetos.
- *Crecimiento intrauterino retardado (CIR).* El crecimiento fetal de uno o más fetos puede deteriorarse y hay que controlarlo periódicamente.
- *Malformaciones congénitas.* Son el doble de frecuentes que en los fetos únicos, y el riesgo se cuadruplica en los gemelos monocoriónicos.
- *Transfusiones sanguíneas feto-fetales en los gemelos monocoriónicos (placenta compartida).* Pueden provocar discrepancias del crecimiento.
- *Partos complicados,* por ejemplo por presentación defectuosa del segundo gemelo en el parto vaginal.

Puede resultar problemático encontrar suficientes plazas en las unidades de cuidados intensivos neonatales para los nacimientos múltiples prematuros.

Aunque los nacimientos múltiples pueden verse como algo entrañable, las familias pueden necesitar ayuda y apoyo adicionales:

- Prácticos: con sus cuidados y las tareas domésticas (¡durante la lactancia, los trillizos necesitan unas 200 horas de dedicación a la semana!).

Resumen

Los nacimientos múltiples:
- Cada vez son más frecuentes.
- Se asocian a un aumento del riesgo de prematuridad, crecimiento intrauterino retardado (CIR), malformaciones congénitas y transfusiones sanguíneas feto-fetales.
- Son responsables del 30% de los casos de peso extremadamente bajo al nacimiento (peso al nacimiento <1,5 kg).
- El cuidado de los lactantes supone muchos problemas adicionales para los padres.

- Debido al agotamiento físico y emocional.
- Por la falta de intimidad de la pareja.
- Por el aumento de los gastos económicos.
- Aumento de los problemas de conducta de los lactantes y sus hermanos. Entre los hermanos gemelos puede existir compañerismo, afecto y aumento de la estimulación, pero también puede haber dominación, dependencia y celos.

Existen grupos de apoyo a nivel local y nacional para los padres con nacimientos múltiples.

Patologías maternas que afectan al feto

Diabetes

Las diabéticas insulinodependientes tienen mayores dificultades para mantener un buen control de su diabetes durante el embarazo y necesitan un mayor aporte de insulina. La diabetes materna mal controlada se asocia con polihidramnios y preeclampsia, incremento de la tasa de muertes fetales precoces, malformaciones congénitas y muertes intrauterinas tardías inexplicables. La cetoacidosis provoca una mayor mortalidad fetal. Hoy en día, con una atención meticulosa al control de la diabetes, la tasa de mortalidad perinatal sólo es ligeramente superior a la de los hijos de madres no diabéticas.

Las patologías fetales que se asocian con diabetes materna son:

- *Malformaciones congénitas.* En conjunto, el riesgo de malformaciones congénitas es del 6%, tres veces superior al de la población no diabética. La variedad de alteraciones es similar a la del resto de la población, salvo la mayor incidencia de malformaciones cardíacas, agenesia del sacro (síndrome de regresión caudal) e hipoplasia del colon izquierdo, aunque estas dos últimas no son habituales. Los estudios realizados indican que el buen control de la diabetes durante el período cercano a la concepción reduce el riesgo de malformaciones congénitas.
- *Crecimiento intrauterino retardado (CIR).* El índice de crecimiento retardado es tres veces mayor, probablemente atribuible a microangiopatía materna.
- *Macrosomía* (fig. 9.4). La hiperglucemia materna provoca hiperglucemia fetal, ya que la glucosa atraviesa la placenta. Dado que la insulina no la atraviesa, el feto responde aumentando la secreción de insulina que estimula el crecimiento mediante el aumento del número de células y el incremento del tamaño de las mismas. Alrededor del 25% de estos lactantes pesan más de 4 kg al nacer, comparados con el 8% en los hijos de no diabéticas. La macrosomía predispone a la desproporción cefalopélvica, la asfixia durante el parto, la distocia de hombros y las lesiones del plexo braquial.

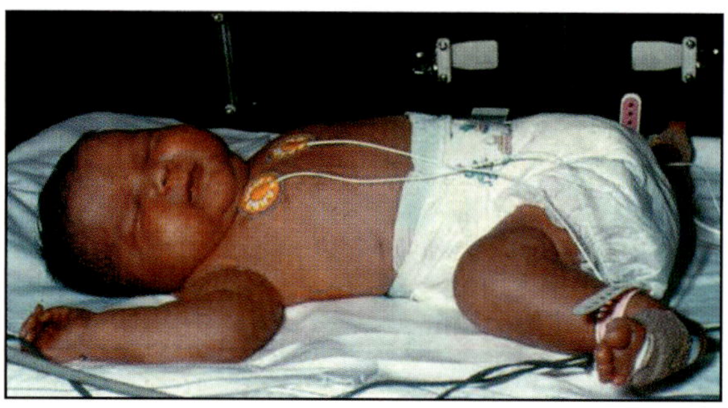

Figura 9.4 Recién nacida de madre diabética que muestra macrosomía y plétora. A pesar de haber nacido a las 36 semanas de gestación mediante parto vaginal, la niña pesó 5,5 kg y sufría una lesión del plexo braquial derecho.

Las complicaciones durante el período neonatal son las siguientes:

- *Hipoglucemia.* La hipoglucemia transitoria es frecuente en el primer día de vida debido a la hiperinsulinemia del feto, pero se puede prevenir con la alimentación precoz. La glucemia del lactante se debe controlar estrechamente durante las primeras 24 horas para tratar las hipoglucemias.
- *Síndrome de dificultad respiratoria (SDR).* Se hace más frecuente al retrasarse la maduración pulmonar.
- *Miocardiopatía hipertrófica.* Algunos de estos lactantes desarrollan hipertrofia del septo interventricular, que se normaliza en las siguientes semanas, pero que puede provocar insuficiencia cardíaca al reducirse la función del ventrículo izquierdo.
- *Policitemia* (hematocrito venoso >0,65). Confiere al lactante un aspecto pletórico. Puede requerir tratamiento mediante transfusión parcial para disminuir el hematocrito y normalizar la viscosidad.

La diabetes gestacional aparece cuando la intolerancia a los hidratos de carbono sólo se produce durante la gestación. Su definición exacta y los métodos para reconocerla son motivo de debate. Es más frecuente en las mujeres obesas, asiáticas y afrocaribeñas. La incidencia de macrosomía y sus complicaciones es parecida a la de las madres diabéticas insulinodependientes, pero la incidencia de malformaciones congénitas no aumenta. Sin embargo, el número de madres con diabetes no insulinodependiente de tipo 2 ha aumentado debido al incremento de la obesidad en la población general. En estos fetos también aumenta el riesgo de malformaciones congénitas.

Resumen

Diabetes materna:
- El control meticuloso de la diabetes antes de la concepción y durante la gestación disminuye notablemente la morbilidad y la mortalidad fetales y neonatales.
- El feto puede ser macrosómico debido a la hiperglucemia fetal, que produce hiperinsulinismo, o puede tener un retraso del crecimiento debido a enfermedad microvascular materna. Además, aumenta el riesgo de malformaciones congénitas fetales.
- En los lactantes macrosómicos aumenta el riesgo de asfixia y traumatismos durante el parto causados por obstrucción.
- Los recién nacidos son propensos a la hipoglucemia y la policitemia.

Hipertiroidismo

El 1 o 2% de los recién nacidos cuyas madres tuvieron la enfermedad de Graves son hipertiroideos, debido a la circulación transplacentaria del anticuerpo estimulante del tiroides. La taquicardia fetal detectada en el trazado cardiotocográfico (CTG) sugiere hipertiroidismo, y el bocio fetal puede ser evidente en la ecografía, mientras que en el neonato los indicios de hipertiroidismo comprenden irritabilidad, pérdida de peso, diarrea y exoftalmos durante meses.

Lupus eritematoso sistémico

El lupus eritematoso sistémico (LES) con síndrome antifosfolípidos se asocia con abortos espontáneos recurrentes, crecimiento intrauterino retardado, desprendimiento de placenta y partos prematuros. Algunos de estos lactantes, hijos de madres con anticuerpos contra los antígenos Ro (SS-A) o La (SS-B), evolucionan a un síndrome lúpico neonatal, en el que se produce erupción autolimitada y, muy infrecuentemente, bloqueo cardíaco.

Púrpura trombocitopénica autoinmune

Durante la púrpura trombocitopénica autoinmune materna (PTAI), el feto puede sufrir trombocitopenia producida por los anticuerpos IgG maternos que atraviesan la placenta y lesionan las plaquetas fetales. La trombocitopenia grave expone al feto al riesgo de hemorragia intracraneal por traumatismo durante el parto. Hay que administrar inmunoglobulina intravenosa a los lactantes con trombocitopenia grave o petequias al nacer. Si se producen hemorragias agudas, se pueden necesitar transfusiones de plaquetas.

Fármacos administrados a la madre que pueden afectar al feto

Se sabe que el número de sustancias con efectos lesivos sobre el feto es relativamente escaso (tabla 9.1), a pesar de lo cual hay que aconsejar a la embarazada que evite tomar fármacos a no ser que sea imprescindible. Los efectos teratogénicos graves y característicos de una sustancia se identifican con facilidad, por ejemplo el acortamiento de las extremidades tras la ingesta de talidomida, en tanto que las alteraciones leves y menos características pueden pasar inadvertidas.

La dificultad para establecer la relación causa-efecto puede aumentar debido al retraso de meses o de años antes de que aparezcan las complicaciones. Un ejemplo de ello es el efecto del dietilestilbestrol (DES), indicado en el pasado para tratar la amenaza de aborto y que se asocia con adenosis vaginal y carcinoma de vagina o de cérvix en la descendencia femenina, que aparecen durante la adolescencia o la juventud.

Alcohol y tabaco

El consumo excesivo de alcohol en el embarazo se asocia a veces con el «síndrome alcohólico fetal». Sus rasgos clínicos comprenden retraso del crecimiento y del desarrollo, un rostro característico (fig. 9.5) y malformaciones cardíacas (más del 70%). Los efectos secundarios de un consumo más moderado y esporádico aún no se conocen con exactitud, pero pueden afectar al crecimiento y al desarrollo.

El tabaquismo materno se asocia a un aumento del riesgo de abortos espontáneos y de bebés nacidos muertos, la disminución del peso al nacimiento y el crecimiento intrauterino retardado (CIR). La disminución del peso al nacer (170 g como media) se asocia al número de cigarrillos que fuma la madre al día.

En los lactantes, el tabaquismo materno se asocia con un aumento del riesgo del síndrome de la muerte súbita del lactante (SMSL) y de sibilancias durante la infancia.

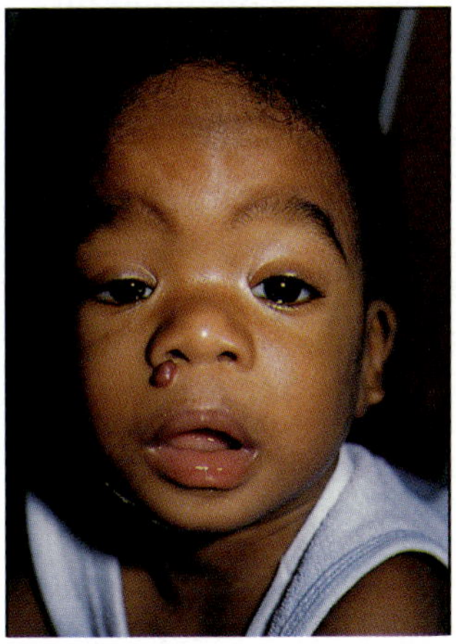

Figura 9.5 Rostro característico en el síndrome alcohólico fetal, con una nariz con morfología de silla, hipoplasia mandibular, ausencia de filtrum entre la nariz y el labio superior y labio superior corto y fino. Este niño presentaba además un hemangioma cavernoso bajo la ventana nasal derecha.

Tabla 9.1 Medicación materna que puede tener efectos negativos en el feto

Medicación	Efecto negativo
Tratamiento anticonvulsivante con carbamazepina, ácido valproico (valproato sódico) o hidantoínas (fenitoína)	Síndrome fetal de carbamazepina/valproato/hidantoína: hipoplasia de la parte media de la cara, malformaciones del SNC, las extremidades y cardíacas, retraso del desarrollo
Fármacos citotóxicos	Malformaciones congénitas
Dietilestilbestrol (DES)	Adenocarcinoma de células claras vaginal o cervical
Yoduros/propiltiouracilo	Bocio, hipotiroidismo
Litio	Enfermedades cardíacas congénitas
Tetraciclina	Hipoplasia del esmalte dentario
Talidomida	Acortamiento de las extremidades (focomielia)
Vitamina A y retinoides	Aumento de la incidencia de los abortos espontáneos, malformaciones faciales
Warfarina	Interferencia en la formación del cartílago (hipoplasia nasal e irregularidad de las epífisis); hemorragias cerebrales y microcefalia

Toxicomanías

El abuso materno de estupefacientes se asocia con un mayor riesgo de prematuridad y retraso del crecimiento. Muchas drogadictas son politoxicómanas. Los lactantes cuyas madres son consumidoras de heroína, metadona u otros opiáceos durante el embarazo presentan a menudo síndrome de abstinencia, que se manifiesta en forma de espasmos, estornudos, bostezos, anorexia, vómitos, diarrea, pérdida de peso y convulsiones en las dos primeras semanas de vida. El consumo de cocaína se asocia a desprendimiento de placenta y partos prematuros, pero no suele producir síndrome de abstinencia en el lactante, aunque puede provocar infartos cerebrales. El consumo de anfetaminas también se asocia con infartos cerebrales y gastrointestinales. Las madres toxicómanas y sus hijos presentan asimismo un mayor riesgo de infección por hepatitis B y C y VIH.

Los lactantes con llamativos síndromes de abstinencia requieren tratamiento. En los diferentes centros se utilizan morfina por vía oral, metadona o diazepam. Uno de los problemas más importantes al tratar a estos lactantes es que el estilo de vida y el carácter de los padres no se ajustan a las necesidades de los niños. Suele ser necesario una estrecha supervisión o cuidadores alternativos.

Cuando se aprecien signos clínicos inexplicables en un recién nacido, hay que considerar la posibilidad del síndrome de abstinencia de drogas.

Fármacos que se administran durante el parto

Los posibles efectos secundarios sobre el feto de los fármacos administrados durante el parto son:

- *Anestésicos/analgésicos del grupo de los opiáceos.* Pueden suprimir el reflejo respiratorio en el momento del nacimiento.
- *Anestesia epidural.* Puede provocar fiebre materna durante el parto, que suele ser difícil de diferenciar de la fiebre de origen infeccioso.
- *Sedantes, por ejemplo el diazepam.* Pueden producir sedación, hipotermia e hipotensión en el neonato.
- *Oxitocina.* Puede producir hiperestimulación uterina que dé lugar a hipoxia fetal. También se asocia con un pequeño incremento de los niveles de bilirrubina neonatales.
- *Sueros intravenosos.* Pueden producir hiponatremia neonatal, a no ser que contengan una adecuada concentración de sodio.

Infecciones congénitas

La infección adquirida intraútero suele ser consecuencia de la primoinfección materna. Las infecciones que pueden afectar al feto son:

- Rubéola.
- Citomegalovirus (CMV).
- *Toxoplasma gondii.*
- Parvovirus.
- Varicela zóster.
- Sífilis.

Rubéola

La infección materna debe confirmarse con serología, ya que el diagnóstico clínico no es fiable. El riesgo y la gravedad de la afectación fetal dependen sobre todo de la edad gestacional en la que la madre contrae la infección. La infección antes de la 8.ª semana de gestación puede provocar sordera, malformaciones cardíacas y cataratas en alrededor del 80% de los casos (fig. 9.6a). Alrededor del 30% de los fetos cuyas madres contraen la infección entre las semanas 13 y 16 de gestación presentan defectos auditivos; si la infección se contrae después de la semana 18, el riesgo fetal es mínimo. La viremia continúa lesionando al lactante incluso después del nacimiento. En el cuadro 9.3 se relacionan las pruebas utilizadas para confirmar el diagnóstico. Las distintas características clínicas típicas de las infecciones congénitas se muestran en la figura 9.6b.

La rubéola congénita puede prevenirse. En el RU, se ha convertido en una rareza desde que se introdujo la vacuna triple vírica (sarampión/rubéola/parotiditis), pero sólo será así mientras se mantenga elevada la tasa de vacunaciones.

Citomegalovirus

CMV es la infección congénita más frecuente y afecta a 3-4/1.000 nacidos vivos en el RU, habiéndose publicado mayores tasas en algunas zonas de EE.UU. En Europa, el 50% de las mujeres no están inmunizadas frente al CMV. Alrededor del 1% de las mujeres susceptibles desarrollarán la primoinfección durante la gestación, y el 40% de sus hijos se infectarán. El lactante también puede infectarse tras recidivar la infección en la gestante inmunizada, pero es mucho menos probable que esa infección afecte al feto.

Cuando el feto se infecta:

- El 90% son normales al nacimiento y su desarrollo es el habitual.
- El 5% presentan rasgos clínicos de infección al nacer, como hepatoesplenomegalia y petequias (fig. 9.6b), y la mayoría tendrán discapacidad del desarrollo neurológico, como pérdida auditiva sensitiva, parálisis cerebral, epilepsia y retraso cognitivo del desarrollo.
- El 5% presentan alteraciones posteriores en su evolución, sobre todo pérdida auditiva sensitiva.

Cuadro 9.3 Diagnóstico de la rubéola congénita, el citomegalovirus (CMV) y la infección por *Toxoplasma*

Madre	Seroconversión en las pruebas de detección serológicas
Feto	Amniocentesis o toma de muestras de las vellosidades coriónicas - PCR
Placenta	Microscopia para la sífilis, PCR
Orina del lactante	Rubéola, CMV - cultivo, PCR
Sangre, LCR, otras muestras del lactante	Cultivo, PCR
Serología sanguínea	IgM anti-rubéola IgM anti-CMV IgM anti-*Toxoplasma* y aumento mantenido de los títulos de IgG anti-*Toxoplasma*

Infecciones congénitas

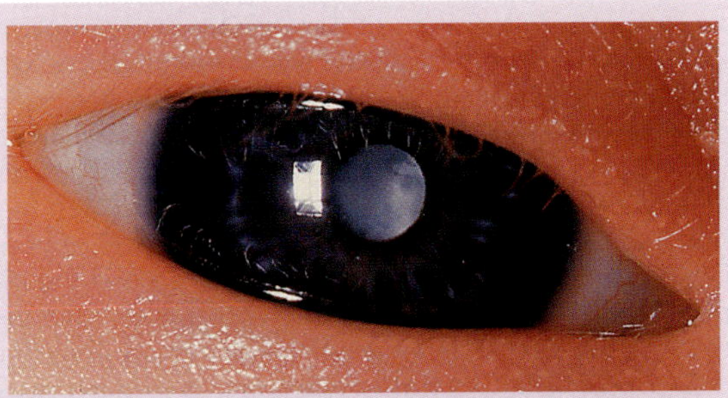

Figura 9.6a Catarata producida por rubéola congénita. Las otras dos lesiones habituales son las malformaciones cardíacas congénitas y la sordera.

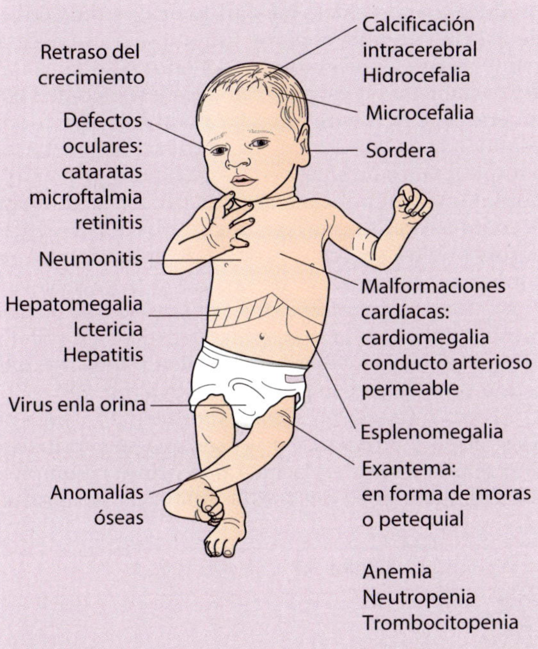

Figura 9.6b Rasgos clínicos de rubéola congénita, citomegalovirus (CMV), toxoplasmosis y sífilis.

La infección de las gestantes suele ser asintomática o provocar síntomas leves e inespecíficos. No se realiza la detección sistemática en las mujeres gestantes, ya que no existe una vacuna contra CMV ni un tratamiento antivírico seguro y eficaz.

Toxoplasmosis

La infección aguda por el parásito del tipo protozoo *Toxoplasma gondii* se debe al consumo de carne cruda o poco cocinada, o al contacto con las heces de gatos recién infectados. En el RU, menos del 20% de las gestantes han pasado la infección, en contraste con el 80% en Francia y Austria.

El paso a través de la placenta puede producirse durante la parasitemia en la primoinfección materna, dando lugar a un 40% de infección fetal. En el RU, la incidencia de infección congénita sólo es de 0,1 por 1.000 nacidos vivos. La mayoría de los lactantes infectados son asintomáticos. Alrededor del 10% presentan manifestaciones clínicas (fig. 9.6b), de las cuales las más comunes son:

- Retinopatía, una coriorretinitis aguda que a veces interfiere con la visión.
- Calcificación cerebral.
- Hidrocefalia.

Estos niños suelen presentar minusvalías neurológicas a largo plazo. Aunque los lactantes sean asintomáticos, el riesgo de presentar coriorretinitis durante la vida adulta se mantiene.

Dado que la detección del anticuerpo IgM específico tiene una sensibilidad escasa, se necesitan detecciones periódicas del anticuerpo IgG para diferenciar los anticuerpos maternos adquiridos de forma pasiva por vía transplacentaria de la infección fetal real. En algunos países, como Francia o Austria, se realizan pruebas de detección serológica sistemática para la infección por *Toxoplasma* durante el embarazo. Las mujeres que presentan seroconversión pueden tratarse con el antibiótico espiramicina. La confirmación de la infección fetal se obtiene mediante amniocentesis, y si es positiva, las posibilidades terapéuticas consisten en interrumpir el embarazo o tratar con pirimetamina y sulfadiazina. Los fetos gravemente afectados pueden presentar signos ecográficos de la lesión, por ejemplo hidrocefalia o calcificación cerebral, pero sólo pueden reconocerse en las gestaciones avanzadas. Los lactantes se tratan durante 1 año. En el RU, no se realizan pruebas de detección sistemática en las embarazadas, debido a la escasa incidencia y la falta de datos acerca de la eficacia del tratamiento.

Varicela zóster

El 15% de las embarazadas son susceptibles a la infección por el virus de la varicela. Los fetos no suelen resultar afectados, pero si la madre adquiere la varicela, presentan los siguientes riesgos:

- En la primera mitad del embarazo (<20 semanas) no llegan al 2% los fetos con lesiones cicatriciales graves de la piel y que presenten lesiones neurológicas y oculares y displasia digital.
- Durante los 5 días anteriores al parto y los 2 siguientes al mismo, el feto no está protegido por los anticuerpos maternos y la carga viral es elevada. En este período, alrededor del 25% de los fetos presentan una erupción vesiculosa. La mortalidad de la enfermedad alcanza el 30%.

Ante una exposición, es posible proteger a las mujeres susceptibles mediante inmunoglobina antivaricela-zóster (VZIG) o se les puede administrar aciclovir. A los nacidos en el período de mayor riesgo debe administrárseles inmunoglobina, y también se suele administrar aciclovir de forma preventiva.

Si la madre enferma de varicela poco antes o poco después del parto, el recién nacido precisa protección frente a la infección.

Sífilis

La sífilis congénita es una rareza en el RU. Las características clínicas se muestran en la figura 9.6b. Las manifestaciones específicas de la sífilis congénita son un exantema característico en las palmas de las manos y las plantas de los pies y lesiones óseas. Si se identifica a las madres con sífilis en las pruebas de detección prenatales, pueden recibir tratamiento completo durante 1 mes o más antes del parto, con lo cual el recién nacido no lo necesita y presenta además un pronóstico excelente. Si existe alguna duda en cuanto a la eficacia del tratamiento materno, el feto debe recibir penicilina.

Adaptación a la vida extrauterina

Los pulmones fetales están rellenos de líquido, y la placenta suministra el oxígeno necesario para el feto. Los vasos sanguíneos que irrigan y drenan los pulmones están constreñidos (resistencia vascular pulmonar alta), por lo que la sangre del lado derecho del corazón se desvía hacia los pulmones y fluye a través del conducto arterioso dentro de la aorta, y parte del flujo atraviesa el foramen oval (fig. 9.7). Poco antes del parto, y durante el mismo, disminuye la producción de líquido pulmonar. Mientras el niño desciende a través del canal del parto, su tórax se comprime y se drena el líquido pulmonar. La respiración se inicia debido a diversos estímulos térmicos, táctiles y hormonales (en especial, las concentraciones de catecolaminas aumentan de forma espectacular). Como media, la primera respiración se produce unos 6 segundos después del parto. La intensa presión negativa intratorácica provoca la expansión pulmonar, estableciéndose la capacidad residual funcional. El tiempo medio para que se establezca una respiración regular es de 30 segundos. Una vez que el neonato comienza a respirar, el resto del líquido pulmonar se absorbe por vía linfática y mediante la circulación pulmonar.

La expansión pulmonar en el momento del nacimiento se asocia a un aumento de la tensión de oxígeno, y si la resistencia vascular pulmonar disminuye, aumenta el flujo de sangre. El aumento del llenado de la aurícula izquierda produce un incremento de la presión auricular izquierda, por lo que se cierra el foramen oval. El flujo de sangre oxigenada a través del conducto arterioso produce el cierre fisiológico, y más adelante anatómico, del conducto. En el caso de las cesáreas selectivas, en las que no existe trabajo de parto y el tórax fetal no sufre compresión a través del canal, puede tardarse varias horas en absorber por completo el líquido pulmonar, lo que produce una respiración rápida y trabajosa (taquipnea transitoria del recién nacido).

Algunos niños no pueden adaptarse a la vida extrauterina y no pueden respirar cuando nacen. La causa más frecuente es la «asfixia del nacimiento», que se produce cuando el feto ha sufrido una pérdida crítica de oxígeno durante el parto. Esto no significa necesariamente que el cerebro esté dañado, pero la asfixia del nacimiento puede producir lesiones cerebrales o la muerte. Los lactantes privados de oxígeno de forma continuada en el momento del nacimiento comienzan a respirar antes de entrar en apnea (apnea primaria) y durante ese tiempo se mantiene la frecuencia cardíaca. A continuación se produce una respiración irregular, seguida de un segundo período de apnea (apnea secundaria o terminal) al descender la frecuencia cardíaca y la tensión arterial. En esta fase, sólo es posible reanimar al neonato si se asiste la expansión pulmonar, por ejemplo mediante intubación traqueal y aplicando ventilación con presión positiva (fig. 9.8).

El feto humano no suele experimentar asfixia de una forma continuada, a no ser que se produzcan desprendimiento de placenta o la oclusión completa del flujo sanguíneo del cordón umbilical por prolap-

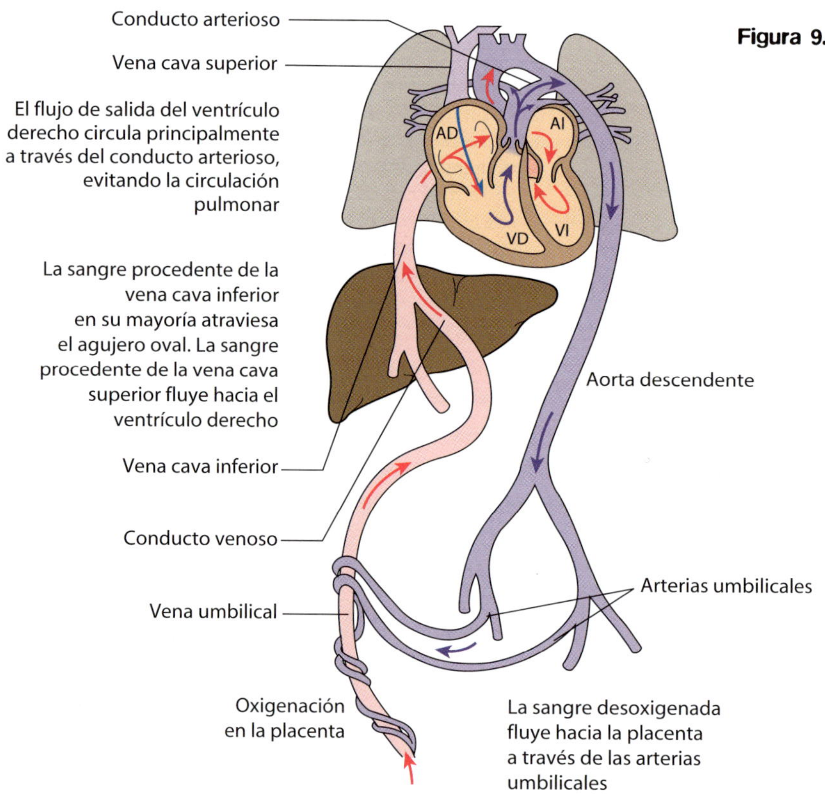

Figura 9.7 Circulación fetal.

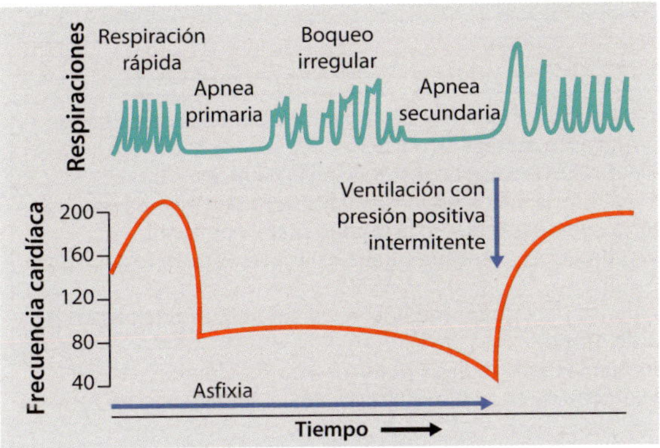

Figura 9.8 Alteraciones de la respiración y la frecuencia cardíaca tras asfixia continuada. Una vez que el recién nacido deja de boquear en la apnea secundaria, se necesita reanimación y expansión pulmonar para establecer una respiración regular y restaurar la circulación.

so de cordón. Lo más habitual es que la asfixia que se produce durante las contracciones y el parto sea intermitente, por ejemplo debido a contracciones uterinas prolongadas y frecuentes. Aunque la asfixia al nacimiento es una causa importante que impide que se establezca la respiración, hasta el punto de hacer necesaria la reanimación, hay otras causas, incluidos el traumatismo del parto, la analgesia materna o los fármacos anestésicos, la retención de líquido pulmonar, la prematuridad o las malformaciones congénitas, que interfieren en el establecimiento de una respiración adecuada.

La escala de Apgar se utiliza para describir el estado del recién nacido 1 y 5 minutos después del parto (tabla 9.2). También se mide después en intervalos de 5 minutos si el estado del neonato continúa siendo malo. Los componentes más importantes de esta escala son la frecuencia cardíaca y la respiración.

Reanimación neonatal

La mayoría de los recién nacidos no precisan reanimación. Poco después del nacimiento, el niño respirará o gritará, estableciendo una respiración normal y tornándose rosado. La madre puede manejar directamente al bebé, cubriéndole con un paño caliente para asegurarse de que no se enfría. Sin embargo, si el recién nacido no establece una respiración normal en breve, hay que realizar una valoración más detallada en una mesa de reanimación (fig. 9.9). Se debe disponer de una fuente de calor, secar al neonato y cubrirle parcialmente para mantenerle caliente. Hay que aspirar con suavidad la nariz y la boca para eliminar las aspiraciones de líquido o de sangre. Se evitará la aspiración enérgica de la pared posterior de la garganta porque puede producir bradicardia por estimulación vagal. Si la respiración neonatal durante el primer minuto de vida es irregular o superficial, pero la frecuencia cardíaca es adecuada (>100 lpm), se debe administrar oxígeno y estimular la respiración mediante una suave estimulación táctil.

Si el neonato no comienza a respirar o la frecuencia cardíaca disminuye por debajo de 100 lpm, hay que proceder a abrir la vía respiratoria y a ventilar mediante mascarilla (fig. 9.9b-e). Si el estado del bebé no mejora de inmediato con la reanimación básica o su estado es evidentemente muy malo en el momento del nacimiento, se procederá inmediatamente a la intubación traqueal y a establecer ventilación artificial (fig. 9.9f). Cuando la frecuencia cardíaca cae por debajo de 60 lpm, se debe realizar compresión cardíaca externa (figs. 9.9g-i). Si no se produce una respuesta adecuada a la compresión cardíaca combinada con la ventilación, hay que iniciar la administración de fármacos (fig. 9.9j), aunque la eficacia de estos últimos no se ha demostrado.

La clave del éxito de la reanimación neonatal es la ventilación óptima, que se aprecia por los movimientos adecuados de la pared torácica.

Aspiración de meconio

La aspiración de meconio es más frecuente cuanto mayor es la edad gestacional del neonato. Los lactantes que aspiran meconio espeso pueden presentar síndrome de aspiración meconial. No se recomienda intentar aspirar el meconio de la nariz y la boca mientras la cabeza del lactante se encuentra en el perineo, ya que se ha comprobado su ineficacia. Si el niño llora al nacer y establece una respiración regular, se le debe tratar de la forma habitual y no es necesaria la reanimación. Cuando la respiración no se establece, hay que realizar una inspección visual de las cuerdas vocales, y si existe cualquier resto de meconio, es necesario aspirarlo mediante un catéter de succión de gran calibre colocado por debajo de las cuerdas vocales, o por medio de intubación y aspiración del tubo endotraqueal. Se aspirará la mayor cantidad de meconio posible, pero si el neonato se bradicardiza, hay que aplicar ventilación con presión positiva, pese a la presencia de restos de meconio.

Tabla 9.2 Escala de Apgar

	Escala		
	0	1	2
Frecuencia cardíaca	Ausente	<100 lpm	>100 lpm
Movimientos respiratorios	Ausente	Jadeante o irregular	Regular, llanto fuerte
Tono muscular	Flácido	Cierta flexión de las extremidades	Bien flexionadas, activa
Reflejo de irritabilidad	No	Hace muecas	Llora o tose
Color	Pálido/cianótico	Cuerpo rosado y extremidades cianóticas	Rosado

Reanimación neonatal: preparación y principios básicos

Preparación

- Todos los profesionales sanitarios que tratan a recién nacidos deben tener experiencia en reanimación básica, es decir, el ABC: vía respiratoria, ventilación con mascarilla, circulación mediante masaje cardíaco
- Si el bebé no responde inmediatamente, hay que establecer sin ningún retraso la asistencia más técnica
- Una persona experta en reanimación avanzada (el ABCD: vía respiratoria, respiración mediante ventilación endotraqueal, circulación, administración de fármacos) debe estar disponible a cualquier hora en la unidad maternoinfantil
- La necesidad de reanimación suele preverse y un experto en reanimación avanzada puede estar presente en todos los partos de alto riesgo
- Se debe poner a cero un cronómetro en el momento del nacimiento para poder medir con exactitud la evolución de las alteraciones del estado neonatal y para determinar las escalas de Apgar
- Los bebés deben mantenerse calientes. Hay que secarles y cambiar la toalla mojada por otra seca. Esto también sirve para estimularles. Se les puede poner directamente encima del pecho de su madre y abrigarles si lloran, tienen un tono y color adecuado y su madre lo desea
- Si se trata de un parto prematuro de menos de 30 semanas de gestación, hay que colocar al bebé bajo calor radiante y taparle la cabeza y el cuerpo con un paño de plástico, dejando la cara sin cubrir
- Evaluar el estado del recién nacido. ¿El bebé respira o llora, la frecuencia cardíaca es adecuada (120-160 latidos/min, se evalúa mejor escuchándola con un estetoscopio), tiene buen color y buen tono muscular?
- Si no es así, se empieza la reanimación neonatal

Principios básicos

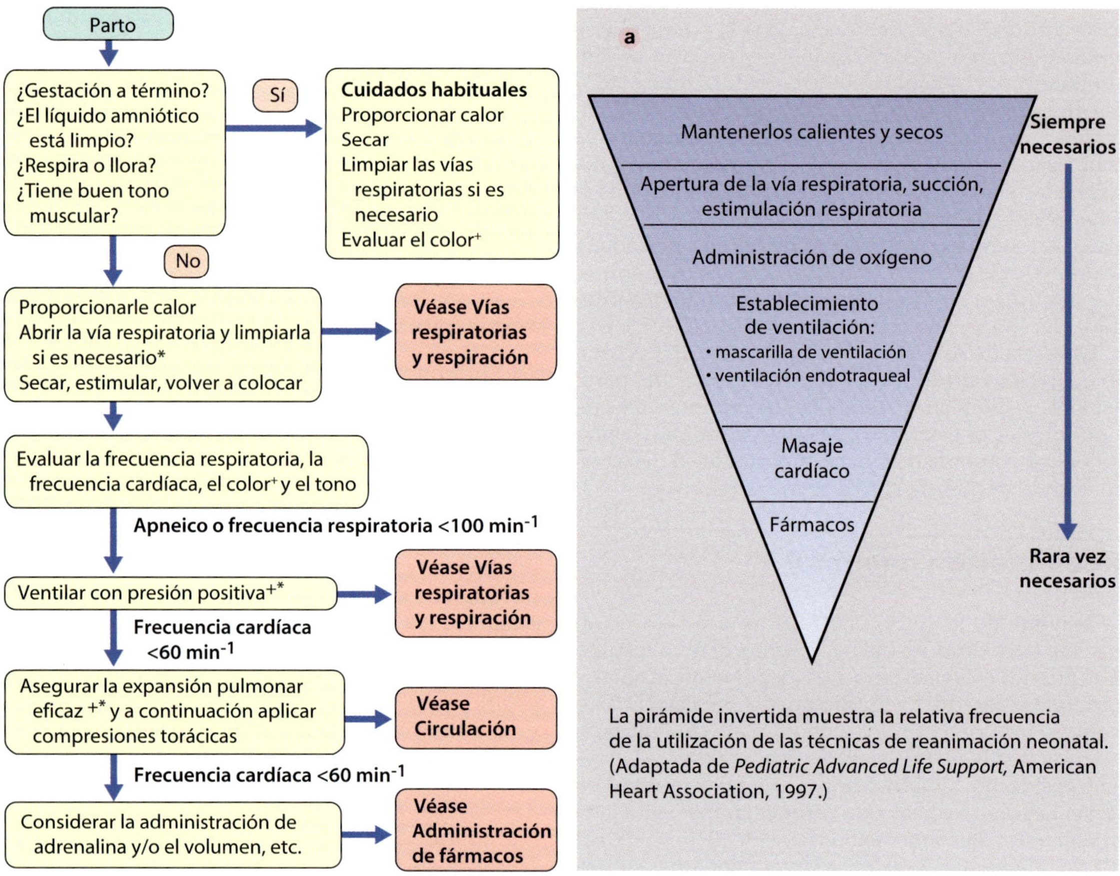

*La intubación traqueal puede considerarse en varios momentos
+Considerar la administración de oxígeno en cualquier momento si se observa cianosis

Figura 9.9 Reanimación del recién nacido.

Naloxona

Los lactantes nacidos de madres que han recibido analgésicos opioides en las horas previas al parto presentan a veces depresión del centro respiratorio, que puede recuperarse mediante la administración de naloxona. Este fármaco sólo se administra cuando la respiración continúa disminuida tras la reanimación inicial. Dado que la vida media de la naloxona es inferior a la de los opioides administrados a la madre, debe controlarse la respiración del lactante porque pueden ser necesarias otras dosis de naloxona. Con la instauración de las actuales prácticas obstétricas, la necesidad de naloxona es infrecuente.

Apertura de la vía respiratoria y respiración

Apertura de la vía respiratoria
- Se abre colocando la cabeza del recién nacido en posición neutral (**b**)
- Se tira de la barbilla o se empuja la mandíbula si es necesario (**c**)

Respiración: mascarilla de ventilación
- Si la respiración no es adecuada tras unos 90 segundos, se empieza la ventilación con mascarilla
- Se coloca la mascarilla sobre la nariz y la boca **(d)** y se conecta a un circuito de flujo controlado y presión limitada (es decir, un ventilador mecánico) o a un ambú **(e)**
- Se coloca la cabeza en posición neutral
- Se realizan 5 respiraciones, con tiempo de inspiración 2-3 segundos a una presión de 30 cmH_2O en los nacidos a término
- Si la frecuencia cardíaca aumenta, pero la respiración no comienza, utilizar una presión inspiratoria máxima para movilizar el tórax (15-25 cmH_2O manteniendo 0,5 seg la inspiración) y a una frecuencia de 30-40 respiraciones/min.
- Empezar reanimación ventilatoria con aire para evitar oxigenación excesiva de los tejidos; si el niño no mejora rápido, administrar oxígeno al 100%. Mejor utilizar un mezclador de aire y oxígeno para ajustar la concentración a la saturación de oxígeno en la pulsioximetría, para lograr una saturación del 88-95% (prematuro) y >95 % (no prematuro)
- Reevaluar cada 30 segundos. Si no existe respuesta, comprobar posición de la mascarilla y del cuello, si es necesario empujar la mandíbula y si el circuito funciona bien y asegurar una aireación pulmonar adecuada. **Pedir ayuda**

Intubación
- Si la ventilación con mascarilla no es eficaz, intubar y comenzar la ventilación artificial (**f**)
- Si la frecuencia cardíaca no aumenta y la inspiración pulmonar no es adecuada, considerar **DOPE**:

Desplazamiento del tubo (a menudo en el esófago o en el bronquio principal derecho)
Obstrucción del tubo (sobre todo por meconio)
Paciente:
- Trastornos pulmonares: inmadurez pulmonar/síndrome de dificultad respiratoria, neumotórax, hernia diafragmática, hipoplasia pulmonar, derrame pleural
- Colapso circulatorio por pérdida de sangre
- Asfixia/traumatismo en el parto
- Obstrucción de la vía respiratoria superior: atresia de coanas

E Fallos del equipo (agotamiento del suministro de gas)

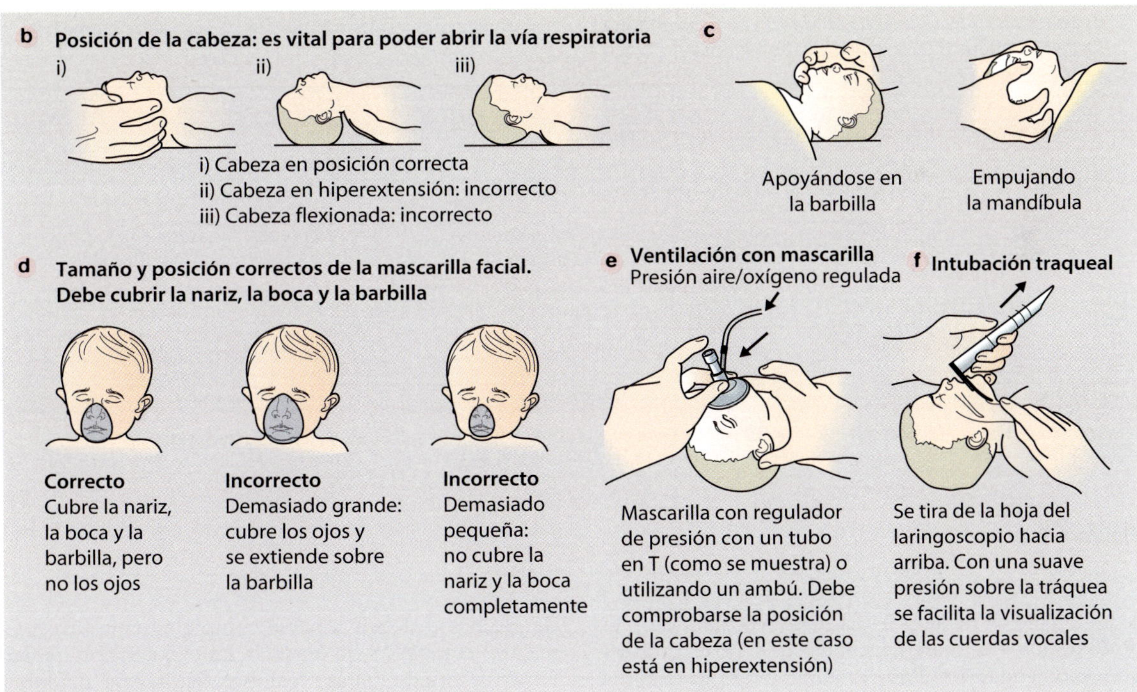

Figura 9.9 *(cont.)*

Falta de respuesta a la reanimación

La pobre respuesta a la intubación endotraqueal suele deberse a la mala colocación del tubo o a que éste se ha obstruido con secreciones o meconio. El movimiento de la caja torácica es el mejor signo para demostrar la entrada de aire en los pulmones. Si existe alguna duda sobre la idoneidad de la ventilación y la reanimación sigue sin producir efectos, es esencial retirar el tubo endotraqueal, colocar la mascarilla de ventilación y tratar de reintubar. La decisión de interrumpir la reanimación siempre es muy difícil de tomar y debe hacerlo un pediatra experto. Cuanto más tarda el bebé en responder, menos posibilidades tiene de sobrevivir. Si no se produ-

Circulación

Masaje cardíaco externo (g, h, i)

- Debe iniciarse si la frecuencia cardíaca es <60 lpm, aunque la ventilación pulmonar sea eficaz
- La proporción entre la compresión cardíaca y la ventilación pulmonar es de 3:1, es decir, de 90 masajes: 30 ventilaciones/minuto (120 eventos/minuto)
- Comprobar la frecuencia cardíaca cada 30 segundos; parar si la frecuencia cardíaca >60 lpm

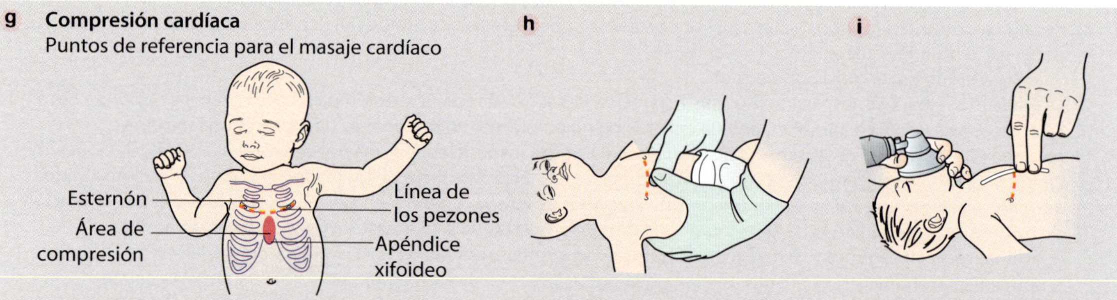

Se aplica presión sobre el tercio inferior del esternón, justo por debajo la línea imaginaria que une los pezones. Se presiona para reducir el diámetro anteroposterior un tercio (1-1,5 cm)

Técnica del pulgar, con las manos rodeando el tórax. En los recién nacidos más grandes, los pulgares pueden colocarse uno al lado del otro

La técnica de los dos dedos es menos eficaz, pero es más fácil de realizar para una persona sola

Administración de fármacos

Debe considerarse administrar fármacos **(j)** si la frecuencia cardíaca es inferior a 60 lpm a pesar de que la ventilación pulmonar y el masaje cardíaco externo sean adecuados, en tanto que no haya pruebas de su eficacia
No suele ser necesario
Los fármacos deben administrarse a través de un catéter intravenoso umbilical o, si no es posible, usando una aguja intraósea
Es poco probable que los fármacos administrados a través una vena periférica lleguen al corazón. La administración de dosis estándar de adrenalina utilizando un tubo endotraqueal no parece que resulte eficaz; esta vía sólo debe emplearse hasta que pueda utilizarse una vía intravenosa

j Fármacos que se utilizan para la reanimación neonatal

Fármaco	Concentración	Vía de administración/posología	Indicaciones
Adrenalina	1:10 000	i.v.: 0,1 ml/kg (10 µg/kg), y después 0,1-0,3 ml/kg (10-30 µg/kg) e.t. : 1 ml/kg (100 µg/kg), es decir, 10 veces la dosis i.v., hasta que pueda utilizarse la vía i.v.	Frecuencia cardíaca <60 lpm a pesar de que la ventilación pulmonar y el masaje cardíaco externo sean adecuados
Bicarbonato sódico	4,2%	2-4 ml/kg (1–2 mmol/kg)	Acidosis láctica intensa
Glucosa	10%	2,5 ml/kg (250 mg/kg)	Hipoglucemia
Expansores del volumen	Suero salino normal Sangre	10 ml/kg, se repite si es necesario	Pérdida de sangre

Figura 9.9 *(cont.)*

ce un intento de respirar o una sístole cardíaca después de 10 minutos de reanimación efectiva, no es probable que se obtengan resultados manteniendo la reanimación. Si ha necesitado reanimación prolongada, el neonato debe ser trasladado a una unidad neonatal para controlar y valorar sus constantes.

Reanimación del prematuro

Los neonatos prematuros son particularmente susceptibles a la hipotermia y hay que procurar por todo los medios mantenerlos calientes durante la reanimación. Los lactantes que nacen antes de la semana 30 de gestación deben taparse completamente (excepto la cara) con paños de plástico. La oxigenación tisular excesiva puede causar lesiones tisulares y oculares debido a los radicales libres del oxígeno. Lo ideal es poder administrar una concentración de oxígeno variable (en vez de utilizar oxígeno al 100%), que pueda regularse para mantener la saturación de oxígeno entre el 88 y el 95%. Los lactantes muy prematuros sufren a menudo enfermedad de las membranas hialinas, habiéndose demostrado que la administración precoz de surfactante disminuye la mortalidad. La reanimación de los neonatos en el límite de la viabilidad, es decir, entre las 22-24 semanas de gestación, plantea difíciles cuestiones éticas y terapéuticas. Sólo deben realizarla pediatras muy expertos, con la mayor implicación posible por parte de los padres.

Medidas al nacimiento

El peso del lactante durante la gestación y en el momento del nacimiento influye en el tipo de problemas médicos que pueden observarse durante el período neonatal. En el RU, sólo el 7% de los bebés presentan bajo peso al nacer (<2,5 kg). Sin embargo, representan el 70% de las muertes neonatales.

Definiciones

Los bebés con un peso al nacer por debajo del percentil 10 para su edad gestacional se denominan pequeños para su edad gestacional (fig. 9.10). La mayoría de ellos son normales, pero pequeños. La incidencia de malformaciones congénitas y de complicaciones neonatales es mayor en aquéllos cuyo peso al nacimiento es inferior al segundo percentil (unas dos desviaciones estándar por debajo de la media), y algunas autoridades científicas restringen la aplicación de la definición a este colectivo. Un neonato puede presentar bajo peso al nacer porque sea prematuro o porque además sea pequeño para su edad gestacional.

Los neonatos pequeños para su edad gestacional pueden ser pequeños y haberse desarrollado con normalidad, o por el contrario pueden haber experimentado crecimiento intrauterino retardado (CIR), es decir, no han alcanzado su potencial de crecimiento completo determinado genéticamente, y parecen delgados y desnutridos. Los bebés con un peso superior al décimo percentil también pueden estar desnutridos, por ejemplo un feto que crece hasta el percentil 80 y comienza a sufrir retraso del crecimiento, con lo que su peso cae hasta el percentil 20.

Patrones de retraso del crecimiento

El retraso del crecimiento, tanto en el feto como en el neonato, se ha clasificado tradicionalmente en simétrico y asimétrico. En el retraso asimétrico, el más habitual, el peso o la circunferencia abdominal se encuentran en un percentil menor que la circunferencia craneal. Esta situación se debe a que la placenta no es capaz de proporcionar la nutrición adecuada en la última etapa de la gestación, pero el desarrollo y el crecimiento del cerebro se respetan gracias al glucógeno hepático y a la grasa subcutánea (fig. 9.11). Esta forma de retraso del crecimiento se asocia con disfunción uteroplacentaria debida a preeclampsia, gestación múltiple tabaquismo materno y o puede ser idiopática. Estos lactantes alcanzan rápidamente un peso normal tras el parto.

En el retraso de crecimiento simétrico, la circunferencia craneal también está reducida, lo que sugiere que el período de retraso de crecimiento intrauterino ha sido prolongado (o que la edad gestacional no es correcta). Esta circunstancia suele deberse a que el feto es normal, aunque pequeño, si bien también puede deberse a alteraciones o síndromes cromosómicos, infecciones congénitas, consumo materno de alcohol

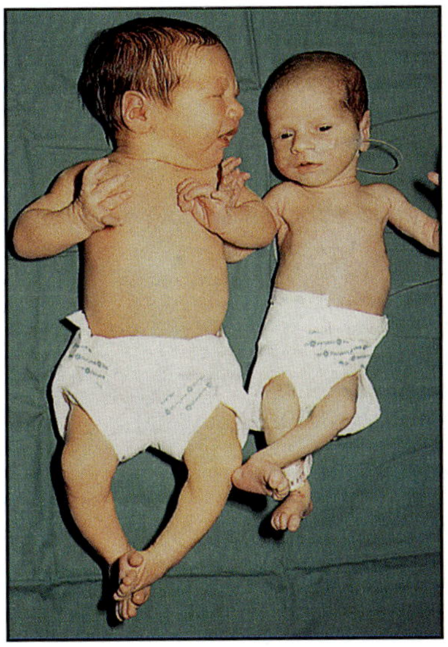

Figura 9.11 Gemelos, uno de los cuales presenta retraso del crecimiento intrauterino grave.

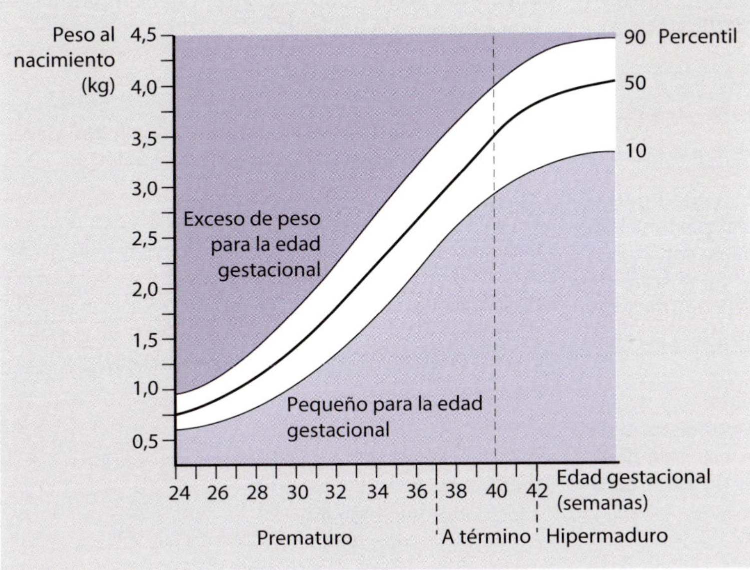

Figura 9.10 El peso al nacer de los recién nacidos pequeños para su edad gestacional está por debajo del décimo percentil del peso para su edad gestacional. Pueden ser prematuros, a término o hipermaduros.

o drogas, enfermedades crónicas o desnutrición materna. Lo más probable es que estos lactantes continúen siendo pequeños.

Generalmente, en la práctica no puede diferenciarse el retraso del crecimiento asimétrico y simétrico.

Control del feto con retraso del crecimiento

El feto con CIR presenta riesgo de:

- Hipoxia intrauterina y muerte.
- Asfixia al nacimiento.

El feto con retraso del crecimiento requiere un estrecho control para determinar el momento ideal del parto. El fracaso uteroplacentario progresivo da lugar a:

- Disminución del crecimiento longitudinal del fémur y de la circunferencia abdominal.
- Formas de onda de la arteria umbilical anormales que se aprecian en la ecografía Doppler: flujo diastólico final ausente o invertido.
- Redistribución del flujo sanguíneo fetal: aumenta en el cerebro; disminuye en el tubo gastrointestinal, el hígado, la piel y los riñones.
- Disminución del volumen del líquido amniótico.
- Disminución de los movimientos fetales.
- CTG (cardiotocografía) anormal.

Lactantes con retraso del crecimiento

Tras el nacimiento, estos lactantes tienen tendencia a:

- La hipotermia, debido a la mayor superficie relativa que presentan.
- La hipoglucemia, debido a la depleción de los depósitos de glucógeno y grasa.
- La hipocalcemia.
- La policitemia (hematocrito venoso >0,65).

Resumen

Medidas al nacimiento:

- Pequeño para la edad gestacional: peso al nacimiento por debajo del décimo percentil.
- Crecimiento intrauterino retardado (CIR): no alcanza el potencial de crecimiento determinado genéticamente.
- Retraso del crecimiento: puede ser simétrico o asimétrico, pero suele ser mixto.

Neonatos con excesivo peso para su edad gestacional

Los neonatos con exceso de peso para su edad gestacional son los que están por encima del percentil 90 de su edad gestacional. La macrosomía es característica de los hijos de madres diabéticas, ya se trate de diabetes permanente o gestacional. Las complicaciones asociadas con el exceso de tamaño para la edad gestacional son:

- Asfixia fetal por complicaciones del parto.
- Traumatismo en el parto, sobre todo por distocia de hombros (incapacidad de los hombros para salir debido a impactación detrás de la sínfisis pubiana de la madre).
- Hipoglucemia por hiperinsulinismo.
- Policitemia.

Reconocimiento rutinario del recién nacido

Inmediatamente después del nacimiento, los padres están impacientes por saber si su bebé está sano. Para responderles, la comadrona (o el pediatra o el tocólogo) deben examinar cuidadosamente, pero con detenimiento, si el bebé es rosado, respira con normalidad y no presenta alteraciones llamativas, como labio o paladar hendidos. Si la madre ha sufrido polihidramnios, hay que introducir una sonda hasta el estómago para descartar atresia esofágica. Si se identifica alguna alteración grave, un pediatra experto debe explicar la situación a los padres. Hay que ingresar al bebé en una UVI neonatal si es gran prematuro, pequeño o está muy enfermo. Si existe ambigüedad en los genitales externos, es preferible explicar a los padres que se necesitan más pruebas para determinarlo, en vez de intentar adivinarlo. En la mayoría de los hospitales se administra vitamina K en el momento del nacimiento como profilaxis para la enfermedad hemorrágica neonatal.

Durante las primeras 24 horas después del nacimiento, todos los bebés requieren un reconocimiento médico completo y detallado, «la exploración rutinaria del recién nacido». Sus objetivos son:

- Detectar malformaciones congénitas no observadas en el nacimiento, por ejemplo malformaciones cardíacas congénitas, displasia congénita de cadera.
- Buscar posibles complicaciones producidas por enfermedades maternas o patologías familiares.
- Proporcionar a los padres la oportunidad de comentar cualquier asunto en relación con su bebé.

Antes de reconocer a la madre y al bebé, deben revisarse las anotaciones tocológicas y neonatológicas para recabar la información importante. La exploración (fig. 9.12) debe realizarse en presencia de la madre, o mejor de ambos padres. Algunas de las malformaciones detectables en el momento del nacimiento se resuelven espontáneamente (cuadro 9.4, fig. 9.13). Alrededor de 10-15/1.000 nacidos vivos presentan alguna malformación grave en el momento del nacimiento (tabla 9.3). Además, muchas malformaciones congénitas, sobre todo las cardíacas, se manifiestan clínicamente más adelante.

Tabla 9.3 Prevalencia de alteraciones congénitas graves por cada 1.000 nacidos vivos (Inglaterra y Gales).

Alteración	Prevalencia
Malformación cardíaca	6-8 (0,8 en el primer día de vida)
Displasia congénita de cadera	1,5 (6/1.000 presentan al principio alteraciones en la exploración clínica)
Pies cavos	1,0
Síndrome de Down	1,0
Paladar y labio hendido	0,8
Urogenitales (hipospadias, criptorquidia)	1,2
Espina bífida/anencefalia	0,1

Exploración rutinaria del recién nacido

Se toma nota **del peso al nacer, la edad gestacional y el percentil del peso al nacer** (fig. 9.12).

Observación general del aspecto del bebé, su postura y movimientos, que proporciona información útil sobre cualquier posible alteración. Hay que desnudar por completo al bebé para la exploración.

Circunferencia craneal. Se mide con una cinta de papel y se anota el percentil. Constituye una medida indirecta del tamaño del cerebro.

Se palpan las **fontanelas** y las suturas. El tamaño de las fontanelas es muy variable. La sutura sagital suele estar abierta y las coronales pueden estar acabalgadas. Una fontanela tensa cuando el bebé no llora puede ser un signo de hipertensión intracraneal y obliga a realizar una ecografía craneal para descartar hidrocefalia. También puede ser un signo tardío de meningitis.

Observación del rostro. Si es anormal, puede ser parte de un síndrome, sobre todo si existen otras malformaciones. El síndrome de Down es el más habitual, pero hay cientos. Cuando el diagnóstico no es seguro, hay que consultar un libro o una base de datos y se debe pedir la opinión de un pediatra experto o de un genetista.

Si existe plétora o palidez, debe medirse el hematocrito para descartar policitemia o anemia. El mejor sitio para explorar la cianosis central, que siempre precisa asistencia urgente, es la lengua.

La ictericia durante las 24 horas siguientes al nacimiento requiere una exploración más detallada.

Hay que explorar **los ojos** con un oftalmoscopio para comprobar si existe reflejo rojo (cataratas, retinoblastoma y opacidad corneal)

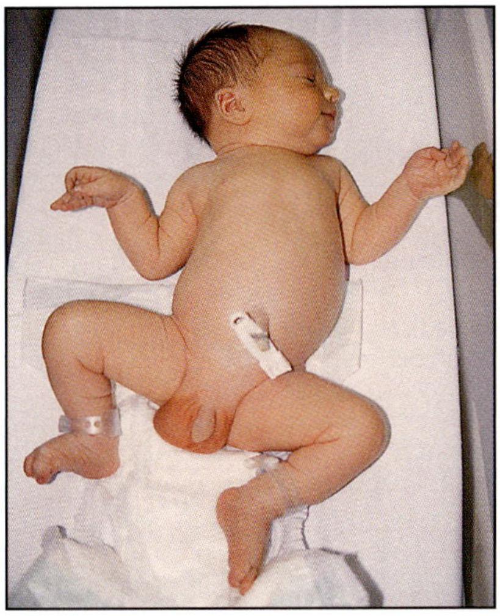

Figura 9.12 Recién nacido a término. Medidas promedio:
- Peso al nacer: 3,5 kg.
- Circunferencia craneal: 35 cm.
- Longitud: 50 cm

Se debe explorar **el paladar**, incluido el posterior, para descartar paladar hendido posterior, y se debe palpar para detectar dentición en el paladar posterior de una hendidura submucosa.

Hay que observar la **respiración y el movimiento de la pared torácica** para identificar los signos de disnea.

La auscultación cardíaca presenta un pulso normal de 110-160 lpm en los bebés a término, que puede disminuir a 85 lpm durante el sueño.

Al palpar el abdomen, el hígado suele extenderse 1-2 cm por debajo del arco costal; el borde del bazo puede ser palpable, así como el riñón izquierdo. Cualquier otra masa abdominal, que suele ser de origen renal, precisa exploraciones complementarias.

Se deben explorar los genitales externos y el ano al retirar el pañal. Hay que confirmar la presencia de los testículos en el escroto en el caso de los chicos.

Deben palparse los pulsos femorales. La presión del pulso:

- disminuye en la coartación aórtica; puede confirmarse midiendo la tensión arterial en los brazos y las piernas;
- aumenta si el conducto arterioso es permeable.

El **tono muscular debe valorarse** observando los movimientos de las extremidades y al levantar al bebé mientras se le sujeta la cabeza. La mayoría de los bebés sujetan la cabeza brevemente cuando se les sostiene el tronco verticalmente

Se debe observar toda la espalda y la columna en busca de cualquier alteración de la piel de la línea media.

Hay que descartar displasia congénita de **cadera** (DDH). Esta exploración se debe realizar al final porque es la más desagradable para el bebé.

Figura 9.12a Exploración de rutina del recién nacido.

Lesiones del recién nacido que se resuelven de forma espontánea

Cuadro 9.4 Lesiones del recién nacido que se resuelven de forma espontánea.

Cianosis periférica de las manos y los pies, frecuente en el primer día de vida.

Cianosis traumática por la presencia del cordón en torno al cuello del bebé o por presentación de cara o de frente; provoca coloración azul de la piel y petequias en la cabeza y cuello o en la parte afectada, pero no en la lengua.

Inflamación de los párpados y distorsión de la forma de la cabeza a causa del parto.

Hemorragias subconjuntivales, debidas al parto.

Pequeñas lesiones perladas en la línea media palatina (perlas de Epstein).

Quistes en las encías (épulis) o en el suelo de la boca (ránula).

Aumento de las mamas: se puede observar en los bebés de ambos sexos (fig. 9.13a). Pueden presentar galactorrea mínima.

En las niñas, puede producirse **secreción vaginal blanquecina o mínimos sangrados.** Puede observarse prolapso de un anillo de mucosa vaginal.

Hemangiomas capilares o «mordisco de la cigüeña»: las manchas rosas sobre los párpados superiores, la línea media de la frente o la nuca son frecuentes y se producen por la dilatación de los capilares dérmicos. Los de los párpados desaparecen de forma progresiva durante el primer año; los de la nuca se ocultan al crecer el cabello.

Urticaria neonatal (eritema tóxico): se trata de una erupción frecuente que aparece a los 2-3 días, que consiste en pápulas puntiformes blanquecinas en el centro y eritematosas en la base (fig. 9.13b). El análisis del contenido líquido pone de manifiesto una gran cantidad de eosinófilos. Las lesiones se localizan sobre todo en el tronco, y aparecen y desaparecen en distintas localizaciones.

Milia: granos blancos en la nariz y en las mejillas, producidos por la retención de queratina y material sebáceo en los folículos pilosos (fig. 9.13c).

Manchas mongólicas: manchas de color azul/negro maculares en la base de la columna y en los glúteos (fig. 9.13d), que a veces aparecen en las piernas y en otras partes del cuerpo. Los afectados suelen ser, aunque no siempre, neonatos de origen afrocaribeño o asiático. Desaparecen lentamente en los primeros años de vida. No son importantes, a no ser que se diagnostiquen erróneamente como hematomas.

Hernias umbilicales: son frecuentes, sobre todo en los bebés afrocaribeños. No precisan tratamiento porque suelen resolverse en los 2-3 primeros años de vida.

Pies cavos posicionales: los pies se mantienen a veces en su posición *in utero*. A diferencia de los verdaderos pies equinovaros, en este caso es posible dorsiflexionar el pie por completo hasta tocar la parte anterior de la pierna (figs. 9.13e y 9.13f).

Caput succedaneum (v. pág. 148).

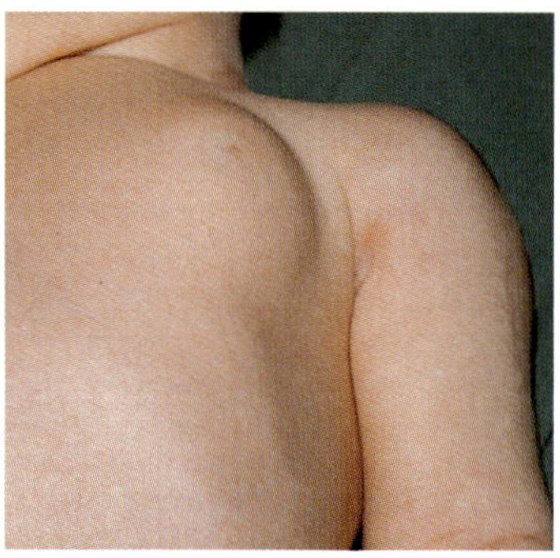

Figura 9.13a Aumento de la mama en un recién nacido.

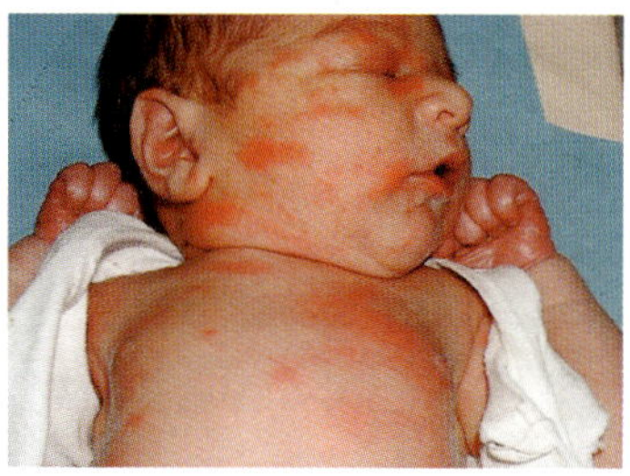

Figura 9.13b El eritema tóxico (urticaria neonatal) suele tener un centro pálido elevado. (Cortesía del Dr. Nim Subhedar.)

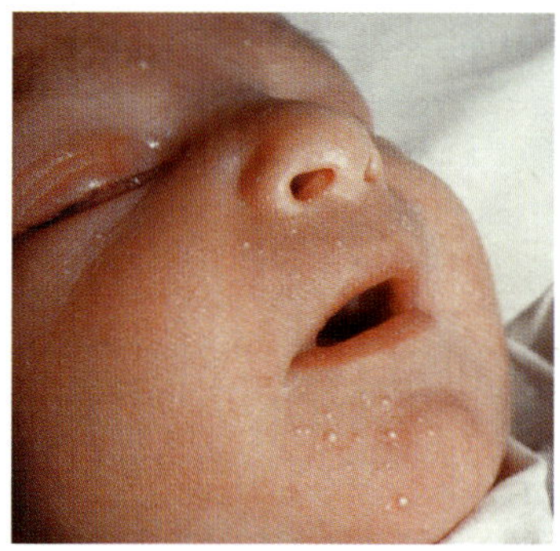

Figura 9.13c Milia. (Cortesía del Dr. Rodney Rivers.)

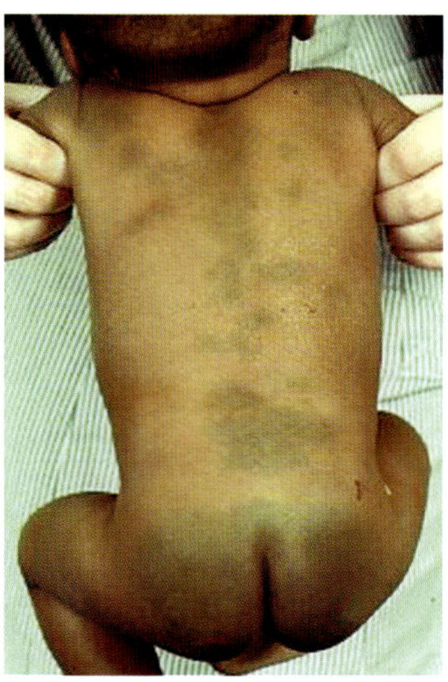

Figura 9.13d Manchas azules mongólicas.

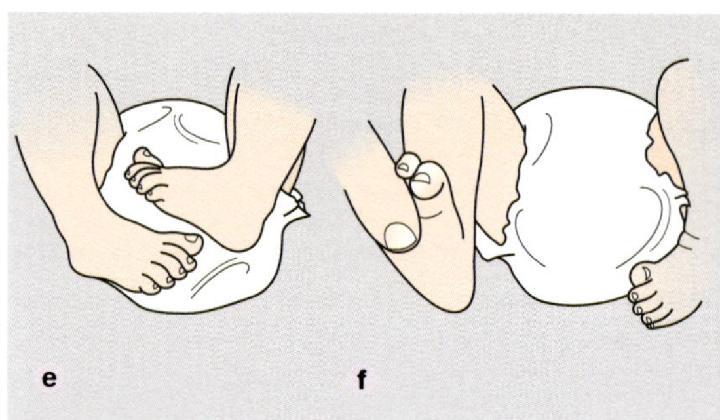

Figura 9.13e Pies cavos posicionales.

Figura 9.13f Los pies pueden dorsiflexionarse por completo hasta tocar la parte anterior de la pierna. En los pies equinovaros verdaderos, esto no es posible.

Alteraciones significativas que pueden detectarse en la exploración de rutina

Cuadro 9.5 Algunas alteraciones significativas que pueden detectarse en la exploración de rutina.

Manchas de color vino de oporto (nevus flammeus). Aparecen desde el nacimiento y suelen crecer al mismo tiempo que el lactante (fig. 9.14a). Se deben a malformación vascular de los capilares de la dermis. En raras ocasiones, si se distribuyen a lo largo del territorio del nervio trigémino, pueden asociarse con malformaciones vasculares intracraneales (síndrome de Sturge-Weber) o con lesiones graves en las extremidades con hipertrofia ósea (síndrome de Klippel-Trenaunay). Actualmente, las lesiones desfigurantes de este tipo mejoran mucho mediante tratamiento con láser.

Nevus fresa (hemangioma cavernoso). No suele aparecer al nacimiento, sino durante el primer mes de vida (fig. 9.14b). Es más frecuente en los prematuros. Crece durante los 3-9 meses de vida y después regresa de forma progresiva. No está indicado tratarlo, a no ser que interfiera en la visión o en la vía respiratoria. Puede ulcerarse y sangrar. Si las lesiones son muy grandes, pueden producir trombocitopenia, que se trata con esteroides sistémicos o con interferón-α.

Presencia de dientes al nacimiento: incisivos inferiores. Si se mueven, hay que extraerlos para evitar su aspiración.

Dedos supernumerarios: suelen estar conectados por un fino puente cutáneo, pero pueden estar conectados por completo e incluso contener hueso (fig. 9.14c), en cuyo caso el cirujano plástico debe extirparlos. Los tragos y orejas supernumerarios también debe extirparlos un cirujano plástico.

Soplos cardíacos: constituyen un problema difícil, ya que la mayoría de los soplos que se escuchan en los primeros días de vida se resuelven al poco tiempo. Sin embargo, algunos se deben a malformaciones cardíacas. Si se aprecia cualquier signo preocupante en el soplo (v. cap. 17), está indicado realizar un ecocardiograma. Si no es así, hay que explorar periódicamente y avisar a los padres de que acudan al médico si el niño come mal o presenta disnea o cianosis.

Alteraciones de la línea media espinal y del cráneo, tales como sinus pilonidales, nevus o prominencias: precisan exploración complementaria, ya que pueden ser signos de alteraciones vertebrales, medulares o cerebrales subyacentes.

Vejiga urinaria grande palpable: cuando existe obstrucción de la salida del flujo urinario, sobre todo en niños con valvas uretrales posteriores. Requiere valoración rápida mediante ecografía.

Pies cavos equinovarus: no pueden corregirse como los pies cavos posicionales.

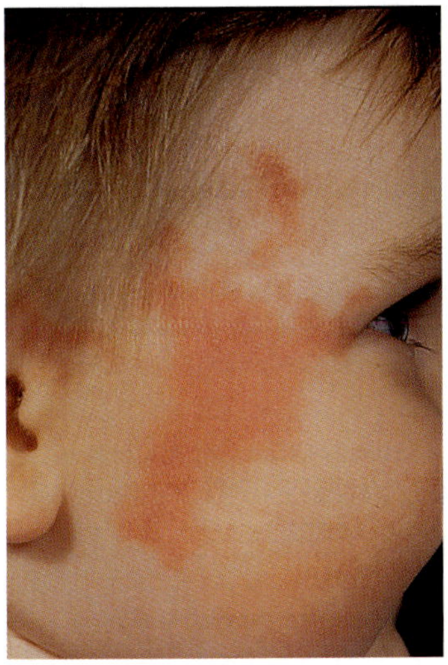

Figura 9.14a Mancha en vino de oporto en un recién nacido.

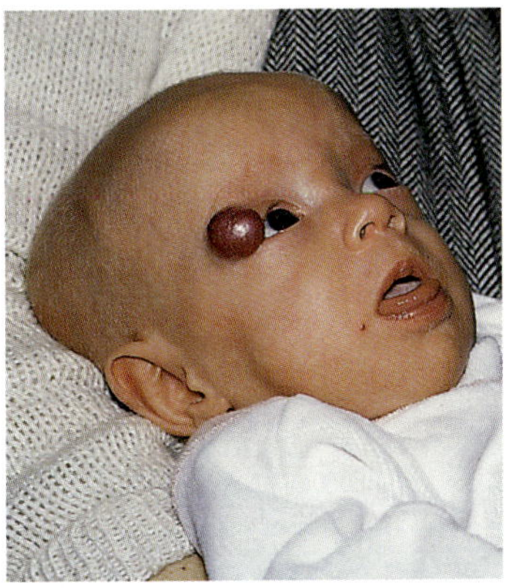

Figura 9.14b Nevus fresa.

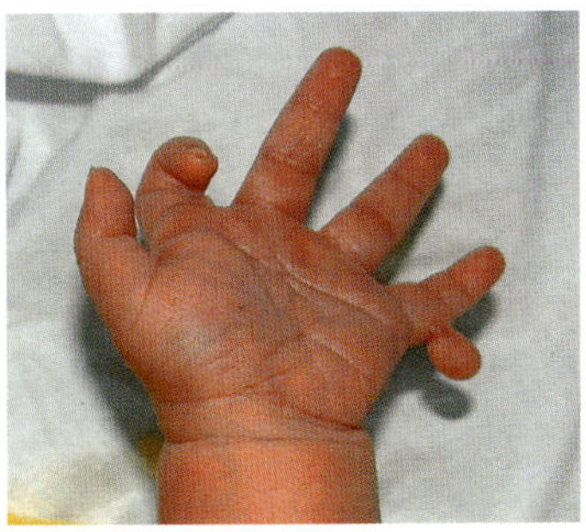

Figura 9.14c Dedos supernumerarios.

Exploración de la displasia congénita de cadera (DCC), también denominada luxación congénita de cadera (LCC).

El lactante debe estar relajado, ya que el pataleo o el llanto tensan los músculos de la cadera e impiden la exploración. Se estabiliza la pelvis con una mano, colocando el dedo medio de la otra mano sobre el trocánter mayor y el pulgar, rodeando el fémur distal medial. Se sostiene la cadera flexionada y aducida. Se empuja suavemente la cabeza femoral hacia abajo. Si la cadera es luxable, la cabeza femoral se desplazará fuera del acetábulo hacia atrás (fig. 9.15a).

El siguiente paso de la exploración consiste en comprobar si la cadera retorna desde su posición luxada al acetábulo. Con la cadera abducida, se presiona hacia arriba (fig. 9.15b). La cadera luxada retornará al acetábulo con un «clak». Los chasquidos ligamentosos que no se asocian con desplazamientos de la cabeza femoral carecen de importancia. En condiciones normales, es posible abducir por completo las caderas, pero la luxación restringe ese movimiento. La exploración clínica no detecta algunas displasias de cadera producidas por la falta de desarrollo de la cavidad acetabular. La DCC es más frecuente en las niñas (6 veces más que en niños) cuando existen antecedentes familiares (hasta un 20% de recién nacidos afectados), cuando la presentación del parto es de nalgas (hasta un 30% de recién nacidos afectados) o cuando el recién nacido presenta una patología neuromuscular.

La detección precoz de la DCC es importante porque disminuye la morbilidad a largo plazo. Para tratar esta patología, hay que consultar con un especialista en ortopedia. La exploración ecográfica de la articulación de la cadera se realiza cada vez más en muchos hospitales, tanto en el seguimiento de la evolución de una exploración alterada como en la detección sistemática en los bebés con mayor riesgo (presentación de nalgas o antecedentes familiares). La ecografía podría utilizarse en la detección sistemática de todos los bebés, pero en el RU no se recomienda porque es cara, se precisan considerables recursos y puede dar lugar a falsos positivos. En cualquier caso, la ecografía permite detectar algunas alteraciones de este tipo que pasan inadvertidas en la exploración clínica.

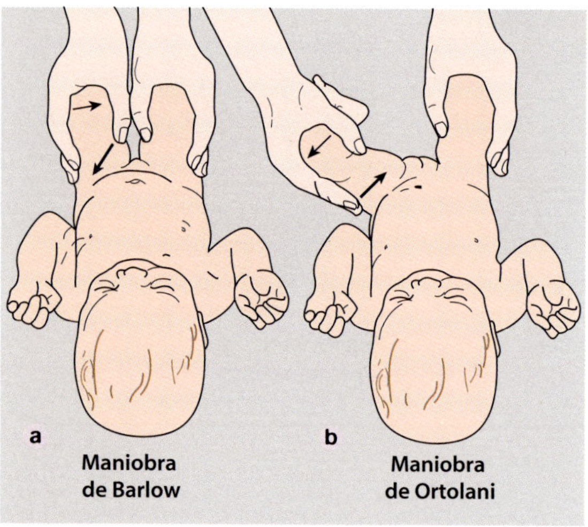

Figura 9.15 a) La cadera se luxa de la cavidad acetabular posteriormente (maniobra de Barlow). **b)** La cadera luxada vuelve a colocarse en el acetábulo (maniobra de Ortolani).

Administración de vitamina K

Los déficit de vitamina K pueden provocar la enfermedad hemorrágica del recién nacido. Esta alteración es a veces precoz, durante la primera semana de vida, o tardía, entre la primera y la octava semanas de edad. En la mayoría de los lactantes afectados, la hemorragia es leve, en forma de equimosis, hematemesis o melenas, o como sangrado continuo del muñón umbilical o tras la circuncisión. Sin embargo, algunos recién nacidos padecen hemorragias intracraneales, la mitad de los cuales mueren o quedan incapacitados de por vida.

La leche materna es una fuente insuficiente de vitamina K, mientras que las leches neonatales artificiales contienen una concentración mucho mayor. La enfermedad hemorrágica del recién nacido puede aparecer en lactantes alimentados exclusivamente con leche materna, pero no en los que toman lactancia artificial. Los hijos de madres que toman anticonvulsivantes, que bloquean la síntesis de los factores coagulantes dependientes de vitamina K, presentan un mayor riesgo de hemorragias, tanto durante el parto como inmediatamente después del mismo. Los recién nacidos con hepatopatías también presentan un mayor riesgo.

Si se administra una inyección intramuscular de vitamina K, es posible prevenir la aparición de la enfermedad; en el RU, se administraba a todos los recién nacidos nada más nacer. A principios de la década de 1990, en un estudio se sugirió la asociación entre la administración intramuscular de vitamina K y la aparición de cánceres infantiles, pero tal asociación no se ha vuelto a comunicar en otras series mucho más amplias, por lo que sigue recomendándose que se administre vitamina K por vía intramuscular a todos los recién nacidos. Sin embargo, los padres pueden solicitar que la vitamina K se administre por vía oral a sus hijos. Dado que la absorción por vía oral es muy variable, se necesitan varias dosis durante las primeras semanas de vida para tener la certeza de que el depósito hepático es suficiente. Las gestantes que toman anticonvulsivantes deben recibir profilaxis oral desde la semana 36 de gestación y hay que administrar vitamina K intramuscular al bebé.

Se debe administrar vitamina K a todos los recién nacidos para prevenir la enfermedad hemorrágica del recién nacido.

Pruebas bioquímicas (prueba de Guthrie)

La detección sistemática bioquímica se realiza en todos los niños. Se toma una muestra de sangre, por lo general mediante punción en el tobillo, una vez que se ha establecido la alimentación, en el día 5-9 de vida. En el RU se hacen pruebas a todos los niños para detectar si tienen:

- Fenilcetonuria.
- Hipotiroidismo.
- Hemoglobinopatías (anemia falciforme y talasemia).
- Fibrosis quística.

Además, se está empezando a realizar la detección sistemática de:

- MCAD (deficiencia de acil-CoA deshidrogenasa de cadena media): un error innato, poco frecuente, del metabolismo mitocondrial de los ácidos grasos que produce enfermedad aguda e hipoglucemia tras el ayuno, y que también puede presentarse como un EPMA (episodio potencialmente mortal agudo).

La detección de la fibrosis quística se realiza midiendo la concentración sérica de tripsina inmunorreactiva, que aumenta en caso de obstrucción del conducto pancreático. Si la concentración es elevada, también se realiza el análisis del ADN para reducir la tasa de positivos falsos (v. cap. 16).

En el RU se realiza detección sistemática bioquímica de la fenilcetonuria, el hipotiroidismo congénito, las hemoglobinopatías y la fibrosis quística en todos los bebés. Y cada vez se realiza más la prueba de la MCAD.

Detección sistemática de la sordera en los recién nacidos

En el RU han empezado a hacerse pruebas de detección sistemática de la sordera a todos los recién nacidos. La detección e intervención precoces mejoran las habilidades del habla y el lenguaje. La emisión otoacústica evocada (se inserta un auricular en el conducto auditivo y se produce un sonido que provoca un eco o emisión desde el oído si la función coclear es normal) se utiliza como prueba inicial. Si los resultados de esta prueba no son satisfactorios, se realiza una audiometría mediante la prueba de las respuestas auditivas troncoencefálicas automáticas, utilizando el análisis informatizado de las formas de onda del EEG que se producen en respuesta a una serie de clics. Si los resultados de esta prueba son anormales, se remitirá el caso a un audiólogo pediátrico (para obtener más información, v. cap. 3).

La detección sistemática de la sordera se realiza en todos los recién nacidos para detectar la sordera grave.

Lecturas recomendadas

Lissauer T, Fanaroff A 2006 Neonatology at a glance. Blackwell Publishers, Oxford

Rennie J M, 2005 Roberton's textbook of neonatology. Churchill Livingstone, Edinburgh

Resuscitation Council, UK 2005 Newborn life support

Internet

Cochrane Library: www.nelh.nhs.uk/cochrane.asp

Resuscitation Council (UK): www.resus.org.uk

10

Medicina neonatal

La espectacular disminución de la mortalidad neonatal en el mundo desarrollado se debe a los avances en el tratamiento de los recién nacidos, junto con las mejoras de la salud de las madres y de la asistencia obstétrica. Desde 1975 hay cada vez más unidades de cuidados intensivos neonatales en el Reino Unido (RU), y es a partir de esa fecha cuando ha disminuido la mortalidad de los recién nacidos de muy bajo peso (fig. 10.1).

Alrededor del 10% de los nacidos en el RU necesitan atención especializada médica y de enfermería, que se suministra en las unidades de cuidados especiales o en las unidades de cuidados intermedios en las salas posnatales, que ofrecen la ventaja de poder mantener juntos a la madre y al bebé. Aproximadamente, el 1-3% de los bebés necesitan cuidados intensivos, administrados en las unidades de cuidados intensivos neonatales, muchas de las cuales se localizan en centros terciarios de referencia de muchos departamentos obstétricos. La moderna tecnología permite que incluso los neonatos prematuros muy pequeños se beneficien de todas las posibilidades que ofrecen los cuidados intensivos, la anestesia y la cirugía. Si se prevé durante el embarazo que el bebé necesitará cuidados intensivos a largo plazo o cirugía, es preferible realizar el traslado al centro terciario in utero. Si es necesario trasladar al bebé una vez que ha nacido, el traslado debe realizarlo un equipo experto de médicos y enfermeros, proporcionando a los padres los medios para estar cerca del recién nacido durante este crítico momento.

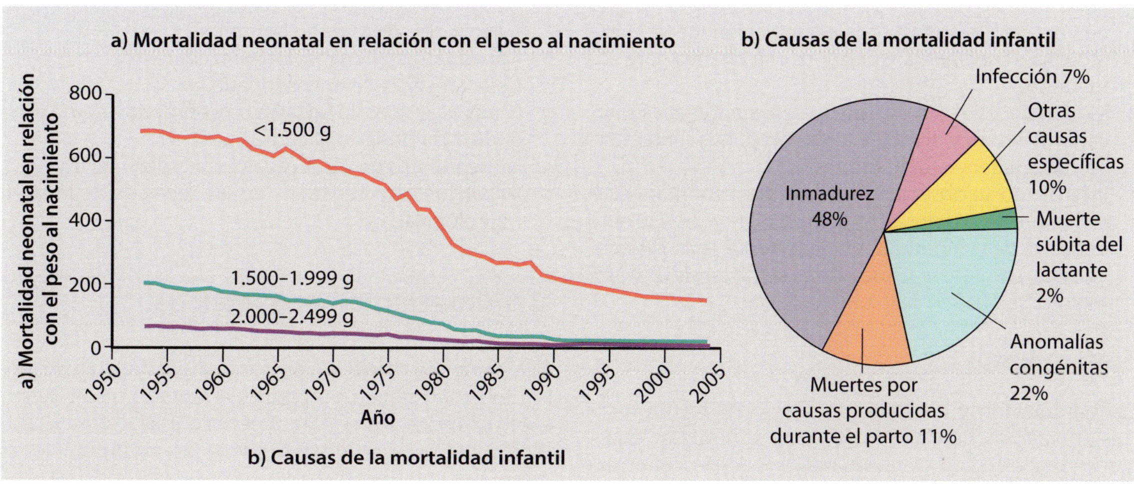

Figura 10.1 a) Los gráficos muestran el espectacular descenso de la tasa de mortalidad en Inglaterra y Gales en relación con el peso al nacimiento. En los recién nacidos de muy bajo peso (<1.500 g), el mayor descenso de la tasa de mortalidad ha sido relativamente reciente. **b)** Causas de la mortalidad infantil en Inglaterra y Gales, 2004. (Adaptada de Audit Commission. Datos de OPCS y CEMACH.)

Estabilización del recién nacido pretérmino o enfermo

Es necesario estabilizar y controlar estrechamente a los recién nacidos pretérmino menores de 34 semanas de edad gestacional, así como a los gravemente enfermos (fig. 10.2). La mayoría requieren asistencia circulatoria y respiratoria.

Asfixia neonatal y encefalopatía hipoxicoisquémica

La asfixia al nacer se caracteriza por una disminución crítica de la distribución de oxígeno en el feto antes, durante o después del parto, suficiente para causar acidosis láctica y que el estado del recién nacido sea malo, con retraso de la respiración. Continúa siendo una causa importante de lesión cerebral que produce discapacidad o la muerte en los niños, y su prevención es uno de los objetivos claves de la asistencia obstétrica moderna (fig. 10.3).

El registro cardiotocográfico fetal (CTG) puede ser anómalo, pero no es muy sensible para valorar el grado de asfixia, a no ser que ésta sea grave. Sin embargo, cuando es normal, el CTG permite un elevado valor predictivo de ausencia de complicaciones por asfixia en el neonato. El análisis de sangre fetal o de sangre del cordón puede detectar la acidosis metabólica, pero tampoco es útil para efectuar el pronóstico neonatal, a no ser que ésta sea intensa. La baja puntuación en la escala de Apgar en el minuto 1 y en el minuto 5, que reflejan el retraso en el establecimiento de la respiración e insuficiencia circulatoria al nacimiento, tampoco son buenos predictores del pronóstico, pero, si continúa siendo baja (igual o inferior a 5) a los 10 minutos de vida, el riesgo de minusvalía a largo plazo o de mortalidad es de casi el 50%. Encefalopatía hipoxicoisquémica es el término que se utiliza para describir las manifestaciones clínicas de la lesión cerebral producida por 48 horas de asfixia, ya sea preparto, intraparto o posparto. Los grados de encefalopatía hipoxicoisquémica son:

- Leve: el recién nacido se muestra irritable, presenta una excesiva respuesta a la estimulación, tiene la mirada fija, hiperventila y presenta dificultades para alimentarse.
- Moderada: el recién nacido presenta anomalías marcadas del tono y el movimiento, no puede alimentarse y puede tener convulsiones.
- Intensa: no se observan movimientos espontáneos o en respuesta al dolor; el tono muscular de las extremidades va de la hipotonía a la hipertonía; las crisis convulsivas son largas y suelen ser refractarias al tratamiento; se observa fallo multiorgánico.

Tratamiento

La reanimación y la estabilización de los recién nacidos graves practicadas con destreza minimizan las lesiones por asfixia. Los recién nacidos con encefalopatía hipoxicoisquémica precisan:

- Asistencia respiratoria.
- Tratamiento de las crisis con anticonvulsivos; cada vez se utiliza más el EEG continuo de amplitud integrada (monitorización de la función cerebral) para confirmar precozmente la encefalopatía temprana. También es útil para hacer el pronóstico y para interpretar los movimientos anormales.
- Restricción de líquidos debido al deterioro renal transitorio.
- Tratamiento de la hipotensión con inotrópicos y expansores de volumen.
- Control y tratamiento de la hipoglucemia y de los desequilibrios electrolíticos.

En ensayos clínicos aleatorizados se ha demostrado que la hipotermia leve (con un enfriamiento de 3-4 °C) (fig. 10.4) puede reducir la lesión cerebral si comienza dentro de las 6 horas siguientes al nacimiento.

Pronóstico

Cuando la encefalopatía hipoxicoisquémica es leve, la recuperación puede ser total. Los lactantes con encefalopatía hipoxicoisquémica moderada que se han recuperado por completo, presentando una exploración neurológica y alimentación normales a los 7 días de edad, tienen un pronóstico a largo plazo excelente, pero si las anomalías clínicas persisten más de 10 días, es poco probable que se recuperen del todo. La encefalopatía hipoxicoisquémica grave tiene una mortalidad del 30-40%, y el 80% de los supervivientes presentan minusvalías en el desarrollo neurológico, sobre todo parálisis cerebral. Si en una resonancia magnética (RM) realizada a un lactante a término de 4-14 días se observan anomalías bilaterales en los ganglios basales y el tálamo, y escasez de mielina en el extremo posterior de la cápsula interna, el riesgo de parálisis cerebral tardía es muy alto (fig. 10.5). Debido a las posibles implicaciones medicolegales del término «asfixia al nacimiento», se aconseja que los niños que no pueden respirar al nacimiento o sufren crisis epilépticas u otras alteraciones neurológicas se diagnostiquen como «encefalopatías neonatales». El diagnóstico de encefalopatía hipoxicoisquémica sólo debe realizarse cuando existen:

- Datos de hipoxia prenatal (p. ej., hemorragia antes del parto), durante el trabajo del parto (p. ej., prolapso del cordón o anomalías notables en el CTG) o en el parto (p. ej., distocia de hombros).
- Necesidad de reanimación al nacimiento.
- Características de encefalopatía.
- Datos de lesión hipóxica en otros órganos, como el hígado, los riñones o el corazón.
- No se identifican otras causas pre o posnatales.
- Hallazgos característicos en las técnicas de imagen neurológicas.

Traumatismos obstétricos

Los neonatos pueden lesionarse durante el parto, sobre todo si están en posiciones anómalas o son demasiado grandes para el canal pélvico. Las lesiones también pueden producirse durante las manipulaciones manuales con fórceps o con ventosa. Por fortuna, desde que existe la posibilidad de practicar cesáreas en todas las maternidades, son excepcionales los intentos heroicos para lograr el parto vaginal, con las consiguientes lesiones graves para el recién nacido.

Estabilización del recién nacido prematuro o enfermo

Vía aérea, respiración

Exploración:

- Síndrome disneico: taquipnea, respiración trabajosa con recesión de la pared torácica, aleteo nasal, quejidos espiratorios, cianosis.
- Apnea.

Tratamiento, si es necesario:

- Limpiar las vías respiratorias.
- Administrar oxígeno.
- PAPC (presión de aire positiva continua).
- Ventilación asistida.

Monitorización

- Saturación de oxígeno (debe mantenerse al 88-95% si es pretérmino).
- Frecuencia cardíaca.
- Frecuencia respiratoria.
- Temperatura.
- Presión arterial.
- Glucemia.
- Gases en sangre.
- Peso.

Control de la temperatura

Colocarle en una bolsa de plástico después de nacer para mantenerle caliente. Colocarle bajo un radiador o en una incubadora mientras se realiza la estabilización para prevenir la hipotermia, que aumenta la mortalidad de los recién nacidos prematuros. Evitar la hipertermia, porque puede aumentar las lesiones cerebrales.

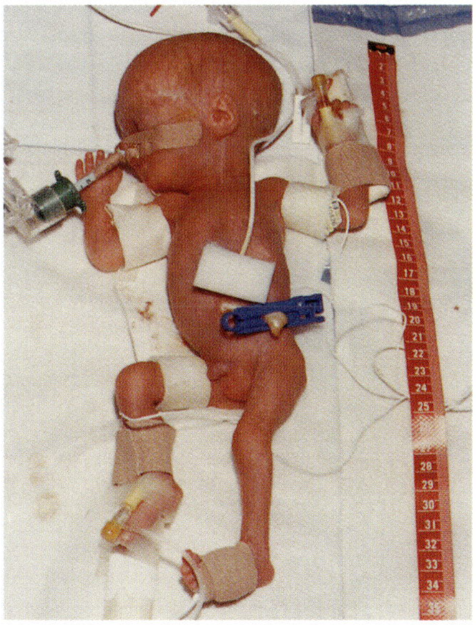

Figura 10.2 La estabilización de los neonatos enfermos es muy importante para evitar complicaciones. Este recién nacido prematuro lleva en sus extremidades la instrumentación necesaria para controlar su frecuencia cardíaca y respiratoria, su temperatura y su saturación de oxígeno. Consiste en una cánula arterial y otra intravenosa y un tubo nasotraqueal para administrar la ventilación artificial.

Vías venosas y arteriales

Vía intravenosa periférica:

- Necesaria para la administración intravenosa de líquidos, antibióticos y otros fármacos, y puede utilizarse para la alimentación parenteral.

Catéter venoso umbilical:

- Puede utilizarse para el acceso intravenoso inmediato para obtener muestras de sangre, o para administrar líquidos o fármacos.

Vía arterial:

- Se utiliza si se requieren análisis de gases sanguíneos y pruebas sanguíneas frecuentes, o para monitorizar la presión arterial de forma continua. Generalmente se pone un catéter en la arteria umbilical, pero si no es posible o si se va a utilizar durante poco tiempo, a veces se emplea una cánula periférica.
- La tensión arterial de oxígeno se mantiene a 8-12 kPa (60-90 mmHg) y la tensión de CO_2 a 4,5-6,5 kPa (35-50 mmHg). Se ha desarrollado un sistema de monitorización continua de los gases arteriales.

Vía venosa central para la nutrición parenteral, si está indicado:

- Se inserta periféricamente cuando el lactante está estable.

Radiografía torácica ± radiografía abdominal

Como complemento para el diagnóstico de los trastornos respiratorios y para confirmar que el tubo traqueal y las vías centrales están en posición correcta.

Pruebas complementarias

- Hemoglobina, recuento de neutrófilos, recuento de plaquetas.
- Urea en sangre, creatinina, electrólitos.
- Cultivos: sangre ± LCR ± orina.
- Glucemia.
- CRP/reactante de fase aguda.
- Pruebas de coagulación si está indicado.

Antibióticos

Generalmente, a los lactantes que necesitan cuidados intensivos se les administran antibióticos de amplio espectro.

Minimizar la manipulación

Todas las técnicas, sobre todo las dolorosas, afectan de forma adversa a la oxigenación y a la circulación. Se debe minimizar la manipulación y realizarla de la forma más rápida, delicada y eficaz posible. Hay que administrar analgesia para evitar el dolor.

Atención a los padres

Aunque el personal médico y de enfermería suele estar muy ocupado en estabilizar al bebé, hay que encontrar tiempo para que los padres y los parientes cercanos puedan ver y tocar al bebé, y mantenerles plenamente informados.

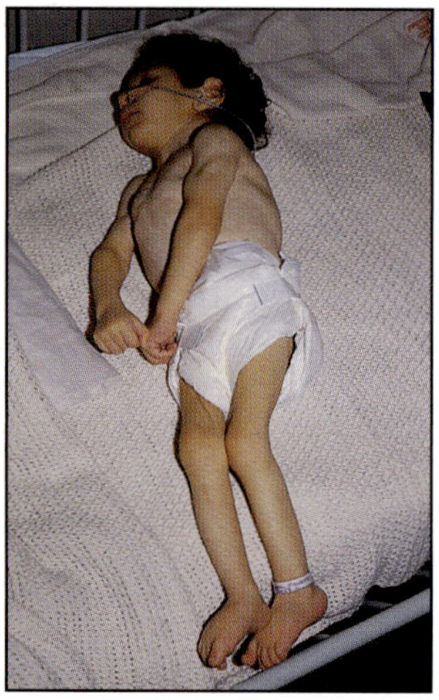

Figura 10.3 Lesión cerebral producida por asfixia grave durante el nacimiento, tras una hemorragia intensa y brusca anteparto, que provoca al niño microcefalia, ceguera, sordera y cuadriplejía espástica.

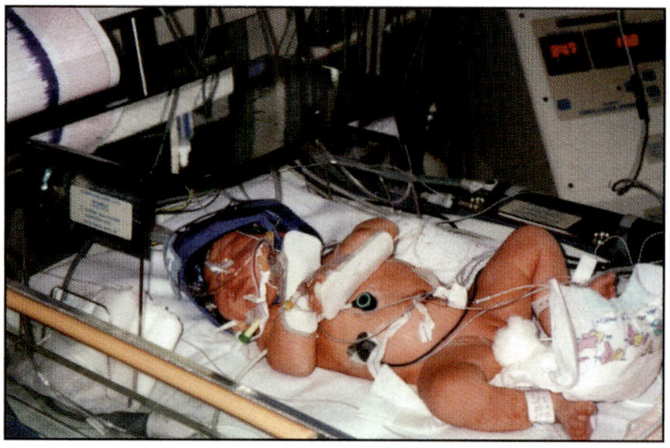

Figura 10.4 Recién nacido con encefalopatía hipoxicoisquémica que está siendo monitorizado con un EEG de amplitud integrada y que recibe hipotermia a través de un gorro de enfriamiento.

Lesiones de partes blandas

Incluyen:

- Caput succedaneum (fig. 10.6): hematoma y edema de la zona de presentación que se extiende más allá de las suturas craneales; se resuelve en unos pocos días.
- Cefalohematoma (figs. 10.6 y 10.7): hematoma producido por hemorragia subperióstica confinada entre las suturas craneales. Suele afectar al parietal. El centro del hematoma presenta una consistencia blanda. Cura en varias semanas. Se asocia a veces con fracturas lineales del cráneo.
- Rodete («moño») (fig. 10.8): edema hemorrágico producido por el parto con ventosa.
- Hematoma en la cara por presentación de cara, y en los genitales y los glúteos por presentación de nalgas. Los recién nacidos prematuros desarrollan edemas con gran facilidad, incluso con traumatismos leves.
- Erosiones de la piel del cuero cabelludo producidas por los electrodos que se colocan durante el parto o por cortes accidentales con el bisturí durante la cesárea.
- Marcas de fórceps en la cara por presión de las hojas: transitorias.
- Hemorragias subaponeuróticas (fig. 10.6) (raras): inflamación cenagosa y difusa del cuero cabelludo; puede acompañarse de hemorragia grave que da lugar a shock hipovolémico.

Parálisis nerviosas

Se deben a la tracción de las raíces nerviosas cervicales. Pueden producirse en los partos de nalgas o en las distocias de hombros. La lesión de las raíces nerviosas superiores (C5 y C6) produce la parálisis de Erb (fig. 10.9), que puede acompañarse de parálisis del nervio frénico, que produce elevación del diafragma. La lesión de las raíces inferiores es más rara y

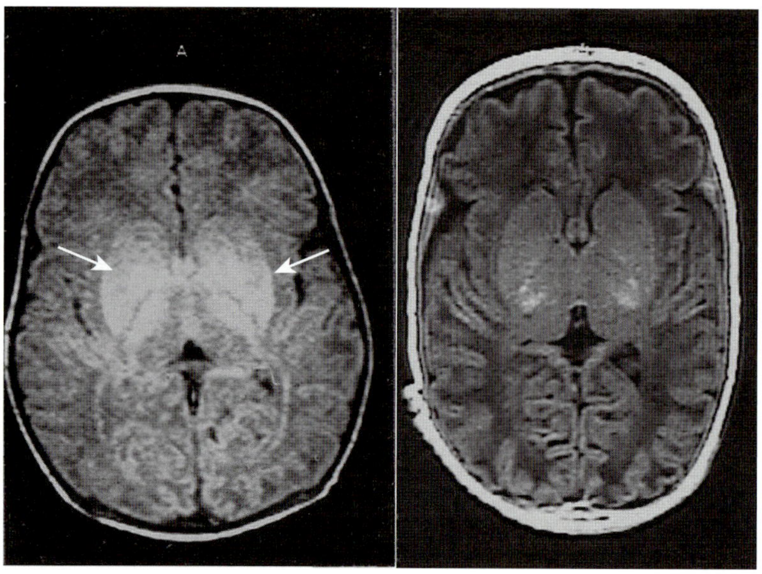

Figura 10.5 Resonancia magnética del cerebro a término. *Izquierda:* Encefalopatía hipoxicoisquémica en la que se observa una señal anormal (blanca) en los ganglios basales y en el tálamo *(flechas)* y ausencia de señal en la cápsula interna de forma bilateral. *Derecha:* RM normal en la que se observan los ganglios basales de color gris y una señal blanca debido a la mielina del extremo posterior de la cápsula interna.

Lesiones producidas durante el nacimiento

Lesiones de partes blandas:
- Caput succedaneum, cefalohematoma, rodete, hematomas y erosiones
- Hemorragias subaponeuróticas

Parálisis nerviosas:
- Raíces nerviosas cervicales: parálisis de Erb, parálisis de Klumpke
- Nervio facial

Fracturas:
- Clavícula, húmero, fémur

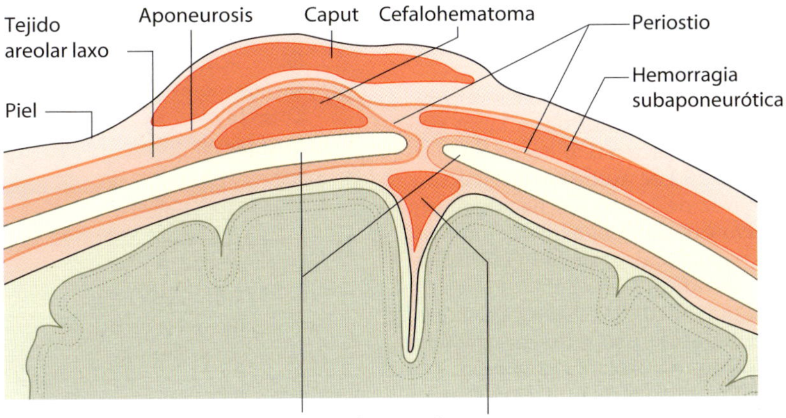

Figura 10.6 Localización de las hemorragias extracraneales.

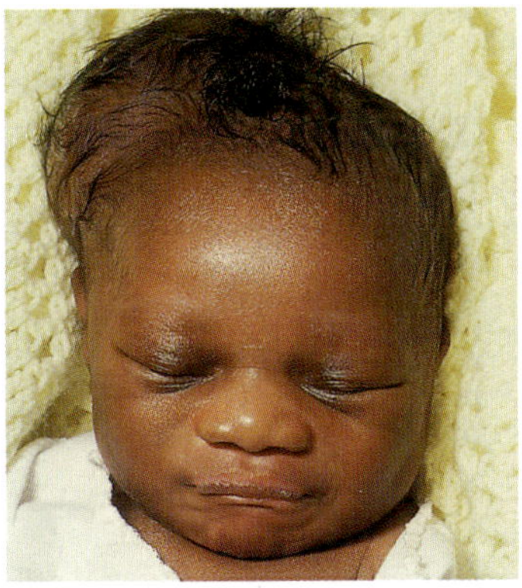

Figura 10.7 Gran cefalohematoma..

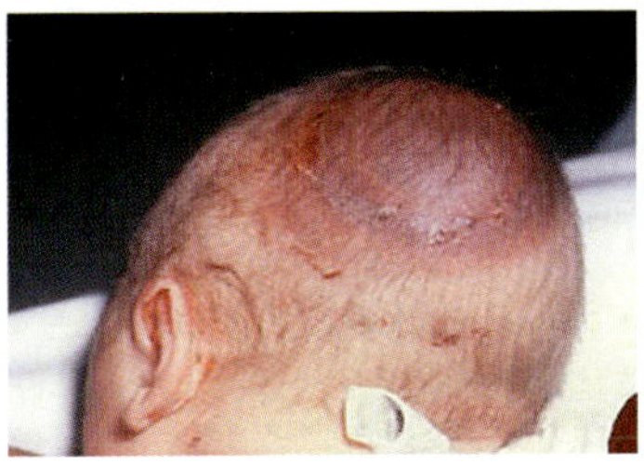

Figura 10.8 Rodete.

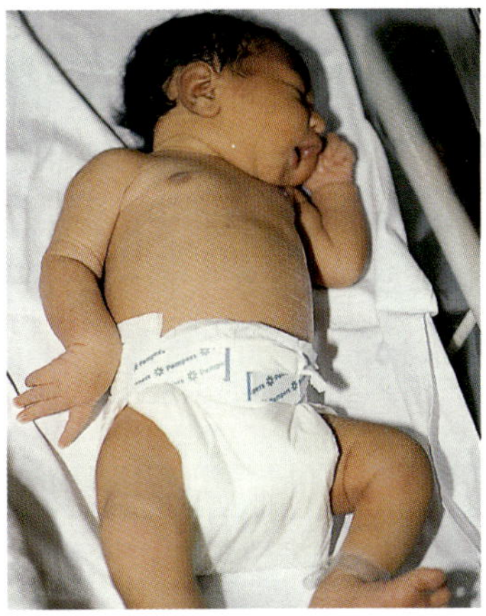

Figura 10.9 Parálisis de Erb. El brazo afectado está estirado y sin tono, con la mano pronada y los dedos flexionados (posición de la propina del camarero).

provoca la debilidad de los extensores de la muñeca y de los músculos intrínsecos de la mano (parálisis de Klumpke). La mayoría de las parálisis se curan por completo, pero deben remitirse a un cirujano ortopédico si no se han resuelto en 6 semanas. El 90% de los casos se recuperan a los 2 años. La parálisis del nervio facial puede deberse a la compresión del nervio por fórceps o por la pelvis de la madre. Es unilateral, se observa debilidad facial durante el llanto y el ojo permanece abierto. Suele ser transitoria, pero puede ser necesario poner gotas de metilcelulosa en el ojo. En ocasiones raras, la parálisis nerviosa se debe a la lesión directa de la médula espinal, lo que produce pérdida del movimiento por debajo del nivel de la lesión.

Fracturas

Clavícula

Suele producirse por distocia de hombros. Se manifiesta como un chasquido en el momento del parto o por limitación del movimiento del brazo del lado afectado, o un abultamiento sobre la clavícula por la formación del callo con varios días de edad. El pronóstico es excelente.

Húmero/fémur

Suele ser diafisaria y se produce en los partos de nalgas, o puede producirse fractura del húmero si se ocasiona distocia de hombros. Existe deformidad, movimiento reducido de la extremidad y dolor durante el movimiento. Se suelda rápidamente con inmovilización.

El recién nacido pretérmino

El aspecto, el curso clínico más probable, las oportunidades de supervivencia y el pronóstico a largo plazo dependen de la edad gestacional al nacer. En la figura 10.10a y en la tabla 10.1 se muestran el aspecto y los cambios de madurez de los recién nacidos muy prematuros. El aspecto externo y la exploración neurológica se puntúan para calcular la edad gestacional del recién nacido (v. apéndice).

La frecuencia y la gravedad de las complicaciones asociadas con la prematuridad se reducen drásticamente en la medida en que avanza la gestación. Los recién nacidos con 23-26 semanas de gestación presentan numerosas complicaciones (cuadro 10.1), necesitan muchas semanas de cuidados intensivos hospitalarios (fig. 10.11) y tienen una elevada mortalidad. Gracias a los modernos cuidados intensivos, el pronóstico es muy bueno a partir de las 32 semanas de edad gestacional. La gravedad de los recién nacidos con enfermedad respiratoria y de los episodios de infección es determinante para el curso clínico y el pronóstico neonatal.

Síndrome de dificultad respiratoria

El síndrome de dificultad respiratoria (SDR), también llamado enfermedad de las membranas hialinas, se debe a un déficit de surfactante, la combinación de fosfolípidos y proteínas secretada por los neumocitos de tipo II del epitelio de revestimiento alveolar, que disminuye la tensión superficial. La lesión comprende colapso pulmonar y alteración del intercambio gaseoso. Cuanto más prematuro sea el recién nacido, más elevada será la incidencia de SDR. La mayoría de los recién nacidos menores de 28 semanas de edad gestacional tienen SDR, que tiende a ser más grave en los niños que en las niñas. La carencia de surfactante es infrecuente en los bebés a término, pero puede producirse en los hijos de madres diabéticas. El término enfermedad de las membranas hialinas se deriva del exudado proteináceo que se observa en las vías respiratorias en las muestras histológicas. Los glucocorticoides, administrados a la madre antes del parto, estimulan la producción de surfactante fetal y se administran si se prevé un parto prematuro (v. cap. 9).

El creciente desarrollo del tratamiento con surfactante exógeno ha constituido un gran avance. Los preparados se derivan de extractos de pulmón de ternero o de cerdo, o son sintéticos. Se instilan directamente en el pulmón a través del tubo endotraqueal. Los ensayos clínicos multinacionales, con comparación con placebos, demuestran que el tratamiento con surfactante exógeno disminuye la mortalidad del SDR en un 40% sin aumento de la morbilidad (fig. 10.12).

Cuadro 10.1 Complicaciones médicas de los recién nacidos prematuros

- Necesidad de reanimación al nacer
- Respiratorias
  - Síndrome de dificultad respiratoria (SDR)
  - Neumotórax
  - Apnea y bradicardia
- Hipotensión
- Conducto arterioso permeable
- Control de la temperatura
- Metabólicas
  - Hipoglucemia
  - Hipocalcemia
  - Desequilibrio electrolítico
  - Osteopenia del prematuro
- Nutricionales
- Infecciosas
- Ictericia
- Hemorragia intracraneal/leucomalacia periventricular
- Enterocolitis necrosante
- Retinopatía del prematuro
- Anemia del prematuro
- Iatrogénicas
- Displasia broncopulmonar (neumopatía crónica)
- Hernias inguinales

Durante el parto o 4 horas después del nacimiento, los bebés con SDR presentan clínica de:

- Taquipnea >60 respiraciones/minuto.
- Respiración trabajosa, con recesión de la pared torácica (especialmente tracción de los músculos subcostales y esternales) y aleteo nasal.
- Quejido espiratorio al tratar de crear presión positiva en la vía respiratoria durante la espiración y mantener así la capacidad residual funcional.
- Cianosis.

En la figura 10.13 se muestran las características de la radiografía de tórax en esta enfermedad. También es necesario administrar oxígeno a mayor concentración que la del ambiente, asociado con presión positiva continua en la vía respiratoria (mediante sonda nasal o mascarilla) o ventilación artificial mediante tubo endotraqueal. Las necesidades de ventilación deben ajustarse según la oxigenación del recién nacido (que se debe medir continuamente), los movimientos de la pared torácica y las concentraciones de gases en sangre. La ventilación artificial debe sincronizarse en la medida de lo posible con la respiración del neonato, o suprimir parcial o totalmente la respiración neonatal con sedantes y relajantes musculares. La ventilación mecánica puede administrarse como ventilación de presión positiva intermitente o como oscilación de alta frecuencia.

El tratamiento con surfactante ha reducido de forma espectacular la mortalidad en los recién nacidos prematuros con síndrome de dificultad respiratoria.

Recién nacido prematuro: cambios madurativos del aspecto y el desarrollo

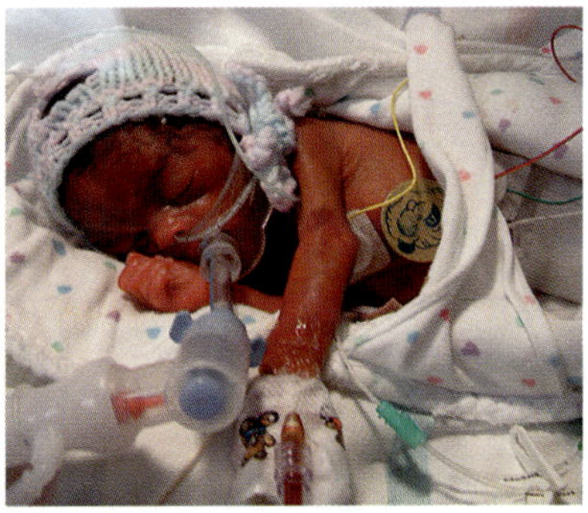

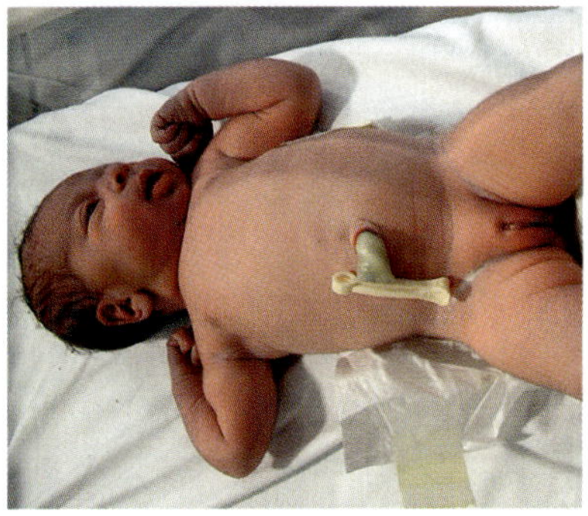

Figura 10.10 **a)** Recién nacido prematuro. **b)** Recién nacido a término.

Tabla 10.1 Recién nacido prematuro

Gestación	23–27 semanas	31–41 semanas
Peso al nacimiento (percentil 50)	A las 24 semanas: varones 700 g, niñas 620 g	A las 40 semanas: varones 3,55 kg, niñas 3,4 kg
Piel	Muy fina De color rojo oscuro en todo el cuerpo	Piel gruesa De color rosa pálido
Orejas	Pabellón blando, sin repliegue	Pabellón auricular firme, con cartílago hasta el borde, repliegue inmediato
Tejido mamario	No hay tejido mamario palpable	Uno o dos nódulos >1 cm
Genitales	Varones: escroto liso, los testículos no han descendido al escroto Niñas: clítoris prominente, labios mayores muy separados, protrusión de los labios menores	Varones: escroto arrugado, los testículos han descendido al escroto Niñas: labios menores y clítoris cubiertos
Respiración	Necesitan apoyo respiratorio. La apnea es frecuente	No suelen necesitar apoyo respiratorio. Apnea infrecuente
Succión y deglución	No coordinan la succión	Coordinación a las 34-35 semanas de gestación
Alimentación	Generalmente necesitan NPT (nutrición parenteral total), y más adelante mediante un tubo de alimentación	Lloran cuando tienen hambre. Alimentación a demanda
Llanto	Apenas perceptible	Fuerte
Visión, interacción	Los ojos pueden estar fusionados. Movimientos infrecuentes de los ojos. No disponibles para la interacción	Hacen contacto visual; cuando se hallan despiertos, están alerta; siguen las caras
Audición	Se sobresaltan con los ruidos fuertes	Giran la cabeza y los ojos hacia los sonidos
Postura	Miembros extendidos, movimientos irregulares	Postura flexionada, movimientos suaves

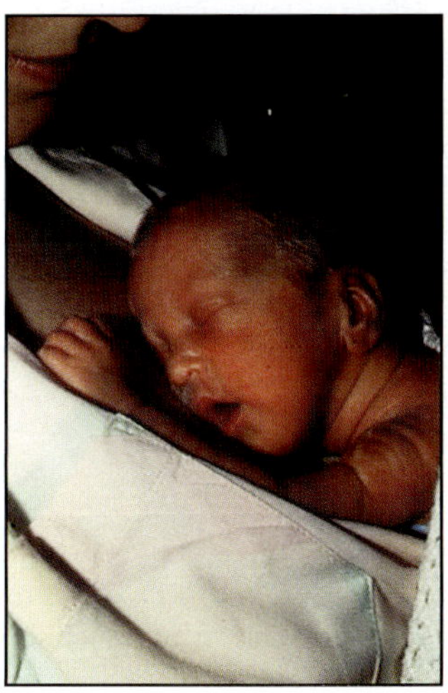

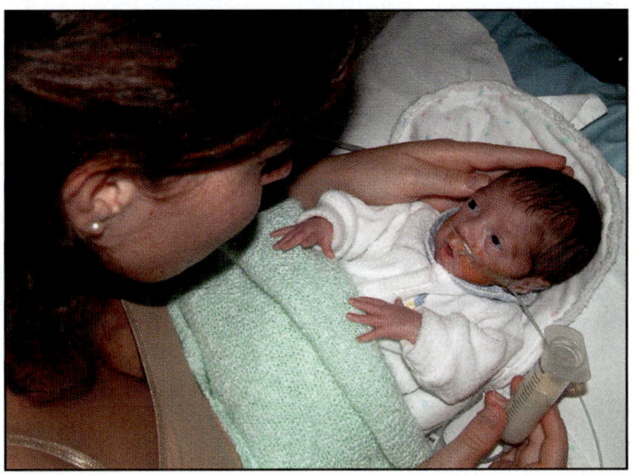

Figura 10.11 Participación de los padres en los cuidados neonatales. **a)** El contacto piel con piel entre el lactante y su madre o su padre (cuidado del canguro) fomenta los vínculos parentales. **b)** La madre le da a su bebé su propia leche (en una jeringa) a través de un tubo nasogástrico, lo que permite un contacto visual y con la piel íntimo entre la madre y su hijo.

Síndrome de dificultad respiratoria

Síndrome de dificultad respiratoria:

- Frecuente en los recién nacidos muy prematuros.
- Causado por deficiencia de surfactante.
- El tratamiento prenatal con corticoides y surfactante reduce notablemente la morbilidad y la mortalidad.

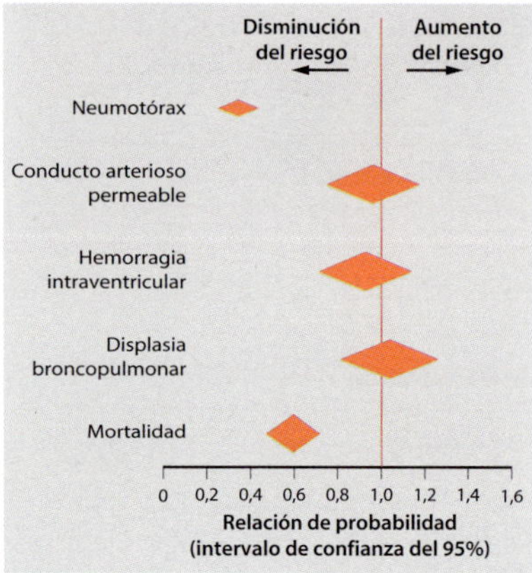

Figura 10.12 Metaanálisis del tratamiento de los recién nacidos prematuros con surfactante natural, que muestra la espectacular disminución en la incidencia de neumotórax y en la mortalidad.

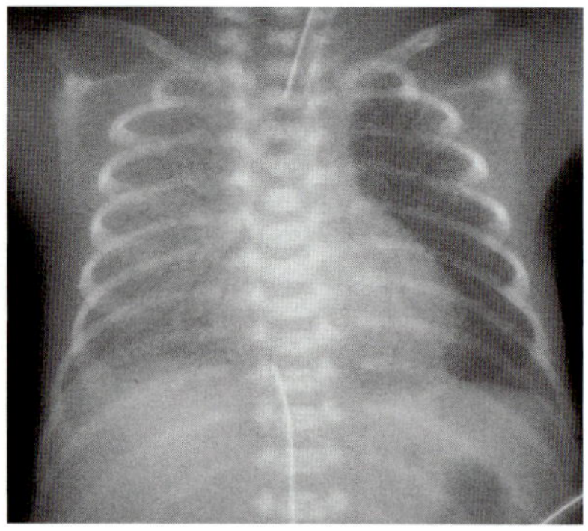

Figura 10.13 Radiografía de tórax en un caso de síndrome de dificultad respiratoria, que muestra un aspecto difusamente granular o en vidrio esmerilado de los pulmones y broncograma aéreo, delimitándose perfectamente las vías respiratorias de mayor calibre. El borde del corazón se difumina o desaparece por completo si la enfermedad es grave. Se observan un tubo traqueal y un catéter en la arteria umbilical.

Neumotórax

En el síndrome de dificultad respiratoria (SDR) el aire que procede de los alveolos hiperdistendidos puede filtrarse al intersticio, provocando un enfisema pulmonar intersticial (EPI). En más del 20% de los neonatos ventilados por SDR, el aire llega a filtrarse a la cavidad pleural y provoca neumotórax (fig. 10.14). Cuando esto sucede, aumentan las necesidades de oxígeno del neonato, disminuye el volumen corriente y se reducen los movimientos y los sonidos respiratorios del lado afectado, aunque esto puede ser difícil de apreciar clínicamente. Un neumotórax debe estudiarse de inmediato mediante transiluminación con una fuente de luz de fibra óptica sobre la pared torácica. El neumotórax a tensión se trata con drenaje torácico. Para prevenir la aparición de neumotórax, se administran a los recién nacidos las presiones más bajas posibles con las que puedan mantener concentraciones de gases en sangre y movimiento torácico adecuados, y se ajusta la ventilación para evitar que el neonato respire de forma descoordinada con el ventilador.

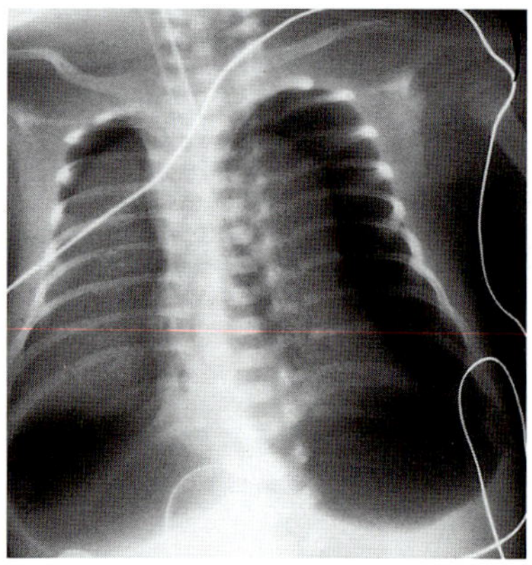

Figura 10.14 Radiografía de tórax que muestra neumotórax bilateral en un recién nacido prematuro con síndrome de dificultad respiratoria.

Apnea, bradicardia y desaturación

Los episodios de apnea, bradicardia y desaturación son frecuentes en los recién nacidos de muy bajo peso al nacer hasta que alcanzan las 32 semanas de edad gestacional. La bradicardia puede ser consecuencia de un paro respiratorio bastante prolongado o de que el neonato respire con la glotis cerrada. Hay que excluir una causa subyacente (hipoxia, infección, anemia, desequilibrio electrolítico, hipoglucemia, convulsiones, insuficiencia cardíaca o aspiración por reflujo gastroesofágico), pero en la mayoría de los casos no se identifica. El tratamiento con un estimulante de la respiración, como la cafeína, suele ser útil. Por lo general, la respiración se reanuda tras estimulación física suave. En ocasiones, se necesita asistencia respiratoria con presión positiva continua en la vía respiratoria (CPAP) además de farmacoterapia.

Conducto arterioso permeable

El conducto arterioso continúa siendo permeable en la mayoría de los neonatos prematuros. El cortocircuito de sangre a través del conducto, desde la circulación izquierda a la derecha, es más frecuente en los recién nacidos con SDR. Puede ser asintomático o provocar apnea y bradicardia, aumento de las necesidades de oxígeno y dificultad para retirar al neonato la ventilación artificial. Los pulsos se hacen «saltones» debido a la elevación de la tensión diferencial, el latido apical es prominente y puede producirse un soplo sistólico. Al aumentar la sobrecarga circulatoria, se producen signos clínicos de insuficiencia cardíaca. La ecocardiografía proporciona una valoración más exacta de la circulación neonatal. Si el lactante tiene síntomas, se realiza el cierre farmacológico con un inhibidor de la sintetasa de prostaglandinas, idometacina o ibuprofeno. Si con estas medidas no se consigue el cierre de un conducto sintomático, es necesaria la sutura quirúrgica.

Control de la temperatura

La hipotermia puede hacer que aumente el consumo de energía, lo que provocará hipoxia e hipoglucemia, fracaso de la ganancia de peso y aumento de la mortalidad. Los lactantes prematuros son especialmente vulnerables a la hipotermia, ya que:

- Tienen una gran superficie en relación con su peso corporal, por lo que la pérdida de calor (que está relacionada con la superficie) es mayor que la producción de calor (que está relacionada con el peso).
- La piel es fina y permeable al calor, y durante la primera semana de vida es una importante fuente de pérdida de agua.
- Tienen poca grasa subcutánea que actúe como aislante.
- Suelen estar desnudos mientras se les atiende y no son capaces de tiritar o de hacerse un ovillo.

Existe un rango de temperatura neutro en la que el consumo de energía neonatal es mínimo. En el bebé muy inmaduro, la temperatura neutra es más elevada durante los primeros días de vida y después disminuye. La temperatura de estos pequeños bebés se mantiene por medio de incubadoras (fig. 10.15) o calefactores radiantes sobre ellos. Las incubadoras también pueden proporcionar humedad al ambiente, lo que reduce la pérdida de calor a través de la piel.

Equilibrio hidroelectrolítico

Las necesidades de líquidos de un recién nacido pretérmino varían en función de la edad gestacional y de la edad cronológica. El primer día de vida necesitan alrededor de 60-90 ml/kg, que deben aumentar unos 30 ml/kg al día hasta los 150-180 ml/kg por día. Esta concentración debe ajustarse de acuerdo con el estado clínico del neonato, los niveles de electrólitos en plasma, la diuresis y los cambios en el peso.

Nutrición

Las necesidades nutricionales de los bebés pretérmino son muy elevadas debido a su rápido crecimiento. Un neonato pretérmino de 28 semanas de edad gestacional dobla su peso en 6 semanas y lo triplica en 12, mientras que un bebé a término lo dobla en 4,5 meses y lo triplica en 1 año.

Los recién nacidos de 35-36 semanas de edad gestacional son lo bastante maduros como para succionar y tragar leche. A los recién nacidos menos maduros se les debe alimentar a través de una sonda oro o nasogástrica. Incluso en los neonatos muy prematuros hay que introducir cuanto antes la alimentación por vía enteral, a ser posible lactancia materna. En los lactantes de menos de 1.500 g, la lactancia materna se debe complementar con fosfato y, en algunos casos seleccio-

Control de la temperatura

Prevención de la pérdida de calor en los recién nacidos

1. Convección:
   - Aumentar la temperatura del aire ambiental en la incubadora
   - Vestirle, incluyendo la cabeza
   - Evitar las corrientes de aire
2. Radiación
   - Tapar al bebé
   - Utilizar incubadoras con pared doble
3. Evaporación
   - Secar y tapar al bebé después de nacer
   - Humidificar la incubadora
4. Conducción
   - Atenderle sobre un colchón

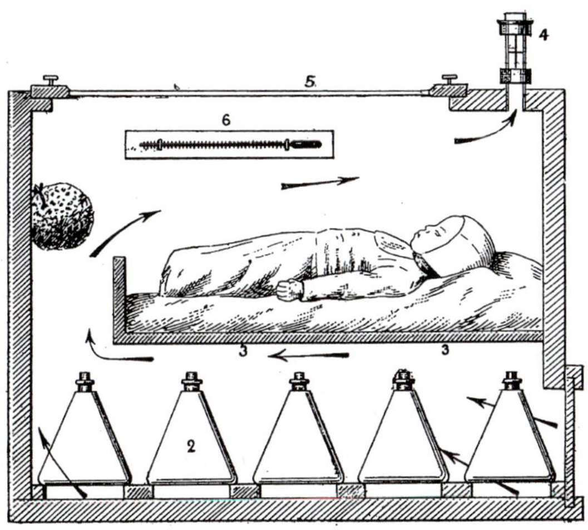

Figura 10.15 La importancia de evitar la hipotermia en los recién nacidos se conoce desde hace mucho tiempo. La incubadora de la ilustración se utilizaba a finales del siglo XIX para conservar calientes a los recién nacidos. La esponja servía para aumentar la humedad ambiental.

nados, también son necesarios los suplementos de proteínas, calorías y calcio. También hay fórmulas especialmente diseñadas para neonatos que cubren las elevadas necesidades de los recién nacidos pretérmino, pero, al contrario que la lecha materna, no proporcionan protección contra las infecciones. El recién nacido muy inmaduro o muy enfermo suele necesitar nutrición parenteral, que suele administrarse a través de un catéter venoso central (vías CCIP, catéteres centrales que se insertan periféricamente), debiendo ser muy estrictos con la técnica de asepsia tanto al insertar el catéter como al cambiar los líquidos. Sin embargo, las vías CCIP conllevan un gran riesgo de septicemia, así como de trombosis de una vena principal. Por este motivo, la nutrición parenteral puede administrarse a través de una vena periférica, pero la extravasación puede lesionar la piel y producir cicatrices. Debido al riesgo significativo de septicemia producida por la nutrición parenteral y al aumento del riesgo de enterocolitis necrosante causada por las fórmulas a base de leche de vaca, debe animarse a las madres y apoyarlas para que den a sus hijos su propia leche.

La hipomineralización ósea (osteopenia del prematuro) era frecuente en el pasado, pero hoy en día su aparición se previene aportando cantidades adecuadas de fosfato, calcio y vitamina D. Dado que la mayoría del hierro se transfiere al feto durante el último trimestre, los bebés pretérmino no tienen depósitos férricos suficientes, por lo que presentan riesgo de padecer deficiencia de este metal. Esta circunstancia se asocia con las pérdidas de sangre que se producen por los frecuentes análisis y por la respuesta inadecuada de la eritropoyetina. Deben seguir administrándose suplementos de hierro después de que el bebé haya salido del hospital.

Infección

Los recién nacidos pretérmino presentan un mayor riesgo de infección, ya que la IgG se transfiere en su mayoría por vía transplacentaria en el último trimestre de la gestación, y no se transfieren IgA ni IgM. Además, las infecciones en el cérvix o a su alrededor suelen ser una causa de los partos prematuros y pueden producir infección poco después del nacimiento. La mayoría de las infecciones de los lactantes prematuros se producen cuando tienen algunos días de vida y son nosocomiales (adquiridas en el hospital); suelen asociarse con catéteres permanentes o con la ventilación artificial.

Las infecciones son una causa principal de mortalidad entre los lactantes pretérmino y contribuyen al desarrollo de displasia broncopulmonar (enfermedad pulmonar crónica) y lesiones de la materia blanca del cerebro y a la discapacidad posterior.

Lesiones intracraneales pretérmino

El 25% de las hemorragias periventriculares se observan en recién nacidos de muy bajo peso y se detectan con facilidad con ecografía intracraneal (fig. 10.16). Su localización típica es en la matriz germinal, sobre el núcleo caudado, donde se localiza una frágil red de vasos sanguíneos. La mayoría de las hemorragias tienen lugar durante las primeras 72 horas de vida. Son más frecuentes tras los episodios de asfixia durante el nacimiento y en los recién nacidos con SDR grave. El neumotórax es un factor de riesgo importante. Las hemorragias pequeñas confinadas en la matriz germinal no aumentan el riesgo de parálisis cerebral. Pueden producirse hemorragias intraventriculares que, si son abundantes, conllevan un riesgo de parálisis cerebral del 25-30%. La hemorragia más grave es el infarto hemorrágico unilateral, que afecta al parénquima del cerebro y que suele producir hemiplejía (fig. 10.16b).

Las hemorragias intraventriculares grandes pueden alterar el drenaje y la reabsorción del líquido cefalorraquídeo (LCR), que se acumula si hay presión. Esta dilatación (fig. 10.16c) puede resolverse espontáneamente o evolucionar a hidrocefalia, que puede provocar a su vez separación de las suturas, rápido incremento del perímetro craneal y aumento de la tensión de la fontanela anterior. El drenaje del LCR mediante punción lumbar o ventricular alivia los síntomas hasta que sea posible colocar una derivación ventriculoperitoneal. Aproximadamente, la mitad de los niños con dilatación ventricular posthemorrágica progresiva tienen parálisis cerebral, y el porcentaje aumenta si también se ha producido infarto del parénquima.

Las lesiones isquémicas o inflamatorias pueden producir lesiones blancas periventriculares, incluso en ausencia de hemorragia. Éstas son más difíciles de detectar mediante ecografía. Inicialmente pueden verse áreas ecodensas o «llamaradas» en el parénquima cerebral. Pueden curarse en una semana (en cuyo caso no aumenta el riesgo de parálisis cerebral), pero si en la ecografía se aprecian lesiones quísticas 2-4 semanas después, es que se ha producido una pérdida significativa de materia blanca. La presencia de múltiples quistes dispersos, también denominada leucomalacia periventricular (LPV), supone un riesgo del 80-90% de diplejía espástica si posteriormente se localiza (fig. 10.16d) Las hemorragias intraventriculares y la leucomalacia periventricular pueden producirse en ausencia de signos clínicos anormales.

Enterocolitis necrosante

La enterocolitis necrosante es una complicación muy grave que afecta predominantemente a los recién nacidos pretérmino en las primeras semanas de vida. Se produce debido a la invasión bacteriana de la pared intestinal isquémica, y su curso se acelera con la lactancia. Los lactantes que se alimentan con fórmulas a base de leche de vaca tienen una probabilidad seis veces mayor de desarrollar este trastorno. El neonato deja de tolerar la alimentación, con presencia de leche en el aspirado gástrico o en los vómitos, a veces biliares. El abdomen se distiende (fig. 10.17a) y puede aparecer sangre fresca en las heces. El recién nacido puede entrar rápidamente en estado de shock y necesita ventilación asistida debido a la distensión abdominal y el dolor. Las características radiológicas incluyen dilatación de las asas intestinales y engrosamiento de la pared intestinal, con presencia de aire intramural y de aire en el tracto portal (fig. 10.17b). La enfermedad puede evolucionar a perforación intestinal, que se detecta mediante radiología o por transiluminación abdominal.

Ecografía intracraneal en los recién nacidos prematuros

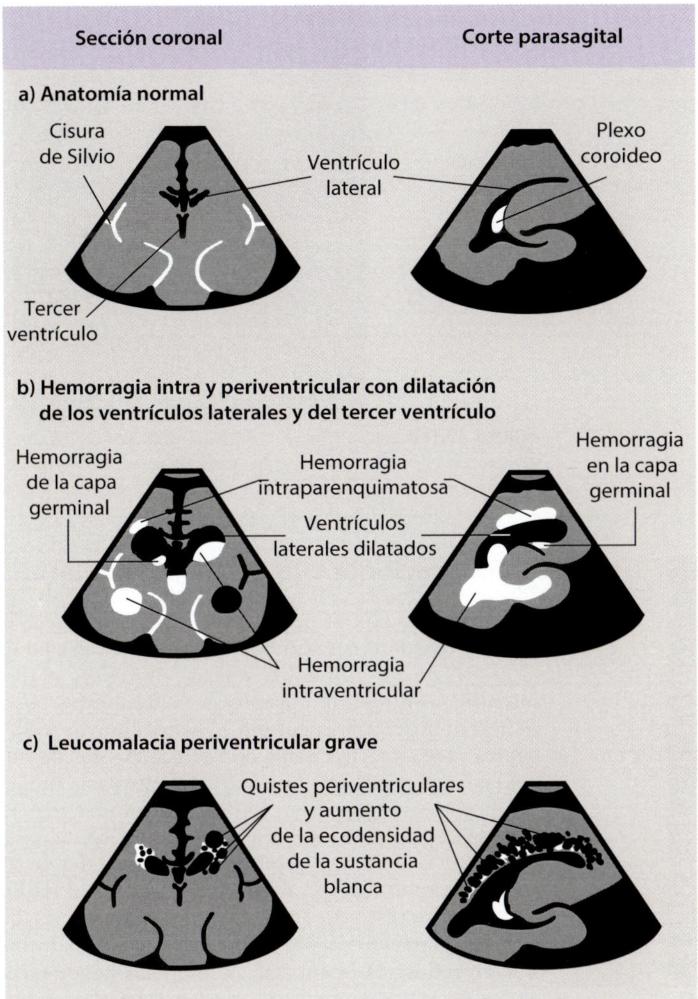

Figura 10.16a Ecografía intracraneal en los recién nacidos prematuros.

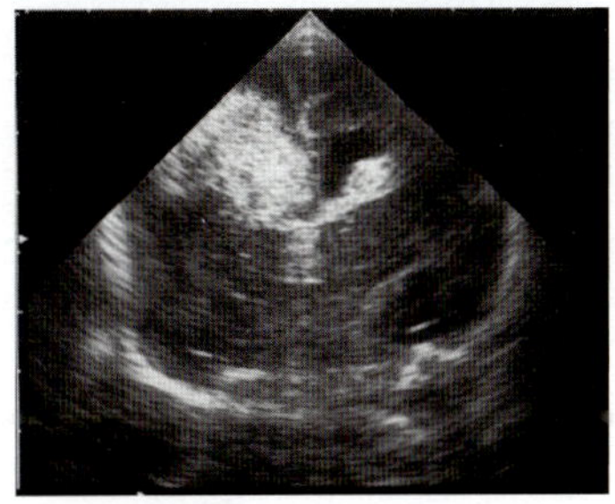

Figura 10.16b Gran hemorragia intraventricular, con infarto hemorrágico del parénquima en el lado derecho.

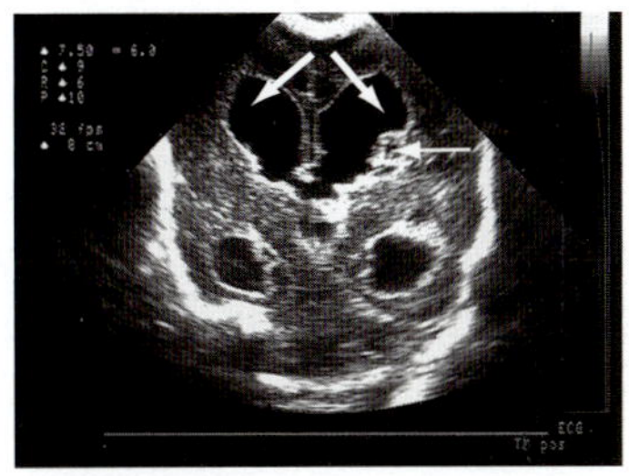

Figura 10.16c Dilatación de los ventrículos laterales y del tercer ventrículo tras una hemorragia ventricular.

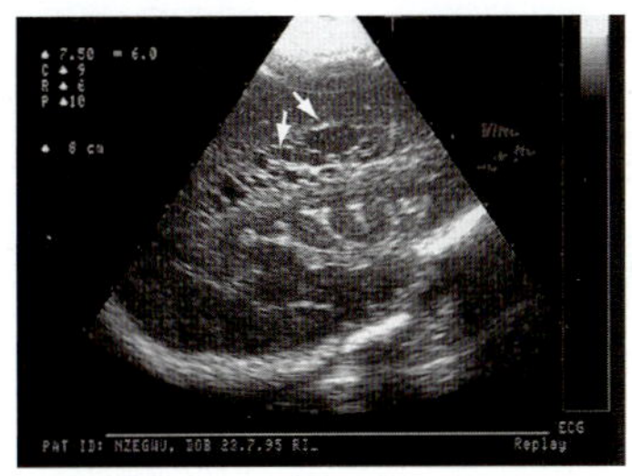

Figura 10.16d Leucomalacia periventricular quística.

El tratamiento requiere interrumpir la alimentación oral y administrar antibióticos de amplio espectro que cubran los organismos aerobios y los anaerobios. Siempre se precisa nutrición parenteral y suelen ser necesarias ventilación artificial y asistencia circulatoria. Las perforaciones se intervienen quirúrgicamente. Esta enfermedad tiene una importante morbimortalidad, en torno al 20%. Las secuelas a largo plazo incluyen la aparición de estenosis y malabsorción cuando se requiere la resección de una gran parte del intestino.

Retinopatía del prematuro

La retinopatía del prematuro (ROP) afecta al desarrollo de los vasos sanguíneos en la zona de unión entre la retina vascularizada y la no vascularizada. Se produce proliferación de vasos, que puede evolucionar a desprendimiento de retina, fibrosis y ceguera. Se observó al principio que esta alteración se producía por la administración incontrolada de suplementos de oxígeno. En la actualidad, incluso con un minucioso control de la oxigenación neonatal, todavía se observan signos de retinopatía del prematuro en alrededor del 20% de los neonatos de muy bajo peso. Puesto que el tratamiento con láser disminuye el deterioro visual, todos los recién nacidos pretérmino susceptibles (con un peso al nacimiento inferior a 1.500 g o que han nacido antes de la semana 32 de gestación) deben ser examinados por un oftalmólogo. En aproximadamente el 1% de los recién nacidos con muy bajo peso se produce deterioro bilateral grave, especialmente si han nacido antes de la semana 28 de gestación.

Displasia broncopulmonar

Se considera que los recién nacidos que siguen necesitando oxígeno con una edad gestacional de 36 semanas tienen displasia broncopulmonar (DBP) o neu-

Enterocolitis necrosante

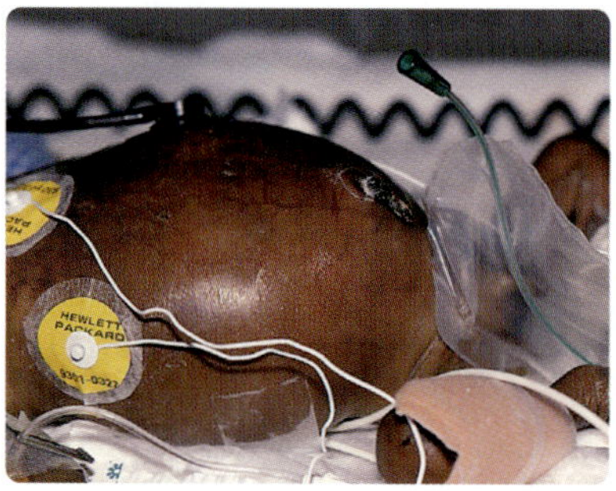

Figura 10.17a Enterocolitis necrosante, en la que se observa distensión abdominal que produce piel abdominal tensa y brillante.

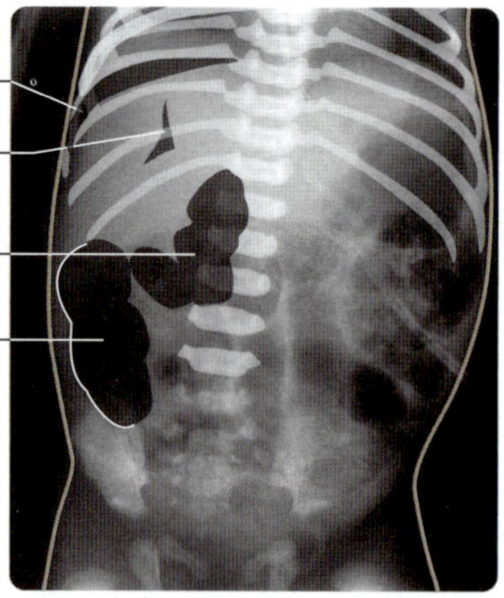

Figura 10.17b Diagrama de las características típicas de la enterocolitis necrosante que se observan en la radiografía abdominal.

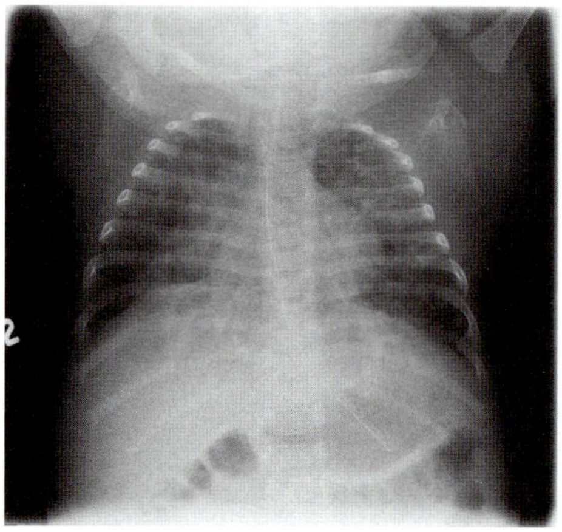

Figura 10.18 Radiografía de tórax en un caso de displasia broncopulmonar (DBP), que muestra fibrosis y atelectasia, formación de quistes e hiperinsuflación pulmonar.

mopatía crónica. La lesión pulmonar se produce por el traumatismo de presión y el volumen de la ventilación artificial, la toxicidad del oxígeno y la infección. La radiografía de tórax muestra de forma característica áreas difusas de opacificación, a menudo con formación de quistes (fig. 10.18). Algunos recién nacidos precisan ventilación artificial prolongada, pero a la mayoría se les traslada a presión positiva continua en la vía respiratoria (CPAP) y aumento del oxígeno ambiente, a veces durante varios meses. El tratamiento corticoideo facilita el desacostumbramiento precoz del ventilador y suele reducir las necesidades de oxígeno, aunque su utilización está limitada a los lactantes de alto riesgo y sólo se administran cursos cortos debido a sus efectos secundarios sobre el cerebro inmaduro. Algunos bebés reciben el alta hospitalaria cuando aún están con suplementos de oxígeno. Los neonatos con enfermedad muy grave pueden morir por infección asociada o cor pulmonale. La infección posterior con *pertussis* y VRS (virus respiratorio sincitial) puede producir insuficiencia respiratoria, que necesita cuidados intensivos.

Complicaciones tras el alta hospitalaria

Deben administrarse suplementos de hierro hasta los 6 meses de edad corregida, cuando ya pueden asimilar el hierro de los alimentos sólidos. También se recomienda administrar complejos polivitamínicos. El reingreso hospitalario durante el primer año de vida es cuatro veces más frecuente entre los neonatos de muy bajo peso al nacer. Los que sufrieron displasia broncopulmonar (neumopatía crónica del prematuro) son más susceptibles a padecer disnea recidivante, bronquiolitis e infecciones respiratorias. Hoy en día, se dispone de un anticuerpo monoclonal para VRS (palivizumab, administrado una vez al mes por vía i.m.), que es la causa más frecuente de bronquiolitis; su administración reduce la frecuencia de ingresos hospitalarios en los neonatos prematuros, pero su elevado costo limita su empleo. Debe seguirse el calendario de vacunaciones estándar, incluyendo la vacuna contra la tos ferina. En los primeros meses de vida pueden aparecer hernias inguinales, más frecuentemente en los chicos.

Los neonatos de muy bajo peso al nacer presentan mayor riesgo de gran variedad de complicaciones neurológicas. En el 5-10% de los casos se produce parálisis cerebral (muchos de ellos pueden predecirse mediante la ecografía craneal). Incluso aunque la ecografía craneal sea normal, los lactantes con peso muy bajo al nacer son más propensos a presentar retrasos específicos del aprendizaje, sobre todo retraso del desarrollo del lenguaje, disminución de la capacidad de atención y dificultades con las habilidades motoras finas, y presentan más alteraciones del comportamiento que sus hermanos nacidos a término. El riesgo de desarrollar estas complicaciones aumenta cuanto menor es la edad gestacional (<26 semanas de gestación) (fig. 10.19a y b). También son muy frecuentes la sordera neurosensorial y la ceguera. Cuando llegan a la edad escolar, muchos de estos niños tienen dificultades con el razonamiento abstracto, por ejemplo las matemáticas, y para realizar varias tareas a la vez. Hay que controlar la evolución del desarrollo de todos los neonatos de muy bajo peso al nacer para detectar precozmente y tratar cualquier complicación.

Resumen

Resumen de los problemas de los lactantes con muy bajo peso al nacer

Respiratorios

Síndrome de dificultad respiratoria (deficiencia de surfactante) (74%)
- Dificultad respiratoria en las 4 horas posteriores al nacimiento
- El tratamiento antenatal con corticoides y surfactante disminuye la morbilidad y la mortalidad
- Oxigenoterapia, pero en exceso puede dañar la retina
- Si existe hiperinflación pulmonar y para prevenir la atelectasia, suele utilizarse CPAP nasal (presión positiva continua en la vía respiratoria) (65%) y ventilación mecánica (68%).

Neumotórax (5%)
Apnea, bradicardia y desaturación
Displasia broncopulmonar (neumopatía crónica): necesidad de O_2 con una edad gestacional de 36 semanas (37%)

Circulatorios
Hipotensión: puede ser necesario utilizar expansores del volumen, inotropos o corticoides
Conducto arterioso permeable: necesita tratamiento médico (34%) o cierre quirúrgico (8%)

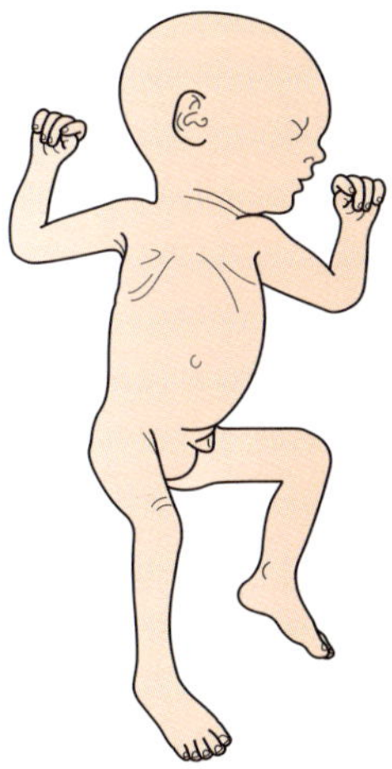

Control de la temperatura
Evitar la hipotermia
Atención en un entorno térmico neutro
Atención en una incubadora o bajo un calefactor
Vestirle si es posible
La humedad reduce la pérdida de calor por evaporación

De la nutrición
Alimentación con sonda nasogástrica: hasta las 35-36 semanas de edad gestacional
Intolerancia alimentaria: suele ser necesaria la NPT (nutrición parenteral total)

Infecciones
Frecuentes y potencialmente graves (25%)
Aumento del riesgo de aparición temprana de infecciones
- Estreptococos del grupo B

El problema principal son las infecciones nosocomiales
- Especialmente estafilococos coagulasa negativos, también por hongos y otras infecciones

Gastrointestinales
Enterocolitis necrosante (6%): grave, tratamiento médico o quirúrgico de la necrosis o la perforación intestinal

Ictericia: frecuente, umbral bajo de tratamiento

Metabólicos
Hipoglucemia: frecuente
Desequilibrios electrolíticos
Osteopenia del prematuro: por deficiencia de fosfato

Anemia
Suele necesitar transfusiones sanguíneas

Lesión cerebral
Hemorragia (27%)
- Capa germinal, parénquima intraventricular

Dilatación ventricular: puede ser necesaria la derivación ventriculoperitoneal
Leucomalacia periventricular (3%)
- Lesión isquémica de la sustancia blanca

De la audición
Comprobar antes de dar el alta

Oculares
Retinopatía del prematuro: puede ser necesario el tratamiento con láser (5%)

Después del alta hospitalaria
Apoyo del personal de enfermería especializado de la comunidad si está disponible
Aumento del riesgo de infección respiratoria y disnea, especialmente debido a bronquiolitis (causada por el virus respiratorio sincitial, VRS) y tos ferina; puede necesitar cuidados intensivos
Considerar la profilaxis contra la infección por el VRS
Aumento de los ingresos hospitalarios: trastornos respiratorios, hernias inguinales
Vigilar el crecimiento, el desarrollo (por si se producen retrasos del aprendizaje, la coordinación o parálisis cerebral), la conducta, la atención, la visión y la audición: aumento del riesgo de discapacidades

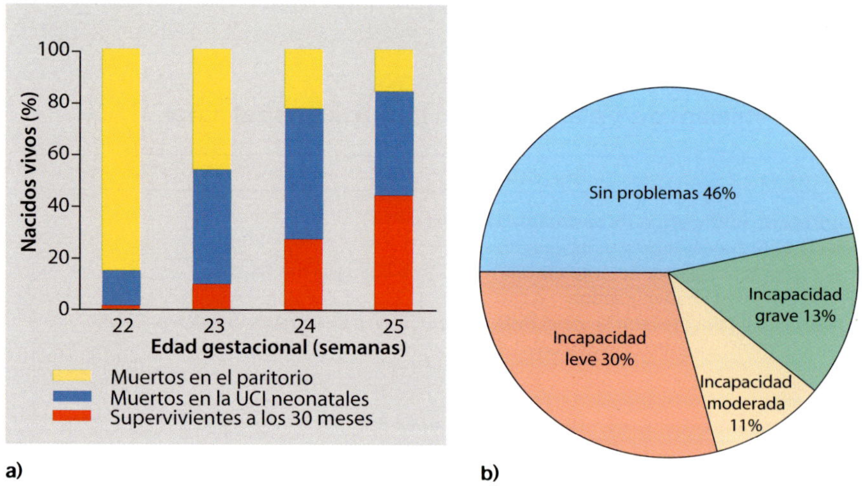

Figura 10.19 Estudio EPICure, un estudio de población sobre la mortalidad y la discapacidad de todos los niños que nacieron vivos tras 22-25 semanas de gestación en el RU e Irlanda en 1995. **a)** Supervivencia. (Adaptada de N. S. Wood y cols. Neurological and developmental disability after extremely preterm birth. *New England Journal of Medicine* 2000; 343:378-384.) **b)** Proporción de supervivientes con discapacidad a los 6 años de edad. (Adaptada de N. Marlow y cols. Neurological and developmental disability at six years of age after extremely preterm birth. *New England Journal of Medicine* 2005; 352:9-19.)

Ictericia

Alrededor del 60% de los recién nacidos presentan ictericia. Ésta se produce porque:

- Se origina una liberación fisiológica notable de hemoglobina debido a la hemólisis, ya que en el momento del nacimiento la concentración de Hb es muy alta (fig. 10.20).
- La vida media de los hematíes del neonato (70 días) es mucho menor que la de los del adulto (120 días).
- El metabolismo hepático de la bilirrubina es menos eficaz en los primeros días de vida.

La ictericia es un signo importante porque:

- Puede ser un signo de otros trastornos, por ejemplo anemia hemolítica, infecciones o trastornos metabólicos.
- La bilirrubina no conjugada se puede depositar en el cerebro, sobre todo en los ganglios basales, provocando kernicterus.

Kernicterus

Es la encefalopatía que se produce debido a los depósitos de bilirrubina no conjugada en los ganglios basales y el núcleo del tronco del encéfalo (fig. 10.21). Puede producirse cuando la concentración de bilirrubina no conjugada supera la capacidad de fijación a albúmina de la sangre. Dado que la bilirrubina libre es liposoluble, puede atravesar la barrera hematoencefálica. Los efectos neurotóxicos varían en gravedad desde desequilibrios transitorios hasta lesiones muy graves y muerte. Las primeras manifestaciones son la letargia y la anorexia. En los casos graves, se producen irritabilidad, hipertonía que provoca opistótonos (el bebé se arquea al estar tumbado), convulsiones y coma. Los neonatos que sobreviven pueden desarrollar parálisis cerebral coreoatetoide (por la lesión de los ganglios basales), dificultades en el aprendizaje y sordera neurosensorial. El kernicterus solía ser una de las causas importantes de lesión cerebral entre los recién nacidos con enfermedad hemolítica grave, pero desde que se introdujo la administración profiláctica de inmunoglobulina anti-D a las madres Rh-negativas, su aparición es infrecuente.

Exploración clínica

La ictericia comienza a ser clínica cuando la concentración de bilirrubina alcanza los 80-120 μmol/l. El tratamiento varía en función de la edad gestacional del neonato, la edad de comienzo, la concentración de bilirrubina y su tasa de aumento y el estado clínico general.

1. Edad de comienzo

La edad de comienzo de la ictericia es un dato muy útil para filiar su etiología (tabla 10.2).

Ictericia en los menores de 24 horas

La ictericia que debuta en las primeras 24 horas después del nacimiento suele deberse a hemólisis. Es muy importante identificarla, dado que la bilirrubina que la produce es no conjugada y puede elevarse rápidamente y alcanzar niveles peligrosos.

Enfermedades hemolíticas

Eritroblastosis fetal. Los neonatos afectados suelen identificarse antes del parto, de forma que es posible administrarles el tratamiento intraútero si fuera necesario (v. cap. 9). Hoy en día es raro el nacimiento de un bebé con anemia grave, hidropesía y hepatoesplenomegalia que evolucione de forma brusca a una ictericia grave. La incompatibilidad y la producción de anticuerpos pueden producirse con otros antígenos Rh aparte del D, además de con los grupos sanguíneos Kell y Duffy, pero la hemólisis resultante suele ser mucho menos grave.

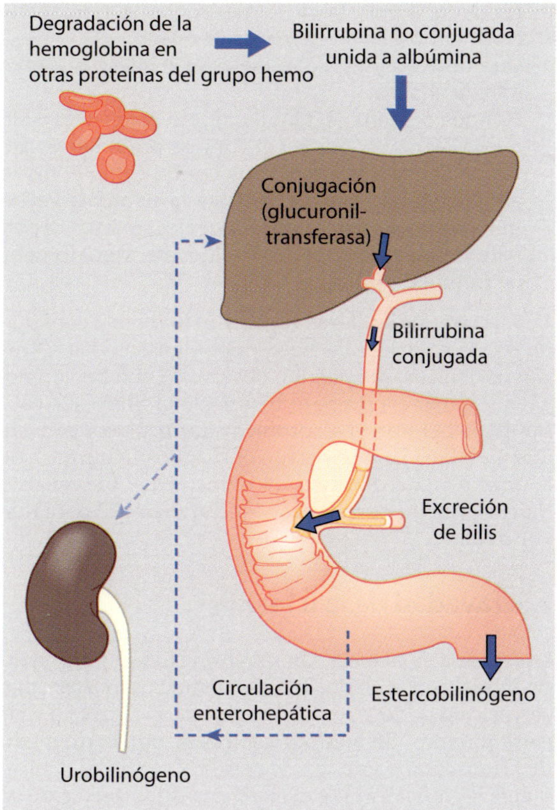

Figura 10.20 El primer producto de degradación de la hemoglobina es la bilirrubina no conjugada (indirecta), que es liposoluble, pero insoluble en agua. Se transporta en sangre unida a albúmina. En el hígado, es conjugada por la enzima glucuronil-transferasa, convirtiéndose en bilirrubina conjugada (directa), que es hidrosoluble y se excreta a través de la bilis al intestino, siendo detectable en orina cuando aumenta su concentración en sangre. La reabsorción de bilirrubina desde el intestino (circulación enterohepática) aumenta cuando la ingesta láctea es insuficiente.

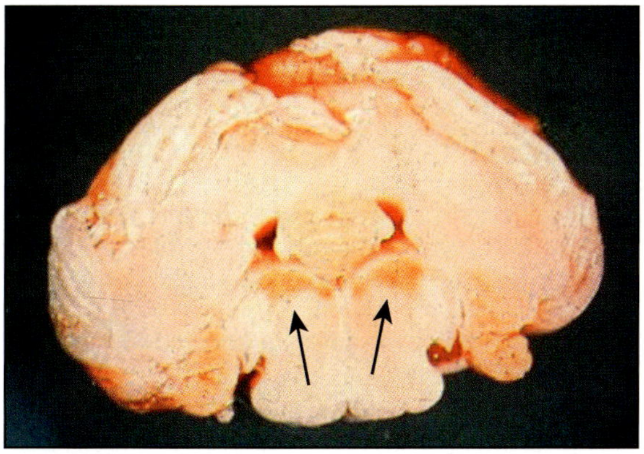

Figura 10.21 Tronco del encéfalo y cerebelo post mórtem en los que se aprecia kernicterus y tinción con bilirrubina amarilla del núcleo del tronco del encéfalo *(flechas)*.

Tabla 10.2 Etiología de la ictericia neonatal

Ictericia de presentación en menores de 24 horas de edad	Enfermedades hemolíticas: Eritroblastosis fetal Incompatibilidad ABO Déficit de G6PD Esferocitosis, déficit de piruvato quinasa Infección congénita
Ictericia de presentación entre las 24 horas y las 3 semanas de edad	Ictericia fisiológica Ictericia por lactancia materna Infección, como infección urinaria Hemólisis, como déficit de G6PD, incompatibilidad ABO Hematomas Policitemia Síndrome de Crigler-Najjar
Ictericia de presentación en mayores de 3 semanas de edad	*No conjugada:* Ictericia fisiológica o por lactancia materna Infección (sobre todo urinaria) Hipotiroidismo Anemia hemolítica, como déficit de G6PD Obstrucción gastrointestinal alta *Conjugada (>20% de la bilirrubina total):* Obstrucción de la vía biliar Hepatitis neonatal

Incompatibilidad ABO. Es en la actualidad más frecuente que la eritroblastosis fetal. La mayoría de los anticuerpos ABO son IgM y no atraviesan la barrera placentaria, pero algunas mujeres del grupo O presentan en sangre IgG anti-hemolisina-A, que puede atravesar la barrera placentaria y hemolizar los hematíes del grupo A fetales. En ocasiones, las hemolisinas anti-B pueden afectar a neonatos del grupo B. La hemólisis que se produce como consecuencia es mucho menos grave que la de la eritroblastosis fetal. La concentración de hemoglobina neonatal suele ser normal o un poco más baja de lo habitual, y a diferencia de lo que sucede en la eritroblastosis fetal, no se produce hepatoesplenomegalia. El análisis directo de anticuerpos (prueba de Coombs), con el que se demuestra la presencia de anticuerpos en la superficie de los eritrocitos, es positivo. La ictericia suele alcanzar su máximo nivel en las primeras 12-72 horas.

Déficit de G6PD. Las variedades mediterránea, y del oriente medio y lejano y africana americana pueden provocar ictericia neonatal (v. cap. 22). Los padres de los neonatos afectados deben recibir una lista de los fármacos que han de evitar porque pueden desencadenar episodios de hemólisis.

Esferocitosis. Es mucho más rara que el déficit de G6PD (v. cap. 22). Suelen existir, aunque no siempre, antecedentes familiares. La enfermedad puede detectarse identificando los esferocitos en los frotis de sangre periférica.

Infecciones congénitas
Las infecciones congénitas también pueden causar ictericia neonatal. En este caso, la bilirrubina que se produce es conjugada y los neonatos presentan alteraciones clínicas diferentes.

Ictericia entre los 2 días y las 3 semanas de vida

Ictericia fisiológica
En la mayoría de los bebés que tienen una ictericia leve o moderada durante este período no existe una causa subyacente, y el aumento de bilirrubina se produce porque el recién nacido se está adaptando a la transición desde la vida fetal. El término «ictericia fisiológica» sólo puede utilizarse después de haber considerado otras causas.

Ictericia producida por la lactancia materna
No significa que la leche materna contenga toxinas. Sin embargo, se ha observado que la ictericia es más frecuente y dura más tiempo en los recién nacidos que se alimentan de leche materna. La hiperbilirrubinemia que se produce es no conjugada. La causa es multifactorial, pero puede estar relacionada con un aumento de la circulación enterohepática de bilirrubina. En algunos recién nacidos, la ictericia parece agravarse cuando la ingesta de leche es deficiente en relación con el retraso en establecer la lactancia, y se produce deshidratación. Ésta no debe interrumpirse, a pesar de que si se hiciera disminuiría la concentración de bilirrubina. En algunos recién nacidos es necesario utilizar líquidos intravenosos para corregir la deshidratación.

Infecciones
La infección en un recién nacido puede manifestarse en forma de hiperbilirrubinemia no conjugada producida por deficiente ingesta de líquidos, hemólisis, insuficiencia hepática o aumento de la circulación enterohepática. Si se sospecha un proceso infeccioso, hay que realizar las exploraciones y administrar el tratamiento adecuado. Esta forma de presentación se observa sobre todo en las infecciones del tracto urinario.

Otras causas
Aunque la ictericia que produce la hemólisis suele aparecer en el primer día de vida, puede también debutar durante la primera semana. Los hematomas y la policitemia (hematocrito venoso >0,65) agravan la ictericia neonatal. El infrecuente síndrome de Crigler-Najjar, derivado de la deficiencia o ausencia de glucuronil transferasa, puede producir niveles muy elevados de bilirrubina no conjugada.

Ictericia después de las 3 semanas de vida (ictericia neonatal persistente)

Se denomina ictericia neonatal persistente o prolongada a la que se observa en bebés mayores de 3 semanas. En la mayoría de estos casos, la hiperbilirrubinemia continúa siendo no conjugada, lo que debe confirmarse mediante análisis bioquímicos sanguíneos.

En la hiperbilirrubinemia no conjugada persistente:

- La «ictericia por lactancia materna» es la causa más habitual, afectando a alrededor del 15% de los lactantes sanos; disminuye de forma progresiva y desaparece en torno a las 4-5 semanas de edad.
- Otra de las causas a considerar es la infección, sobre todo la urinaria.
- Hay que descartar el hipotiroidismo congénito, dado que la ictericia puede ser el signo de presentación antes de que se detecten otros signos, como el rostro abotargado, la sequedad cutánea, la hipotonía o el estreñimiento. La detección bioquímica sistemática permite identificar a los recién nacidos afectados (prueba de Guthrie).

Los signos que sugieren hiperbilirrubinemia conjugada son la coluria y las heces hipopigmentadas. Otros signos clínicos que pueden observarse son hepatomegalia y ganancia de peso insuficiente. Entre sus causas se encuentran el síndrome hepatítico neonatal y la atresia biliar. Es importante el diagnóstico precoz de la atresia biliar, dado que el retraso en el tratamiento quirúrgico empeora el pronóstico (v. cap. 20 para mayor detalle).

2. Gravedad de la ictericia

La ictericia se detecta con mayor facilidad presionando la piel con el dedo. Tiende a empezar por la cabeza y la cara, y después extenderse hacia el tronco y las extremidades. En algunos centros se utiliza un medidor transcutáneo de ictericia, pero cuando es clínicamente significativa o existe alguna duda acerca de su gravedad, hay que controlar los niveles de bilirrubina en sangre. En los bebés prematuros asiáticos y afrocaribeños es fácil subestimar la ictericia, y en ellos hay que aplicar un umbral menor para medir la bilirrubina. El aumento de tamaño del bazo o el hígado indica que la ictericia no es fisiológica.

3. Tasa de aumento

La tasa de aumento tiende a ser lineal hasta que alcanza una meseta, lo que permite anotar las medidas periódicas en una curva y utilizarla para prever la necesidad de tratamiento antes de que alcance concentraciones peligrosas.

4. Edad gestacional

Los recién nacidos pretérmino son más susceptibles a la lesión por hiperbilirrubinemia (concentraciones de albúmina más bajas), de modo que el umbral de intervención terapéutica es menor.

5. Estado clínico

Los neonatos con hipoxia grave, hipotermia u otras enfermedades graves son más susceptibles a la lesión por ictericia grave. Los fármacos que pueden desplazar la bilirrubina de su enlace con la albúmina, como las sulfonamidas y el diazepam, no se suelen administrar a los neonatos.

Tratamiento

La deficiente ingesta de leche materna y la deshidratación agravan la ictericia y deben corregirse, pero no se ha demostrado que la administración de agua o de soluciones de dextrosa la mejoren. El tratamiento más utilizado es la fototerapia, con exanguinotransfusión en los casos graves.

Fototerapia

La luz azul del espectro visible (longitud de onda de 450 nm) convierte la bilirrubina no conjugada mediante fotodegradación en un pigmento hidrosoluble e inocuo. Se coloca una fuente de luz sobre la cabeza del neonato, a una distancia adecuada por encima del lactante para conseguir una radiación intensa. Aunque no se han descrito secuelas a largo plazo producidas por la fototerapia ambiental, no se debe utilizar de forma indiscriminada porque interrumpe el ritmo normal de atención del lactante. Hay que cubrir los ojos del neonato, ya que la luz brillante es molesta. La fototerapia puede producir inestabilidad de la temperatura si el lactante está desnudo, erupción macular y decoloración dorada de la piel si la ictericia es conjugada.

La fototerapia también puede proporcionarse utilizando una manta de fibra óptica que se aplica directamente a la piel. Ambas formas de administrar el tratamiento pueden utilizarse de forma simultánea, lo que se denomina fototerapia intensiva (doble).

Exanguinotransfusión

Se requiere exanguinotransfusión cuando la bilirrubina alcanza niveles considerados peligrosos, sobre todo si se asocia con anemia producida por hemólisis o si la concentración sérica de albúmina es baja. Puede realizarse de la forma tradicional con cateterismo venoso umbilical, retirada de 10-20 ml de sangre neonatal y sustitución por los mismos ml de sangre donante. La técnica se puede llevar a cabo de una forma más eficaz (evitando además las complicaciones asociadas con la canalización de la vena umbilical) infundiendo la sangre a través de una vena periférica, al tiempo que se extrae la sangre de una salida arterial. Hay que intercambiar el doble del volumen sanguíneo neonatal (2×80 ml/kg). La sangre del donante debe ser lo más reciente posible y descartar que esté infectada con CMV, hepatitis B y C o VIH. La técnica presenta una baja tasa de complicaciones, pero implica un cierto riesgo de morbimortalidad.

Se desconoce cuál puede ser la concentración de bilirrubina que provoca con seguridad el kernicterus. En la eritroblastosis fetal se sabe que es posible prevenir el kernicterus si se mantiene la bilirrubina en niveles inferiores a 340 mmol/l (20 mg/dl). Al no existir consenso entre los pediatras del RU acerca de los niveles de bilirrubina que obligan a tratar con fototerapia o exanguinotransfusión, cada departamento debe tener sus propios protocolos claros para tratar la ictericia. La fototerapia tiene mucho éxito disminuyendo la necesidad de exanguinotransfusión. En los lactantes con eritroblastosis que no responde a la fototerapia intensiva, la inmunoglobina intravenosa reduce la necesidad de exanguinotransfusión. A los recién nacidos con ictericia grave e hipoalbuminemia, por ejemplo los pretérmino, puede administrárseles albúmina por vía intravenosa, aunque se desconoce su eficacia.

Dificultad respiratoria en los recién nacidos a término

Los recién nacidos con complicaciones respiratorias manifiestan estos signos de dificultad respiratoria:

- Taquipnea (>60 respiraciones/min).
- Respiración trabajosa, con tiraje de la pared torácica (especialmente esternal y subcostal) y colapso de las aletas nasales.

Resumen

Evaluación de la ictericia neonatal

¿Gravedad?	Exploración clínica: presionar la piel para evaluar la ictericia, que avanza desde la cabeza hacia las extremidades; puede subestimarse en los recién nacidos de piel oscura o en los neonatos pretérmino Concentración de bilirrubina: transcutánea o en sangre si es necesario
¿Gestación?	En los neonatos pretérmino, el umbral de tratamiento debe ser más bajo
¿Edad?	Si edad <24 horas: probable hemólisis, y puede ser grave Si edad >3 semanas: comprobar si es no conjugada o conjugada
¿Se encuentra bien?	Comprobar si existen pruebas clínicas de sepsis o si está deshidratado
¿Factores de riesgo?	Hemólisis: comprobar los anticuerpos antenatales, si la madre tiene Rh negativo (incompatibilidad ABO), si es mediterránea, del lejano oriente o afrocaribeña (deficiencia de G6PD) Sepsis, malestar, acidosis, hipoalbuminemia (si se ha calculado)
¿Necesita tratamiento?	Hacer una gráfica de la bilirrubina en función de la edad Reflejar en una gráfica los cambios de la bilirrubina Tener en cuenta la gestación, la edad y si existen factores de riesgo

- Quejido espiratorio.
- Cianosis, si es grave.

En la tabla 10.3 se ofrece un listado sobre la etiología de esta complicación en los recién nacidos a término.

Estos pacientes deben ser ingresados en unidades de cuidados neonatales para controlar la frecuencia cardíaca y respiratoria, la oxigenación y la circulación. Para identificar el origen hay que realizar una radiografía de tórax, sobre todo para las causas que necesitan tratamiento inmediato, por ejemplo el neumotórax o la hernia diafragmática. Cuando sea necesario deben administrarse suplementos de oxígeno ambiental, ventilación mecánica o asistencia circulatoria.

Taquipnea transitoria del neonato

La causa más frecuente de dificultad respiratoria en los recién nacidos a término es la taquipnea transitoria neonatal, que se debe al retraso en la absorción del líquido pulmonar. Es más frecuente entre los nacidos por cesárea. La radiografía de tórax muestra líquido en la cisura horizontal. Puede ser necesario administrar suplementos de oxígeno ambiental. Esta alteración suele equilibrarse durante el primer día de vida, pero a veces tarda varios días en resolverse por completo. El diagnóstico se hace después de considerar y excluir otras causas.

Aspiración meconial

El 8-20% de los bebés expulsan el meconio antes del nacimiento. Los prematuros rara vez lo expulsan y la frecuencia aumenta con la edad gestacional, afectando al 20-25% de los nacidos a las 42 semanas. El meconio puede expulsarse como respuesta a la hipoxia fetal. Durante el parto, estos neonatos pueden inhalar meconio. Los neonatos que han sufrido asfixia pueden haber empezado a boquear y haber aspirado meconio antes del parto. El meconio es un irritante pulmonar que puede producir obstrucción mecánica y neumonitis química, así como predisposición a la infección. En la aspiración meconial se produce hiperinsuflación pulmonar, asociada con focos de atelectasia y consolidación. Existe una elevada incidencia de filtración de aire que progresa a neumotórax y a neumomediastino. En ocasiones, es necesaria la ventilación artificial. Los neonatos con aspiración meconial pueden desarrollar hipertensión pulmonar persistente del neonato, que dificulta en gran medida la adecuada oxigenación, a pesar de aplicar elevadas presiones de ventilación (más abajo se ofrece información sobre el tratamiento). La aspiración meconial grave comporta una elevada morbimortalidad.

Tabla 10.3 Causas de dificultad respiratoria en los recién nacidos a término

Pulmonares	
Frecuentes	Taquipnea transitoria del neonato
Menos frecuentes	Aspiración meconial
	Neumonía
	Síndrome de dificultad respiratoria
	Neumotórax
	Hipertensión pulmonar persistente del neonato
	Aspiración de leche
Raras	Hernia diafragmática
	Fístula traqueoesofágica (FTE)
	Hipoplasia pulmonar
	Obstrucción de vías respiratorias, como atresia de coanas
	Hemorragia pulmonar
No pulmonares	Cardiopatía congénita
	Traumatismo craneal/encefalopatía durante el parto
	Anemia grave
	Acidosis metabólica

Neumonía

La rotura prematura de las membranas, la corioamnionitis y el bajo peso predisponen al desarrollo de neumonía. Suele ser necesario explorar la posibilidad de infección en los neonatos con síndrome de dificultad respiratoria. Hay que administrar antibióticos de amplio espectro hasta que se disponga del resultado de estas pruebas.

Neumotórax

Se observan neumotórax espontáneos en más del 2% de los partos. Suelen ser asintomáticos, pero pueden causar disnea. También pueden ser secundarios a aspiración meconial, SDR o complicaciones de la ventilación. Su tratamiento se describe en la página 154.

Aspiración de leche

Es más frecuente en los prematuros, en los neonatos con disnea o en los que tienen lesiones neurológicas. Los bebés con displasia broncopulmonar presentan a menudo reflujo gastroesofágico, que les predispone a la aspiración. Los neonatos con paladar hendido también son propensos a aspirar secreciones respiratorias o leche.

Hipertensión pulmonar persistente del neonato

Esta complicación potencialmente mortal suele asociarse con asfixia en el parto, aspiración meconial, septicemia o SDR. En ocasiones, se trata de una alteración primaria. Como consecuencia de la elevada resistencia vascular pulmonar se producen cortocircuitos derecha-izquierda en los pulmones, en las aurículas y en el conducto arterioso. La cianosis aparece de inmediato tras el nacimiento. No suelen producirse soplos cardíacos ni signos de insuficiencia cardíaca. La radiografía de tórax muestra un corazón de tamaño normal y a veces hipovascularización pulmonar. Hay que realizar un ecocardiograma urgente para descartar la presencia de malformación cardíaca congénita.

En la mayoría de los casos, son necesarias la ventilación mecánica y la asistencia circulatoria para proporcionar la oxigenación adecuada. El óxido nitroso inhalado, un potente vasodilatador, puede ser beneficioso. Últimamente ha empezado a utilizarse otro vasodilatador, el sildenafil. A veces resultan útiles la ventilación de alta frecuencia o la ventilación oscilante. En los casos graves está indicada la oxigenación mediante membrana extracorpórea (ECMO), que somete al neonato a circulación extracorpórea cardíaca y pulmonar durante varios días, pero sólo se realiza en algunos centros especializados.

Hernia diafragmática

Se produce en alrededor de 1 de cada 4.000 nacimientos. En la actualidad, la mayoría se diagnostican en la ecografía sistemática prenatal. En el período neonatal suelen debutar con falta de respuesta a la reanimación o como disnea. La mayoría de los pacientes presentan herniación del contenido abdominal en el lado izquierdo a través del orificio posterolateral del diafragma. Como consecuencia, el latido del ápex y los ruidos cardíacos están desplazados hacia la derecha, con aireación deficiente del hemitórax izquierdo. La reanimación enérgica puede provocar neumotórax del pulmón normal, con lo que se agrava la situación. El diagnóstico de confirmación se realiza mediante radiología torácica y abdominal (fig. 10.22). Una vez establecido un diagnóstico de sospecha, hay que hacer pasar una sonda nasogástrica larga y aplicar succión para evitar la distensión del intestino intratorácico. Tras la estabilización, se repara la hernia diafragmática con cirugía, si bien el mayor problema de estos neonatos es la hipoplasia pulmonar, dado que la compresión de las vísceras herniadas durante todo el embarazo ha impedido el desarrollo pulmonar fetal. Si existe hipoplasia pulmonar, la mortalidad es alta. La ECMO se ha utilizado para proporcionar asistencia respiratoria durante el pre y el postoperatorio.

Otras causas

En la tabla 10.3 se enumeran otras causas de disnea. Cuando la causa es la insuficiencia cardíaca se escuchan en la auscultación ruidos cardíacos anómalos y/o soplos. Un signo útil es la hepatomegalia producida por congestión venosa. Hay que palpar los pulsos arteriales femorales, dado que la coartación aórtica y la interrupción del cayado aórtico son causas importantes de insuficiencia cardíaca en los recién nacidos.

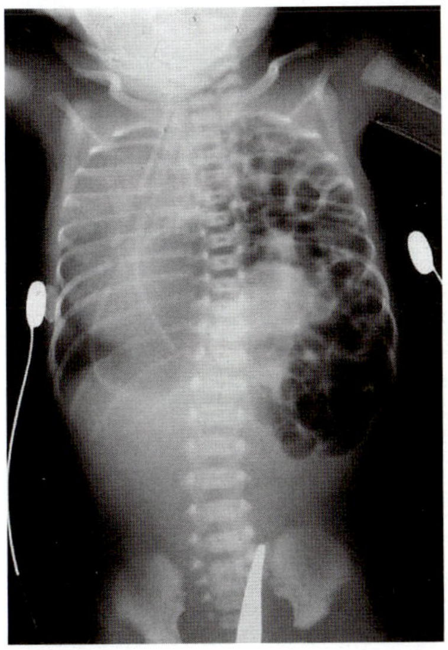

Figura 10.22 Radiografía de tórax en un caso de hernia diafragmática, que muestra la presencia de asas intestinales en la parte izquierda del tórax y el desplazamiento mediastínico.

Infección

Infección de aparición temprana (<48 horas)

Los recién nacidos están expuestos a una gran variedad de patógenos en el canal del parto. El riesgo de infección aumenta cuando se ha producido una ruptura prematura de membranas, sobre todo si ha evolucionado a corioamnionitis, si la madre tiene fiebre o si el recién nacido es pretérmino. Generalmente, la vía de infección es ascendente, desde el cérvix a las membranas, el líquido amniótico y hacia las vías respiratorias fetales. Normalmente, se presenta con disnea, apnea e inestabilidad de la temperatura (cuadro 10.2). Se realiza una radiografía de tórax, además de una exploración completa que incluya hemograma completo para detectar neutropenia y hemocultivos. Es útil medir un reactante de fase aguda (proteína C reactiva), pero tarda 12-24 horas en aumentar, por lo que un resultado normal no excluye la infección, pero dos resultados normales consecutivos son una prueba importante de que no existe infección. No se debe esperar al resultado de los cultivos para comenzar la antibioterapia. Se administran antibióticos intravenosos para cubrir estreptococos del grupo B, *Listeria monocytogenes* y otros microorganismos grampositivos (por lo general benzilpenicilina o amoxicilina), combinados con antibióticos que cubran los gramnegativos (generalmente, un aminoglucósido como gentamicina). Si los cultivos y la PCR son negativos y el neonato mejora clínicamente, los antibióticos pueden retirarse a las 48 horas. Si el hemocultivo es positivo o si existen signos neurológicos, debe realizarse el estudio citológico y cultivo del LCR.

Cuadro 10.2 Características clínicas de la sepsis neonatal

- Fiebre o labilidad térmica o hipotermia
- Anorexia
- Vómitos
- Apnea y bradicardia
- Dificultad respiratoria
- Distensión abdominal
- Ictericia
- Neutropenia
- Hipo/hiperglucemia
- Shock
- Irritabilidad
- Convulsiones
- Letargo, somnolencia
- *En la meningitis:*
- Fontanela tensa o prominente
- Retracción de la cabeza (opistótonos)

Infección de aparición tardía (>72 horas)

Generalmente, después de las 72 horas el origen de la infección es el entorno del recién nacido. La forma de presentación suele ser inespecífica (cuadro 10.2). Las infecciones nosocomiales son un riesgo inherente a las unidades neonatales y a las salas posnatales. Todo el personal ha de ser estricto en las medidas de higiene (lavado de manos eficaz) para prevenir la transmisión. En las unidades de cuidados intensivos, la otra fuente principal de infección son los catéteres que se utilizan para la alimentación parenteral o para el muestreo gasométrico arterial, los tubos endotraqueales y las técnicas invasivas que interrumpen la barrera protectora cutánea. El patógeno más frecuente en esta situación es *Staphylococcus* coagulasa negativo *(S. epidermidis)*, pero la variedad de microorganismos es amplia e incluye *S. aureus, Escherichia coli,* varias especies de *Pseudomonas* e infecciones fúngicas como *Candida*. El tratamiento inicial (p. ej., con flucloxacilina y gentamicina) se dirige a cubrir la mayoría de los estafilococos y los bacilos gramnegativos. Si el microorganismo es resistente a estos antibióticos o el estado del neonato no mejora, puede ser necesario utilizar antibióticos más potentes (p. ej., vancomicina). Las mediciones periódicas de un reactante de fase aguda son útiles para controlar la respuesta terapéutica.

La meningitis neonatal, aunque infrecuente, tiene una mortalidad del 20-50%, y un tercio de los supervivientes presentan secuelas graves. Su forma de presentación es la misma que la de otras formas de sepsis neonatal. La fontanela prominente y la hiperextensión del cuello y la espalda (opistótonos) son signos tardíos. Hay que administrar ampicilina o penicilina y una cefalosporina de tercera generación (p. ej.; cefotaxima, que penetra en el LCR) si se sospecha meningitis. Entre las complicaciones se incluyen abscesos cerebrales, ventriculitis, hidrocefalia, sordera y deterioro del desarrollo neurológico.

Algunas infecciones específicas

Infección por estreptococos del grupo B

Entre el 15 y el 30% de las gestantes son portadoras de estreptococos del grupo B en las heces o la vagina. La transmisión materno-fetal se produce durante el parto o por vía ascendente poco después del nacimiento. Más de la mitad de estos niños portan el microorganismo, en la piel o en las mucosas, pero sólo el 1% adquieren la enfermedad. La incidencia de la enfermedad varía mucho entre los distintos países, entre 1 y 5 por cada 1.000 nacidos vivos. En los nacidos pretérmino el riesgo es mayor. La presentación precoz comienza típicamente como una neumonía en el día 1 de vida, septicemia y a veces meningitis. La mortalidad supera el 10%. La presentación tardía, entre 3 días y 3 meses de edad, es menos frecuente. Suele provocar meningitis o infecciones localizadas, como osteomielitis o artritis séptica. En los recién nacidos pretérmino, el riesgo es más alto.

Las madres portadoras de *Streptococcus* del grupo B pueden ser identificadas por detección sistemática a las 35-38 semanas de edad gestacional, tal y como se hace en EE.UU., Australia y otros países, y si los resultados son positivos, pueden administrarse antibióticos preventivos durante el parto a las madres. La tasa de infección neonatal ha descendido considerablemente en estos países. En el RU la tasa de infección es inferior a la que existía inicialmente en Estados Unidos y Australia, y se recomienda hacer las pruebas de detección selectiva a las madres que tienen más riesgo (si han tenido antes un hijo con infección por estreptococos del grupo B, parto prematuro, rotura prematura de las membranas o fiebre >38 °C durante el parto) y administrar antibióticos durante el parto si los resultados han sido positivos.

Infección por Listeria monocytogenes

La infección perinatal o neonatal por *Listeria* es infrecuente, pero grave. Se transmite a la madre a través de la comida, por ejemplo por leche no pasteurizada, quesos poco curados o pollo poco cocinado. Provoca un leve síndrome gripal en la madre, que también puede ser portadora asintomática en las heces o la vagina. La infección durante la gestación puede provocar aborto espontáneo, parto prematuro o infección fetal. El feto puede adquirir la infección por vía transplacentaria o por vía ascendente por el tracto genital o durante el parto. Un rasgo característico de la infección por *Listeria,* incluso en los prematuros, es la tinción meconial del líquido amniótico, que es muy infrecuente en las edades gestacionales precoces. En la forma de presentación precoz, ésta se produce durante el parto o en las primeras horas de vida por septicemia y neumonía, erupción diseminada y meningitis. La mortalidad es del 30%. En las formas de presentación tardía se produce a las 1-8 semanas de edad, con mayor frecuencia en forma de meningitis, y tiene mejor pronóstico.

Infecciones por gramnegativos

Escherichia coli y otros microorganismos gramnegativos que pueden estar presentes en heces o portarse en la vagina suelen ser la causa más frecuente de sepsis precoz en el recién nacido. En el RU y en EE.UU., hoy día es más frecuente la infección por estreptococos del grupo B.

Conjuntivitis

Los ojos legañosos son frecuentes en el período neonatal, sobre todo a partir del tercer o cuarto día de vida. El único tratamiento necesario consiste en limpiar con suero salino o agua, y la afectación se cura de forma espontánea. Cuando la secreción es más problemática, es posible que la causa sea una infección estafilocócica o estreptocócica, que puede tratarse con un antibiótico tópico en forma de pomada ocular, por ejemplo neomicina.

La infección gonocócica es la causa más probable de secreción purulenta con hinchazón de los párpados en las primeras 48 horas de vida. Hay que realizar una tinción de Gram urgente de la secreción, así como cultivo, e iniciar tratamiento inmediato, ya que puede producirse ceguera permanente. En el RU y en EE.UU., donde la resistencia a la penicilina constituye un problema, hay que administrar una cefalosporina de tercera generación por vía intravenosa. Los ojos deben lavarse con frecuencia.

La infección ocular por *Chlamydia trachomatis* suele aparecer en forma de secreción purulenta, asociada

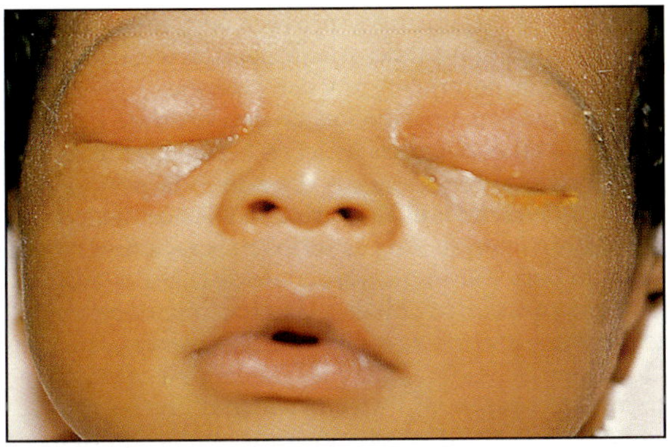

Figura 10.23 Secreción purulenta e hinchazón de párpados en un neonato de 8 días de edad. Ésta es la presentación característica de la conjuntivitis por *Chlamydia trachomatis*. Se demostró la ausencia de *Neisseria gonorrhoeae*.

con hinchazón de los párpados (fig. 10.23), en la primera o segunda semana de vida, pero también puede aparecer poco después del nacimiento. El microorganismo puede identificarse con una tinción inmunofluorescente. El tratamiento consiste en administrar eritromicina oral durante 2 semanas. También hay que explorar y tratar a la madre y a su pareja.

Infección umbilical

El ombligo se seca y cae durante los primeros días de vida. Si la piel que rodea el ombligo se inflama, está indicado administrar antibióticos sistémicos. En ocasiones, el ombligo continúa presentando secreción porque un granuloma umbilical está impidiendo su involución. Esta situación se trata con la aplicación de nitrato de plata, protegiendo la piel adyacente para evitar las quemaduras químicas o haciendo una ligadura en la base del muñón expuesto.

Infección por virus del herpes simple (VHS)

La infección neonatal por VHS es infrecuente, con una incidencia de 1 por cada 3.000 a 1 por cada 20.000 nacidos vivos. Suele transmitirse durante el paso a través del canal del parto infectado o por vía ascendente. La mayoría de las infecciones son por VHS-2. El riesgo de un recién nacido de una madre con primoinfección genital es elevado, en torno al 40%, mientras que el riesgo durante las recidivas maternas no llega al 3%. En la mayoría de los pacientes con infección por VHS su aparición es inesperada, dado que la primoinfección materna es asintomática o inespecífica.

La infección es más frecuente en los prematuros. La presentación puede producirse en cualquier momento hasta las 4 semanas de edad, en forma de lesiones herpéticas localizadas cutáneas u oculares, o como encefalitis o enfermedad diseminada. La mortalidad por enfermedad localizada es baja, si bien la enfermedad diseminada tiene una elevada mortalidad y una considerable morbilidad entre los supervivientes, incluso si se trata con aciclovir. Si se detecta primoinfección en la madre o ésta presenta lesiones genitales herpéticas en el momento del parto, está indicada la cesárea electiva. Las mujeres con antecedentes de infección genital recidivante pueden tener partos vaginales, ya que el riesgo de infección neonatal es muy bajo y el tratamiento de la madre antes del parto reduce al mínimo la presencia de virus en el momento del parto. Se puede administrar aciclovir de forma profiláctica al bebé durante el período de riesgo, pero su eficacia no se ha demostrado.

Hepatitis B

Hay que vacunar poco después del parto a los hijos de madres positivas para el antígeno de superficie de la hepatitis B (HbsAg) para evitar la transmisión vertical. El ciclo de vacunación debe completarse durante la lactancia y comprobar la respuesta de anticuerpos. Los bebés con mayor riesgo de convertirse en portadores crónicos son aquéllos cuyas madres son antígeno «e» positivas, pero no tienen anticuerpos anti-e. Estos niños también deben recibir inmunización pasiva con inmunoglobulina de la hepatitis B durante las primeras 24 horas de vida.

Los hijos de madres HBs-Ag positivas deben ser vacunados contra la hepatitis B.

Crisis convulsivas neonatales

Muchos niños se asustan con facilidad o tiemblan cuando se les estimula, o se sobresaltan de forma extraña durante el sueño activo. Sin embargo, las crisis convulsivas no pueden provocarse mediante estímulos. Típicamente, son movimientos repetitivos, rítmicos (clónicos) de las extremidades que persisten a pesar de las restricciones y suelen acompañarse de movimientos oculares y cambios respiratorios. Actualmente, muchas unidades de neonatología utilizan el EEG de canal único continuo (EEG integrado amplificado, también denominado monitor de la función cerebral) para poder confirmar los cambios que se producen en las descargas eléctricas del cerebro. En el cuadro 10.3 se enumeran las causas de las convulsiones.

Siempre que se sospechen convulsiones clínicamente hay que descartar o tratar inmediatamente la hipoglucemia y la meningitis. Se debe realizar una ecografía cerebral para detectar posibles hemorragias o malformaciones cerebrales. Para poder identificar las lesiones cerebrales isquémicas o algunas malformaciones cerebrales es necesario realizar una RM del

Cuadro 10.3 Etiología de las convulsiones neonatales

- Encefalopatía hipoxicoisquémica
- Infarto cerebral
- Septicemia/meningitis
- Metabólicas
  - Hipoglucemia
  - Hipo/hipernatremia
  - Hipocalcemia
  - Hipomagnesemia
  - Errores innatos del metabolismo
  - Dependencia de piridoxina
- Hemorragia intracraneal
- Malformaciones cerebrales
- Síndrome de abstinencia de drogas, por ejemplo por consumo materno de opiáceos
- Infección congénita
- Kernicterus

cerebro. En lo posible, el tratamiento debe ser etiológico. Las convulsiones continuas o recidivantes se tratan con anticonvulsivos, aunque su eficacia para eliminarlas es mucho peor que en los niños más mayores. El pronóstico depende de la causa subyacente.

Infarto cerebral (accidente cerebrovascular neonatal)

El infarto del área que irriga la arteria cerebral media puede presentarse con convulsiones a las 12-48 horas en los lactantes nacidos a término. Estas convulsiones pueden ser locales o generalizadas. Al contrario que en los lactantes con encefalopatía hipoxicoisquémica, no se observan otras características clínicas anormales. El diagnóstico se confirma mediante una RM (fig. 10.24). Se cree que el mecanismo es trombótico, por tromboembolia de los vasos placentarios o a veces puede ser secundario a una trombofilia hereditaria. A pesar de las anomalías evidentes que se observan en la RM, el pronóstico es relativamente bueno, y sólo se produce hemiparesia o epilepsia más adelante a lo largo de la lactancia o al principio de la infancia en el 20% de los casos.

Hipoglucemia

Es más frecuente durante las primeras 24 horas de vida en los bebés con retraso del crecimiento intrauterino, prematuridad, hijos de madres diabéticas, niños grandes para su edad gestacional, hipotérmicos, policitémicos o con cualquier otra enfermedad. Los neonatos con retraso del crecimiento y los prematuros tienen depósitos de glucógeno deficientes, mientras que los hijos de diabéticas tienen suficientes depósitos de glucógeno, pero la hiperplasia de los islotes de Langerhans pancreáticos provoca hiperinsulinemia. Los síntomas comprenden agitación, irritabilidad, apnea, letargia, somnolencia y convulsiones.

No existe una definición de consenso de la hipoglucemia en el neonato. Muchos bebés toleran glucemias bajas en los primeros días de vida porque son capaces de utilizar el ácido láctico y las cetonas como fuentes de energía. Los estudios más recientes sugieren que para que el pronóstico de desarrollo neurológico sea óptimo, los niveles de glucemia deben mantenerse por encima de los 2,6 mmol/l, aunque durante las primeras 24 horas de vida muchos neonatos asintomáticos presentan transitoriamente niveles de glucemia inferiores. Está demostrado que la hipoglucemia sintomática y prolongada produce minusvalías neurológicas permanentes.

La hipoglucemia suele prevenirse aumentando la frecuencia de las tomas de leche, así como su instauración precoz. En los neonatos con mayor riesgo de hipoglucemia hay que controlar periódicamente la glucemia mediante tira reactiva. Si en un lactante asintomático se producen dos resultados bajos (es decir, glucosa <2,6 mmol/l) a pesar de que su alimentación es adecuada o un resultado muy bajo (es decir, glucosa <1,6 mmol/l), debe administrarse glucosa mediante una infusión intravenosa para mantener la concentración de glucosa >2,6 mmol/l. Puede ser necesario aumentar la concentración de dextrosa intravenosa del 10 al 15%, e incluso al 20%. La hipoglucemia debe confirmarse en el laboratorio. Las infusiones intravenosas de glucosa a altas concentraciones deben administrarse a través de un catéter venoso central para evitar la extravasación a los tejidos, que podría causar necrosis cutánea e hipoglucemia reactiva. Si se complica o se retrasa la instauración de la infusión, o bien no se consigue una respuesta satisfactoria, se puede administrar glucagón o hidrocortisona.

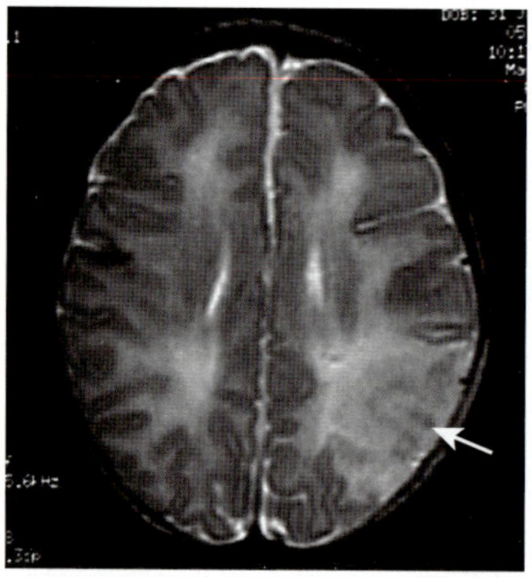

Figura 10.24 RM en la que se aprecia infarto de la zona irrigada por una rama de la arteria cerebral media izquierda.

Trastornos craneofaciales

Labio y paladar hendidos

El labio hendido (fig. 10.25a) puede ser uni o bilateral. Es consecuencia de un fallo en la fusión de los procesos frontonasal y maxilar. En los casos bilaterales, el premaxilar está en anteversión. El paladar hendido se debe a un fallo en la fusión del proceso palatino con el septo nasal. El labio y el paladar hendidos afectan a alrededor de 0,8 de cada 1.000 bebés. La mayoría son de herencia poligénica, pero pueden formar parte de un síndrome polimalformativo, por ejemplo de una alteración cromosómica. Algunos casos se asocian con tratamiento anticonvulsivo de la madre. Pueden detectarse prenatalmente mediante ecografía.

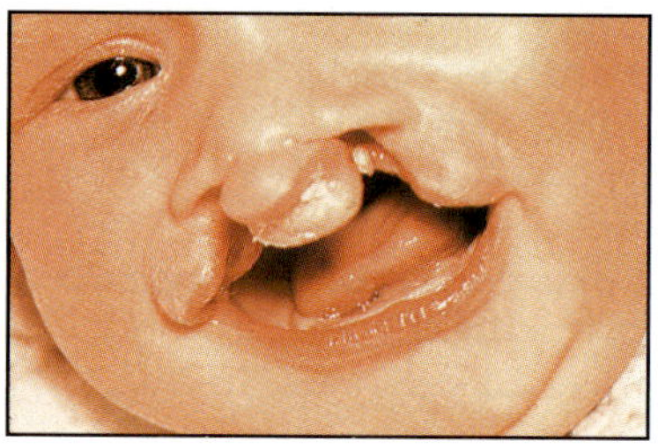

a)

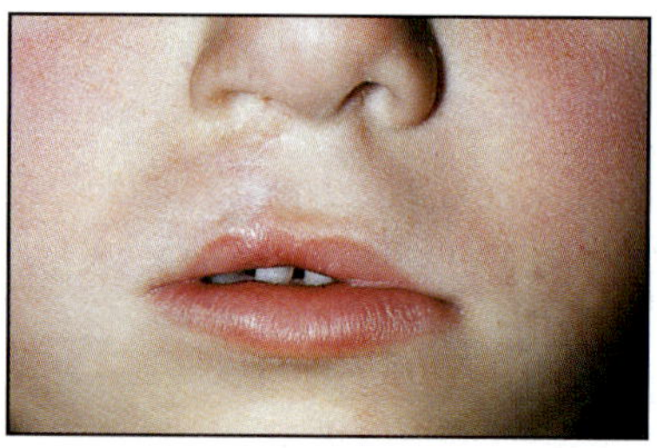

b)

Figura 10.25 Antes **(a)** y después **(b)** de la cirugía del labio hendido. Las fotografías que muestran los impresionantes resultados de la cirugía pueden ayudar a los padres a superar el disgusto inicial de tener un hijo afectado. (Cortesía de Mr. N. Waterhouse.)

La reparación quirúrgica del labio (fig. 10.25b) puede realizarse durante la primera semana de vida por razones estéticas, aunque algunos cirujanos opinan que los resultados mejoran si se retrasa la cirugía. El paladar suele repararse con varios meses de edad. Un paladar hendido puede dificultar la alimentación, aunque algunos lactantes pueden recibir lactancia materna sin problemas. Para facilitar la alimentación con biberón, pueden utilizarse tetinas especiales que impidan que la leche entre por la nariz y provoque ahogos. La colocación de una prótesis dental y el consejo ortodóncico facilitarán la alimentación posterior. La otitis media secretora es relativamente frecuente y se debe descartar en el seguimiento de estos niños. También son propensos a padecer otitis media aguda. Es preferible no realizar adenoidectomía, ya que se produce un hueco entre el paladar anormal y la nasofaringe, que agrava los problemas de alimentación y aumenta la vocalización nasal. Se requiere un equipo multidisciplinario, que incluya cirujanos plásticos y otorrinolaringólogos, pediatras, ortodoncistas, foniatras y logopedas. Los grupos de apoyo a los padres (como la Cleft Lip and Palate Association, CLAPA) proporcionan ayuda y consejo útiles para las familias.

Secuencia de Pierre-Robin

La secuencia de Pierre-Robin se asocia con micrognatia (fig. 10.26), desplazamiento posterior de la lengua (glosoptosis) y paladar blando hendido. Puede dificultar la alimentación debido a la caída de la lengua hacia atrás, que también obstruye la vía respiratoria superior y produce episodios de cianosis. El neonato puede presentar retraso del crecimiento durante los primeros meses. Si se produce la obstrucción de las vías respiratorias superiores, hay que tumbar al neonato hacia abajo para que la lengua y la pequeña mandíbula se desplacen hacia delante. La obstrucción persistente se puede tratar con intubación nasofaríngea. Más adelante, estas complicaciones se resuelven al crecer la mandíbula. El paladar hendido se puede reparar quirúrgicamente.

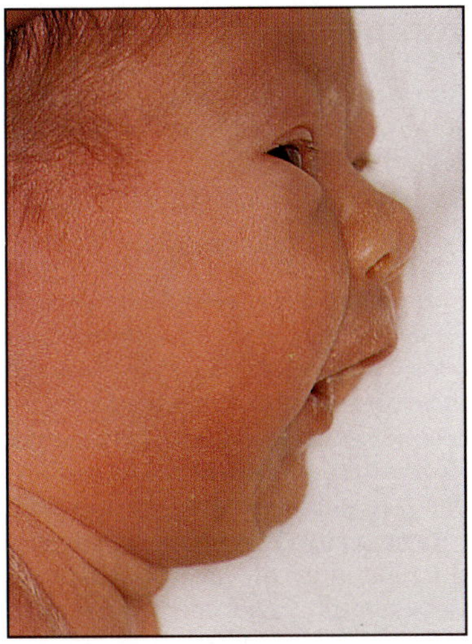

Figura 10.26 Micrognatia en la secuencia de Pierre-Robin.

Trastornos gastrointestinales

Atresia esofágica

La atresia esofágica suele asociarse con fístula traqueoesofágica (fig. 10.27). Se produce en 1 de cada 3.500 nacidos vivos y se asocia con polihidramnios durante la gestación. Si se sospecha, hay que pasar una sonda de calibre grueso para comprobar que llega hasta el estómago. Si no se diagnostica nada más nacer, la presentación clínica será en forma de salivación continua y babeo tras el nacimiento, asociado con ahogo y episodios de cianosis. Si no se diagnostica en este momento, el neonato toserá y se ahogará al alimentarlo. Puede aspirar saliva (o leche) a los pulmones desde la vía respiratoria superior o secreciones ácidas desde el estómago. Casi la mitad de los afectados presentan otras malformaciones congénitas, por ejemplo, como parte del complejo VACTERL (malformaciones vertebrales, anorrectales, cardíacas, traqueoesofágicas, renales y radiales). En la atresia esofágica, la radiografía de tórax confirma que la sonda no ha alcanzado el estómago, en cuyo caso hay que administrar succión continua a la sonda para reducir el riesgo de aspirar saliva y secreciones hasta el traslado a una unidad quirúrgica neonatal.

Obstrucción del intestino delgado

La detección prenatal es posible mediante ecografía. Si no es así, la forma de presentación son los vómitos persistentes biliares, a no ser que la obstrucción se dé por encima de la ampolla de Vater. Inicialmente se puede expulsar meconio, pero después su expulsión

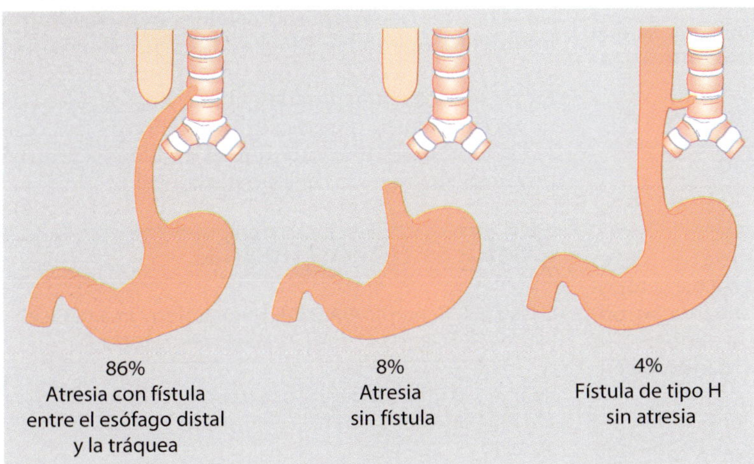

Figura 10.27 Atresia esofágica y fístula traqueoesofágica.

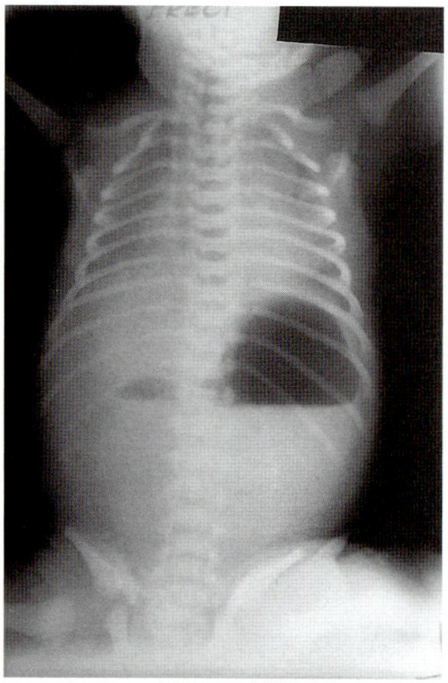

Figura 10.28 Radiografía abdominal en un caso de atresia duodenal, que muestra la «doble burbuja» producida por distensión del estómago y del bulbo duodenal. No se observa aire distalmente.

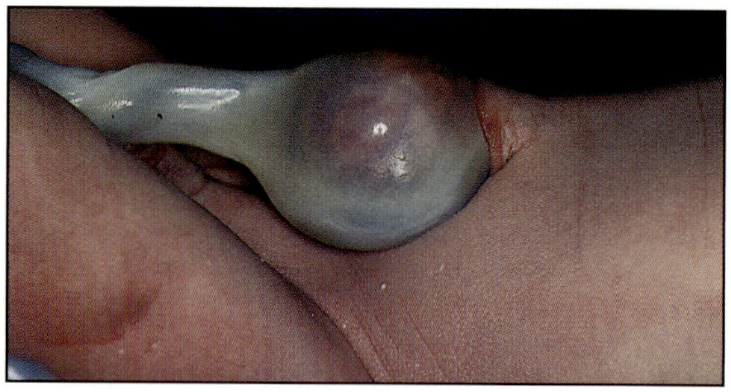

Figura 10.29 Pequeño onfalocele, con presencia de asas intestinales encerradas en el ombligo. Hay que tener cuidado de no poner una pinza de cordón umbilical en estas lesiones.

se retrasará o no se producirá. La distensión abdominal es más llamativa cuanto más distal sea la obstrucción. Las obstrucciones altas se presentan de forma precoz, poco después del nacimiento, pero las más bajas pueden pasar inadvertidas durante días.

Las causas de obstrucción del intestino delgado son:

- Atresia o estenosis duodenal (fig. 10.28). La tercera parte de estos bebés tienen síndrome de Down, que a su vez se asocia con otras malformaciones congénitas.
- Atresia o estenosis del yeyuno o del íleon. Puede ser multifocal.
- Malrotación con vólvulo. Alteración peligrosa porque puede provocar infarto de todo el intestino.
- Íleo meconial. Impactación de meconio espeso, de consistencia densa, que se impacta en el íleon terminal; casi todos estos pacientes tienen fibrosis quística.
- Tapón meconial. Tapón de meconio espeso que provoca obstrucción intestinal baja.

El diagnóstico se realiza por los síntomas clínicos y por la demostración radiológica de obstrucción intestinal. La atresia o la estenosis del intestino y la malrotación se tratan quirúrgicamente, una vez corregidos los desequilibrios hidroelectrolíticos. El tapón de meconio suele expulsarse de forma espontánea. El íleo meconial se disuelve utilizando gastrografin como medio de contraste.

Obstrucción del intestino grueso

Sus causas son:

- *Enfermedad de Hirschsprung.* Ausencia de plexo mientérico rectal, que puede extenderse hacia el colon. El bebé no expulsa el meconio durante las primeras 48 horas de vida, con lo cual el abdomen se distiende. Alrededor del 15% se presentan como enterocolitis aguda (v. cap. 13).
- *Atresia rectal.* Ausencia de ano en su localización habitual. Las lesiones son altas o bajas, dependiendo de si el intestino termina por encima o por debajo del músculo elevador del ano. En las lesiones altas existe una fístula en la vejiga o la uretra en los chicos, o en la vagina o la vejiga en las chicas. El tratamiento es quirúrgico.

Los vómitos biliares proceden de una obstrucción intestinal hasta que se demuestre lo contrario.

Onfalocele/gastrosquisis

Estas lesiones suelen diagnosticarse prenatalmente (v. cap. 9). En el onfalocele, el contenido abdominal protruye a través del anillo umbilical, cubierto por un saco transparente formado por la membrana amniótica y el peritoneo (fig. 10.29). Suele asociarse con otras malformaciones congénitas más graves. En la gastrosquisis, el intestino protruye a través de un orificio en la pared abdominal anterior, adyacente al ombligo, sin que exista un saco que lo recubra (v. fig. 9.2). No se asocia con otras malformaciones congénitas.

La gastrosquisis conlleva un riesgo mucho mayor de deshidratación y pérdida de proteínas, por lo que el abdomen en estos casos debe envolverse con varias capas de película adhesiva para minimizar la pérdida de líquidos y de calor. Hay que colocar una sonda nasogástrica, que se debe aspirar con frecuencia, y establecer una infusión intravenosa de dextrosa. En ocasiones es necesario aportar coloides para sustituir a las proteínas perdidas. Muchas de estas lesiones pueden repararse con la sutura primaria del abdomen. En las lesiones muy grandes, el intestino se coloca en un saco de silastic que se sutura a los bordes de la pared abdominal, de forma que el contenido retorna progresivamente a la cavidad peritoneal.

Lecturas recomendadas

Lissauer T, Fanaroff A A 2006 Neonatology at a glance. Blackwell Science, Oxford. *Pequeño libro ilustrado*

Rennie J M 2005 Roberton's textbook of neonatology, 4th edn. Elsevier Churchill Livingstone. *Exhaustivo libro de texto*

11

Crecimiento y pubertad

El crecimiento humano se divide en cuatro fases (fig. 11.1).

Fetal

Ésta es la fase de crecimiento más rápido, en la que se alcanza alrededor del 30% de la talla final. El tamaño del niño en el momento del nacimiento viene determinado por el de la madre y por el aporte nutricional placentario, que además regula los factores de crecimiento (IGF-2, lactógeno placentario humano e insulina). El retraso del crecimiento intrauterino y la prematuridad extrema pueden dar lugar a una talla corta permanente.

Lactancia

El crecimiento durante la lactancia, hasta los 18 meses de edad, también depende estrechamente de una adecuada nutrición. Se precisan, asimismo, una buena salud y una función tiroidea normal. Esta fase se caracteriza por una tasa de crecimiento rápida, pero en desaceleración, y representa el 15% de la talla total. Al final de esta fase, la estatura de los niños evoluciona desde su longitud fetal, que está determinada en gran medida por el entorno uterino, a su altura determinada genéticamente. La inadecuada tasa de aumento de peso durante esta fase se denomina «retraso de crecimiento».

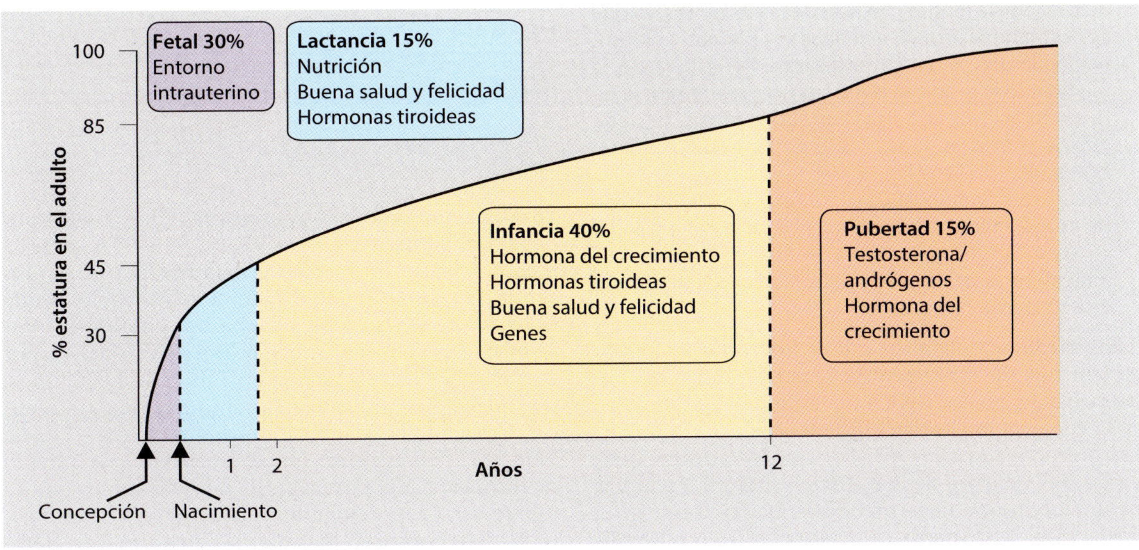

Figura 11.1 Diagrama representativo de las fases de crecimiento en la infancia. Las fases fetal y de lactancia dependen sobre todo de una adecuada nutrición, mientras que la infancia y la pubertad son fases dependientes de la hormona de crecimiento y de otras hormonas.

Infancia

Constituye una fase larga de crecimiento lento, pero regular, que contribuye al 40% de la talla final. El principal determinante del crecimiento del niño durante esta fase es la secreción de hormona de crecimiento hipofisaria (GH), que produce factor de crecimiento similar a insulina 1 (IGF-1) en las epífisis y depende de una nutrición adecuada y una buena salud. La tiroxina, la vitamina D y los esteroides también afectan a la división celular del cartílago y a la formación de hueso. La tristeza crónica profunda puede disminuir la secreción de GH y es responsable de la talla corta de origen psicosocial.

Pico de crecimiento puberal

Las hormonas sexuales, sobre todo la testosterona y el estradiol, afianzan el aumento de la talla y estimulan la secreción de GH. Ello añade un 15% más a la talla final. Los mismos esteroides sexuales provocan la fusión de las placas de crecimiento epifisarias, con lo que se interrumpe el crecimiento. Si la pubertad es precoz, lo que no es infrecuente en las niñas, la talla final es menor debido a la fusión temprana de las epífisis.

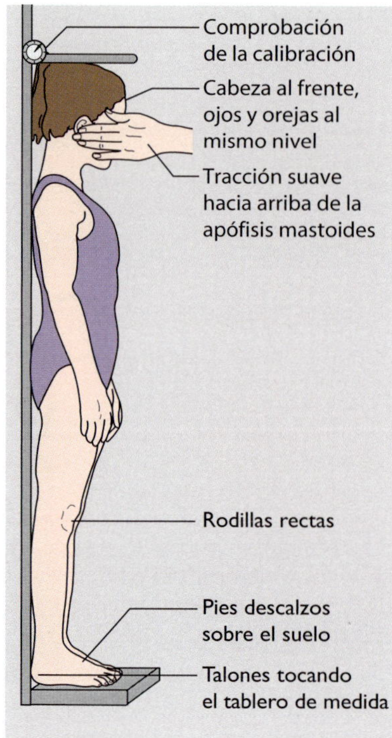

Figura 11.2 Medida exacta de la altura en los niños.

Medidas

El crecimiento debe medirse exactamente, prestando atención a que la técnica de medición y la tabulación de los datos sean exactas:

- Peso. Se determina fácilmente y con exactitud mediante básculas electrónicas, si bien el lactante o el niño deben estar desnudos o vestidos sólo con ropa interior porque el aumento de peso de 1 mes o de 1 año puede corresponder a un pañal mojado o a un pantalón vaquero, respectivamente.
- Altura. El equipo debe calibrarse con regularidad. En los niños mayores de 2 años, la altura en pie se mide tal y como se ilustra en la figura 11.2. En los menores de 2 años, la longitud se debe medir horizontalmente (fig. 11.3), con la ayuda de la madre. En ocasiones, es difícil medir la longitud exacta de los lactantes, ya que es necesario mantener estiradas sus piernas y se sienten incómodos al ser inmovilizados. Por esta razón, la medida de la longitud del lactante suele omitirse en la exploración periódica, aunque siempre se debe realizar si existen dudas sobre si el crecimiento es el adecuado.
- Circunferencia craneal. La circunferencia occipitofrontal es una medida del crecimiento de la cabeza y del cerebro. Se utiliza la media de tres mediciones. Es muy importante cuando existe retraso del desarrollo o se sospecha hidrocefalia.

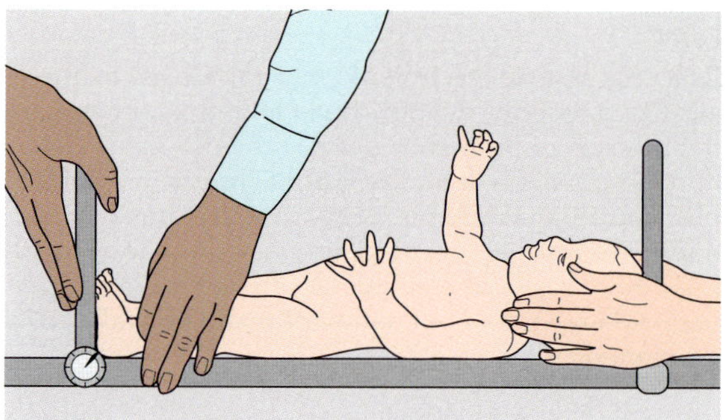

Figura 11.3 Medida de la longitud en los neonatos y niños pequeños. Se necesita un ayudante para sujetar rectas las piernas.

Estas medidas deben ser tabuladas como un punto en una tabla de crecimiento por percentiles. Las pautas poblacionales se deben poner al día y calibrar en cada generación para incluir la tendencia a la pubertad precoz y a una mayor altura de los adultos derivadas de la mejora de la nutrición infantil. La altura de una población tiene una distribución normal y la desviación de la media se puede medir en percentiles o por la desviación estándar (fig. 11.4). Los intervalos elegidos en las actuales tablas de referencia de crecimiento de 1990 en el Reino Unido (RU) están a dos tercios de la desviación estándar y corresponden, aproximadamente, a los percentiles 25, 9, 2 y 0,4 por debajo de la media y a los 75, 91, 98 y 99,6 sobre la media. Cuanto más alejado de la media esté el percentil correspondiente al niño, más probable es que la causa de su talla baja o alta sea patológica. Por ejemplo, los valores por debajo del percentil 0,4 o por encima del 99,6 sólo se dan en 4 de cada 1.000 niños, por lo que pueden utilizarse como criterio para remitir al paciente de la atención primaria al especialista. Nunca se debe valorar un parámetro de crecimiento de forma aislada; por ejemplo, un niño con bajo peso puede ser proporcionado para su altura si es bajo, pero debe considerarse anormal si es alto. Las medidas periódicas se utilizan para poner de manifiesto el patrón y determinar el ritmo de crecimiento. Son muy útiles en el diagnóstico y seguimiento de muchas alteraciones pediátricas.

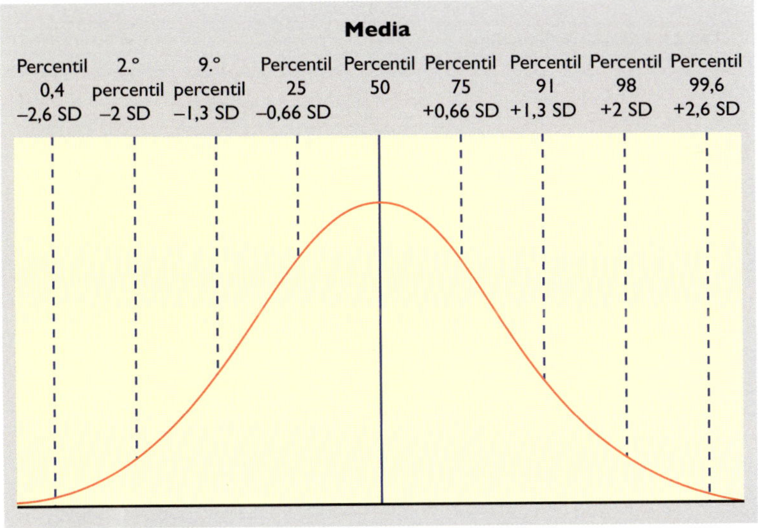

Figura 11.4 Interpretación de las tablas de referencia de crecimiento en el RU. Las líneas se dibujan en la media y a intervalos de dos tercios de la desviación estándar (SD, del inglés standard deviation) de anchura. En el diagrama se muestran los percentiles.

Resumen

Con respecto a las medidas de los niños:
- Deben ser exactas para poder evaluar el crecimiento.
- Los parámetros del crecimiento se representan en gráficas.
- Se considera que la altura no es normal si:
  - Las medidas se encuentran fuera de los percentiles 2.° o 98 si la estatura media parental no es baja ni alta.
  - Existen discrepancias notables entre el peso y la altura.
  - Las medidas periódicas cruzan las líneas de los percentiles después del primer año de vida.

Pubertad

La pubertad es el período que comienza con una secuencia bien definida de cambios a los que se asignan estadios, como se muestra en las figuras 11.5 y 11.6.

En las *niñas,* las características de la pubertad son:

- Desarrollo mamario. Es el primer signo, que suele comenzar entre los 8,5 y los 12,5 años.
- Crecimiento del vello púbico y rápido aumento de estatura. Se producen casi inmediatamente después del desarrollo mamario.
- Menarquia. Aparece en promedio 2,5 años después de iniciarse la pubertad y de los signos de la interrupción del crecimiento (en ese momento, sólo quedan en torno a 5 cm de ganancia de altura).

En los *niños:*

- Aumento de tamaño de los testículos por encima de los 4 ml de volumen medidos con un orquidómetro (fig. 11.7); es el primer signo de pubertad.
- Crecimiento de vello púbico. Posterior al aumento del volumen testicular; suele producirse entre los 10 y los 14 años de edad.
- Rápido aumento de estatura. Alrededor de 18 meses después, cuando el volumen testicular alcanza los 12-15 ml.

El estirón estatural en los varones se produce más tarde y es mayor que en las mujeres, y es responsable de la mayor talla final promedio de los primeros.

En *ambos sexos* se producen acné, vello axilar, olor corporal y cambios de carácter.

Si la pubertad es anormalmente precoz o tardía, puede valorarse con más exactitud:

- La edad ósea medida en una radiografía de muñeca, con la que se determina la maduración esquelética (fig. 11.8).
- En las niñas, ecografía pélvica para valorar el tamaño uterino y el grosor endometrial.

Resumen

Con respecto a la pubertad:
- El primer signo en las niñas es el desarrollo mamario y en los niños es el aumento de tamaño de los testículos.
- En las niñas, el aumento rápido de la estatura se produce poco después del desarrollo mamario, y en los niños se produce casi 18 meses después de que aparezca el primer signo de la pubertad.

Talla corta

Suele definirse como la altura por debajo del segundo (es decir, dos desviaciones estándar por debajo de la media) o 0,4 percentil (-2,6 SD). Sólo 1 de cada 50 niños tiene una estatura por debajo del segundo percentil y 1 de cada 250 por debajo del 0,4 percentil. La mayoría de estos niños son normales, aunque bajos, pero cuanto más se aleje su altura de estos percentiles, más probable es que exista una causa patológica. Sin embargo, el ritmo de crecimiento puede ser patológico mucho antes de que la altura del niño caiga por debajo de estos parámetros. Este retraso en el crecimiento puede detectarse cuando la curva de altura del niño en una tabla de crecimiento cae y atraviesa las líneas de percentiles. Este hecho permite identificar el retraso de crecimiento, aunque la altura del niño aún esté por encima del segundo percentil.

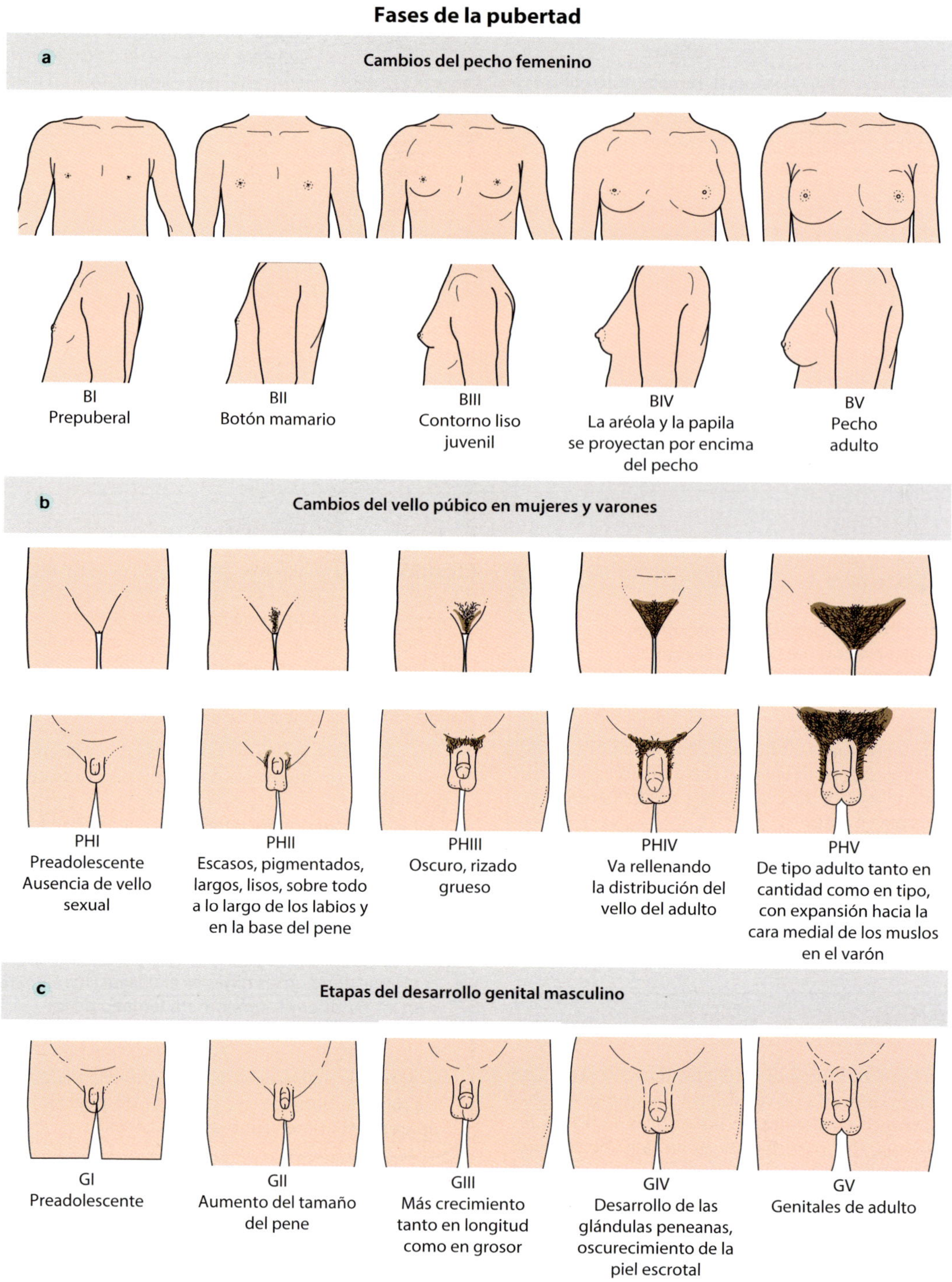

Figura 11.5 Dibujos esquemáticos de las fases de la pubertad femenina y masculina. Los cambios puberales se muestran de acuerdo con los estadios de la pubertad de Tanner.

La velocidad del crecimiento es un indicador sensible del retraso en el mismo. Dos mediciones *exactas* de la estatura separadas por 6 meses, o aún mejor por 1 año, permiten calcular la velocidad de crecimiento en cm/año (fig. 11.9). Esto se refleja en una tabla de altura/velocidad. Una velocidad de crecimiento persistentemente por debajo del percentil 25 es anormal y el niño tendrá talla baja. (Un niño alto con una altura sobre el percentil 98 crecerá a una velocidad aproximada en el 75 percentil; un niño con talla baja en el segundo percentil crecerá a una velocidad aproximada en el percentil 25, de modo que los límites del crecimiento normal están entre los percentiles 25 y 75.) Una de las desventajas de utilizar cálculos de velocidad de crecimiento es que son muy dependientes de la exactitud de las mediciones de la estatura, por lo que tienden a no utilizarse fuera de las unidades especializadas en crecimiento.

El percentil de altura en el que se encuentra el niño debe compararse con el percentil de peso y con una estimación del que le corresponde por su carga genética, y con la media calculada de la altura de sus padres (v. apéndice).

Desarrollo cronológico de la pubertad

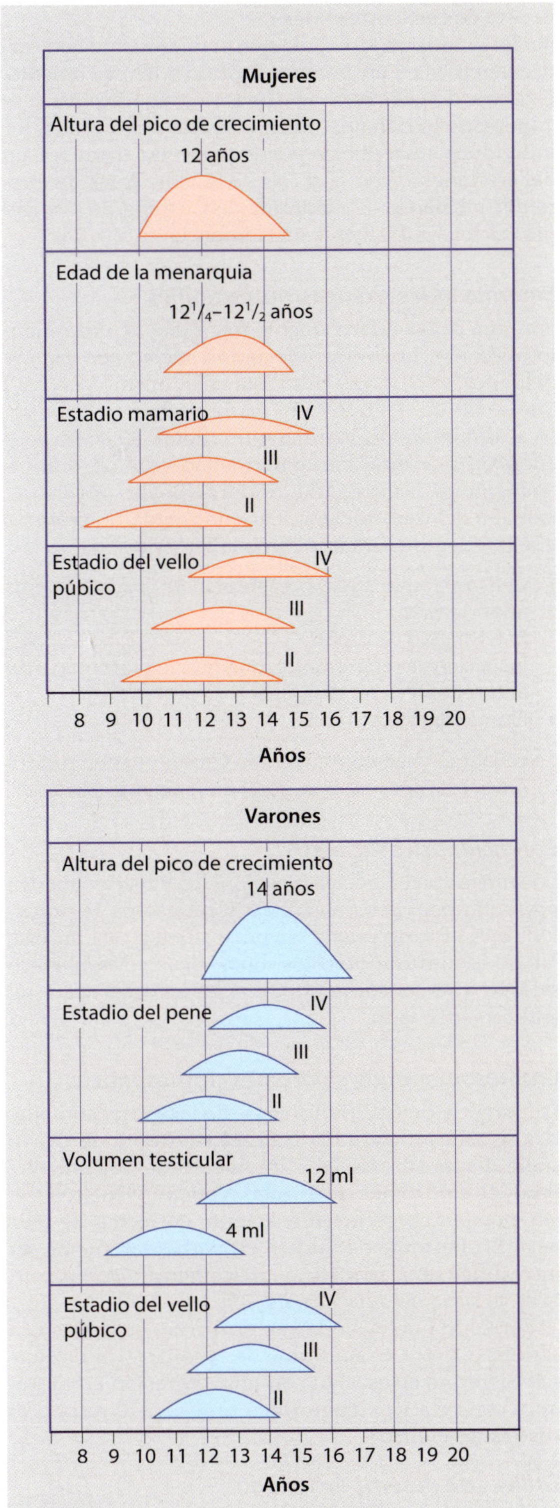

Figura 11.6 Desarrollo cronológico de la pubertad. Los cambios puberales se muestran en relación con las fases de la pubertad de Tanner. (Diagramas basados en Zitelli BJ, Davis HW, *Atlas of Pediatric Physical Diagnosis,* 2.ª ed., Lippincott, Filadelfia, 1992, y Johnson TR, Moore WM, Jeffries JE, *Children are Different,* 2.ª ed., Ross Laboratories, Division of Abbot Laboratories, Columbus, OH, 1978.)

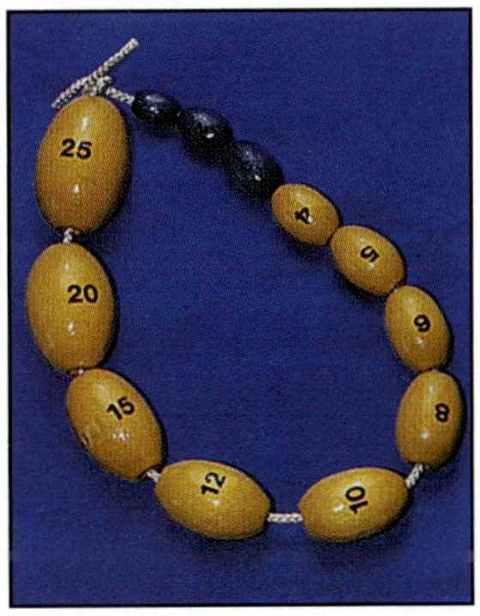

Figura 11.7 Orquidómetro para valorar el volumen testicular (en ml). (De Wales JKH, Rogol AD, Wit JM, *Pediatric Endocrinology and Growth,* Mosby-Wolfe, Londres, 2003, con permiso.)

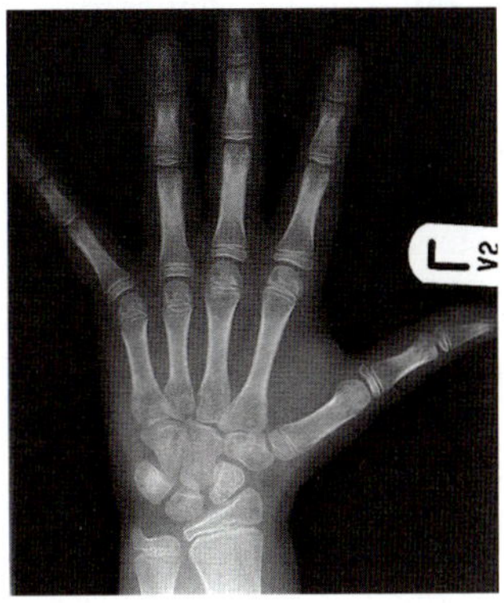

Figura 11.8 Radiografía de la muñeca izquierda y de la mano para determinar la edad ósea. Permite conocer la madurez ósea, valorando el aspecto y el estadio evolutivo de los centros de crecimiento epifisario mediante un sistema de graduación normalizado. La altura del niño puede compararse con la fase de maduración esquelética y predecir aproximadamente la altura del adulto.

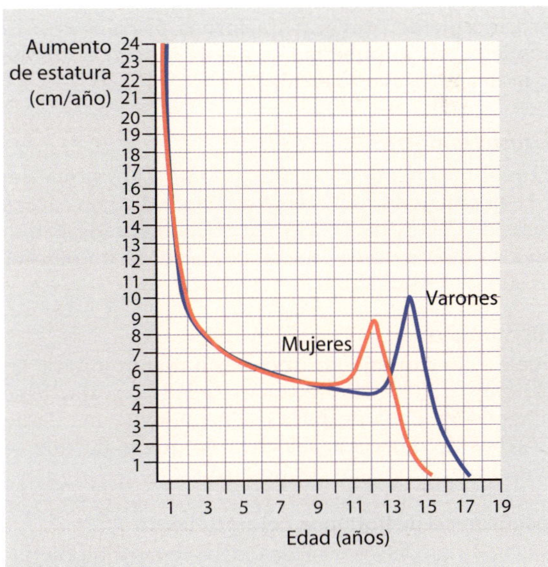

Figura 11.9 Tablas de velocidad de crecimiento en estatura para varones y mujeres (percentil 50), que demuestran que los varones son más altos que las mujeres porque tienen una fase de crecimiento infantil más prolongada, su pico de crecimiento estatural es mayor y su crecimiento se detiene más tarde.

La mayoría de los niños bajos son psicológicamente normales al ajustar el baremo a su tamaño. Sin embargo, pueden tener problemas escolares al ser objeto de bromas e intimidaciones o tener baja autoestima; además, tienen una gran desventaja en el deporte de competición. Los adultos suelen tratarles de forma inadecuada como si fueran menores de su edad real.

Causas (fig. 11.10)

Familiares

La mayoría de los niños con talla corta son hijos de padres bajos y están en el rango orientativo de la altura media de los mismos. A pesar de todo, hay que descartar que el niño o uno de sus padres no presenten alguna alteración hereditaria del crecimiento.

Retraso del crecimiento intrauterino y prematuridad extrema

Alrededor de la tercera parte de los niños que nacen con retraso del crecimiento intrauterino grave, o que son muy prematuros, continúan siendo pequeños.

Retraso constitucional del crecimiento y de la pubertad

Se trata de niños que presentan retraso de la pubertad, que suele ser familiar y del padre del mismo sexo. Es más frecuente en los varones. Se trata de una variante en el momento habitual de la pubertad, más que de una alteración. La dieta o el entrenamiento físico excesivo también lo inducen. El niño afectado no mostrará los mismos cambios de los caracteres sexuales secundarios que sus compañeros, y su edad ósea podría sufrir un ligero retraso. Estos niños tienen unas piernas largas en comparación con el tronco. Al final, acaban alcanzando la altura de referencia. Este proceso puede provocar trastornos psicológicos. El comienzo de la pubertad se puede inducir administrando andrógenos o estrógenos.

Causas endocrinológicas

El hipotiroidismo, la insuficiencia de hormona del crecimiento (GH) y el exceso de esteroides son causas raras de talla corta. Se asocian con sobrepeso relativo en los niños, es decir, que su peso está en un percentil superior a su altura.

Hipotiroidismo

Suele estar causado por tiroiditis autoinmunitaria en la infancia. El hipotiroidismo congénito (v. cap. 25) se diagnostica poco después del nacimiento mediante pruebas de detección selectiva, lo que evita que se produzcan anomalías del desarrollo.

Insuficiencia de hormona del crecimiento

Puede ser un defecto aislado o deberse a panhipopituitarismo. La función hipofisaria puede ser anormal a causa de malformaciones congénitas de la línea media, o deberse a un craneofaringioma (un tumor que afecta a la región hipofisaria), un tumor hipotalámico o un traumatismo craneoencefálico, meningitis o radiación craneal. El craneofaringioma suele presentarse en la infancia tardía y puede provocar alteraciones en el campo visual (de forma característica, una hemianopsia bitemporal, ya que comprime el quiasma óptico), atrofia del nervio óptico o papiledema en el fondo de ojo. En la insuficiencia de GH, la edad ósea está muy retrasada.

Exceso de corticosteroides

Suele ser iatrogénico, dado que el tratamiento con corticosteroides es un potente supresor del crecimiento. Este efecto puede reducirse de forma significativa si se administra el tratamiento en días alternos, pero en los individuos susceptibles puede presentar disminución del crecimiento con dosis relativamente bajas de esteroides inhalados. El síndrome de Cushing no iatrogénico es muy infrecuente en la infancia (v. cap. 25).

Enfermedades crónicas/nutricionales

Son una causa relativamente frecuente de crecimiento anómalo. Los niños afectados suelen ser bajos y delgados, es decir, su peso está en el mismo percentil que su altura. La nutrición inadecuada puede deberse a alimentación insuficiente, dietas restrictivas o anorexia asociadas con enfermedad crónica, o al incremento de las necesidades nutricionales por la aceleración del metabolismo. Las enfermedades crónicas que pueden presentarse como talla corta son:

- Celiaquía, que suele presentarse en los 2 primeros años de vida.
- Enfermedad de Crohn.
- Insuficiencia renal crónica, que puede presentarse sin antecedentes de nefropatía.
- Fibrosis quística.

La celiaquía y la enfermedad de Crohn pueden producir talla corta sin síntomas gastrointestinales asociados.

Carencias psicosociales

Los niños con carencias emocionales y físicas pueden presentar bajo peso, talla baja y retraso de la pubertad. Este proceso puede ser muy difícil o casi imposible de identificar, pero los niños alcanzarán el crecimiento que les corresponde si se les traslada a un entorno adecuado.

Cromosomopatías/síndromes cromosómicos

La mayoría de los síndromes y de las cromosomopatías se asocian con talla baja. El síndrome de Down suele diagnosticarse en el momento del nacimiento, pero los síndromes de Turner, Noonan y Russell-Silver pueden aparecer clínicamente en forma de talla baja. El síndrome de Turner, en particular, puede ser muy difícil de diagnosticar clínicamente y *debe descartarse en cualquier niña de talla baja.*

En tanto que el síndrome de Turner se asocia con cariotipo 45XO, el síndrome de Noonan y el de Russell-Silver no se asocian con una alteración cromosómica concreta y el diagnóstico se realiza al reconocer sus rasgos clínicos.

Talla corta desproporcionada

Se confirma midiendo:

- La altura sentado: desde la base de la columna a la cabeza.
- La longitud de la pierna subisquial: la altura total menos la altura sentado.

Existen tablas para valorar la corrección de las proporciones corporales. Este tipo de alteraciones son raras y su origen tiene que ver con alteraciones en la

Tabla 11.1 Estudio de la talla baja

Exploración	Significado
Radiografía de muñeca y mano para demostración de la edad ósea	Retraso leve en los casos de retraso constitucional del crecimiento y de la pubertad. Retraso importante en el hipotiroidismo y en la insuficiencia de hormona de crecimiento u otras causas endocrinológicas
Recuento completo de sangre periférica	Anemia en los casos de celiaquía o enfermedad de Crohn
Concentración de creatinina y electrólitos	Elevación de la concentración de creatinina en la insuficiencia renal crónica
Tirotropina (TSH)	Elevada en el hipotiroidismo
Cariotipo en niñas	45XO en el síndrome de Turner
Anticuerpos antiendomisio y antigliadina	Suelen ser positivos en la enfermedad celíaca
Proteína C reactiva (reactante de fase aguda)	Elevada en la enfermedad de Crohn
Pruebas de provocación de hormona del crecimiento (utilizando insulina, glucagón o arginina en centros especializados)	Insuficiencia de hormona del crecimiento
RM si existen síntomas/signos neurológicos	Craneofaringioma o tumor intracraneal

formación ósea, por ejemplo la acondroplasia y otras displasias que producen extremidades cortas. Si las piernas son muy cortas, puede estar indicado el tratamiento quirúrgico para alargarlas. El tronco puede ser corto por escoliosis grave o por ciertas enfermedades de depósito, como las mucopolisacaridosis.

Exploración y pruebas complementarias

La anotación de los pesos y de las alturas anteriores y actuales en una tabla de crecimiento adecuado, junto con las características clínicas, permite detectar la causa sin otras exploraciones complementarias. Las medidas de la altura y del peso previos deben figurar en el registro sanitario personal de cada niño. La edad ósea es útil, ya que se retrasa de forma significativa en algunas enfermedades endocrinológicas, por ejemplo en el hipotiroidismo y en la insuficiencia de GH, y se utiliza para calcular la posible altura que alcanzará el niño en la edad adulta. Las pruebas complementarias que pueden estar indicadas se relacionan en la tabla 11.1.

Resumen

Evaluación de los niños con estatura baja

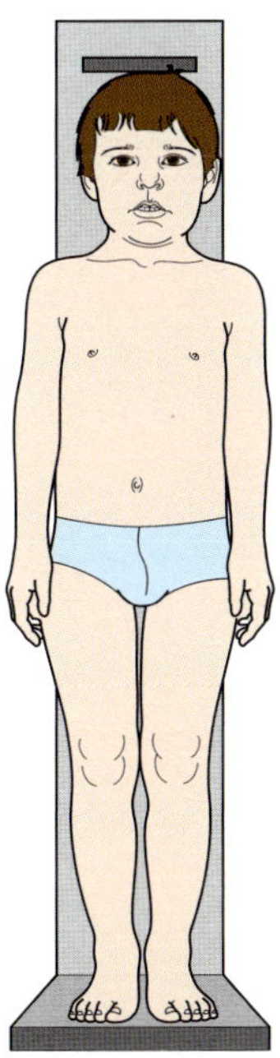

Exploración de la gráfica de crecimiento:

- ¿El crecimiento sigue las líneas percentiles? Tener en cuenta la familia, el peso bajo al nacer, el retraso constitucional del crecimiento y la pubertad, los síndromes y las displasias óseas
- ¿Se trata de fracaso del crecimiento que cruza las líneas percentiles? Tener en cuenta las causas endocrinas (incluyendo el tratamiento con corticoides), las enfermedades crónicas/nutricionales y las carencias psicosociales

Determinar la altura media de los padres

- Por si existe predisposición genética.

Anamnesis

- ¿Existen antecedentes familiares de retraso constitucional del crecimiento y la pubertad?
- ¿Existen características de enfermedad crónica, causas endocrinas como hipotiroidismo, tumores hipofisarios, enfermedad de Cushing o carencias psicosociales?
- ¿Se le han administrado fármacos, como corticoides?

Exploración física

- ¿Se observan signos de cromosomopatías o de síndromes cromosómicos? (en el síndrome de Turner es posible que no se observen otros signos)
- ¿Se observan signos de enfermedades crónicas, como enfermedad de Crohn, fibrosis quística o celiaquía?
- ¿Se observan signos de causas endocrinas?
- ¿La estatura baja es desproporcionada debido a displasia ósea?

Diagnóstico

Generalmente, la causa puede determinarse a partir de la evaluación que se indica más arriba y no es necesario realizar pruebas complementarias

Etiología y estudio de la talla baja

a Familiar → Siguen el percentil de crecimiento en el rango de la altura de los padres →

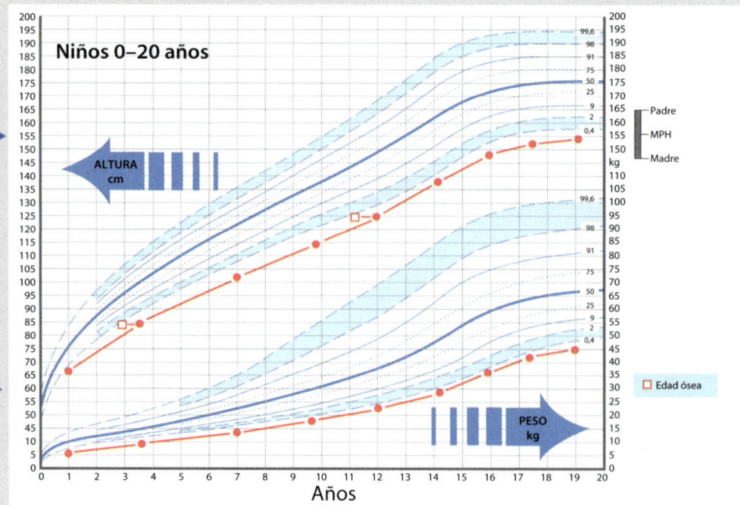

b Retraso del cerecimiento intrauterino grave o prematuridad → Talla baja desde el nacimiento →

c Retraso constitucional del crecimiento y de la pubertad → La talla baja se acentúa por el retraso de la pubertad. Retraso de la edad ósea →

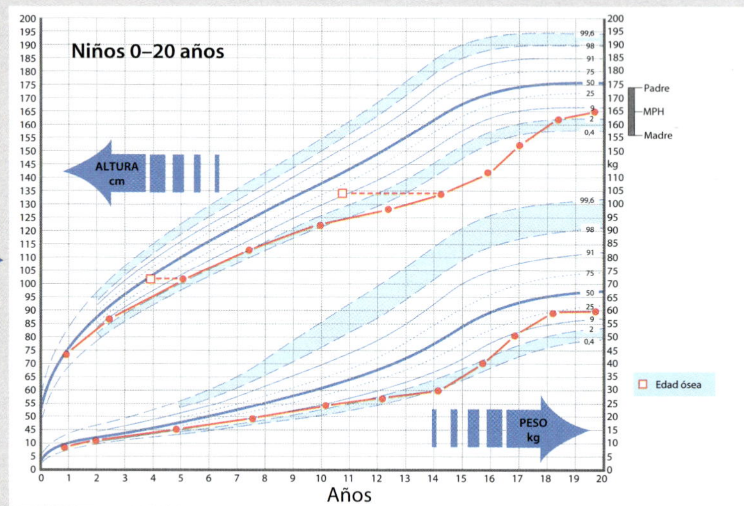

d **Endocrinológicas**

- Insuficiencia de hormona del crecimiento
- Hipotiroidismo
- Exceso de esteroides
  - Iatrogénico
  - Síndrome de Cushing

→ Descenso de la altura a través de percentiles. El percentil de peso es mayor que el percentil de altura. Retraso importante de la edad ósea →

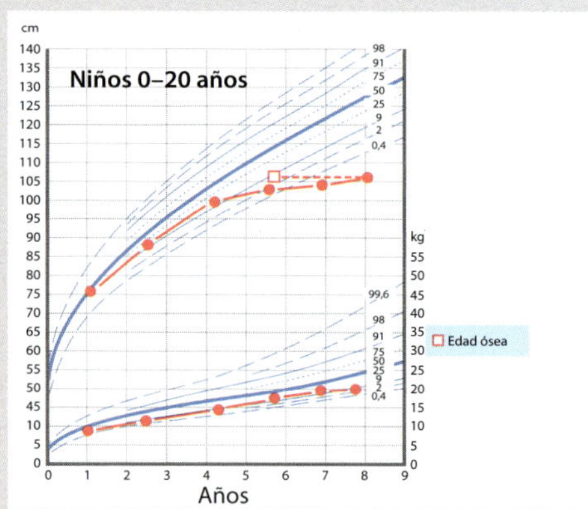

Figura 11.10 Etiología y estudio de la talla baja. (Tablas © Child Growth Foundation.)

e
Nutrición/enfermedades crónicas
- Gastrointestinales
  - Celiaquía, enfermedad de Crohn
- Insuficiencia renal crónica

f
Psicosociales
- Carencias afectivas/negligencia de los cuidadores

→ Descenso de estatura a través de percentiles. El percentil de peso es menor que el percentil de altura. Retraso de la edad ósea →

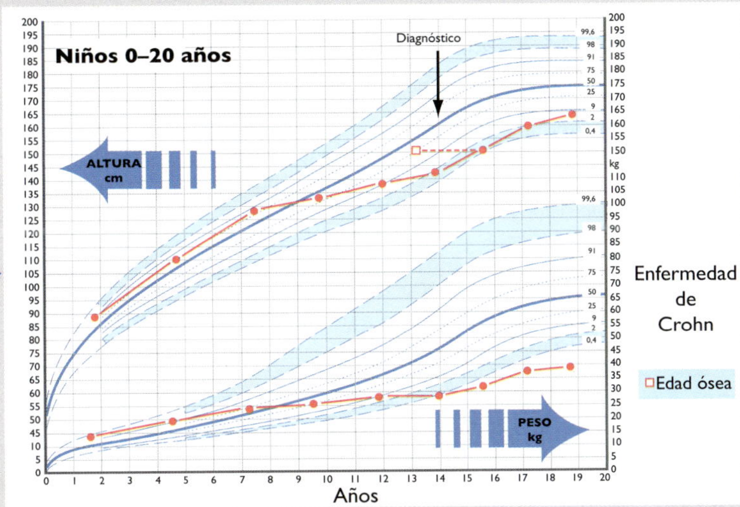

Enfermedad de Crohn

□Edad ósea

g
Síndromes
- De Turner
- De Noonan
- De Down
- De Russell–Silver

→ Rasgos dismorficos. Descartar síndrome de Turner en todas las niñas con talla baja →

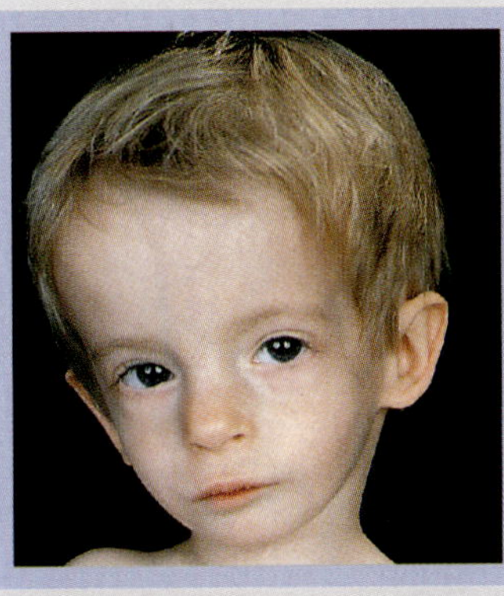

Síndrome de Russell–Silver

h
Desproporcionada
- Displasias de extremidades cortas
- Enfermedades de depósito

→

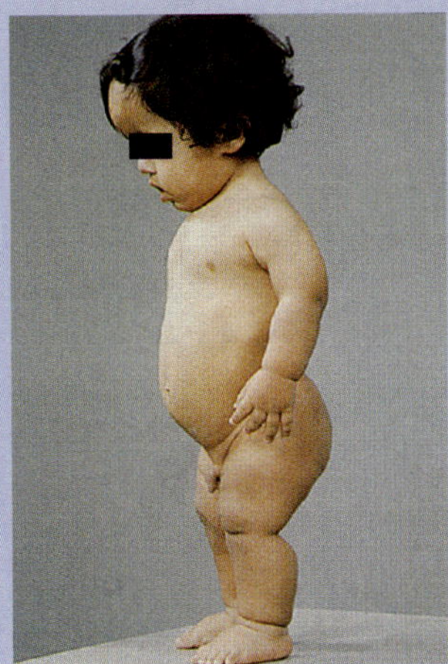

Acondroplasia

Figura 11.10 *(cont.)*

Tratamiento de las alteraciones endocrinológicas

La *insuficiencia de hormona del crecimiento* se trata con la administración de GH biosintética por vía subcutánea, por lo general a diario. La GH es costosa y el tratamiento de la insuficiencia de GH se realiza en centros especializados. Los niños con carencias más graves de esta hormona son los que tienen mejor respuesta terapéutica. Ya no existe riesgo de transmisión de enfermedades priónicas, es decir, enfermedad de Creutzfeldt-Jakob, que por desgracia se produjeron en algunos casos anteriores a 1985, cuando se utilizaba GH de cadáveres. Otras indicaciones del tratamiento con GH son el síndrome de Turner, el síndrome de Prader-Willi, la insuficiencia renal crónica y el crecimiento intrauterino retardado (CIR).

El *hipotiroidismo congénito* se trata con terapia sustitutiva con tiroxina a partir del momento en que se detecta, generalmente al final de la segunda semana de vida, con lo que se consigue que el crecimiento sea normal. El *hipotiroidismo adquirido* también se trata con tiroxina, aunque si el diagnóstico se ha retrasado, la estatura seguirá siendo baja.

Talla alta

Esta alteración se observa con menor frecuencia, ya que muchos padres están orgullosos de tener hijos altos. Sin embargo, algunos adolescentes (sobre todo chicas) se preocupan por el exceso de talla durante el estirón puberal. En la tabla 11.2 se muestran las causas más importantes. La mayoría de los casos son herencia de padres altos. La sobrealimentación infantil provoca obesidad e impulsa un crecimiento precoz, pudiendo generar una talla alta; sin embargo, dado que la pubertad también suele ser más precoz que la media, la altura final no suele resultar excesiva.

Tabla 11.2 Etiología del exceso de crecimiento o talla excesiva

Familiar	Causa más frecuente
Obesidad	Se adelanta la pubertad, por lo que el percentil de estatura final es menor que en la infancia
Secundarias	Hipertiroidismo Exceso de esteroides sexuales: pubertad precoz de cualquier causa Exceso de esteroides androgénicos suprarrenales: hiperplasia suprarrenal congénita Gigantismo verdadero (hipersecreción de GH)
Síndromes	Estatura excesiva con piernas largas: - Síndrome de Marfan - Homocistinuria - Síndrome de Klinefelter (47XXY y cariotipo XXY) Estatura proporcionada en el momento del nacimiento: - Diabetes materna - Hiperinsulinismo primario - Síndrome de Beckwith Síndrome de Sotos, asociado a macrocefalia, rasgos faciales característicos y problemas de aprendizaje

Es infrecuente que este trastorno se deba a causas endocrinológicas. La hiperplasia suprarrenal congénita y la pubertad precoz provocan un cierre precoz de las epífisis, con lo que la talla final es baja tras un excesivo ritmo de crecimiento precoz.

El síndrome de Marfan (una alteración que provoca laxitud del tejido conjuntivo) y el síndrome de Klinefelter (XXY) provocan estatura excesiva, con extremidades largas, y en el XXY se asocian también infertilidad y alteraciones del aprendizaje.

Los niños altos pueden tener problemas al recibir un trato adelantado a su edad cronológica. La talla excesiva en niñas prepuberales o en la pubertad precoz puede tratarse con estrógenos para inducir el cierre precoz de las epífisis, pero los resultados varían y los posibles efectos colaterales graves hacen que rara vez se lleve a cabo. En casos extremos, también se puede considerar la posibilidad de la destrucción quirúrgica de las epífisis.

Crecimiento anómalo de la cabeza

La mayor parte del crecimiento de la cabeza se produce en los 2 primeros años de vida y el 80% de su tamaño adulto se consigue antes de los 5 años. Este crecimiento refleja fielmente el crecimiento del cerebro, pero tanto las cabezas grandes como las pequeñas pueden deberse a herencia familiar, lo que obliga a calcular el percentil de la media de los tamaños de la cabeza de los padres. En el nacimiento, las suturas y las fontanelas están abiertas. Durante los primeros meses de vida, la circunferencia craneal puede tener un crecimiento que supere varios percentiles, sobre todo si el niño es pequeño para su edad gestacional. La fontanela posterior se cierra a las 8 semanas y la anterior a los 12-18 meses. Si se produce un rápido incremento de la circunferencia craneal, hay que descartar hipertensión intracraneal.

Microcefalia

La microcefalia, es decir, una circunferencia craneal inferior al segundo percentil, puede ser:

- Familiar, cuando se presenta desde el nacimiento y se desarrolla de forma normal.
- Una alteración autosómica recesiva, cuando se asocia con retraso del desarrollo.
- Provocada por una infección congénita.
- Debida a una lesión del cerebro en desarrollo, por ejemplo por hipoxia perinatal, hipoglucemia o meningitis; suele asociarse con parálisis cerebral y convulsiones. (V. presentación de un caso 11.1.)

Macrocefalia

Se define como la circunferencia craneal por encima del percentil 98. En el cuadro 11.1 se recogen las posibles causas de macrocefalia. La mayoría de los afectados son niños normales hijos de padres con cabezas grandes. Una circunferencia craneal de rápido crecimiento, aunque aún esté por debajo del percentil 98, indica incremento de la presión intracraneal y puede deberse a hidrocefalia, hematoma subdural o tumor cerebral. Debe estudiarse con rapidez mediante eco-

Presentación de un caso
11.1 Microcefalia

En la figura 11.11 se muestra la tabla de perímetro craneal de Tim, que estaba sano y se desarrollaba con normalidad. A los 9 meses fue ingresado en el hospital por una hipoglucemia grave e irrecuperable, secundaria a la administración deliberada de insulina por parte de su madre, que era diabética. Aunque se cuidó de Tim y no sufrió más episodios hipoglucémicos, su perímetro craneal dejó de crecer. Ha evolucionado con parálisis cerebral leve y dificultades de aprendizaje moderadas.

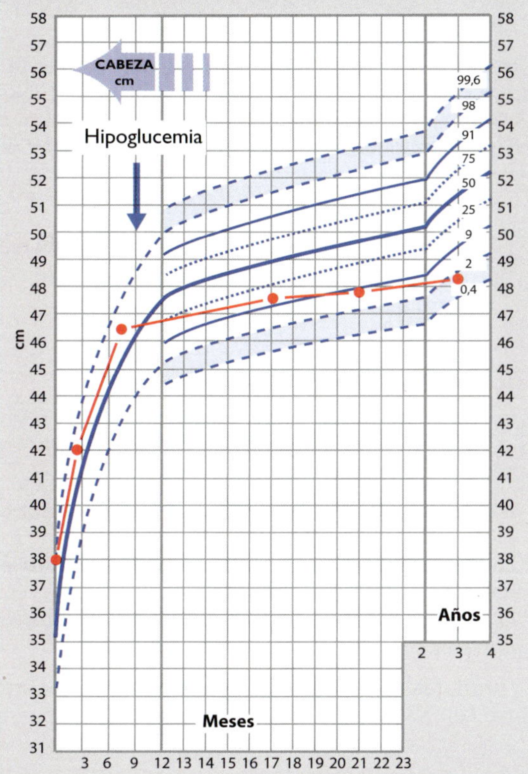

Figura 11.11 Tabla de crecimiento del perímetro craneal de Tim. (Tabla © Child Growth Foundation.)

grafía intracraneal cuando la fontanela anterior aún está abierta, y si no es así, mediante TC o RM.

Cabeza asimétrica

La asimetría del cráneo puede deberse a un desequilibrio en el ritmo de crecimiento de las suturas coronal, sagital o lambdoidea, aunque el aumento de la circunferencia craneal sea normal. La plagiocefalia occipital, o cabeza con forma de paralelogramo, es más frecuente desde que se aconsejó que los bebés durmieran boca arriba. Mejora con el tiempo, cuando el niño adquiere movilidad. También se observa plagiocefalia en los lactantes hipotónicos, por ejemplo en los prematuros con cabezas largas y aplanadas por estar tumbados de lado durante largos períodos de tiempo sobre la superficie dura de las incubadoras (fig. 11.12). En estas circunstancias, no se asocia con alteraciones del desarrollo.

Cuadro 11.1 Etiología del aumento de tamaño craneal

- Estatura excesiva
- Macrocefalia familiar
- Hipertensión intracraneal
- Hidrocefalia: progresiva o aguda
- Hematoma subdural crónico
- Tumor cerebral
- Neurofibromatosis
- Gigantismo cerebral (síndrome de Sotos)
- Enfermedades de depósito cerebral, por ejemplo mucopolisacaridosis (síndrome de Hurler)

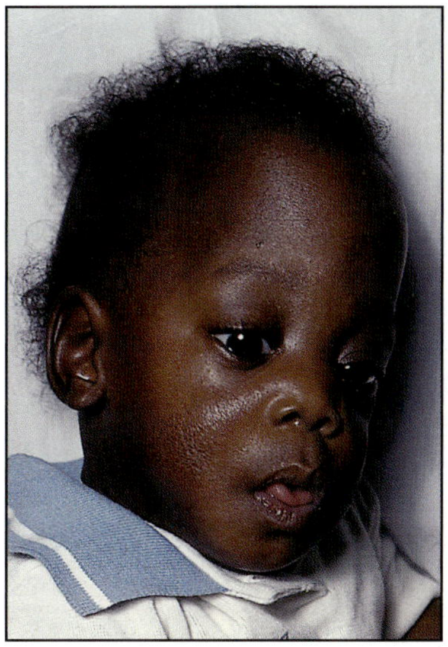

Figura 11.12 Cabeza alargada y plana en un lactante prematuro. Puede evitarse si se tumba a los recién nacidos prematuros sobre superficies blandas y se les cambia de posición periódicamente.

Craneosinostosis

Las suturas de los huesos craneales no se cierran por completo hasta alrededor de los 12 años. La fusión prematura de una sutura (craneosinostosis) puede provocar distorsión de la morfología craneal (cuadro 11.2). La craneosinostosis puede formar parte de un síndrome o ser un hallazgo aislado. La sutura fusionada aparece como un borde palpable y se puede confirmar mediante radiología craneal o TC craneal. En caso necesario, se puede tratar quirúrgicamente, bien para evitar la hipertensión intracraneal o por razones estéticas. Esta técnica quirúrgica se realiza en centros especializados en cirugía craneofacial reconstructora (fig. 11.13).

Cuadro 11.2 Formas de craneosinostosis

Localizada

- Sutura coronal aislada, cráneo asimétrico
- Sutura sagital aislada, cráneo alargado y estrecho

Generalizada

- Varias suturas, lo que produce microcefalia y retraso del desarrollo
- Síndromes genéticos, por ejemplo asociado con sindactilia en el síndrome de Apert, o asociado con exoftalmos en el síndrome de Crouzon

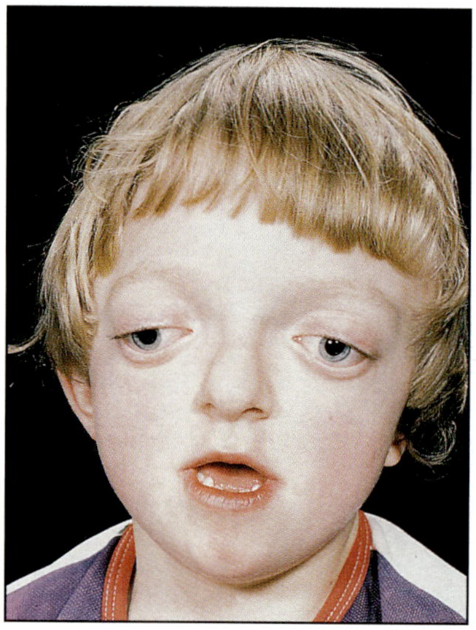

Figura 11.13 Síndrome de Crouzon que muestra las características órbitas protruyentes y exoftalmos. Esta afección precisa cirugía craneofacial reconstructora para evitar la pérdida de visión y la lesión cerebral por hipertensión intracraneal.

Si la circunferencia craneal de un niño aumenta y cruza las líneas percentiles, debe comprobarse si existe aumento de la presión intracraneal.

Desarrollo sexual prematuro

El desarrollo de los caracteres sexuales secundarios antes de los 8 años en las niñas y de los 9 años en los niños es anormal. Puede deberse a:

- Pubertad precoz, si se asocia con pico de crecimiento.
- Desarrollo precoz de la mama (telarquia).
- Desarrollo precoz del vello púbico (adrenarquia).

Pubertad precoz

La pubertad precoz (PP), de acuerdo con las concentraciones de gonadotropinas hipofisarias, hormona folículo-estimulante (FSH) y hormona luteinizante (LH) (fig. 11.14), puede clasificarse en:

- Dependiente de la gonadotropina (central, PP «verdadera»), producida por activación prematura del eje hipotálamo-hipófiso-gonadal.
- Independiente de la gonadotropina (seudo, PP «falsa»), producida por un exceso de esteroides sexuales.

Femenina

Suele ser idiopática o familiar y se ajusta a la secuencia habitual de la pubertad. Las causas orgánicas son raras y se asocian con:

- Disonancia, cuando la secuencia de los cambios puberales es anómala, por ejemplo la aparición aislada del vello púbico con virilización de los genitales, lo cual indica exceso de andrógenos por hiperplasia suprarrenal congénita o tumor secretor de andrógenos.
- Comienzo rápido.
- Signos y síntomas neurológicos, por ejemplo en las neurofibromatosis.

El estudio ecográfico de los ovarios y del útero es útil para establecer el origen de la pubertad precoz. En los casos de comienzo prematuro de una pubertad normal, pueden identificarse ovarios multiquísticos y un útero grande.

La pubertad precoz femenina suele deberse al comienzo prematuro de una pubertad normal.

Masculina (v. presentación de un caso 11.2)

Es infrecuente y suele tener un origen orgánico, sobre todo tumores intracraneales. La exploración de los testículos puede resultar útil:

- El aumento bilateral indica liberación de gonadotropina, generalmente por lesión intracraneal.
- Los testículos pequeños sugieren un origen suprarrenal (p. ej., un tumor o hiperplasia suprarrenal).
- El aumento unilateral indica la presencia de un tumor gonadal.

Los tumores en la región hipotalámica deben estudiarse con RM craneal.

La pubertad precoz masculina central suele tener un origen orgánico

Tratamiento

El tratamiento de la pubertad precoz tiene los siguientes objetivos:

- Detectar y tratar cualquier patología subyacente, por ejemplo un tumor intracraneal en los varones, o reducir el ritmo de maduración esquelética si es necesario. La maduración esquelética se valora en función de la edad ósea. Un pico de crecimiento precoz puede dar lugar a una interrupción precoz del crecimiento y a una disminución de la talla final del adulto.
- Estudiar los problemas psicológicos o de comportamiento asociados con la evolución precoz de la pubertad.

La decisión de tratar a una niña que está desarrollando precozmente una pubertad normal requiere consi-

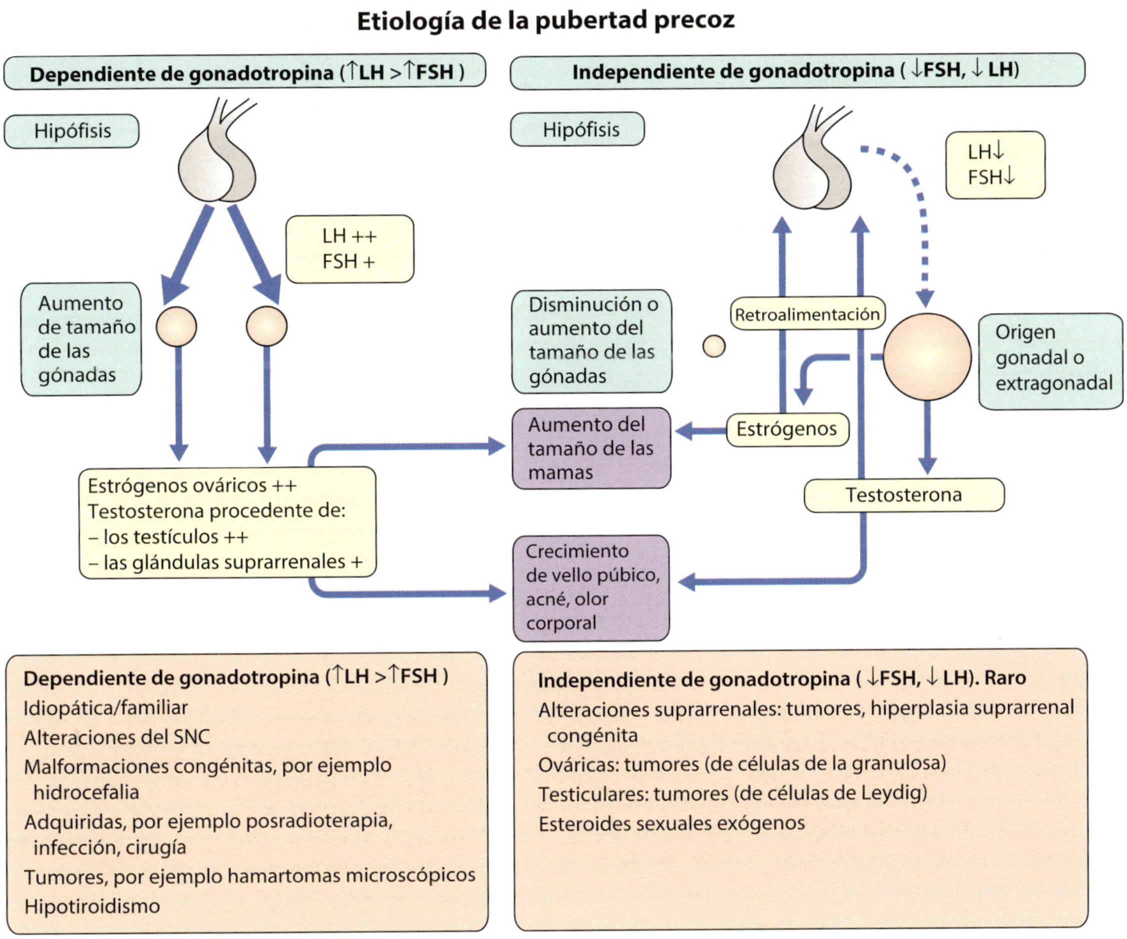

Figura 11.14 Etiología de la pubertad precoz. (Cortesía de la Dra. Emma Rhodes.)

Presentación de un caso
11.2 Pubertad precoz en un niño

Este niño de 6 años presentaba una pubertad precoz (fig. 11.15 a y b). Se le detectaron varias manchas «café con leche», compatibles con el diagnóstico de neurofibromatosis tipo I. La RM mostró una masa hipotalámica, que resultó ser un glioma óptico. Se le trató con radioterapia, aunque no se consiguió la remisión completa. La tirita que se aprecia en la fotografía cubre el lugar donde se inyectó el tratamiento con superagonistas de gonadotropina para frenar su desarrollo sexual.

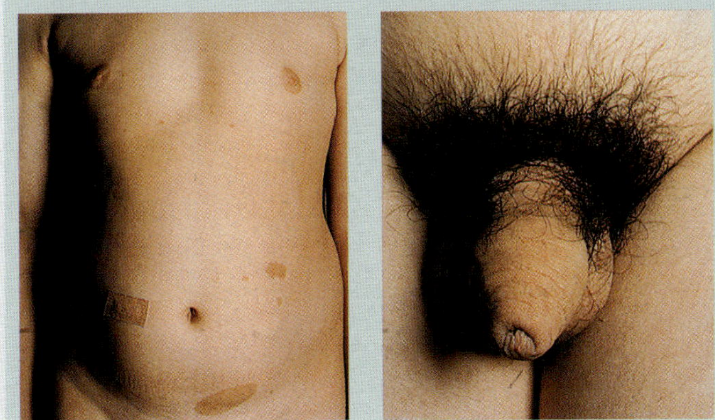

a) b)

Figura 11.15 a) Este niño presenta varias manchas «café con leche». El diagnóstico fue de neurofibromatosis tipo I. **b)** Los genitales están en fase 3, con presencia de vello púbico y de testículos de 12 ml, bilateralmente. También presentaba olor corporal de adulto. (De Wales JKH, Rogol AD, Wit JM, *Pediatric Endocrinology and Growth*, Saunders, Londres, 2003, con permiso.)

derar los siguientes aspectos. Si se decide tratar el trastorno dependiente de gonadotropina, los análogos de GnRH (factor liberador de gonadotropina) son el tratamiento de elección. En los casos independientes de gonadotropina hay que identificar el origen del exceso de esteroides sexuales. Pueden utilizarse inhibidores de la producción o de la acción de los andrógenos o de los estrógenos (p. ej., acetato de medroxiprogesterona, acetato de ciproterona, testolactona, quetoconazol).

Desarrollo precoz de las mamas (telarquia)

Suele afectar a niñas entre los 6 meses y los 2 años de edad. El aumento del tamaño de las mamas puede ser asimétrico. Se diferencia de la pubertad precoz por la ausencia de vello púbico y axilar y por falta de pico de crecimiento. Es una alteración autolimitada y no progresiva. No se suelen necesitar exploraciones complementarias (v. presentación de un caso 11.3).

Adrenarquia precoz

Se trata de la aparición de vello púbico antes de los 8 años en las niñas y de los 9 años en los niños, sin que se asocien otros signos de desarrollo sexual. La causa más frecuente es la acentuación de la maduración normal de la producción de andrógenos procedentes de las glándulas suprarrenales (adrenarquia). Es más frecuente en los niños asiáticos o afrocaribeños. Puede asociarse con un ligero aumento del ritmo de crecimiento. Suele ser autolimitada. Para descartar pubertad precoz central hay que realizar un rastreo ecográfico de los ovarios y del útero y una medición de la edad ósea. Una virilización más intensiva podría indicar hiperplasia suprarrenal congénita de aparición tardía o un tumor suprarrenal.

Pubertad retrasada

Suele definirse como la ausencia de desarrollo puberal a los 14 años en las niñas y a los 15 en los niños. Las causas del retraso de la pubertad se resumen en el cuadro 11.3. Al contrario que la pubertad precoz, este trastorno es más frecuente en los varones, debido en la mayoría de los casos a un retraso constitucional. Los niños afectados son bajos durante la infancia y presentan una maduración esquelética retrasada medida en la edad ósea. Suelen existir antecedentes familiares paternos de retraso de la pubertad. La pubertad se produce finalmente y se alcanza una talla cercana a la esperada, dado que el crecimiento continúa durante más tiempo que en sus compañeros. Los niños afectados pueden aparecer tristes, con escasa autoestima y ser torpes en los deportes de competición. La valoración del niño incluye:

- Estadiaje puberal, sobre todo medición del volumen testicular.
- Identificación de enfermedades sistémicas crónicas.

En las niñas hay que realizar un cariotipo para descartar el síndrome de Turner y medir las hormonas tiroideas y los esteroides sexuales.

Los objetivos terapéuticos son:

- Identificar y tratar cualquier patología subyacente.
- Asegurar la adecuada adaptación a la pubertad y a la vida adulta.
- Acelerar el crecimiento y estimular la entrada en la pubertad, en caso necesario.

Tras establecer que la pubertad se va a producir, no se suele necesitar tratamiento. Si éste se solicita, es posible utilizar oxandrolona oral en los varones jóvenes. Este esteroide anabolizante androgénico induce un cierto estímulo del crecimiento, pero no del desarrollo de los caracteres sexuales secundarios. En los niños más mayores, la administración de dosis bajas de

Presentación de un caso 11.3 Telarquia precoz

Esta niña de 18 meses desarrolló aumento de ambas mamas (fig. 11.16). No se asociaba con la aparición del vello púbico, sudor u olor corporal, y su altura estaba en el intervalo medio-parental. Su edad ósea sólo estaba levemente adelantada (21 meses) y en la ecografía pélvica se apreció un útero prepuberal, ovarios de pequeño volumen y dos quistes en el ovario izquierdo. Su velocidad de crecimiento posterior fue normal. Se realizó el diagnóstico de telarquia precoz.

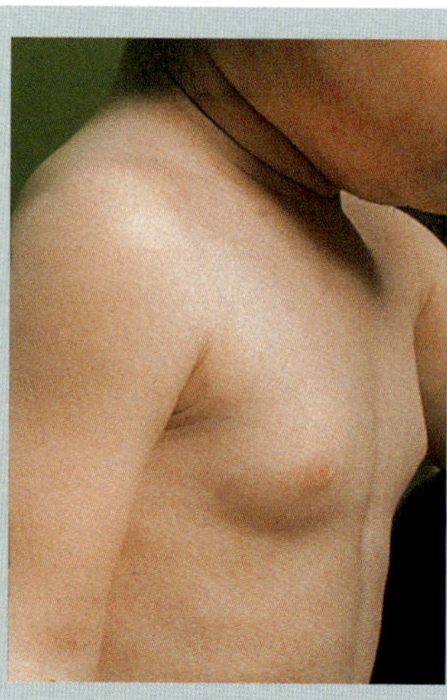

Figura 11.16 Desarrollo precoz de las mamas en una niña de 18 meses. Se diferencia de la pubertad precoz por la ausencia de vello púbico y axilar y de pico de crecimiento. Es autolimitada y suele curarse de forma espontánea. (De Wales JKH, Rogol AD, Wit JM, *Pediatric Endocrinology and Growth*, Saunders, Londres, 2003, con autorización.)

Cuadro 11.3 Etiología de la pubertad retrasada

Retraso constitucional de la pubertad y el crecimiento/familiar

La causa más frecuente con gran diferencia

Secreción insuficiente de gonadotropinas

- Enfermedad sistémica
  Fibrosis quística, asma grave, enfermedad de Crohn, insuficiencia multiorgánica, anorexia nerviosa, hambre, excesivo entrenamiento físico
- Alteraciones hipotálamo-hipofisarias
  Panhipopituitarismo
  Insuficiencia aislada de gonadotropina o de hormona del crecimiento
  Tumores intracraneales (incluido el craneofaringioma)
  Síndrome de Kallmann (insuficiencia de factor liberador de hormona luteinizante y ausencia de olfato)
- Hipotiroidismo adquirido

Secreción excesiva de gonadotropinas

- Cromosomopatías
  Síndrome de Klinefelter (47XXY)
  Síndrome de Turner (45XO)
- Carencias de enzimas de la síntesis de hormonas esteroideas
- Lesiones gonadales adquiridas
  Posquirúrgicas, quimioterapia, radioterapia, traumatismos, torsión testicular, enfermedades autoinmunes

testosterona acelera el crecimiento e induce el desarrollo de los caracteres sexuales secundarios. Las niñas pueden ser tratadas con estradiol.

Alteraciones en la diferenciación sexual

La gónada fetal es inicialmente bipotencial (fig. 11.17). En los varones, un gen determinante testicular en el cromosoma Y (SRY) es el responsable de la diferenciación de la gónada hacia el testículo. La producción de testosterona y su metabolito, dihidrotestosterona, produce el desarrollo del aparato genital masculino. En ausencia de SRY, las gónadas evolucionan a ovarios y genitales femeninos.

En raras ocasiones, los recién nacidos presentan genitales ambiguos y puede producirse incertidumbre sobre el sexo real del neonato. Los genitales externos ambiguos pueden deberse a:

- Exceso de andrógenos que producen virilización en una niña; la causa más frecuente es la hiperplasia suprarrenal congénita.
- Acción androgénica inadecuada, que produce hipovirilización en un niño; este trastorno puede deberse a incapacidad para responder a los andrógenos (alteración en el receptor de andrógenos, que se conoce como síndrome de la insensibilidad a los andrógenos y puede ser completa o parcial), a incapacidad para convertir la testosterona en dihidrotestosterona (carencia de 5-α-reductasa) o a alteraciones de la síntesis de andrógenos a partir del colesterol.

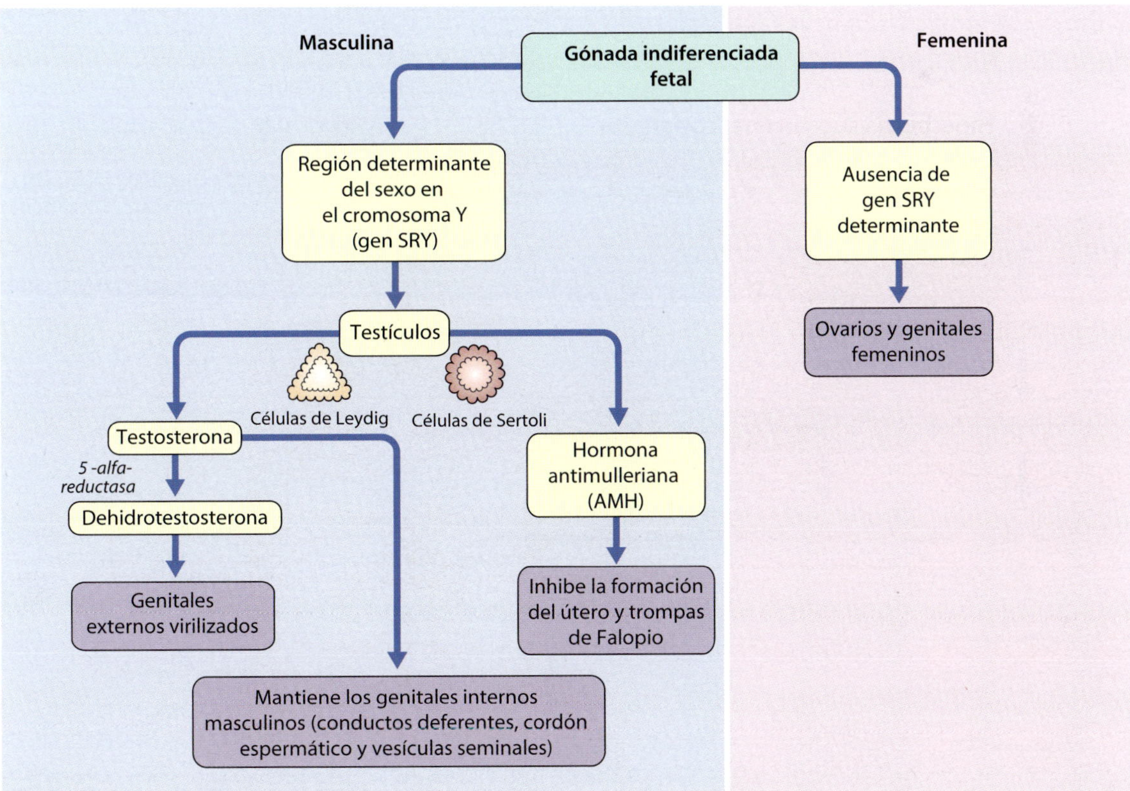

Figura 11.17 Diferenciación sexual fetal.

- Insuficiencia de gonadotropina, que puede asociarse con varios síndromes, como el síndrome de Prader-Willi y el hipopituitarismo congénito, que produce micropene y criptorquidia.
- Hermafroditismo verdadero, provocado por la presencia en el feto de células que contienen tanto cromosomas XX como Y, lo que da lugar a la presencia de tejido testicular y ovárico y a un complejo fenotipo externo; este trastorno es muy raro.

Todos los padres y los familiares desean conocer el sexo del recién nacido. Sin embargo, si los genitales son ambiguos, no se debe asignar sexo al bebé hasta no haber realizado una valoración detallada con la ayuda de especialistas médicos, quirúrgicos y psicólogos, seguida por una discusión extensa con los padres. El registro de nacimiento debe retrasarse hasta no haber completado la valoración. La asignación incorrecta de sexo puede tener consecuencias médicas y legales de por vida.

La sexualidad es un hecho complejo y depende, además del fenotipo, de otros factores, como el cromosómico y las concentraciones de hormonas. Antes de decidir el sexo más apropiado para el registro hay que realizar un cariotipo, medir las concentraciones de hormonas suprarrenales y sexuales y realizar una ecografía de los genitales internos y de las gónadas. En ocasiones puede incluso ser necesario realizar una exploración laparoscópica y biopsia de las estructuras internas. En muchos trastornos intersexuales se suele concluir que el bebé es una niña, ya que es más fácil crear los genitales externos femeninos, mientras que es imposible crear quirúrgicamente un pene adecuadamente funcional. Sin embargo, puede resultar imposible predecir la identidad del niño en la vida adulta, que tal vez necesite asistencia o reasignación del género más adelante. Por este motivo, actualmente se tiende a retrasar la cirugía definitiva para que el individuo afectado pueda dar su consentimiento informado antes de realizar cualquier intervención reconstructiva. Esta área es muy controvertida y debe ser tratada por equipos expertos y multidisciplinarios.

Si los genitales externos son ambiguos en el momento del nacimiento:
- **No hacer conjeturas sobre el sexo del bebé.**
- **La causa más frecuente es la hiperplasia suprarrenal congénita, que produce virilización de los genitales femeninos.**

Hiperplasia suprarrenal congénita

Ciertas alteraciones autosómico-recesivas de la biosíntesis de los esteroides suprarrenales producen hiperplasia suprarrenal congénita. Su incidencia aproximada es de 1 de cada 5.000 nacimientos, y es más frecuente en los descendientes de padres consanguíneos. Más del 90% de los casos se deben a insuficiencia de la enzima 21-hidroxilasa, necesaria para la síntesis del cortisol; el 80% de los afectados tampoco pueden producir aldosterona (fig. 11.18). En el feto, la insuficiencia de cortisol estimula la producción de hormona adrenocorticotropa (ACTH), que da lugar a excesiva síntesis de andrógenos suprarrenales.

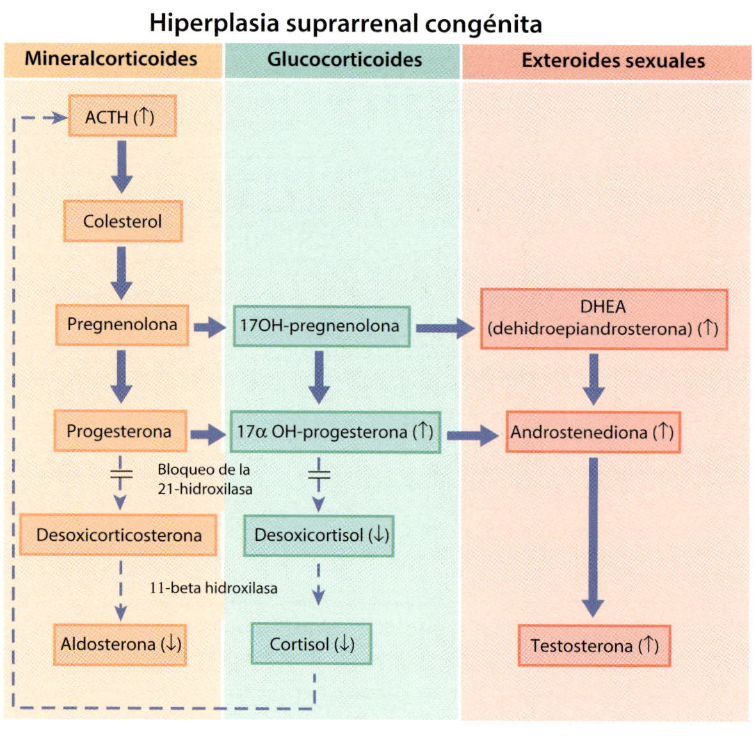

Figura 11.18 Alteración de la biosíntesis de esteroides suprarrenales en el tipo más frecuente de hiperplasia suprarrenal congénita (ACTH, hormona adrenocorticotropa).

La forma de presentación es la siguiente:

- Virilización de los genitales externos en las niñas, con hipertrofia del clítoris y fusión variable de los labios (v. presentación de un caso 11.4).
- En los varones puede aumentar de tamaño el pene y pigmentarse el escroto, pero estos cambios rara vez se detectan.
- El 80% de los varones perdedores de sal desarrollan una crisis de pérdida hidrosalina, que se produce a las 1-3 semanas de edad y se presenta clínicamente en forma de vómitos y pérdida de peso, temblor y colapso circulatorio.
- El 20% de los varones no perdedores de sal desarrollan talla excesiva; también pueden presentar desarrollo de la musculatura, olor corporal de adulto, aparición de vello púbico y acné debido al exceso de la síntesis de andrógenos, lo que produce pubertad precoz.

Pueden existir antecedentes familiares de muerte neonatal si se produjo una crisis de pérdida hidrosalina que no se diagnosticó ni fue tratada.

Diagnóstico

Se realiza al detectar en la sangre concentraciones muy elevadas del precursor metabólico del cortisol, la 17α-hidroxiprogesterona. En los perdedores de sal, las alteraciones bioquímicas que aparecen son:

- Hiponatremia.
- Hiperpotasemia.
- Acidosis metabólica.
- Hipoglucemia.

Tratamiento

Las niñas afectadas precisan cirugía correctora de los genitales externos, pero al tener útero y ovarios deben ser registradas como niñas y conservan la capacidad para ser madres. Los varones requieren suero salino, dextrosa e hidrocortisona intravenosa durante las crisis hiponatrémicas.

El tratamiento a largo plazo en ambos sexos se realiza con:

- Glucocorticoides de por vida para suprimir la excesiva síntesis de ACTH (y por tanto de testosterona), lo que permite un crecimiento y maduración normales.
- Mineralcorticoides (fludrocortisona) si son perdedores de sal; antes de retirarles de la lactancia materna, los bebés deben recibir suplementos de clorato sódico.
- Control del crecimiento, madurez esquelética y andrógenos plasmáticos y 17α-hidroxiprogesterona; los suplementos de hormona insuficientes incrementan la secreción de ACTH y la excesiva producción de andrógenos, lo que da lugar a un crecimiento y maduración esquelética rápidos a expensas de la talla final; el excesivo suplemento de hormona retrasa la maduración y el crecimiento.
- Suplementos adicionales de hormona en situaciones de enfermedad o cirugía, ya que estos pacientes son incapaces de producir una respuesta de cortisol.

Presentación de un caso
11.4 Genitales ambiguos al nacimiento

El aspecto de los genitales de este recién nacido se muestra en la figura 11.19. En su estudio se observó:

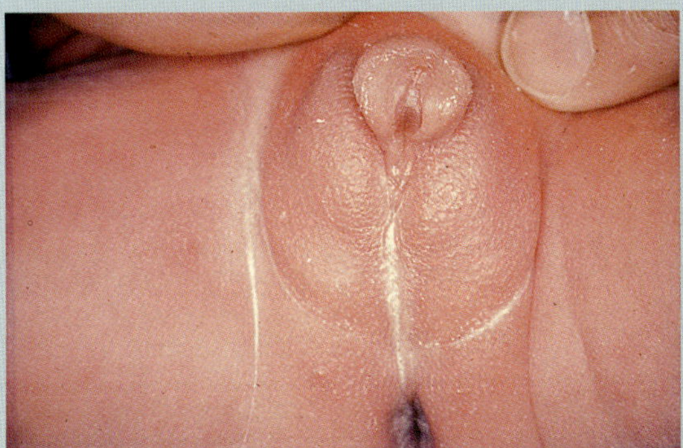

Figura 11.19 Genitales ambiguos en el momento del nacimiento. Se realizó un estudio para establecer que se trataba de una niña con hiperplasia suprarrenal congénita, que provocó hipertrofia del clítoris y fusión de los labios.

- Un cariotipo normal femenino 46XX.
- Presencia de útero en la ecografía.
- Concentraciones muy elevadas de 17α-hidroxipro-gesterona, que confirmaban hiperplasia suprarrenal congénita.

Durante las cuatro primeras semanas se estudiaban las concentraciones plasmáticas de electrólitos cada pocos días para detectar pérdidas de sal, que no se produjeron. Tras una explicación detallada a los padres, se inició el tratamiento sustitutivo con hidrocortisona oral. A los 9 meses se realizó cirugía para reducir el tamaño del clítoris y separar los labios. En el seguimiento se controlaron periódicamente su crecimiento, edad ósea y parámetros bioquímicos, y alcanzó una talla adulta normal. Se le ofreció apoyo psicológico en la pubertad y fue necesaria otra intervención quirúrgica genital antes de que pudiera tener relaciones sexuales.

Hipospadias grave y criptorquidia bilateral: ¿varón o mujer virilizada? Se requiere cariotipo para averiguarlo.

La muerte es posible por crisis suprarrenal durante las enfermedades o en las lesiones. Las niñas precisan cirugía para disminuir la clitoromegalia y una vaginoplastia antes de iniciar las relaciones sexuales. Las mujeres suelen sufrir trastornos psicosexuales, que pueden estar relacionados con las elevadas concentraciones de andrógenos a las que están expuestas in utero y antes del diagnóstico.

El diagnóstico prenatal y el tratamiento son posibles cuando una pareja ha tenido con anterioridad un niño con dicha alteración. Para reducir la síntesis de ACTH, y con ello la virilización, es posible administrar dexametasona a la madre en torno al momento de la concepción, manteniendo la administración si el feto es del sexo femenino.

Resumen

La hiperplasia suprarrenal congénita:

- Es un trastorno autosómico recesivo de la biosíntesis de esteroides suprarrenales.
- Las niñas presentan virilización de los genitales externos.
- Los varones presentan pérdida de sal (80%) o estatura baja y pubertad precoz (20%).
- El tratamiento médico a largo plazo consiste en la administración de glucocorticoides de por vida y mineralcorticoides y cloruro sódico si existe pérdida de sal.
- Hay que administrar suplementos adicionales de corticoides en caso de enfermedad o cirugía.
- Las crisis hiponatrémicas suprarrenales requieren tratamiento intravenoso urgente con hidrocortisona, suero salino y glucosa.
- Control del crecimiento, madurez esquelética, andrógenos plasmáticos y 17α-hidroxiprogesterona.
- En las niñas, cirugía.

Lecturas recomendadas

Brook C, Clayton P, Brown R 2005 Brook's clinical paediatric endocrinology. Blackwell, Oxford

Lifshitz F (ed.) 2002. Pediatric endocrinology, 4th edn. Marcel Dekker, New York.

Wales J K H, Rogol A D, Wit J M 2003 Pediatric endocrinology and growth. Saunders, London

12

Nutrición

Para alcanzar un crecimiento y desarrollo óptimos, los niños necesitan alimentos de calidad y en cantidades adecuadas. Si su ingesta nutritiva no es la apropiada, no ganarán peso, e incluso lo perderán, y después sufrirán un retraso del crecimiento en altura. Las deficiencias nutricionales prolongadas o graves causan desnutrición.

Vulnerabilidad nutricional de los lactantes y niños

Los lactantes y los niños son más vulnerables que los adultos a la mala nutrición, debido a varias razones.

Depósitos nutritivos bajos

Los recién nacidos, sobre todo los prematuros, tienen escasos depósitos de grasa y proteínas (fig. 12.1). Cuanto más pequeño es el niño, menor es su reserva calórica y más corto el período en que puede tolerar la inanición (fig. 12.2).

Las grandes demandas nutricionales del crecimiento

Las necesidades nutricionales de los niños son, por unidad de tamaño corporal, mayores en los lactantes (tabla 12.1), debido al rápido crecimiento característico de este período. A los 4 meses de edad, el 30% de la ingesta energética del lactante se destina al crecimiento, mientras que al año de edad ese porcentaje se reduce al 5%, y a los 3 años al 2%. Por tanto, el riesgo de retraso del crecimiento secundario a una limitada ingesta energética es mayor en los 6 primeros meses de vida que en etapas posteriores de la infancia. Incluso las deficiencias energéticas pequeñas, pero constantes, durante la primera infancia provocan déficit acumulativos del peso y la talla.

Rápido desarrollo neuronal

Durante el último trimestre del embarazo y en los 2 primeros años de vida, el encéfalo crece con gran rapidez y también lo hace de forma sustancial la complejidad de las conexiones interneuronales. Este proceso parece ser sensible a las insuficiencias de la nutrición. Las carencias energéticas, incluso modestas, durante los períodos de crecimiento y de diferenciación encefálicos rápidos parecen conllevar un mayor riesgo de que el resultado final del desarrollo nervioso sea adverso. Esto no es sorprendente teniendo en cuenta que, al nacimiento, el encéfalo es el res-

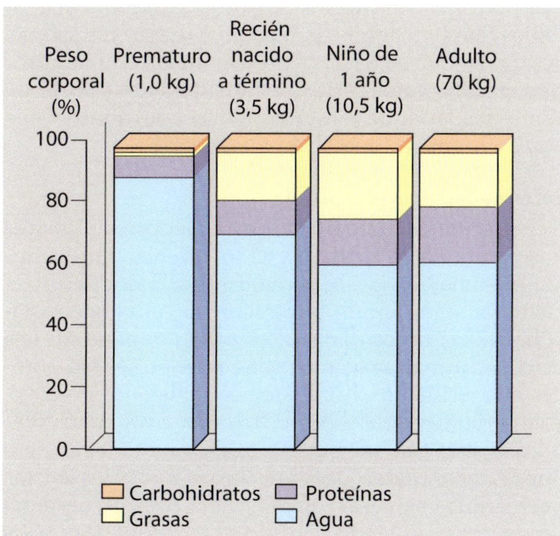

Figura 12.1 Composición corporal de los recién nacidos prematuros y a término, los niños y los adultos. En los recién nacidos, sobre todo en los prematuros, los depósitos de grasa y proteínas son escasos.

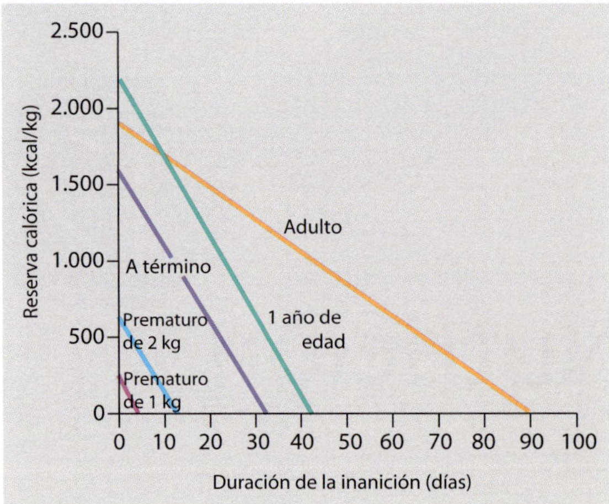

Figura 12.2 La capacidad de los niños para soportar la inanición debido a la falta de alimentos, pero no de agua, es inferior a la de los adultos. (De Heird y cols., *Journal of Pediatrics,* 1972; 80:351-372.)

Tabla 12.1 Valores de referencia de las necesidades energéticas y proteicas

Edad	Energía (kcal/kg/día)	Proteínas (g/kg/día)
0-6 meses	115	2,2
6-12meses	95	2,0
1-3 años	95	1,8
4-6 años	90	1,5
7-10 años	75	1,2
Adolescencia	(varones/mujeres)	
11-14 años	65/55	1,0
15-18 años	60/40	0,8

ponsable de alrededor de dos terceras partes del índice metabólico basal, mientras que en el primer año este porcentaje alcanza el 50% (fig. 12.3). Muchos estudios han llamado la atención sobre este retraso del desarrollo que se observa en los niños con malnutrición proteico-energética por insuficiente aporte de alimentos, aunque también podría contribuir a ella una deficiente estimulación psicosocial.

Enfermedad aguda o cirugía

La nutrición del niño puede verse comprometida tras una enfermedad aguda o una intervención quirúrgica. Tras una breve fase anabólica, en la que se incrementa la secreción de catecolaminas, el índice metabólico y las necesidades de energía aumentan. Las pérdidas urinarias de nitrógeno pueden ser tan grandes que resulte imposible lograr un balance positivo, y el paciente perderá peso. Tras una cirugía no complicada, esta fase suele prolongarse una semana, pero puede mantenerse durante varias semanas en las quemaduras extensas, en la cirugía compleja o en la sepsis grave. El tejido perdido se recupera después y se puede alcanzar un balance positivo de energía y nitrógeno. No obstante, los lactantes pueden no experimentar un crecimiento compensador, a menos que su ingesta energética llegue a las 150-200 kcal/kg/día.

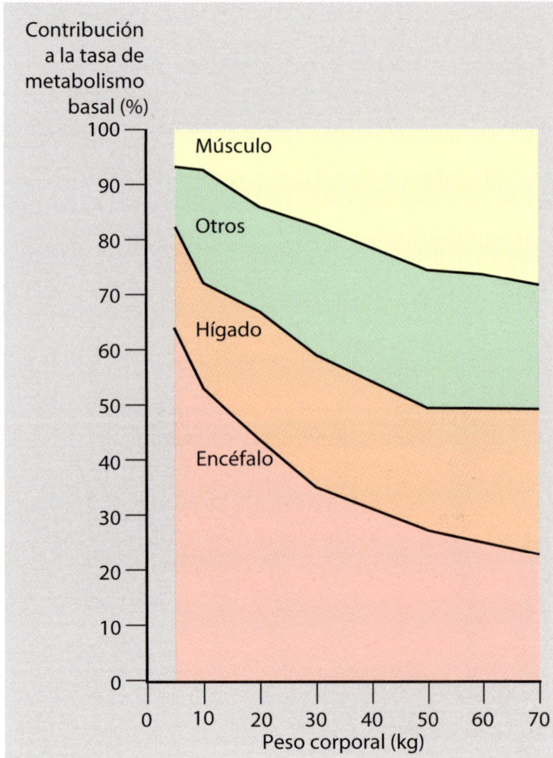

Figura 12.3 Contribución relativa al índice de metabolismo basal de los cambios relacionados con el crecimiento del encéfalo, el hígado y los músculos. Al igual que el encéfalo es el responsable de dos terceras partes del índice de metabolismo basal al nacimiento, en los adultos su contribución sólo es del 25%. (Adaptada de Halliday MA 1971 *Pediatrics* 47[1] Suppl 2:169.)

Resultado a largo plazo de la carencia nutritiva precoz

Crecimiento lineal de las poblaciones

El crecimiento y la nutrición están íntimamente relacionados, de forma que la talla media de una población refleja su estado nutricional. Las personas son más altas en el mundo desarrollado. El nivel socioeconómico bajo y un número elevado de niños por familia influyen de manera adversa sobre la talla. El tamaño de los niños aumenta en las poblaciones que emigran desde países pobres a otros más ricos.

Enfermedad en la vida adulta

Existen datos que indican que la hiponutrición intrauterina que causa limitación del crecimiento se asocia con una mayor incidencia de cardiopatía isquémica, accidente cerebrovascular, diabetes no insulinodependiente, hipertensión y síndrome metabólico en etapas posteriores de la vida (fig. 12.4). Se constata asimismo una asociación similar, aunque más débil, con el peso bajo al año de vida. Por ejemplo, los índices de mortalidad por cardiopatía isquémica y accidente cerebrovascular descienden a la mitad entre los extremos superior e inferior de la distribución del peso al nacimiento, y la cardiopatía isquémica se duplica en los varones que pesaron menos de 8 kg al cumplir 1 año, en comparación con los que superaron los 12,2 kg. No se tiene explicación para este fenómeno, pero se admite que la hiponutrición fetal provoca una redistribución del flujo sanguíneo y produce cambios en las hormonas fetales, como los factores de crecimiento de tipo insulina y el cortisol. Alternativamente, el crecimiento intrauterino retardado puede ser el factor causal del crecimiento posnatal rápido que se observa en los bebés que lo han sufrido.

Resumen

Vulnerabilidad nutricional

Los lactantes son más vulnerables a las deficiencias nutricionales debido a:

- Tienen depósitos de grasa y proteínas bajos.
- Las grandes demandas nutricionales del crecimiento (el peso de un lactante a término se duplica a los 4 meses y se triplica al año de edad).
- Enfermedades intercurrentes más frecuentes, que reducen la ingestión de alimentos y aumentan las demandas nutricionales.

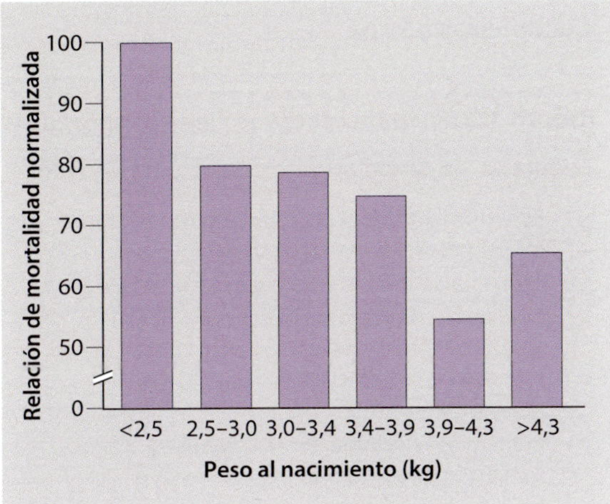

Figura 12.4 Índices de mortalidad por cardiopatía isquémica según el peso al nacimiento. (Tomada de Barker DJ, Fetal Origins of Adults Disease. En: *Growing up in Britain: Ensuring the Healthy Future for our Children. A Study of 4-5 years olds*, BMJ Books, Londres, 1999.)

Alimentación del lactante

Lactancia materna

No existen dudas de que la leche materna es la mejor dieta para los lactantes, aunque la popularidad de esta forma de alimentación refleja a menudo los caprichos de la moda.

Ventajas (cuadro 12.1)

En los países en vías de desarrollo, en los que el medio ambiente suele estar muy contaminado, la lactancia materna contribuye de forma espectacular a la supervivencia durante la lactancia, gracias a la menor incidencia de infecciones gastrointestinales. Por tanto, la lactancia materna es una de las cuatro estrategias más importantes de la OMS para mejorar la supervivencia de los lactantes y los niños. Las ventajas de la leche materna en relación con las fórmulas modernas de leche de vaca adaptada son más difíciles de demostrar en los países desarrollados, lo que se debe en parte a la imposibilidad de llevar a cabo estudios aleatorizados y en parte a la existencia de factores de confusión, como la clase social, la educación y el tabaquismo.

Existen pruebas concluyentes de que la infección gastrointestinal es menos frecuente en los lactantes alimentados con lactancia natural, incluso en los países desarrollados. También hay datos que indican que la alimentación con leche materna reduce la incidencia de enterocolitis necrosante en los prematuros.

Muchas madres que alimentan a sus hijos al pecho notan que ello les ayuda a establecer una relación íntima y entrañable con su hijo. Sin embargo, el establecimiento de la lactancia materna no siempre es sencillo y muchas madres necesitan ayuda y estímulo.

La alimentación natural podría conferir una ventaja en cuanto al desarrollo neurológico a largo plazo de los niños, aunque en esta relación intervienen numerosas variables que pueden inducir a confusión. Los nutrientes de la leche materna que con mayor probabilidad proporcionan esta ventaja son los ácidos grasos poliinsaturados de cadena larga, sustancias que en la actualidad ya se añaden a algunas fórmulas alimenticias.

La alimentación natural se asocia con una menor incidencia de obesidad y de hipertensión a lo largo de la vida, y puede reducir la incidencia de enfermedad inflamatoria intestinal y de diabetes mellitus en etapas posteriores del crecimiento, así como del cáncer de mama en las madres. La hipótesis de que la alimentación natural reduce la incidencia de trastornos alérgicos y del síndrome de muerte súbita del lactante no se ha confirmado.

La lactancia materna exclusiva durante la primera infancia salva muchas vidas en los países en desarrollo.

Inconvenientes (cuadro 12.2)

Dado que no es fácil conocer qué cantidad de leche mama un niño, es necesario controlar el peso cada pocos días durante las 2 primeras semanas y después todas las semanas, hasta que la lactancia esté bien establecida. En los gemelos, también es posible conseguir una lactancia materna satisfactoria, pero resulta más difícil (fig. 12.5). La lactancia materna sólo en raras ocasiones permite alimentar bien a los trillizos o a los mellizos en número mayor. Los prematuros pueden tomar el pecho, pero habrá que exprimir la leche de la mama hasta que el niño pueda succionar. El mantenimiento del suministro de leche puede ser problemático en las madres de prematuros.

Aunque dos terceras partes de las madres del Reino Unido (RU) alimentan al pecho a sus hijos durante las primeras etapas, la proporción disminuye con rapidez durante los primeros meses (fig. 12.6). Casi el 90% de las madres de clase social I comienzan alimentando al pecho a sus hijos, mientras que sólo lo hacen el 60% de las madres de clase social V. La alimentación materna supone una gran limitación para las madres, ya que no permite que otras personas se hagan cargo del niño en ningún momento. Esta restricción es especialmente importante para la mujer

Lactancia materna

Cuadro 12.1 Por qué el pecho es mejor: ventajas de la lactancia moderna

Ventajas de la lactancia materna para el niño:

- Es la nutrición ideal para los lactantes durante los primeros 4-6 meses de vida
- En los países en desarrollo salva muchas vidas
- Disminuye el riesgo de infección gastrointestinal y, en los lactantes pretérmino, de enterocolitis necrosante
- Mejora el desarrollo cognitivo
- Mejora las relaciones entre la madre y el hijo
- Reduce el riesgo de diabetes insulinodependiente, intestino inflamatorio y síndrome de muerte súbita del lactante (no verificado) más adelante

Ventajas para la madre:

- Fomenta la relación entre la madre y su hijo.
- Anticonceptivo: aunque no es un anticonceptivo fiable, aumenta el intervalo entre los embarazos, lo que es importante para reducir la natalidad en los países en desarrollo.
- Posiblemente, reduce la incidencia de cáncer de mama premenopáusico.

Explicación científica de algunas propiedades de la leche materna

Propiedades antiinfecciosas

Humoral

IgA secretora	Constituye el 90% de las inmunoglobulinas de la leche humana. Protege a las mucosas, pero con beneficios inciertos
Factor bífidus	Estimula el crecimiento de *Lactobacillus bifidus,* que metaboliza la lactosa a ácidos láctico y acético. El bajo pH resultante podría inhibir el crecimiento de patógenos gastrointestinales
Lisozima	Enzima bacteriolítica
Lactoferrina	Proteína captadora de hierro. Inhibe el crecimiento de *E. coli*
Interferón	Agente antivírico

Celulares

Macrófagos	Fagocitos. Sintetizan lisozima, lactoferrina, C3 y C4
Linfocitos	Las células T pueden transferir respuestas de hipersensibilidad retardada al lactante. Las células B sintetizan IgA

Propiedades nutritivas

Calidad de las proteínas	Cuajada más fácil de digerir (cociente suero:caseína 60:40)
Hipoalergénica	Podría reducir la incidencia posterior de enfermedad atópica. Datos contradictorios
Calidad de los lípidos	Rica en ácido oleico (con palmitato en posición C-2). Mejora la digestión y la absorción de las grasas
Lipasa de la leche humana	Favorece la lipólisis
Cociente calcio: fósforo 2:1	Evita la tetania hipocalcémica y mejora la absorción del calcio
Carga renal de solutos baja	
Contenido de hierro	Biodisponible (absorción 40-50%)
Ácidos grasos poliinsaturados de cadena larga	Lípidos estructurales, importantes para el desarrollo de la retina

Cuadro 12.2 Inconvenientes de la lactancia materna

Ingesta desconocida	No se conoce el volumen de leche ingerida
Transmisión de infecciones	Los virus CMV, de la hepatitis y VIH: aumenta el riesgo de transmisión al bebé
Ictericia de la lactancia materna	Hiperbilirrubinemia no conjugada leve y autolimitada que no constituye contraindicación
Transmisión de fármacos	Antimetabolitos
Insuficiencia de nutrientes	La lactancia materna prolongada sin introducción de sólidos a partir de los 6 meses puede causar escasa ganancia de peso y raquitismo
Deficiencia de vitamina K	La cantidad de vitamina K de la leche materna es insuficiente para prevenir la enfermedad hemorrágica del recién nacido
Posible transmisión de contaminantes ambientales	Nicotina, alcohol, cafeína, etc.
Menos flexible	Los demás miembros de la familia no pueden ayudar ni tomar parte. Es más difícil en lugares públicos
Alteración emocional, si fracasa	Las dificultades o el fracaso pueden afectar a la madre decidida a dar el pecho a su hijo

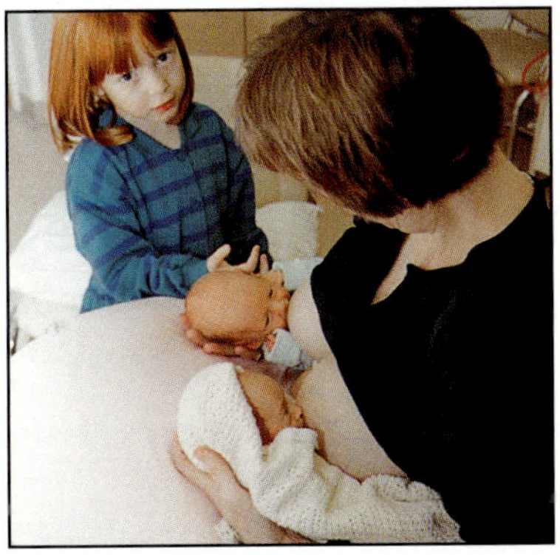

Figura 12.5 Lactancia materna satisfactoria de gemelos prematuros.

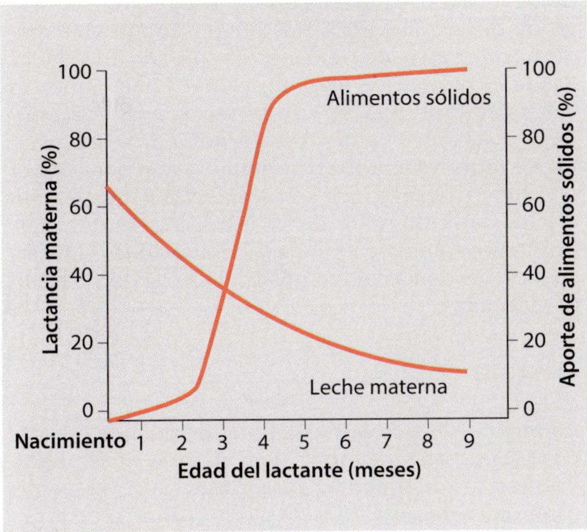

Figura 12.6 Prevalencia de la lactancia materna y proporción de lactantes que reciben alimentos sólidos durante los 9 primeros meses de vida en el RU (2000).

trabajadora. Siguen siendo escasos los lugares públicos habilitados para dar el pecho a los niños. Aunque la lactancia natural evita la necesidad de preparar la fórmula, no resulta necesariamente más económica para la familia si ello supone un retraso para la incorporación laboral de la madre.

Establecimiento de la lactancia materna

Durante los primeros días, más que leche se secreta calostro, que difiere de la leche madura por tener un contenido de proteínas e inmunoglobulinas mucho mayor. Los volúmenes son bajos, pero el niño no necesita suplementos de agua o fórmulas mientras se establece la lactancia definitiva.

La primera mamada debe producirse lo antes posible después del nacimiento. Más adelante, también son beneficiosas las succiones frecuentes, ya que estimulan la secreción de las hormonas que inician y facilitan la producción de leche (fig. 12.7).

Es probable que los primates no lacten de una manera instintiva. Las monas criadas en cautividad en los zoos deben ser enseñadas a dar el pecho por los cuidadores. Por tanto, es importante popularizar lo más posible la lactancia natural. Las mujeres que nunca han visto cómo se da de mamar a un lactante se sienten menos proclives a amamantar a sus hijos. Es conveniente dar a conocer las ventajas de la lactancia natural en la escuela y durante el embarazo. Los consejos y el apoyo de otras madres con experiencia pueden ser muy útiles para ayudar a afrontar los primeros problemas, como la tumefacción mamaria o las grietas en los pezones.

En muchos animales se observa la formación del «vínculo», un período fundamental para establecer la relación madre-hijo, inmediatamente después del parto. En el ser humano no se ha demostrado que exista un período crítico similar, y el momento y la forma en que se desarrolla esta íntima relación son considerablemente más flexibles.

Fisiología de la lactancia materna

1. **El bebé** utiliza los reflejos de búsqueda, de succión y de deglución para localizar el pezón y alimentarse

2. **Receptores táctiles** del pezón activados

3. **El hipotálamo** envía impulsos eferentes a la hipófisis anterior y posterior

4. **Hipófisis anterior**
La secreción de prolactina estimula la secreción de leche en las células cilíndricas de los acini mamarios

5. **Hipófisis posterior**
La secreción de oxitocina produce la contracción de las células mioepiteliales de los alvéolos, que impulsan la leche hacia los conductos más grandes, lo que se denomina reflejo de «salida»

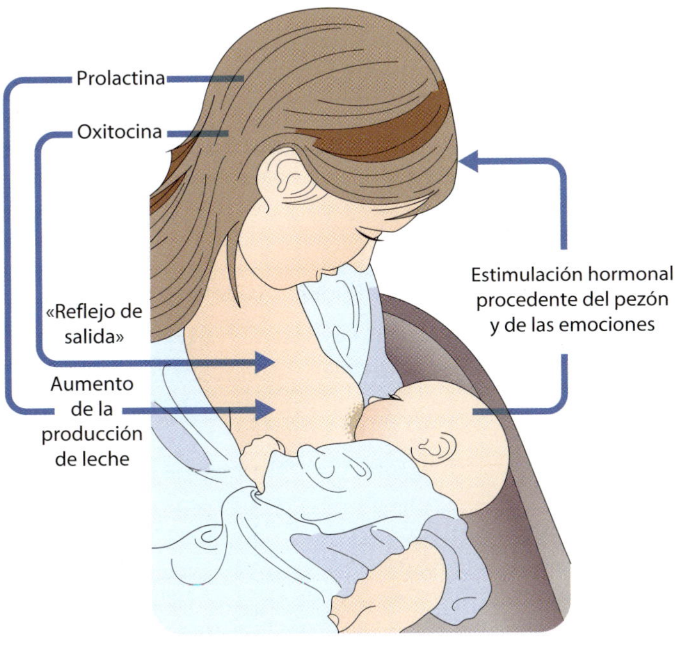

Figura 12.7 Fisiología de la lactancia materna.

No debe administrarse alimentación artificial a los recién nacidos de madres que desean dar el pecho a sus hijos.

Alimentación con fórmulas

Los lactantes que no reciben lactancia materna deben ser alimentados con fórmulas basadas en la leche de vaca. La leche de vaca sin modificar no es adecuada para alimentar a los lactantes, ya que contiene demasiadas proteínas y electrólitos y poca cantidad de hierro y vitaminas. Incluso con modificaciones considerables, siguen existiendo diferencias entre las fórmulas y la leche humana (tabla 12.2).

Las fórmulas más actuales basadas en la leche de vaca pueden dividirse en dos tipos, dependiendo de que se haya modificado o no el cociente entre caseína y no caseína mediante la adición de suero (proteína soluble) desmineralizado. Una proporción caseína:suero de 40:60 forma una cuajada menor y proporciona un perfil de aminoácidos más parecido al de la leche materna que el de la leche con mayor contenido en caseína.

Todas las leches comerciales en la actualidad en el mercado británico han sido modificadas con el fin de que el contenido mineral y la carga de solutos renales sean similares a los de la leche humana madura. Desde que se introdujeron estos cambios en el RU (década de 1970), se ha producido una reducción espectacular en la incidencia de deshidratación hipernatrémica en los lactantes con gastroenteritis. No existen pruebas de que una marca comercial sea superior a las demás.

Introducción de la leche de vaca entera pasteurizada

Se recomienda mantener la lactancia materna o artificial hasta los 12 meses de edad, y su prolongación hasta los 18 meses es ventajosa. La leche de vaca pasteurizada es deficitaria en vitaminas A, C y D y en hierro, y si se introduce durante el primer año, se deberán administrar suplementos, a no ser que el lactante reciba una buena dieta de sólidos mixtos. Otra posibilidad consiste en utilizar fórmulas de «continuación» a partir de los 6 meses de edad. Estas últimas contienen más proteínas y sodio que las fórmulas para lactantes; al contrario que la leche de vaca, están reforzadas con hierro y vitaminas.

Resumen

Alimentación artificial:

- Durante el primer año de vida debe utilizarse una fórmula especial para lactantes, no debe emplearse leche de vaca sin modificar.

Fórmulas de soja

Las fórmulas de soja se han utilizado ampliamente en vez de las de leche de vaca en la creencia de que pueden ayudar a evitar los trastornos atópicos, como el eczema o el asma. Sin embargo, no se ha demostrado de forma concluyente que su uso reduzca el riesgo de desarrollar estos trastornos. Aunque las modernas fórmulas de proteínas de soja son adecuadas desde el punto de vista nutricional y mantienen el crecimiento normal, su uso se asocia a un gran número de inconvenientes. Las fórmulas de soja poseen un elevado contenido en aluminio y también contienen fitoestrógenos, que son sustancias vegetales con efectos parecidos a los de los estrógenos endógenos. Por tanto, su uso se limita a las indicaciones clínicas, cuando las demás alternativas a la leche de vaca son inadecuadas.

Destete

Lo mejor es introducir los alimentos sólidos a los 4-6 meses de edad, aunque suele hacerse antes. Debe hacerse gradualmente, empezando con pequeñas cantidades de puré de fruta o de verdura, o de arroz o cereales sin gluten. Aunque la leche humana puede ser adecuada para la nutrición hasta los 6 meses, muchos niños muestran cambios en la conducta entre los 3 y 4 meses, como aumento de la frecuencia del llanto y alteraciones del sueño, que podrían deberse al hambre y a la necesidad de recibir alimentos sólidos. A partir de los 6 meses, la leche materna es cada vez menos adecuada como alimento único, pudiendo dar lugar a deficiencias de energía, vitaminas y hierro.

Los lactantes alimentados con lecha materna y los que reciben fórmulas obtienen alrededor de la mitad de su energía a partir de la grasa. Después del primer año, la leche de vaca completa sigue siendo una contribución importante a la dieta de la mayoría de los

Tabla 12.2 Comparación de la leche humana, de vaca y fórmula para lactantes (por 100 ml)

	Leche humana al término	Leche de vaca	Fórmula para lactantes (leche de vaca modificada)
Energía (kcal)	62	67	60-65
Proteínas (g)	1,3	3,5	1,5-1,9
Carbohidratos (g)	6,7	4,9	7,0-8,6
Caseína:suero	40:60	63:37	40:60-63:37
Grasa (g)	3,0	3,6	2,6-3,8
Sodio (mmol)	0,65	2,3	0,65-1,1
Calcio (mmol)	0,88	3,0	0,88-2,1
Fósforo (mmol)	0,46	3,2	0,9-1,8
Hierro (µmol)	1,36	0,9	8-12,5

niños. Algunos expertos en nutrición sugieren que el aporte de grasa en la dieta debería reducirse, de forma que aportara menos del 35% de las necesidades energéticas, aumentando al mismo tiempo la proporción de fibras. La introducción tardía de los sólidos, la prolongación de la lactancia materna y el hecho de que muchos de los alimentos utilizados para el destete carecen de gluten podrían explicar la menor incidencia actual de enfermedad celíaca en la infancia. Otro factor que podría haber contribuido es la menor incidencia de gastroenteritis.

Retraso del crecimiento

El término «retraso del crecimiento» se utiliza para describir una ganancia de peso subóptima en los lactantes y niños menores de 2 años. También puede denominarse falta de peso o de crecimiento si los padres consideran que el término «retraso» es peyorativo. El reconocimiento del problema depende de la demostración de que la ganancia de peso es insuficiente cuando se representa en una gráfica de percentiles, considerándose como retraso de crecimiento leve una caída de dos líneas percentiles, mientras que el hipocrecimiento grave corresponde a una caída de tres líneas. Entre las 6 semanas y el año de edad, sólo el 5% de los niños cruzarán dos líneas y sólo el 1% cruzarán tres. El peso de un niño con «retraso del crecimiento» puede estar en límites normales, pero la mayoría se encuentran por debajo del percentil 2 cuando son identificados. Por tanto, es esencial realizar observaciones repetidas, que suelen registrarse en el gráfico sanitario del niño. Una única determinación del peso resulta difícil de interpretar, a no ser que exista una gran discrepancia en relación con el perímetro cefálico o la talla, aunque si el peso es inferior al percentil 2, lo más probable es que el niño tenga «retraso del crecimiento». Si el peso está por debajo del percentil 0,4, debe realizarse una evaluación.

Suele ser difícil diferenciar a un lactante que sufre retraso del crecimiento de un niño delgado y pequeño, pero normal (fig. 12.8). Los lactantes de talla corta, pero normales, no tienen síntomas, se mantienen alerta, responden a los estímulos y parecen felices; su desarrollo es satisfactorio. Los padres pueden ser bajos (talla de los padres media o baja) o el lactante puede haber sido muy prematuro al nacer o haber sufrido alguna limitación del crecimiento tras el parto. Cualquier enfermedad asociada irá acompañada de un retraso transitorio de la ganancia ponderal.

Otro problema diagnóstico adicional es la «compensación hacia abajo» (por contraposición con la «compensación hacia arriba») del peso, que se produce cuando el peso de un lactante disminuye con respecto al percentil que tenía al nacimiento, que depende del ambiente intrauterino, hasta un percentil de crecimiento inferior determinado genéticamente. En estos casos, sólo es necesario un estrecho control del crecimiento durante algunos meses.

Al principio, cuando aparece el retraso del crecimiento, el niño sigue manteniendo su estatura, ya que sólo le afecta la enfermedad cuando es prolongada y grave. Puede afectar negativamente al desarrollo del niño.

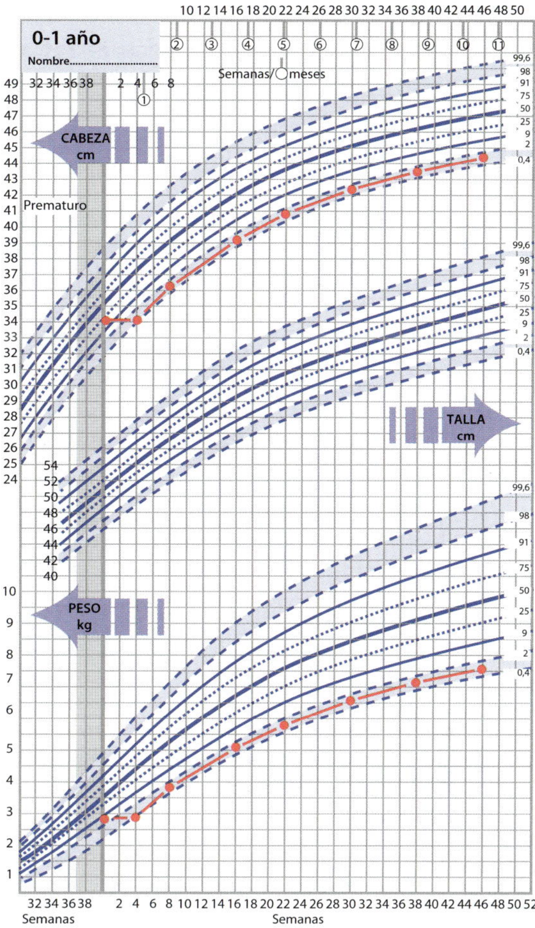

Figura 12.8 Gráfico de crecimiento que muestra la ganancia de peso y el crecimiento normales de un lactante constitucionalmente pequeño. Cuanto más se mantenga por debajo del percentil 2, y sobre todo del 0,4, mayores serán las probabilidades de que el cuadro se deba a una causa orgánica. (Gráfico © Child Growth Foundation.)

Causas

Las causas del retraso del crecimiento se han clasificado tradicionalmente en orgánicas y no orgánicas (fig. 12.9). El retraso del crecimiento no orgánico se asocia con una amplia variedad de situaciones de privación psicosocial y ambiental. Se calcula que el 5-10% de los niños con retraso del crecimiento terminan en un registro de protección de menores o son objeto de malos tratos o abandono, mientras que en una proporción algo mayor la privación socioeconómica constituye un factor importante.

La madre puede estar deprimida, sufrir ella misma un trastorno de la alimentación o comprender mal las necesidades de su hijo. Pueden existir otras circunstancias, como una vivienda en malas condiciones, pobreza, apoyo social insuficiente y ausencia de familia, que dificultan aún más el buen cuidado del niño. Sin embargo, algunos estudios sugieren que el retraso del crecimiento no es necesariamente más frecuente en las comunidades con privaciones que en las que no las sufren, y que la identificación de las carencias lleva a aplicar de forma incorrecta esa etiqueta diagnóstica. La hiponutrición es la vía final común de la escasa ganancia de peso en la mayoría de los casos de retraso del crecimiento orgánico y no orgánico, y se debe por

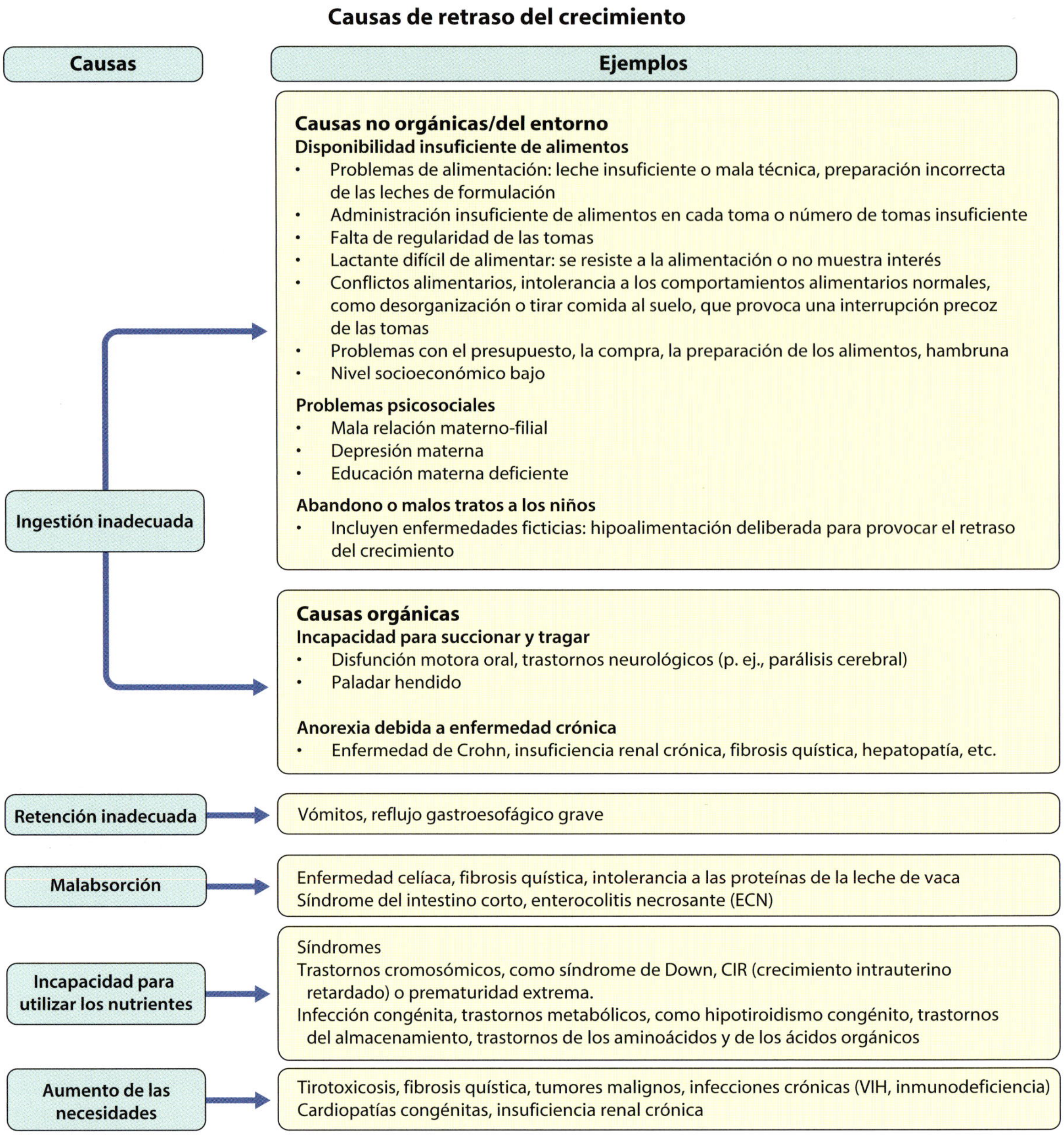

Figura 12.9 Causas más importantes de retraso del crecimiento.

lo general a una combinación de factores orgánicos y del entorno.

Las causas orgánicas del retraso del crecimiento se enumeran en la figura 12.9. Menos del 5% de los niños con «retraso del crecimiento» presentan una causa orgánica demostrable. Las causas más frecuentes son el reflujo gastroesofágico, la enfermedad celíaca, la fibrosis quística, las enfermedades cardíacas y la insuficiencia renal.

Manifestaciones clínicas y estudio

Las claves de esta valoración son el estudio del gráfico de crecimiento, la anamnesis y la exploración del niño. La anamnesis debe centrarse en:

- Una historia dietética detallada; puede obtenerse información útil si se anotan los hábitos alimentarios durante unos días.
- La alimentación, incluyendo información detallada sobre lo que ocurre exactamente durante las comidas.
- Si el niño está bien o si se observa pérdida de energía, o si tiene otros síntomas como diarrea, vómitos, tos o letargo.
- Si el niño fue prematuro, si sufrió crecimiento intrauterino retardado o cualquier otro trastorno médico importante cuando nació.
- El crecimiento de los demás miembros de la familia y la presencia de enfermedades familiares.
- Si el desarrollo del niño es normal.
- Si existen problemas psicosociales en el hogar.

Cuadro 12.3 Estudios que hay que considerar en el retraso del crecimiento

Estudios	Significado de una alteración
Hemograma con fórmula y recuento	Anemia, infección, inflamación, deficiencia inmunitaria
Creatinina y electrólitos plasmáticos	Insuficiencia renal, acidosis tubular renal, trastornos metabólicos
Pruebas de función hepática	Enfermedad hepática, malabsorción, trastornos metabólicos
Pruebas de función tiroidea	Hipotiroidismo congénito
Reactantes de fase aguda	Inflamación, por ejemplo enfermedad de Crohn
Ferritina	Anemia ferropénica
Inmunoglobulinas	Deficiencia inmunitaria
Anticuerpos anti-endomisio y anti-gliadina	Enfermedad celíaca
Sedimento urinario, urocultivo y análisis con tiras	Infección urinaria, enfermedad renal
Estudio microscópico y cultivo de heces	Infección intestinal, parásitos
Estudio cromosómico en las niñas	Síndrome de Turner
Radiografía de tórax y estudio del sudor	Fibrosis quística

El objetivo de la exploración es identificar si existen signos de alguna enfermedad orgánica: características dismórficas, distensión abdominal, nalgas delgadas e irritabilidad en la enfermedad celíaca; signos respiratorios y malabsorción en la fibrosis quística, o signos de deficiencias nutricionales o de enfermedades crónicas.

La información adicional sobre el niño y la familia procedente del visitador sanitario, el médico general u otros profesionales implicados puede ser especialmente útil. En el cuadro 12.3 se enumeran los estudios complementarios a considerar. Deben seleccionarse teniendo en cuenta el diagnóstico probable. En algunos niños con retraso del crecimiento, el hemograma completo y la concentración sérica de ferritina pueden ser útiles para identificar la anemia con deficiencia de hierro, que suele estar causada por una ingestión insuficiente de hierro. Cuando se corrige, puede mejorar el apetito. Sin embargo, en la mayoría de los casos no es necesario realizar pruebas complementarias.

Tratamiento

El tratamiento de la mayoría de los retrasos no orgánicos del crecimiento es multidisciplinario y puede llevarse a cabo en el marco de la atención primaria. El visitador sanitario es el mejor preparado para visitar el domicilio, valorar los hábitos alimenticios y proporcionar apoyo. Los consejos prácticos directos tras la observación pueden ser muy útiles. El pediatra especialista en dietética puede ayudar a valorar la cantidad y la composición de la ingesta alimenticia y recomendar las estrategias adecuadas para incrementar el aporte energético, mientras que los logopedas tienen habilidades especializadas para tratar los trastornos alimentarios. La colaboración de los servicios sociales y de un psicólogo clínico también puede ser valiosa. Los cuidados de enfermería a domicilio pueden ser útiles para aliviar el estrés en el hogar y ayudar con la alimentación.

En ocasiones, pueden ser necesarias hospitalizaciones para un período de valoración y observación del niño y de su familia o cuando se requieren estudios detallados.

Evolución

Los estudios de seguimiento indican que los niños con retraso del crecimiento no orgánico continúan comiendo poco (v. presentación de un caso 12.1). Aunque lo habitual es que mejoren progresivamente durante la etapa preescolar, son frecuentes las secuelas residuales, y estos niños tienden a mantener un peso bajo. Por el contrario, la alteración del desarrollo es sólo a corto plazo.

La prevención del retraso del crecimiento es una parte esencial del tratamiento de todos los niños que tienen algún trastorno que afecta a la succión y la deglución (como prematuridad, paladar hendido, malformación esofágica y parálisis cerebral) cuando puede ser necesaria una gastrostomía para mantener una nutrición razonable. En los niños que no toleran la alimentación gástrica debido a una enfermedad grave o a operaciones intestinales múltiples, la nutrición parenteral total (NPT) es necesaria para prevenir la malnutrición, pero conlleva un gran riesgo de infección.

Resumen

El retraso del crecimiento:
- Es una descripción, no un diagnóstico.
- Pesar a los niños sólo es útil si las mediciones son exactas y se registran en un gráfico de percentiles.
- Se considera que existe retraso del crecimiento si se produce una caída del peso del niño de dos líneas percentiles.
- Es probable que el niño tenga fracaso del crecimiento si su peso es inferior al percentil 2.
- En la mayoría de los casos, la causa es una ingestión inadecuada de alimentos.
- Si existe una enfermedad orgánica, se acompaña de signos o síntomas anormales.
- La mayoría de los lactantes y los niños pequeños afectados no requieren pruebas complementarias, y se tratan en las unidades de cuidados primarios aumentando la ingestión de calorías, modificando la dieta y la conducta y controlando el crecimiento.

Malnutrición

La malnutrición, frecuente en todo el mundo, es responsable directa o indirectamente de casi la mitad de todas las muertes en niños menores de 5 años. La malnutrición primaria también se produce en los países desarrollados como consecuencia de la pobre-

Presentación de un caso
12.1 Retraso no orgánico del crecimiento

Jamie, un niño 11 meses, preocupó a la visitadora sanitaria porque no ganaba peso alguno (fig. 12.10), por lo que concertó una cita con el médico general, quien observó que, aparte de ese problema, el niño estaba bien. Su madre era soltera y había abandonado la escuela a los 16 años; tuvo a Jamie a los 18 años. Ambos vivían en un apartamento protegido y la madre recibía ayuda económica. La abuela vivía en la otra punta de la ciudad.

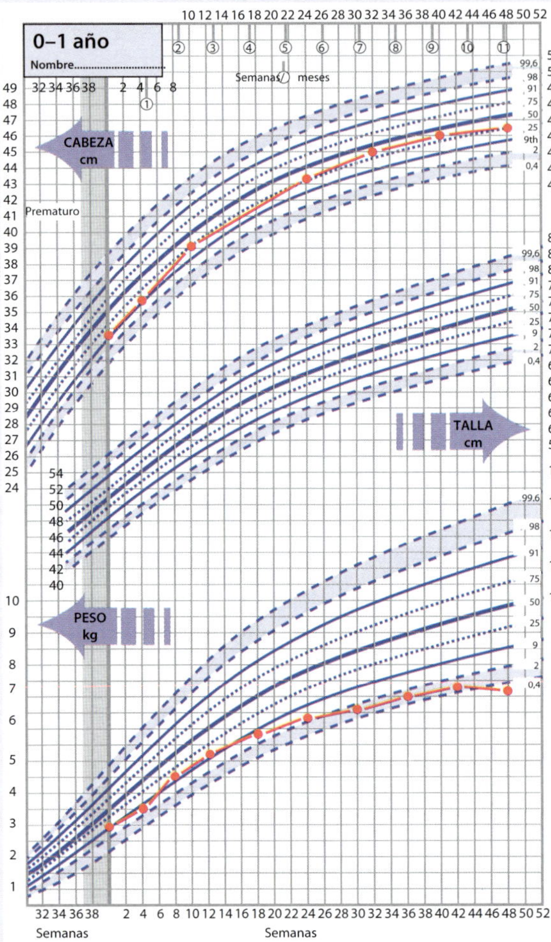

Figura 12.10 Gráfico de crecimiento de Jamie. (Gráfico © Child Growth Foundation.)

Al visitar la casa, la visitadora sanitaria observó que la madre de Jamie estaba tensa y nerviosa. En concreto, estaba preocupada por llegar a fin de mes. Alimentaba al niño con la misma comida que ella tomaba y con leche pasteurizada que había empezado a darle a los 6 meses de edad. Las comidas eran caóticas. Después de algunos bocados, Jamie dejaba de comer y su madre no intentaba convencerlo, sino que se sentía frustrada e irritada.

La visitadora sanitaria de Jamie propuso diversas estrategias para aumentar la ingesta alimenticia del niño (cuadro 12.4). Continuó proporcionando apoyo y estímulo a la madre, y buscó una guardería para Jamie. A los 2 años, éste había ganado una línea de percentil, pero seguía comiendo de forma errática.

Cuadro 12.4 Estrategias para aumentar la ingesta de energía

Dietéticas

- Tres comidas y dos tentempiés al día
- Aumento del número y variedad de alimentos ofrecidos
- Aumento de la densidad energética de los alimentos habituales (p. ej., añadir queso, margarina o nata)
- Reducir el aporte de líquidos, sobre todo zumos

Conductuales

- Comidas en horarios fijos, junto a otros miembros de la familia
- Elogiarle cuando se come todo
- Incitación suave para que el niño coma, aunque evitando los conflictos
- No forzar nunca la alimentación

Tomado de Wright CM (2000) Identification and management of failure to thrive: a community perspective. *Archives of Disease in Childhood* 82:5-9.

za, el abandono familiar o la falta de educación. Determinadas deficiencias nutricionales, en especial de hierro, siguen siendo habituales en estos países. Las dietas restrictivas pueden ser iatrogénicas, secundarias a dietas de exclusión o caprichos alimenticios de los padres y también autoimpuestas.

La malnutrición es todo menos rara en los hospitales, en los que afecta al 20-40% de los niños ingresados. Las enfermedades crónicas suponen un riesgo especial, sobre todo en los lactantes pretérmino y en los niños con cardiopatías congénitas o procesos crónicos de los aparatos digestivo o respiratorio. En estos casos, la alteración puede deberse a una combinación de anorexia, malabsorción y aumento de las necesidades, asociado con la infección o la inflamación. La anorexia nerviosa y otros trastornos de la alimentación producen malnutrición en los niños mayores y adolescentes. El síndrome diencefálico, extraordinariamente raro, consiste en una grave malnutrición proteico-energética asociada con un tumor cerebral, por lo general del hipotálamo. La ingesta alimenticia suele ser elevada, lo que indica un posible defecto en el metabolismo energético.

Valoración del estado nutricional

Para poder tomar decisiones razonables con respecto a la realimentación, es necesario identificar y definir con exactitud la malnutrición. La evaluación comprende la valoración de los aportes dietéticos pasados y actuales, mediciones antropométricas y estudios analíticos (fig. 12.11).

Valoración nutricional

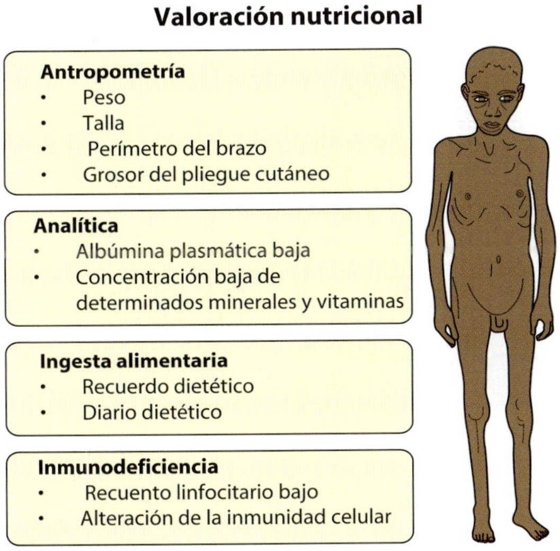

Figura 12.11 Valoración del estado de nutrición. No puede determinarse con una única medición, ya que consta de distintas variables.

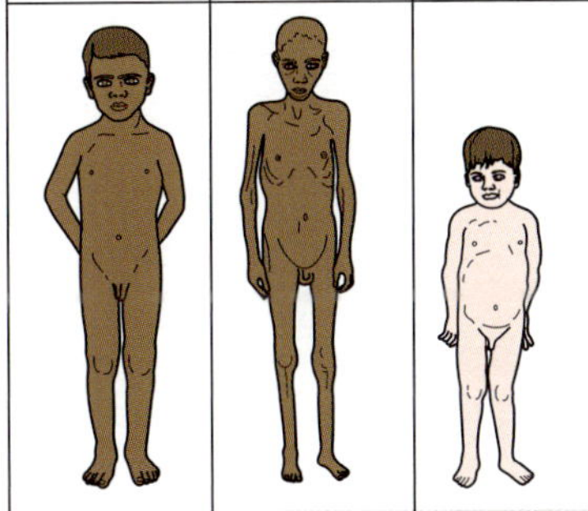

	Normal	Emaciación	Hipo-crecimiento
Peso/edad %	100	70	70
Peso/talla %	100	70	100
Talla/edad%	100	100	84

Figura 12.12 Comparación entre niños de 1 año normal, emaciado y con hipocrecimiento. Un peso bajo para la talla muestra un niño de altura normal, pero delgado y emaciado, mientras que una talla baja para la edad corresponde a un niño bajo, pero no emaciado.

Valoración de la dieta

Se pide a los padres que registren lo mejor que puedan durante varios días todos los alimentos que el niño toma. Con ello se obtiene una valoración razonablemente exacta de la ingesta alimenticia habitual. Cuando se les pregunta directamente, la información proporcionada por los niños menores de 12 años no suele ser fiable.

Antropometría

Las mediciones periódicas del crecimiento son útiles, dado que la desviación de alguno de sus parámetros es uno de los signos iniciales de la malnutrición incipiente. Las mediciones básicas son la talla, el peso, el grosor del pliegue cutáneo en el tríceps y el perímetro de la parte media del brazo; con ellas puede hacer una valoración razonablemente exacta del estado nutricional. La Organización Mundial de la Salud recomienda expresar el estado de nutrición como:

- Talla para la edad: una medida del crecimiento en longitud amortiguado y un índice de malnutrición crónica.
- Peso para la talla: una medida de la emaciación y un índice de malnutrición aguda (fig. 12.12).

Los depósitos subcutáneos de grasa se pueden valorar midiendo el grosor del pliegue cutáneo, mientras que el perímetro de la parte superior del brazo, junto con el grosor del pliegue cutáneo en el tríceps, refleja la masa de músculo esquelético. Sin embargo, en los niños pequeños resulta difícil medir con exactitud el grosor del pliegue cutáneo, lo que reduce su utilidad como indicador de los cambios en la composición del organismo a corto plazo.

Estudios analíticos

Son útiles para detectar la adaptación fisiológica inicial a la malnutrición, pero la historia clínica, la exploración y la antropometría tienen mayor valor que cualquier determinación bioquímica o inmunológica individual.

Consecuencias de la malnutrición

La malnutrición es un trastorno multisistémico. En los casos graves, la inmunidad se altera, la cicatrización de las heridas se retrasa y aumenta la morbimortalidad operatoria. La malnutrición empeora el pronóstico final de las enfermedades; por ejemplo, una afectación de los músculos respiratorios puede retrasar la retirada de la ventilación mecánica. Los niños malnutridos son menos activos, menos curiosos y más apáticos. Estas anomalías en la conducta revierten con rapidez cuando se les proporciona una alimentación adecuada, pero es probable que la malnutrición prolongada o profunda produzca cierto retraso permanente en el desarrollo intelectual.

Papel del aporte nutricional intensivo

En muchos trastornos infantiles, la malnutrición se debe al aporte insuficiente de nutrientes y responde a la alimentación con sonda nasogástrica o con tubo de gastrostomía. Por tanto, los niños malnutridos con fibrosis quística, tumores malignos, enfermedad inflamatoria intestinal, hepatopatías avanzadas, cardiopatías congénitas, parálisis cerebral o insuficiencia renal crónica crecen cuando reciben una alimentación enteral suplementaria. Salvo en el caso de la enfermedad de Crohn, se desconoce si este apoyo nutricional modifica el pronóstico o la calidad de vida del paciente.

Marasmo y kwashiorkor

La malnutrición proteico-energética grave de los niños da lugar al marasmo, con pesos inferiores al 60% de la media para la edad y un aspecto emaciado y

Malnutrition

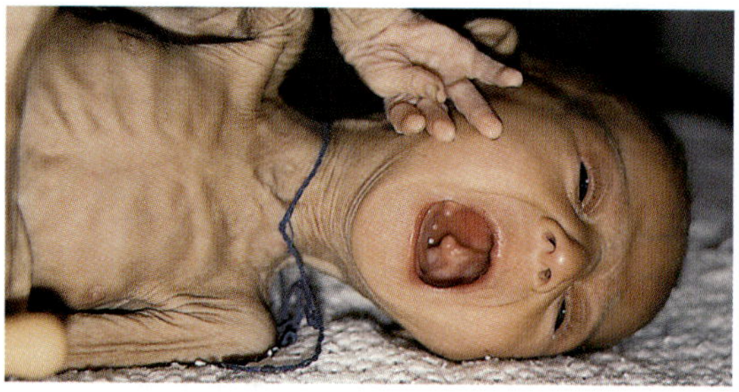

Figura 12.13 Marasmo en un niño de 3 meses que no pudo recibir alimentación materna por presentar un paladar hendido.

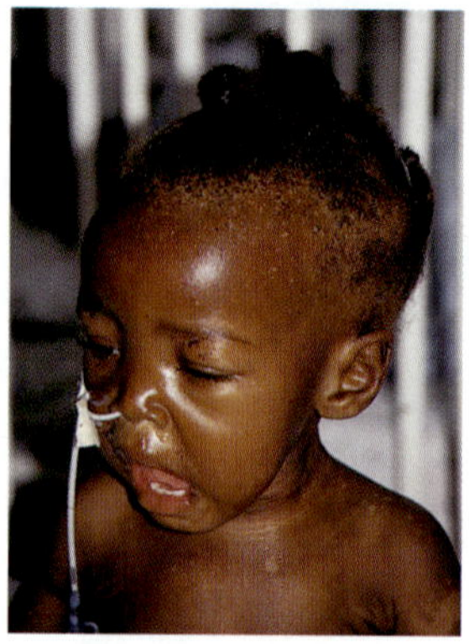

Figura 12.14 Kwashiorkor, una manifestación peculiar de una malnutrición proteico-energética grave en algunos países en vías de desarrollo, donde los lactantes son destetados tarde y la dieta de los niños pequeños es rica en almidón. Existen edema, hiperqueratosis y despigmentación de la piel, con un color rojizo del pelo. (Cortesía de la Dra. Sharon Taylor.)

apergaminado (fig. 12.13). No hay edema. El grosor del pliegue cutáneo y el perímetro de la parte media del brazo disminuyen mucho y es frecuente que los afectados se muestren retraídos y apáticos.

El kwashiorkor es otra manifestación de la malnutrición proteica grave (fig. 12.14) en la que el peso corporal es del 60-80% del esperado y existe edema generalizado. Además, se puede observar:

- Erupción cutánea «en pintura desconchada», con hiperqueratosis y descamación.
- distendido con hepatomegalia (generalmente, debido a la infiltración de grasa).
- Estomatitis angular.
- Pelo ralo y despigmentado.
- Diarrea, hipotermia, bradicardia e hipotensión.
- Disminución de la albúmina, el potasio, la glucosa y el magnesio en sangre.

No se sabe con exactitud la razón de que algunos niños con malnutrición proteico-energética desarrollen kwashiorkor y otros marasmo. El kwashiorkor es característico de los niños criados en sociedades polígamas tradicionales, en las que no se desteta a los niños hasta alrededor de los 12 meses. La dieta posterior tiende a ser relativamente rica en almidón. A menudo, el kwashiorkor aparece tras una infección intercurrente aguda, como el sarampión o la gastroenteritis. Existen datos para pensar que el kwashiorkor es la manifestación de una deficiencia sobre todo proteica, con una ingesta energética relativamente buena o que, como alternativa, se debe a una excesiva generación de radicales libres.

Tratamiento

El tratamiento urgente de la malnutrición grave consiste en corregir la deshidratación, el desequilibrio acidobásico y la hipocalcemia, así como tratar la infección. La hipotermia es habitual y los niños deben permanecer bien cubiertos, sobre todo por la noche. En la malnutrición grave se aprecia una deficiencia de potasio y magnesio que debe compensarse con suplementos. La diarrea es una complicación frecuente de la realimentación, aunque por lo general no obliga a recurrir a la nutrición parenteral. La excesiva administración de líquidos puede provocar insuficiencia cardíaca. En el kwashiorkor es frecuente que una hipoglucemia intensa se asocie con coma, hipotermia e infecciones, generando una mortalidad elevada. La alimentación cada 2-4 horas, incluso durante la noche, ha reducido la frecuencia de hipoglucemia y la mortalidad. La mortalidad global de la malnutrición grave en los niños hospitalizados ronda el 30%.

Resumen

La malnutrición:

- Existe en todo el mundo: es responsable de aproximadamente la mitad de la mortalidad infantil; suele ser una consecuencia de las guerras, la desorganización social y los desastres naturales.
- En los países desarrollados es el resultado de la pobreza, el abandono o la mala educación de los padres, dietas restrictivas, niños con trastornos alimentarios o enfermedades crónicas y anorexia nerviosa.
- Puede identificarse utilizando las medidas antropométricas; generalmente no son necesarias las pruebas de laboratorio.
- Marasmo: peso <60% del peso medio según la edad, aspecto emaciado y apergaminado.
- Kwashiorkor: 60-80% del peso esperado, pelo ralo y despigmentado, erupción cutánea, edema generalizado, estomatitis angular, abdomen distendido y hepatomegalia, diarrea.

Deficiencia de vitamina D

Suele deberse a un aporte deficitario o a un metabolismo defectuoso de la vitamina D que hace que disminuya la concentración sérica de calcio (fig. 12.15), por lo que aumenta la secreción de hormona paratiroidea y se normaliza la concentración sérica de calcio, pero se desmineraliza el hueso. La hormona paratiroidea produce pérdidas renales de fosfato y, por tanto, disminución de la concentración sérica de fosfato, lo que reduce aún más la posibilidad de la calcificación del hueso.

La deficiencia de vitamina D suele presentarse con deformidad ósea y el cuadro clásico de raquitismo, aunque también puede presentarse sin anomalías óseas pero con síntomas de hipocalcemia, como con-

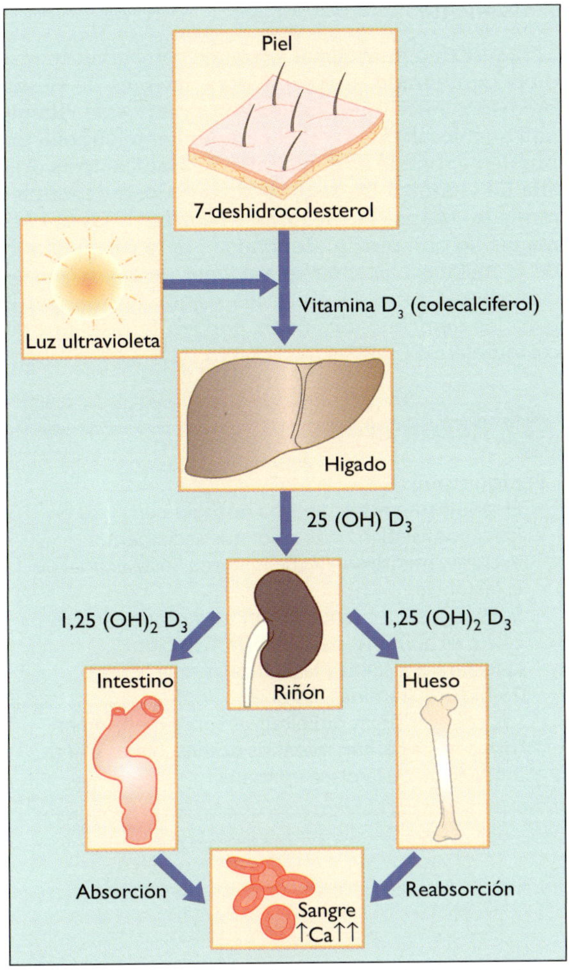

Figura 12.15 Metabolismo de la vitamina D. En casi todos los países, la fuente más importante de esta vitamina es la luz solar. La vitamina D no abunda en la naturaleza, salvo en el aceite de hígado de pescado, los pescados azules y la yema del huevo. La vitamina D_2 (ergocalciferol) es la forma utilizada para reforzar los alimentos, por ejemplo la margarina. La vitamina D_3 es hidroxilada en el hígado y de nuevo en el riñón para producir 1,25-dihidroxivitamina D [1,25$(OH)_2D_3$], la forma más activa de la vitamina. Se produce tras la secreción de parathormona como respuesta a la disminución del calcio plasmático.

vulsiones, irritabilidad neuromuscular (tetania), apnea y estridores. Esta presentación es más común antes de los 2 años y en la adolescencia, cuando la gran demanda de calcio debido al crecimiento rápido del hueso produce hipocalcemia antes de que se desarrolle el raquitismo.

Raquitismo

El término raquitismo se refiere al fracaso de la mineralización del hueso en crecimiento o del tejido osteoide. El fracaso de la mineralización del hueso maduro se denomina osteomalacia.

Etiología

A principios del siglo XX, la causa principal del raquitismo era la deficiencia nutricional de vitamina D debido a una ingestión inadecuada o a una exposición insuficiente a la luz solar. En los países desarrollados, ya apenas se observa raquitismo nutricional, porque se han añadido suplementos de vitamina D a las leches de formulación y a muchos alimentos, como los cereales para el desayuno. Sin embargo, el raquitismo nutricional ha resurgido en los países desarrollados en los niños de color o asiáticos que se alimentan sólo de leche materna hasta el final de la lactancia. También se observa en los lactantes extremadamente prematuros a causa de una deficiencia de fósforo en la dieta, junto con un almacenamiento escaso de calcio y de fósforo. El déficit nutricional sigue siendo la causa principal de raquitismo en los países en vías de desarrollo.

Actualmente, en los países desarrollados la causa principal del raquitismo es un trastorno de la conversión metabólica o de la activación de la vitamina D.

Los niños con trastornos malabsortivos, como fibrosis quística, enfermedad celíaca e insuficiencia pancreática, pueden desarrollar raquitismo debido a la deficiencia de la absorción de vitamina D, el calcio o ambos. Algunos fármacos, especialmente los anticonvulsivantes como fenobarbital y fenitoína, interfieren con el metabolismo de la vitamina D y también pueden causar raquitismo. Las causas del raquitismo se enumeran en el cuadro 12.5.

Cuadro 12.5 Causas del raquitismo

Raquitismo nutricional (primario): factores de riesgo
- Vida en latitudes septentrionales
- Personas de piel oscura
- Menor exposición a la luz solar, como algunos niños asiáticos residentes en el RU
- Deficiencia de vitamina D materna
- Dietas bajas en calcio, fósforo y vitamina D; por ejemplo, lactancia materna exclusiva en etapas avanzadas de la lactancia o, más rara vez, en niños menores de 2 años o dietas «sin lactosa» no supervisadas
- Dietas macrobióticas, vegetarianas estrictas
- Dietas ricas en ácido fítico, por ejemplo pan ácimo
- Nutrición parenteral prolongada en la lactancia, con aporte insuficiente de calcio y fósforo parenterales

Malabsorción intestinal
- Producción defectuosa de 25$(OH)D_3$: hepatopatía
- Aumento del metabolismo de 25$(OH)D_3$: inducción enzimática por anticonvulsivantes

Producción escasa de 1,25$(OH)_2D_3$
- Raquitismo hereditario resistente a la vitamina D tipo I (o dependiente) (mutación que anula la actividad de la hidroxilasa renal)
- Raquitismo hipofosfatémico familiar (ligado al sexo) (defecto tubular renal del transporte del fósforo)
- Enfermedad renal crónica
- Síndrome de Fanconi (pérdida renal de fosfato)

Resistencia periférica a la 1,25$(OH)_2D_3$
- Raquitismo hereditario dependiente de la vitamina D tipo II (por mutación del gen del receptor de la vitamina D)

Manifestaciones clínicas

El primer signo del raquitismo es una sensación de pelota de ping-pong en el cráneo (craneotabes) que se provoca al presionar con firmeza los huesos occipital o parietal posterior. Las uniones osteocondrales pueden ser palpables (rosario raquítico), puede haber ensanchamiento de las muñecas (especialmente en los niños que gatean) y los tobillos (sobre todo en los niños que andan) y puede apreciarse una depresión horizontal en la parte inferior del tórax que se corresponde con la unión de las costillas blandas y el diafragma (surco de Harrison) (figs. 12.16 y 12.17). Las piernas pueden estar deformadas (v. fig. 12.16). Las características clínicas se enumeran en el cuadro 12.6 (v. también presentación de un caso 12.2).

Diagnóstico

Se realiza a partir de:

- Antecedentes dietéticos sobre la ingestión de calcio y vitamina D.
- Pruebas sanguíneas: el calcio sérico es normal o bajo, el fósforo es bajo, la actividad de fosfatasa alcalina en el plasma aumenta de forma significativa y la 25-hidroxivitamina D puede ser baja.
- Las radiografías de las articulaciones de la muñeca muestran una expansión en forma de copa, con metáfisis deshilachadas y una ampliación de la placa epifisaria.

Tratamiento

El raquitismo nutricional se trata recomendando una dieta equilibrada, corrigiendo los factores de riesgo predisponentes y con suplementos diarios de vitamina D_3 (colecalciferol). Si el cumplimiento supone un problema, puede administrarse una única dosis oral alta de vitamina D_3, seguida de una dosis de mantenimiento diaria. El trastorno se corrige a las 2-4 semanas, lo que puede observarse por la disminución de la fosfatasa alcalina, el aumento de la concentración de vitamina D y por los signos radiológicos, pero las deformidades óseas pueden tardar años en corregirse.

Resumen

El raquitismo:

- El raquitismo nutricional ha resurgido en el RU en los niños asiáticos y de color que se alimentan exclusivamente con leche materna hasta el final de la lactancia.
- Se diagnostica cuando la concentración sérica de calcio es normal o baja, el fósforo es bajo, la fosfatasa alcalina plasmática es muy alta y la 25-hidroxivitamina D es baja.
- Las características radiológicas son: expansión en forma de copa, con metáfisis deshilachadas y una ampliación de la placa epifisaria.

Raquitismo

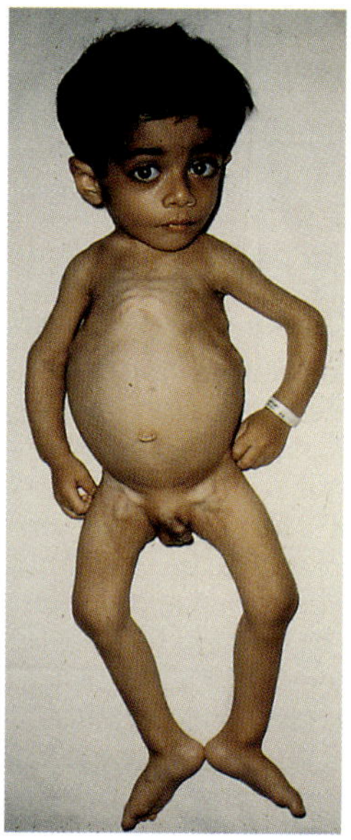

Figura 12.16 Raquitismo en un niño de 3 años como consecuencia de una enfermedad celíaca. Muestra abombamiento frontal, surco de Harrison y piernas anguladas.

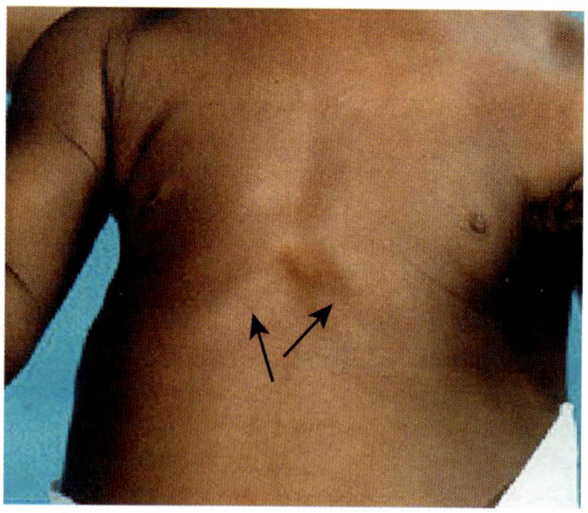

Figura 12.17 Surco de Harrison, indentación de la caja costal inferior blanda en el sitio de unión del diafragma. (Cortesía del Dr. Nick Shaw.)

Cuadro 12.6 Manifestaciones clínicas del raquitismo

- Tristeza
- Retraso del crecimiento/talla baja
- Abombamiento frontal
- Craneotabes
- Retraso del cierre de la fontanela anterior
- Retraso de la dentición
- Rosario costal
- Surco de Harrison (fig. 12.17)
- Expansión de las metáfisis (sobre todo en la muñeca)
- Angulación de los huesos que soportan carga
- Hipotonía
- Convulsiones (tardías)

Presentación de un caso

12.2 Convulsiones y raquitismo

Mohammed, un niño somalí de 13 meses de edad, ingresó en el departamento de urgencias debido a una crisis convulsiva afebril, que se controló al principio administrando diazepam por vía rectal. Veinte minutos después tuvo otra crisis convulsiva generalizada y necesitó anticonvulsivantes intravenosos.

Su madre dijo que era un niño sano. Había nacido a término, pesó 3,1 kg y aún se alimentaba con leche materna. Había empezado a darle alimentos sólidos a los 7-8 meses, pero el niño prefería la leche materna. Había empezado a sentarse sin ayuda poco tiempo atrás.

Su peso y su circunferencia craneal estaban en el 2.°-9.° percentil. Presentaba abombamiento frontal marcado, ensanchamiento de las muñecas (fig. 12.18) y otras epífisis, surco de Harrison, retraso del cierre de la fontanela anterior, craneotabes y rosario raquítico. No se pesó estando de pie.

Las pruebas complementarias demostraron concentraciones bajas de calcio y fósforo, concentraciones altas de fosfatasa alcalina y de hormona paratiroidea y una concentración muy baja de vitamina D, lo que confirmó el raquitismo. Las pruebas de las funciones hepática y renal fueron normales y las pruebas de detección de la enfermedad celíaca fueron negativas. En la radiografía de la muñeca se apreciaban los rasgos característicos (fig. 12.19) en forma de copa. Una anamnesis detallada sobre la dieta reveló una deficiencia dietética de vitamina D, lo que confirmó que la causa era el raquitismo nutricional.

Se modificó su dieta, empezando con suplementos orales de vitamina D y aumentando la ingestión de alimentos sólidos, con el fin de que recibiera cantidades suficientes de calcio y vitamina D en la dieta. El raquitismo se resolvió.

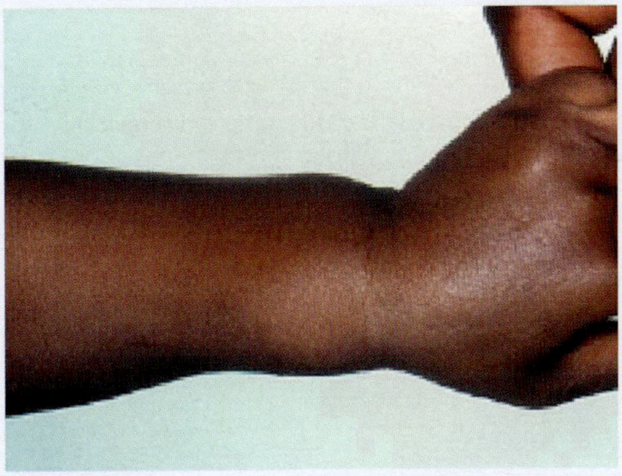

Figura 12.18 Expansión de la muñeca debido a raquitismo. (Cortesía del Dr. Nick Shaw.)

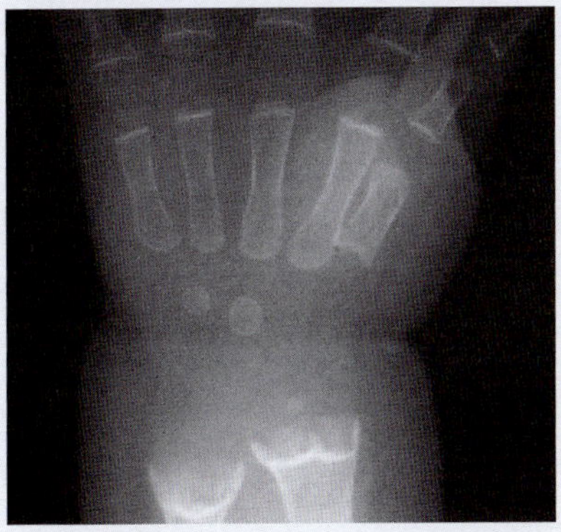

Figura 12.19 Radiografía de muñeca con signos de raquitismo. Los extremos del radio y del cúbito son amplios, poco densos y con forma de copa, y los huesos están poco mineralizados.

Deficiencia de vitamina A

En los países desarrollados, la deficiencia bioquímica de vitamina A se produce como complicación de la malabsorción de las grasas cuando se aportan suplementos insuficientes. En estos casos, las manifestaciones clínicas son raras, salvo por la dificultad para adaptar la visión a la oscuridad. Por el contrario, es frecuente en muchos países en desarrollo, donde produce lesiones oculares por cicatrización de la córnea y una aceleración de la malnutrición debida a la alteración de la función de las mucosas y de la inmunidad. Se ha demostrado en varios estudios de base comunitaria sobre aportes suplementarios una notable reducción de la mortalidad al reducirse la incidencia de infecciones.

Obesidad

Actualmente, la obesidad es el trastorno de los niños y los adolescentes más frecuente, lo que refleja una epidemia generalizada. Se asocia a una constelación de efectos adversos inmediatos y a largo plazo (cuadro 12.7). Las causas precisas de este aumento notable de la prevalencia de la obesidad no están claras, pero son el resultado de un aumento de la ingestión de alimentos muy calóricos junto con una disminución del ejercicio. Aunque la ingestión de calorías en el hogar ha descendido en el RU desde la década de 1970, existe una relación entre la obesidad y la ingestión de alimentos ricos en grasas y en calorías, como la comida rápida. El gasto energético ha descendido debido al aumento del sedentarismo. En los colegios se hace menos deporte y hay menos niños que van andando al colegio y que juegan fuera de casa. Ha aumentado el uso de los ordenadores el teléfono y cada vez se ve más la televisión. La obesidad es más frecuente entre los niños de las clases socioeconómicas más bajas.

Las causas exógenas de obesidad son raras. Puede existir hipotiroidismo, síndrome de Cushing y algunos síndromes genéticos. Dado que la nutrición excesiva acelera el crecimiento y el comienzo de la pubertad, la mayoría de los niños obesos tienen tallas superiores al percentil 50. Ello permite diferenciar con mayor facilidad este cuadro del hipotiroidismo y del síndrome de Cushing, en los que la talla es corta por disminución de la velocidad de crecimiento. Un síndrome poco frecuente que se asocia con obesidad es el de Prader-Willy (escaso crecimiento lineal, retraso del desarrollo, características faciales dismórficas, hipotonía y criptorquidia en los varones).

Algunos de los niños afectados pueden presentar trastornos emocionales y la infelicidad puede llevar a un mayor consumo de alimentos. El niño o adolescente puede ser objeto de burlas y desarrollar una mala autoimagen, que influya negativamente en su confianza en sí mismo, sobre todo a la hora de establecer relaciones con el otro sexo. En ocasiones, se requiere apoyo psicológico.

Definiciones

El mejor índice aislado de obesidad es el índice de masa corporal (IMC = peso en kg/talla en m^2) (fig. 12.20). Es fácil de medir; existen gráficos de percentiles, y un IMC superior al percentil 95 permite predecir un mayor riesgo, tanto de persistencia de la obesidad en la vida adulta como de alteraciones en los lípidos sanguíneos y en la presión arterial.

En cuanto a su utilidad clínica, los niños obesos son los que tienen un IMC por encima del percentil 95 de la gráfica de referencia del RU en 1990 según la edad y el sexo. El sobrepeso se define como un IMC por encima del percentil 91.

Por definición, sólo el 5% y el 2% de los niños deben estar por encima de los percentiles 95 y 98, respectivamente. En general, en Inglaterra la prevalencia de obesidad en los niños (5-10 años) ha aumentado del 1,2% en 1984 al 3,4% en 1996-1997 y hasta el 6,0% en 2002-2003. En las niñas (5-10 años), la obesidad ha aumentado del 1,8% en 1984 al 4,5% en 1996-1997 y hasta el 6,6% en 2002-2003.

Complicaciones

Se resumen en el cuadro 12.7.

Prevención

Se han realizado algunos estudios de control aleatorizados sobre esta área, y la mayoría implican un conjunto complejo de intervenciones, que incluyen ver la televisión menos tiempo, aumentar la actividad física, reducir la ingestión de grasa, aumentar el consumo de frutas y verduras y la educación. De estos, parece que ver la televisión menos tiempo es el factor individual más eficaz.

Tratamiento

No existen pruebas basadas en la evidencia que apoyen los tratamientos y no existen pruebas sobre la farmacoterapia, la cirugía o los tratamientos residenciales en los niños. Algunos sectores apoyan el punto de

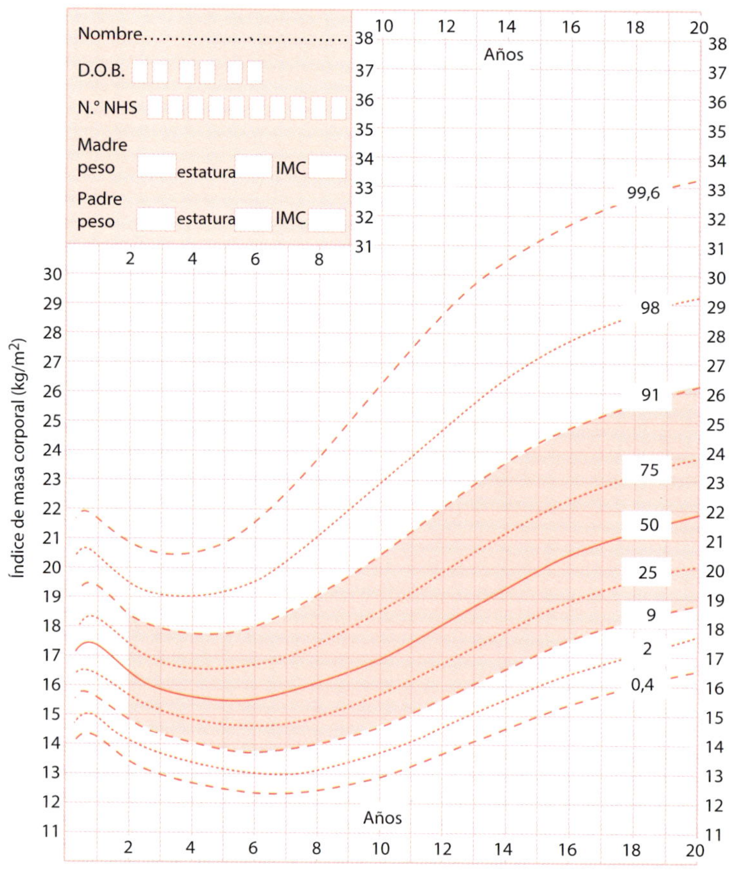

Figura 12.20 Gráfico de percentiles del índice de masa corporal (IMC) (Child Growth Foundation).

Cuadro 12.7 Complicaciones de la obesidad

- Ortopédicas
  - Deslizamiento de la epífisis femoral
  - Tibia vara (angulación de las piernas)
  - Estructura y funcionalidad anormales de los pies
- Hipertensión intracraneal benigna (cefaleas, márgenes borrosos del disco óptico)
- Síndrome de hipoventilación (somnolencia diurna, apnea del sueño, ronquidos, hipercapnia, insuficiencia cardíaca)
- Enfermedad de la vesícula biliar
- Enfermedad de ovario poliquístico
- Hiperinsulinemia y diabetes mellitus no dependiente de la insulina
- Hipertensión
- Lípidos sanguíneos anormales
- Otras secuelas médicas
  - Asma
- Secuelas psicológicas
  - Baja autoestima
  - Objeto de burlas
  - Depresión
  - Insatisfacción con su cuerpo

Cuadro 12.8 Mensajes importantes sobre la obesidad para los pacientes y los padres

- La obesidad en los niños se está haciendo más frecuente
- La obesidad se debe a un desequilibrio entre el consumo y el gasto de energía. Los niños obesos no tienen menos necesidades energéticas. Tienen grandes necesidades energéticas para soportar su peso corporal alto
- La obesidad es un problema sanitario por sí mismo y también aumenta el riesgo de otras enfermedades graves, como la hipertensión arterial, la diabetes y los trastornos psicológicos
- Los niños obesos tienden a ser adultos obesos
- No existen pruebas de que ningún tratamiento farmacológico sea eficaz para tratar le obesidad infantil
- La obesidad infantil puede prevenirse y tratarse aumentando la actividad física, disminuyendo la inactividad física (p. ej., el tiempo que ven la televisión) y animándoles a seguir una dieta sana y equilibrada
- Los cambios del estilo de vida implican cambiar gradualmente la conducta
- Es necesario el apoyo de la familia para que el tratamiento tenga éxito
- Generalmente, el objetivo del tratamiento es ayudar a los niños a mantener su peso (para que puedan crecer manteniéndolo)
- La mayoría de los niños obesos no tienen una enfermedad subyacente, sino que la obesidad se debe a su estilo de vida

Adaptado de Scottish Intercollegiate Guidelines Network, SIGN.

vista de que la obesidad infantil es un problema social, y otros opinan que es poco realista esperar que las familias lo resuelvan de forma individual.

En ausencia de pruebas demostradas en ensayos controlados aleatorizados, no se ha adoptado ningún abordaje pragmático para ningún niño basándose en criterios consensuados (cuadro 12.8). Hay que considerar la posibilidad de tratar a los niños obesos con valores de IMC superiores al percentil 98 cuando la familia está dispuesta a realizar los cambios del estilo de vida necesarios. Mantener el peso es un objetivo más realista que reducir el peso. Sólo puede conseguirse si se cambia el estilo de vida de forma sustancial:

- Una alimentación más saludable.
- Aumentar la actividad física habitual a 30-60 minutos diarios de actividad física moderada o intensa.
- Disminución de la inactividad física (p. ej., ver la televisión) durante el tiempo de ocio a menos de una media de 2 horas al día.

Mantener el peso basal producirá con el tiempo un descenso demostrable del IMC en el gráfico de percentiles a medida que aumente la altura.

La mayoría de los niños obesos pueden tratarse con los cuidados primarios, pero los niños con morbilidad relacionada con una obesidad grave que requiere perder peso de forma activa (hipertensión intracraneal benigna, apnea del sueño, síndrome de hipoventilación por obesidad, problemas ortopédicos y morbilidad psicológica), los niños en los que se sospecha que la obesidad se debe a una causa médica subyacente, todos los niños de menos de 24 meses con obesidad grave y todos los niños con un IMC por encima del percentil 99,6 deben referirse a un pediatra.

Resumen

La obesidad:

- Se ha convertido en un problema sanitario importante en los niños, y les predispone a un amplio rango de problemas médicos y psicológicos durante la infancia y la edad adulta, especialmente a diabetes mellitus no insulinodependiente y a hipertensión.
- Se define como un IMC superior al percentil 98 en la gráfica de referencia del RU de 1990 según la edad y el sexo; se considera que existe sobrepeso cuando el IMC > percentil 91.
- Las causas exógenas (hipotiroidismo y síndrome de Cushing) de la obesidad son raras, y es más probable que los niños también sean bajos debido a una disminución de la velocidad del crecimiento; también pueden deberse a algunos síndromes genéticos raros.
- El éxito del tratamiento requiere cambios permanentes del estilo de vida, como una alimentación más sana, el aumento de la actividad física y la disminución de la inactividad física.
- Es más probable tener éxito si la familia participa y ofrece su apoyo.
- Es difícil cambiar el estilo de vida, y más difícil aún mantener los cambios.
- Tendrían que producirse cambios culturales de nuestra sociedad, como eliminar las máquinas dispensadoras de comida rápida y de bebidas en los colegios.

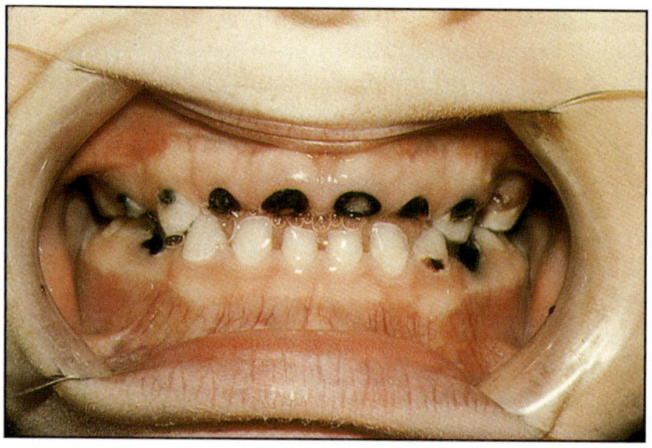

Figura 12.21 Caries dental. La alimentación tumbada del lactante, cuando se le acuesta con un biberón que contiene leche u otro líquido fermentable, conlleva un elevado riesgo de caries dental grave, por lo que esta práctica debe desaconsejarse.

Caries dental

Se debe a la exposición a los ácidos orgánicos producidos por la fermentación bacteriana de los carbohidratos, sobre todo de la sacarosa (fig. 12.21). En la actualidad, su prevalencia está aumentando entre los niños pequeños. Guarda una fuerte relación con la privación socioeconómica.

La prevención consiste en:

- Reducir la placa bacteriana (limpieza con cepillo e hilo dental).
- Ingesta de carbohidratos menos frecuente.
- Visitas periódicas al dentista.
- Ingesta óptima de flúor hasta la pubertad para mejorar la resistencia de los dientes; la fluoración del agua es una de las formas más eficaces de lograr este objetivo.

La incorporación del flúor al esmalte por sustitución iónica induce el cambio de la hidroxiapatita cálcica en fluoroapatita cálcica, menos soluble en los ácidos orgánicos. En las zonas en las que el agua potable contiene poco flúor, es necesario recibir suplementos con gotas o comprimidos de este elemento. Además, se recomienda la aplicación de flúor tópico en las pastas de dientes o colutorios. La excesiva administración de flúor antes de que se haya formado el esmalte puede hacer que éste aparezca moteado (fluorosis dental).

Los lactantes y niños a los que se acuesta con biberones que contienen líquidos fermentables (leche o zumos de fruta que contengan sacarosa) corren un gran riesgo de desarrollar caries dentales graves. El líquido tiende a acumularse alrededor de los dientes anteriores y posteriores superiores, que pueden sufrir grandes daños. Debido a la disminución de la salivación y a la deglución durante el sueño, también descienden la eliminación y neutralización de los ácidos orgánicos. Por tanto, hay que desaconsejar enérgicamente la denominada «alimentación tumbada».

Lecturas recomendadas

Walker W A, Watkins J B, Duggan C 2003 Nutrition in pediatrics. Basic science and clinical applications, 3rd edn. B C Decker

Internet

http:/www.babyfriendly.org.uk/parents/byb.asp
(Información práctica sobre la lactancia materna)
www.nice.org.uk
Pautas sobre la obesidad para la prevención, identificación, evaluación y tratamiento del sobrepeso y la obesidad en los adultos y en los niños
(NICE guideline, 2006)
www.ic.nhs.uk/pubs/breastfeed2005
Infant feeding survey 2005
www.who.int
Tratamiento de los niños con infección grave o desnutrición intensa. Pautas de actuación para el cuidado a nivel de la referencia primaria en los países desarrollados

13

Gastroenterología

Pocos niños llegan a la edad adulta sin haber experimentado trastornos gastrointestinales, como vómitos, gastroenteritis, episodios de dolor abdominal o estreñimiento. En la mayoría de los casos los síntomas son leves y transitorios, pero es necesario excluir las causas graves. Los trastornos gastrointestinales crónicos pueden producir adelgazamiento y retraso del crecimiento, a pesar de la enorme capacidad de reserva del intestino.

Vómitos

Regüeldo y *regurgitación* son los términos que se utilizan para denominar el retorno no forzado de leche a la boca, pero sus grados son muy distintos. Regüeldo describe las pequeñas cantidades de leche que suelen acompañar a la expulsión del aire deglutido («aires»), mientras que regurgitación alude a las pérdidas mayores y más frecuentes. El regüeldo se observa de vez en cuando en casi todos los lactantes, mientras que la regurgitación suele indicar la presencia de reflujo gastroesofágico.

Los *vómitos* son la expulsión forzada del contenido gástrico. Son un problema frecuente durante la lactancia y la infancia (fig. 13.1 y cuadro 13.1). Suelen ser benignos y se deben a menudo a trastornos de la alimentación, a reflujo gastroesofágico o a gastroenteritis leves. Si los vómitos son biliosos o prolongados, o si el niño muestra una afectación general, hay que descartar los trastornos potencialmente graves. En los lactantes, los vómitos pueden asociarse con infecciones ajenas al aparato gastrointestinal, sobre todo de la vía urinaria y del sistema nervioso central. En la obstrucción intestinal, cuanto más proximal sea la obstrucción, más importantes serán los vómitos y antes aparecerán teñidos de bilis (a no ser que la obstrucción sea proximal a la ampolla de Vater). Si hay obstrucción intestinal inferior, el abdomen se distiende.

Resumen

Vómitos en los lactantes:

- Las causas crónicas más frecuentes son el reflujo gastroesofágico y los problemas de la alimentación, por ejemplo alimentación forzada o sobrealimentación.
- Si son transitorios y con otros síntomas, como fiebre, diarrea o secreción nasal y tos, lo más probable es que la causa sea una gastroenteritis o una infección de las vías respiratorias, pero también pueden deberse a infección urinaria o a meningitis.
- Si el lactante presenta vómitos en proyectil a las 2-7 semanas de edad, debe excluirse la estenosis pilórica.
- Si están teñidos de bilis, hay que excluir la obstrucción intestinal, especialmente la invaginación, la malrotación y la hernia inguinal estrangulada.
- Debe comprobarse si existe deshidratación y shock.

Cuadro 13.1 Pistas para el diagnóstico de un lactante que vomita

- Vómitos biliosos: hay que descartar obstrucción intestinal
- Vómitos con sangre: indican esofagitis o úlcera péptica o hemorragias orales/nasales
- Vómitos en proyectil durante las primeras semanas de vida: ¿estenosis pilórica?
- ¿Hay síntomas que indiquen una infección urinaria, del sistema nervioso central o gastrointestinal?
- Vómitos después de una crisis de tos paroxística: ¿tos ferina?
- ¿Está el niño deshidratado o en shock?
- Distensión abdominal: ¿existe obstrucción intestinal baja? Comprobar si tiene una hernia inguinal estrangulada

Causas de los vómitos

Lactantes

- <u>**Reflujo gastroesofágico**</u>
- **Problemas de la alimentación**
- **Infección**
  - Gastroenteritis
  - Vías respiratorias/otitis media
  - Tos ferina
  - Vías urinarias
  - Meningitis
- **Intolerancia a las proteínas de la dieta**
- **Obstrucción intestinal**
  - Estenosis pilórica
  - Atresia: duodenal o de otros sitios
  - Invaginación
  - Malrotación
  - Vólvulos
  - Duplicación
  - Hernia inguinal estrangulada
  - Enfermedad de Hirschsprung
- **Errores innatos del metabolismo**
- **Hiperplasia suprarrenal congénita**
- **Insuficiencia renal**

Niños en edad preescolar

- <u>**Gastroenteritis**</u>
- **Infección**
  - Vías respiratorias/otitis media
  - Vías urinarias
  - Meningitis
  - Tos ferina
- **Apendicitis**
- **Obstrucción intestinal**
  - Invaginación
  - Malrotación
  - Vólvulos
  - Adherencias
  - Cuerpos extraños: bezoares
- **Aumento de la presión intracraneal**
- **Enfermedad celíaca**
- **Insuficiencia renal**
- **Errores innatos del metabolismo**
- **Torsión testicular**

Niños en edad escolar y adolescentes

- <u>**Gastroenteritis**</u>
- **Infección:** incluyendo pielonefritis, septicemia, meningitis
- **Úlcera péptica e infección por *H. pylori***
- **Apendicitis**
- **Migrañas**
- **Aumento de la presión intracraneal**
- **Enfermedad celíaca**
- **Insuficiencia renal**
- **Cetoacidosis diabética**
- **Ingestión de alcohol, drogas o fármacos**
- **Síndrome de los vómitos cíclicos**
- **Bulimia o anorexia nerviosa**
- **Embarazo**
- **Torsión testicular**

Figura 13.1 Causas de regurgitación/vómitos.

Reflujo gastroesofágico

Cualquier niño o adulto puede presentar un reflujo fisiológico asintomático, pero es raro. La medición del pH de la parte inferior del esófago demuestra que en las personas normales sólo existe acidez debida al reflujo del contenido gástrico durante menos del 4% de un período de 24 horas. Cuando es más frecuente, se debe a la inmadurez funcional del esfínter esofágico inferior, con episodios de relajación incorrecta. Es probable que también contribuya a ello la existencia de un corto segmento de esófago intraabdominal, habitual en el primer año de vida. Hacia los 12 meses de edad, casi todos los reflujos sintomáticos ya han cedido de forma espontánea, debido probablemente a la combinación de madurez del esfínter esofágico inferior, adopción de la postura erecta y una dieta más sólida. Algunos lactantes sintomáticos presentan una hernia de deslizamiento, pero muchos niños con hernia de hiato son asintomáticos.

El reflujo grave es raro, pero puede asociarse con complicaciones potencialmente graves (cuadro 13.2). El reflujo es frecuente:

- En los niños con parálisis cerebral u otros trastornos del desarrollo neurológico, en los que un tratamiento enérgico, quirúrgico si es necesario, puede transformar la calidad de vida.
- En los recién nacidos prematuros con displasia broncopulmonar (enfermedad pulmonar crónica de los prematuros).
- Tras la cirugía de la atresia esofágica o de la hernia diafragmática.

Cuadro 13.2 Complicaciones del refujo gastroesofágico

- Dolor, hemorragias, deficiencia de hierro
- Aspiración pulmonar que produce «bronquitis» o neumonía
- Estenosis péptica, asociada con esofagitis
- Movimientos distónicos de la cabeza y el cuello (síndrome de Sandifer)
- Apnea en prematuros
- Acontecimientos potencialmente mortales aparentes o síndrome de muerte súbita del lactante (SMSL): controvertido

Tratamiento

En los pacientes con reflujo leve y no complicado, puede hacerse el diagnóstico por la clínica y proceder al tratamiento sin otras investigaciones. Sin embargo, cuando la historia no es típica o existen complicaciones, hay que realizar otros estudios (presentación de un caso 13.1). La mejor prueba diagnóstica es la monitorización del pH esofágico durante 24 horas. Para excluir las anomalías anatómicas subyacentes del

Presentación de un caso
13.1 Reflujo gastroesofágico grave

Este lactante (fig. 13.2a) tenía una historia de regurgitación frecuente desde los primeros días de vida y desarrolló dos infecciones pulmonares. Algunos de los vómitos contenían sangre digerida. Un estudio del pH esofágico durante 24 horas demostró un reflujo gastroesofágico grave (figs. 13.2b y c). La endoscopia confirmó la presencia de esofagitis. Es probable que los episodios previos fueran de neumonía por aspiración. Los síntomas cedieron con el uso de productos para espesar los alimentos y omeprazol. Los padres comentaron que dormía mucho mejor por la noche. El tratamiento se redujo a partir de los 14 meses, sin que los síntomas reaparecieran.

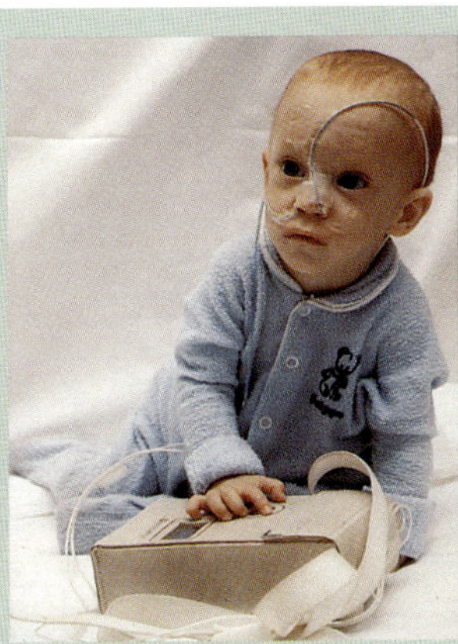

Figura 13.2a El niño durante el estudio del pH.

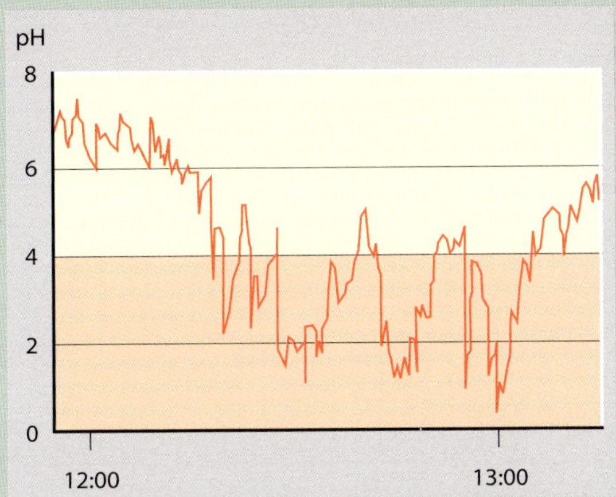

Figura 13.2b Parte del estudio del pH esofágico de 24 horas, que muestra un grave reflujo con caídas frecuentes del pH por debajo de 4.

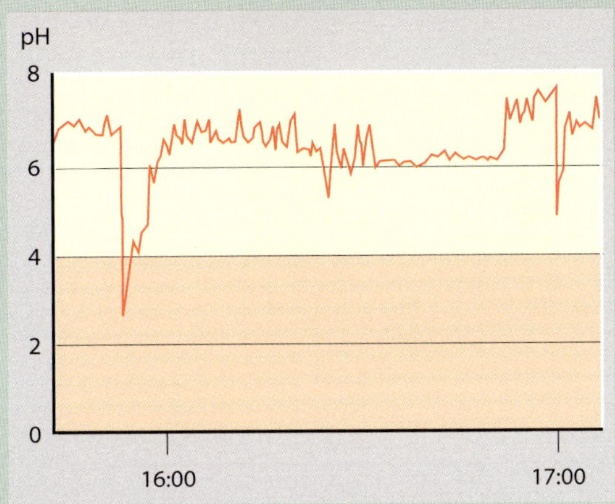

Figura 13.2c Parte de un estudio normal del pH esofágico. El pH esofágico más bajo se mantiene por encima de 4 durante la mayoría del tiempo.

esófago, estómago y duodeno, como la malrotación, se efectúan estudios de contraste del aparato digestivo superior. En algunos centros se practica una endoscopia con biopsia esofágica en los casos en que se sospecha esofagitis.

Merece la pena tratar a todos los pacientes con reflujo gastroesofágico; la regurgitación repetida produce mal olor y es impopular en la familia. El reflujo leve responde bien a la adición de agentes espesantes inertes a los alimentos y colocando al niño en decúbito prono con la cabeza levantada en un ángulo de 30° después de las comidas. Los fármacos que estimulan el vaciamiento gástrico (p. ej., domperidona) son útiles en las formas más graves de reflujo, y lo mismo sucede con los inhibidores de la bomba de protones (p. ej., omeprazol), ya que alivian la esofagitis. La cirugía, llamada fundoplicatura, en la que se coloca el fundus gástrico alrededor del esófago intraabdominal, se reserva para los pacientes con complicaciones que no responden a un tratamiento médico enérgico y para los que tienen estenosis esofágica o síntomas respiratorios recidivantes, sobre todo aspiraciones.

Resumen

Reflujo gastroesofágico:

- Se produce en niños que, por otra parte, son normales, pero el riesgo aumenta si existen problemas neuromusculares o se han realizado intervenciones quirúrgicas del esófago o el diafragma.
- Si es molesto, se trata colocando al niño erguido, añadiendo espesantes a los alimentos, con fármacos y, en ocasiones, realizando una fundoplicatura.
- Si se sospecha que existen complicaciones, deben realizarse pruebas complementarias.

Estenosis pilórica

En la estenosis pilórica se observa hipertrofia del píloro que produce una obstrucción al vaciamiento gástrico. Se manifiesta entre las 2 y las 7 semanas de edad, con independencia de cuál haya sido la edad gestacional. Es más frecuente en los varones (4:1), so-

Estenosis pilórica

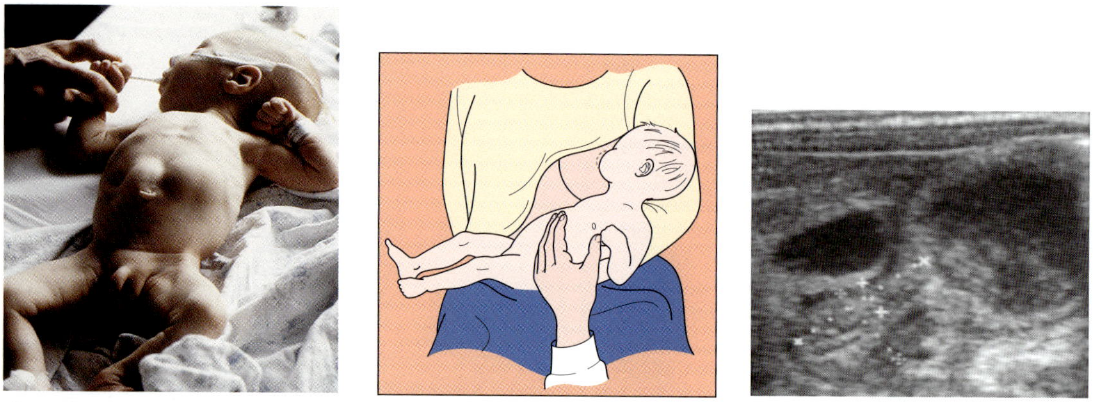

a) b) c)

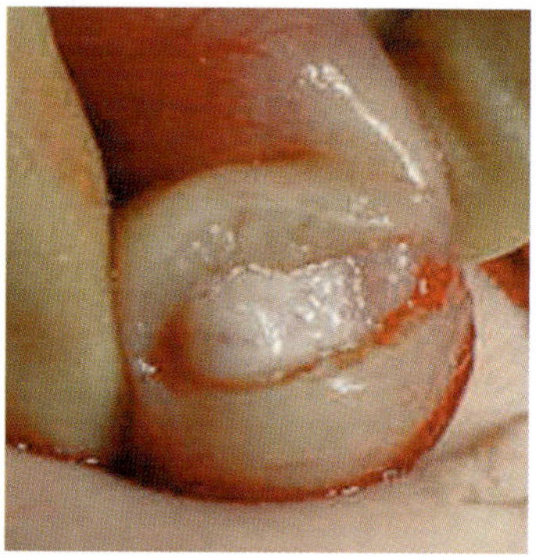

(d)

Figura 13.3 a) Peristaltismo gástrico visible en un lactante con estenosis pilórica. **b)** Diagrama que muestra una prueba de alimentación llevada a cabo para diagnosticar la estenosis pilórica. La masa pilórica se aprecia como una «oliva» cuando se hace una suave palpación profunda en el punto medio entre el borde anterior del arco costal derecho y el ombligo. **c)** Ecografía que muestra la estenosis pilórica. **d)** Estenosis pilórica en el momento de la intervención. Pueden verse un músculo pilórico grueso y pálido y la incisión de piloromiotomía.

bre todo en los primogénitos, y puede asociarse con historia familiar, sobre todo de la rama materna. Las manifestaciones clínicas son:

- Vómitos en proyectil (sin bilis), de frecuencia y gravedad crecientes.
- Hambre constante, incluso después del vómito; el niño sólo rehúsa el alimento cuando está profundamente deshidratado.
- Alcalosis hipoclorémica, con potasio plasmático bajo debido a la pérdida de contenido ácido gástrico.
- Adelgazamiento o escasa ganancia de peso en los casos de presentación tardía.

Diagnóstico

Salvo que sea necesaria la reanimación inmediata con líquidos, se realizará una prueba de alimentación. Se da leche al niño, que calmará su hambre y facilitará la exploración. El peristaltismo gástrico puede verse como una onda que se desplaza de izquierda a derecha, atravesando el abdomen (fig. 13.3a). La masa u «oliva» pilórica suele ser palpable en el hipocondrio derecho (fig. 13.3b). Si el estómago está hiperdistendido por aire, puede ser necesario vaciarlo mediante una sonda nasogástrica para poder palpar el abdomen. Si no se palpa una masa, se utiliza la ecografía (fig. 13.3c) para confirmar el diagnóstico. Sólo se practicará el estudio con bario si siguen existiendo dudas sobre el diagnóstico.

Tratamiento

El tratamiento inicial consiste en corregir las alteraciones hidroelectrolíticas con líquidos intravenosos. Hay que compensar los déficit de cloro y potasio. El tratamiento incluye la piloromiotomía, en la que se secciona el músculo, pero no la mucosa (fig. 13.3d). Esta intervención puede hacerse con varios tipos de incisiones, entre ellas a través del ombligo o por laparoscopia. El niño puede recibir alimento al día siguiente de la intervención y suele recibir el alta al cabo de 2 o 3 días.

Resumen

Estenosis pilórica:

- Es más frecuente en los varones y en los niños con antecedentes familiares maternos.
- Los signos son peristaltismo gástrico visible, masa abdominal palpable en la prueba de alimentación y posible deshidratación.
- Se asocia a alcalosis hipoclorémica.
- El diagnóstico se confirma mediante ecografía.
- Se trata mediante cirugía después de corregir el desequilibrio hidroelectrolítico.

Llanto

El llanto excesivo de un niño es perturbador para todos. Por lo general, basta con tranquilizar y asesorar a los padres sobre la alimentación adecuada y la forma de vestirlo. El clima emocional del hogar se transmite fácilmente al niño y es probable que unos cuidadores tensos, ansiosos o irritables causen al niño los mismos problemas. Sin embargo, no deben pasarse por alto las causas orgánicas. El llanto de comienzo brusco puede deberse a una infección urinaria, meníngea o del oído medio, a un dolor por una fractura inadvertida, a una esofagitis o a una torsión testicular. La erupción grave del pañal, el estreñimiento o la enfermedad celíaca pueden hacer que el niño se encuentre triste y lloroso. La queja de que un niño «siempre está llorando» puede ser un indicador de lesiones no accidentales, posibles o de hecho. Partiendo de los innumerables comentarios oídos a los padres, parece haber pocas dudas de que la erupción de los dientes es dolorosa para algunos niños. Sin embargo, esta erupción no produce vómitos, diarrea, fiebre elevada ni convulsiones.

«Cólico» del lactante

El término «cólico» se utiliza para describir un complejo sintomático habitual que sucede durante los primeros meses de vida. Varias veces al día, sobre todo por la noche, se producen episodios paroxísticos de llanto o gritos inconsolables, con las rodillas elevadas y flexionadas. No existen pruebas claras de que el origen sea intestinal, pero a menudo se sospecha que así es. El cuadro suele ceder a los 4 meses de edad. En ocasiones, el responsable puede ser una intolerancia a la proteína el la leche de vaca o un reflujo gastroesofágico. El asesoramiento comprensivo es útil. Por sí mismo, el cuadro es benigno, aunque puede provocar malos tratos a un niño que ya se encuentre en situación de riesgo. No se ha demostrado el posible beneficio de los distintos tratamientos tradicionales En los casos graves y persistentes puede merecer la pena hacer un ensayo empírico de 2 semanas con una dieta sin leche de vaca, seguido de un intento de tratamiento antirreflujo.

Dolor abdominal agudo

El tratamiento del dolor abdominal agudo en los niños requiere una considerable habilidad. En casi la mitad de los que son hospitalizados, el dolor cede sin que se llegue a un diagnóstico. En los niños pequeños, es esencial no retrasar el diagnóstico y el tratamiento de la apendicitis aguda, ya que puede progresar rápidamente a la perforación. A estas edades, los signos clínicos de sensibilidad dolorosa a la palpación abdominal pueden pasar inadvertidos con facilidad. Entre las causas quirúrgicas, la apendicitis es, con mucho, la más frecuente. Hay que diferenciarla del dolor abdominal inespecífico y de los demás cuadros médicos y quirúrgicos recogidos en la figura 13.4. Siempre hay que comprobar los testículos, los orificios herniarios y las articulaciones de las caderas. Merece la pena insistir en que:

- La neumonía del lóbulo inferior puede provocar dolor referido al abdomen.
- Se observa peritonitis primaria en los pacientes con ascitis por síndrome nefrótico o enfermedad hepática.
- La cetoacidosis diabética puede producir un intenso dolor abdominal.
- Las infecciones urinarias, incluida la pielonefritis aguda, son una causa relativamente rara de dolor abdominal, pero no deben olvidarse. Es importante analizar una muestra de orina con el fin de identificar una diabetes mellitus, así como alteraciones hepáticas y de la vía urinaria.

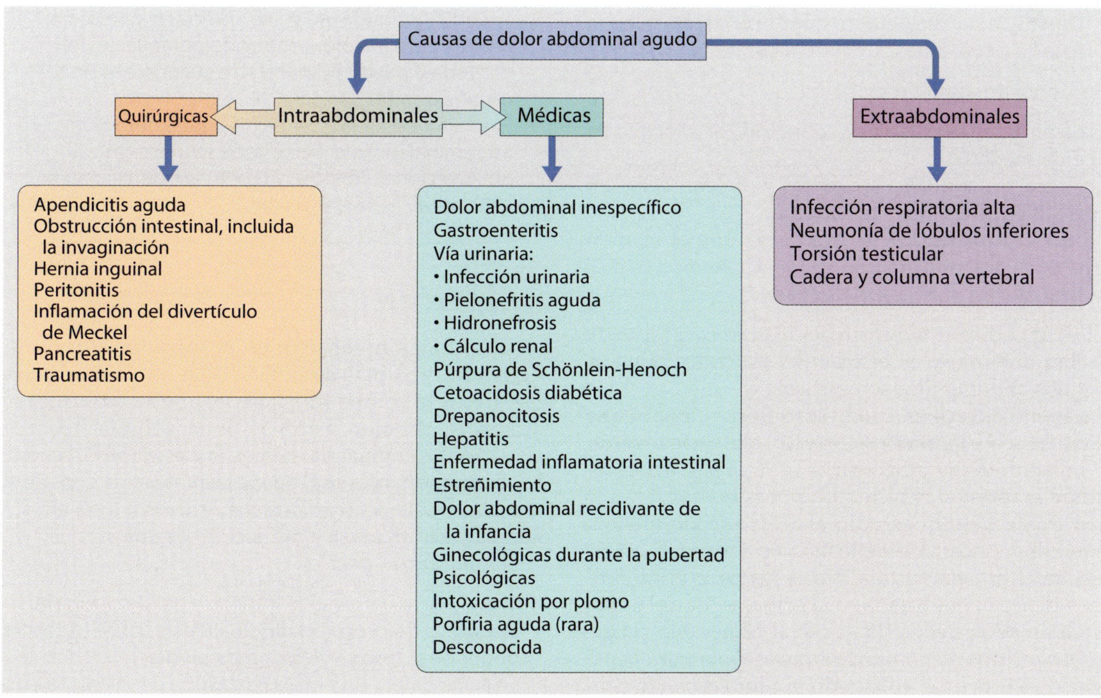

Figura 13.4 Causas de dolor abdominal agudo

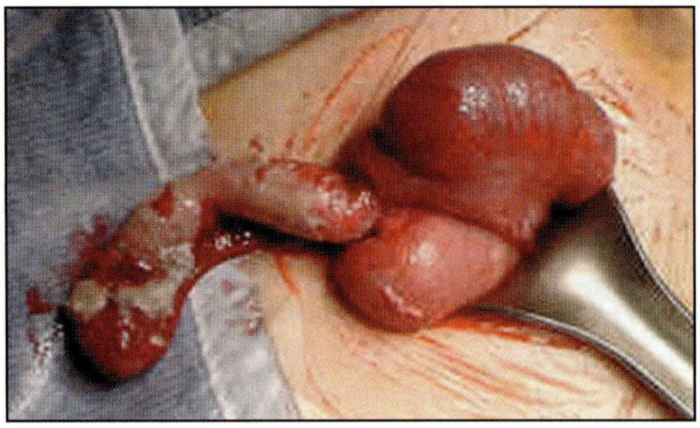

Figura 13.5 Apendicitis durante la intervención. Se observa un apéndice perforado, con inflamación aguda, cubierto por fibrina.

Apendicitis aguda

La apendicitis aguda es la causa más frecuente de dolor abdominal que requiere una intervención quirúrgica en los niños (fig. 13.5). Aunque puede aparecer a cualquier edad, es muy rara en los menores de 3 años. Las manifestaciones clínicas de la apendicitis aguda no complicada son:

- Síntomas
  - Anorexia.
  - Vómitos (generalmente escasos).
  - Dolor abdominal, inicialmente central y cólico (cólico apendicular), que después se localiza en la fosa ilíaca derecha (debido a la inflamación peritoneal localizada).
- Signos
  - Cara enrojecida con fetor oral.
  - Febrícula de 37,2-38 °C.
  - Dolor abdominal que se incrementa con los movimientos.
  - Dolor a la palpación persistente con defensa en la fosa ilíaca derecha (punto de McBurney).

En los niños preescolares:

- El diagnóstico es más difícil, sobre todo al principio de la enfermedad.
- Los fecalitos son más frecuentes y pueden verse en una radiografía simple de abdomen.
- La perforación puede ser rápida, ya que el epiplón está poco desarrollado y no cubre el apéndice; es fácil subestimar los signos a estas edades.

Si el apéndice está en situación retrocecal, puede no haber defensa, y en el caso del apéndice pélvico, los signos abdominales son escasos.

La apendicitis es un cuadro progresivo, por lo que la clave para el diagnóstico correcto, evitando el retraso y la laparotomía innecesaria, es la observación repetida y la revisión clínica cada pocas horas.

No existe ningún estudio analítico ni de imagen que ayude a hacer el diagnóstico en todos los casos. No siempre hay neutrofilia. No es raro encontrar leucocitos o microorganismos en la orina, ya que el apéndice inflamado puede estar junto al uréter o la vejiga. Algunos centros disponen de laparoscopia para ver si el apéndice está o no inflamado. En los casos no complicados, la apendicectomía es sencilla.

La apendicitis complicada incluye la presencia de masa apendicular, absceso o perforación. Si existe defensa generalizada compatible con perforación, deberán administrarse líquidos por vía intravenosa antes de la laparotomía. Cuando existe una masa palpable en la fosa ilíaca derecha sin signos de peritonitis generalizada, puede ser razonable optar por un tratamiento conservador con antibióticos intravenosos, practicándose la apendicectomía varias semanas después. Si los síntomas progresan, estará indicada la laparotomía. En el caso de que la ecografía abdominal confirme la presencia de un absceso, será necesario el drenaje operatorio con apendicectomía.

Dolor abdominal inespecífico y adenitis mesentérica

El dolor abdominal inespecífico (DAIE) es el que cede en 24-48 horas. Este dolor es menos intenso que el de la apendicitis, y la sensibilidad de la fosa ilíaca derecha es variable. Suele ir acompañado de infección respiratoria alta, con adenopatías cervicales. En algunos niños, los signos abdominales no ceden y son sometidos a apendicectomía. El diagnóstico de adenitis mesentérica sólo puede hacerse de una manera definitiva en los niños en los que se observan grandes ganglios linfáticos mesentéricos en la laparoscopia o en la laparotomía y cuando el apéndice es normal.

Resumen

Dolor abdominal agudo en los niños más mayores y en los adolescentes:

- Deben excluirse las causas médicas, especialmente neumonía del lóbulo inferior, cetoacidosis diabética, hepatitis y pielonefritis.
- Debe comprobarse si existe una hernia inguinal estrangulada o torsión testicular en los varones.
- Cuando se palpa el abdomen de los niños con apendicitis aguda, no suele apreciarse defensa ni rebote, pero el dolor producido por inflamación peritoneal puede manifestarse cuando el niño tose, camina o salta.
- Para diferenciar la apendicitis aguda del dolor abdominal inespecífico puede ser necesaria la observación cuidadosa y repetir la evaluación en el hospital.

Invaginación

La invaginación consiste en la introducción de un segmento proximal de intestino en otro situado más distal. Afecta sobre todo al íleon, que se introduce en el ciego y el colon a través de la válvula ileocecal (fig. 13.6a). La invaginación es la causa más frecuente de obstrucción intestinal en los lactantes tras el período neonatal. Suele ocurrir entre los 2 meses y los 2 años, y obliga a reanimación y reducción urgentes.

Se manifiesta por:

- Dolor cólico paroxístico intenso y palidez; durante los episodios dolorosos el niño palidece, sobre todo alrededor de la boca, y flexiona las piernas.
- Se suele palpar una masa con forma de salchicha en el abdomen (fig. 13.6b).

Invaginación

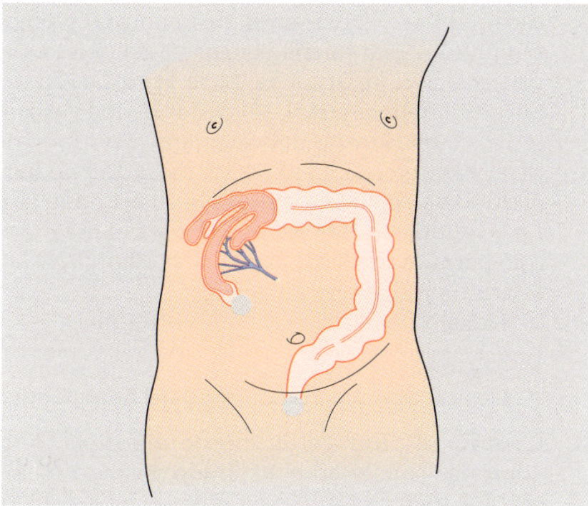

Figura 13.6a Invaginación. Se observa el origen de la rápida interrupción del riego sanguíneo, que obliga al tratamiento urgente de esta forma de obstrucción

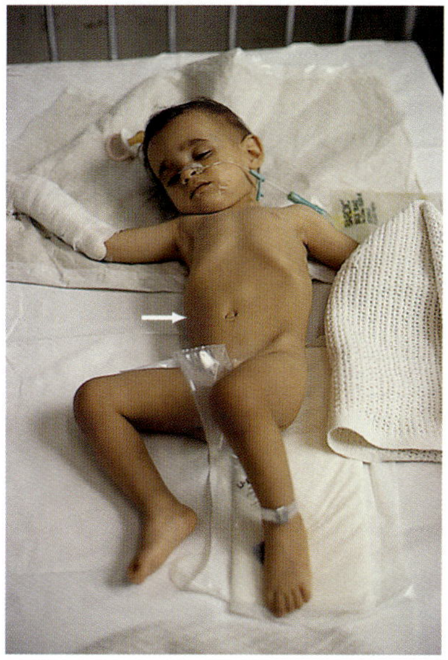

Figura 13.6b Niño con invaginación. Puede verse la masa en la parte superior del abdomen. El niño está en shock.

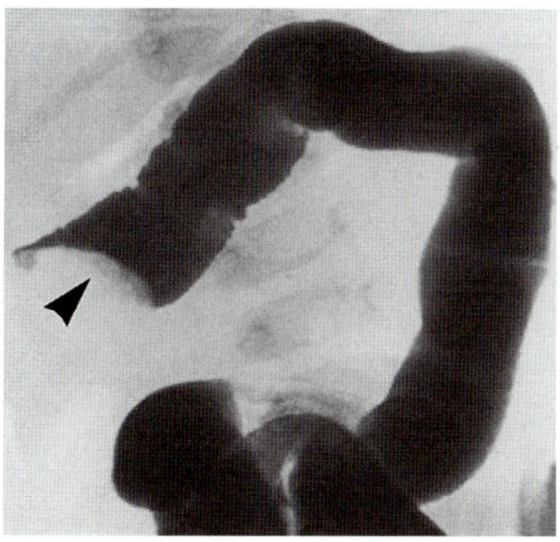

Figura 13.6c Una radiografía abdominal revela la invaginación (flecha). La placa está tomada durante la reducción efectuada con insuflación de aire por el recto.

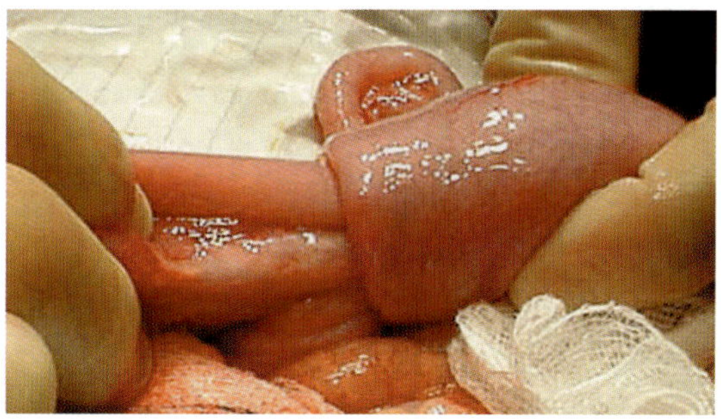

Figura 13.6d Invaginación durante la intervención. Puede verse que el íleon penetra en el ciego. El cirujano aprieta el colon para reducir la invaginación.

- Expulsión de unas heces características, con color de mermelada de grosella, formadas por moco teñido de sangre; es un signo característico, pero tiende a aparecer en las fases avanzadas de la enfermedad y puede verse por primera vez tras una exploración rectal.
- Distensión abdominal y shock.

Por lo general, no se suele detectar una causa que justifique la invaginación, aunque existen algunos indicios de que las infecciones víricas pueden incrementar el tamaño de las placas de Peyer, convirtiéndolas en el punto de partida para la invaginación. Los puntos de partida identificables, como el divertículo de Meckel o un pólipo, son más frecuentes en los niños mayores de 2 años. Suele ser necesario expandir de inmediato el volumen intravenoso, ya que el líquido se acumula en el intestino y puede provocar shock hipovolémico.

La radiografía del abdomen puede revelar la distensión del intestino delgado y la ausencia de gas en el colon distal o en el recto. En ocasiones, se aprecia el perfil de la propia invaginación. A no ser que existan signos de peritonitis, se suele intentar primero la reducción mediante la insuflación de aire por vía rectal (fig. 13.6c). La ecografía abdominal es útil tanto para hacer el diagnóstico como para comprobar la respuesta a la insuflación. La tasa de éxitos de este procedimiento alcanza cerca del 75% de los casos. El otro 25% requiere reducción operatoria (fig. 13.6d). La invaginación recidiva en menos del 5% de los casos, pero es más frecuente tras la reducción hidrostática.

Resumen

Invaginación:

- Generalmente, se produce entre los 2 meses y los 2 años de edad.
- Las características clínicas son paroxismo, dolor cólico con palidez, presencia de una masa abdominal y heces con color de mermelada de grosella.
- El shock es una complicación importante y requiere tratamiento urgente.
- La reducción se intenta mediante insuflación rectal de aire, a no ser que exista peritonitis.
- La cirugía es necesaria si la insuflación no tiene éxito o si existe peritonitis.

Divertículo de Meckel

El 2% de las personas tienen un vestigio ileal del conducto vitelointestinal, en forma de divertículo de Meckel, que puede contener mucosa gástrica o tejido pancreático ectópicos. La mayoría son asintomáticos, pero pueden dar lugar a hemorragias rectales graves que no son de sangre roja ni melenas verdaderas. Otras formas de presentación son la invaginación, el vólvulo alrededor de una banda o la diverticulitis que simula una apendicitis. En el 70% de los casos, la escintigrafía con tecnecio revela un aumento de la captación por la mucosa gástrica ectópica (fig. 13.7). El tratamiento consiste en la extirpación quirúrgica.

Divertículo de Meckel

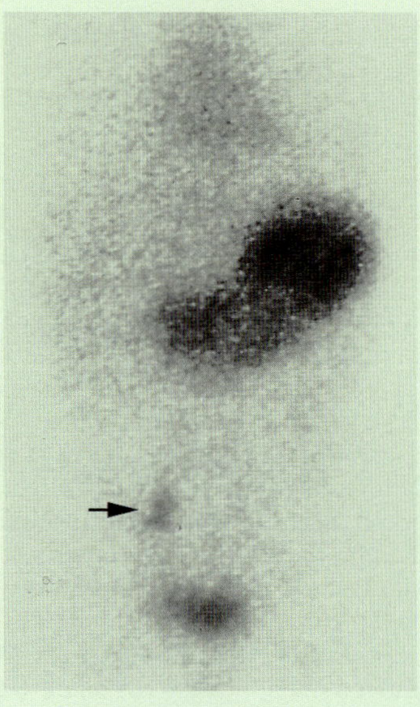

Figura 13.7 Escintigrafía con tecnecio que muestra la captación de la mucosa gástrica ectópica de un divertículo de Meckel situado en la fosa ilíaca derecha.

Malrotación

Cuando el mesenterio del intestino delgado no está fijado en la flexura duodenoyeyunal o en la región ileocecal, su base es más corta de lo normal y predispone al vólvulo. Éste puede ocurrir ya en el feto, debido a una rotación inadecuada hacia la izquierda de la flexura duodenoyeyunal alrededor de los vasos mesentéricos superiores o del ciego, que no rota y desciende por la derecha. Las bandas de Ladd pueden cruzar el duodeno, contribuyendo a la obstrucción (fig. 13.8). La ecografía abdominal es útil para el diagnóstico, ya que permite observar la posición relativa de la vena y la arteria mesentérica superior.

Existen dos formas de presentación:

- Obstrucción.
- Obstrucción con compromiso del riego sanguíneo.

Cuando se produce un infarto intestinal, puede encontrarse sangre en el aspirado gástrico o en las heces. La obstrucción con vómitos biliosos suele manifestarse en los primeros días de vida, aunque puede hacerlo en edades más avanzadas. A todo niño con vómitos verdosos oscuros se le debe hacer un estudio gastrointestinal alto con contraste para valorar la rotación intestinal, salvo que existan signos de compromiso vascular, en cuyo caso hay que realizar laparotomía de urgencia.

En la intervención, se invierte el giro del vólvulo, se moviliza el duodeno y se coloca el intestino en una posición no rotada, con la flexura duodenoyeyunal a la derecha y el ciego y el apéndice a la izquierda. La malrotación no se «corrige», pero se ensancha el mesenterio. Para evitar confusiones diagnósticas posteriores en caso de apendicitis se puede extirpar el apéndice.

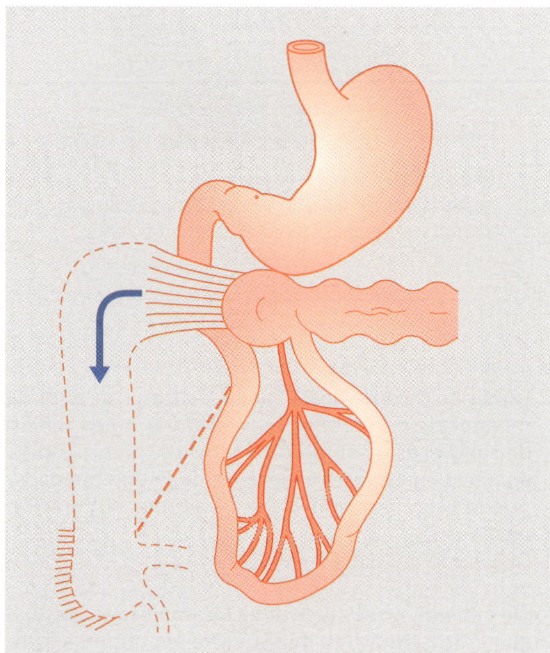

Figura 13.8 Representación de la forma más habitual de malrotación, con el ciego en posición alta y fijado a la pared abdominal posterior. Existen bandas de Ladd que obstruyen el duodeno. Las *líneas discontinuas* representan la anatomía normal.

Resumen

Malrotación:

- Generalmente se presenta en los primeros 1-3 días de vida con obstrucción intestinal debido a que las bandas de Ladd obstruyen el duodeno o existen vólvulos.
- Puede aparecer a cualquier edad con vólvulos que producen obstrucción e isquemia intestinal.
- Las características clínicas son vómitos teñidos de bilis o sangre, dolor abdominal y sensibilidad debida a peritonitis o a isquemia intestinal.
- Si los vómitos están teñidos de sangre o de bilis, debe realizarse un estudio de contraste gastrointestinal superior urgente.
- El tratamiento consiste en la corrección quirúrgica urgente.

Dolor abdominal recidivante

El dolor recidivante, suficiente para interrumpir las actividades normales y que dura al menos 3 meses, afecta al 10% de los niños en edad escolar. No llegan al 10% de estos niños los que tienen una causa orgánica definible. La creencia muy difundida de que los restantes tienen un dolor psicógeno carece de fundamento. En varios estudios no se ha podido demostrar diferencia alguna entre estos niños y sus familias y los testigos. Sin embargo, en algunos casos, el dolor puede ser una manifestación de estrés (v. pág. 395) o formar parte de un círculo vicioso de ansiedad y de dolor progresivos que provocan angustia a la familia y exigen exploraciones cada vez más agresivas. Se ha constatado que la ansiedad puede alterar la motilidad, fenómeno que puede ser percibido por el niño como un dolor.

Más del 90% de los niños con dolor abdominal recidivante no tienen anomalías anatómicas ni mucosas del aparato digestivo. Su dolor es característicamente central, localizado alrededor del ombligo, y por lo demás los niños están perfectamente bien. Sin embargo, cada vez se acepta con mayor frecuencia que algunos sufren alguna de tres constelaciones sintomáticas reconocibles secundarias a anomalías funcionales de la motilidad intestinal o de las neuronas intestinales: síndrome del intestino irritable, dispepsia no ulcerosa o migraña abdominal.

Síndrome del intestino irritable

Este trastorno, también frecuente en los adultos, se asocia con alteración de la motilidad gastrointestinal y con una forma anormal de sentir los acontecimientos intraabdominales. Los estudios sobre los cambios de presión en el interior del intestino delgado en los niños con síndrome de intestino irritable revelan la presencia de contracciones anormalmente potentes. También se ha demostrado que los adultos afectados sienten dolor cuando los balones introducidos en el intestino se inflan a presiones sustancialmente inferiores a las necesarias para provocar dolor en los testigos. Por tanto, existe interrelación entre estos dos factores, ambos modulados por factores psicosociales como el estrés y la ansiedad.

A menudo existen antecedentes familiares y una sintomatología característica, aunque no todos los pacientes presentan todos los síntomas:

- Dolor abdominal, que empeora a menudo antes de la defecación o se alivia con ella.
- Heces mucosas.
- Flatulencia.
- Sensación de defecación incompleta.
- Estreñimiento, que alterna a menudo con heces normales o blandas.

Dispepsia no ulcerosa

Algunos niños con dolor abdominal tienen síntomas que hacen pensar en un trastorno de la porción superior del aparato digestivo:

- Dolor epigástrico.
- Vómitos posprandiales.
- Eructos.
- Flatulencia.
- Saciedad precoz.
- Pirosis.

Debe excluirse la infección por *Helicobacter pylori*. La endoscopia no revela la presencia de úlceras ni ninguna otra alteración de la mucosa gástrica o duodenal, pero la motilidad del estómago es anormal.

Migraña abdominal

La jaqueca craneal clásica suele asociarse con dolor abdominal que se suma a la cefalea y que en algunos niños es el síntoma predominante. Las crisis dolorosas afectan a la línea media, son paroxísticas, estereotipadas y se asocian con palidez facial. Por lo general hay antecedentes personales o familiares de migraña. El pizotifeno, un antagonista del receptor de la serotonina, es un agente profiláctico útil para los niños con episodios frecuentes e intensos.

Tratamiento del dolor abdominal recidivante

No sólo es importante hacer una anamnesis y exploración completas, sino que también lo es que ambas sean muy evidentes, ya que de lo contrario no se logrará tranquilizar a los padres. También hay que confirmar que el crecimiento del niño es normal y que no existen alteraciones en la exploración. En los niños con síndrome del intestino irritable y dispepsia no ulcerosa puede ser útil explicar, tanto al niño como a sus padres, que «a veces el interior del intestino se hace tan sensible que algunos niños pueden sentir cómo los alimentos pasan por los recodos». También hay que diferenciar lo «grave» de lo «peligroso». Estos trastornos pueden ser graves, por ejemplo, si producen un sustancial absentismo escolar, pero no son peligrosos.

Las manifestaciones clínicas son las que deben dirigir la exploración. Aunque existen muchas posibles causas orgánicas, la mayoría son raras y sólo se deben hacer las pruebas complementarias indicadas. Son imprescindibles un estudio del sedimento urinario y un urocultivo, ya que las infecciones urinarias pueden provocar dolor sin otros signos o síntomas.

El pronóstico a largo plazo es el siguiente:

- Los síntomas desaparecen con rapidez en alrededor de la mitad de los niños.

Resumen

Causas y evaluación de los niños con dolor abdominal recidivante

En >90% de los casos no se identifican causas estructurales

Gastrointestinales
- Síndrome del intestino irritable
- Estreñimiento
- Dispepsia no ulcerosa
- Migraña abdominal
- Gastritis y úlcera péptica
- Enfermedad inflamatoria intestinal
- Malrotación

Ginecológicas
- Dismenorrea
- Quistes ováricos
- Enfermedad inflamatoria pélvica

Psicosociales: Intimidación, malos tratos, estrés, etc. (en una pequeña proporción)

Hígado
- Hepatitis

Pancreatitis

Infección urinaria

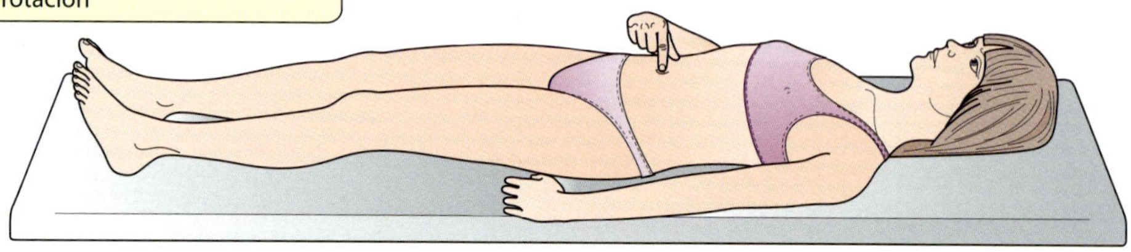

Síntomas y signos que indican enfermedad orgánica:
- Dolor epigástrico durante la noche, hematemesis (úlcera duodenal)
- Diarrea, pérdida de peso, retraso del crecimiento, sangre en las heces (enfermedad inflamatoria intestinal)
- Vómitos (pancreatitis)
- Ictericia (enfermedad hepática)
- Disuria, enuresis secundaria (infección urinaria)
- Vómitos y distensión abdominal (malrotación)

- Los síntomas tardan meses en ceder en una cuarta parte.
- En la otra cuarta parte, los síntomas se mantienen o reaparecen en la vida adulta en forma de síndrome del intestino irritable, dispepsia no ulcerosa o migraña craneal.

Gastritis y úlcera péptica

La mayor utilización de la endoscopia en los niños, así como la identificación del microorganismo gramnegativo *Helicobacter pylori* asociado a gastritis antral, han centrado la atención en el mismo como posible causa del dolor abdominal en los niños. En los adultos, existen pruebas sustanciales de que *H. pylori* es un importante factor predisponente de la úlcera duodenal. En los niños esta asociación es mucho menos clara. Las úlceras duodenales son raras en la población pediátrica, pero deberán investigarse cuando tengan dolor nocturno, sobre todo si los despierta, o cuando existan antecedentes de úlcera péptica en un pariente de primer grado.

H. pylori provoca una gastritis antral nodular que puede asociarse con dolor abdominal y náuseas. Suele identificarse en las biopsias de antro gástrico, pero también se puede detectar en cultivos para microaerófilos. El microorganismo produce ureasa, que constituye la base para una prueba analítica realizada en las biopsias y para la prueba de respiración de ^{13}C tras la administración oral de urea marcada con este isótopo. Los estudios serológicos no son fiables en los niños. Existen varios protocolos terapéuticos eficaces, como amoxicilina, metronidazol y claritromicina.

Gastroenteritis

La diarrea y los vómitos infecciosos siguen siendo una causa importante de morbilidad en los países desarrollados, aunque su mortalidad es muy baja. En los países en vías de desarrollo, la gastroenteritis cuesta cada año la vida a 1,8 millones de niños menores de 5 años.

La causa más frecuente de gastroenteritis en los países desarrollados es la infección por rotavirus, que representa el 60% de los casos en los menores de 2 años, en especial durante los meses de invierno. Actualmente existe una vacuna eficaz contra rotavirus. Otros virus, sobre todo adenovirus, calicivirus, coronavirus y astrovirus, también provocan brotes, pero son mucho menos frecuentes y su implicación como patógenos es menos clara.

Las causas bacterianas son más raras en los países desarrollados, pero hay que pensar en ellas cuando aparece sangre en las heces. La infección por *Campylobacter jejuni,* la más frecuente de las producidas por bacterias en estos países, suele asociarse con dolor abdominal intenso. *Shigella* y algunas salmonelas causan infecciones de tipo disentería, con sangre y pus en las heces, dolor y tenesmo. *Shigella* puede ir acompañada de fiebre elevada, que a veces provoca convulsiones febriles. La infección por cólera y *E. coli* enterotoxigénico produce una diarrea profusa que deshidrata rápidamente al paciente. No obstante, las manifestaciones clínicas apenas ayudan a la diferenciación entre patógenos.

Varios trastornos pueden simular una gastroenteritis (cuadro 13.3) y en caso de duda es esencial el ingreso en el hospital. La causa de la muerte por gastroenteritis es la deshidratación y sus complicaciones, por lo que su corrección es un objetivo terapéutico fundamental. La valoración clínica exacta de la deshidratación es importante pero difícil (fig. 13.9 y tabla 13.1).

El riesgo de deshidratación es especialmente elevado en los lactantes debido a:

- Su mayor superficie corporal en relación al peso, con mayores pérdidas insensibles de agua (300 ml/m^2/día, equivalentes en los lactantes a 15-17 ml/kg/día).
- Su incapacidad para acceder a los líquidos cuando tienen sed.

Cuadro 13.3 Cuadros que pueden simular una gastroenteritis

Infección sistémica	Septicemia, meningitis
Procesos locales	Infección respiratoria, otitis media, hepatitis A, infección urinaria
Trastornos quirúrgicos	Estenosis pilórica, invaginación, apendicitis aguda, enterocolitis necrosante, enfermedad de Hirschsprung
Trastornos metabólicos	Cetoacidosis diabética
Procesos renales	Síndrome hemolítico-urémico
Otros	Enfermedad celíaca, intolerancia a la proteína de la leche de vaca, insuficiencia suprarrenal

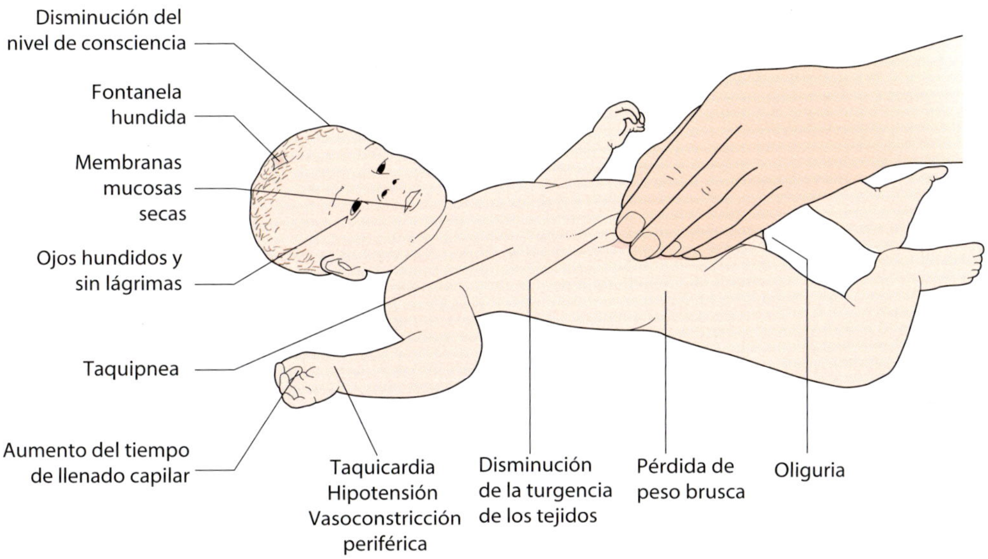

Figura 13.9 Manifestaciones clínicas de la deshidratación en el lactante.

Tabla 13.1 Valoración clínica de la deshidratación

	Deshidratación moderada	**Deshidratación grave**
Pérdida de peso	5-10%	>10%
Aspecto general	Sediento, soñoliento	Soñoliento, letárgico, frío, sudoroso, extremidades cianóticas
Respiración*	Profunda, puede ser rápida	Profunda y rápida
Ojos	Hundidos	Muy hundidos
Lágrimas	Disminuidas/ausentes	Ausentes
Membranas mucosas	Secas	Muy secas
Tiempo de llenado capilar*	Prolongado (>2 seg)	Prolongado (>2 seg)
Turgencia de los tejidos*	Se retrae lentamente	Se retrae muy lentamente
Presión arterial	Normal o baja	Baja
Pulso radial	Rápido y débil	Rápido, filiforme, puede ser impalpable
Fontanela anterior	Hundida	Muy hundida
Diuresis	Disminuida	Intensa oliguria

*Signos útiles y fiables.

- Sus mayores necesidades generales de líquidos (100-120 ml/kg/día, es decir, 10-12% del peso corporal).
- La inmadurez de sus procesos de reabsorción tubular renal.

Deshidratación isonatrémica e hiponatrémica

En la deshidratación se produce un déficit orgánico total de sodio y de agua. En la mayoría de los casos, las pérdidas de sodio y de agua son proporcionales, y el sodio plasmático se mantiene en sus límites normales (deshidratación isonatrémica). Cuando las pérdidas de sodio superan a las de agua, el sodio plasmático desciende (deshidratación hiponatrémica), induciendo el desplazamiento del agua desde el compartimiento extracelular al intracelular. El aumento del volumen intracelular incrementa el volumen encefálico, lo que a veces provoca convulsiones, mientras que la importante carencia extracelular hace que el grado de shock por unidad de pérdida de agua sea mayor. Esta forma de deshidratación es más frecuente en los niños malnutridos de los países en desarrollo.

Deshidratación hipernatrémica

En raras ocasiones las pérdidas de agua superan a las pérdidas relativas de sodio, con el consiguiente aumento de la concentración plasmática de éste (deshidratación hipernatrémica). Esta situación se produce cuando hay elevadas pérdidas insensibles de agua (fiebre elevada o ambientes cálidos y secos) o una diarrea profusa pobre en sodio. El líquido extracelular se hace hipertónico en relación con el intracelular y el agua se desplaza desde el compartimiento intracelular al extracelular. Los signos de reducción del líquido extracelular son menores por unidad de pérdida de líquido, y la depresión de la fontanela, la disminución de la elasticidad de los tejidos y el hundimiento de los ojos son menos evidentes, lo que hace que esta forma de deshidratación sea más difícil de reconocer en la clínica, sobre todo en los niños obesos. Se trata de una forma especialmente peligrosa de deshidratación, ya que el agua sale del encéfalo y la retracción cerebral dentro de un cráneo rígido puede provocar pequeñas hemorragias cerebrales y convulsiones. Algunos pacientes con deshidratación hipernatrémica desarrollan una hiperglucemia transitoria, que se corrige por sí sola sin necesidad de insulina.

Tratamiento

Deshidratación leve (pérdida de peso <5%)

En la mayoría de los casos de gastroenteritis de los lactantes y niños menores de 2 años que viven en países desarrollados la deshidratación es leve, con pérdidas de peso inferiores al 5%, y los signos clínicos, si existen, son escasos. Por lo general, se trata mediante la sustitución a corto plazo de los alimentos habituales por un tipo de solución de glucosa-electrólitos de mantenimiento (tabla 13.2). Las soluciones de rehidratación oral contienen glucosa o sacarosa, más para facilitar la absorción del sodio y el agua que como fuente de energía. Las soluciones de rehidratación pueden hacerse a partir del arroz. Se administran hasta que los vómitos y la diarrea profusa ceden, lo que suele suceder en menos de 24 horas, pudiéndose reintroducir de inmediato la dieta normal. Al contrario de lo que se pensaba, la reintroducción de la leche no debe ser progresiva, ni deben evitarse la leche o los productos lácteos.

Tabla 13.2 Composición (mmol/l) de las soluciones de rehidratación oral

	Solución europea	OMS/UNICEF
Sodio	60	90
Potasio	20	20
Cloro	50	80
Citrato	10	10
Glucosa	75-110	110

La solución OMS/UNICEF va destinada sobre todo a los niños con deshidratación grave o moderada de los países en desarrollo. La concentración de sodio es demasiado elevada para usarla en forma sistemática en los países desarrollados.

La solución de rehidratación oral salva cada año las vidas de millones de niños en todo el mundo.

Deshidratación moderada (pérdida de peso del 5-10%)

Estos niños muestran signos clínicos de deshidratación. Puede iniciarse una prueba de rehidratación oral de 6 horas de duración con el fin de administrar 100 ml/kg en dicho período (por vía oral o por sonda nasogástrica). Si no mejoran los síntomas del niño ni el estado de hidratación, habrá que pasar a la rehidratación intravenosa.

Deshidratación grave (pérdida de peso >10%)

En estos casos siempre está indicada la rehidratación intravenosa. Los pacientes en shock necesitan reanimación inmediata, con expansión del volumen plasmático (fig. 13.10a). La rehidratación se logra compensando el déficit de líquido al mismo tiempo que se administran los líquidos necesarios para el mantenimiento y para cubrir cualquier posible pérdida (figs. 13.10b y c). Hay que controlar estrechamente el balance hídrico mediante valoraciones clínicas repetidas, pesando al niño y midiendo los electrólitos plasmáticos. En raras ocasiones una insuficiencia renal aguda puede complicar la deshidratación grave. La oliguria mantenida no diagnosticada puede evolucionar a hidratación excesiva con edema pulmonar.

Deshidratación hipernatrémica

El tratamiento de la deshidratación hipernatrémica resulta especialmente difícil. Una vez restablecida la circulación, un descenso demasiado rápido de la concentración plasmática de sodio y de la osmolalidad hará que el agua penetre en las células cerebrales, con el consiguiente edema cerebral y posibles convulsiones. Por tanto, la reducción del sodio plasmático debe ser lenta, a lo largo de 48 horas, de forma que el descenso del ion no supere los 10 mmol/l en 24 horas.

Fármacos antidiarreicos (como loperamida o lomotil) y antieméticos

En la gastroenteritis, los medicamentos para combatir los vómitos o la diarrea no están indicados porque:

- Son ineficaces.
- Pueden prolongar la excreción de bacterias en las heces.

Tratamiento de líquidos en la deshidratación grave

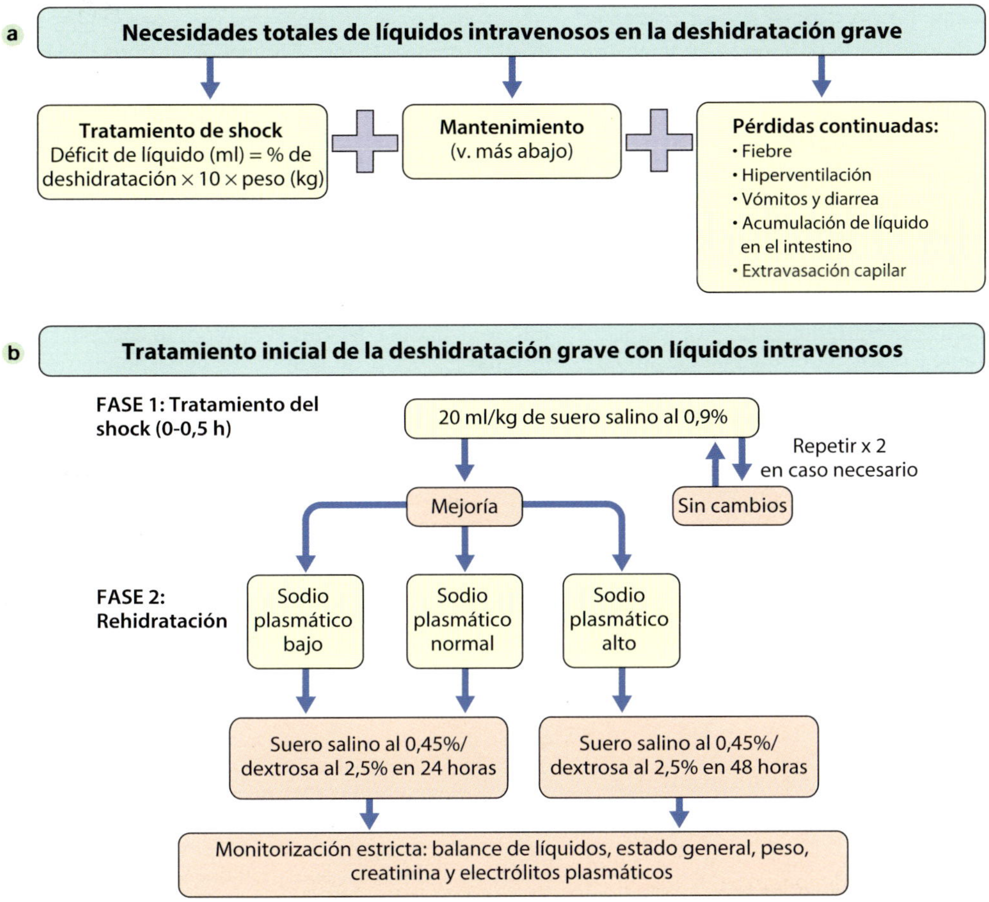

c **Necesidades de mantenimiento de líquidos intravenosos**

Peso corporal	Líquido (ml/kg/24 h)	Sodio (mmol/kg/24 h)	Potasio (mmol/kg/24 h)
Primeros 10 kg	100	2-4	1,5-2,5
Segundos 10 kg	50	1-2	0,5-1,5
Kg adicionales	20	0,5-1	0,2-0,7

Por ejemplo, las necesidades de líquido para el mantenimiento de un niño de 24 kg son: 1.000 + 500 + 80 = 1.580 ml/24 h.

Figura 13.10 Tratamiento de líquidos en la deshidratación grave.

- Pueden asociarse a efectos secundarios.
- Suponen un coste innecesario.
- Desvían la atención de la rehidratación oral.

Los antibióticos sólo están indicados en infecciones bacterianas o protozoarias específicas (p. ej., cólera, shigelosis, giardiasis).

En la gastroenteritis, la causa de la muerte es la deshidratación. La corrección de la misma es la clave del tratamiento.

Síndrome posgastroenterítico

En ocasiones, tras un episodio de gastroenteritis, la introducción de una dieta normal hace que reaparezca una diarrea acuosa. La causa puede ser una intolerancia transitoria a la lactosa, que se confirmará constatando la presencia de azúcares no absorbidos en las heces a través del resultado positivo del Clinitest. En estos casos, la vuelta a la solución de rehidratación oral durante 24 horas, seguida de una nueva reintroducción de la dieta normal, suele dar buenos resultados.

En raras ocasiones se observa una intolerancia dietética múltiple que obliga a recurrir a un tratamiento dietético especializado, con una dieta que excluya la leche de vaca, los disacáridos y el gluten. En los casos muy graves es necesario un período de nutrición parenteral que permita la suficiente recuperación de la mucosa del intestino delgado para que pueda absorber los nutrientes intraluminales.

Síndrome del intestino irritable postinfeccioso

Después de un episodio de gastroenteritis, especialmente si la causa ha sido bacteriana, una proporción significativa de niños desarrollan síntomas del síndrome del intestino irritable, que pueden persistir durante algunos años. Normalmente, se producen diarrea intermitente y dolor abdominal (suele aliviarse tras la defecación), que a veces se alterna con estreñimiento. Entre un episodio y otro de dolor y diarrea los niños no presentan síntomas, su estado general es sano y crecen con normalidad. Generalmente, este trastorno se resuelve de forma espontánea. No se ha demostrado que ningún fármaco resulte eficaz, excepto loperamida para la diarrea.

Resumen

Gastroenteritis:

Gastroenteritis en los países en vías de desarrollo:

- Causa la muerte de millones de niños en todo el mundo debido a la deshidratación.
- Es principalmente bacteriana, debido a la ingestión de agua y alimentos contaminados.
- Generalmente puede tratarse de forma eficaz con soluciones de rehidratación orales.

Gastroenteritis en los países desarrollados:

- Es principalmente vírica, pero también puede estar causada por *Campylobacter*, *Shigella* y *Salmonella*.
- Los lactantes son especialmente sensibles a la deshidratación.
- La deshidratación se clasifica en leve (<5%), moderada (5-10%) o grave (>10%), según la anamnesis y la exploración, pero la evaluación clínica de la gravedad es complicada.
- Las soluciones orales de rehidratación son eficaces en la mayoría de los casos, pero deben utilizarse líquidos intravenosos si existe deshidratación intensa o deshidratación moderada junto con vómitos continuados o ingestión inadecuada de líquidos.

Malabsorción

Los trastornos que afectan a la digestión o a la absorción de los nutrientes se manifiestan por:

- Heces anormales.
- Retraso del crecimiento o crecimiento insuficiente en la mayoría de los casos, aunque no en todos.
- Deficiencias nutricionales específicas, tanto aisladas como combinadas.

Por lo general, los padres saben cuándo las heces de sus hijos son anormales. Las heces de la malabsorción verdadera son difíciles de evacuar del inodoro y tienen un olor que invade toda la casa. Su color no suele ser muy útil para juzgar su anormalidad. Es importante llevar a cabo una valoración dietética fiable. No tiene sentido estudiar la malabsorción en un niño como posible causa de su retraso del crecimiento cuando la ingesta dietética es claramente baja y no existen otros síntomas. Algunos trastornos de la mucosa del intestino delgado o del páncreas pueden producir malabsorción de muchos nutrientes (panmalabsorción), mientras que otros son muy específicos, como sucede con la malabsorción del zinc en la *acrodermatitis enteropática*.

Enfermedad celíaca

La enfermedad celíaca es una enteropatía en la que la fracción gliadina del gluten provoca una respuesta inmunitaria nociva de la mucosa de la porción proximal del intestino delgado. La consecuencia es que la velocidad de emigración de las células absortivas que se desplazan desde las criptas hacia la punta de las vellosidades (enterocitos) experimenta un gran aumento que, sin embargo, es insuficiente para compensar la pérdida de células por los extremos de las vellosidades. La consecuencia es el acortamiento de las vellosidades hasta que desaparecen, dejando una mucosa plana.

La incidencia de enfermedad celíaca, diagnosticada en los niños basándose en los síntomas clínicos característicos, es de aproximadamente 1 por 3.000 en Europa, incluyendo el Reino Unido (RU). La edad a la que se introduce el gluten en la dieta influye en parte en la edad a la que aparece la enfermedad.

Por lo general, la enfermedad se manifiesta en los primeros años de la vida, con retraso del crecimiento tras la introducción de los cereales con gluten. Los síntomas habituales son irritabilidad general, heces anormales, distensión abdominal y emaciación de las nalgas (v. presentación de un caso 13.2). Cada vez con más frecuencia se manifiesta en los niños mayores con anemia (ferropénica, deficiencia de folatos o combinada) o retraso del crecimiento, con pocos o ningún síntoma gastrointestinal.

Tras la introducción de pruebas de detección serológicas muy sensibles y específicas (anticuerpos transglutaminasa tisular y anticuerpos antiendomisio), se ha demostrado que la enfermedad celíaca es más frecuente de lo que antes se pensaba, y en el RU, hasta 1 de cada 100 niños en edad escolar puede tener anticuerpos. Actualmente, esta enfermedad se identifica en muchos niños con diabetes mellitus de tipo 1 cuando se realizan las pruebas de detección específicas. En los niños con diabetes, la incidencia es de aproximadamente el 5%.

Diagnóstico

Aunque la serología positiva es un indicio importante del diagnóstico, para confirmar éste es necesario demostrar que la mucosa de una biopsia yeyunal es plana y que la retirada del gluten de la dieta se asocia con recuperación del crecimiento y desaparición de los síntomas. En ausencia de biopsia yeyunal, no existe ninguna justificación para recurrir de forma empírica a la dieta sin gluten como prueba diagnóstica de enfermedad celíaca. Los estudios serológicos, como los anticuerpos transglutaminasa tisular y antiendomisio, no son lo bastante sensibles ni específicos como para sustituir a la biopsia yeyunal, especialmente cuando la dieta es para toda la vida.

Presentación de un caso
13.2 Enfermedad celíaca «clásica»

Este niño de 2 años (fig. 13.11a) tenía una historia de crecimiento escaso a partir de los 12 meses (fig. 13.11b). Sus padres habían notado que tendía a irritarse y que hacía 3 o 4 deposiciones malolientes al día. Una biopsia yeyunal practicada a los 2 años mostró una atrofia subtotal de las vellosidades (fig. 13.11c y d), por lo que se instauró una dieta sin gluten. Pocos días después, los padres comentaban que su humor había mejorado y en un mes era un «niño distinto». Más tarde recuperó el crecimiento normal.

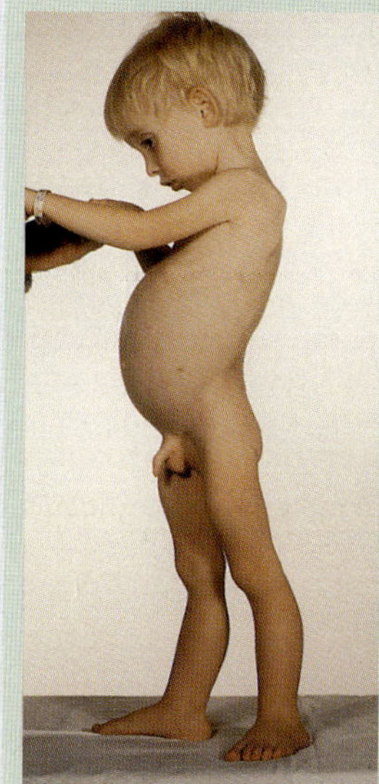

Figura 13.11a Enfermedad celíaca que produce emaciación de las nalgas y distensión del abdomen.

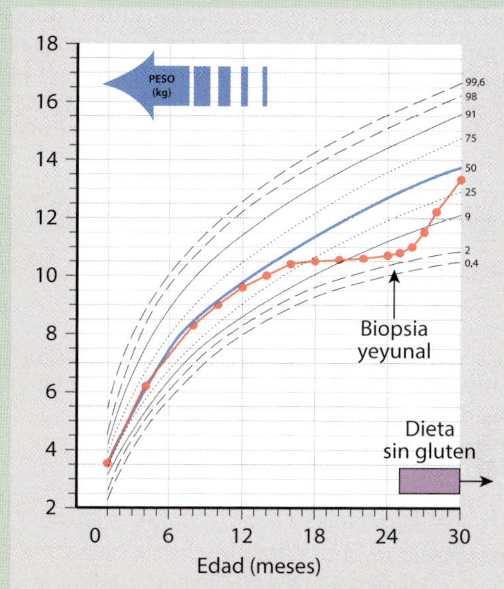

Figura 13.11b Gráfico de crecimiento que muestra el retraso del crecimiento y la respuesta a la dieta sin gluten. (Adaptada de gráfico © Child Growth Foundation.)

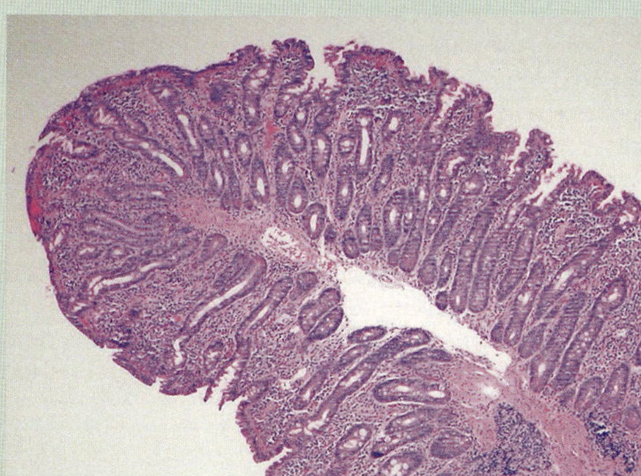

Figura 13.11c Histología de una biopsia yeyunal que muestra infiltración linfocitaria y atrofia de las vellosidades, confirmando el diagnóstico de enfermedad celíaca. (Cortesía de la Dra. Marie-Anne Brundler.)

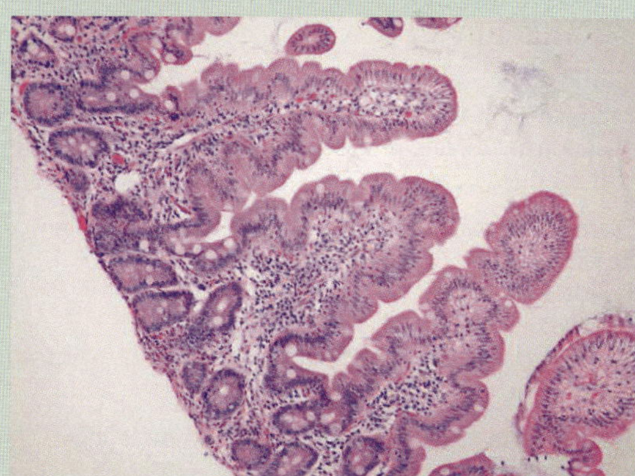

Figura 13.11d Histología normal del yeyuno, para comparación. (Cortesía de la Dra. Marie-Anne Brundler.)

Tratamiento

Hay que eliminar de la dieta todos los productos que contienen trigo, centeno y cebada, con lo que se consigue la desaparición de los síntomas. La supervisión por parte de un especialista en dietética es imprescindible. En los niños en los que la biopsia inicial o la respuesta a la retirada del gluten son dudosas, o cuando la enfermedad se manifiesta antes de los 2 años, hay que proceder a una prueba de provocación con gluten en la infancia avanzada para demostrar que se mantiene la susceptibilidad de la mucosa del yeyuno a la lesión por dicha sustancia. La dieta sin gluten debe mantenerse toda la vida. La incidencia de neoplasias malignas en el intestino delgado durante la vida adulta es mayor en la enfermedad celíaca, aunque es probable que la dieta sin gluten reduzca este riesgo hasta cifras normales.

Resumen

Enfermedad celíaca:
- Es una enteropatía sensible al gluten.
- Clásicamente, se presenta a los 8-24 meses con heces anormales, fracaso del crecimiento, distensión abdominal, emaciación de las nalgas e irritabilidad.
- También puede presentarse con estatura baja, anemia o en las pruebas de detección selectiva, por ejemplo en los niños con diabetes mellitus.
- Diagnóstico: serología positiva (anticuerpos transglutaminasa tisular y antiendomisio), mucosa de una biopsia yeyunal plana y resolución de los síntomas y recuperación del crecimiento cuando se retira el gluten de la dieta.
- Tratamiento: dieta sin gluten durante toda la vida.

Intolerancias transitorias a las proteínas de la dieta

Al contrario que en la enfermedad celíaca, que obliga a la retirada definitiva del gluten, existen varias intolerancias transitorias a las proteínas de la dieta, que suelen manifestarse por:

- Diarrea, vómitos, o ambos, con retraso del crecimiento.
- Eczema.
- Colitis aguda.
- Jaqueca.
- Ocasional reacción anafiláctica aguda con urticaria, estridor, broncoespasmo y shock.

El antígeno más frecuente es la proteína de la leche de vaca, pero también se han descrito intolerancias a la soja y, con menor frecuencia, al trigo, al pescado, a los huevos, al pollo y al arroz. Cuando se produce una reacción aguda inmediatamente después de la ingestión, es fácil establecer el diagnóstico. Sin embargo, cuando la reacción es tardía, el diagnóstico resulta difícil. Las intolerancias son más frecuentes en los lactantes con deficiencia de IgA o con fuertes antecedentes familiares de atopia.

Aunque no hay un estudio analítico que por sí solo permita hacer el diagnóstico, suelen encontrarse:

- Eosinofilia en la sangre periférica.
- Anticuerpos positivos frente a proteínas alimenticias concretas (prueba RAST).
- Elevada concentración de IgE en el plasma.

En los niños con retraso del crecimiento y diarrea prolongada, la biopsia yeyunal puede ser necesaria para establecer el diagnóstico, sobre todo para el diagnóstico diferencial con la enfermedad celíaca. En la intolerancia a la leche de vaca se observa enteropatía parcheada de la mucosa yeyunal, por lo general con gran cantidad de eosinófilos en la lámina propia. La eliminación del antígeno nocivo permite la rápida resolución de los síntomas, y ésta, junto con su reaparición tras la provocación, es la única prueba diagnóstica definitiva. Es esencial contar con el asesoramiento de un especialista en dietética para que supervise todas las dietas de exclusión durante la lactancia y la infancia, con el fin de garantizar la completa eliminación del antígeno y mantener al mismo tiempo una dieta nutricionalmente adecuada.

En la intolerancia a la proteína de la leche de vaca es preferible una fórmula basada en hidrolizados de caseína que una compuesta por soja, debido al alto contenido de fitoestrógenos de los compuestos de soja. Casi todos los niños superan su intolerancia pasados los 2 años, edad adecuada para una nueva provocación. La anafilaxia es rara, pero es importante que la provocación se realice en un hospital, comenzando por una prueba cutánea y pasando después a la ingestión de cantidades crecientes del antígeno.

Otras causas de malabsorción de nutrientes

Se resumen en la figura 13.12.

Diarrea en los menores de 2 años

Este cuadro, también denominado diarrea crónica inespecífica, es la causa más frecuente de heces blandas persistentes en los preescolares. Las heces tienen una consistencia variable, de manera que a veces están bien formadas y otras son explosivas y blandas. Es frecuente encontrar vegetales no digeridos en las heces, en lo que se conoce como «síndrome de guisantes y zanahorias». Estos niños se encuentran bien y crecen a un ritmo normal; no existen factores dietéticos desencadenantes.

Es probable que la diarrea de los niños menores de 2 años se deba a un retraso de la maduración de la motilidad intestinal. En la mayoría de los casos los síntomas han desaparecido ya al cumplir los 5 años, pero la continencia fecal puede retrasarse considerablemente.

Resumen

Diarrea crónica:
- En los lactantes con retraso del crecimiento deben considerarse la intolerancia a la proteína de la leche de vaca y la enfermedad celíaca.
- Después de una gastroenteritis debe considerarse el síndrome posgastroenterítico, que generalmente se debe a intolerancia a la lactosa.
- Después de una resección intestinal, una enfermedad hepática colestática o una disfunción del páncreas exocrino puede producirse malabsorción.
- En los niños menores de 2 años en los que se observan vegetales no digeridos en las heces, debe considerarse la diarrea crónica inespecífica.

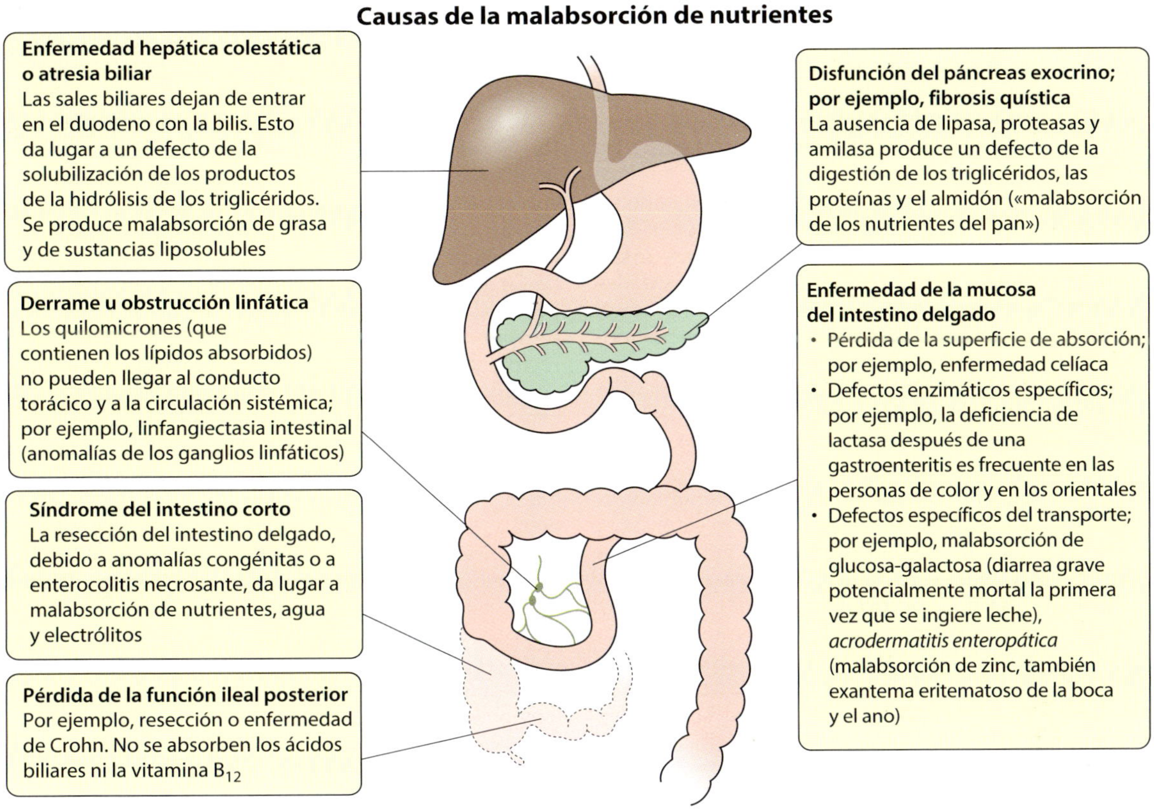

Figura 13.12 Causas de la malabsorción de nutrientes. Son poco frecuentes.

Por lo general, no es necesario tratamiento alguno. La loperamida, empleada con precaución, puede ser útil cuando los síntomas interfieren en las actividades sociales.

Enfermedad inflamatoria intestinal

Enfermedad de Crohn

A partir de la década de 1950 se ha producido un notable incremento en la incidencia de la enfermedad de Crohn en todos los grupos de edad, con una progresión mayor durante toda la infancia. En el norte de Europa y en América, la incidencia global ronda el 4 por 100.000. En la cuarta parte de los casos, la enfermedad de Crohn se manifiesta durante la infancia o la adolescencia.

Esta enfermedad es una lesión inflamatoria subaguda o crónica, transmural y focal. Puede afectar a cualquier parte del aparato digestivo, desde la boca al ano, aunque es más frecuente en el íleon distal y en el colon proximal. El intestino afectado aparece engrosado y son frecuentes las adherencias entre las asas lesionadas. También son habituales los papilomas, fisuras y fístulas en la piel perianal. La clave del diagnóstico histológico es la presencia de granulomas de células epitelioides sin caseificación.

Las manifestaciones iniciales más frecuentes son el dolor abdominal, la diarrea y el retraso del crecimiento, con pubertad tardía. Pueden observarse úlceras orales o perianales. La enfermedad puede ser insidiosa en su comienzo, y pueden existir síntomas extraintestinales como retraso del crecimiento, fiebre intermitente, artritis, uveítis y eritema nodoso, que no apuntan hacia una enfermedad gastrointestinal. Algunos adolescentes presentan un cuadro clínico casi indistinguible de la anorexia nerviosa.

El diagnóstico se basa en la demostración de las anomalías características del tránsito digestivo con contraste de bario (estrechamiento, fisuras, irregularidades de la mucosa y engrosamiento parietal) y en la histología de la biopsia obtenida por colonoscopia. Los reactantes de fase aguda (proteína C reactiva y VSG) suelen estar elevados y pueden ayudar a establecer la gravedad del problema. El objetivo terapéutico radica en inducir la remisión de la enfermedad, eliminando la inflamación con esteroides o con una dieta elemental durante 6 semanas. Las recidivas son frecuentes, pero la azatioprina puede ser útil para mantener la remisión. El factor antinecrosis tumoral α (infliximab) puede ser necesario como agente de tercera línea si el tratamiento convencional fracasa. La alimentación enteral durante la noche puede ayudar a corregir el retraso del crecimiento. En caso de complicaciones, como obstrucción, fístulas, fracaso del tratamiento médico, retraso del crecimiento o formación de abscesos, es necesario recurrir a la cirugía. Por lo general, el pronóstico a largo plazo de la enfermedad de Crohn que se manifiesta durante la infancia es bueno y la mayoría de los pacientes llevan vidas normales, pese a las ocasionales recidivas de la enfermedad.

El retraso del crecimiento y de la pubertad son características de la enfermedad de Crohn en los niños.

Colitis ulcerosa

La colitis ulcerosa es una enfermedad inflamatoria, recidivante, que produce úlceras en la mucosa del colon. Las manifestaciones características de la enfermedad consisten en hemorragias rectales, diarrea, dolor cólico y adelgazamiento.

El diagnóstico se establece por la imagen característica observada en la colonoscopia y por los hallazgos histológicos, una vez excluidas las causas infecciosas de colitis. Las complicaciones extraintestinales consisten en eritema nodoso, pioderma gangrenoso, artritis y espondilitis. La incidencia de adenocarcinoma de colon es mayor en los adultos con la enfermedad (riesgo de 1 por 200 por cada año de enfermedad entre los 10 y 20 años a partir del diagnóstico).

Los episodios leves se tratan con esteroides tópicos cuando la enfermedad se limita al recto y al sigma, o sulfasalazina cuando la extensión es mayor. En los casos más graves son necesarios los esteroides sistémicos. La enfermedad fulminante grave es una urgencia médica que requiere tratamiento con antibióticos de amplio espectro, líquidos intravenosos y esteroides. La tercera parte de los pacientes precisan una colectomía en algún momento de la evolución de la enfermedad. La intervención se practica en los casos crónicos mal controlados, para evitar la transformación maligna en los casos de larga evolución o en los casos fulminantes graves, a veces complicados con megacolon tóxico que no responde al tratamiento médico intensivo.

Estreñimiento

En los lactantes sanos, la frecuencia de las deposiciones es muy variable. Los alimentados con lactancia materna pueden no expulsar heces durante días y estar completamente sanos. En los niños pequeños, el estreñimiento, definido como la expulsión dolorosa y poco frecuente de heces duras, es un trastorno habitual, sobre todo tras una enfermedad febril aguda o como consecuencia de una fisura anal superficial transitoria. Casi todos los casos ceden con laxantes suaves y aporte abundante de líquidos. En ocasiones, tras uno de estos episodios, o tal vez asociado con la educación forzada del control del esfínter, con el uso de inodoros incómodos durante las vacaciones o en la escuela, o con un estrés psicológico familiar, se produce un estreñimiento prolongado. Los niños pueden contener la defecación por miedo al dolor asociado. El recto se llena y distiende y, con el tiempo, la sensación de necesidad de evacuarlo se pierde. Cuando el recto lleno rebosa, se produce una pérdida involuntaria de heces. Debido a ello, los niños en edad escolar suelen ser objeto de burlas, con los consiguientes problemas de conducta asociados. En esta fase, lo más probable es que el uso de laxantes estimulantes, sin antes vaciar el recto por completo, no haga sino empeorar la incontinencia.

La exploración suele mostrar una masa abdominal y el tacto rectal revela la presencia de heces por debajo del margen anal. Los causas orgánicas de estreñimiento son raras, aunque deben descartarse el hipotiroidismo, la hipercalcemia, un defecto de la concentración de la orina y la enfermedad de Hirschsprung.

Es necesario explicar al niño y a sus padres que la incontinencia es involuntaria y que puede transcurrir mucho tiempo antes de poder recuperar el tamaño normal y la sensibilidad del recto.

En los casos leves, cuando las heces no se palpan a través del abdomen, hay que aumentar la cantidad de líquidos y de fibra en la dieta. Puede ser necesario recurrir a los ablandadores de las heces (lactulosa o docusato) y a los laxantes estimulantes (picosulfato sódico o sena).

En los casos más graves, cuando las heces se palpan a través del abdomen, el primer objetivo terapéutico consiste en evacuar por completo el recto sobrecargado. Tras 1-2 semanas de uso de los ablandadores de las heces (macrogol, lactulosa o docusato), se administran grandes dosis de potentes laxantes orales (picosulfato sódico o sena) y grandes volúmenes de soluciones orales de macrogol a diario, hasta que las heces se hacen líquidas. Además, se debe asesorar sobre la ingesta de líquidos y alimentos de la dieta. Después se administran dosis vespertinas diarias de un laxante estimulante (p. ej., sena), combinado con visitas posprandiales regulares al retrete, y se pone en marcha un sistema de recompensas para registrar y premiar los progresos.

La colaboración y el estímulo por parte de la familia y de los profesionales sanitarios son esenciales; las recidivas son frecuentes y a veces es necesario aportar apoyo psicológico. En ocasiones, la retención de heces es tan intensa que sólo es posible vaciarlas mediante enemas o extracción manual bajo anestesia. Si se utilizan enemas o lavados hay que evitar las molestias asociadas. En la figura 13.13 se resume el tratamiento del estreñimiento.

Enfermedad de Hirschsprung

La ausencia de las células nerviosas de los plexos mientérico y submucoso de una parte del intestino grueso provoca el estrechamiento y contracción del segmento afectado. El intestino anormal se extiende a partir del recto en sentido proximal en una distancia variable y acaba en un colon dilatado con inervación normal. En el 75% de los casos la lesión se limita a la región rectosigmoidea, pero en el 10% afecta a todo el colon. La enfermedad suele manifestarse en el período neonatal con obstrucción intestinal, anunciada por la falta de expulsión de meconio en las primeras 24 horas de vida. A continuación aparece distensión abdominal, y más tarde vómitos biliosos (fig. 13.14). El tacto rectal puede revelar un segmento estenosado y la extracción del dedo explorador suele liberar un chorro de heces líquidas y de gas. La mejora temporal de la obstrucción tras la dilatación conseguida con el tacto rectal puede hacer que se retrase el diagnóstico.

Los niños sufren a veces una enterocolitis de Hirschsprung grave, potencialmente mortal, en las primeras semanas de vida, causada en ocasiones por una infección por *Clostridium difficile.* En etapas más avanzadas de la infancia, la presentación consiste en un estreñimiento crónico, generalmente intenso, con distensión abdominal asociada, aunque por lo general sin incontinencia. También se puede observar retraso del crecimiento.

El diagnóstico se basa en demostrar la ausencia de células nerviosas, junto a la presencia de grandes ha-

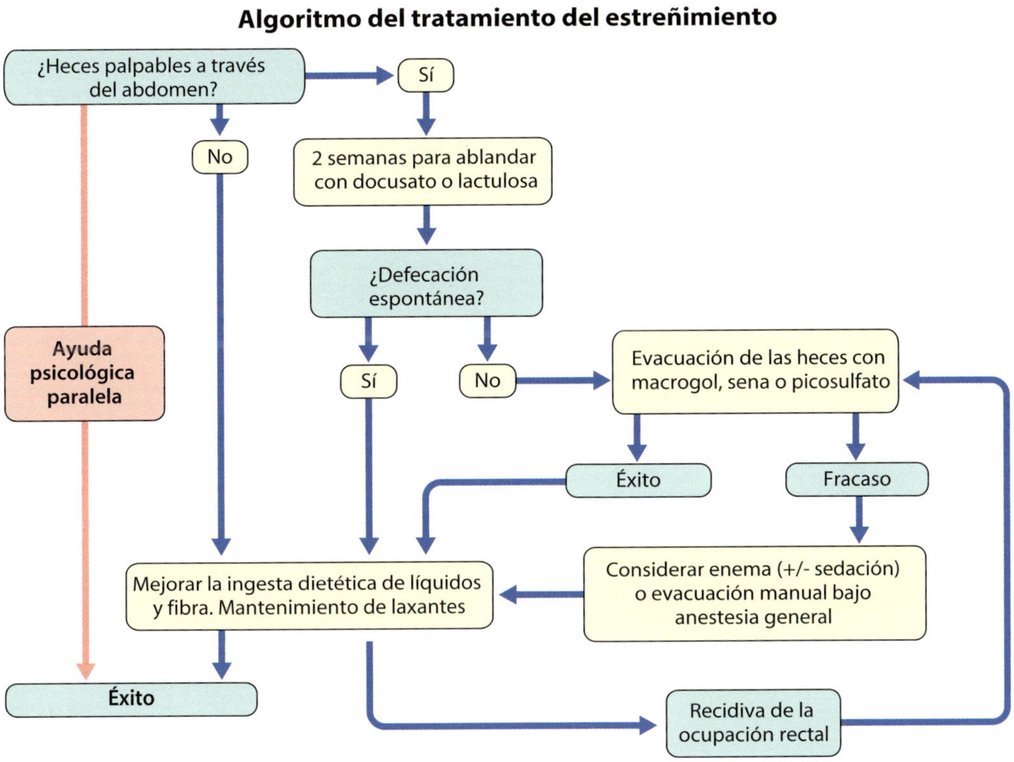

Figura 13.13 Resumen del tratamiento del estreñimiento.

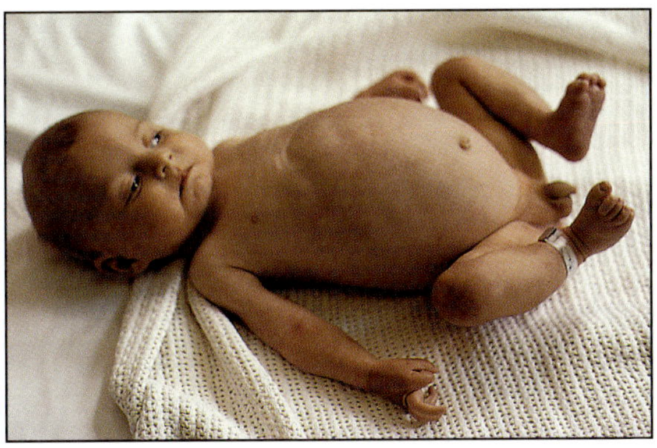

Figura 13.14 Distensión abdominal en la enfermedad de Hirschsprung.

Resumen

Enfermedad de Hirschsprung:
- Ausencia de plexos mientéricos del recto y de una parte variable del colon.
- Presentación: generalmente, obstrucción intestinal en el período neonatal seguida por retraso de la expulsión del meconio. Más adelante en la infancia: estreñimiento crónico intenso, distensión abdominal y retraso del crecimiento.
- Diagnóstico: biopsia rectal mediante succión.

ces de fibras nerviosas positivas para la acetilcolinesterasa en una biopsia rectal hecha por aspiración. La manometría anorrectal o los estudios con bario pueden ser útiles, proporcionando al cirujano una idea sobre la longitud del segmento aganglionar, aunque son poco fiables desde un punto de vista diagnóstico. El tratamiento es quirúrgico y suele consistir en una colostomía inicial, seguida de anastomosis del intestino con inervación normal al ano.

Lecturas recomendadas

Walker W A, Goulet O V, Kleinman R E, Sherman P M, Schneider B L, Sanderson I R (eds) 2004 Pediatric gastrointestinal disease, 4th edn. Decker, Ontario.
Exhaustivo libro de texto en dos volúmenes.

14

Infección

Al nacimiento, los recién nacidos poseen todos los componentes esenciales del sistema inmunitario, aunque inmaduros. Las inmunoglobulinas circulantes provienen de la madre por vía transplacentaria (fig. 14.1) y disminuyen durante los primeros meses de vida, con lo que los niños son susceptibles a las infecciones habituales.

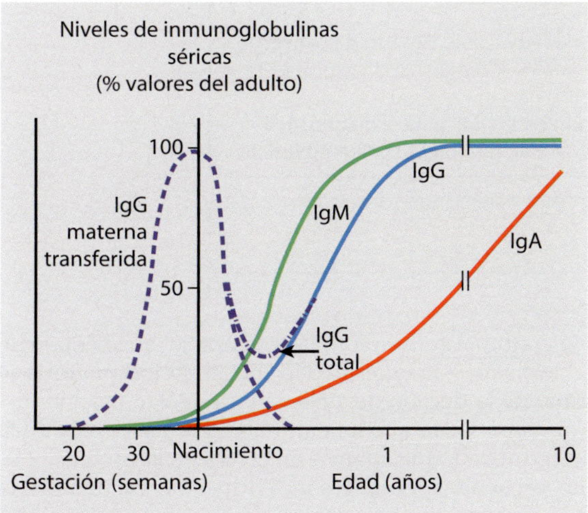

Figura 14.1 Niveles de inmunoglobulinas séricas en el feto y el lactante. Cuando los niveles de inmunoglobulinas maternas disminuyen, el niño se hace susceptible a las infecciones víricas.

Las infecciones son la causa de enfermedad aguda más frecuente en la infancia. A escala mundial, las infecciones respiratorias agudas, la gastroenteritis, el paludismo, el sarampión y la infección por el VIH, asociado por lo general con malnutrición, son importantes causas de muerte (fig. 14.2). Se ha estimado que cada año causan alrededor de 7 millones de muertes entre los menores de 5 años.

En los países desarrollados, con mejor nutrición, condiciones de vida, sanidad, vacunaciones, tratamiento antibiótico y cuidados médicos modernos, la morbilidad por las infecciones se ha reducido mucho, siendo las muertes por enfermedades infecciosas poco frecuentes. Sin embargo, determinadas infecciones aún suponen un problema importante, por ejemplo la sepsis meningocócica, la meningitis, el paludismo y el VIH. Algunas infecciones han vuelto a emerger, como la tuberculosis. Los niños con inmunodeficiencias, congénitas o adquiridas, también son vulnerables a una serie de patógenos oportunistas poco habituales. Para facilitar el control de las enfermedades transmisibles en la comunidad, ciertas enfermedades son de declaración obligatoria a las autoridades de salud pública.

Muchas enfermedades infecciosas habituales en la infancia se presentan con fiebre y exantema. En la figura 14.3 se muestran los diferentes tipos de exantemas y las infecciones asociadas con cada uno de ellos. El período de incubación y el tiempo que los pacientes deben estar sin acudir a la guardería o a la escuela se muestran en la tabla 14.1.

Causas de mortalidad en los niños <5 años en todo el mundo

Cada año mueren 7 millones de niños menores de 5 años debido a las infecciones

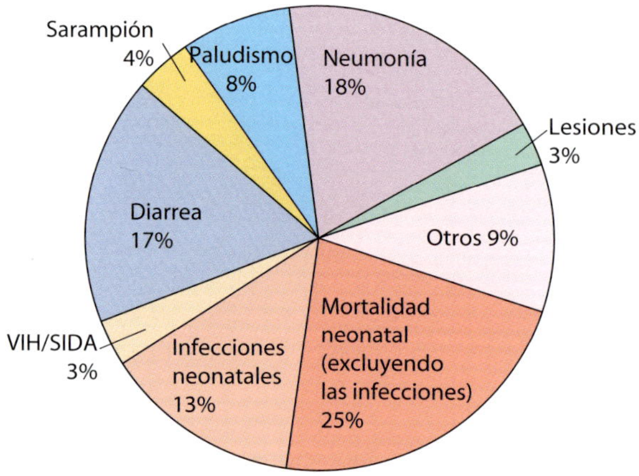

Figura 14.2 Causas de mortalidad en los niños <5 años en todo el mundo (www.WHO.int, 2005).

Paludismo
- Las muertes suelen producirse debido a paludismo cerebral producido por *Plasmodium falciparum* en el África subsahariana
- El tratamiento antipaludismo debe iniciarse inmediatamente si existe sospecha clínica
- La resistencia a los fármacos es problemática

Diarrea
- La mayoría <2 años de edad
- Suele ser bacteriana
- Produce desnutrición, falta de crecimiento y muerte
- Generalmente se trata con soluciones rehidratantes orales; se continúa la lactancia materna
- Sólo se utilizan antibióticos en caso de cólera, disentería, giardiasis o amebiasis

VIH
- >2 millones de niños infectados
- 14 millones de niños se han quedado huérfanos debido a la infección de sus padres

Tuberculosis
- Ha aumentado la incidencia, especialmente cuando existe infección por el VIH
- >150.000 muertes/año, debido a meningitis y tuberculosis miliar diseminada
- Generalmente, los niños la adquieren a través de adultos infectados que conviven con ellos

Neumonía
- Factores de riesgo: peso bajo al nacer, edad muy joven, no haber sido alimentado con leche materna, deficiencia de vitamina A, apiñamiento
- Predominantemente bacteriana
- La mortalidad se reduce siguiendo las pautas de actuación de la OMS para el diagnóstico (taquipnea, tos, fiebre, cabeza péndula y recesión torácica) y el tratamiento con antibióticos

Sarampión
- Puede prevenirse mediante la vacunación

Infecciones víricas habituales

Sarampión

Desde la introducción en 1968 de una vacuna eficaz, la incidencia de sarampión en el Reino Unido (RU) ha disminuido drásticamente, desde un máximo de 800.000 casos al año al comienzo de la década de 1960 hasta 3.000 casos al año en la de 1990. Tras la amplia difusión de los informes sobre salud pública, alarmistas pero injustificados, que relacionaban la SPR (vacuna contra el sarampión, las paperas y la rubéola) con el autismo y la enfermedad intestinal inflamatoria al final de la década de 1990, la tasa de vacunación disminuyó, por lo que ha aumentado la incidencia de la enfermedad, que aparece en brotes en las poblaciones no vacunadas. Entre los individuos no vacunados, la enfermedad tiende a ser más grave en los niños más mayores que en los niños muy pequeños. Hay que hacer una confirmación serológica de los casos clínicos de sarampión analizando la sangre o la saliva para el seguimiento epidemiológico de la infección.

Exantemas en las infecciones infantiles

	Tipo de lesión	Infección
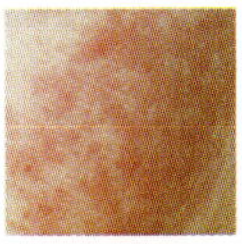	**Macular/papular/maculopapular** Máculas: áreas planas rojo/rosa bien delimitadas, palidecen a la presión Pápulas: lesiones hemiesféricas elevadas, normalmente pequeñas, también palidecen a la presión	Rubéola (sólo macular), sarampión, VHH-6/7, enterovirus Poco frecuente: escarlatina, enfermedad de Kawasaki (recordar exantemas por fármacos)
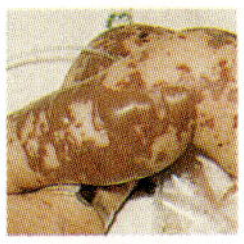	**Purpúrico/petequial** Puntos rojo/violetas que no palidecen a la presión	Meningococo, púrpura Schönlein-Henoch, enterovirus, trombocitopenia
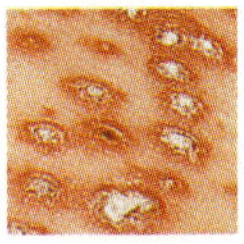	**Vesicular** Lesiones hemiesféricas elevadas, diámetro <0,5 cm, contenido líquido claro	Varicela, zóster, herpes simple, enfermedad mano-pie-boca
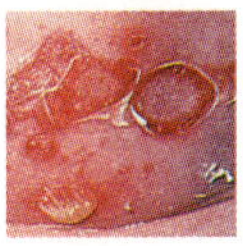	**Pustular/ampollosa** Lesiones hemiesféricas elevadas, diámetro >0,5 cm, contenido líquido claro o purulento	Impétigo, piel escaldada
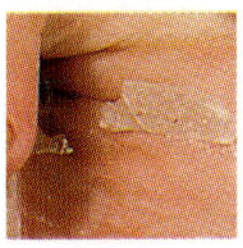	**Descamación** Descamación y sequedad, con pérdida de epidermis superficial en zonas periféricas	Postescarlatina, enfermedad de Kawasaki

Figura 14.3 Exantemas en las infecciones infantiles.

Tabla 14.1 Período de incubación y no asistencia al colegio en las infecciones habituales de la infancia

Enfermedad	Incubación (días)	Período de contagio	Exclusión de colegio/guardería
Varicela	10-23 (promedio de 14)	-2 a +5 días	Hasta que se forman costras en las lesiones
Enterovirus (excepto polio y enfermedad mano-pie-boca)	2-7	No se conoce	Sólo si hay un brote de meningitis vírica
Gastroenteritis (vírica)	1-10	No se conoce	24 horas desde el último episodio de diarrea
Gastroenteritis (bacteriana)	1-10, dependiendo del microorganismo	1-3 semanas, dependiendo del microorganismo	24 horas desde el último episodio de diarrea, excepto para *E. coli* (si 2 cultivos de heces son negativos)
Enfermedad mano-pie-boca (Coxsackie)	3-5	<7 días	Ninguno
Estomatitis por herpes simple	3-5	No se conoce	Hasta que se formen costras en las lesiones o se traten
VHH 6/7	10-15	No se conoce	Ninguno
Impétigo	2-15	No se conoce	Hasta que se sequen las lesiones
Sarampión	6-19 (promedio de 13)	1-2 días antes de aparecer el exantema hasta 6 días después	5 días desde la aparición del exantema
Paperas	15-24 (promedio de 19)	No se conoce	7 días desde la aparición de la parotiditis
Parvovirus	13-18	No se conoce	Ninguno
Rubéola	15-20 (promedio de 17)	Más contagioso en el período prodrómico	5 días desde la aparición del exantema
Tuberculosis	1-12 meses	No se conoce	Si el cultivo del esputo es positivo: durante 2 semanas después de iniciar el tratamiento; si el cultivo es negativo: ninguno

Fuente: Richardson y cols. (2001) *Pediatric Infectious Disease Journal* 20(4):380-391.

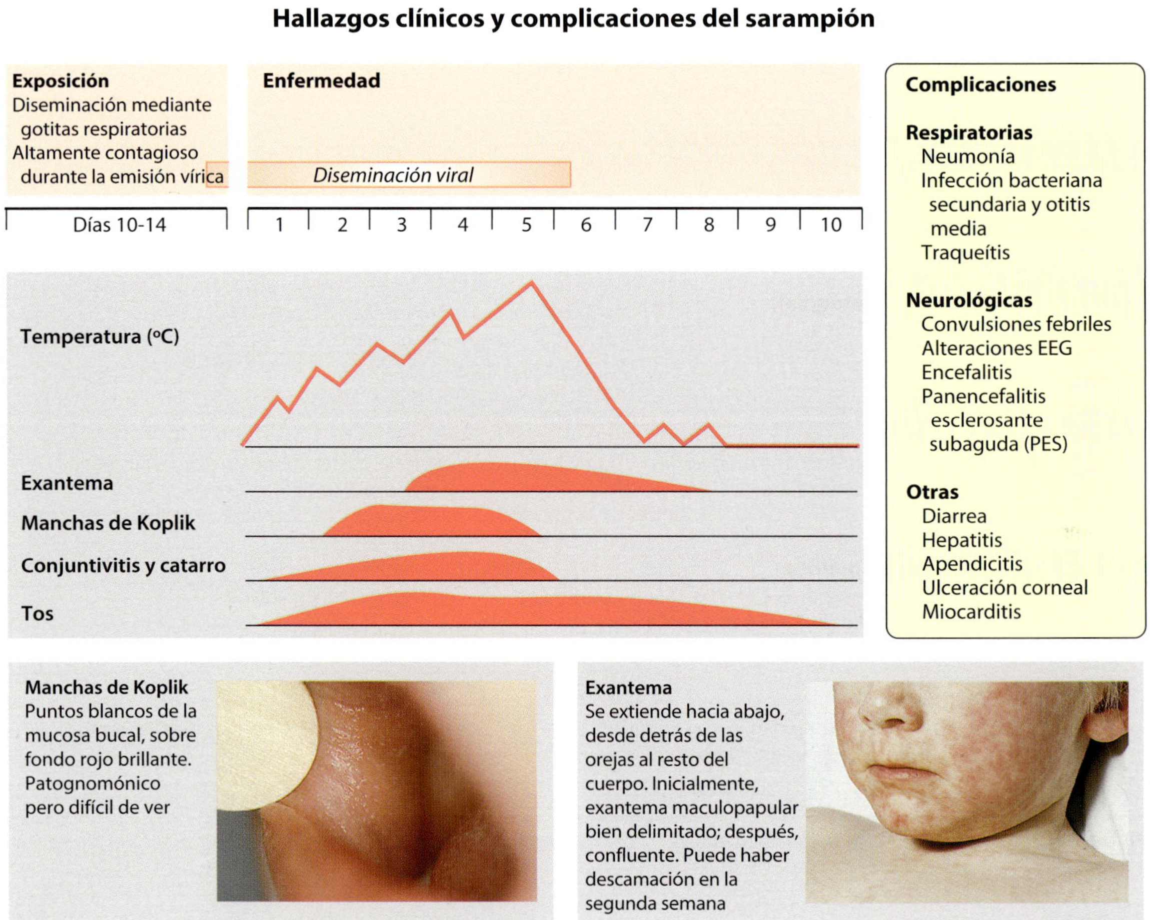

Figura 14.4 Hallazgos clínicos y complicaciones del sarampión.

Características clínicas

Se muestran en la figura 14.4. Hay algunas complicaciones graves que pueden aparecer en niños previamente sanos:

- *Encefalitis.* Se observa en 1 de cada 5.000 casos unos 8 días después de iniciarse la enfermedad. Los síntomas iniciales son cefalea, letargo e irritabilidad, seguidos de convulsiones y finalmente coma. La mortalidad es del 15%. Las secuelas graves a largo plazo incluyen convulsiones, sordera, hemiplejía y retraso grave del aprendizaje, que afecta hasta el 40% de los supervivientes.
- *Panencefalitis esclerosante subaguda (PES).* Se trata de una enfermedad rara, pero devastadora, que se manifiesta por término medio unos 7 años después de la infección por sarampión en alrededor de 1 de cada 100.000 casos. La mayoría de los niños que desarrollan PES tuvieron la infección primaria por sarampión antes de los 2 años de edad. La PES está causada por una variante del virus del sarampión que persiste en el sistema nervioso central. La enfermedad se presenta con pérdida de la función neurológica, que progresa a lo largo de algunos años a demencia y muerte. El diagnóstico es sobre todo clínico, apoyado por el hallazgo de elevados niveles de anticuerpos antisarampión en la sangre y el LCR y por alteraciones características en el EEG. Desde que se introdujo la vacuna del sarampión, es un trastorno extremadamente raro.

En los países en vías de desarrollo, donde la malnutrición, y sobre todo el déficit de vitamina A, condiciona la alteración de la inmunidad celular, el sarampión suele tener una evolución prolongada con complicaciones graves. El exantema puede adoptar un color violeta/rojo oscuro, seguido de descamación y decoloración, pudiendo durar semanas o meses. La malnutrición preexistente se agrava por las infecciones orales y la diarrea.

La falta de una respuesta eficaz de los linfocitos T en los pacientes inmunocomprometidos hace que el sarampión sea una enfermedad grave. La neumonitis intersticial por sarampión, denominada «neumonía de células gigantes», puede resultar fatal para los niños con enfermedades malignas, aunque estén en remisión. Estos niños también son susceptibles a la encefalopatía sarampionosa.

Tratamiento

El tratamiento del sarampión es sintomático. Hay que aislar a los niños hospitalizados. En los pacientes inmunocomprometidos se puede utilizar el fármaco antiviral ribavirina. En los países en vías de desarrollo hay que administrar vitamina A, que puede regular la respuesta inmunitaria.

Prevención

La estrategia más eficaz para reducir la morbimortalidad del sarampión es la vacunación. Hay una tasa de fallos del 10% en la vacunación SPR (sarampión, paperas, rubéola) a los 12-18 meses de edad, pero la inmunización de los niños en edad escolar en el RU se ha mejorado con la introducción de una dosis de refuerzo preescolar de SPR.

El sarampión sigue siendo una causa importante de mortalidad infantil en los países en vías de desarrollo.

Resumen

Sarampión:

- La incidencia ha disminuido de forma espectacular desde que apareció la vacuna; recientemente ha aumentado algo la incidencia debido a que ha disminuido la tasa de vacunaciones.
- Características clínicas: fiebre, tos, secreción nasal, conjuntivitis, malestar, manchas de Koplik, exantema maculopapular.
- Complicaciones: frecuentes si el paciente padece malnutrición o está inmunocomprometido; es una causa importante de mortalidad en los países en vías de desarrollo.

Parotiditis

Las paperas tienen una distribución mundial, si bien su incidencia ha disminuido drásticamente con el componente antiparotiditis de la vacuna SPR. Al final de la década de 1990 disminuyó la tasa de vacunaciones con la vacuna SPR, por lo que ha aumentado la incidencia en los niños y los adultos jóvenes no vacunados. La parotiditis suele aparecer en los meses de invierno y primavera. Se disemina por vía respiratoria, con replicación del virus en las células epiteliales de las vías respiratorias. El virus llega a las glándulas parótidas antes de diseminarse a otros tejidos.

Características clínicas

El período de incubación es de 15-24 días. La enfermedad se inicia con fiebre, malestar y tumefacción parotídea, pero la infección puede ser subclínica hasta en el 30% de los casos. Inicialmente puede hincharse un solo lado, pero la afectación bilateral suele aparecer en los días siguientes. La inflamación de la parótida es dolorosa y los niños pueden quejarse de dolor de oídos o a la deglución. El conducto parotídeo puede aparecer rojo y tumefacto a la exploración. Ocasionalmente, la inflamación parotídea puede no existir. La fiebre desaparece por lo general en 3-4 días. Suele elevarse el nivel plasmático de amilasa, y cuando se asocia con dolor abdominal, puede indicar afectación pancreática. El proceso es contagioso hasta 7 días después de iniciarse la inflamación parotídea. La enfermedad suele ser leve y autolimitada. Puede haber pérdida auditiva tras la parotiditis, aunque suele ser unilateral y transitoria.

Meningitis viral y encefalitis

Se detectan linfocitos en el LCR en alrededor del 50% de los casos, los signos meníngeos sólo aparecen en el 10% de los pacientes y la incidencia de la encefalitis es de alrededor de 1 por cada 5.000 casos. Los hallazgos clínicos habituales comprenden cefalea, fotofobia, vómitos y rigidez cervical.

Orquitis

Es la complicación más temida en los varones prepuberales, aunque es poco habitual. Cuando se produce, suele ser unilateral. Aunque existe evidencia de disminución del número de espermatozoides, la infertilidad es actualmente excepcional. En raras ocasiones pueden aparecer ooforitis, mastitis y artritis.

Rubéola (sarampión alemán)

La rubéola suele ser una enfermedad leve en la infancia. Aparece en invierno y en primavera. Es una infección importante, ya que puede causar daños graves al feto (v. cap. 9). Tiene un período de incubación de 15-20 días. La diseminación se realiza por vía respiratoria a través de un contacto que suele ser conocido. Los pródromos suelen ser leves, con fiebre baja o incluso sin ella. Por lo general, el exantema maculopapular es el primer signo de infección, iniciándose en la cara, con diseminación posterior de forma centrífuga al resto del cuerpo. El exantema se va desvaneciendo en 3-5 días. A diferencia del de los adultos, el exantema no es pruriginoso. Las adenopatías son prominentes, sobre todo en la región suboccipital y retroauricular. Las complicaciones en los niños son raras, pero pueden observarse artritis, encefalitis, trombocitopenia y miocarditis. La diferenciación clínica con otras infecciones víricas no es fiable. El diagnóstico se debe confirmar serológicamente cuando hay riesgo de exposición de una embarazada no inmune. No existe un tratamiento antiviral eficaz, de modo que la prevención consiste en la vacunación.

Resumen

Rubéola:

- Tiene importancia debido a la infección congénita.

Virus del herpes humano

Hay actualmente 8 virus herpes humanos conocidos (virus del herpes simple 1 y 2, virus de la varicela zóster, citomegalovirus, virus de Epstein-Barr y virus herpes humanos 6, 7 y 8). La característica distintiva de los virus herpes es que, tras la infección primaria, hay un período de latencia con persistencia a largo plazo del virus en el huésped habitualmente en estado latente. Después de un determinado estímulo, la infección puede reactivarse.

1. Infecciones por herpes simple

El virus del herpes simple (VHS) suele invadir el organismo a través de las mucosas o de la piel. El período de incubación de la infección primaria es de 3-5 días. Tras el período neonatal, predominan las infec-

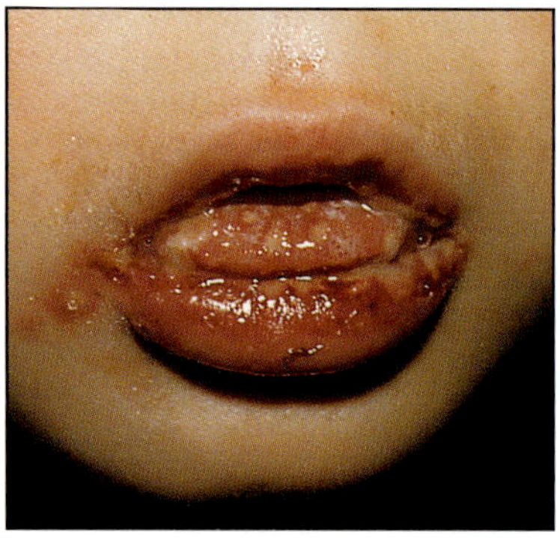

Figura 14.5 Vesículas con ulceración en la gingivoestomatitis.

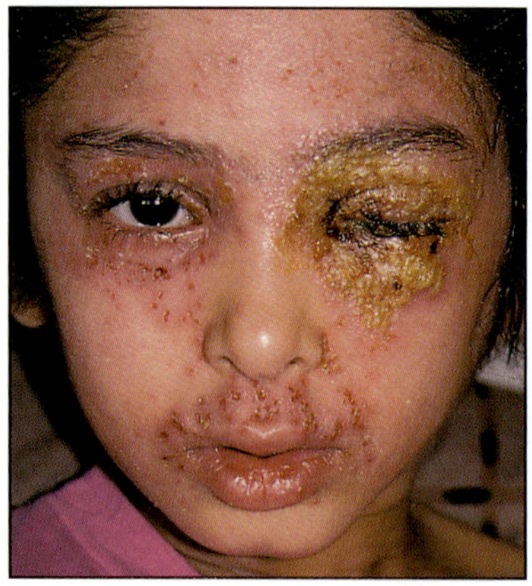

Figura 14.6 Eczema herpético.

ciones por VHS1. La prevalencia del VHS2 aumenta al inicio de la edad adulta. El VHS1 se transmite a través de los líquidos corporales, como saliva, mientras que el VHS2 se transmite sobre todo por transferencia de secreciones genitales. La gran variedad de manifestaciones clínicas se describen más adelante. El tratamiento se realiza con aciclovir, un inhibidor de la ADN polimerasa viral, que puede utilizarse para tratar las infecciones graves cutáneas, oftálmicas, cerebrales y sistémicas.

Asintomáticas

Las infecciones por herpes simple son muy frecuentes y suelen ser asintomáticas.

Gingivoestomatitis

Es la forma más habitual de enfermedad primaria por VHS en los niños. Suele aparecer entre los 10 meses y los 3 años de edad. Consiste en lesiones vesiculares en los labios, encías y superficie anterior de la lengua y el paladar duro, que suelen progresar a ulceraciones dolorosas con sangrado (fig. 14.5). La fiebre es elevada y el niño está afectado. La enfermedad puede prolongarse hasta 2 semanas. La ingestión de sólidos y líquidos es dolorosa, pudiendo producirse deshidratación. El tratamiento es sintomático, pero la enfermedad grave puede precisar líquidos intravenosos y aciclovir.

Manifestaciones cutáneas

Las uniones mucocutáneas y la piel lesionada son especialmente propensas a la infección. Las «calenturas» son infecciones recidivantes por VHS1 en el borde de los labios.

Eczema herpético Esta grave enfermedad consiste en la diseminación generalizada de lesiones vesiculares en la piel de los niños que padecen dermatitis atópica (fig. 14.6). Puede complicarse con sobreinfección bacteriana, que a su vez puede dar lugar a septicemia.

Panadizo herpético Consiste en pústulas blanquecinas edematosas, eritematosas y dolorosas en las zonas de piel fisurada de los dedos. La diseminación es por autoinoculación por una gingivoestomatitis o por el beso de adultos infectados en los dedos de los niños. En los adolescentes sexualmente activos, el origen puede ser el VHS2.

Enfermedad ocular

La afectación oftálmica puede causar blefaritis o conjuntivitis. Puede extenderse a la córnea, produciendo una ulceración dendrítica. Esta ulceración ocasiona a veces una cicatriz corneal, con pérdida de la visión. Todos los niños con lesiones herpéticas que afecten al ojo o a su proximidad requieren un examen oftálmico de la córnea con lámpara de hendidura.

Infección del sistema nervioso central

Meningitis aséptica Es un trastorno raro en los niños, pero se puede observar en adolescentes sexualmente activos. Suele ser una complicación de la infección por VHS2 que aparece a los 10 días de la infección primaria. Se resuelve sin secuelas.

Encefalitis A diferencia de la anterior, éste es un cuadro grave, con una mortalidad superior al 70% si no se trata. Puede aparecer tras una infección primaria o recidivante. Las características clínicas y el tratamiento se describen en la página 243.

Infección neonatal (v. cap. 10). La infección puede ser focal, afectando a la piel o a los ojos, causar encefalitis o ser diseminada. Su morbimortalidad es elevada.

Infección en el paciente inmunodeprimido La infección es grave. Las lesiones cutáneas pueden diseminarse y afectar a zonas adyacentes, por ejemplo esofagitis y proctitis. La neumonía y la infección diseminada con afectación multiorgánica son complicaciones graves.

2. Varicela zóster

Varicela

El virus de la varicela zóster (VVZ) comparte con el VHS muchas características, produciendo ambos un exantema vesicular. Sin embargo, a diferencia del VHS, el virus de la varicela zóster se disemina por vía respiratoria, progresando a través de la sangre y los vasos linfáticos a la piel y causando las vesículas. Mas del 90% de las infecciones primarias por VVZ son sintomáticas con exantema vesicular.

Características clínicas Se describen en la figura 14.7. Hay algunas complicaciones raras, aunque graves, que pueden aparecer en niños previamente sanos:

- *Infección bacteriana secundaria* por estafilococos, estreptococos u otros microorganismos. Puede provocar complicaciones mayores, como síndrome de shock tóxico o fascitis necrosante. Hay que considerar la infección bacteriana secundaria en caso de reinicio de la fiebre o persistencia de fiebre elevada tras los primeros días de enfermedad.

Hallazgos clínicos y complicaciones de la varicela

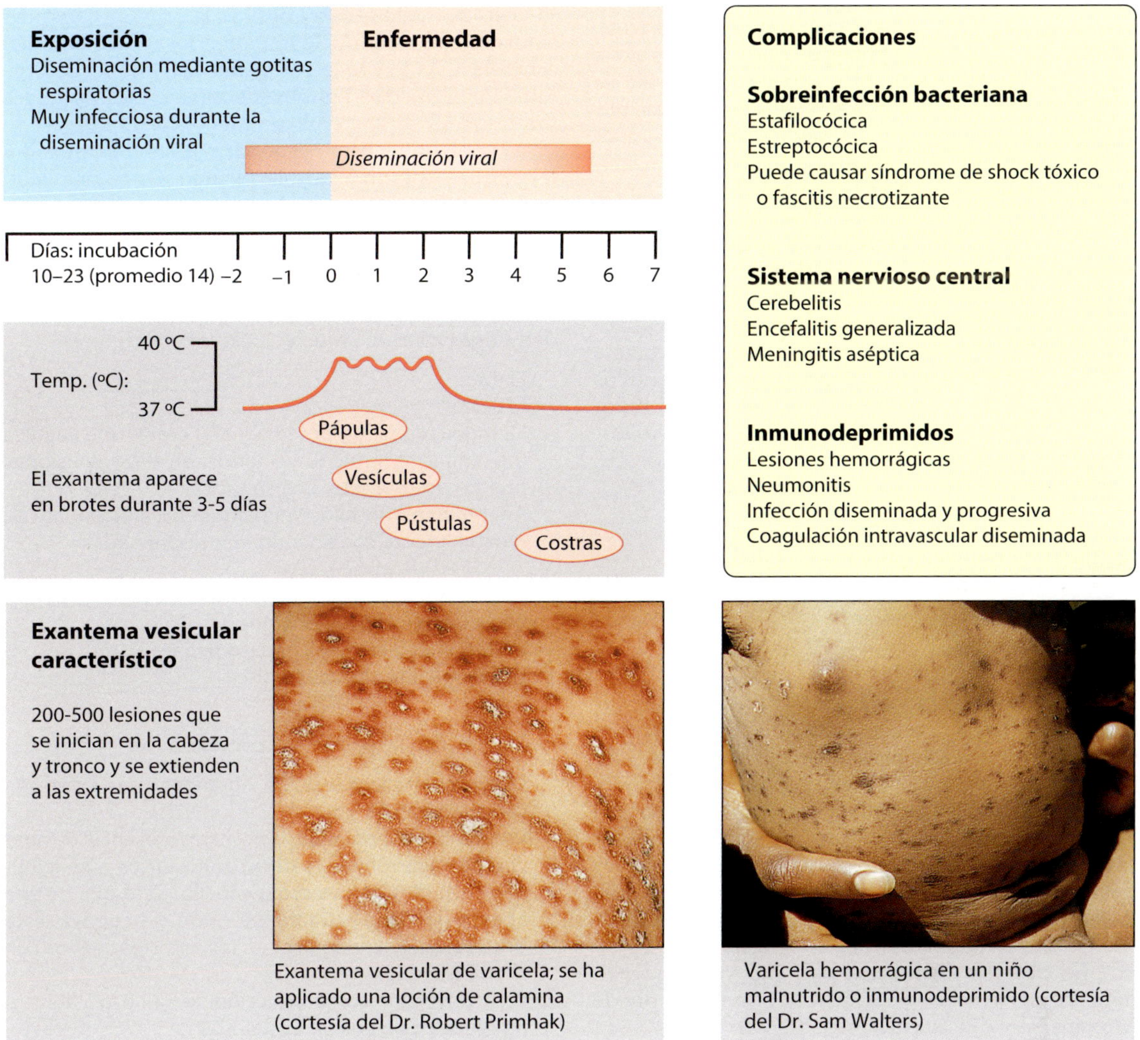

Figura 14.7 Hallazgos clínicos y complicaciones de la varicela.

- *Encefalitis.* Puede ser generalizada, por lo general en las fases precoces de la enfermedad. A diferencia de la encefalitis causada por el VHS, el pronóstico es bueno. Es más característica la cerebelitis asociada con el VVZ. Suele aparecer a la semana de iniciarse el exantema. El niño presenta ataxia con signos cerebelosos. Suele resolverse en unos pocos días.
- *Púrpura fulminante.* Es la consecuencia de una vasculitis en la piel y en el tejido subcutáneo. El cuadro es más conocido en relación con la enfermedad meningocócica, pudiendo producir pérdidas extensas de piel por necrosis. En raras ocasiones puede aparecer tras la infección por VVZ, secundario a la producción de anticuerpos antivirus con reacción cruzada e inactivación del factor de la coagulación proteína S. Se producen alteración de la regulación posterior de la fibrinólisis y aumento de la coagulación, que se manifiesta con mayor frecuencia en la piel.
- *Accidentes cerebrovasculares.* Aunque son muy raros, la incidencia de accidentes cerebrovasculares en los niños tras la infección por VVZ aumenta debido a la vasculitis o a la deficiencia de proteína S.

En el paciente inmunodeprimido, la infección primaria por varicela puede dar lugar a una enfermedad diseminada grave y progresiva, con una mortalidad de hasta el 20%. El exantema vesicular es persistente y suele hacerse hemorrágico (v. fig. 14.7). La enfermedad en el período neonatal se comenta en el capítulo 10.

Tratamiento y prevención La inmunoglobulina humana antivaricela zóster (IGZ) se recomienda para los pacientes inmunodeprimidos de alto riesgo con déficit de la función de los linfocitos T tras el contacto con la varicela. Incluye a los siguientes:

- Receptores de trasplante de médula ósea.
- Pacientes con déficit inmunológico congénito o adquirido que afecte a la función de las células T.
- Pacientes que hayan recibido dosis elevadas de corticoides o de otros fármacos inmunodepresores en los 3 meses anteriores.
- Neonatos cuyas madres desarrollen varicela en los 5 días anteriores o en los 2 días siguientes al parto.
- Neonatos nacidos antes de la 30 semana de gestación expuestos a la varicela.

La protección frente a la infección con la inmunoglobulina zóster no es total y depende de la precocidad con que se administre tras el contacto con la varicela. Hay que advertir a las familias de que, después de la inmunoglobulina zóster, el inicio de la varicela se puede retrasar y las lesiones son a veces atípicas, por lo que se debe pedir atención médica urgente si aparece cualquier exantema. Hay que administrar aciclovir intravenoso en la varicela grave y a los pacientes inmunodeprimidos. Algunos ensayos realizados en EE.UU. han demostrado algún beneficio del aciclovir oral en niños sanos, pero en el RU no se recomienda actualmente para este grupo. Los adolescentes deben recibir aciclovir, ya que son más propensos a desarrollar una enfermedad grave. Aunque hay una vacuna antivaricela eficaz, un problema podría ser que los adultos se hagan susceptibles a la infección al reducirse la inmunidad. Actualmente, esta vacuna no forma parte del plan de vacunación habitual en el RU, aunque sí en EE.UU. y muchos otros países.

No se debe ingresar a un paciente con varicela en una sala con niños inmunodeprimidos.

Herpes zóster

El virus de la varicela zóster latente puede reactivarse, causando una erupción vesicular con distribución en los dermatomas de nervios sensitivos (zóster). Se observa con más frecuencia en el tórax, aunque puede afectarse cualquier dermatoma (fig. 14.8). Los niños, a diferencia de los adultos, no suelen tener dolor neurálgico con el zóster, y éste es más habitual en los niños con infección primaria durante el primer año de vida. El zóster recidivante puede ser la manifestación de una inmunosupresión subyacente, por ejemplo infección por VIH. En el paciente inmunodeprimido, la reactivación de la infección también puede diseminarse y causar enfermedad grave.

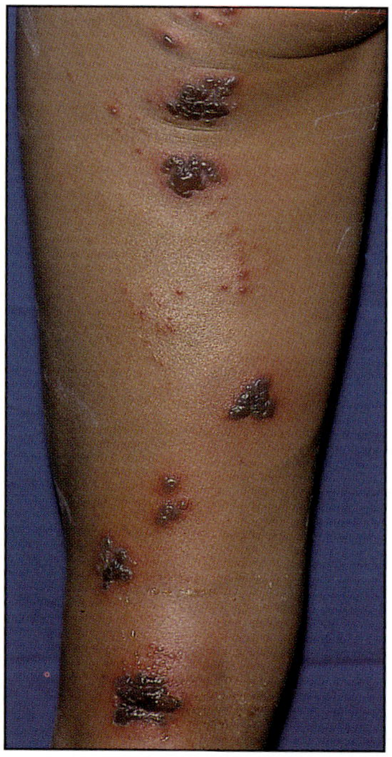

Figura 14.8 Herpes zóster (zona) en un niño. Se distribuye a lo largo de la dermatoma S1.

3. Virus de Epstein-Barr

El virus de Epstein-Barr (VEB) es la primera causa del síndrome de mononucleosis infecciosa, pero también está relacionado con la patogenia del linfoma de Burkitt, la enfermedad linfoproliferativa en los pacientes inmunodeprimidos y el carcinoma nasofaríngeo. El virus tiene un trofismo especial por los linfocitos B y las células epiteliales de la faringe. La transmisión suele ser por contacto oral y la mayoría de las infecciones son subclínicas.

Mononucleosis infecciosa

Los niños mayores, y en ocasiones los pequeños, pueden desarrollar un síndrome caracterizado por:

- Fiebre.
- Malestar.
- Faringoamigdalitis, por lo general grave, que limita la ingestión de líquidos y sólidos; en raras ocasiones puede comprometer la respiración.
- Adenopatías: nódulos linfáticos cervicales llamativas, habitualmente con adenopatías diseminadas.

Otras características incluyen:

- Petequias en el paladar blando.
- Esplenomegalia (50%), hepatomegalia (10%).
- Exantema maculopapular (5%).
- Ictericia.

El diagnóstico se basa en la presencia de:

- Linfocitos atípicos (células T grandes en la extensión de sangre periférica).
- Prueba de mononucleosis positiva (presencia de anticuerpos heterófilos, es decir, anticuerpos que aglutinan hematíes de carnero o caballo, pero que no son absorbidos por extracto de riñón de cobaya. Esta prueba suele ser negativa en los niños pequeños con la enfermedad).
- Seroconversión con producción de IgM e IgG frente a antígenos del virus de Epstein-Barr.

Los síntomas pueden durar 1-3 meses, aunque acaban por resolverse, y se deben más a la respuesta inmune del huésped, que al virus en sí.

El tratamiento es sintomático. Cuando la vía aérea está gravemente comprometida, deben administrarse corticoides. En el 5% de los infectados, el estreptococo grupo A crece en el exudado amigdalar. En este caso hay que tratar con penicilina. La ampicilina o la amoxicilina pueden causar un exantema maculopapular florido en los niños infectados por el VEB, por lo que deben evitarse.

4. Citomegalovirus

El citomegalovirus (CMV) se transmite habitualmente por la saliva, las secreciones genitales o la leche materna, y con menor frecuencia por los derivados hemáticos, el trasplante de órganos o por vía transplacentaria. El CMV produce una infección leve o subclínica en el huésped sano. En los países desarrollados, cerca de la mitad de la población adulta tiene evidencia serológica de infección pasada. En los países en vías de desarrollo, la mayoría de los niños se infectan antes de los 2 años, habitualmente por la leche materna. El CMV es un patógeno importante en el paciente inmunodeprimido y en el feto.

Al igual que el VEB, el CMV puede causar un síndrome mononucleósico. La faringitis y las adenopatías no suelen ser tan evidentes como en las infecciones por VEB. Los pacientes pueden tener linfocitos atípicos en la extensión de sangre periférica, pero son anticuerpos heterofilonegativos. La infección materna por CMV puede causar infección congénita (v. cap. 9), que puede estar presente al nacimiento o desarrollarse cuando el niño es más mayor. En el huésped inmunodeprimido el CMV puede causar retinitis, neumonitis, encefalitis, hepatitis, colitis y esofagitis. Es un patógeno especialmente importante tras el trasplante de órganos. Los receptores de órganos son estrechamente monitorizados para buscar activación de CMV mediante pruebas sensibles, como la reacción en cadena de la polimerasa (RCP). Las intervenciones que se realizan para reducir el riesgo de transmisión de la enfermedad por CMV son el uso de sangre CMV-negativa en las transfusiones y la profilaxis farmacológica anti-CMV; si ello es posible, los órganos CMV-positivos no son trasplantados a los receptores CMV-negativos.

La enfermedad por CMV puede tratarse con ganciclovir o foscarnet, pero ambos ejercen efectos secundarios importantes.

5. Virus herpes humano 6 (VHH6)

La mayoría de los niños de 2 años ya han sido infectados por el VHH6, habitualmente por secreciones orales de un miembro de la familia. El síndrome infeccioso clásico asociado con el VHH6 es el exantema súbito (también denominado roséola infantum), que se caracteriza por un cuadro de fiebre elevada con malestar durante algunos días, seguido por un exantema macular generalizado que aparece cuando desaparece la fiebre. Muchos niños presentan una enfermedad febril sin exantema y algunos tienen una infección subclínica. El exantema súbito se suele confundir en la clínica con el sarampión o con la rubéola, de modo que estas infecciones más importantes han de ser confirmadas serológicamente. Otra consecuencia clínica habitual de la infección primaria por VHH6 es que si se prescriben antibióticos al niño durante la fase febril, cuando aparece el exantema éste se atribuye erróneamente a una reacción «alérgica» al fármaco. La infección primaria por VHH6 es una causa frecuente de convulsiones febriles, siendo la causa de hasta un tercio de las mismas en el primer año de vida. El VHH6 se asocia en raras ocasiones con meningitis aséptica, encefalitis, hepatitis, síndrome infeccioso similar a la mononucleosis y neoplasias hematológicas.

6. Virus herpes humano 7 (VHH7)

Este virus está muy relacionado con el VHH6, causando un cuadro clínico similar, incluyendo el exantema súbito y las convulsiones febriles. La mayoría de los niños infectados por el VHH7 lo son en los primeros años de vida.

7. Virus herpes humano 8 (VHH8)

Este virus se asocia con el sarcoma de Kaposi (SK), un tumor que aparece en pacientes inmunodeprimidos así como en ciertas poblaciones de África y del área mediterránea. El VHH8 no parece producir enfermedad en los niños sanos. La infección primaria por VHH8 puede asociarse con un proceso febril leve, transmitiéndose la infección por la saliva. Hasta el 40% de los adolescentes africanos tienen anticuerpos contra el VHH8, mientras que en el RU menos del 5% son seropositivos.

Resumen

Infecciones por virus herpes

Infecciones por herpes simple:

- La mayoría son asintomáticas.
- Gingivoestomatitis: puede ser necesario administrar líquidos intravenosos y aciclovir.
- Manifestaciones cutáneas: en las uniones mucocutáneas, por ejemplo, los labios y la piel dañada.
- Eczema herpético: puede producir infección bacteriana secundaria y septicemia.
- Panadizo herpético: pústulas dolorosas en los dedos.
- Enfermedades oculares: blefaritis, conjuntivitis, ulceración y cicatrización corneales.
- SNC: meningitis aséptica, encefalitis.
- Neumonía e infección diseminada en los pacientes inmunocomprometidos.

Varicela:

- Características clínicas: fiebre y prurito, brotes de exantema vesicular.
- Complicaciones: infección bacteriana secundaria, encefalitis; enfermedad diseminada en los pacientes inmunocomprometidos.
- Inmunoglobulina humana antivaricela zóster (IGZ): si un paciente inmunocomprometido entra en contacto con la varicela o si la madre ha tenido varicela poco antes o poco después del parto.
- El tratamiento es sintomático; se administra aciclovir en los pacientes con varicela grave o inmunocomprometidos.

Parvovirus B19

El parvovirus B19 produce el eritema infeccioso o quinta enfermedad (denominada así por ser la quinta enfermedad descrita de un grupo con exantemas similares); también recibe el nombre de síndrome del niño abofeteado. La infección puede producirse en cualquier momento del año, aunque los brotes son más frecuentes durante los meses de primavera. La transmisión se realiza a través de secreciones de las vías respiratorias de los pacientes infectados, por transmisión vertical de la madre al feto o por transfusión de sangre y derivados contaminados. El parvovirus infecta a los precursores eritroblásticos de los hematíes en la médula ósea.

El parvovirus produce un grupo de síndromes clínicos:

- Infección asintomática: frecuente; alrededor del 5-10% de los niños preescolares y del 65% de los adultos tienen anticuerpos.
- Eritema infeccioso: es la enfermedad más frecuente, con una fase virémica febril, malestar, cefalea y mial-

gia, seguidos una semana después de un exantema característico en la cara («niño abofeteado»), que progresa a un exantema maculopapular, reticulado «en encaje» en el tronco y en los miembros; las complicaciones son raras en los niños, aunque en los adultos la artralgia o la artritis son frecuentes.
- Crisis aplásicas: es la consecuencia más grave de la infección por parvovirus; se observa en niños con anemias hemolíticas crónicas, con aumento del metabolismo de los hematíes (p. ej., anemia de células falciformes o talasemia), así como en los inmunodeprimidos (p. ej., neoplasias), que son incapaces de producir una respuesta de anticuerpos para neutralizar la infección.
- Enfermedad fetal: la infección materna por parvovirus puede producir hidropesía fetal y muerte a causa de la anemia grave, aunque la mayoría de los fetos infectados se recuperan.

Resumen

Parvovirus:
- Generalmente es sintomático o produce el eritema infeccioso.
- Puede causar crisis aplásicas en los pacientes con anemia hemolítica (p. ej., anemia drepanocítica) o en los fetos (produce hidropesía).

Enterovirus

Los enterovirus humanos son un amplio grupo de virus (que incluye a los virus Coxsackie, virus echo y virus de la polio) y constituyen una causa frecuente de infección en la infancia. La transmisión es sobre todo por la ruta fecal-oral. Tras su replicación en la faringe y en el intestino, los virus se diseminan e infectan otros órganos. Las infecciones son más frecuentes en el verano y el otoño. Más del 90% de las infecciones son asintomáticas o causan una enfermedad febril inespecífica, aunque hay unos síndromes clínicos característicos que se enumeran más adelante. Existe una vacuna eficaz contra el virus de la polio.

Los siguientes trastornos pueden estar causados por enterovirus:

Enfermedad febril inespecífica o asintomática
Más del 90% de las infecciones.

Herpangina
Lesiones vesiculares y ulceradas en el paladar blando y la úvula, con anorexia, dolor a la deglución y fiebre.

Enfermedad mano-pie-boca
Lesiones vesiculares dolorosas en las manos, los pies, la boca y la lengua. Los síntomas sistémicos son leves. La enfermedad se resuelve en unos pocos días.

Meningitis/encefalitis
La meningitis aséptica puede deberse a diversos enterovirus. Se puede observar un exantema cutáneo, que puede ser petequial, dificultando así su diferenciación de la infección meningocócica. Cabe esperar una recuperación completa.

Pleurodinia (enfermedad de Bornholm)
Consiste en una enfermedad aguda con fiebre, dolor pleurítico y mialgias. El examen físico puede ser normal u observarse un roce pleural. La recuperación se produce en unos días.

Miocarditis y pericarditis
Se observan en el ECG signos de insuficiencia cardíaca, asociados con enfermedad febril y evidencia de miocarditis.

Infección por el virus de la polio
En la actualidad, la enfermedad es muy rara debido a la implantación de los programas de vacunación. El cuadro clínico tiene cuatro categorías principales:

- Más del 90% de los pacientes son asintomáticos.
- Un 5% tienen una poliomielitis «menor»: fiebre, cefalea, malestar, odinofagia y vómitos 4 días después de la exposición, con recuperación sin complicaciones.
- En el 2% de los casos, la infección progresa y afecta al sistema nervioso central, con meningitis aséptica; se observa rigidez en la espalda, el cuello y el tendón poplíteo por irritación meníngea.
- En <1% de los casos aparece el cuadro de polio paralítico clásico, 4 días después de que la enfermedad menor haya desaparecido: la afectación de las células del asta anterior y de la corteza cerebral producirá diversos grados de parálisis, que pueden recuperarse por completo o ser permanentes; la afectación de la musculatura respiratoria puede requerir asistencia respiratoria a largo plazo o resultar fatal.

Infección en el huésped inmunodeprimido
Los enterovirus causan a veces una infección grave en los pacientes inmunodeprimidos. Los virus echo pueden producir infección del sistema nervioso central persistente y a veces fatal en los pacientes agammaglobulinémicos.

Resumen

Infecciones por enterovirus:
- La mayoría son asintomáticas, pero pueden causar herpangina, la enfermedad mano-pie-boca y meningitis o encefalitis.

Infecciones bacterianas habituales

Infecciones estafilocócicas y estreptocócicas del grupo A

Las infecciones por estafilococos y estreptococos suelen producirse por la invasión directa del organismo. Estos microorganismos también pueden causar enfermedad por liberación de toxinas, que actúan como superantígenos. Mientras que los antígenos convencionales sólo estimulan una pequeña subpoblación de células T con un receptor específico, los superantígenos se unen a una parte del receptor de dichas células compartido por otras muchas células T, estimulando por tanto la proliferación masiva de células T y la liberación de citocinas. Otras enfermedades están

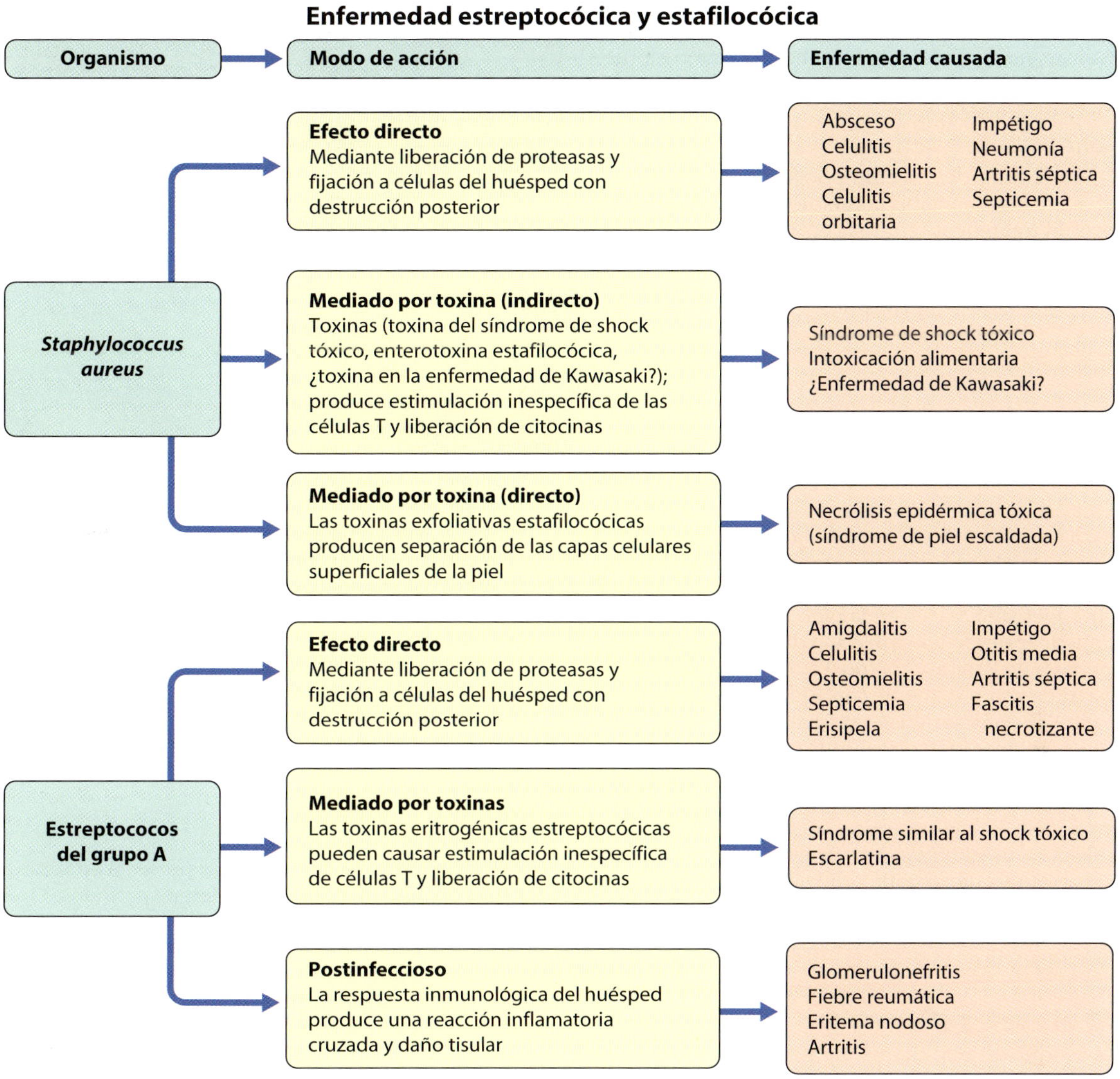

Figura 14.9 Enfermedad estreptocócica y estafilocócica producidas por invasión directa o por liberación de toxinas. Un cuadro mediado por el sistema inmunitario puede seguir a la infección estreptocócica.

mediadas por mecanismos inmunológicos. En la figura 14.9 se describe la amplia variedad de enfermedades causadas por estos organismos.

Impétigo

Infección cutánea estreptocócica o estafilocócica, localizada, muy contagiosa, habitual en los lactantes y niños pequeños. Es más frecuente en zonas con enfermedad cutánea previa, por ejemplo dermatitis atópica. Las lesiones suelen localizarse en la cara, el cuello y las manos, comenzando como máculas eritematosas y transformándose en vesículas (fig. 14.10). La rotura de las vesículas con exudación de líquido produce la aparición de costras melicéricas confluentes características. Las lesiones tienen con frecuencia un aspecto ampolloso. La infección se disemina con facilidad a las zonas adyacentes y a zonas más lejanas por autoinoculación del exudado infectado. Los antibióticos tópicos (p. ej., mupirocina) son eficaces en los casos leves. En las infecciones más graves se necesitan antibióticos sistémicos (p. ej., flucloxacilina o eritromicina), aunque los antibióticos de amplio espectro como el amoxiclavulánico o el cefaclor han facilitado los tratamientos orales, pues tienen mejor sabor, lo que aumenta el cumplimiento. Los niños afectados no deben acudir a la guardería o a la escuela hasta que las lesiones se hayan secado. Los portadores nasales

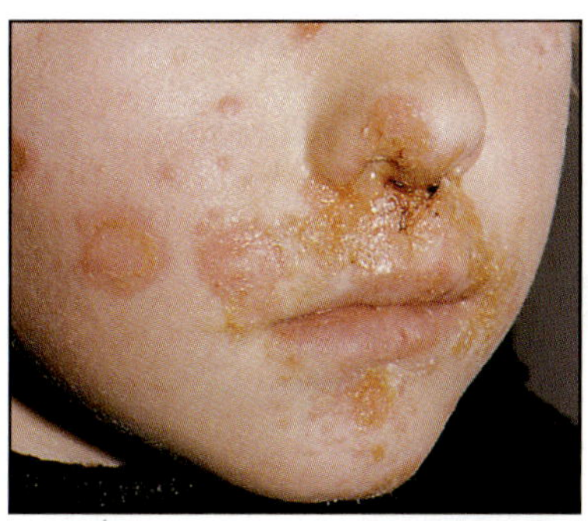

Figura 14.10 Impétigo con lesiones características con costras melicéricas confluentes. (Cortesía del Dr. Paul Hutchins.)

son una fuente importante de infección, que puede erradicarse con crema nasal de mupirocina o clorhexidina y neomicina.

Forúnculos

Son infecciones del folículo piloso o de la glándula sebácea, causadas habitualmente por *Staphylococcus aureus*. El tratamiento consiste en antibióticos sistémicos y cirugía ocasional. Los forúnculos recidivantes suelen deberse a un portador nasal persistente en la familia que actúa como reservorio para la reinfección. Sólo en raras ocasiones son una manifestación de un déficit inmunitario.

Celulitis periorbitaria

La celulitis periorbitaria se manifiesta con fiebre, dolor y edema palpebral (fig. 14.11). Casi siempre es unilateral. En los niños pequeños no vacunados puede deberse a infección por *Haemophilus influenzae* tipo b, que también puede causar infección en otras localizaciones, por ejemplo meningitis. Se debe en ocasiones a un traumatismo previo en la piel. En los niños mayores puede ir desde una infección de los senos paranasales hasta un flemón dentario. La celulitis periorbitaria debe tratarse rápidamente con antibióticos intravenosos para prevenir la posterior diseminación de la infección y la aparición de celulitis orbitaria. En la celulitis orbitaria se observan proptosis, movimiento ocular limitado o doloroso y disminución de la agudeza visual. Puede complicarse con la formación de un absceso, meningitis o trombosis del seno cavernoso. Si se sospecha celulitis orbitaria, hay que realizar una TC para descartar la posterior diseminación de la infección, así como una punción lumbar para excluir meningitis.

Síndrome de la piel escaldada

Está producido por una toxina estafilocócica exfoliativa que separa la epidermis a través de la capa de células granulares. Afecta a los lactantes y niños pequeños, que presentan fiebre y malestar con infección localizada y lesiones purulentas, costrosas (por lo general alrededor de los ojos, la nariz y la boca) y con diseminación cutánea posterior con eritema y dolor cutáneo. Se separan áreas de epidermis con una presión suave (signo de Nikolsky), dejando áreas de piel denudadas (fig. 14.12), que después se secan y curan sin cicatriz. El tratamiento requiere antibióticos antiestafilocócicos y control del balance hídrico.

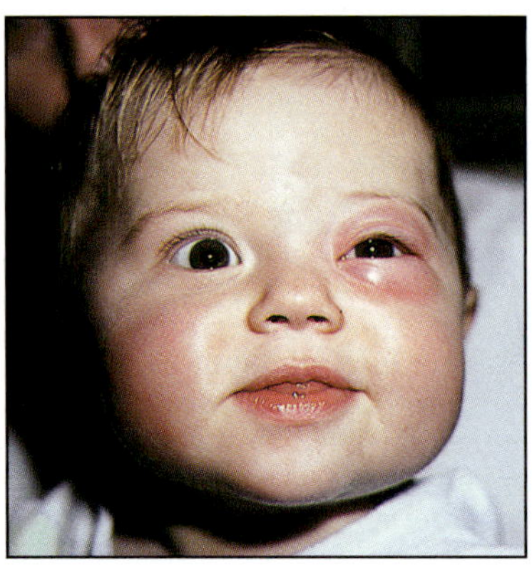

Figura 14.11 Celulitis periorbitaria. Debe tratarse rápidamente con antibióticos intravenosos para impedir la diseminación orbitaria.

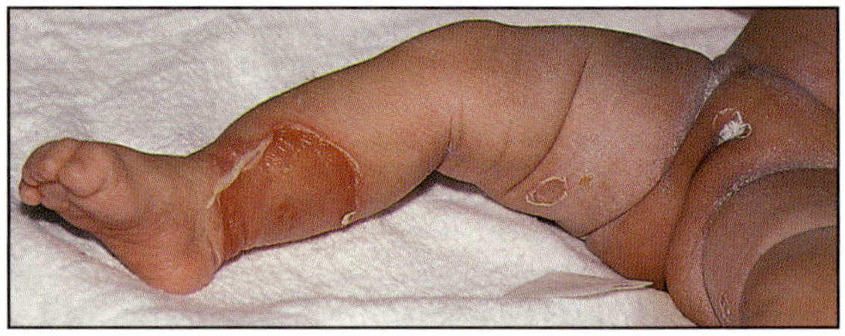

Figura 14.12 Síndrome de piel escaldada estafilocócico. No se debe confundir su aspecto con una escaldadura por lesión no accidental.

> **Resumen**
>
> **Infecciones estafilocócicas y estreptocócicas:**
> - Los síntomas están causados por la invasión directa de las bacterias o por la liberación de toxinas.
> - El impétigo es muy contagioso.
> - La celulitis periorbitaria debe tratarse de forma intensiva para impedir que se extienda a la órbita o el cerebro.
> - El síndrome de la piel escaldada es poco frecuente pero grave.

Infecciones neumocócicas

Streptococcus pneumoniae suele estar presente en la nasofaringe de niños sanos durante largos períodos. Entre los niños pequeños hay una alta prevalencia de portadores asintomáticos, que pueden transmitir la enfermedad neumocócica por vía aérea. Este microorganismo puede causar faringitis, otitis media, conjuntivitis y sinusitis, así como una enfermedad «invasiva» (neumonía, sepsis bacteriana y meningitis). La enfermedad invasiva, que produce gran morbilidad y mortalidad, afecta principalmente a los lactantes jóvenes porque su sistema inmunitario apenas tiene capacidad para responder ante los microorganismos patógenos encapsulados, como los neumococos. Desde que se introdujo la vacunación antineumocócica en el plan de vacunación estándar en el RU, la incidencia de la enfermedad invasiva está disminuyendo. A los niños que tienen más riesgo, por ejemplo debido a hipoesplenismo, también se les debe administrar penicilina preventiva todos los días.

> **Resumen**
>
> **Infección neumocócica:**
> - No sólo produce infecciones menores, como otitis media, sino que también causa una enfermedad invasiva.
> - La susceptibilidad aumenta si existe hipoesplenismo (p. ej., enfermedad drepanocítica y síndrome nefrótico).
> - La vacunación se ha incluido en el plan de vacunación estándar.

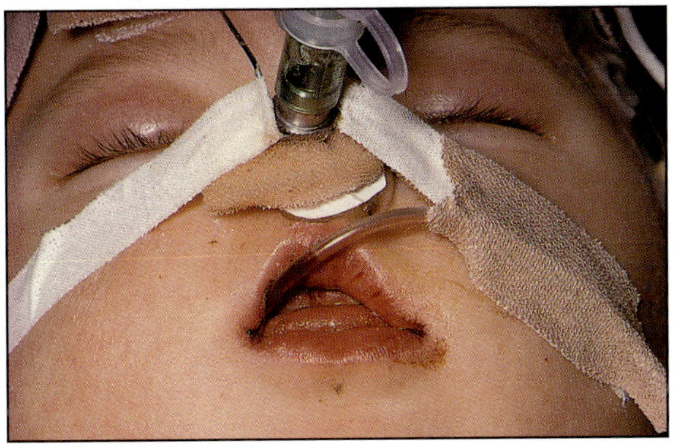

Figura 14.13 Un niño con síndrome de shock tóxico que recibe cuidados intensivos, incluyendo ventilación mecánica a través de un tubo nasotraqueal. Los labios están rojos y hay edema palpebral por pérdida capilar. (Cortesía del profesor Mike Levin.)

Manifestaciones poco frecuentes de las infecciones habituales

Síndrome del shock tóxico

Este síndrome puede deberse a estafilococos o estreptococos productores de toxina. La toxina, liberada desde una infección en cualquier localización, incluyendo pequeñas abrasiones, actúa como un superantígeno. Produce una infección sistémica con fiebre elevada, exantema macular difuso, hipotensión y shock. Puede haber eritema de membranas mucosas (fig. 14.13), vómitos o diarrea, mialgia grave, alteración de la consciencia, trombocitopenia, conjuntivitis no purulenta, coagulopatía y alteración de las funciones hepática y renal. Una o dos semanas después de iniciarse la enfermedad se produce la descamación de palmas, plantas y dedos de las manos y los pies. El tratamiento del shock requiere cuidados intensivos. Hay que desbridar quirúrgicamente las áreas de infección. Puede administrarse inmunoglobulina intravenosa para neutralizar la toxina circulante.

Fascitis necrosante/celulitis necrosante

Consiste en una grave infección subcutánea que suele afectar los planos por debajo de la piel, hasta la fascia y el músculo. La superficie cutánea afectada se inflama con rapidez y deja áreas de tejido necrosado mal perfundido, por lo general en la zona central. El dolor es grave y hay afectación sistémica que puede requerir cuidados intensivos. Los organismos causantes pueden ser estafilococos o estreptococos del grupo A, solos o conjuntamente con otros organismos anaeróbicos sinérgicos. El tratamiento antibiótico intravenoso exclusivo no basta para tratar esta afección. Sin tratamiento quirúrgico con desbridamiento de las zonas necrosadas, la infección continuará diseminándose. La sospecha clínica de fascitis necrosante requiere consulta urgente con cirugía e intervención.

Enfermedad de Kawasaki (síndrome febril mucocutáneo agudo)

Aunque la enfermedad de Kawasaki es poco frecuente, es un diagnóstico importante, ya que los aneurismas de las arterias coronarias son una posible complicación grave. El tratamiento precoz reduce la incidencia de dicha complicación.

La enfermedad de Kawasaki afecta sobre todo a niños de 6 meses a 4 años, con un pico al final del primer año. La enfermedad es mucho más frecuente en los niños japoneses, y en menor grado en las etnias afrocaribeñas, que en la raza caucásica. La afectación tiende a ser más grave en los lactantes que en los niños mayores. La causa se desconoce, pero las muchas similitudes clínicas e inmunológicas con los síndromes de shock tóxico estreptocócico y estafilocócico han sugerido que también puede deberse a una toxina bacteriana que actúa como superantígeno. Al diagnóstico se llega por los hallazgos clínicos (fig. 14.14). La enfermedad es una vasculitis que afecta a los vasos de pequeño y mediano calibre. Alrededor de la tercera parte de los afectados presentan una afectación coronaria en las primeras 6 semanas de la enfermedad, afectación que puede ocasionar aneurismas visibles en la ecocardiografía (v. presentación de un caso 14.1). El posterior estrechamiento de los vasos a causa de la formación de cicatrices puede dar lugar a isquemia miocárdica y muerte súbita. La mortalidad es del 1-2%.

Se ha demostrado que el tratamiento precoz con inmunoglobulina intravenosa, administrado en los primeros 10 días, disminuye el riesgo de aneurismas coronarios. La aspirina se utiliza para reducir el riesgo de trombosis. Se administra a elevada dosis antiinflamatoria hasta que la fiebre remite, continuándose entonces con dosis baja antiagregante cuando hay anomalías en las arterias coronarias. Si el número de plaquetas es muy elevado, también pueden administrarse fármacos antiagregantes plaquetarios para reducir el riesgo de trombosis coronaria. Hay que considerar el tratamiento de los niños en los que se sospeche la enfermedad, aunque no presenten todas las características clínicas.

Fiebre prolongada: ¿podría tratarse de una enfermedad de Kawasaki?

Resumen

Enfermedad de Kawasaki:

- Afecta principalmente a los lactantes y a los niños más jóvenes.
- El diagnóstico se hace teniendo en cuenta las características clínicas: si existe fiebre >5 días y otros cuatro signos de los siguientes: inyección conjuntival, enrojecimiento de las mucosas, linfadenopatía cervical, exantema, palmas y plantas rojas y edematosas, descamación de los dedos de las manos y de los pies.
- Complicaciones: aneurismas de las arterias coronarias y muerte súbita.
- Tratamiento: inmunoglobulina intravenosa y aspirina.

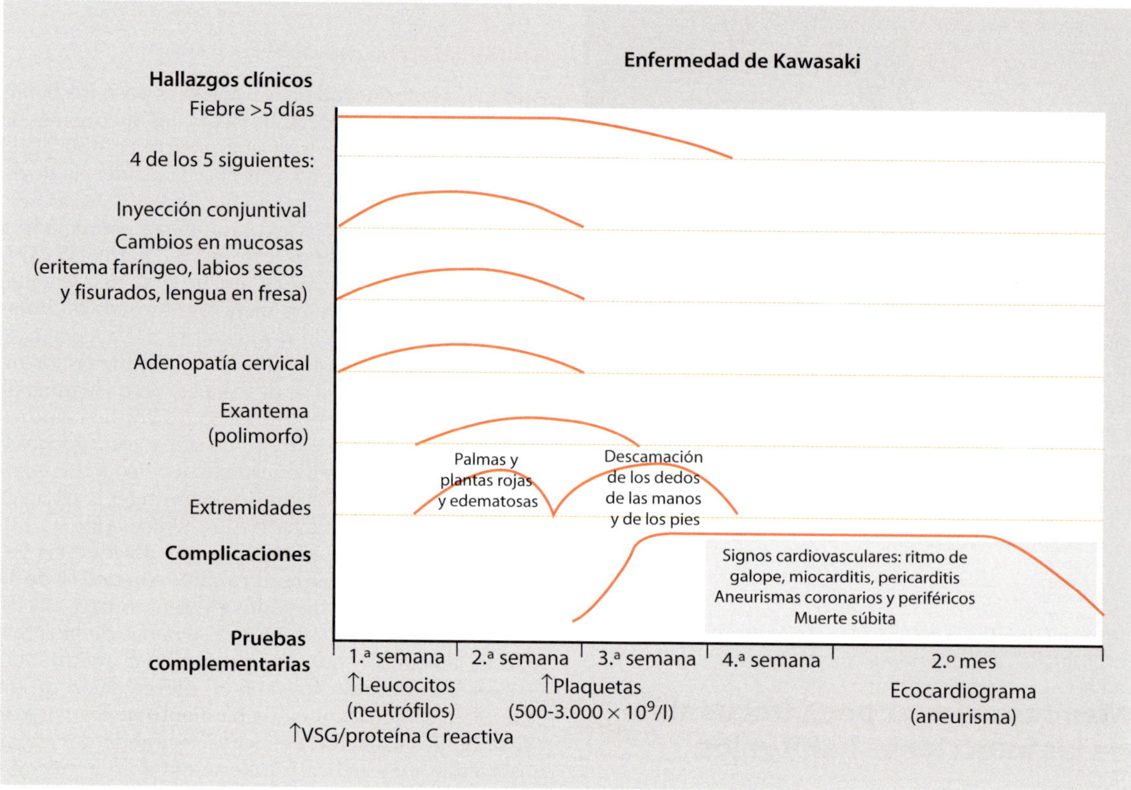

Figura 14.14 Hallazgos clínicos y pruebas complementarias en la enfermedad de Kawasaki.

Presentación de un caso
14.1 Enfermedad de Kawasaki

Este niño de 3 años había tenido fiebre alta de 3 días de evolución. La exploración mostró conjuntivitis leve, exantema y adenopatía cervical. Se diagnosticó infección vírica y se tranquilizó a la madre. Cuatro días más tarde acudió al hospital local. El estado general del niño no había cambiado, pero le habían notado eritema en los labios, que estaban fisurados (fig. 14.15a). Se realizó valoración selectiva de sepsis, incluida punción lumbar, iniciándose el tratamiento antibiótico. Después de 5 días continuaba febril e irritable, cambiándose los antibióticos después de repetir el hemograma, el hemocultivo y el urocultivo. El paciente siguió febril e irritable. Cuatro días más tarde, el recuento de neutrófilos era de 15×10^9/l, el recuento de plaquetas 800×10^9/l y la VSG (velocidad de sedimentación globular) de 125. A los 16 días de la enfermedad empezó a descamarse la piel de los dedos de las manos y de los pies (fig. 14.15b), sospechándose enfermedad de Kawasaki. Un ecocardiograma detectó aneurismas en las arterias coronarias. El paciente recibió inmunoglobulinas intravenosas y aspirina por vía oral, mejorando su estado general y desapareciendo la fiebre. Un retraso en el diagnóstico supone perder el posible beneficio del tratamiento con inmunoglobulinas y aspirina para prevenir los aneurismas de las arterias coronarias.

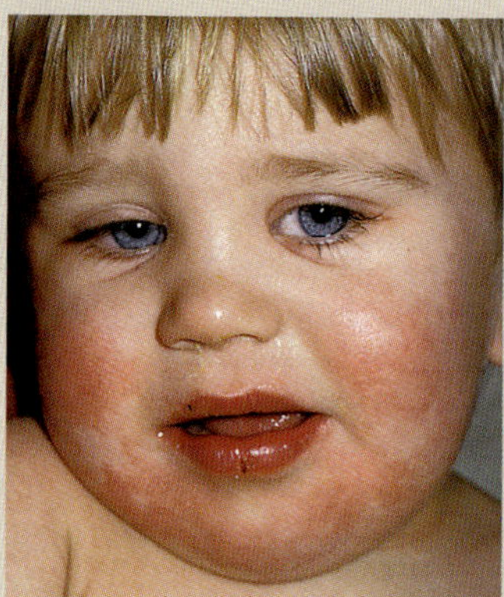

Figura 14.15a Labios enrojecidos y cortados, con inflamación conjuntival.

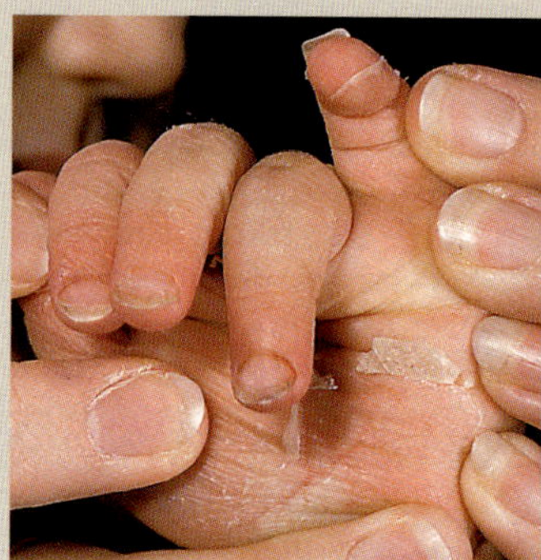

Figura 14.15b Descamación de los dedos aparecida a los 15 días de la enfermedad.

Infecciones poco frecuentes pero importantes

Septicemia

Se analiza en el capítulo 6, que trata sobre urgencias pediátricas.

Meningitis

La meningitis es una inflamación de las meninges que recubren el encéfalo. Se confirma por el hallazgo de células inflamatorias en el líquido cefalorraquídeo (LCR). Las infecciones virales son la causa más frecuente de meningitis, siendo muchas de ellas autolimitadas. Las meningitis bacterianas pueden tener consecuencias graves. Otras causas de meningitis no infecciosa son las neoplasias y las enfermedades autoinmunitarias.

Meningitis bacteriana

Más del 80% de los pacientes con meningitis bacteriana en el RU son menores de 16 años. La meningitis bacteriana sigue siendo una enfermedad grave en los niños, con una mortalidad del 5-10%. Más del 10% de los supervivientes presentan alteraciones neurológicas a largo plazo.

Fisiopatología

La infección bacteriana de las meninges suele ser el resultado de una bacteriemia. En la actualidad, se cree que una parte importante del daño que causa la infección meníngea se debe a la respuesta del huésped a la infección, y no al microorganismo en sí. La liberación de mediadores de la inflamación y leucocitos activados, junto con la lesión endotelial, produce edema cerebral, aumento de la presión intracraneal y disminución del flujo cerebral.

Etiología

Los microorganismos que causan habitualmente meningitis bacteriana varían en función de la edad del niño (tabla 14.2).

Presentación

En la figura 14.16 se enumeran los hallazgos clínicos. Los signos y síntomas precoces de meningitis son inespecíficos, por lo que el diagnóstico precoz resulta difícil. Los lactantes y niños pequeños pueden debutar con cualquier combinación de fiebre, rechazo de la alimentación, vómitos, irritabilidad, letargo, somnolencia, convulsiones o disminución del nivel de conciencia. La fontanela abombada, la rigidez cervical y la postura con la espalda arqueada (opistótonos) son signos tardíos. Los niños lo bastante mayores como para hablar pueden describir los signos clásicos de la meningitis: cefalea, rigidez cervical y fotofobia. La rigidez cervical también se observa en algunos niños con amigdalitis y adenopatías cervicales. Hay que buscar signos de shock, como taquicardia, ralentización del relleno capilar, oliguria e hipotensión, ya que los niños con meningitis también pueden estar sépticos. La púrpura en un niño febril de cualquier edad debe considerarse sepsis meningocócica, aunque el niño no parezca muy enfermo en ese momento; puede no haber meningitis asociada.

Pruebas complementarias

Las pruebas esenciales se enumeran en la figura 14.16. Se realiza una punción lumbar para obtener LCR y confirmar el diagnóstico, identificar el microorganismo responsable y su antibiograma. Si existe alguna de las contraindicaciones que se enumeran en la figura 14.16, no se realiza punción lumbar, ya que el procedimiento conlleva riesgo de herniación del cerebelo a través del agujero magno. En caso necesario, se puede realizar la punción lumbar una vez que el estado del niño se haya estabilizado. Aunque es poco probable que el microorganismo crezca en ese momento, las alteraciones citológicas y bioquímicas de la meningitis bacteriana aún seguirán presentes algunos días después de iniciar el tratamiento. Incluso sin punción lumbar, es posible hacer un diagnóstico bacteriológico en al menos el 50% de los casos con hemocultivo, detección rápida de antígenos o RCP. También hay que recoger un frotis faríngeo. Se puede cultivar asimismo el rascado cutáneo de una lesión purpúrica. Es posible realizar un diagnóstico serológico durante la convalecencia, 4-6 semanas después de iniciarse la enfermedad.

Tratamiento

En el niño con meningitis es fundamental que el inicio del tratamiento de antibióticos y de apoyo no se retrase. La elección de los antibióticos dependerá de cuál sea el microorganismo más probable. La elección habitual es una cefalosporina de tercera generación, por ejemplo cefotaxima o ceftriaxona, para cubrir la mayoría de las bacterias habituales. La resistencia del neumococo a la penicilina y a las cefalosporinas es poco frecuente en el RU, pero está aumentando rápidamente en ciertas partes del mundo. Hay que añadir rifampicina o vancomicina mientras se espera la sensibilidad de los cultivos de neumococo. En ciertos países, en los que no se dispone de cefalosporinas de tercera generación, la ampicilina más cloramfenicol es una alternativa, pero la resistencia a estos fármacos hace que no sean seguros cuando se utilizan como agentes únicos. Antes de los 3 meses de edad, debe combinarse ceftriaxona (o cefotaxima si existe ictericia neonatal) con ampicilina, que se añade para cubrir la infección por *Listeria monocytogenes*. La duración de la antibioterapia depende del agente causal y de la evolución clínica del paciente. Antes del período neonatal, la administración de dexametasona con los antibióticos reduce el riesgo de complicaciones a largo plazo, como la sordera. Todos los niños que desarrollan meningitis bacteriana debido a un microorganis-

Tabla 14.2 Organismos productores de meningitis bacteriana según la edad

Neonato-3 meses	Streptococos del grupo B *E. coli* y otros coliformes *Listeria monocytogenes*
1 mes-6 años	*Neisseria meningitidis* *Streptococcus pneumoniae* *Haemophilus influenzae*
>6 años	*Neisseria meningitidis* *Streptococcus pneumoniae*

Valoración y pruebas complementarias de la meningitis y la encefalitis

Historia
- Fiebre
- Cefalea
- Fotofobia
- Letargo
- Rechazo alimentación/vómitos
- Irritabilidad
- Hipotonía
- Somnolencia
- Pérdida de consciencia
- Convulsiones

Exploración
- Fiebre
- Exantema purpúrico (enfermedad meningocócica)
- Rigidez cervical (no siempre presente en los lactantes)
- Signos de Kernig y Brudzinski positivos
- Signos de shock
- Signos de focalidad neurológica
- Nivel de consciencia alterado
- Edema de papila (raro)

Pruebas
- Hemograma y fórmula leucocitaria
- Glucemia y gasometría (por acidosis)
- Estudio de coagulación, proteína C reactiva
- Urea y electrólitos, pruebas de función hepática
- Hemocultivo, frotis faríngeo, urocultivo, coprocultivo para virus y bacterias
- Detección rápida de antígenos para gérmenes productores de meningitis (puede hacerse en sangre, LCR u orina)
- Punción lumbar si no está contraindicada (ver las pruebas del LCR abajo)
- Serología para comparación con titulación durante la convalecencia
- RCP en sangre y LCR de los posibles organismos
- Si se sospecha TB: radiografía de tórax, Mantoux, lavado gástrico o esputo, muestra de orina matutina
- Considerar TC/RM cerebral y EEG

Signos asociados con rigidez cervical

Signo de Brudzinski: la flexión cervical con el niño en posición supina provoca la flexión de las rodillas y caderas

Signo de Kernig: con el niño en posición supina y con la cadera y rodillas flexionadas aparece dolor en la espalda al intentar extender la rodilla

Contraindicaciones de la punción lumbar:
- Inestabilidad cardiorrespiratoria
- Signos de focalidad neurológica
- Signos de aumento de presión intracraneal, por ejemplo coma, TA alta, frecuencia cardíaca baja o papiledema
- Coagulopatía
- Trombocitopenia
- Infección local en el lugar de la PL
- Si supone un retraso en el inicio de antibióticos

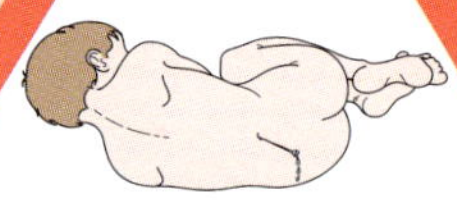

¿El mejor momento para la PL? Útil para el diagnóstico, pero potencialmente peligroso

Hallazgos habituales en el LCR en la meningitis o la encefalitis tras el período neonatal

	Etiología	Aspecto	Glóbulos blancos	Proteínas	Glucosa
Normal	—	Claro	0-5/mm^3	0,15-0,4 g/L	≥50% de sangre
Meningitis	Bacteriana	Turbio	Polimorfonucleares:↑↑	↑↑	↓↓
	Viral	Claro	Linfocitos:↑ (inicialmente puede haber polimorfonucleares)	Normal/↑	Normal/↓
	Tuberculosis	Turbio/claro/viscoso	Linfocitos:↑	↑↑↑	↓↓↓
Encefalitis	Viral/desconocida	Claro	Normal/↑ linfocitos	Normal/↑	Normal/↓

Figura 14.16 Valoración y pruebas complementarias de la meningitis y la encefalitis.

mo contra el que están vacunados deben someterse a un estudio complementario por si padecen una inmunodeficiencia subyacente.

Complicaciones cerebrales

Incluyen las siguientes:

- *Pérdida de audición.* La lesión inflamatoria de las células cocleares puede producir sordera. Todos los niños que han padecido meningitis precisan una valoración auditiva inmediata, ya que la amplificación auditiva o los implantes cocleares pueden ser útiles para los niños con sordera.
- *Vasculitis local.* Puede producir parálisis de los nervios craneales u otras lesiones focales.
- *Infarto cerebral local.* Puede haber convulsiones focales o generalizadas, que desemboquen finalmente en epilepsia.
- *Derrame subdural.* Se asocia sobre todo con la meningitis por *Haemophilus influenzae* y neumococo. Se confirma con TC. La mayoría se resuelven de forma espontánea.

Septicemia meningocócica

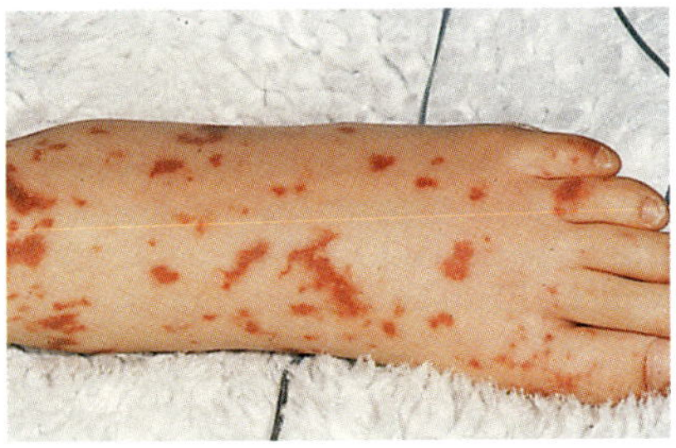

a)

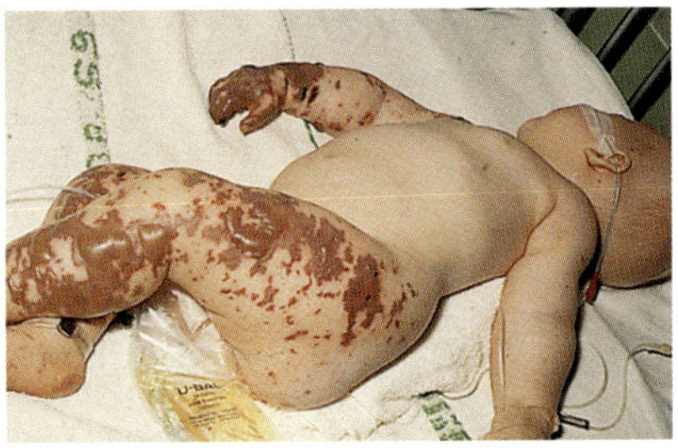

b)

Figura 14.17 Exantema de infección meningocócica. **a)** Lesiones cutáneas purpúricas características, con forma y tamaño irregular y con centro necrótico. **b)** Las lesiones pueden ser extensas, denominándose «púrpura fulminante».

- *Hidrocefalia.* Puede deberse a una alteración de la reabsorción de LCR. Puede ser necesaria una derivación ventricular.
- *Absceso cerebral.* El estado clínico del niño se deteriora, con signos de lesión ocupante de espacio. La temperatura sigue fluctuando. Se confirma con TC. Es necesario el drenaje del absceso.

Profilaxis

En la meningitis meningocócica se administra tratamiento profiláctico con rifampicina a todos los contactos domésticos y a los niños pequeños infectados por *Haemophilus influenzae.* No es necesario cuando el paciente ha sido tratado con una cefalosporina de tercera generación, ya que ésta erradicará al portador nasofaríngeo. Los contactos domésticos de los pacientes que han tenido una meningitis meningocócica del grupo C deben ser vacunados con la vacuna del meningococo C.

Causas específicas

Infección meningocócica

Neisseria meningitidis (meningococo) es la causa más frecuente de meningitis en el RU. Su incidencia aumentó en la década de 1990, pero ha disminuido notablemente desde que se introdujo la vacuna conjugada contra la enfermedad del grupo C en 1999. En los países donde sigue siendo endémica pueden producirse brotes. La infección meningocócica es una enfermedad que atemoriza a los padres y a los médicos, ya que en pocas horas puede resultar mortal para niños previamente sanos. La meningitis es la principal forma clínica de la infección por este microorganismo, teniendo peor pronóstico la septicemia meningocócica (presentación de un caso 14.2). De las tres principales causas de meningitis bacteriana, la meningocócica tiene el menor riesgo de secuelas neurológicas a largo plazo, con recuperación completa de la mayoría de los supervivientes. La sepsis se acompaña de un exantema purpúrico, que se inicia en cualquier lugar del cuerpo y después se disemina. En la meningitis menincocócica puede haber o no exantema. Las lesiones características no palidecen a la vitropresión, y su tamaño y forma son irregulares y con centro necrótico (fig. 14.17a, b). Cualquier niño febril con exantema purpúrico debe recibir tratamiento de inmediato, en su domicilio o en la consulta del médico general, con un antibiótico sistémico, por ejemplo penicilina, antes de ser remitido con urgencia al hospital. Aunque existen nuevas vacunas conjugadas de polisacáridos contra los meningococos de los grupos A y C, no hay una

Presentación de un caso
14.2 Septicemia meningocócica

Este lactante de 7 meses debutó con un cuadro de letargo y exantema purpúrico diseminado de 12 horas de evolución. En el hospital precisó reanimación inmediata y traslado a una unidad de cuidados intensivos pediátricos por fallo multiorgánico (fig. 14.18a). El edema grave se debía a la salida de líquido capilar a los tejidos. Precisó coloides, soporte inotrópico y diálisis peritoneal por insuficiencia renal. La recuperación fue completa (fig.14.18b).

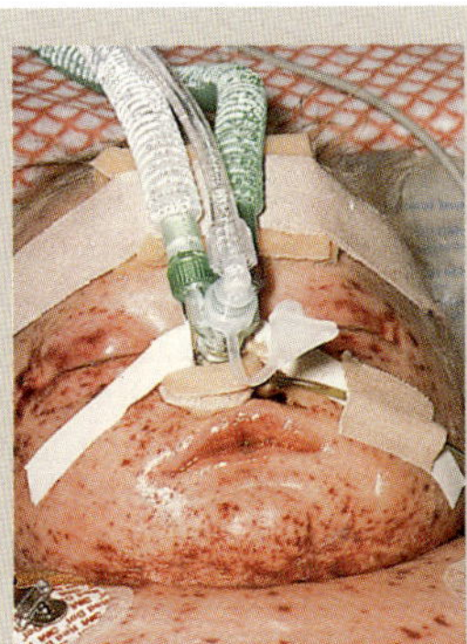

a)

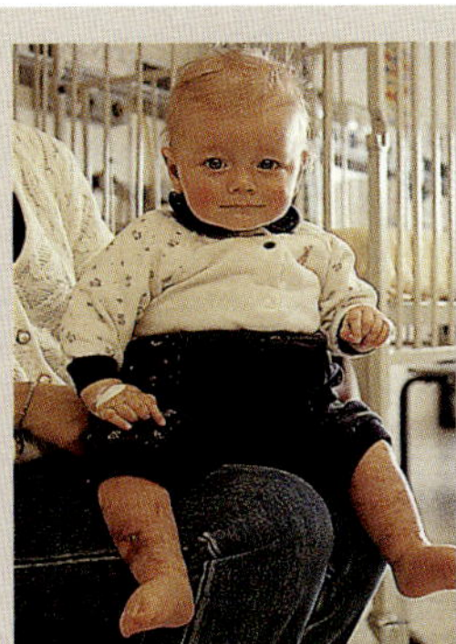

b)

Figura 14.18 **a)** Paciente con sepsis meningocócica recibiendo cuidados intensivos. **b)** Después de su recuperación completa. (Cortesía del Dr. Parviz Habibi.)

vacuna eficaz para el grupo B, que representan la mayoría de los aislados en el RU.

La sepsis meningocócica puede matar a un niño en horas. Para obtener buenos resultados son necesarios el reconocimiento inmediato, reanimación rápida y antibióticos.

Meningitis por *Haemophilus*

Antes de la introducción de la vacuna Hib, *H. influenzae* tipo b era la segunda causa de meningitis en el RU y la más frecuente en EE.UU. La vacunación ha resultado muy eficaz, y ésta es en la actualidad una causa rara de meningitis.

Meningitis neumocócica

Este organismo era responsable del 10% de las meningitis antes de la introducción de la vacuna Hib, pero su importancia ha aumentado en la actualidad. La vacunación habitual con la nueva vacuna conjugada proteínas-polisacáridos debe reducir la alta mortalidad (10%) y la morbilidad que se asocian a esta enfermedad, ya que más del 30% de los supervivientes presentan déficit neurológicos.

Meningitis bacteriana parcialmente tratada

Los niños suelen recibir antibióticos orales a causa de enfermedades febriles inespecíficas. Si presentan una meningitis precoz, este tratamiento parcial con antibióticos puede generar problemas diagnósticos. El análisis del LCR mostrará un aumento del número de leucocitos, pero los cultivos suelen ser negativos. La detección rápida de antígenos o la RCP pueden ser útiles en estas circunstancias. Si se sospecha el diagnóstico clínicamente, hay que administrar un ciclo completo de antibióticos.

Meningitis tuberculosa

La meningitis tuberculosa es poco frecuente en el RU. El inicio de la enfermedad suele ser insidioso, a lo largo de 2-3 semanas. El meningismo puede ser mínimo. Puede haber una historia de contacto TB. Aunque no todos, la mayoría de los niños afectados presentan un Mantoux positivo y radiografía de tórax patológica. Es posible identificar al bacilo acidorresistente con la tinción de Ziehl-Nielsen o auramina del LCR o en una muestra de orina o aspirado gástrico matutino. Al haber pocos gérmenes, se pierden con facilidad. La RCP puede ayudar al diagnóstico. El cultivo de la micobacteria puede tardar 2-3 meses, pero el conocimiento de la sensibilidad del germen es importante, ya que están aumentando las cepas multirresistentes. Hay que iniciar el tratamiento empírico si el LCR presenta características que sugieren meningitis TB. La enfermedad tiene una morbimortalidad elevada, sobre todo si el tratamiento se inicia cuando ya hay una disminución del nivel de consciencia o signos focales neurológicos. Se requerirán 4 fármacos antituberculosos durante 2 meses (p. ej., rifampicina, pirazinamida, isoniazida y etambutol), disminuyendo si el microorganismo es completamente sensible a 2 fármacos (isoniazida y rifampicina) hasta completar un total de al menos un año de tratamiento. La dexametasona se debe administrar al menos durante el primer mes para reducir el riesgo de secuelas a largo plazo.

Meningitis viral

En conjunto, dos tercios de las infecciones del SNC son víricas. Entre las causas se incluyen enterovirus, virus de Epstein-Barr, adenovirus y el virus de las paperas. La meningitis por el virus de la parotiditis es actualmente poco frecuente en el RU debido a la amplia difusión de la vacuna SPR (sarampión, paperas, rubéola). La enfermedad suele ser mucho menos grave que la meningitis bacteriana y cabe esperar una recuperación completa. El diagnóstico de meningitis vírica puede confirmarse mediante cultivo o RCP de LCR; cultivo de heces, orina, o frotis faríngeo; y serología.

Gérmenes poco frecuentes y otras causas

Es necesario considerar gérmenes poco habituales, por ejemplo *Mycoplasma* o *Borrelia burgdorferi* (enfermedad de Lyme) o infecciones por hongos, cuando la evolución clínica sea atípica o no haya respuesta al tratamiento antibiótico y de apoyo. Los patógenos poco frecuentes son especialmente habituales en los niños inmunodeprimidos. En raras ocasiones puede haber meningitis bacteriana recidivante en niños inmunodeprimidos o con anomalías congénitas en los oídos o meninges, que facilitan la invasión bacteriana. Puede haber meningitis aséptica en las enfermedades neoplásicas o autoimnunitarias.

A todos los niños febriles que presenten exantema purpúreo debe administrárseles benzilpenicilina intramuscular inmediatamente e ingresárseles urgentemente en un hospital.

Meningitis neonatal

Véase el capítulo 10.

Resumen

Meningitis:

- Afecta sobre todo a los lactantes y a los niños.
- La incidencia ha disminuido debido a las vacunas Hib y contra los meningococos C, y disminuirá aún más gracias a las vacunas antineumocócicas.
- Características clínicas: inespecíficas en los niños menores de 18 meses. Fiebre, rechazo a la alimentación, vómitos, irritabilidad, letargo, somnolencia, convulsiones y disminución del nivel de la consciencia; signos tardíos: abultamiento de la fontanela, rigidez cervical y espalda arqueada (opistótonos).
- La septicemia puede producir la muerte en horas; para obtener buenos resultados es necesario realizar la reanimación inmediatamente y administrar antibióticos.
- A todos los niños febriles que presenten exantema purpúreo debe administrárseles benzilpenicilina intramuscular inmediatamente e ingresárseles urgentemente en un hospital.

Encefalitis/encefalopatía

Mientras que en la meningitis hay inflamación de las meninges, en la encefalitis está inflamado el tejido encefálico, aunque las meninges también suelen afectarse. La encefalitis puede deberse a:

- Invasión directa del cerebro por un virus neurotóxico.
- Inflamación encefálica diferida, como consecuencia de una respuesta neuroinmunológica alterada a un antígeno, por lo general un virus (encefalopatía postinfecciosa), por ejemplo después de la varicela.
- Infección por virus lentos, como la infección por VIH o la panencefalitis esclerosante subaguda (PES), tras el sarampión.

En la encefalopatía de origen no infeccioso, por ejemplo una anomalía metabólica, los hallazgos clínicos pueden ser similares a los de la encefalitis infecciosa.

En la figura 14.16 se describen las características clínicas y las pruebas complementarias de la encefalitis. La mayoría de los niños presentan fiebre, alteración de la consciencia y frecuentes convulsiones. En un principio, no es posible diferenciar clínicamente la encefalitis de la meningitis, debiéndose iniciar tratamiento para ambas. El agente causal sólo se detecta en el 50% de los casos. En el RU, las causas más frecuentes de encefalitis son los enterovirus, virus respiratorios y herpesvirus (p. ej., varicela y VHH-6). En el mundo, los microorganismos causantes de encefalitis incluyen *Mycoplasma*, *Borrelia burgdorferi* (enfermedad de Lyme), *Bartonella henselae* (enfermedad por arañazo de gato), rickettsias (p. ej., fiebre maculosa de las Montañas Rocosas) y arbovirus.

El virus del herpes simple (VHS) es una causa muy rara de encefalitis en la infancia, pero puede tener consecuencias muy graves a largo plazo. Inicialmente, hay que tratar con aciclovir a todos los niños con encefalitis para cubrir esta posibilidad. La mayoría de los niños afectados no presentan signos externos de infección por herpes, como calenturas, gingivoestomatitis o lesiones cutáneas. La RCP del LCR puede ser positiva para VHS. Dado que la encefalitis por VHS es una infección destructiva, el EEG y la TC/RM pueden evidenciar cambios focales, sobre todo en los lóbulos temporales (fig. 14.19). Estas pruebas pueden dar inicialmente resultados inespecíficos, lo que obliga a repetirlas después de unos días si el niño no mejora. La confirmación tardía del diagnóstico puede hacerse por la producción de anticuerpos anti-VHS en el LCR. Los casos probados de encefalitis VHS, o cuando existe un elevado índice de sospecha, deben tratarse con aciclovir intravenoso durante 3 semanas, ya que ha habido recidivas con tratamientos más cortos. Si no se trata, la tasa de mortalidad de la encefalitis VHS supera el 70% y los supervivientes suelen tener secuelas neurológicas graves.

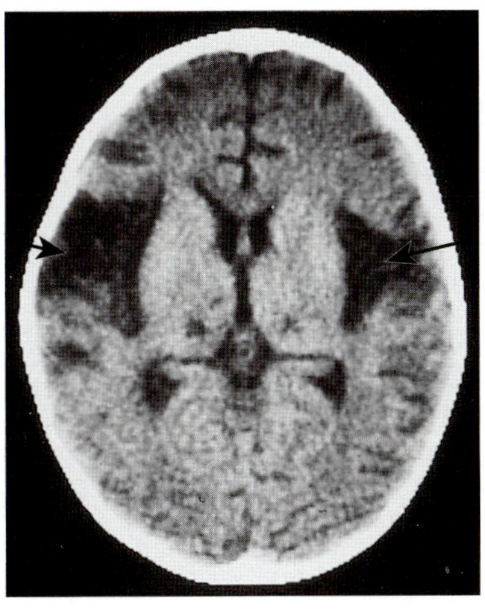

Figura 14.19 Encefalitis por herpes simple. La TC muestra atrofia macroscópica por pérdida de tejido neuronal en las regiones temporoparietales *(flechas)*.

La encefalitis puede presentarse de forma insidiosa e incluye cambios de la conducta.

Resumen

Encefalitis:
- Puede presentarse de forma insidiosa e incluye cambios de la conducta.
- Debe considerarse si la causa puede ser el VHS (virus del herpes simple).
- Hasta que se excluya el diagnóstico, debe iniciarse un tratamiento con aciclovir parenteral por si la causa es el VHS.

Tuberculosis

La disminución de la incidencia y la mortalidad de la tuberculosis (TB) en los países desarrollados se ha considerado como un ejemplo de cómo las medidas de salud pública y el tratamiento antimicrobiano pueden modificar una enfermedad. Sin embargo, la TB está surgiendo de nuevo como un problema de salud pública debido al aumento de la incidencia entre los pacientes con infección por VIH y a la aparición de cepas multirresistentes.

Al reducirse la TB a partir de las vacas lecheras infectadas, la diseminación es actualmente por vía respiratoria. El hacinamiento, la carga infecciosa y la inmunodeficiencia subyacente incrementan el riesgo de transmisión. Los niños suelen infectarse a partir de los adultos que viven en su casa. La transmisión entre niños es rara.

Características clínicas

Se enumeran en la figura 14.20.

Diagnóstico

El diagnóstico de la TB en los niños es incluso más difícil que en los adultos. Las características clínicas de la enfermedad, que incluyen fiebre prolongada, malestar, anorexia, pérdida de peso y signos focales de infección, pueden ser las únicas pistas, y ser necesario el tratamiento empírico. Los niños suelen tragarse las flemas, por lo que se requiere el lavado gástrico consecutivo matutino de 3 días para visualizar o cultivar los bacilos acidorresistentes que se encuentran en el pulmón. Para obtenerlo, se lava con suero salino y se aspira el contenido gástrico a través de una sonda nasogástrica durante 3 mañanas consecutivas antes del desayuno. En caso necesario, hay que realizar también examen de orina, de adenopatías, de LCR y pruebas radiológicas. Aunque es difícil el cultivo de TB

Hallazgos clínicos de la TB

Infección primaria

Asintomática

Casi la mitad de los lactantes y el 90% de los niños mayores tendrán signos y síntomas mínimos de infección. Una reacción inflamatoria local limita la progresión de la infección. Sin embargo, la enfermedad queda latente, pudiendo reactivarse en un momento posterior.
La prueba de Mantoux puede hacerse positiva, siendo suficiente evidencia para iniciar el tratamiento.

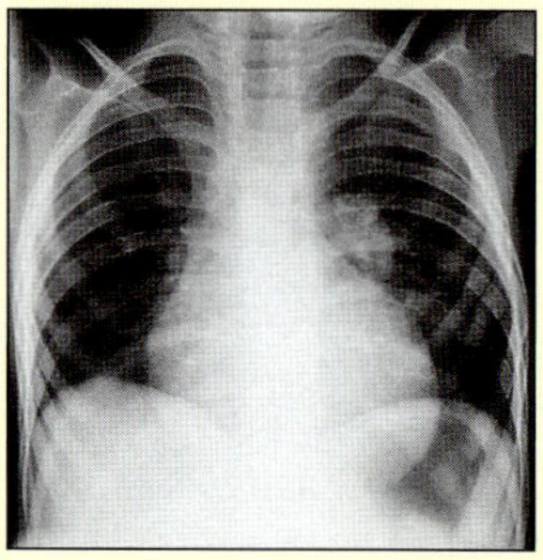

a) Radiografía torácica de una TB pulmonar.

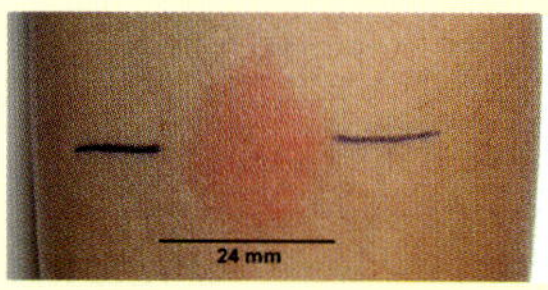

b) Ejemplo de una prueba de Mantoux positiva (induración de 24 mm)
Prueba de Mantoux positiva (2 unidades):
induración >10 mm (sin vacunación con BCG)
induración >15 mm (con vacunación con BCG)
Implica infección activa.

Sintomática

En este caso, la respuesta local del huésped no puede contener los bacilos tuberculosos inhalados, produciéndose diseminación a través del sistema linfático a los ganglios linfáticos regionales.
La lesión pulmonar más la adenopatía constituyen el «complejo de Ghon (o primario)».
Cuando el sistema inmunitario celular del huésped responde a la infección (3-6 semanas), disminuye la replicación bacteriana, pero aparecen síntomas sistémicos:

- Fiebre
- Anorexia y pérdida de peso
- Tos
- Cambios en la radiografía de tórax

El complejo primario suele curar y puede calcificarse. La reacción inflamatoria puede producir un aumento de tamaño de los ganglios linfáticos peribronquiales, que a su vez puede causar obstrucción bronquial, con colapso y consolidación del pulmón afectado. También puede haber derrame pleural. La progresión posterior puede frenar la respuesta inmunológica del huésped o puede haber diseminación local a otras zonas del pulmón.

Aunque la infección primaria casi siempre tiene lugar en el pulmón, puede afectar a otros órganos, como intestino, piel y ganglios linfáticos superficiales. Éstos pueden a veces caseificarse y formar un «absceso frío». Puede haber colonización de múltiples sitios por lesiones metastásicas liberadas durante la infección primaria.

Latencia y diseminación

Las infecciones asintomáticas y sintomáticas pueden hacerse latentes, pero después se reactivan y diseminan por vía linfohematógena.

Reactivación

TB posprimaria

Puede presentarse como una enfermedad local o ampliamente diseminada, TB miliar con afectación de huesos, articulaciones, riñones, pericardio y SNC. En los lactantes y los niños pequeños, la afectación del SNC es especialmente probable, causando meningitis tuberculosa. Este cuadro siempre era fatal antes de disponer del tratamiento antimicrobiano, asociándose aún con una morbimortalidad significativa si el tratamiento no se inicia en una fase precoz de la enfermedad.

Figura 14.20 Hallazgos clínicos de la TB.

en los niños, la presencia de cepas multirresistentes hace que sea importante tratar de obtener el organismo para valorar la sensibilidad antibiótica. Si se sospecha que existe la enfermedad se realiza la prueba de Mantoux: se administran 2 unidades de derivado proteico purificado de tuberculina (2TU ssi, 0,1 ml intradérmico, haciéndose la lectura después de 48-72 horas). Si no se ha administrado la vacuna BCG, se considera que una induración superior a 10 mm es positiva; en caso contrario, se considera positiva una induración >15 mm. La prueba de Heaf ya no se utiliza para la detección selectiva de TB.

Tratamiento

La combinación inicial recomendada es el triple o cuádruple tratamiento con rifampicina, isoniazida, pirazinamida y etambutol. Después de 2 meses se disminuye a dos fármacos, rifampicina e isoniazida, y por entonces ya suele conocerse la sensibilidad antibiótica. Después de la pubertad debe administrarse piridoxina una vez a la semana para prevenir la neuropatía periférica asociada al tratamiento con isoniazida, una complicación que no afecta a los niños más jóvenes. Los niños asintomáticos que son Mantoux positivos, y que por tanto están infectados, deben ser tratados (p. ej., con rifampicina e isoniazida durante 3 meses), ya que así se reduce el riesgo de reactivación de la infección en épocas posteriores de la vida.

Prevención y fuente de contagio

La vacunación con BCG ha sido útil para prevenir o modificar la TB en el RU. Sin embargo, su utilidad a escala mundial en la prevención de la enfermedad es motivo de debate. En el RU, la BCG se recomienda al nacimiento en los grupos de alto riesgo (comunidades con una prevalencia relativamente elevada de TB, como las de origen asiático o africano, o TB en un miembro familiar en los últimos 5 años). En el RU se ha suspendido el programa de vacunación rutinaria para todos los niños tuberculinnegativos entre los 10 y los 14 años. La BCG no se debe administrar a niños inmunodeprimidos o VIH positivos debido al posible riesgo de diseminación.

Dado que la mayoría de los niños se infectan a partir de un contacto doméstico, es esencial buscar la enfermedad en los miembros de la familia. En los niños expuestos a personas bacilíferas (con organismos visibles en el esputo) hay que buscar infección asintomática. A los mayores de 5 años con Mantoux negativo se les debe administrar la vacuna de BCG, y hay algunos clínicos que sugieren que los menores de 5 años con Mantoux negativo deben recibir quimioprofilaxis (p. ej., rifampicina e isoniazida durante 3 meses). Si al final de este período siguen teniendo Mantoux negativo, deben recibir la vacuna BCG. En este caso, el objetivo terapéutico también consiste en reducir el riesgo de la reactivación de la infección TB en épocas posteriores de la vida.

Micobacterias atípicas

Existen numerosas micobacterias en el entorno. Los individuos inmunocompetentes rara vez presentan enfermedades causadas por estos organismos. Ocasionalmente, causan adenopatías persistentes en los niños, que requieren cirugía. Sin embargo, estos organismos pueden producir infección diseminada en pacientes inmunodeprimidos. Las infecciones por *Mycobacterium avium intracellulare* (MAI) son especialmente frecuentes en los pacientes con enfermedad VIH avanzada. Estos organismos responden mal al tratamiento y requieren una combinación de fármacos antituberculosos.

Resumen

TB:

- Afecta a millones de niños en todo el mundo; su incidencia es baja, pero está aumentando en muchos países desarrollados.
- Los signos clínicos siguen una secuencia: infección primaria, latencia y después puede producirse reactivación como TB posprimaria.
- Suele ser difícil hacer un diagnóstico, por lo que la decisión de iniciar el tratamiento generalmente se basa en si ha habido contacto previo, la prueba de Mantoux, el estudio radiológico y las características clínicas.
- Que el paciente siga el tratamiento farmacológico puede suponer un problema, pero es esencial para que el tratamiento tenga éxito.
- La diseminación de la enfermedad es más probable en los individuos inmunodeprimidos.

La TB afecta a millones de niños en todo el mundo; su incidencia es baja, pero está aumentando en muchos países desarrollados.

Infección por VIH

En todo el mundo, más de 2 millones de niños están infectados por el VIH (fig. 14.21). La principal forma de transmisión del VIH en los niños es la transmisión vertical de la madre al niño, por lo general intraparto, pero también intraútero o a través de la leche materna. Aunque es poco frecuente, el virus también puede transmitirse a los niños por productos hemáticos o por agujas contaminadas. A finales de 2005, los registros indicaban que en el RU había 1.300 niños infectados por el VIH. Cada año nacen en el RU más de 1.000 niños hijos de madres VIH-positivas, pero actualmente menos de 20 de estos niños contraen la infección porque las madres reciben consejo sobre las intervenciones que pueden llevar a cabo para prevenir la transmisión vertical.

Diagnóstico

En los mayores de 18 meses, la infección se diagnostica por la detección de anticuerpos frente al virus. Dado que los hijos de madres infectadas tendrán anticuerpos maternos circulantes VIH, esta prueba no es fiable antes de esa edad y su estado será indeterminado. La prueba más sensible para el VIH en los lactantes es la detección del genoma viral mediante RCP (RCP ADN VIH). Dos RCP ADN VIH negativas realizadas en los tres primeros meses de vida, al menos 2 semanas después de terminar el tratamiento anti-

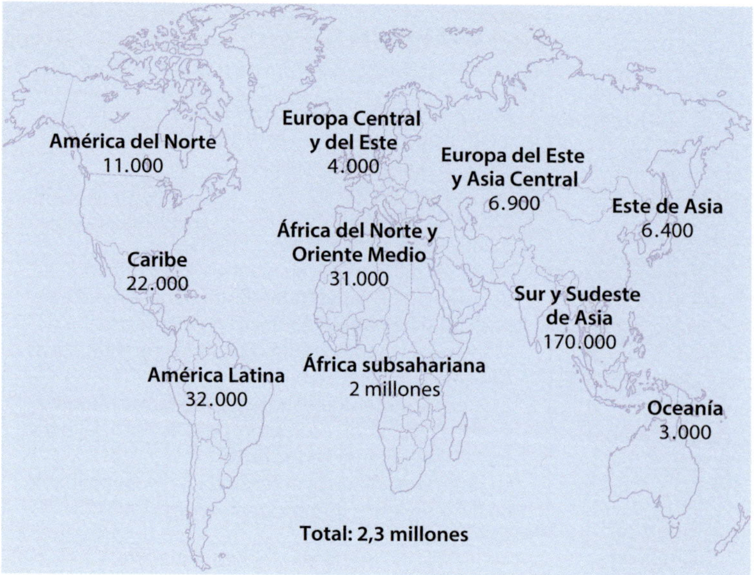
América del Norte
11.000
Europa Central
y del Este
4.000
Europa del Este
y Asia Central
6.900
Este de Asia
6.400
África del Norte y
Oriente Medio
31.000
Caribe
22.000
Sur y Sudeste
de Asia
170.000
América Latina
32.000
África subsahariana
2 millones
Oceanía
3.000
Total: 2,3 millones

Figura 14.21 Niños (<15 años) que se estima que están viviendo con VIH desde finales de 2004 (ONUSIDA, OMS, 2005).

retroviral posnatal, indican que el lactante no está infectado, aunque ello se confirma por la desaparición de anticuerpos VIH maternos trasplacentarios en la circulación del lactante a los 18 meses de edad. Otras pruebas menos sensibles en los lactantes incluyen cultivo VIH, antígeno p24, aumento de inmunoglobulinas, disminución de las células T CD4 para la edad y hallazgos clínicos de infección.

Disminución de la transmisión vertical del VIH

Las madres con mayor probabilidad de transmitir el VIH a sus hijos son las que tienen una mayor carga de virus VIH y una enfermedad más avanzada. En los lactantes con leche materna, el 25-40% se infectarán con VIH, y se sabe que evitar la lactancia materna reduce la tasa de transmisión. Actualmente, en los países desarrollados, la transmisión vertical del VIH es inferior al 2% debido a una serie de intervenciones, que incluyen:

- Evitar la lactancia materna.
- Tratamiento antenatal, perinatal y posnatal con antirretrovirales para impedir la replicación del virus.
- Evitar el contacto con el canal del parto por medio de cesárea electiva.

Desgraciadamente, estas intervenciones no están disponibles para la mayoría de las mujeres con VIH.

Características clínicas

Los niños infectados pueden estar asintomáticos durante meses o años antes de progresar a enfermedad grave e inmunodeficiencia (o a un diagnóstico de SIDA). La presentación clínica varía en función del grado de inmunodepresión. Los niños con una inmunodepresión leve pueden tener adenopatías o parotiditis. Si ésta es moderada, se pueden producir infecciones bacterianas recidivantes, candidiasis, diarrea crónica y neumonitis intersticial linfoide (NIL) (fig. 14.22). Esta infiltración linfocitaria de los pulmones puede estar causada por una respuesta a la propia infección VIH, o estar relacionada con una infección por el VEB.

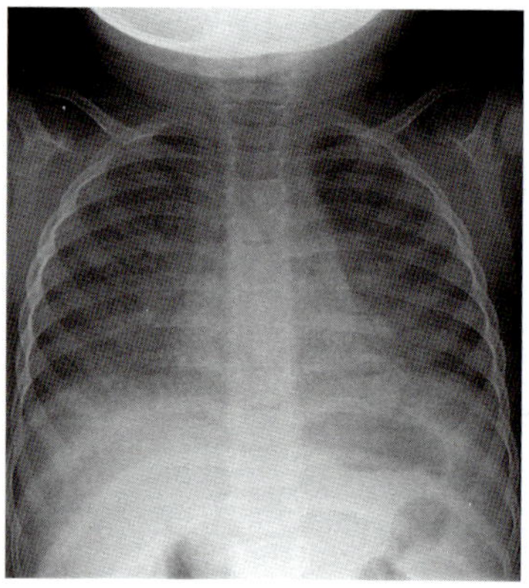

Figura 14.22 Neumonitis intersticial linfoide (NIL) en un niño con infección por VIH. Hay un patrón reticulonodular con adenopatía hiliar.

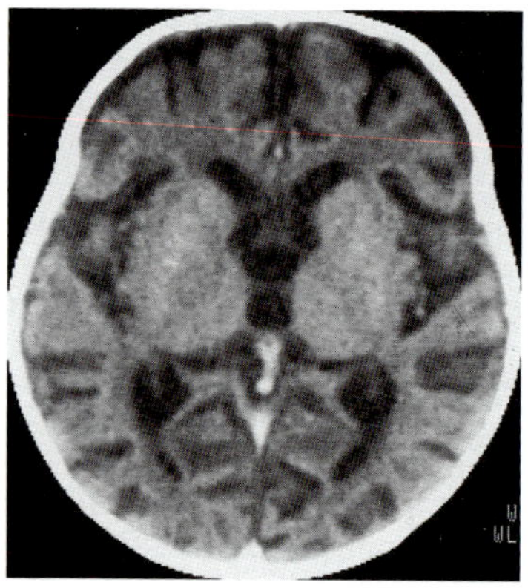

Figura 14.23 TC de un niño con encefalopatía VIH, con aumento difuso de los espacios del LCR por atrofia cerebral y pérdida de volumen.

El diagnóstico de SIDA grave incluye infecciones oportunistas, como infección por *Pneumocystis jiroveci (carinii)*, importante retraso del crecimiento, encefalopatía (fig. 14.23) y neoplasias, que son raras en los niños. Se suele apreciar más de un hallazgo. Un conjunto poco habitual de síntomas, sobre todo si son de origen infeccioso, debe alertar de la posibilidad de una infección por VIH.

Tratamiento

La profilaxis de la neumonía primaria por pneumocystis (NPP), que se ha reclasificado como neumonía por *Pneumocystis jiroveci* (NPJ), con cotrimoxazol se administra a los lactantes infectados por VIH y a los niños mayores con bajas cifras de CD4.

Los lactantes infectados o con estado indeterminado deben ser vacunados de acuerdo con el esquema normal de vacunación. A los nacidos de madres VIH positivas se les debe administrar BCG cuando se sepa que son VIH negativos, ya que tienen más riesgo de exponerse a la TB. Puesto que esta vacuna contiene micobacterias vivas, no debe administrarse a los lactantes inmunodeprimidos (incluyendo los que tienen el VIH) debido al riesgo de diseminación.

Los dos criterios más importantes para predecir la morbilidad a largo plazo y la mortalidad de la infección por VIH son la carga viral plasmática VIH y el recuento de CD4. Un niño con enfermedad VIH sintomática es probable que tenga una disminución del recuento CD4 para la edad y una elevada carga viral. Los niños asintomáticos o con síntomas leves requieren determinación regular de la carga viral y recuento CD4. Los cambios negativos en estos parámetros pueden indicar que estos niños requieren tratamiento retroviral. Al igual que en los adultos VIH positivos, en los niños el tratamiento antirretroviral combinado es más eficaz para suprimir la replicación viral y mantener la salud. El cumplimiento de los tratamientos antirretrovirales es pesado y prolongado, pudiendo dificultar la adaptación de las familias. Los efectos secundarios a corto y a largo plazo pueden ser problemáticos. Existen en la actualidad tres tipos de fármacos antirretrovirales para niños:

- Inhibidores de la transcriptasa inversa análogos a los nucleósidos (ITIN) (p. ej., zidovudina, abacavir, entricitabina, didanosina, lamivudina y estavudina).
- Inhibidores de la transcriptasa inversa no nucleósidos (ITINN) (p. ej., nevirapina, efavirenz).
- Inhibidores de proteasa (IP) (p. ej., ritonavir reforzado con lopinavir, nelfinavir).

Los tratamientos retrovirales actuales iniciales para los niños incluyen dos ITIN con un ITINN o un IP. En vista del rápido desarrollo de nuevos fármacos, hay que buscar la recomendación de un especialista antes de prescribirlos a los niños. El tratamiento antirretroviral más activo consigue que más niños sobrevivan actualmente hasta la adolescencia, lo que a su vez supone un nuevo reto en el tratamiento de esta enfermedad crónica.

Apoyo social, psicológico y familiar

Una parte importante del tratamiento de los niños con VIH y de sus familias es la asistencia coordinada médica, psicológica y social para todos los miembros. Un servicio coordinado para padres y niños aumenta la eficacia del tratamiento para la familia, disminuyendo el número de visitas al hospital. El equipo multidisciplinario puede ayudar a la familia a enfrentarse con cuestiones complicadas, como el cumplimiento terapéutico, qué y cuándo comunicar a los niños, la confidencialidad, la escolaridad y los planes para el futuro.

El tratamiento prenatal con antirretrovirales, la cesárea programada y la supresión de la lactancia materna pueden reducir la transmisión vertical a menos del 2%.

Resumen

VIH:

- Afecta a más de 2 millones de niños en todo el mundo, pero es raro en los niños del RU.
- El tratamiento prenatal con antirretrovirales, la cesárea programada y la supresión de la lactancia materna pueden reducir la transmisión vertical a menos del 2%.
- El tratamiento incluye una combinación de antirretrovirales.
- Supone un problema psicosocial complejo para la familia y los cuidadores, que incluye cuándo y qué comunicar a los niños y sus hermanos y la confidencialidad.

Enfermedad de Lyme

Esta enfermedad, causada por la espiroqueta *Borrelia burgdorferi,* se observó por primera vez en 1975 en un grupo de niños con artritis en Lyme, Connecticut. Se han producido algunos casos en el RU. Esta espiroqueta se transmite por la garrapata, que tiene diversos huéspedes, pero sobre todo el ciervo y el ratón. La infección es más frecuente en los meses de verano, en las personas susceptibles y en el medio rural.

Características clínicas

Tras un período de incubación de 4-20 días, aparece una mácula eritematosa en el lugar de la picadura de la garrapata, que aumenta de tamaño y causa la clásica lesión cutánea, conocida como eritema migratorio, una lesión roja e indolora que se expande con un borde rojo brillante. Durante la fase inicial de la enfermedad, la lesión cutánea suele ir acompañada de fiebre, dolor de cabeza, malestar, mialgia, artralgia y adenopatías. Normalmente, estos hallazgos fluctúan durante semanas y se resuelven posteriormente. La diseminación de la infección en los estadios iniciales es rara, pudiendo causar parálisis de los nervios craneales, meningitis, artritis o carditis.

La fase tardía de la enfermedad de Lyme se produce tras semanas o meses, con manifestaciones neurológicas, cardíacas y articulares. La enfermedad neurológica incluye meningoencefalitis y neuropatías craneales (sobre todo del nervio facial) y periféricas. La enfermedad cardíaca incluye miocarditis y bloqueo cardíaco. El 50% de los afectados presenta enfermedad articular, que varía desde la artralgia migratoria pasajera hasta la oligoartritis y monoartritis asimétrica aguda de las grandes articulaciones. Los ataques recidivantes de artritis son habituales. El 10% de los afectados presentará enfermedad articular erosiva crónica meses o años después del ataque inicial.

Diagnóstico

Se basa en los hallazgos clínicos y epidemiológicos, así como en la serología. La serología puede ser negativa en la enfermedad precoz, por lo que es aconsejable repetirla 2-4 semanas después. Es difícil aislar el germen.

Tratamiento

El fármaco de elección para los casos precoces no complicados en niños de más de 12 años de edad es la doxiciclina, y para los menores, la amoxicilina. En la enfermedad neurológica o en la carditis se requiere tratamiento intravenoso con ceftriaxona.

Infecciones tropicales

Hay que considerar las infecciones tropicales cuando un niño enferma tras volver de los trópicos, aunque es importante recordar que estos niños también son susceptibles al conjunto de infecciones de los climas templados. Las infecciones importadas más frecuentes o más graves se resumen en la figura 14.24.

Cuando un niño está febril tras regresar de los trópicos, debe considerarse el paludismo, la fiebre tifoidea y otras infecciones tropicales, aunque las causas más frecuentes son las infecciones no tropicales.

Vacunación

La vacunación es una de las medidas de salud pública más eficaces y económicas para mejorar la salud de los niños y de los adultos. El éxito más notable fue la erradicación de la viruela alcanzada en 1979, pero la prevalencia de muchas otras enfermedades se ha reducido de forma significativa con los programas de vacunación (fig. 14.25). La Organización Mundial de la Salud (OMS) se propuso erradicar la poliomielitis para el año 2000, y actualmente sólo se producen brotes ocasionales en África y en Asia.

Hay diferencias en cuanto al calendario y la composición de los programas de vacunación en los diferentes países, que cambian continuamente según se va disponiendo de nuevas vacunas (tabla 14.3). El calendario actual en el RU, que se adoptó en el año 2006, se muestra en la figura 14.26. Sus características son:

- Recién nacidos: se administra la BCG a los lactantes con un riesgo alto de infección, pero se ha retirado del programa de vacunación habitual en el resto de los casos.
- A los 2, 3 y 4 meses de edad: se administra la vacuna «5 en 1» contra difteria, tétanos, tos ferina, *H. influenzae* tipo b y polio. La vacuna viva oral contra la polio se ha sustituido por una vacuna muerta inyectable por el riesgo de polio en los niños no vacunados y en las personas inmunodeprimidas debido a las excreciones gastrointestinales de los receptores de la vacuna.
- A los 2, 4 y 13 meses: se ha añadido la vacuna neumocócica conjugada al programa de vacunación.
- A los 3, 4 y 12 meses: se administra la vacuna conjugada contra meningococos del grupo C (MenC) mediante inyección separada.
- A los 12 meses: se administra un refuerzo de la vacuna Hib (combinado con la MenC).
- A los 13 meses aproximadamente: se administra la vacuna SPR (sarampión, paperas y rubéola).
- Niños más mayores: dosis de refuerzo siguiendo el programa de vacunación.

Razones para implantar los programas de vacunación

La difteria produce una enfermedad local con formación de membranas que afecta a la nariz, la faringe o la laringe, o enfermedad sistémica con miocarditis y manifestaciones neurológicas. La vacunación ha erradicado la enfermedad en el RU (fig. 14.25a).

En las figuras 14.25b, c y e se muestra el efecto de la vacunación sobre el número de notificaciones de **tos ferina, poliomielitis y sarampión.**

Tabla 14.3 Vacunas disponibles para los niños

Vacunas rutinarias en el RU	Difteria (T), tétanos (T), tos ferina (I)
	Poliomielitis (I)
	Haemophilus influenzae b conjugada (S)
	Meningococo C conjugado (S)
	Neumococo conjugado (S)
	Sarampión (V), parotiditis (V), rubéola (V)
Otras vacunas rutinarias en Estados Unidos	Hepatitis B (S)
	Varicela (V)
Vacunas disponibles para niños de riesgo	TB (BCG) (V)
	Hepatitis A (S) y B (I)
	Gripe (S)
Vacunas disponibles para niños que viajan al extranjero	Fiebre tifoidea: oral (V), parenteral (I)
	Cólera (I)
	Fiebre amarilla (V)
	Rabia (I)
	Encefalitis japonesa (I), encefalitis transmitida por garrapata (I)

V, vivo atenuado; I, inactivado; T, toxoide; S, subunidad.

Abordaje del niño febril que vuelve del trópico

Historia

Lugares visitados y duración de la estancia. Vacunación, profilaxis de malaria. Historia de comida, bebida (agua infectada), hospedaje (exposición a vectores), contactos, baños (ríos y lagos infectados).

↓

Exploración

Con especial referencia a fiebre, ictericia, anemia, hepatomegalia o esplenomegalia.

↓

Causas no tropicales de fiebre

Considerar causas no tropicales de fiebre en la infancia: infección urinaria, infecciones de las vías respiratorias superiores e inferiores, gastroenteritis, septicemia, meningitis, osteomielitis, hepatitis, infecciones víricas, (incluyendo las exantemáticas de la infancia).

↓

Infecciones tropicales

Paludismo

El 40% de la población mundial vive en un área donde la hembra del mosquito *Anopheles* transmite el paludismo. Más de 1 millón de niños mueren en África cada año por paludismo, sobre todo por *Plasmodium falciparum*. Los hallazgos clínicos consisten en fiebre (con frecuencia no cíclica), diarrea, vómitos, síntomas seudocatarrales, ictericia, anemia y trombocitopenia. Aunque de forma clásica el inicio es 7-10 días después de la inoculación, las infecciones pueden debutar muchos meses más tarde. Los niños son especialmente susceptibles a la anemia grave y a la forma más grave de la enfermedad: el paludismo cerebral. La infección se diagnostica por examen de extensión de sangre. La especie *(falciparum, vivax, ovale o malariae)* se confirma en la extensión de sangre.

Puede ser necesario repetir la extensión. Casi todos los afectados en el RU requieren quinina. Dada la aparición de cepas resistentes a la cloroquina en todo el mundo, los viajeros deben informarse acerca de las medidas de prevención cuando se desplacen a áreas endémicas. La profilaxis disminuye el riesgo de infección, aunque no lo elimina. También es importante la prevención de las picaduras de mosquito con repelentes y con mosquiteras.

Fiebre tifoidea

Un niño con fiebre que empeora, cefalea, tos, dolor abdominal, anorexia, malestar y mialgia puede tener una infección por *Salmonella typhi* o *paratyphi.* Los síntomas gastrointestinales (diarrea o estreñimiento) pueden no aparecer hasta la segunda semana. Puede haber esplenomegalia, bradicardia y manchas rosadas en el tronco. Las complicaciones graves de esta enfermedad son perforación gastrointestinal, miocarditis, hepatitis y nefritis. El reciente incremento de las cepas multirresistentes, sobre todo en el subcontinente indio, supone que puede ser inadecuado el tratamiento con cotrimoxazol, cloramfenicol o ampicilina. Las cefalosporinas de tercera generación o el ciprofloxacino suelen ser eficaces.

Dengue

Esta infección vírica está ampliamente extendida en los trópicos y se transmite por los mosquitos. La infección primaria se caracteriza por exantema eritematoso, mialgia, artralgia y fiebre elevada. Después de la resolución de la fiebre, puede haber un exantema secundario con descamación. El dengue hemorrágico, también conocido como síndrome de shock dengue, tiene lugar cuando un niño previamente infectado tiene una infección posterior por una cepa de virus de un serotipo distinto. Desafortunadamente, la respuesta inmunitaria del huésped parcialmente eficaz incrementa la gravedad de la enfermedad. El niño se presenta con un síndrome de pérdida capilar grave, con hipotensión resultante y manifestaciones hemorrágicas. Mediante reanimación con líquidos, la mayoría de los niños se recuperarán por completo. Los enfermos no son infecciosos, ya que no hay diseminación directa de persona a persona.

Gastroenteritis y disentería

La gastroenteritis suele aparecer en los viajes al extranjero. La «diarrea del viajero» suele deberse a un cambio en la flora intestinal por diversos virus, entre ellos los rotavirus y E. coli. No suele ser necesario otro tratamiento, aparte de la rehidratación. La fiebre con deposiciones blandas con sangre o moco sugiere disentería por *Shigella, Salmonella, Campylobacter* o *Entamoeba histolytica.* Hay que recoger hemocultivo y coprocultivo e iniciar anibióticos adecuados.

Fiebres hemorrágicas virales

Entre las causas figuran los virus Lassa, Marburg, Ébola y Crimea/Congo. Éstas son infecciones importadas, aunque recientemente se han aislado hantavirus en el RU. Estas infecciones son muy contagiosas y letales. Si se sospechan, hay que tomar precauciones de aislamiento estricto de cualquier paciente sintomático que vuelve de un área endémica durante los 21 días del período de incubación de la infección. Se debe solicitar la opinión de un especialista.

Figura 14.24 Abordaje del niño febril que vuelve del trópico.

***Haemophilus influenzae* tipo b** produce una enfermedad invasiva en los niños pequeños que incluye otitis media, neumonía, epiglotitis, artritis séptica y meningitis. El número de notificaciones de la infección ha caído drásticamente tras la introducción de la vacuna Hib (fig. 14.25d), pero se ha producido un aumento gradual desde 1988 porque la protección no se mantiene a lo largo de toda la infancia. Esto se trató con un programa de compensación para Hib, y se ha incluido una dosis de recuerdo de

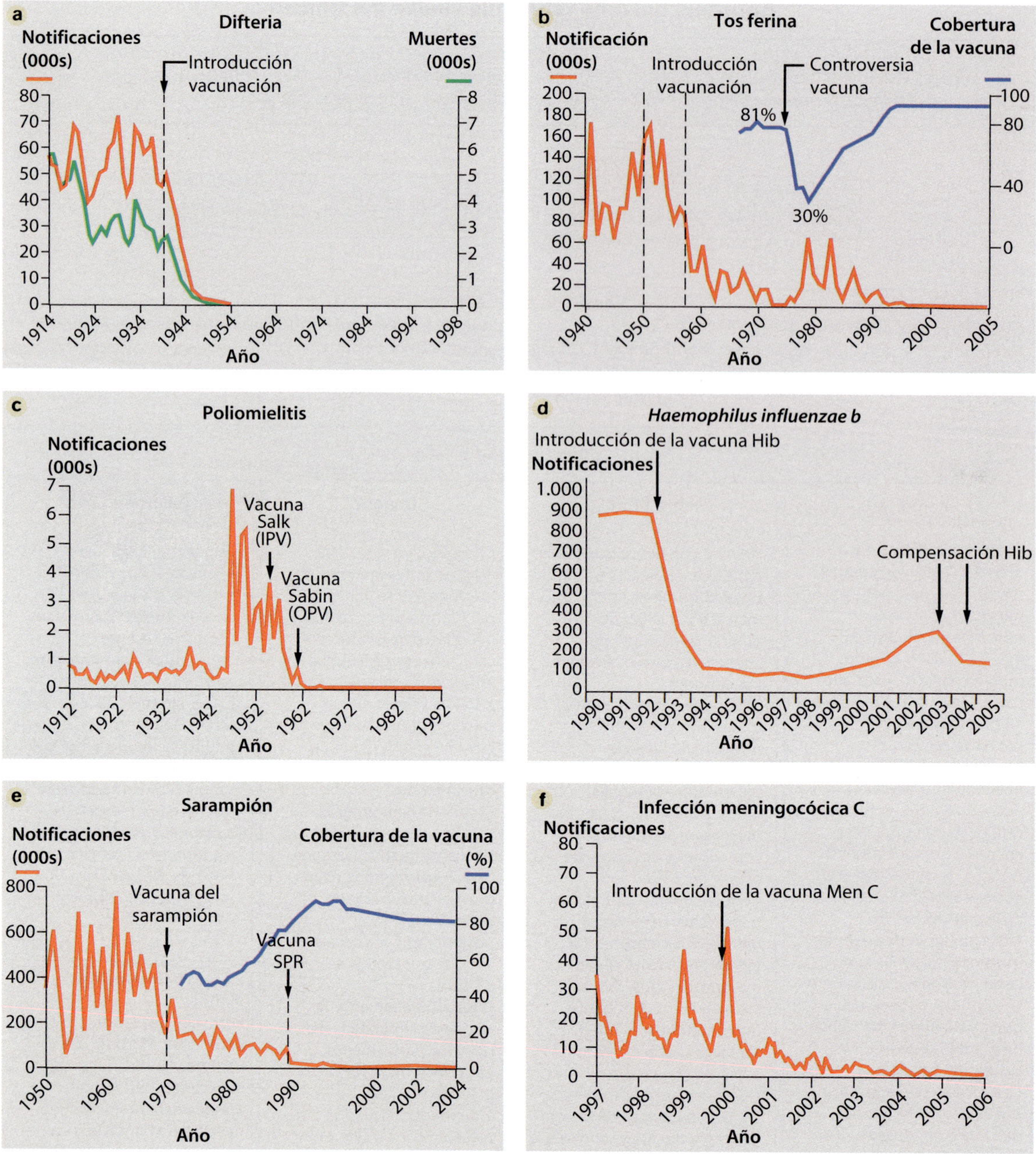

Figura 14.25 Efecto de la vacunación sobre el número de notificaciones en Inglaterra y Gales. **a)** Difteria. **b)** Tos ferina. **c)** Poliomelitis. **d)** *Haemophilus influenzaeb.* **e)** Sarampión. **f)** Enfermedad meningocócica C. (Cortesía de la Dra. Mary Ramsey y de la Sra. Anjna Mistry, Health Protection Agency Communicable Disease Surveillance Unit.)

Hib a los 12 meses de edad para prevenir una reaparición posterior.

El **meningococo C** era un microorganismo patógeno poco común, pero grave, que causaba septicemia y meningitis. La caída notable del número de informes en todos los grupos de edad se muestra en la figura 14.25f. El número de vacunaciones en el primer año de vida se ha reducido de tres a dos, ya que se ha demostrado que así se consigue el mismo nivel de protección. A los 12 meses se administra una dosis de recuerdo para extender la protección a lo largo de la primera infancia.

La vacuna contra los **neumococos** se introdujo en el programa de vacunación en 2006. Aproximadamente, 530 niños de menos de 2 años desarrollaban la enfermedad neumocócica invasiva en Inglaterra y Gales cada año. Aproximadamente, un tercio desarrollaban meningitis neumocócica, que tiene una alta mortalidad, y deja secuelas de incapacidad permanente en más del 30% de los supervivientes. La vacuna protege contra siete cepas comunes, que son responsables de aproximadamente el 80% de los casos de enfermedad invasiva. Desde que se introdujo la vacuna en EE.UU., han descendido notablemente los

Calendario de vacunación en el RU (2006)

	Nacimiento	1 mes	2 meses	3 meses	4 meses	12 meses	13 meses	3,5-5 años	13-18 años
BCG	BCG si existe riesgo								
Hep B	Hep B si existe riesgo	Hep B si existe riesgo	Hep B si existe riesgo			Hep B si existe riesgo			
1 en 5 difteria, tétanos, tos ferina, polio, Hib (DTaP/IPV/Hib)			1 en 5	1 en 5	1 en 5				
Vacuna de neumococo conjugado			Vacuna neumo		Vacuna neumo		Vacuna neumo		
Men C				Men C	Men C				
Hib/Men C						Hib/Men C			
SPR							SPR	SPR	
Difteria, tétanos, tos ferina, polio, (DTaP/IPV)								DTaP/IPV	
Difteria, tétanos, polio (Td/IPV)									Td/IPV

Figura 14.26 Calendario de vacunación en el RU. (Véase www.immunisation.org.uk.)

casos de infección neumocócica invasiva, no sólo en los niños pequeños vacunados, sino también en los niños más mayores, debido al efecto sobre la población general.

Aunque el número de notificaciones de **TB** está aumentando, sigue siendo poco frecuente y se limita principalmente a las poblaciones de alto riesgo. Por tanto, en el período neonatal la vacuna BCG sólo se administra a los niños de alto riesgo. Se ha suspendido la vacunación de rutina para todos los niños en edad escolar con pruebas cutáneas negativas, ya que no se ha demostrado su eficacia.

En EE.UU. y en muchos otros países, las vacunas contra la **hepatitis B** y la **varicela** forman parte del programa de vacunación.

En muchos países en vías de desarrollo, la cobertura vacunal no es óptima debido a motivos logísticos y económicos, por lo que cada año mueren millones de niños pequeños por causas que podrían prevenirse. En www.cdc.gov y en www.who.org se ofrecen los programas que recomiendan el gobierno de EE.UU. y la OMS, respectivamente.

Complicaciones y contraindicaciones

Tras la vacunación, puede haber inflamación y dolor en el lugar de la inyección, así como fiebre baja y malestar. Algunas vacunas, como el sarampión o la rubéola, pueden causar una forma leve de la enfermedad. Puede haber reacciones más importantes, incluida la anafilaxia, pero son muy raras. Hay que seguir las recomendaciones locales en relación con la vacunación y sus contraindicaciones. Se debe posponer la vacunación si el niño tiene una enfermedad aguda, si bien una infección leve sin fiebre o el malestar general no son contraindicaciones. Si hay historia personal o familiar de convulsiones febriles, deben hacerse recomendaciones para prevenir la fiebre. No hay que administrar vacunas vivas a los niños con alteración de la respuesta inmunitaria (excepto a los niños con infección por VIH, a quienes se puede administrar la vacuna triple vírica SPR).

Las convulsiones y la encefalopatía son complicaciones raras de la vacuna de la tos ferina, pero la publicidad en el RU de la década de 1970 en relación con este riesgo produjo una marcada reducción en la tasa de vacunación, que se siguió de varias epidemias de tos ferina (v. fig. 14.25b). Se reconoce actualmente que en muchos casos las complicaciones se atribuyeron falsamente a la vacuna y que las complicaciones neurológicas de la enfermedad en sí misma son considerablemente más frecuentes que las de la propia vacuna. La única contraindicación para la vacuna de la tos ferina es que el niño haya presentado una reacción grave local o general con una dosis anterior. Si hay un problema neurológico en evolución, hay que retrasar la vacunación hasta que se estabilice.

La reciente polémica sobre una posible asociación entre la vacuna SPR y el autismo y la enfermedad intestinal inflamatoria se ha desacreditado, pero ha afectado negativamente a la tasa de vacunaciones y a la confianza de la población en el programa de vacunación (v. fig. 14.25e). La vacuna SPR sólo está contraindicada en los niños con una inmunodeficiencia que se haya demostrado que no está relacionada con el VIH y en los que son alérgicos a la neomicina o la kanamicina, que pueden estar presentes en pequeñas cantidades en la vacuna. Los niños con historia de anafilaxia al huevo (el virus crece en cultivos de fibroblastos generados a partir de embriones de gallina) pueden ser vacunados bajo supervisión médica. La página web www.mmrthefects.nhs.uk ofrece información detallada sobre la vacuna SPR, tanto para los padres como para los profesionales.

Lecturas recomendadas

American Academy of Pediatrics 2006 Report of the committee on infectious diseases. 'Red Book', 27th edn. AAP, Illinois. *Útil manual sobre infecciones pediátricas y vacunaciones en EE.UU.*

Feigin R D, Cherry J D 2004 Textbook of pediatric infectious diseases, 5th edn. Saunders, Philadelphia. *Amplio y exhaustivo libro de texto*

Páginas de Internet con actualizaciones en las vacunaciones e información actualizada sobre las enfermedades infecciosas

Meningitis Research Foundation www.meningitis.org.uk (material docente útil sobre meningitis)
American Academy of Pediatrics: www.aap.org
Centers for Disease Control, Atlanta, USA: www.CDC.gov
CHIVA: Childrens' HIV Association of UK and Ireland: www.bhiva.org/chiva (normas para reducir la transmisión vertical de VIH)
Health Protection Agency (antes Public Health Laboratory Service), UK: www.hpa.org.uk
MMR The facts: www.mmrthefacts.nhs.uk (información sobre la vacuna SPR)
NHS Immunisation Information: www.immunisation.nhs.uk (actualización sobre programa de vacunación en RU)
UNAIDS: www.unaids.org (información mundial sobre VIH)
World Health Organization: www.who.org

15

Alergia e inmunidad

Las alteraciones del sistema inmunitario pueden producir:

- Trastornos alérgicos.
- Deficiencias inmunitarias primarias.
- Deficiencias inmunitarias secundarias:
  - A infecciones, fármacos, pérdida de proteínas, trastornos metabólicos e hipofuncionalidad esplénica.
- Trastornos autoinmunitarios:
  - Específicos de órganos, como diabetes mellitus, enfermedad de Graves o miastenia grave.
  - Sistémicos, como artritis idiopática juvenil (AIJ) o lupus eritematoso sistémico (LES).
- Neoplasias:
  - Después de un tratamiento con fármacos inmunosupresores a altas dosis.

Alergias pediátricas

Dentro de este grupo se incluyen el asma, la rinitis alérgica, la conjuntivitis, los eczemas, la urticaria y la hipersensibilidad a alimentos, fármacos y picaduras de insectos. Estas enfermedades son importantes debido a que:

- Son frecuentes: más del 40% de los niños desarrollan rinitis alérgica, eczemas y asma, y más del 8% desarrollan alergia alimentaria.
- Su incidencia está aumentando en todos los países desarrollados.
- En el Reino Unido (RU) son responsables del 6% de las consultas de atención primaria y del 7% de las intervenciones hospitalarias agudas.
- Producen una morbilidad significativa y pueden ser mortales. Aproximadamente, en el RU cada año mueren 20 niños debido al asma y 2 niños debido a anafilaxia.

En el cuadro 15-1 se incluye una definición de algunos de los términos que se utilizan en alergología.

Mecanismos de las alergias

Se han relacionado muchos genes con el desarrollo de las alergias. Los polimorfismos de estos genes inducen una susceptibilidad genética a las alergias.

Al principio de su vida, los lactantes están expuestos a una gran variedad de antígenos inespecíficos del entorno que dejan una impronta en el sistema inmunitario. En la alergia, esta impronta es anormal y da lugar a que los individuos genéticamente susceptibles se vuelvan atópicos. Si después el individuo tiene contacto con un antígeno específico (p. ej., un alimento), puede desarrollarse la sensibilización alérgica. La exposición posterior al alergeno producirá una reacción alérgica, que puede desarrollarse en dos fases:

- Inmediata: aparece en unos minutos debido a que los mastocitos liberan histamina.

Cuadro 15.1 Definiciones relacionadas con la alergia

- **Hipersensibilidad:** síntomas o signos reproducibles objetivamente que aparecen después de un estímulo concreto (p. ej., un alimento, un fármaco o un veneno) a una dosis tolerada por las personas normales
- **Alergia:** reacción de hipersensibilidad que se inicia por mecanismos inmunológicos específicos. Puede estar mediada por la IgE (p. ej., alergia a los cacahuetes) o no (p. ej., enfermedad celíaca)
- **Atopia:** tendencia personal y/o familiar, generalmente durante la infancia o la adolescencia, a volverse sensible y producir anticuerpos IgE en respuesta a la exposición normal a alergenos, generalmente proteínas. Produce asma, rinitis alérgica, conjuntivitis o eczema
- **Anafilaxia:** reacción de hipersensibilidad grave, potencialmente mortal, generalizada o sistémica

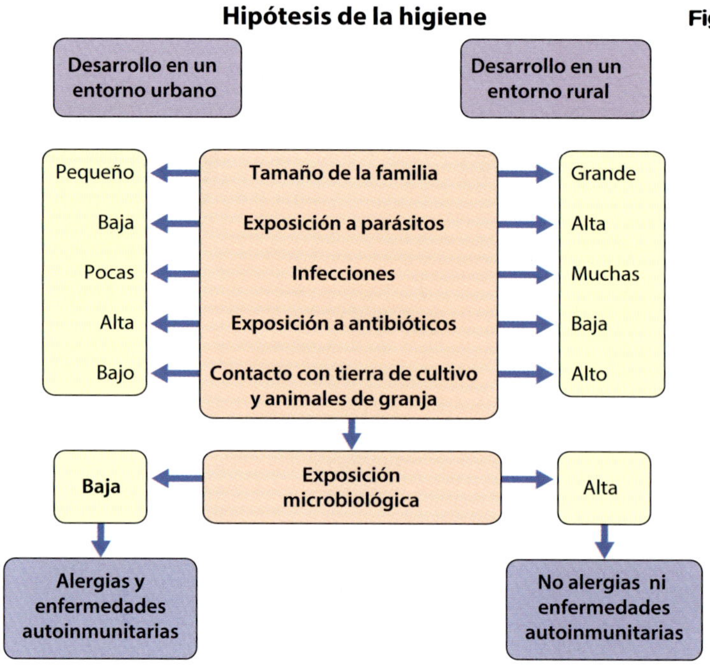

Figura 15.1 Hipótesis de la higiene.

- Respuesta retardada, tras 4-6 horas, debido a la lesión tisular que causan las células inflamatorias, especialmente los eosinófilos, en el sitio dónde se ha producido el contacto.

Hipótesis de la higiene

La hipótesis de la higiene pretende explicar el aumento de los casos de alergia que acompaña a la mejora de la calidad de vida y de las condiciones higiénicas. Según esta teoría, la alergia es el resultado de disminuir el contacto con factores microbiológicos y otros factores del entorno durante la lactancia (fig. 15.1). Las pruebas epidemiológicas circunstanciales apoyan esta teoría, pero todavía no se ha demostrado.

Sin embargo, aunque las personas que viven en un entorno rural tienen menos riesgo de padecer alergias, siguen teniendo la gran desventaja de que la incidencia de enfermedades infecciosas es mucho mayor.

Edad de presentación

Muchos niños con alergia tienen antecedentes familiares de enfermedades alérgicas. Los lactantes con muchos antecedentes familiares tienen más riesgo de desarrollar alergias.

Los niños alérgicos desarrollan trastornos alérgicos individuales a diferentes edades:

- Eczemas y alergia alimentaria durante la lactancia.
- Asma y rinitis alérgica durante la infancia.

Además, la presencia de eczema o alergia alimentaria durante la lactancia predice el desarrollo de asma y de rinitis alérgica en la infancia tardía.

Esta evolución se denomina «marcha alérgica».

Prevención de las enfermedades alérgicas

Se han realizado varios intentos para prevenir la aparición de las enfermedades alérgicas o interrumpir la marcha alérgica, que incluyen la manipulación del entorno (evitar el contacto con los alergenos durante la gestación, la lactancia o la infancia), el uso de probióticos (microorganismos que se administran por vía oral para modificar la microflora intestinal), el uso de prebióticos (oligosacáridos inmunológicamente activos) y suplementos nutricionales (p. ej., antioxidantes, aceites de pescado, elementos traza). Sin embargo, no se ha demostrado que ninguno de ellos disminuya, a largo plazo, la prevalencia de las enfermedades alérgicas.

Exploración del niño alérgico

Además de los signos de las enfermedades alérgicas individuales, la exploración puede revelar:

- Pliegues de Morgan-Dennie (fig. 15.2a): pliegues debajo de los ojos.
- Saludo alérgico (fig. 15.2b): se frotan la nariz debido a la irritación.
- Dilatación de los ganglios linfáticos cervicales.
- Cornetes nasales pálidos e inflamados.
- Respiración oral.

Tratamiento

Las enfermedades individuales las tratan los médicos generales, los pediatras generales o los médicos especialistas; por ejemplo, los dermatólogos tratan los eczemas y los pediatras neumólogos tratan el asma. Sin embargo, pueden coexistir varias enfermedades alérgicas, por lo que es útil considerar la alergia como una enfermedad sistémica. La función de los alergólogos pediátricos es identificar los factores desencadenantes para evitarlos y tratar a los niños con enfermedad sistémica o grave.

El tratamiento de los trastornos específicos se describe más abajo. Además, la inmunoterapia específica, aunque es poco frecuente en el RU, se utiliza mucho en otros países, especialmente en Estados

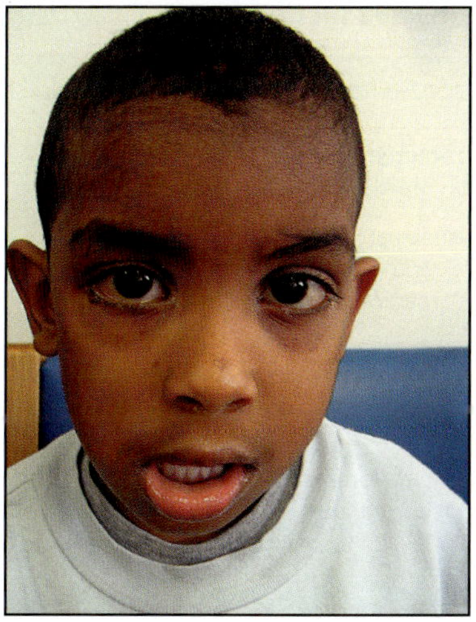

a)

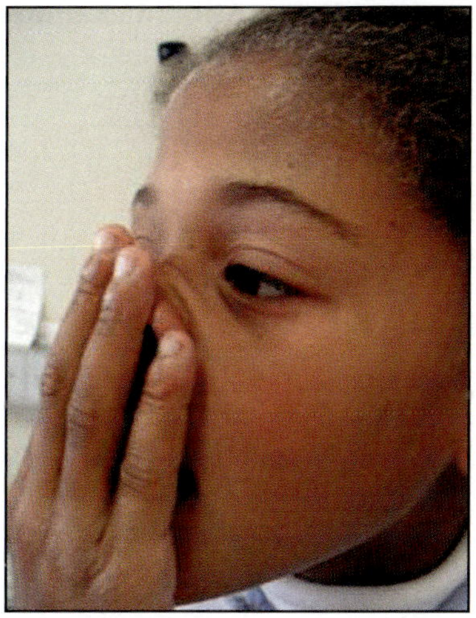

b)

Figura 15.2 Rasgos faciales de la alergia. **a)** Pliegues de Morgan-Dennie (pliegues debajo de los ojos), rinitis y eczema con lamido de los labios. **b)** Saludo alérgico: se frota la nariz debido a la irritación. (Por cortesía del Dr. George Du Toit.)

Unidos y Europa, para tratar la rinitis alérgica, la hipersensibilidad a las picaduras de insectos y, cada vez más, para el asma. Se inyectan soluciones normalizadas del alergeno por vía subcutánea, empezando con una dosis baja y aumentándola hasta la dosis de mantenimiento, con el objetivo de desarrollar una tolerancia inmunitaria. Después se ponen inyecciones de mantenimiento cada 4-6 semanas durante 3-5 años; los efectos protectores duran muchos años una vez que termina el tratamiento. Se están introduciendo nuevas modalidades, como la inmunoterapia sublingual.

Resumen

Alergias pediátricas:

- Incluyen el asma, la rinitis alérgica, la conjuntivitis, el eczema, la urticaria y la hipersensibilidad a los alimentos, los fármacos y las picaduras de insectos.
- Se producen cuando una persona genéticamente susceptible reacciona de forma anormal frente a un antígeno del entorno; la exposición posterior a un antígeno específico puede producir la sensibilización alérgica.
- Los trastornos pueden aparecer siguiendo una «marcha alérgica».
- Suelen coexistir distintas enfermedades alérgicas: si un niño tiene una alergia, debe comprobarse si tiene otras.

Alergia e hipersensibilidad alimentarias

La alergia alimentaria se produce cuando se desencadena una respuesta inmunitaria patológica frente a una proteína específica de los alimentos. La alergia alimentaria puede estar mediada por la IgE o no. Si se produce una reacción no inmunológica frente a un alimento específico, se denomina hipersensibilidad alimentaria no alérgica. En la figura 15.3 se ofrece un ejemplo de cada una de ellas con respecto a la leche de vaca.

La presentación de la alergia alimentaria varía dependiendo de la sustancia y de la edad del niño:

- En los lactantes, las causas más frecuentes son la leche de vaca, los huevos y los cacahuetes.
- En los niños más mayores, son los cacahuetes, los frutos secos y el pescado.

Las diferencias regionales reflejan las costumbres dietéticas nacionales (p. ej., en el sudeste de Asia es frecuente la alergia a la sopa de nidos de golondrina). La alergia a la fruta, aunque es frecuente, suele ser leve, y causa picores en la boca sin signos sistémicos, lo que se denomina «síndrome alérgico oral». Suele asociarse con la fiebre del heno primaveral debido a una reacción cruzada con el polen de los árboles. Sin embargo, los kiwis pueden causar anafilaxia.

La hipersensibilidad alimentaria no se relaciona con la aversión por los alimentos, en la que las personas se niegan a comer por motivos psicológicos o conductuales.

Diagnóstico

El diagnóstico de la alergia alimentaria mediada por la IgE se basa en los antecedentes que indiquen síntomas alérgicos, que generalmente aparecen unos minutos después de la ingestión, cada vez que se consume ese alimento. Si no se presenta este cuadro, el niño no tiene alergia alimentaria.

Aunque se han promocionado muchas pruebas para identificar las alergias entre el público general, la mayoría no tienen una base científica. Las pruebas de detección selectiva que resultan clínicamente útiles son las pruebas cutáneas (fig. 15.4) y medir la concentración de los anticuerpos IgE específicos en la sangre.

Cuando se realizan estas dos pruebas, la probabilidad de que el niño tenga alergia es mayor cuanto mayor es la respuesta. En caso de duda, el estándar de oro de la investigación es el desafío alimentario doble ciego controlado con placebo. Esto supone que el niño empieza consumiendo cantidades cada vez mayores del alimento o del placebo, empezando por una cantidad muy pequeña del alimento, hasta que llega a una porción completa. Esta prueba debe realizarse en el hospital, bajo vigilancia, por si aparecen signos de reacción alérgica.

Ejemplos de alergia e hipersensibilidad alimentarias a la leche

Trastorno	Manifestaciones clínicas
Alergia alimentaria mediada por IgE • Alergia inmediata a la leche de vaca	Este lactante de 6 meses alimentado con leche materna desarrolló una reacción alérgica, **a**, con urticaria generalizada inmediatamente después de ingerir leche de fórmula por primera vez. Las pruebas cutáneas fueron positivas a la leche de vaca. En **b** y **c** se muestran la urticaria generalizada y la inflamación de los labios que se produjeron tras la prueba de desafío con leche. **a Características clínicas de una reacción alérgica aguda:** **Reacción leve:** • Urticaria e irritación cutánea • Inflamación facial **Reacción intensa:** • Respiración entrecortada • Estridores • Irritación de la garganta • Dolor abdominal, vómitos, diarrea • Shock, colapso

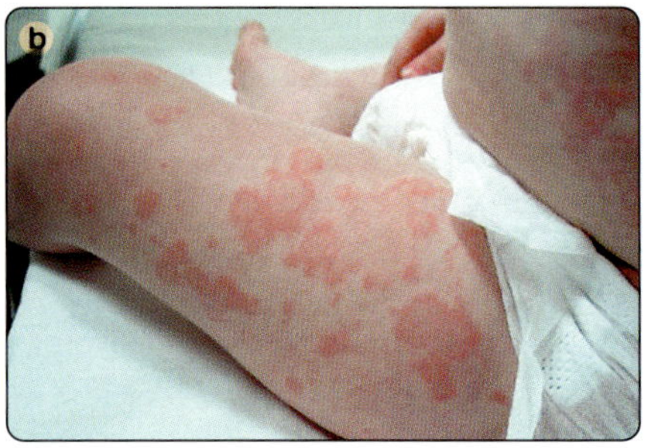

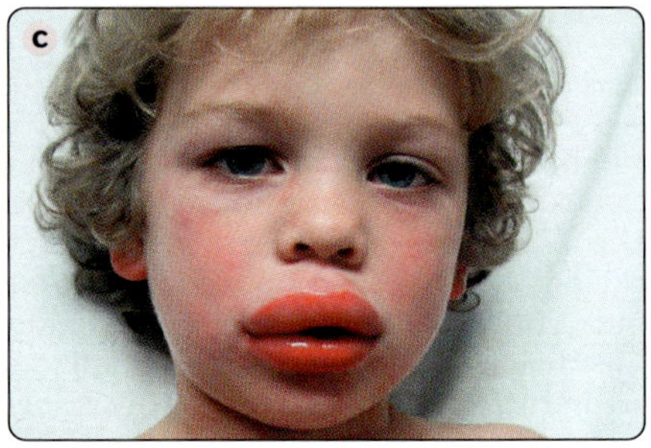

Trastorno	Manifestaciones clínicas
Alergia alimentaria no mediada por IgE • Intolerancia a la proteína de la leche de vaca	Un lactante de 4 meses, que ha tomado leche de fórmula desde que nació, siempre se ha negado a comer, hace las heces blandas y presenta fracaso del crecimiento. Las pruebas cutáneas son negativas. Cuando se retira la leche de vaca de su alimentación se resuelven los síntomas, que reaparecen cuando se intenta reintroducir la leche.
Hipersensibilidad alimentaria no alérgica • Intolerancia temporal a la lactosa	Un lactante de 12 meses de edad, que antes estaba bien, empieza a tener diarrea y vómitos. Los vómitos desaparecen, pero las heces siguen siendo acuosas durante varias semanas. Muestra de heces: no hay microorganismos patógenos, pero la prueba de sustancias reductoras es positiva. Diagnóstico: intolerancia temporal a la lactosa.

Figura 15.3 Ejemplos de alergia e hipersensibilidad alimentarias a la leche. **a)** Características clínicas de una reacción alérgica aguda. **b y c)** Urticaria generalizada e inflamación de los labios tras realizar una prueba de desafío con leche. (Por cortesía del Dr. Pete Smith).

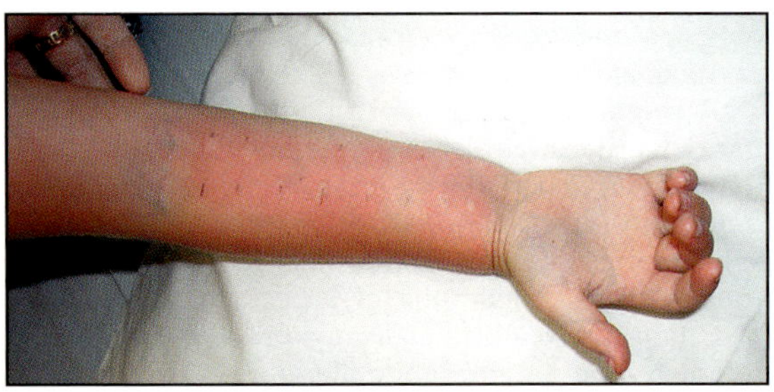

Figura 15.4 Prueba cutánea. Se coloca una gota del alergeno en la piel, se marca el sitio y se pincha con una aguja. Debe medirse cualquier roncha que aparezca. En este caso, se aprecian varias reacciones positivas. (Por cortesía del Dr. Pete Smith.)

Resumen

Alergia alimentaria:
- Las causas más frecuentes en los lactantes son la leche, los huevos y los cacahuetes; en los niños más mayores son los cacahuetes.
- Uno de cada 70 niños tiene alergia a los cacahuetes.
- El diagnóstico de la alergia alimentaria mediada por la IgE se basa en los antecedentes y, si es necesario, en las pruebas cutáneas, los anticuerpos IgE específicos en la sangre y en el desafío alimentario doble ciego controlado con placebo.
- Los niños que han sufrido una reacción grave previa o asma deben llevar un autoinyector de adrenalina.

Tratamiento

El tratamiento de los niños con alergia alimentaria implica evitar el alimento, pero esto especialmente para la leche y los frutos secos, es muy difícil, porque están presentes en pequeñas cantidades en muchos productos, y las etiquetas de los alimentos no suelen estar claras. Es muy importante el consejo de un especialista en nutrición pediátrica.

Además, el niño y su familia deben ser capaces de manejar los ataques de alergia. Es esencial llevar por escrito los planes de autotratamiento, así como tener un entrenamiento adecuado. Las reacciones leves (sin síntomas cardiorrespiratorios) se tratan con antihistamínicos. Si el niño tiene una reacción grave o asma, el tratamiento se realiza con adrenalina, que se administra por vía intramuscular con un autoinyector que el niño o los padres deben llevar siempre con ellos.

Eczema

El eczema se clasifica como una enfermedad alérgica ya que muchos niños con antecedentes familiares de alergia, hasta el 50%, desarrollan otras enfermedades alérgicas y se ha asociado a sensibilización alérgica (es decir, aumento de las concentraciones de IgE). Sin embargo, la utilidad de evitar el alergeno es controvertida. Los lactantes y los niños pequeños que tienen eczema pueden tener alergia alimentaria (especialmente alergia a la leche de vaca) y el contacto con el alimento que la provoca puede empeorar la enfermedad o producir síntomas alérgicos inmediatos. Si el eczema es grave y se sospecha que existe una alergia alimentaria basándose en los antecedentes, y si las pruebas de alergia cutáneas y las pruebas sanguíneas son positivas, debe confirmarse o descartarse mediante una dieta de exclusión del alimento. Es importante asegurar que el niño sigue una dieta correcta, y es fundamental el apoyo de un nutricionista. Más adelante podrán realizarse pruebas de desafío con el alimento causante de la alergia.

Rinitis alérgica

La rinitis alérgica (fiebre del heno) es una causa poco conocida de morbilidad infantil. Afecta a más del 20% de los niños y puede alterar mucho sus vidas. Además de su presentación clásica con coriza y conjuntivitis, también puede presentarse como «una variedad de rinitis con tos» debido al goteo posnasal, que puede afectar a la concentración. Se asocia a eczema, asma, sinusitis e hipertrofia adenoidal. Se ha demostrado que el tratamiento de la rinitis alérgica mejora el asma coexistente.

La rinitis alérgica estacional se debe predominantemente a la sensibilización y la exposición al polen y las esporas que transporta el aire (polen de los árboles en primavera, polen de gramíneas en verano y esporas de hongos en otoño). Generalmente, la rinitis alérgica perenne se debe a la sensibilización y contacto con los ácaros del polvo o a la exposición continua a un alergeno, como un animal doméstico al que el niño está sensibilizado. En el cuadro 15.2 se enumeran las opciones de tratamiento.

Cuadro 15.2 Rango de tratamiento de la rinitis alérgica

- Antihistamínicos (se utilizan solos o combinados)
- Rociadores nasales con esteroides
- Gotas oculares con cromoglicato
- Inhibidores de leucotrienos
- Esteroides por vía oral
- Inmunoterapia específica

Asma

La alergia es un componente importante del asma. Puede existir sensibilización a alergenos del aire (ácaros del polvo; polen de árboles, gramíneas u otras plantas; hongos; pelo o plumas de animales) o a los alimentos. En los niños sensibilizados, pueden llevarse a cabo medidas para evitar el alergeno (cómo utilizar fundas antiácaros para los colchones para reducir al mínimo la exposición a los ácaros del polvo) que pueden mejorar los síntomas y reducir la necesidad de utilizar fármacos. El tratamiento se describe en el capítulo 16, que trata sobre los trastornos respiratorios.

Urticaria

Generalmente, la urticaria aguda es el resultado de la exposición a un alergeno o a una infección vírica que desencadena una reacción cutánea urticarial. También puede afectar a los tejidos más profundos y producir inflamación de los labios y de los tejidos blandos de alrededor de los ojos (angiedema), e incluso anafilaxia, cuyo tratamiento se describe en el capítulo 6, figura 6.15.

Generalmente, la urticaria crónica (que persiste más de 6 semanas) no es de origen alérgico. Se debe a un aumento local de la permeabilidad de los capilares y las vénulas. Estos cambios dependen de la activación de los mastocitos de la piel, que contienen varios mediadores, incluyendo histamina. A veces puede identificarse la causa, como la leche de vaca en los lactantes, pero la mayoría de los casos son idiopáticos (cuadro 15.3).

Cuadro 15.3 Causas de la urticaria

- Idiopática (frecuente)
- Infección
- Mediada por IgE
  - Alimento específico: leche de vaca, frutos secos (especialmente cacahuetes), pescado
  - Productos sanguíneos
  - Fármacos: penicilinas, cefalosporinas
- Farmacológica
  - Alimentos que contienen sustancias liberadoras de histamina, como fresas, clara de huevo, queso
  - Aspirina y otros fármacos antiinflamatorios no esteroideos
- Agentes físicos
  - Calor, frío, presión

Alergia farmacológica

En los niños pueden producirse alergias a los fármacos, especialmente a los antibióticos, pero sólo una minoría de las alergias que se clasifican como farmacológicas son alergias verdaderas. Generalmente se producen porque las enfermedades víricas, para las que suelen prescribirse antibióticos a los niños, causan exantema cutáneo. Es necesario realizar una anamnesis detallada sobre la forma y el momento en que apareció el exantema con respecto a la administración de los antibióticos.

Puesto que las pruebas cutáneas y las pruebas sanguíneas son poco fiables para predecir las alergias farmacológicas, la única forma de confirmar o descartar el diagnóstico es realizar pruebas de desafío con el fármaco.

Hipersensibilidad a las picaduras de insectos

Se producen principalmente debido a las picaduras de abejas y avispas, y también por la picadura de hormigas del género *Solenopsis* en Estados Unidos, Asia y Australia. La intensidad de la reacción alérgica puede ser:

- Leve: inflamación local.
- Moderada: urticaria generalizada.
- Grave: síntomas sistémicos con respiración entrecortada o shock.

Es poco probable que los niños que han sufrido antes una reacción leve o moderada tengan una reacción grave en el futuro, y las familias pueden estar tranquilas. Los que han sufrido una reacción grave deben llevar un autoinyector de adrenalina y deben desensibilizarse mediante inmunoterapia específica.

Resumen

Hipersensibilidad a las picaduras de insectos:
- Principalmente causadas por abejas y avispas.
- Si un niño ha sufrido una reacción grave, deberá llevar un autoinyector de adrenalina.
- La inmunoterapia es muy eficaz en los niños que han sufrido una reacción grave.

Inmunodeficiencias

Las inmunodeficiencias pueden ser primarias o secundarias. En las enfermedades primarias hay un defecto intrínseco en el sistema inmunitario. La deficiencia inmunitaria secundaria es más frecuente y puede ocurrir junto con enfermedades neoplásicas, tratamiento inmunosupresor, infección por VIH, malnutrición, esplenectomía, síndrome nefrótico y muchas infecciones víricas y bacterianas.

Características clínicas

Muchas de las inmunodeficiencias primarias (fig. 15.5) se heredan de forma ligada a X o autosómica recesiva. Puede haber historia familiar de consanguinidad parental y muerte inexplicada, sobre todo en los varones. Los niños con inmunodeficiencia suelen tener historia previa de infecciones recidivantes, persistentes o inusuales (tabla 15.1). También puede haber pruebas de enteropatía con pérdida de proteínas y fallo de crecimiento.

Pruebas de competencia inmunológica

Van dirigidas a la causa más probable (tabla 15.2) y pueden cuantificar los componentes esenciales del sistema inmunitario, proporcionando una valoración funcional de la inmunocompetencia.

Tratamiento

Es probable que el reciente descubrimiento de la base genética de numerosas inmunodeficiencias primarias tenga un profundo impacto en el tratamiento futuro. Es de esperar que la terapia génica, en la que un gen normalmente funcionante se transfiere a una célula progenitora defectuosa, pueda llegar a ser un tratamiento para muchos defectos. Hasta que se disponga de esta terapia correctiva, el tratamiento continuará consistiendo en:

Tabla 5.1 Defectos específicos de los componentes del sistema inmunitario que producen formas particulares de infección (sólo se enumeran los más frecuentes/importantes)

Déficit inmunitario	Susceptibilidad a las infecciones	
Anticuerpo/humoral (linfocitos B)	Bacterias	*Pneumococcus, Staphylococcus, Streptococcus, Haemophilus influenzae, Moraxella catarrhalis*
	Virus	Enterovirus
Inmunidad celular (linfocitos T)	Bacterias	*Mycobacterium, Listeria*
	Virus	CMV, VVZ, VHS, VEB, sarampión, virus respiratorio
	Hongos	*Candida, Aspergillus, Pneumocystis jiroveci* (antes *carinii*)
Combinada celular y humoral (linfocitos T y B)	Bacterias	Todos los de arriba
	Virus	
	Hongos	
Neutrófilos	Bacterias	Grampositivos, gramnegativos
	Hongos	*Aspergillus, Candida*
Opsonización (complemento, unión manosa lectina)	Bacterias	*Neisseria meningitidis, Staphylococcus*
	Hongos	*Candida*

Inmunodeficiencias

Inmunodeficiencia combinada grave (ICG)	Grupo heterogéneo de enfermedades hereditarias que se caracterizan por la grave alteración de la inmunidad celular y humoral. Debutan en los primeros 6 meses de vida con infecciones graves y poco frecuentes, además de retraso grave del crecimiento. Los defectos que producen las ICG incluyen alteraciones del metabolismo purínico (déficit de adenosina deaminasa), maduración anómala de los linfocitos y deficiencia de la cadena gamma del receptor IL-2 (ICG ligado a X).
Deficiencias mayores de inmunoglobulinas	La más frecuente es la agammaglobulinemia, causada por la alteración del gen tirosincinasa de Bruton (TCB). Este cuadro conlleva una insuficiencia significativa en el desarrollo de las células B y de la producción de inmunoglobulinas. Se presenta en los 2 primeros años de vida, con infecciones bacterianas graves, en especial sinopulmonares. En el síndrome hiper-IgM, las células B no pueden cambiar la producción de IgM a IgG e IgA más específicas. Se presenta con infecciones bacterianas y *Pneumocystis jiroveci* (antes carinii).
Deficiencias menores de inmunoglobulinas	Producción anormal de una o más subclases de IgG (IgG 1-4), IgA o respuesta escasa de anticuerpos a infecciones específicas. Enfermedades de gravedad variable. Pueden estar indicados los antibióticos profilácticos o rara vez las inmunoglobulinas intravenosas.
Defectos de la función fagocítica bacteriana	Enfermedad granulomatosa crónica: enfermedad hereditaria en la que las células fagocíticas no producen superóxido tras la captación de los microorganismos debido a una lesión en una oxidasa NADPH asociada a membrana. Da lugar a infecciones crónicas y recidivantes bacterianas y por hongos, afectando sobre todo a la piel, nódulos linfáticos, pulmones, hígado y huesos. Se administran antibióticos profilácticos; el interferón gamma puede ser beneficioso.
Defectos en la función leucocitaria	El déficit de la adhesión leucocitaria debuta con retraso en el desprendimiento del cordón umbilical, retraso en la curación de las heridas, úlceras cutáneas crónicas e infecciones profundas.
Defectos en la opsonización	Los déficit del complemento y de la unión de manosa lectina aumentan la susceptibilidad a las infecciones bacterianas, sobre todo a *Neisseria meningitidis*. Las deficiencias del complemento también pueden producir enfermedades autoinmunitarias (LES).
Síndromes asociados	Ataxia telangiectasia (v. cap. 27): defecto en la reparación de ADN. Síndrome de Wiskott-Aldrich: tríada de inmunodeficiencia, trombocitopenia y eczema. El gen de este síndrome ligado a X se ha clonado. Síndrome de DiGeorge: inmunodeficiencia asociada con maldesarrollo del quinto arco braquial, que causa malformaciones cardíacas, defectos del paladar, ausencia de timo e hipocalcemia. Hay delección de una sección del cromosoma 22. Síndrome de Duncan (enfermedad linfoproliferativa ligada a X): los pacientes no pueden desarrollar una respuesta normal a la infección por el virus de Epstein-Barr y sucumben a la infección o desarrollan neoplasia secundaria.

Figura 15.5 Inmunodeficiencias.

- Profilaxis antibiótica para prevenir las infecciones, por ejemplo cotrimoxazol para prevenir la neumonía por *Pneumocystis jaroveci* (antes *carinii*).
- Antibióticos adecuados para tratar las infecciones.
- Tratamiento sustitutivo con inmunoglobulinas en los defectos de producción o función de anticuerpos.
- Trasplante de médula ósea para la inmunodeficiencia grave.

Tabla 15.2 Algunas de las pruebas más habituales para valorar la función inmunológica en los niños.

Prueba	Función
Hemograma	Número de leucocitos y recuento diferencial de neutrófilos, linfocitos y plaquetas
Extensión de sangre	Morfología de las células
Linfocitos	
Subpoblaciones linfocitarias	Determina el número de células T y B, monocitos y asesinas naturales
Inmunoglobulinas	Nivel de IgG, IgM, IgA e IgE y subclases de IgG. Si la IgG total es baja, pueden medirse las subclases de IgG
Inmunoglobulinas específicas	Prueba la capacidad para producir una respuesta apropiada de antibióticos frente a antígenos conocidos, por ejemplo respuestas vacunales
Proliferación de células T en respuesta a mitógenos y antígenos, por ejemplo fitohemaglutinina y *Candida*	Pruebas funcionales de inmunidad celular
Pruebas del metabolismo de purina y pirimidina	Alterada en algunas formas de inmunodeficiencia combinada grave
Prueba de fragilidad cromosómica	Prueba para la ataxia telangiectasia
Neutrófilos	
Prueba de nitroazul de tetrazolio (NT)	Respuesta anormal en la enfermedad granulosa crónica
Moléculas de adhesión superficial (CD18, CD11b)	Prueba para la deficiencia en la adhesión leucocitaria
Prueba de quimiotaxis	Prueba de motilidad leucocitaria
Complemento	
Componentes individuales de complemento	Reducida en los déficit de complemento y otras enfermedades
Complemento hemolítico total	Pruebas funcionales para el complemento
Nivel de unión manosa lectina (MBL)	Deficiencia de MBL
Identificación de polimorfismos genéticos	Se han identificado genes anormales específicos para diversas entidades (p. ej., síndrome de Wiskott-Aldrich, agammaglobulinemia de Bruton, síndrome de DiGeorge, inmunodeficiencia combinada grave, déficit de MBL, síndrome de Duncan)

Lecturas recomendadas

www.allergyuk.org
www.anaphylaxis.org.uk

16

Enfermedades respiratorias

La importancia de las infecciones respiratorias reside en que:

- Engloban el 50% de las visitas al médico general por parte de los niños pequeños y de un tercio de los niños mayores.
- Originan el 20-35% de las hospitalizaciones pediátricas urgentes, algunas de las cuales pueden ser de riesgo vital.
- El asma es la enfermedad crónica más frecuente en la infancia en el Reino Unido (RU).
- La fibrosis quística es la enfermedad hereditaria más habitual en la raza caucásica causante de enfermedad crónica.

Infecciones respiratorias

Son las infecciones más frecuentes en la infancia. Los niños en edad preescolar tienen como media 6-8 infecciones respiratorias al año. La mayoría son leves y autolimitadas de las vías respiratorias superiores (oído, nariz, garganta), pero algunas, como la bronquiolitis o la neumonía, pueden constituir un riesgo vital.

Etiología

Los virus causan el 80-90% de las infecciones respiratorias. Los más importantes son el virus respiratorio sincitial (VRS), rinovirus, parainfluenza, virus de la gripe, metaneumovirus y adenovirus. Un único virus puede tener diversos patrones de enfermedad; por ejemplo, el VRS puede causar bronquiolitis, crup, neumonía o catarro común.

Las bacterias importantes en las vías respiratorias superiores son *Streptococcus pneumoniae* (neumococo) y otros estreptococos, *Haemophilus influenzae, Bordetella pertussis* (que causa tos ferina), y *Mycoplasma pneumoniae*. Pueden producirse infecciones combinadas, con dos virus o un virus y una bacteria. El *Mycobacterium tuberculosis* sigue siendo un agente patógeno importante. Algunos patógenos producen epidemias predecibles, como la bronquiolitis por VRS cada invierno, mientras que otros, por ejemplo *Pneumococcus,* tienen poca variación estacional.

Huésped y factores ambientales

Se asocia con un aumento del riesgo de infección respiratoria:

- Nivel socioeconómico bajo (hogar hacinado y húmedo, malnutrición).
- Familias numerosas.
- Tabaquismo en los padres, sobre todo en la madre.
- Sexo masculino.
- Prematuridad, sobre todo si se precisó ventilación mecánica o tratamiento prolongado con oxígeno.
- Fibrosis quística.
- Anomalías congénitas cardíacas o pulmonares.
- En raras ocasiones, inmunodeficiencia congénita (p. ej., agammaglobulinemia) o adquirida (p. ej., derivada del tratamiento antineoplásico o de infección por VIH).

La edad del niño influye en la prevalencia y la gravedad de las infecciones (fig. 16.1). Las enfermedades respiratorias graves en el período de lactancia requieren con mayor frecuencia ingreso hospitalario, siendo también mayor el riesgo de muerte. La frecuencia de las infecciones se incrementa cuando el niño o un hermano mayor inician la guardería o el colegio. Las recidivas de las infecciones de las vías respiratorias superiores son frecuentes y pocas veces reflejan enfermedades subyacentes.

Clasificación de las infecciones respiratorias

Las infecciones respiratorias se clasifican en función de la zona del árbol respiratorio afectada:

- Infección de las vías respiratorias superiores.
- Infección laríngea/traqueal.
- Bronquitis.
- Bronquiolitis.
- Neumonía.

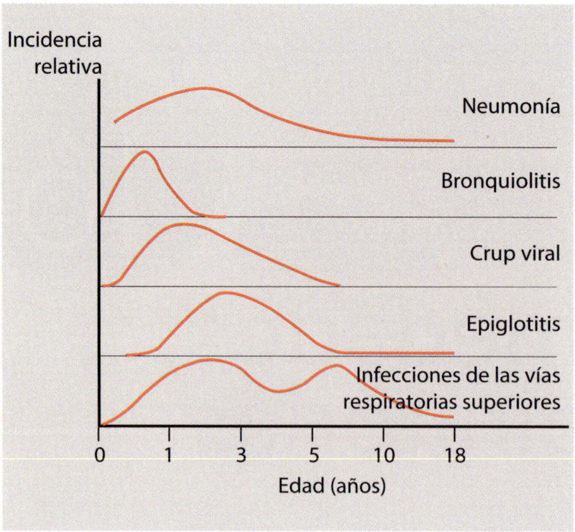

Figura 16.1 Distribución por edades de las infecciones respiratorias agudas en los niños.

Infección de las vías respiratorias superiores (IVRS)

Alrededor del 80% de las infecciones respiratorias sólo afectan a la nariz, la garganta, los oídos o los senos paranasales. El término IVRS engloba a un grupo de diferentes trastornos.

- Catarro común (coriza).
- Faringitis, incluida amigdalitis.
- Otitis media aguda.
- Sinusitis (poco frecuente).

La forma de presentación más habitual en los niños es la combinación de dolor de garganta, fiebre, rinorrea con obstrucción nasal y otalgia. La tos puede ser un síntoma muy molesto. Las IVRS pueden causar:

- Dificultad para alimentar a los lactantes, ya que la obstrucción nasal dificulta la respiración.
- Convulsiones febriles.
- Empeoramiento del asma.

Puede ser necesario el ingreso hospitalario de los lactantes para descartar una infección más grave, asegurar la alimentación o tranquilizar a los padres.

Catarro común (coriza)

Es la infección más frecuente en la infancia. Los hallazgos clásicos son la rinorrea clara o mucopurulenta y la obstrucción nasal. Los agentes patógenos más habituales son los virus: rinovirus (de los que hay más de 100 serotipos distintos), coronavirus y VRS. La educación sanitaria para informar a los padres de que los catarros son enfermedades autolimitadas y que no tienen tratamiento curativo específico puede reducir la ansiedad y las consultas innecesarias. La fiebre y el dolor se tratan con paracetamol o ibuprofeno. Los antibióticos no aportan beneficio alguno, ya que el catarro común es de etiología vírica y la sobreinfección bacteriana no es habitual.

Faringitis

La faringitis se debe por lo general a infecciones víricas por virus respiratorios (sobre todo adenovirus, enterovirus y rinovirus). En el niño mayor, *Streptococcus* β-hemolítico del grupo A es un patógeno frecuente. La faringe y el paladar blando aparecen inflamados, con aumento de tamaño de los ganglios linfáticos locales, que son dolorosos.

Amigdalitis

Es una forma de faringitis en la que existe inflamación de las amígdalas con exudado purulento. *Streptococcus* β-hemolítico del grupo A y el virus de Epstein-Barr (en la mononucleosis infecciosa) son agentes productores habituales.

Aunque los virus son la causa más frecuente de faringitis o amigdalitis, sobre todo en preescolares, no es posible diferenciar clínicamente el origen vírico del bacteriano. En la infección bacteriana, la afectación del estado general es más frecuente, con cefalea, apatía y dolor abdominal, exudado amigdalar y adenopatía cervical.

Suelen prescribirse antibióticos (por lo general penicilina, o eritromicina a los alérgicos a la misma) en las faringitis y amigdalitis graves, aunque sólo un tercio de los casos estén causados por bacterias. Los antibióticos pueden acelerar la recuperación en la infección estreptocócica, pero se requieren 10 días de tratamiento para erradicar el germen y prevenir la fiebre reumática, aunque ésta es excepcional actualmente en el RU. Es preferible evitar la amoxicilina, ya que puede causar un exantema maculopapular generalizado cuando la amigdalitis se debe a mononucleosis infecciosa.

No es posible diferenciar clínicamente la amigdalitis vírica de la bacteriana.

Infección aguda del oído medio (otitis media aguda)

La mayoría de los niños tendrán al menos un episodio de otitis media (OM). Es más frecuente entre los 6 y los 12 meses de edad. Más del 20% de los niños tendrán tres o más episodios (OM recurrente). Los lactantes y los niños pequeños son más propensos a la OM porque sus trompas de Eustaquio son cortas, horizontales y menos funcionales. Se presenta con dolor de oídos y fiebre. El niño está irritable y puede llevarse la mano al oído afectado. Se deben explorar los oídos en todos los niños con fiebre (fig. 16.2a-d). En la otitis media aguda, la membrana timpánica está rojo brillante, abombada y con pérdida del reflejo luminoso normal. En ocasiones puede haber perforación del tímpano, con pus en el conducto auditivo externo. Los agentes patógenos incluyen virus, (especialmente VRS y rinovirus) y neumococos, *H. influenzae* no tipificable y *Moraxella catarrhalis*. Las complicaciones graves, como mastoiditis o meningitis, son raras actualmente. Hay que tratar el dolor con paracetamol o ibuprofeno. Alrededor del 80% de los casos de otitis media se resuelven espontáneamente. Los antibióticos acortan el período de dolor, pero no se ha demostrado que reduzcan el riesgo de pérdida de la audición (v. sección sobre medicina basada en la evi-

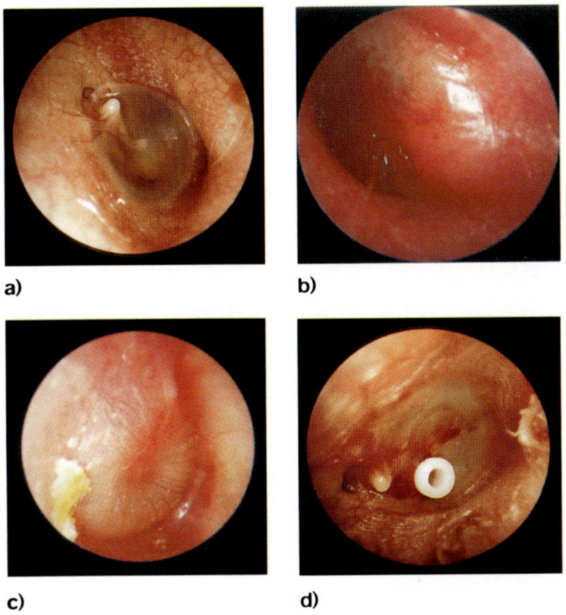

Figura 16.2 Imágenes del tímpano. **a)** Normal. **b)** Otitis media aguda. **c)** Otitis media secretora crónica. **d)** Tubo de drenaje. **a)** y **d)** Cortesía de N. Shah y N. Tolley; **b)** y **c)** de Stafford ND, Youngs R *Colour Guide ENT*, Churchill Livingstone Edimburgo, 1999, con permiso.)

dencia en el cap. 5). Suele ser útil dar una receta a los padres y decirles que sólo la utilicen si el niño sigue teniendo molestias después de 2-3 días. La amoxicilina se utiliza mucho. Ni los descongestivos ni los antihistamínicos son beneficiosos.

Las infecciones recidivantes de oído pueden originar una otitis media secretora (OMS, oído de pegamento, otitis media serosa). Los niños no presentan síntomas, excepto una posible disminución de la audición. Se observa que el tímpano está insensible y retraído, con frecuencia con un nivel de líquido visible. La otitis media secretora es muy frecuente; la incidencia máxima se produce en los niños con un año de edad y suele resolverse espontáneamente. Aunque los antibióticos mejoran el aspecto de la membrana timpánica a corto plazo, no aportan beneficios a largo plazo. La otitis media secretora es la causa más frecuente de pérdida de la audición de transmisión en los niños, y puede interferir en el desarrollo normal del lenguaje y producir alteraciones en el aprendizaje en el colegio. En estos niños puede ser beneficioso insertar tubos de ventilación (anillos de drenaje) y debe considerarse la adenoidectomía.

Resumen

Otitis media aguda (OM):

- Sólo puede diagnosticarse examinando la membrana timpánica.
- Los antibióticos acortan la duración del dolor, pero no disminuyen la pérdida de la audición.
- Si es recurrente, puede producir otitis media secretora, que puede causar dificultades del habla y el aprendizaje debido a la pérdida de audición.

Sinusitis

En el contexto de las IRVS víricas es posible la infección de los senos paranasales. Ocasionalmente hay sobreinfección bacteriana, con dolor y tumefacción sobre la mejilla por infección del seno maxilar. Dado que los senos frontales no se desarrollan hasta el final de la infancia, la sinusitis frontal es rara en la primera década de la vida. Las sinusitis agudas se tratan con antibióticos y analgesia.

Amigdalectomía y adenoidectomía

Los niños con IVRS recidivantes suelen ser remitidos para extirpar las amígdalas y las adenoides, una de las intervenciones más habituales en la infancia. Muchos niños tienen amígdalas grandes, lo que en sí no supone una indicación para la cirugía, ya que tienden a disminuir de tamaño espontáneamente al final de la infancia.

Las indicaciones para la amigdalectomía son motivo de debate, pero incluyen:

- Amigdalitis recidivantes (a diferencia de las IVRS de repetición): la amigdalectomía reduce el número de episodios de amigdalitis en un tercio; por ejemplo, de tres a dos al año.
- Absceso periamigdalino.
- Apnea obstructiva del sueño.

Las amígdalas, como las adenoides, aumentan de tamaño hasta más o menos los 8 años, revirtiendo a partir de entonces de forma gradual. En los niños pequeños, las adenoides crecen proporcionalmente más deprisa que las vías respiratorias, por lo que su efecto de obstrucción de la luz de las vías respiratorias es mayor entre los 2 y los 8 años de edad. Las adenoides pueden obstruir el espacio nasal posterior lo suficiente como para justificar la adenoidectomía. Las indicaciones para eliminar tanto las amígdalas como las adenoides son motivo de debate, pero incluyen:

- Otitis media secretora con pérdida de la audición, si supone un pequeño beneficio adicional para la inserción de tubos de ventilación.
- Apnea obstructiva del sueño (una indicación absoluta).

Trastornos respiratorios durante el sueño

Más del 10% de los niños roncan, pero menos del 1% tienen trastornos respiratorios durante el sueño. Generalmente, la apnea obstructiva del sueño (AOS) en los niños se debe a la obstrucción de las vías respiratorias superiores causada por hipertrofia adenoamigdalar. Puede haber antecedentes de ronquidos sonoros, episodios de cese de la respiración de 30-45 segundos, respiración forzada y trastornos del sueño. Aunque algunos niños afectados pueden ser obesos, otros pueden sufrir fracaso del crecimiento y mostrar hiperactividad durante el día en vez de somnolencia. Los estudios sobre el sueño demuestran que se produce hipoxia e hipercapnia. La amigdalectomía con adenoidectomía suele ser curativa (fig. 16.3a, b).

Actualmente se sabe que los niños con un rango amplio de trastornos pueden ser propensos a sufrir trastornos respiratorios durante el sueño, especialmente los que tienen trastornos craneofaciales (p. ej., Pierre Robin), trastornos neuromusculares (p. ej., distrofia muscular) o hipotonía (p. ej., síndrome de Down). Puede existir una mezcla de hipoventilación obstructiva y central. Muchos niños mejoran con ventilación durante toda la noche con una mascarilla nasal.

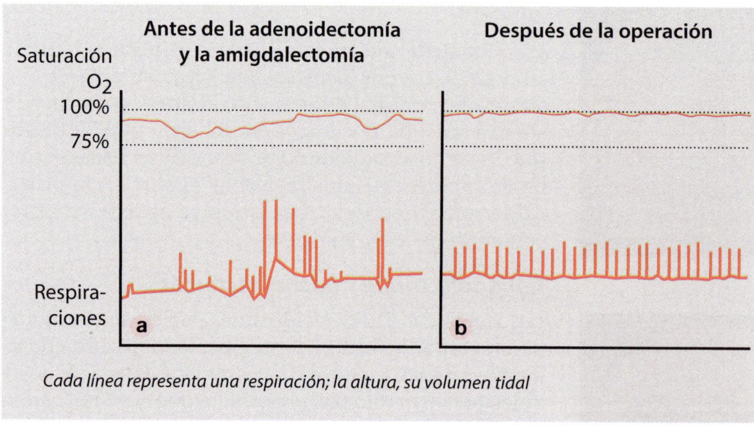

Figura 16.3 Extracto del registro cardiorrespiratorio de un niño con apnea obstructiva del sueño. **a)** Respiración irregular, con pausas periódicas asociadas con desaturación de oxígeno. **b)** Tras la adenoidectomía y la amigdalectomía, la respiración es regular y se ha resuelto la desaturación. (Cortesía del Dr. Parviz Habibi.)

Resumen

Trastornos respiratorios durante el sueño:

- Están causados por la hipertrofia adenoamigdalar: la extirpación quirúrgica es curativa casi siempre.
- Si están producidos por trastornos craneofaciales, debilidad neuromuscular o hipotonía: mejoran si se utiliza ventilación durante toda la noche mediante una mascarilla nasal.

Infecciones de la tráquea y la laringe

La inflamación y tumefacción de la mucosa por infección de la tráquea y la laringe puede ocasionar la rápida obstrucción de la vía aérea, que puede resultar mortal en el caso de los niños pequeños. Diversos procesos pueden causar obstrucción aguda de la vía respiratoria superior (cuadro 16.1). Se caracterizan por:

- Estridor, un sonido áspero que se oye sobre todo en la inspiración.
- Ronquera por inflamación de las cuerdas vocales.
- Tos perruna.
- Disnea de grado variable.

Cuadro 16.1 Diagnóstico diferencial de la obstrucción aguda del tracto respiratorio superior

Crup
- Laringotraqueítis vírica (muy frecuente)
- Estridor agudo o crónico, como en el caso de laringe hipotónica (laringomalacia)
- Traqueítis bacteriana (rara)

Causas raras
- Epiglotitis
- Inhalación de humo y aire caliente en caso de incendio
- Traumatismo de la garganta
- Absceso retrofaríngeo
- Cuerpo extraño laríngeo
- Angioedema
- Tetania debida a hipovitaminosis D
- Mononucleosis infecciosa
- Sarampión
- Difteria

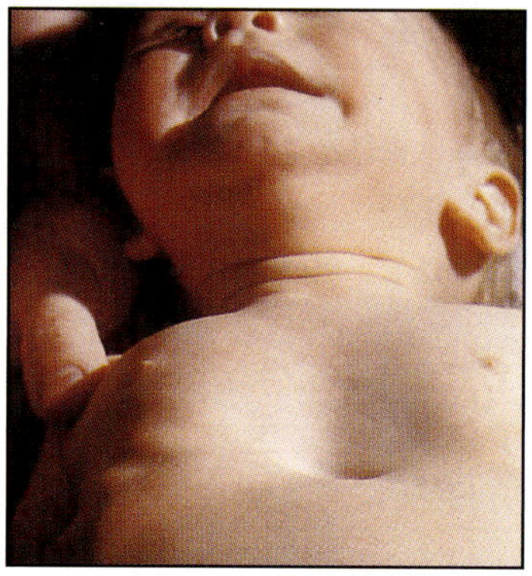

Figura 16.4 El grado de retracción esternal, intercostal y subcostal es un indicador de la gravedad de la obstrucción de la vía aérea superior más útil que la frecuencia respiratoria. (© Boehringer Ingelheim International GmbH.)

La gravedad de la obstrucción de la vía aérea superior se valora clínicamente mejor por el grado de retracción torácica (ninguna, sólo durante el llanto, en reposo o bifásica) y el nivel del estridor (ninguno, sólo durante el llanto, en reposo o bifásico) (fig. 16.4).

La obstrucción grave produce aumento de la frecuencia respiratoria, de la frecuencia cardíaca y agitación. La cianosis central o la letargo indican hipoxemia grave y necesidad de intervención urgente; la determinación de la saturación transcutánea de oxígeno por pulsioximetría es la forma objetiva más fiable para detectar la hipoxemia.

Tratamiento básico de las obstrucciones de la vía aérea superior:

- **¡No explorar la faringe!**
- **Disminuir la ansiedad que genera el personal, permaneciendo tranquilo y mostrándose seguro y bien organizado.**
- **Buscar cuidadosamente signos de hipoxia o deterioro.**
- **Si existen dudas, administrar adrenalina nebulizada.**
- **En caso de insuficiencia respiratoria por aumento de la obstrucción, agotamiento u obstrucción por secreciones, es necesaria la urgente intubación endotraqueal.**

La obstrucción de la vía respiratoria superior puede producirse al explorar la faringe con un depresor. No se debe explorar la garganta de un niño con obstrucción de la vía aérea superior, a no ser que se disponga del equipo y el personal adecuados para la reanimación.

Crup

El crup viral supone más del 95% de las infecciones laringotraqueales. La causa más frecuente es el virus parainfluenza, pero otros virus, como el metaneumovirus, el VRS y el virus de la gripe, pueden producir un cuadro clínico similar. Cursa con inflamación de la mucosa y aumento de las secreciones, afectando a la laringe, la tráquea y los bronquios, pero el peligro reside en el edema del área subglótica potencialmente peligroso para los niños pequeños, ya que puede causar un estrechamiento crítico de la tráquea. El crup aparece entre los 6 meses y los 6 años de edad, con un pico el segundo año de vida. Es más frecuente en el otoño. Los hallazgos habituales son tos perruna, estridor áspero y ronquera, precedidos normalmente por fiebre y catarro. Los síntomas suelen iniciarse y empeorar por la noche.

El niño con crup leve suele ser tratado en casa. Si la obstrucción es leve, el estridor y la depresión esternal desaparecen cuando el niño está tranquilo. Los padres deben controlar al niño en busca de signos de empeoramiento. La decisión de tratar a los niños en su casa o en el hospital está influida por el grado de gravedad de la enfermedad, el momento del día, la facilidad para acceder al hospital, la edad del niño (con un umbral de ingreso bajo para los <12 meses) y el nivel de entendimiento y confianza de los padres.

Se suele prescribir la inhalación de aire húmedo y caliente, pero su utilidad no está probada. La dexametasona oral, la prednisolona oral y los esteroides inhalados (budesonida) son eficaces para reducir la gravedad y la duración del crup vírico, así como el tiempo de hospitalización. La adrenalina nebulizada puede mejorar de forma transitoria la obstrucción grave de las vías aéreas superiores, y los niños con características clínicas de crup grave o desaturación por debajo del 93% en aire ambiente deben recibir adrenalina nebulizada y oxígeno con mascarilla y ser monitorizados. Desde que se introdujo el tratamiento con esteroides ha descendido el número de niños con crup que requieren intubación traqueal.

Traqueítis bacteriana (crup seudomembranoso)

Este cuadro grave y poco habitual se debe por lo general a infección por *Staphylococcus aureus* o *H. influenzae*. El cuadro clínico es similar al crup grave viral, excepto que el paciente tiene fiebre elevada, aspecto tóxico y obstrucción rápidamente progresiva de la vía aérea con abundantes secreciones espesas. El tratamiento consiste en administrar antibióticos por vía intravenosa, e intubación y ventilación si es necesario.

Epiglotitis aguda

La epiglotitis aguda es una urgencia médica que puede resultar mortal por la obstrucción de la vía aérea. Está causada por *H. influenzae* tipo b. En el RU, como en otros países, la introducción de la vacunación Hib en la infancia ha reducido en más del 99% la incidencia de epiglotitis y de otras formas de enfermedad invasiva por *H. influenzae* tipo b.

Tabla 16.1 Características clínicas de la laringotraqueítis vírica (crup) y la epiglotitis.

	Crup	Epiglotitis
Inicio	Días	Horas
Catarro previo	Sí	No
Tos	Severa, perruna	Ausente o leve
Puede beber	Sí	No
Babeo	No	Sí
Aspecto	Afectado	Tóxico, muy grave
Fiebre	<38,5°	>38,5°
Estridor	Áspero	Suave, susurro
Voz, llanto	Afónico	Apagada, rehúsa hablar

El cuadro se caracteriza por inflamación significativa de la epiglotis y de los tejidos circundantes, con septicemia. La epiglotitis afecta a todos los grupos de edad, pero es más frecuente en el grupo de 1-6 años. Es importante diferenciar la epiglotitis del crup viral (tabla 16.1), ya que su tratamiento es distinto.

El inicio de la epiglotitis suele ser muy agudo (v. presentación de un caso 16.1), con:

- Fiebre alta en un niño con aspecto de enfermedad grave.
- Dolor intenso faríngeo, que impide al niño hablar o tragar; la saliva cae por la barbilla.
- Estridor inspiratorio suave, con dificultad respiratoria progresiva en horas.
- El niño permanece sentado derecho, con la boca abierta para mejorar la entrada de aire.

A diferencia con el crup viral, la tos es mínima o no existe. No se debe intentar tumbar al niño, visualizar la faringe con un depresor o hacer una radiografía lateral de cuello, ya que puede producirse la obstrucción total de la vía aérea y el fallecimiento del paciente.

Si se sospecha de un diagnóstico de epiglotitis, se requieren ingreso y tratamiento urgentes. Es necesaria la presencia de un anestesista, un pediatra y un especialista en ORL, e iniciar el tratamiento de inmediato. Si se produce obstrucción respiratoria, hay que trasladar al niño a la unidad de cuidados intensivos o a un quirófano, siempre acompañado por un médico experto. Se le debe intubar con anestesia general de forma reglada. En raras ocasiones no es posible intubar, lo que obliga a realizar una traqueostomía urgente. Sólo después de haber asegurado la vía aérea se recogen cultivos y se inicia el tratamiento antibiótico intravenoso, por ejemplo con cefuroxima. Habitualmente, el paciente puede ser extubado después de 24 horas, administrando antibióticos durante 3-5 días. Con el tratamiento adecuado, la mayoría de los niños se recuperan por completo en 2-3 días. Hay que administrar profilaxis con rifampicina a los contactos próximos, como sucede en otras infecciones graves por *H. Influenzae.*

Presentación de un caso
16.1 Epiglotitis aguda

Esta niña de 5 años desarrolló en 8 horas un cuadro de dolor de garganta, babeo, fiebre elevada y dificultad respiratoria progresiva (fig. 16.5a). Se diagnosticó epiglotitis y se aseguró la vía aérea con un tubo nasotraqueal. Se inició tratamiento inmediato con antibióticos (fig. 16.5b, c). La recuperación fue completa.

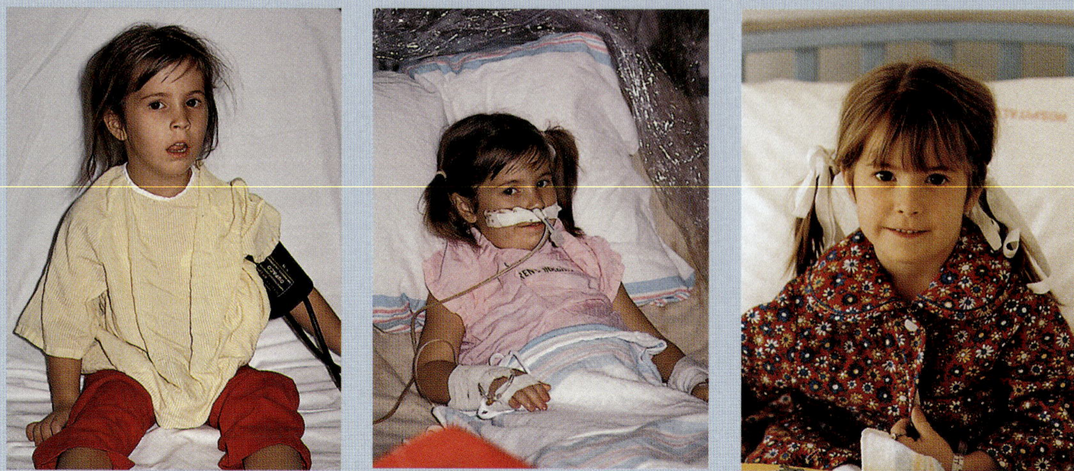

a) b) c)

Figura 16.5 Epiglotitis aguda. **a)** En el momento de presentación. **b)** A las 16 horas, con intubación nasotraqueal, sonda nasogástrica y vía intravenosa para la perfusión de antibióticos. **c)** A las 36 horas, después de retirar el tubo nasotraqueal y la sonda nasogástrica.

El tiempo es vital en la epiglotitis aguda.

Bronquitis

El término bronquitis es controvertido en la infancia. Aunque la inflamación de los bronquios, que produce una combinación de sibilancias y estertores gruesos, se detecta con frecuencia en las infecciones respiratorias, la bronquitis pediátrica es un cuadro muy distinto a la bronquitis crónica de los adultos. En la bronquitis aguda infantil, los síntomas principales son la tos y la fiebre. La tos puede durar alrededor de 2 semanas o más en las infecciones por pertussis o *Mycoplasma*. No hay evidencia de que los antibióticos, antitusivos o expectorantes aceleren la recuperación.

Tos ferina (pertussis)

La tos ferina es una forma específica de bronquitis muy contagiosa, causada por *Bordetella pertussis*. De carácter endémico, presenta brotes epidémicos cada 3-4 años. Después de un cuadro catarral que dura una semana (fase catarral), se inicia una tos paroxística o espasmódica, seguida por un gallo inspiratorio característico (fase paroxística). Los accesos de tos suelen empeorar por la noche y a veces son emetizantes. Durante un acceso, el niño tiene congestión o cianosis facial, con expulsión de moco por la nariz y la boca. La inspiración ruidosa o «gallo» al final del acceso puede no aparecer en los lactantes, pero la apnea es una característica a esta edad. Son posibles la epistaxis y las hemorragias subconjuntivales después de los accesos violentos de tos. La fase paroxística dura de 3 a 6 semanas. Los síntomas disminuyen gradualmente (fase de convalecencia), pero pueden persistir varios meses. Las complicaciones de la tos ferina, como neumonía, convulsiones y bronquiectasias, son poco frecuentes, pero la mortalidad aún es significativa, sobre todo en los lactantes, en los que se produce apnea. Los lactantes y niños pequeños con accesos graves de tos o crisis de cianosis deben ser hospitalizados.

El microorganismo puede identificarse en la fase precoz de la enfermedad mediante cultivo de frotis nasal. Es característica la linfocitosis significativa ($>15 \times 10^9/l$). Aunque la eritromicina elimina el microorganismo, los síntomas sólo disminuyen si se empieza a administrar en la fase catarral. Los hermanos, padres y contactos escolares pueden desarrollar una tos similar, y hay que administrar eritromicina preventiva a las personas que están en contacto estrecho con el niño; los lactantes no vacunados que están en contacto con el niño enfermo deben vacunarse. La vacunación reduce el riesgo de desarrollar tos ferina y la gravedad de la enfermedad en las personas afectadas, pero no garantiza la protección. El nivel de protección disminuye constantemente a lo largo de la infancia.

Resumen

El niño con estridores

Características clínicas que deben evaluarse

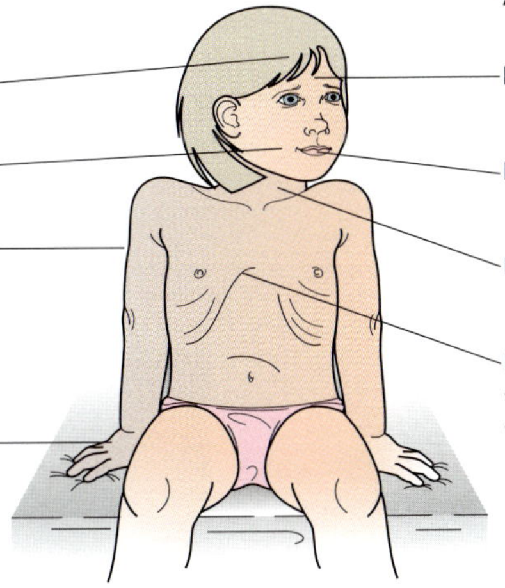

Trastornos clínicos

Crup:
- Principalmente vírico
- De los 6 meses a los 6 años de edad
- Estridores fuertes, ásperos
- Coriza y fiebre leve, voz ronca

Epiglotitis:
- Causada por *H. influenzae* tipo b, rara desde que se introdujo la vacuna Hib
- Afecta principalmente a los niños de entre 1 y 6 años de edad
- Enfermedad aguda, potencialmente mortal
- Fiebre alta, aspecto tóxico, enfermo
- Dolor de garganta; no pueden tragar saliva, que gotea desde la barbilla

Traqueítis bacteriana:
- Fiebre alta, tóxico
- Estridores fuertes, ásperos

Inhalación de un cuerpo extraño:
- Asfixia por meterse un cacahuete o un juguete en la boca
- Aparición repentina de tos o disnea

Anomalías congénitas de las vías respiratorias o laringomalacia:
- Estridores continuos o recidivantes desde el nacimiento

Otras causas poco frecuentes:
- Véase el cuadro 16.1

Resumen

Tos ferina:
- Está causada por *Bordetella pertussis*.
- Se produce tos paroxística seguida por un gallo inspiratorio y vómitos; en los lactantes se produce apnea en vez del gallo, lo que puede ser peligroso.
- Diagnóstico: cultivo del microorganismo a partir de frotis nasales, linfocitosis notables en los frotis de sangre.

Bronquiolitis

La bronquiolitis es la infección respiratoria grave más habitual en la infancia: el 2-3% de los lactantes con la enfermedad requieren ingreso cada año durante la epidemia invernal; el 90% tienen entre 1-9 meses (la bronquiolitis es rara después del primer año de vida). El virus respiratorio sincitial (VRS) es el agente causal en el 80% de los casos. Recientemente se ha identificado un metaneumovirus humano que produce síntomas respiratorios en los niños y, junto con los otros virus respiratorios, es responsable del resto de los casos.

Hallazgos clínicos

Hay síntomas catarrales iniciales, seguidos de tos seca y progresiva dificultad respiratoria. Suele haber sibilancias, aunque no siempre. Los problemas en la alimentación, junto con la disnea progresiva, suelen ser el motivo de la hospitalización. La apnea recidivante es una complicación grave, sobre todo en los más pequeños. Los niños prematuros con displasia broncopulmonar y los cardiópatas tienen un mayor

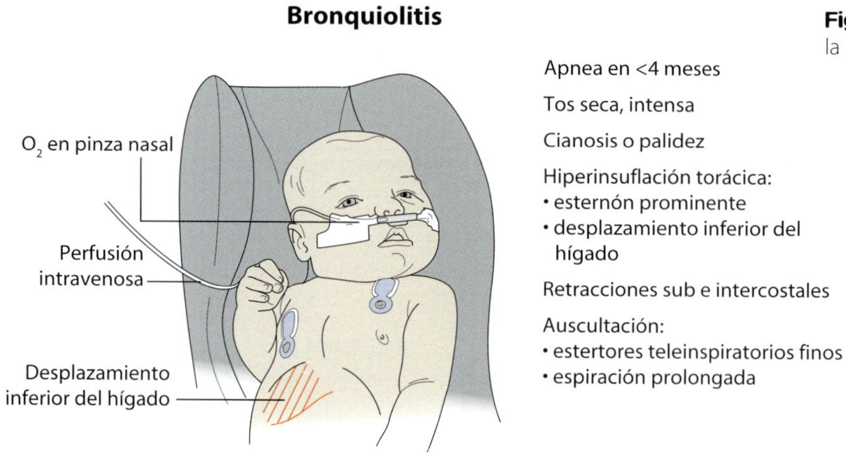

Figura 16.6 Hallazgos clínicos en la bronquiolitis del lactante.

riesgo. Los hallazgos característicos en la exploración (fig. 16.6) son:

- Tos seca, intensa.
- Taquipnea.
- Retracciones sub e intercostales.
- Hiperinsuflación torácica.
  - Esternón prominente.
  - Desplazamiento del hígado hacia abajo.
- Estertores teleinspiratorios finos.
- Sibilancias: espiratorias > inspiratorias.
- Taquicardia.
- Cianosis o palidez.

Pruebas complementarias

Es posible identificar rápidamente el VRS en las secreciones nasofaríngeas demostrando la unión con un anticuerpo fluorescente. En la radiografía de tórax se aprecia hiperinsuflación pulmonar, secundaria a la obstrucción de la vía aérea pequeña y al atrapamiento aéreo (fig. 16.7), y suele observarse atelectasia focal. La gasometría, sólo necesaria en los casos más graves, muestra la disminución del oxígeno arterial y el aumento de la PCO_2.

Tratamiento

El tratamiento es sintomático. Se administra oxígeno húmedo en pinza nasal o con una tienda. La concentración necesaria se estima por la saturación de oxígeno. Es precisa la monitorización debido al riesgo de apnea. Los antibióticos, los esteroides y las nebulizaciones no son útiles. Los broncodilatadores nebulizados como el salbutamol o el ipratropio, aunque se utilizan con frecuencia, no han demostrado reducir la gravedad o la duración de la enfermedad. La administración de líquidos por sonda nasogástrica o intravenosos es a veces necesaria. El 2% de los pacientes ingresados precisan ventilación mecánica. El VRS es muy contagioso, por lo que deben tomarse medidas de control, especialmente el lavado adecuado de las manos, para prevenir la infección cruzada entre los lactantes del hospital.

Pronóstico

La mayoría de los niños se recuperan de la infección aguda a las 2 semanas. Sin embargo, hasta el 50% presentarán episodios recidivantes de tos y sibilancias (v. sección sobre el asma más abajo). En raras ocasiones,

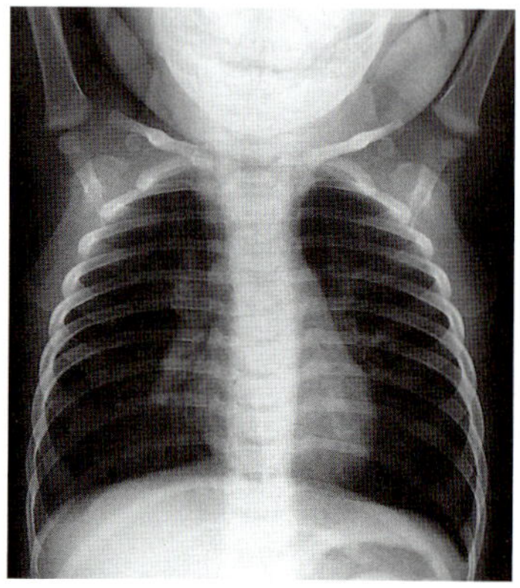

Figura 16.7 En la bronquiolitis aguda, la radiografía de tórax muestra hiperinsuflación pulmonar, con aplanamiento de los diafragmas, horizontalización de las costillas y aumento de la trama bronquial hiliar. Nota: las radiografías no suelen ser útiles en los casos de bronquiolitis.

generalmente tras la infección con un adenovirus, la enfermedad produce un daño permanente en las vías aéreas *(Bronchiolitis obliterans).*

Prevención

En los lactantes prematuros de alto riesgo, la administración de un anticuerpo monoclonal contra el VRS (palivizumab, mensual, por vía i.m.) reduce el número de ingresos hospitalarios. Su utilidad se ve limitada por el costo y por la necesidad de inyecciones repetidas.

Neumonía

La incidencia de neumonía entre los lactantes es muy alta, sigue siendo relativamente alta durante la infancia, es baja entre los adultos y aumenta otra vez en la tercera edad. La neumonía puede estar causada por varios virus y bacterias, aunque en la mitad de los casos no se identifica el microorganismo causal. Los virus son la causa más frecuente en los niños pequeños, y las bacterias son más frecuentes en los niños más mayores. En la práctica clínica, es difícil diferenciar la neumonía vírica de la neumonía bacteriana, aunque la neumonía vírica tiende a aumentar en otoño e invierno, mientras que la neumonía bacteriana muestra menos fluctuaciones estacionales.

Los microorganismos patógenos que causan neumonía varían dependiendo de la edad del niño:

- El recién nacido se infecta a partir de microorganismos procedentes del tracto genital de su madre, especialmente *Streptococcus* del grupo B, y enterococos gramnegativos.

- En los lactantes y los niños pequeños, los virus respiratorios, en especial el VRS, son las causas más frecuentes, pero también se producen infecciones bacterianas por *Streptococcus pnemoniae* o *H. influenzae*. *Bordetella pertussis* y *Chlamydia trachomatis* también causan neumonía a estas edades. *Staphylococcus aureus* es poco frecuente, pero causa infecciones graves.
- Niños de más de 5 años: las causas principales son *Mycoplasma pneumoniae, Streptococcus pneumoniae* y *Chlamydia pneumoniae*. Hay que considerar *Mycobacterium tuberculosis* en todas las edades.

Hallazgos clínicos

Los síntomas más comunes son fiebre y dificultad respiratoria, generalmente precedidos por una infección de las vías respiratorias superiores. Otros síntomas incluyen tos, letargo, pérdida del apetito y malestar. El dolor localizado en el tórax, el abdomen o el cuello es una característica de la irritación pleural e indica infección bacteriana.

En la exploración se aprecia taquipnea, aleteo nasal y tirantez torácica. La hiperinsuflación torácica y las sibilancias suelen indicar infección vírica o por micoplasmas. Puede haber estertores teleinspiratorios ásperos en el área afectada, pero los signos clásicos de consolidación con matidez a la percusión, disminución de los ruidos respiratorios y de la ventilación suelen estar ausentes. La saturación de oxígeno puede disminuir.

Las radiografías torácicas pueden confirmar el diagnóstico, pero, con la excepción de la neumonía lobular clásica característica de *Streptococcus pneumoniae* (fig. 16.8), no permiten diferenciar la neumonía bacteriana y la neumonía vírica. En los niños más pequeños, los aspirados nasofaríngeos son útiles para identificar las causas víricas, pero las pruebas sanguíneas, incluyendo el hemograma completo y los reactantes de fase aguda, no suelen ser útiles para diferenciar la neumonía vírica de la neumonía bacteriana. Las radiografías de tórax que muestran cavidades que contienen aire y líquido son características de la neumonía estafilocócica. Una pequeña proporción de casos de neumonía se asocian a derrame paraneumónico, y en las radiografías puede apreciarse que el ángulo costofrénico se ha suavizado. Algunos de estos derrames se convierten en empiemas, y las hebras de fibrina pueden formar tabiques que hacen difícil el drenaje (fig. 16.9). La ecografía torácica sirve para diferenciar el derrame paraneumónico del empiema.

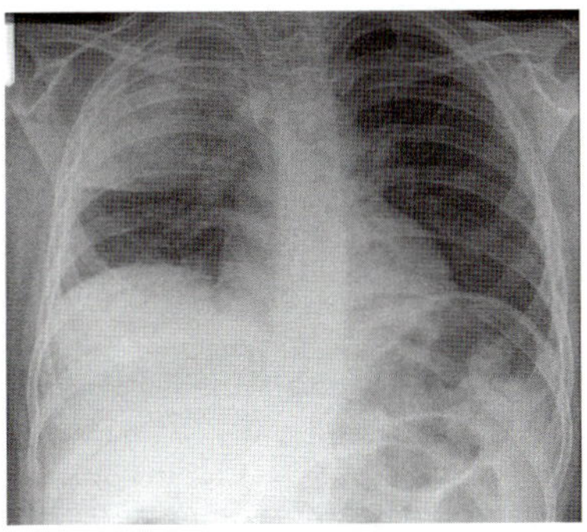

Figura 16.8
Consolidación del lóbulo superior derecho. La consolidación de un lóbulo es característica de la neumonía neumocócica.

Tratamiento

Se han publicado unas pautas de actuación basadas en la evidencia para el tratamiento de la neumonía en los niños (British Thoracic Society).

La mayoría de los niños pueden tratarse en casa, pero deberán ingresar en un hospital si la saturación de oxígeno es inferior al 93%, presentan taquipnea severa y dificultad respiratoria, resoplidos o apnea, se niegan a comer o si la familia no puede proporcionarles los cuidados adecuados. El tratamiento sintomático general debe incluir analgésicos para el dolor y oxígeno para la hipoxia. Si es necesario, deben administrarse líquidos, teniendo cuidado de no administrar un volumen excesivo, que podría alterar la secreción de ADH. La fisioterapia no resulta útil.

La elección del antibiótico depende de la edad del niño, la gravedad de la enfermedad y el patrón radiológico. Los recién nacidos requieren antibióticos de amplio espectro por vía intravenosa. La mayoría de los niños más mayores pueden tratarse con amoxicilina oral. Los antibióticos de espectro más amplio, como co-amoxiclav, deben reservarse para los casos complicados o que no responden. Para los niños de más de 5 años, el tratamiento de elección puede ser amoxicilina o un macrólido por vía oral, como eritromicina.

Generalmente, los derrames paraneumónicos se resuelven con los antibióticos adecuados, pero en la pequeña proporción de casos en que se produce empiema, se requiere drenaje colocando un catéter «cola de cerdo» e instilando una urocinasa intrapleural para romper todos los tabiques intrapleurales, o mediante cirugía.

Pronóstico

Por lo general, no se necesita hacer el seguimiento de los niños que presentan consolidación simple en las radiografías torácicas y que se recuperan clínicamente. Si presentan pruebas de colapso o empiema deben repetirse las radiografías después de 4-6 semanas. Casi todos los niños con neumonía, incluso los que tienen empiema, se recuperan completamente. El seguimiento a largo plazo en los adultos ha demostrado una disminución mensurable de la función pulmonar, pero sin importancia clínica.

Considerar la posibilidad de neumonía en los niños con rigidez cervical o dolor abdominal.

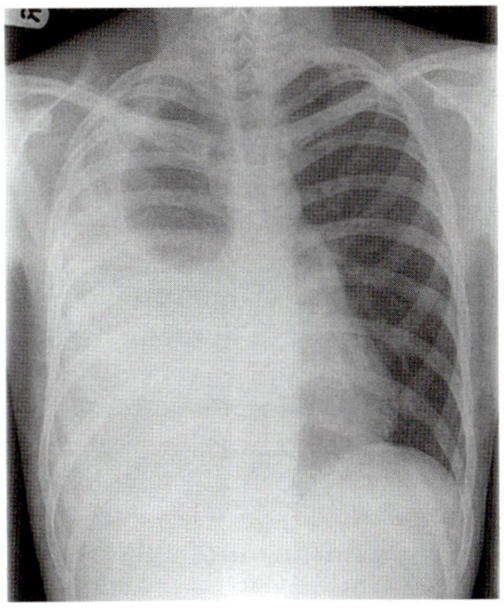

Figura 16.9
Empiema en el lado derecho.

Resumen

El niño con taquipnea o sibilancias

Características clínicas que deben evaluarse

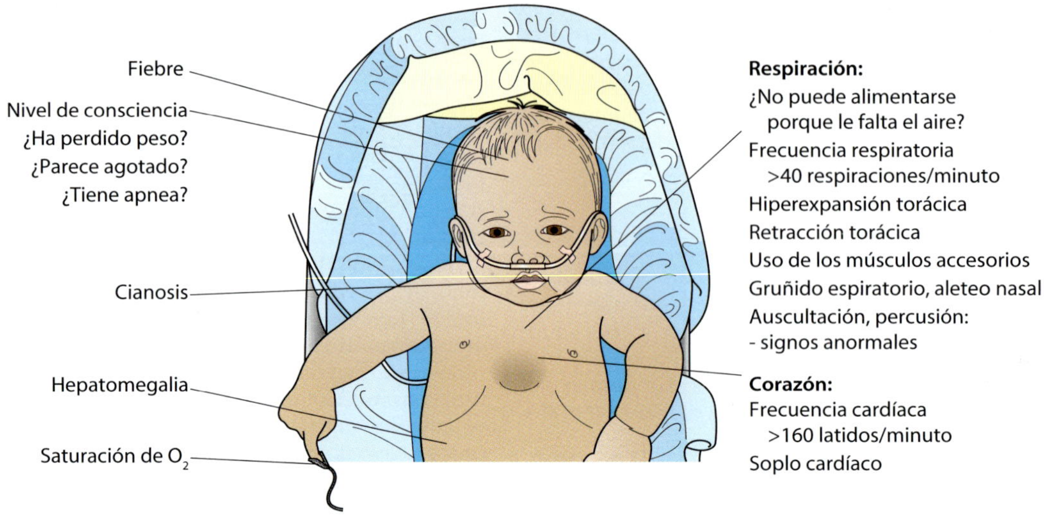

Trastornos clínicos que deben considerarse

Bronquiolitis:
- Edad: de 1 a 9 meses
- Pérdida de apetito, apnea, tos seca
- Respiración trabajosa: retracción torácica, hiperinsuflación del tórax, estertores teleinspiratorios finos, sibilancias, desplazamiento inferior del hígado
- Apnea, cianosis, insuficiencia respiratoria
- La gravedad aumenta debido a displasia broncopulmonar en los niños prematuros o con cardiopatías congénitas

Neumonía:
- Fiebre, pérdida de apetito, tos, letargia, cianosis
- Taquipnea, aleteo nasal, retracción torácica, sibilancias y estertores teleinspiratorios en el área afectada
- La saturación de O_2 puede disminuir
- Radiografías torácicas: consolidación, derrame paraneumónico o empiema

Sibilancias tempranas transitorias: si existen infecciones víricas, el riesgo aumenta en los prematuros y si la madre es fumadora

Sibilancias no atópicas: después de una infección vírica de las vías respiratorias inferiores

Asma atópica: sibilancias recidivantes, eccema, antecedentes familiares de alergia/atopia

Insuficiencia cardíaca: disnea, soplos cardíacos, hepatomegalia

Inhalación de un cuerpo extraño: asfixia por meterse en la boca un cacahuete o un juguete, etc.
Aspiración de alimentos: especialmente si existe un trastorno neuromuscular
Otras causas: véase el cuadro 16.2

Asma

Asma y sibilancias

El asma es la enfermedad respiratoria crónica más frecuente en la infancia, afectando al 15-20% de los niños en edad escolar. Se ha producido un aumento significativo de la incidencia del asma en todo el mundo durante los últimos 30 años, aunque ahora se ha estabilizado. En los países desarrollados, la proporción es más alta. En la mayoría de los niños, los síntomas del asma se controlan con facilidad, pero es una causa importante de absentismo escolar, limitación de la actividad y ansiedad para el niño y para la familia. Todavía se producen aproximadamente 20 fallecimientos anuales por asma entre los niños del RU.

El asma es un trastorno heterogéneo con distintos fenotipos clínicos, pero las sibilancias son la expresión clínica principal. En los niños con asma se han identificado tres fenotipos con respecto a las sibilancias:

- Sibilancias tempranas transitorias.
- Sibilancias no atópicas en los niños en edad preescolar.
- Sibilancias IgE mediadas (asma atópica).

Sibilancias tempranas transitorias

Las sibilancias son muy frecuentes durante la lactancia, aproximadamente la mitad de los niños tienen alguna crisis de sibilancias en algún momento. La mayoría de las sibilancias de los lactantes se asocian a crisis de sibilancias tempranas transitorias víricas (también conocidas como bronquitis sibilante).

Se cree que las sibilancias tempranas transitorias se producen porque las vías respiratorias pequeñas se obstruyen con más facilidad debido a inflamaciones secundarias de origen vírico. Los niños con sibilancias tempranas transitorias tienen una funcionalidad pulmonar reducida desde el nacimiento, lo que refleja el pequeño diámetro de las vías respiratorias. Los factores de riesgo principales son que la madre fume durante y/o después del embarazo y la prematuridad. Los antecedentes familiares de asma o alergia no son un factor de riesgo. Son más frecuentes en los niños que en las niñas. Por lo general, se resuelven a los 5 años de edad, posiblemente debido al aumento del diámetro de las vías respiratorias.

Sibilancias no atópicas

Al contrario que en el caso anterior, los niños con sibilancias no atópicas tienen una funcionalidad pulmonar normal al principio de su vida, pero una enfermedad de las vías respiratorias inferiores causada por una infección vírica (generalmente, por el VRS) aumenta las sibilancias durante los primeros 10 años de vida. Este fenotipo causa sibilancias persistentes menos graves, y los síntomas mejoran durante la adolescencia.

Sibilancias IgE mediadas (asma atópica)

Las sibilancias atópicas son la manifestación habitual del asma. La función pulmonar es normal en el momento del nacimiento, pero se desarrollan sibilancias recurrentes debido a sensibilización alérgica, con aumento de la concentración sanguínea de IgE y pruebas cutánea positivas para los alergenos comunes. Los niños con sibilancias atópicas presentan síntomas persistentes, y su función pulmonar disminuye más adelante durante la infancia. Los factores de riesgo son los antecedentes familiares de asma o alergia y una historia de eczema. Ni la exposición al humo del tabaco ni la prematuridad son factores de riesgo.

Cuadro 16.2 Causas de sibilancias recidivantes en la infancia

- Sibilancias tempranas transitorias
- Sibilancias no atópicas en los niños en edad preescolar
- Sibilancias IgE mediadas (asma atópica)
- Aspiración recidivante de la toma
- Fibrosis quística
- Intolerancia a las proteínas de la leche de vaca
- Aspiración de cuerpo extraño
- Anomalía congénita del pulmón, vía aérea o corazón
- Idiopáticas

En el cuadro 16.2 se enumeran otras causas de sibilancias recurrentes.

Fisiopatología

En la figura 16.10 se ofrece un esquema de la fisiopatología del asma. El asma produce inflamación crónica de las vías respiratorias, que afecta a los eosinófilos, linfocitos, mastocitos y neutrófilos. La inflamación produce una obstrucción del flujo de aire generalizada pero variable, con broncoconstricción, edema de la mucosa y excesiva producción de moco. La obstrucción del flujo de aire suele ser reversible, ya sea espontáneamente o con tratamiento, y se asocia a hiperreactividad de las vías respiratorias frente a una variedad de estímulos, como el ejercicio, el aire frío o la exposición a ciertos alergenos.

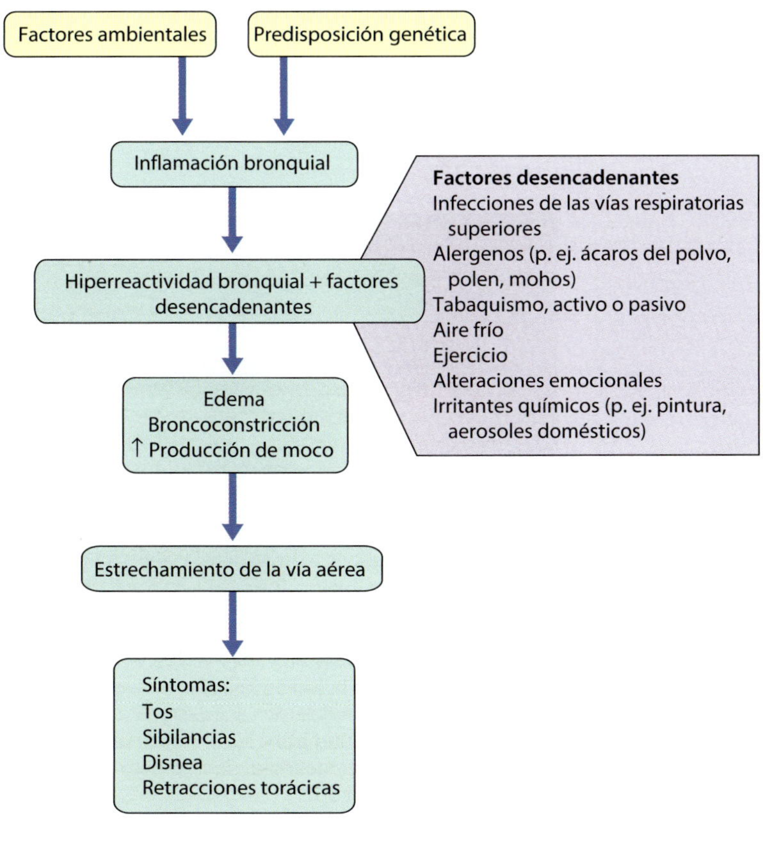

Figura 16.10 Fisiopatología del asma.

Atopia y alergia

La atopia es una predisposición hereditaria a la sensibilización a los alergenos. Más del 40% de los niños tienen atopia, aunque la mayoría son asintomáticos. Estos niños tienen más riesgo de padecer enfermedades alérgicas (v. cuadro 16.3 y cap. 15). Los niños que tienen un trastorno alérgico tienen más riesgo de sufrir otro trastorno de este tipo; por ejemplo, la mitad de los niños con asma alérgica tendrán eczema en algún momento de su vida.

Diagnóstico

Debe sospecharse un diagnóstico de asma en los niños que tienen sibilancias en más de una ocasión, especialmente si las ha escuchado un profesional sanitario mediante auscultación y las ha diferenciado de los sonidos respiratorios superiores transmitidos (*Guideline on Asthma Management*, BTS/SIGN). Las sibilancias son un sonido silbante que se escucha en el pecho, y los padres suelen percibirlo de forma diferente a los profesionales sanitarios. En la práctica, generalmente el diagnóstico se hace basándose en los antecedentes de sibilancias recidivantes, con exacerbaciones que suelen estar desencadenadas por infecciones respiratorias víricas.

El patrón del asma debe evaluarse mediante las siguientes preguntas:

- ¿Con qué frecuencia aparecen los síntomas?
- ¿Cuánto ha faltado al colegio debido al asma?
- ¿El asma afecta a sus actividades generales y a su capacidad para hacer deporte?
- ¿Con qué frecuencia se altera su sueño?
- ¿Cuál es la intensidad de los síntomas entre un período de exacerbación y otro?

La exploración torácica entre las crisis suele ser normal. En el asma de larga evolución puede haber hiperinsuflación torácica, sibilancias espiratorias polifónicas generalizadas y aumento del tiempo espiratorio. La aparición de la enfermedad durante la lactancia puede producir surcos de Harrison (fig. 16.11). Hay que comprobar si el niño presenta eczema y debe examinarse la mucosa nasal por si existe rinitis alérgica. El crecimiento es normal, a no ser que el asma sea muy grave. La presencia de tos seca o producción de esputo, dedos en palillo de tambor o falta de crecimiento indican un trastorno más grave, como fibrosis quística o bronquiectasia.

Pruebas complementarias

Normalmente, el diagnóstico aparece claro con la historia, sin que sean necesarias pruebas complementarias. Las pruebas cutáneas para los alergenos comunes son una ayuda para el diagnóstico de atopia y sirven para identificar los alergenos que pueden actuar como desencadenantes. Las radiografías torácicas suelen ser normales, pero ayudan a descartar otros trastornos. Si existen dudas, puede ser útil registrar el pico de flujo máximo espiratorio (PFME) (fig. 16.12 y apéndice). La mayoría de los niños de más de 5 años pueden utilizar un medidor de pico de flujo. El asma produce un aumento de la variabilidad del pico de flujo, tanto de la variabilidad diurna (el PFME suele ser más bajo por la mañana que por la tarde) como de la variabilidad entre un día y otro (cambios del PFME a lo largo de una semana). También puede observarse la respuesta a un broncodilatador; el PFME aumenta más del 10-15% después de inhalar un broncodilatador. La respuesta al tratamiento suele ser la prueba más útil.

Tratamiento

El objetivo consiste en que el niño haga una vida lo más normal posible, controlando los síntomas y evitando las exacerbaciones y mejorando la función pulmonar, con el tratamiento y los efectos secundarios mínimos. La *British Guideline on Asthma Management* es una guía basada en la evidencia actualizada con regularidad que ofrece unas pautas para tratar el asma en los niños y en los adultos.

En la tabla 16.2 se muestra una lista de los fármacos que se utilizan para tratar el asma en los niños.

Cuadro 16.3 Trastornos alérgicos

- Asma
- Eczema
- Rinitis alérgica
- Conjuntivitis alérgica
- Urticaria y angioedema
- Alergia alimentaria y a medicamentos

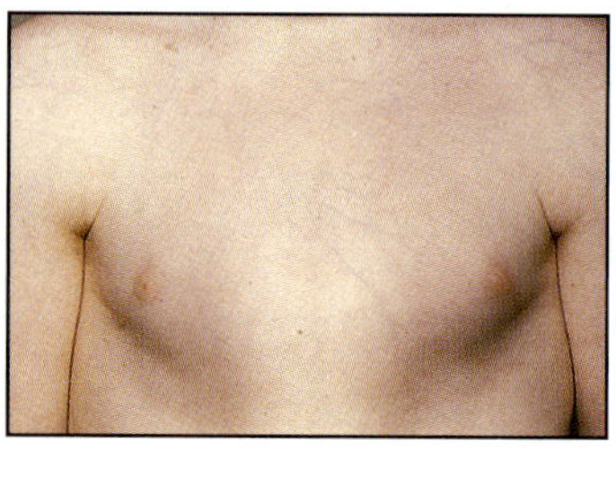

Figura 16.11 Las depresiones en la base del tórax en relación con la inserción muscular del diafragma se denominan surcos de Harrison, y suelen asociarse a síntomas respiratorios durante la lactancia.

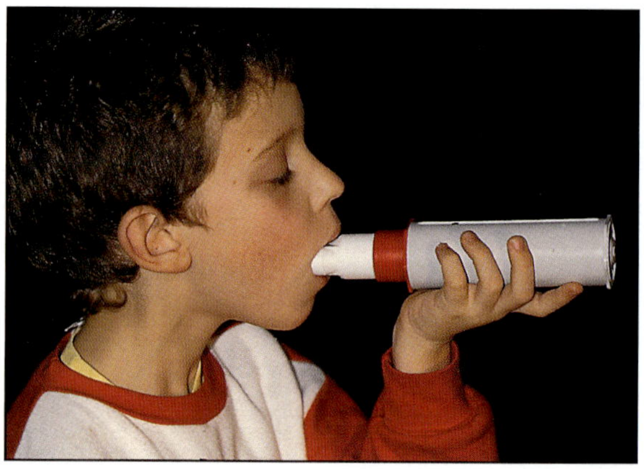

Figura 16.12 La estimación del pico de flujo máximo espiratorio (PFME) proporciona una medición simple y objetiva de la gravedad de la obstrucción al flujo aéreo en el asma. Las mediciones regulares registradas en un diario proporcionan información sobre el control de la enfermedad. Los valores normales del PFME se relacionan con la altura (v. apéndice).

Tabla 16.2 Fármacos antiasmáticos

Tipo de fármaco	Fármaco
Broncodilatadores	
Agonistas β_2 (de rescate)	Salbutamol
	Terbutalina
Broncodilatador anticolinérgico	Bromuro de ipratropio
Tratamiento preventivo/profiláctico	
Esteroides inhalados	Budesonida
	Beclometasona
	Fluticasona
	Mometasona
Broncodilatadores β_2 de acción prolongada	Salmeterol
	Formoterol
Metilxantinas	Teofilina
Inhibidores de los leucotrienos	Montelukast
Esteroides orales	Prednisolona

Todos se administran por vía inhalatoria, excepto la prednisolona, los moduladores de leucotrienos y la teofilina.

Tratamiento broncodilatador

Los agonistas β_2 son los broncodilatadores que más se utilizan y los más eficaces. Los *agonistas β_2 de acción corta (de rescate),* como salbutamol o terbutalina, tienen un rápido inicio de acción, son eficaces durante 2-4 horas y tienen pocos efectos secundarios. Se utilizan cuando es necesario si aumentan los síntomas, y en dosis altas para las crisis agudas de asma.

Por el contrario, los *agonistas β_2 de acción prolongada,* como salmeterol o formoterol, son eficaces durante 12 horas y se utilizan junto con corticoides inhalados. No se emplean en los casos de asma agudo, y no deben utilizarse sin un corticoide inhalado. Estos agonistas son útiles para el asma inducido por el ejercicio.

El *bromuro de ipratropio,* un broncodilatador anticolinérgico, se utiliza a veces en los niños pequeños en los que otros broncodilatadores han sido ineficaces o para tratar el asma agudo grave.

Esteroides inhalados

Los fármacos profilácticos sólo son eficaces si se toman de una forma regular. Los *esteroides inhalados* son el tratamiento profiláctico inhalado más eficaz. Disminuyen la inflamación de las vías respiratorias, por lo que disminuyen los síntomas, las exacerbaciones del asma y la hiperactividad bronquial. Cada vez se utilizan más junto con los agonistas β_2 de acción prolongada inhalados. Cuando se administran a las dosis aprobadas habituales, carecen de efectos secundarios significativos. A dosis elevadas, pueden producir efectos secundarios sistémicos, incluyendo alteración del crecimiento, supresión adrenal y alteración del metabolismo óseo.

Otros fármacos

Los *antagonistas del receptor de leucotrienos orales,* como montelukast, son útiles como tratamiento complementario cuando no se consigue controlar los síntomas con esteroides inhalados junto con agonistas β_2 de acción prolongada.

Resumen

Evaluación del niño con asma crónica

Características clínicas que deben explorarse

Crecimiento y nutrición

Flujo máximo/espirometría

Exploración torácica buscando signos de:
Hiperinsuflación
Surcos de Harrison
Sibilancias

¿El niño tiene otros trastornos alérgicos?
- Rinitis alérgica
- Eczema, etc.

¿Se observa alguno de los siguientes signos?
- Esputo
- Dedos en palillo de tambor
- Fracaso del crecimiento

Si están presentes, deben buscarse otras causas

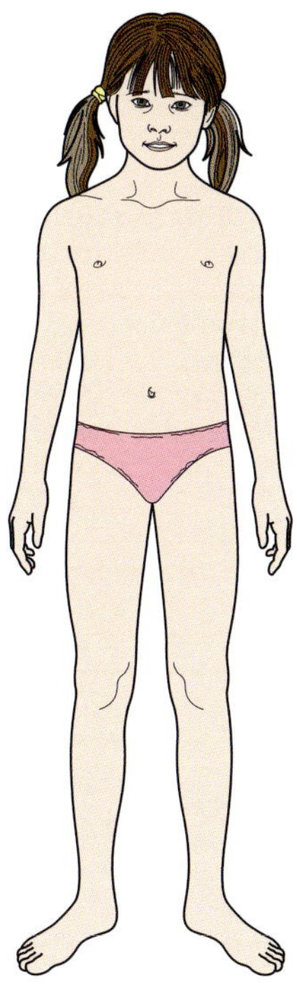

Registrar:
- El flujo máximo todos los días
- La gravedad y la frecuencia de los síntomas
- La tolerancia al ejercicio
- Cómo afecta a su vida, absentismo escolar
- ¿Altera el sueño?
- Uso de fármacos preventivos y para aliviar los síntomas: ¿son adecuados?
- Técnica de inhalación

Considerar los desencadenantes:
- ¿Rinitis alérgica que necesita tratamiento?
- Alergenos: pelo o plumas de animales, etc.
- Estrés

La *teofilina oral de liberación retardada* también puede ser un complemento de los esteroides inhalados. Sin embargo, tiene una elevada incidencia de efectos secundarios (vómitos, insomnio, cefalea, disminución de la concentración) y precisa además control de los niveles en plasma, por lo que en la actualidad no se suele utilizar en los niños.

La prednisolona oral, por lo general en régimen de días alternos para reducir los efectos sobre el crecimiento, sólo es necesaria en el asma grave persistente cuando fallan otros tratamientos.

Los antibióticos no son útiles cuando no hay infección bacteriana. Los antitusivos y descongestivos carecen de utilidad. Los antihistamínicos, por ejemplo loratadina y esteroides nasales, son válidos para la rinitis alérgica.

La *British asthma guideline* utiliza un abordaje escalonado, empezando el tratamiento en el escalón más adecuado dependiendo de la gravedad del asma. El tratamiento aumenta desde el escalón 1 (asma intermitente leve) hasta el escalón 5 (asma crónica grave), disminuyendo un escalón cuando se consigue un buen control (fig. 16.13).

Evitar los alergenos y otras medidas no farmacológicas

Aunque en muchos niños el asma se precipita o empeora con determinados alergenos, es difícil evitarlos por completo, por lo que el valor de identificar estos alergenos, ya sea por los antecedentes o mediante pruebas de alergia, es discutible. Actualmente, no hay pruebas concluyentes de que las medidas para evitar los alergenos (como evitar el contacto con animales o utilizar fundas antiácaros para los colchones) aporten algún beneficio, aunque pueden tenerse en cuenta en casos determinados.

No se ha demostrado la eficacia de ningún tratamiento complementario o alternativo. Hay que informar a los padres sobre el efecto dañino del humo del tabaco en la casa. Aunque el ejercicio mejora el estado físico general, no hay evidencia de que el entrenamiento físico mejore el asma. En los casos de asma crónica grave, la intervención psicológica puede ser útil.

Asma provocada por el ejercicio

En algunos niños, el asma sólo aparece tras el ejercicio intenso. Con el tratamiento adecuado, el asma no impide realizar ejercicio, y hay muchos atletas de élite que tienen asma. Para la mayoría, es suficiente tomar un broncodilatador agonista β_2 de acción corta inmediatamente antes de comenzar el ejercicio, pero si los síntomas son más intensos, un agonista β_2 de acción prolongada junto con un esteroide inhalado proporcionan más protección.

Abordaje escalonado para el tratamiento del asma

Escalón 5: uso continuo y frecuente de esteroides orales
Esteroides orales diarios a la dosis más baja que permite un control adecuado
Debe remitirse a un especialista: puede necesitar tratamiento inmunosupresor y apoyo psicológico

Escalón 4: mal control persistente
Tener en cuenta:
- Aumentar los esteroides inhalados hasta dosis muy altas o máximas
- Añadir un cuarto fármaco, por ejemplo un antagonista del receptor de leucotrienos, teofilina de liberación lenta, comprimidos de un agonista β_2

Escalón 3: mal controlado con dosis habituales de esteroides inhalados: terapia «adyuvante»
i) Añadir un agonista β_2 de acción prolongada (ABAP)
ii) Evaluar el control del asma:
- Buena respuesta al ABAP: continuar
- Buena evolución con ABAP pero mal control: aumentar dosis corticoides inhalados
- Si no se produce respuesta al ABAP: interrumpir su administración

En los niños <2 años, considerar remitirlo a un pediatra especialista en enfermedades respiratorias

Escalón 2: requiere 3 o más inhalaciones de un agonista β_2 a la semana: tratamiento preventivo regular
Añadir un esteroide inhalado
Empezar con una dosis adecuada, según la gravedad de la enfermedad

Escalón 1: asma intermitente leve
Agonista β_2 de acción corta inhalado cuando sea necesario
Lactantes y niños pequeños: considerar administrar bromuro de ipratropio

Hay una progresión escalonada del tratamiento, determinada por la frecuencia y gravedad de los síntomas y por la respuesta al mismo. El objetivo consiste en controlar los síntomas para poder ir retirando el tratamiento durante los meses siguientes.

Figura 16.13 Abordaje escalonado para el tratamiento del asma. (Adaptada de *British guideline on the management of asthma*, 2003.)

Crisis asmática

En cualquier crisis hay que considerar la duración de los síntomas, el tratamiento ya administrado y la evolución de las crisis anteriores. Las características clínicas son:

- Sibilancias y taquipnea (frecuencia respiratoria >50 respiraciones/min en niños de 2-5 años, frecuencia respiratoria >30 respiraciones/min en niños de 5 años o más): no son buenos indicadores de la gravedad.
- Taquicardia (>130 latidos/min en niños de 2-5 años, >120 latidos/min en niños de 5 años o más): mejor indicador de la gravedad.
- Uso de los músculos accesorios y retracción torácica: también son indicadores mejores de la gravedad.
- La presencia de pulso paradójico (diferencia entre la presión sistólica en inspiración y espiración) indica obstrucción de moderada a grave de la vía aérea de los niños, pero es difícil medirlo de la forma adecuada.
- Si la disnea interfiere en el habla, la crisis es grave.
- La cianosis, la fatiga y el letargo son signos tardíos que indican asma de extrema gravedad; pueden acompañarse de tórax silente en la auscultación cuando el intercambio de aire es mínimo.

La gravedad de una crisis asmática puede subestimarse en la exploración clínica, por lo que es necesario:

- Medir la saturación arterial de oxígeno mediante pulsioximetría en todos los niños que acuden al hospital con crisis asmática. Si la saturación es <92%, el asma es grave o potencialmente mortal.
- La determinación del pico de flujo espiratorio se debe medir de forma rutinaria en los niños en edad escolar.

En la figura 16.17 se muestran los hallazgos en una crisis asmática grave y de riesgo vital.

Elección del inhalador adecuado

Existen distintos dispositivos para administrar los fármacos inhalados, y debe elegirse el más adecuado, dependiendo de la edad del niño y de las preferencias:

- Inhalador dosificador.
- Inhalador dosificador accionado por la respiración, como Autohaler o Easi-Breathe.
- Inhaladores de polvo seco, como sulfato de terbutalina y salbutamol.

El inhalador dosificador presurizado (IDP) requiere la mayor coordinación y no debe dejarse que los niños lo utilicen solos. El empleo de un IDP con una cámara espaciadora aumenta la proporción del fármaco que llega a la vía aérea, disminuye el impacto del mismo en la garganta y requiere menor coordinación. En los niños pequeños, es posible ajustar una mascarilla facial a la cámara (fig. 16.15). Los esteroides inhalados siempre deben administrarse con un IDP y una cámara espaciadora, y deben utilizarse cámaras espaciadoras en los niños pequeños y para liberar agonistas beta durante las crisis agudas de asma. Las cámaras espaciadoras son muy eficaces para administrar broncodilatadores y esteroides inhalados al niño preescolar.

Los dispositivos accionados por la respiración y los inhaladores de polvo seco requieren menos coordinación que los IDP y pueden utilizarse para administrar agonistas beta a los niños en edad escolar (fig. 16.14).

Actualmente, el tratamiento nebulizador sólo se utiliza en los casos de asma grave potencialmente mortal y en los niños que precisan tratamiento inhalado, pero que no son capaces de utilizar ninguno de estos mecanismos o requieren dosis elevadas (fig. 16.16).

Muchos niños no se benefician del tratamiento porque no pueden utilizar el inhalador que se les ha recomendado. Hay que enseñar al niño cómo debe usar el inhalador y hay que comprobar si tiene capacidad para utilizarlo.

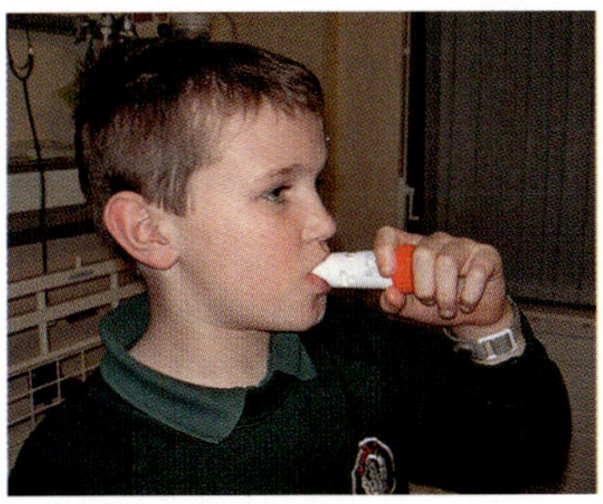

Figura 16.14 Edad de 4-10 años: inhalador de polvo seco como el de la imagen o inhalador dosificador con cámara espaciadora.

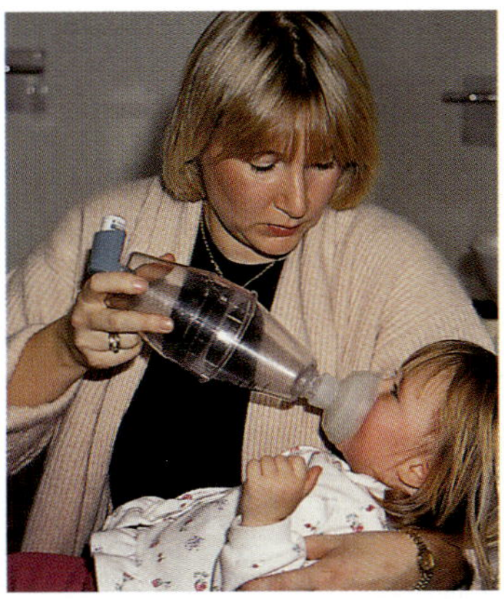

Figura 16.15 Menores de 4 años: inhalador con cámara espaciadora. Utilizar mascarilla si en los menores de 2 años.

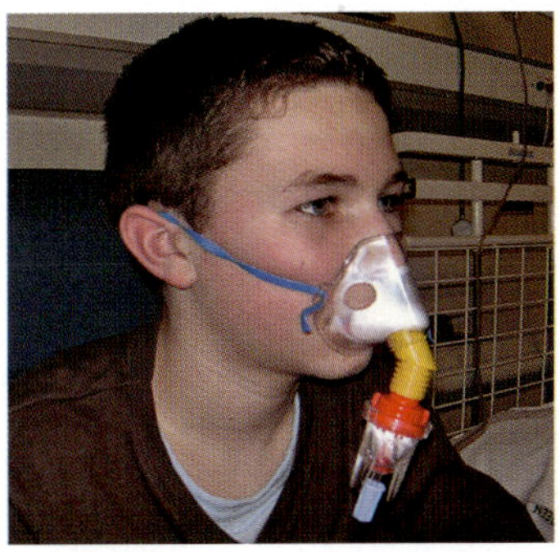

Figura 16.16 Los nebulizadores administran tratamiento a dosis elevadas y se utilizan en las crisis agudas.

Criterios para el ingreso hospitalario

Los niños deben ser hospitalizados si después de recibir broncodilatador inhalado a dosis elevadas:

- No responden clínicamente de la forma adecuada: la disnea y la taquipnea persisten.
- Están agotados.
- Mantienen una marcada disminución en el pico de flujo teórico (o habitual).
- Tienen una disminución de la saturación de oxígeno (<92% en aire ambiente).

La radiografía de tórax sólo está indicada si hay disnea grave o hallazgos no habituales (como asimetría a la auscultación, que sugiere neumotórax o colapso lobular), o cuando hay signos de infección grave. En los niños, la gasometría arterial sólo está indicada en los casos refractarios o de extrema gravedad.

Tratamiento

La disnea aguda asusta al niño y a los padres. Tratar al paciente con calma y destreza es el mejor modo de transmitir tranquilidad. La base del tratamiento de las crisis graves de asma son los broncodilatadores inhalados a dosis elevadas, los esteroides y el oxígeno.

El tratamiento se resume en la figura 16.17. Al establecer el diagnóstico, hay que administrar un bron-

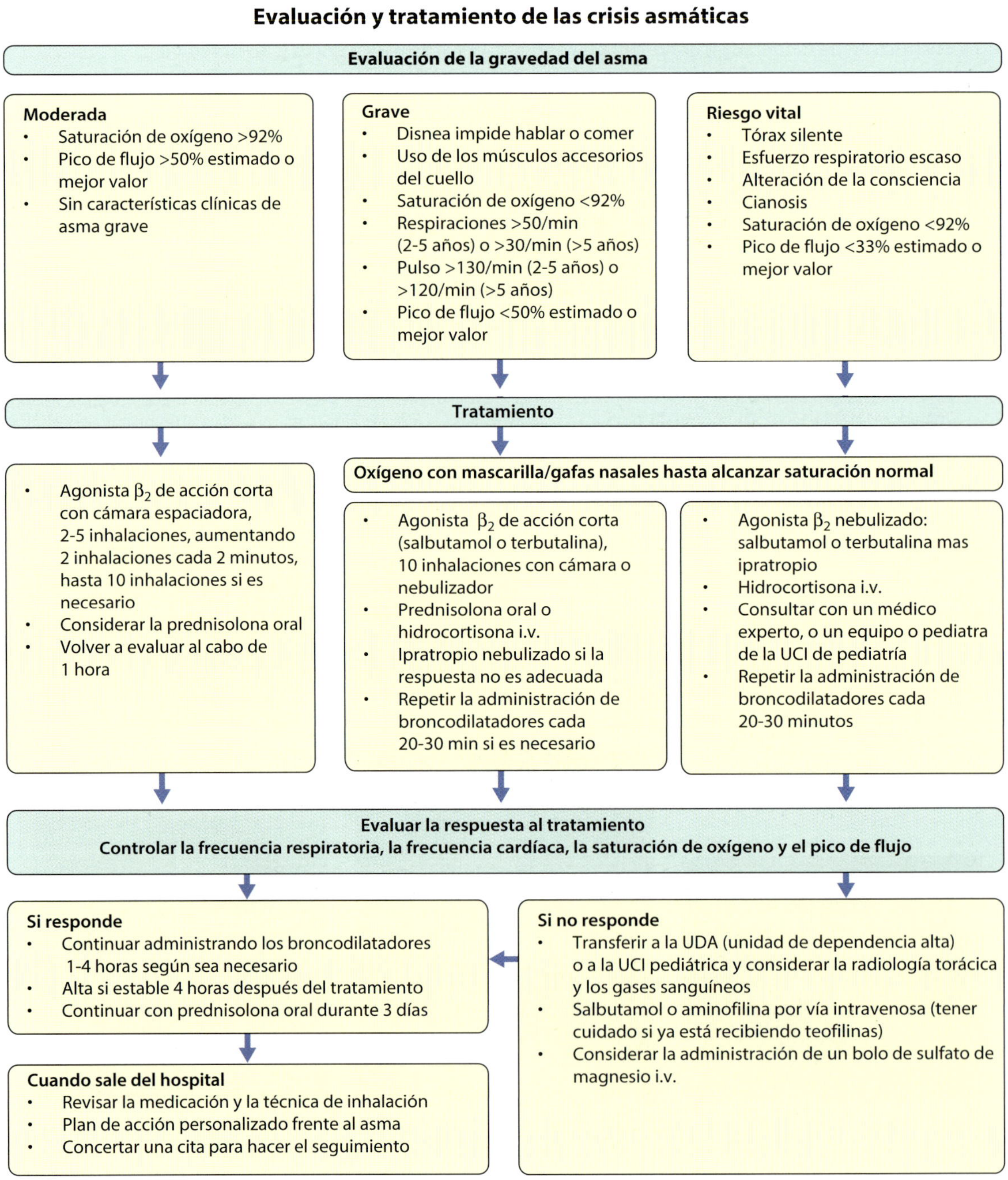

Figura 16.17 Evaluación y tratamiento de las crisis asmáticas. Adaptada de *British guideline on asthma management, 2003.*

codilatador β_2. En las crisis graves, se debe administrar tratamiento a altas dosis, que debe repetirse cada 20-30 minutos. En el asma de moderado a grave deben administrarse 10 pulsaciones de broncodilatador en un aerosol dosificador (IDP) con una cámara espaciadora de gran volumen. Si el asma es grave o potencialmente mortal, puede ser necesario administrar el broncodilatador β_2 a través de un nebulizador. La adición de ipratropio nebulizado al tratamiento inicial en el asma grave es beneficiosa. Se administra oxígeno cuando hay evidencia de desaturación arterial. Un ciclo corto (2-5 días) de prednisolona oral acelera la recuperación de las crisis graves.

El tratamiento intravenoso se utiliza en el pequeño grupo de pacientes que no responden adecuadamente a los broncodilatadores inhalados, ya sea aminofilina o salbutamol intravenoso. La aminofilina intravenosa se dosifica con una dosis de carga en 20 minutos, seguido de perfusión continua. La infusión rápida puede provocar convulsiones, vómitos y arritmias cardíacas graves. Si el niño ya recibe teofilina oral, debe omitirse la dosis de carga. Con la aminofilina o con el salbutamol, hay que monitorizar el ECG y comprobar los electrólitos. Cada vez hay más pruebas de que el magnesio intravenoso es útil en los casos de asma potencialmente mortal. Sólo se debe administrar antibióticos si hay signos clínicos de infección bacteriana. En ocasiones, todas estas medidas son insuficientes y se requiere ventilación mecánica.

Después de una crisis, hay que revisar el tratamiento de mantenimiento y la técnica de inhalación, haciendo modificaciones en caso necesario. Hay que entregar al niño un plan de acción frente al asma individualizado por escrito. Se debe planificar un seguimiento por parte del médico general, o en los niños más problemáticos, por el pediatra.

Educación del paciente

Para que las familias tomen decisiones adecuadas, han de saber:

- Cuándo se debe administrar la medicación (de forma mantenida o «cuando se necesite»).
- Cómo utilizarla (técnica de inhalación).
- Qué efecto tiene cada medicación (mejorar frente a prevenir).
- Con qué frecuencia y qué cantidad de medicación se utiliza (frecuencia y dosis).
- Qué hacer si el asma empeora (tratamiento de la crisis).

El niño y los padres deben saber que la tos que va en aumento, las sibilancias, la disnea, la dificultad para caminar, hablar o dormir o la disminución de la mejora propiciada por los broncodilatadores son indicadores de mal control del asma. Algunos asmáticos encuentran difícil percibir el deterioro gradual; la determinación del pico de flujo en casa facilita un reconocimiento más precoz. Los padres deben saber cuándo han de iniciar los esteroides en casa y qué do-

Resumen

Evaluación del niño con una crisis asmática

Determinar la gravedad de la crisis (v. fig. 16.17)
- Leve
- Moderada
- Grave
- Potencialmente mortal

¿La disnea le impide hablar o comer?

Aumento del trabajo respiratorio
- Taquipnea: grave si >30 respiraciones/min

Retracción torácica:
- Moderada: retracción intercostal
- Grave: uso de los músculos accesorios del cuello
- Crítica: esfuerzo respiratorio escaso

Auscultación:
- Sibilancias
- Tórax silente: escasa entrada de aire en los casos críticos

Pulso:
- Grave: >120 latidos/min

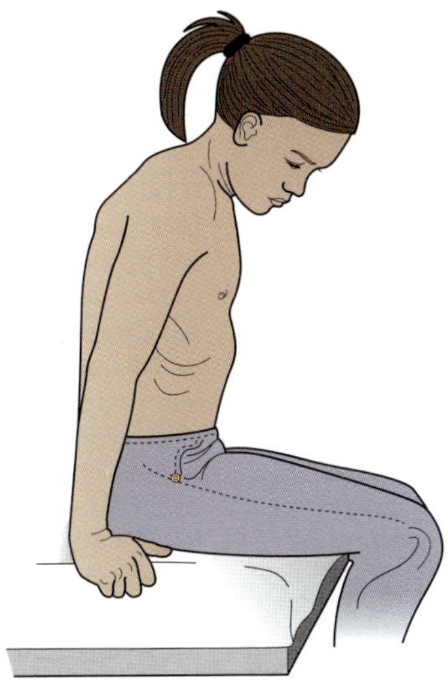

Nivel de consciencia: alterado si es potencialmente mortal
Agotamiento

Lengua:
- Cianosis si es potencialmente mortal

Pico de flujo (% estimado):
- Moderado: >50%
- Grave: <50%
- Potencialmente mortal: <33%

Saturación de O_2:
- Moderada: >92%
- Grave o potencialmente mortal: <92%

¿Existen factores que desencadenan la crisis?
- IVRS u otras enfermedades víricas
- Neumonía
- Alergenos, como faneras de los animales
- Ejercicio
- Aire frío

sis administrar. Un plan de autotratamiento personalizado y escrito por el médico mejora el control del asma, especialmente en los pacientes con la enfermedad más grave o que han sufrido un empeoramiento reciente. Basándose en los síntomas y/o el pico de flujo, el tratamiento se aumenta cuando aumenta la gravedad de la crisis. A los pacientes con molestias causadas por el asma se les dan suplementos de esteroides orales para que los tomen en casa; las instrucciones de cuándo deben empezar a tomarlos han de incluirse en su plan de de acción frente al asma.

Tos recidivante

La tos es el síntoma más frecuente de enfermedad respiratoria e indica irritación de los receptores nerviosos en la faringe, laringe, tráquea o grandes bronquios. Aunque la tos recidivante puede indicar simplemente que el niño tiene infecciones respiratorias de repetición, hay que considerar otras causas (cuadro 16.4).

El asma es la causa más frecuente de tos recidivante en la infancia. Aunque suele haber sibilancias y disnea asociadas y desencadenadas por factores característicos, en el niño preescolar el único síntoma puede ser una molesta tos nocturna, y suele responder al tratamiento. Muchos niños tienen rinorrea persistente por rinitis alérgica; la tos nocturna puede deberse al goteo posnasal o al asma acompañante. Para llegar al diagnóstico, puede ser necesario un ensayo terapéutico con un broncodilatador o con esteroides nasales tópicos.

Determinadas infecciones, como tos ferina, VRS e infección por *Mycoplasma*, pueden causar tos persistente durante semanas o meses, bastante tiempo después de haber desaparecido el organismo infeccioso. La persistencia de la tos tras una infección aguda puede indicar fibrosis quística o atelectasia lobular no resuelta, que se apreciará en la radiografía de tórax. En cualquier niño con tos grave persistente, hay que excluir TB con una radiografía de tórax y un test cutáneo de tuberculina (Mantoux).

La aspiración de alimentos puede causar tos y sibilancias, debidas al reflujo gastroesofágico en los lactantes, o a alteraciones en la deglución, por ejemplo, en niños con parálisis cerebral.

Cuadro 16.4 Causas de la tos recidivante o persistente.

- Infecciones respiratorias recidivantes
- Asma
- Rinitis alérgica
- Infección (como tos ferina, VRS, *Mycoplasma*)
- Aspiración recidivante (+/– reflujo gastroesofágico)
- Tabaquismo (activo o pasivo)
- Inhalación de cuerpo extraño
- Enfermedades pulmonares supurativas (como fibrosis quística o discinesia ciliar)
- Tuberculosis
- Hábito de toser

Algunos niños mayores y adolescentes desarrollan un hábito de tos molesta, no productiva, tras una infección o una crisis asmática. Es característico que esta tos desaparezca durante el sueño. Suele ser eficaz explicar y tranquilizar al paciente después de una exploración minuciosa.

Los efectos sobre los niños del hábito de fumar de sus padres suelen subestimarse. Si ambos padres fuman, los niños pequeños tienen el doble de posibilidades de tener tos recidivante y sibilancias en relación con los hijos de padres no fumadores. En los niños más mayores es frecuente el hábito de fumar; el 10% de los niños de 11-15 años y el 30% de los de 16-19 años fuman de forma regular.

Infección pulmonar crónica

Los niños con neumonía recidivante o con esputo purulento pueden tener bronquiectasias, que son dilataciones permanentes de los bronquios.

Es útil determinar si la neumonía recurrente afecta a varios lóbulos pulmonares (generalizada) o sólo a un lóbulo (localizada). Las causas generalizadas incluyen la fibrosis quística, la discinesia ciliar primaria, las inmunodeficiencias y la aspiración crónica. En la actualidad, las bronquiectasias después de las neumonías graves, especialmente tuberculosis, tos ferina o sarampión, son muy poco frecuentes. Aunque la bronquiectasia macroscópica puede observarse en las radiografías torácicas, es mejor realizar una TC del tórax (fig. 16.18a y b).

La fibrosis quística se considera inferior. Los microcilios del epitelio respiratorio son una importante defensa contra la infección. Los niños con discinesia ciliar primaria, debido a alteraciones en la estructura o la función ciliar, presentan infecciones de repetición de las vías respiratorias superiores e inferiores. Son características la tos recidivante productiva, la secreción nasal purulenta y las infecciones crónicas del oído; el 50% de los afectados tienen también dextrocardia y situs inversus (síndrome de Kartagener). La estructura ciliar puede estudiarse mediante microscopia electrónica del cepillado de la mucosa nasal.

Los niños con inmunodeficiencias pueden desarrollar infecciones pulmonares recidivantes, graves o por gérmenes infrecuentes. La deficiencia inmunitaria puede ser secundaria a una enfermedad, por ejemplo enfermedad neoplásica o su tratamiento con quimioterapia. Menos frecuente es que se deba a infección por VIH o a inmunodeficiencia primaria.

Muchos niños con trastornos neurológicos sufren aspiración crónica, que puede deberse a incoordinación orofaríngea o a reflujo gastroesofágico.

La tuberculosis sigue siendo una causa importante de infección pulmonar crónica, por lo que a todos los niños con tos productiva persistente se les debe realizar una radiografía de tórax y una prueba de tuberculina. Las adenopatías hiliares o paratraqueales son muy sugestivas de tuberculosis.

La enfermedad localizada puede deberse a causas generalizadas o a causas locales, como aspiración de cuerpo extraño (p. ej., cacahuete; v. presentación de un caso 16.2), o a una anomalía congénita pulmonar, por ejemplo quistes congénitos o secuestro lobular. La broncoscopia suele ser necesaria en los casos de enfermedad localizada.

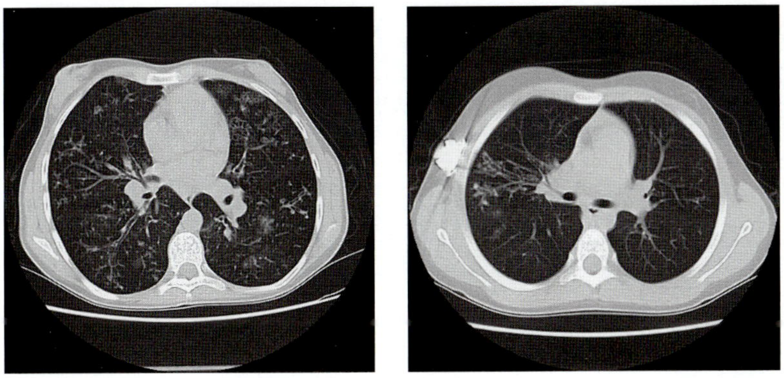

a) b)

Figura 16.18 TC del tórax en la que se aprecia bronquiectasia: **a)** generalizada y **b)** localizada en el lóbulo superior derecho.

Presentación de un caso
16.2 Aspiración de un cuerpo extraño

Niño de 3 años previamente sano que inicia cuadro de 5 días de evolución de tos grave y sibilancias. Los síntomas se iniciaron después de un episodio de atragantamiento mientras comía cacahuetes. La radiografía de tórax mostró hiperclaridad del pulmón derecho (fig. 16.19). Se realizó broncoscopia, que evidenció un cacahuete impactado en el bronquio principal derecho.

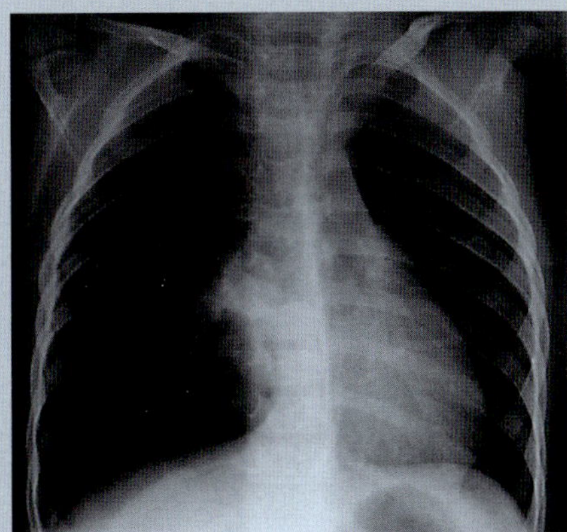

Figura 16.19 Hiperclaridad del pulmón derecho con desviación del mediastino a la izquierda. (Por cortesía del Dr. Abbas Khakoo.)

Fibrosis quística

La fibrosis quística (FQ) es el trastorno hereditario más frecuente de entre los que suponen una menor esperanza de vida en la zona caucásica. Esta esperanza de vida ha aumentado desde pocos años hasta la treintena, y se espera que los niños que ahora son recién nacidos lleguen a alcanzar la quinta década de la vida. La FQ es una enfermedad autosómica recesiva. En la raza caucásica, la tasa de portador es de 1 por cada 25, con 1 afectado por cada 2.500 nacimientos. La enfermedad es mucho menos frecuente en otros grupos étnicos. En la FQ hay un defecto en un gen localizado en el cromosoma 7, que codifica la proteína denominada regulador transmembrana de la fibrosis quística (RTFQ). El RTFQ es un bloqueante de los canales del cloro dependiente de AMP-ciclíco. Se han descubierto alrededor de 1.000 mutaciones genéticas distintas en la FQ, pero en el RU la mutación ΔF508 se observa en el 75% de los casos. La mutación del gen afecta a la gravedad de la enfermedad y a la esperanza de vida. La identificación de la mutación genética específica en una familia permite el diagnóstico prenatal y la detección de portadores.

En la FQ, la alteración en el transporte de iones a través de las células epiteliales de las glándulas exocrinas de las vías respiratorias y el páncreas incrementa la viscosidad de las secreciones. La alteración de la función de las glándulas sudoríparas se traduce en una excesiva concentración de sodio y de cloro en el sudor (60-125 mmol/l en la fibrosis quística, 10-30 mmol/l en los niños sanos). Este hallazgo es la base para el procedimiento diagnóstico esencial, el test del sudor, en el que se estimula la sudoración mediante la iontoforesis con pilocarpina. El sudor se recoge con un capilar especial o se absorbe en un papel de filtro. Son frecuentes los errores diagnósticos cuando el volumen de sudor recogido es inadecuado, por lo que debe recogerlo un médico experto. En la patogenia de la FQ no sólo intervienen la viscosidad y la densidad del moco. Las alteraciones del RTFQ también afectan a los procesos inflamatorios y de defensa frente a la infección.

Hallazgos clínicos

En el RU se realizan pruebas de detección selectiva a los recién nacidos. La mayoría de los niños con FQ presentan malabsorción y retraso en el crecimiento desde el nacimiento, además de infecciones pulmonares persistentes o recidivantes (cuadro 16.5). En los pulmones, el moco viscoso en las vías aéreas pequeñas predispone a la infección crónica, inicialmente por *Staph. aureus* y *H. influenzae*, y después por *Pseu-*

Cuadro 16.5 Hallazgos clínicos de la fibrosis quística

Recién nacido
- Se diagnostica mediante pruebas de detección selectiva

Lactante
- Íleo meconial en el período neonatal
- Ictericia neonatal prolongada
- Retraso en el crecimiento
- Infecciones pulmonares recidivantes
- Malabsorción, esteatorrea

Niño pequeño
- Bronquiectasias
- Prolapso rectal
- Pólipo nasal
- Sinusitis

Niño mayor y adolescente
- Aspergilosis broncopulmonar alérgica (ABPA)
- Diabetes mellitus (normalmente no insulinodependiente)
- Cirrosis e hipertensión portal
- Obstrucción intestinal distal (equivalente al íleo meconial)
- Neumotórax o hemoptisis recidivante
- Esterilidad en varones
- Problemas psicológicos

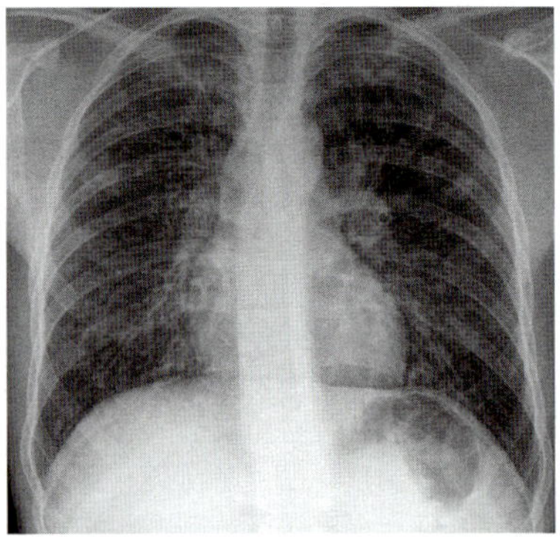

Figura 16.20 Radiografía torácica de una fibrosis quística que muestra hiperexpansión pulmonar, marcado infiltrado peribronquial, engrosamiento de la pared bronquial e infiltrados redondeados

domonas aeruginosa. Esto produce daño en la pared bronquial, bronquiectasias y formación de abscesos (fig. 16.20). El niño tiene tos productiva persistente con esputo purulento. En la exploración se detecta hiperinsuflación torácica, con atrapamiento aéreo, crepitaciones gruesas inspiratorias y/o sibilancias espiratorias. En la enfermedad establecida, pueden encontrarse dedos en palillo de tambor. Al final, el 95% de los pacientes con FQ fallecen debido a insuficiencia respiratoria.

Más del 90% de los lactantes con FQ tienen insuficiencia pancreática exocrina (lipasa, amilasa y proteasas), que produce maldigestión y malabsorción. Esto causa fracaso de crecimiento (fig. 16.21) y eliminación frecuente de heces grasas, abundantes, pálidas y fétidas (esteatorrea). La insuficiencia pancreática puede diagnosticarse demostrando la concentración baja de elastasa en las heces.

Alrededor del 10-20% de los lactantes con FQ debutan en el período neonatal con íleo meconial, en el que la impactación de meconio causa obstrucción intestinal con vómitos, distensión abdominal e imposibilidad para eliminar meconio en los primeros días de vida. El tratamiento inicial consiste en enemas de gastrografina, pero la mayoría de los casos requieren cirugía.

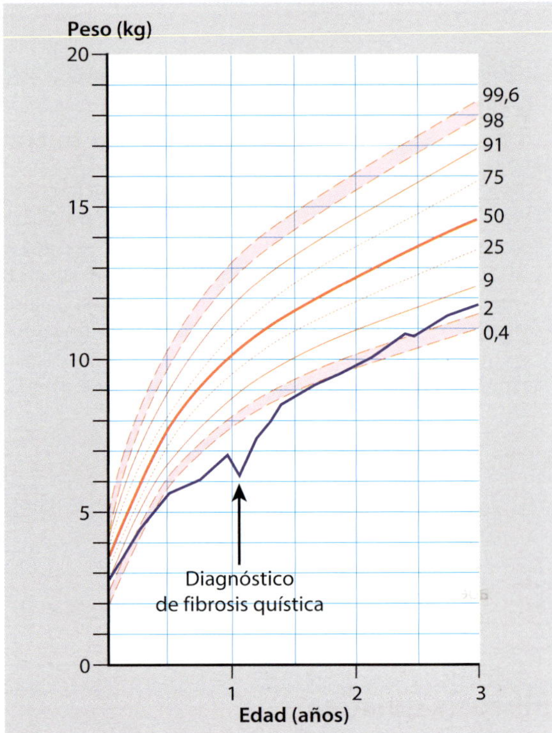

Figura 16.21 Hoja de percentiles del crecimiento de un niño con tos y sibilancias recidivantes. El peso sólo aumentó cuando se diagnosticó la fibrosis quística y se inició el tratamiento adecuado. (Adaptada de gráfica de crecimiento © Child Growth Foundation.)

Tratamiento

El tratamiento eficaz de la FQ requiere un enfoque multidisciplinario, que incluye pediatras, fisioterapeutas, dietistas, enfermeras, equipo de atención primaria, profesores y, lo más importante, el niño y los padres. Todos los pacientes con FQ deben hacerse una revisión al menos una vez al año en un centro especializado. La enfermedad no tiene cura. Los principales objetivos terapéuticos consisten en prevenir el progreso de la enfermedad pulmonar y mantener un crecimiento y nutrición adecuados.

Tratamiento respiratorio

El principal problema es la infección pulmonar bacteriana recurrente y persistente. En los niños más pequeños, el estado respiratorio se controla por los síntomas; en los niños más mayores debe medirse regularmente la funcionalidad pulmonar mediante espirometría. El volumen espiratorio forzado en 1 segundo (VEF_1), expresado como un porcentaje esperado según la edad, el sexo y la altura, es un indicador de la gravedad clínica, y disminuye a medida que progresa la enfermedad.

Resumen

Evaluación del adolescente con fibrosis quística

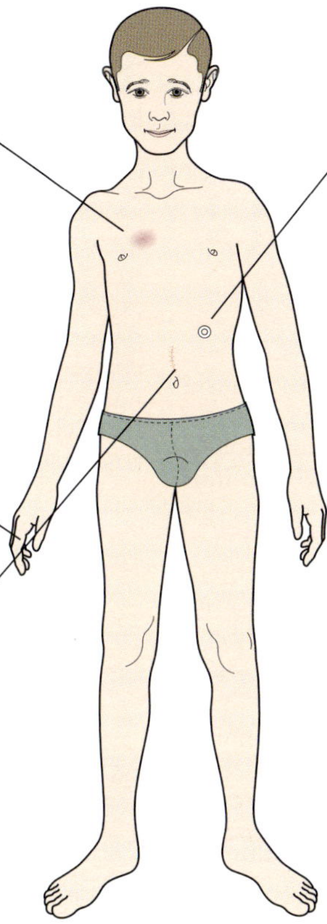

Los hermanos pueden estar afectados: trastorno autosómico recesivo

Sudor: salado, puede producir deshidratación en climas cálidos

Catéter venoso central, como Portacath: para administrar antibióticos por vía intravenosa para el tratamiento intensivo de la infección

Tórax: determinar si existe:
- Hiperinsuflación con atrapamiento aéreo
- Surcos de Harrison
- Crepitaciones gruesas inspiratorias y/o sibilancias espiratorias
- Infección pulmonar

Dedos en palillo de tambor

Cicatriz de la operación del íleo meconial en el período neonatal (10-20%)

Vigilar las complicaciones posibles:
- Pólipos nasales, sinusitis, prolapso rectal
- Aspergilosis broncopulmonar alérgica (ABPA)
- Diabetes mellitus (normalmente no insulinodependiente)
- Cirrosis e hipertensión portal
- Obstrucción intestinal distal (equivalente al íleo meconial)
- Neumotórax o hemoptisis recidivante
- Problemas de esterilidad en varones

Esputo: prueba de infección, aguda o crónica por *Pseudomonas* spp. o *Burkholderia cepacia*

Crecimiento:
Intentar crecimiento normal

Nutrición:
- Gastrostomía para alimentación durante la noche para aportar calorías extra
- Insuficiencia pancreática exocrina
  - ¿El tratamiento de sustitución pancreático es suficiente?
  - ¿Toma suficientes vitaminas liposolubles?

Revisión de los problemas pulmonares:
- Espirometría: por si existe deterioro
- ¿Hace ejercicios respiratorios con regularidad?
- ¿Hace fisioterapia y ejercicio?
- ¿El tratamiento broncodilatador es adecuado?
- Infección pulmonar: si es aguda o crónica y su tratamiento
- ¿Se administran antibióticos antipseudomonas nebulizados y ADNasa?
- ¿Se evita el contacto directo con otros pacientes afectados aparte de los miembros de su familia?

Otros:
- Asistencia al colegio y rendimiento escolar
- Problemas específicos para afrontar su enfermedad
- Necesidades psicológicas

Con el tratamiento regular, la mayoría de los lactantes y de los niños con FQ no tienen síntomas respiratorios, y no suelen tener signos anormales. Desde que se hace el diagnóstico, el niño requiere fisioterapia al menos dos veces al día, para eliminar las secreciones de las vías respiratorias. Cuando los niños son pequeños, los padres son instruidos para realizar percusión torácica y drenaje postural en casa con el fin de reducir la acumulación de secreciones. Los pacientes más mayores pueden hacer ellos mismos la fisioterapia, percutiéndose y con ejercicios de respiraciones profundas. Hay que recomendar el ejercicio físico. Muchos especialistas recomiendan antibióticos orales profilácticos de forma continuada (generalmente flucoxacilina), añadiendo antibióticos orales de rescate si aumentan los síntomas respiratorios o si disminuye la función pulmonar. Los síntomas o signos persistentes requieren un tratamiento intravenoso rápido e intensivo para limitar el daño pulmonar, que generalmente se administra durante 14 días a través de una vía venosa periférica. Cada vez más, se enseña a los padres a administrar cursos de antibióticos intravenosos en casa, para que los niños no tengan que interrumpir sus actividades diarias, como ir al colegio. La infección crónica por *Pseudomonas* se asocia a una disminución más rápida de la función pulmonar, que puede hacerse más lenta con el uso diario de antibióticos nebulizados antipseudomonas. ADNasa nebulizado puede ser útil para reducir la viscosidad del esputo y que se elimine mejor. La administración regular del antibiótico macrólido azitromicina reduce las exacerbaciones respiratorias, probablemente debido a un efecto inmunomodulador más que a la actividad antibiótica. La administración regular de suero salino hipertónico nebulizado puede disminuir el número de exacerbaciones respiratorias. Los casos más graves de FQ requieren un tratamiento con antibióticos intravenosos más regular. Para facilitar este tratamiento, se suele implantar un catéter venoso central con un reservorio subcutáneo de acceso (p. ej., Portacath), aunque es necesario limpiarlo una vez al mes y puede producir complicaciones. Aunque el trasplante de pulmón es una opción en la enfermedad terminal, no suele ser necesario en los niños.

Tratamiento nutricional

Hay que valorar con regularidad el estado nutricional. La insuficiencia pancreática se trata con suplementos orales pancreáticos con cubierta entérica administrados en todas las comidas. La dosis se ajusta en función de la respuesta clínica. Es esencial utilizar una dieta hipercalórica, y se recomienda emplear una dieta equivalente al 150% de lo normal. Para conseguirlo, cada vez se utiliza más la alimentación nocturna por gastrostomía. La mayoría de los pacientes necesitan suplementos de vitaminas liposolubles.

Adolescentes y adultos

La mayoría de los enfermos con FQ sobreviven hasta la edad adulta. La mejora en la tasa de supervivencia se acompaña de un aumento de las complicaciones, sobre todo de diabetes mellitus debida a la disminución de la funcionalidad pancreática endocrina. Más de un tercio de los pacientes muestran signos de hepatopatía con hepatomegalia a la palpación, anomalías de la función hepática que se ponen de manifiesto en las pruebas sanguíneas o anomalías en la ecografía; la administración regular de ácido ursodesoxicólico puede ser beneficiosa. En raras ocasiones evoluciona a cirrosis, hipertensión portal e insuficiencia hepática. Generalmente, el trasplante de hígado tiene mucho éxito en la insuficiencia hepática relacionada con la FQ. Además de aumentar las infecciones pulmonares, aparecen otras complicaciones respiratorias tardías, como neumotórax y hemoptisis potencialmente mortal. En el síndrome de obstrucción intestinal distal (equivalente al íleo meconial), el intestino se obstruye por un material mucoso de gran viscosidad, que generalmente se elimina tras la administración oral de gastrografina. La mayoría de los adultos presentan infección crónica por *Pseudomonas,* y en la mayoría de ellos la cepa de *Pseudomonas* es única. Está aumentando la preocupación sobre la transmisión de cepas virulentas de *Pseudomonas* y de *Burkholderia cepacia* entre los pacientes, lo que produce una disminución rápida de la función pulmonar. Para evitarlo, se aísla a los pacientes con FQ y se les recomienda no alternar con otros enfermos de FQ.

Las mujeres tienen una fertilidad normal y, a no ser que tengan una enfermedad pulmonar grave, toleran bien el embarazo. Los varones suelen ser estériles debido a la ausencia del conducto excretorio testicular, aunque pueden tener hijos si se utiliza la técnica de inyecciones intracitoplasmáticas de esperma (IICE). Las repercusiones psicológicas para el niño y para la familia relacionadas con una enfermedad crónica y finalmente fatal que requiere psicoterapia regular y tratamiento, con ingresos frecuentes y ausencias de la escuela, son considerables. El equipo debe proporcionar ayuda psicológica y emocional. Los adolescentes tienen necesidades concretas que deben ser especialmente consideradas. Los adolescentes más mayores deben transferirse a los médicos para adultos especializados en FQ.

La terapia génica se está valorando actualmente, pero no es probable que tenga utilidad práctica en un futuro cercano.

Detección selectiva

Las pruebas de detección selectiva realizadas a los recién nacidos permiten mejorar la función pulmonar durante la infancia, disminuir la malnutrición y mejorar el desarrollo neurológico. En el RU se realizan pruebas de detección selectiva de la FQ a todos los recién nacidos. La tripsina inmunorreactiva (TIR) está elevada en los pacientes con FQ y puede medirse en la sangre extraída de forma rutinaria para realizar pruebas metabólicas a todos los recién nacidos (prueba de Guthrie). Si la cantidad de TIR es elevada en una muestra, se hacen pruebas de detección de las mutaciones comunes de los genes de la FQ, y si un lactante presenta dos mutaciones, se hace una prueba de sudor para confirmar el diagnóstico. La identificación en el período neonatal permite comenzar el tratamiento adecuado precozmente. Permite asimismo el consejo genético precoz a los padres en relación con el riesgo de recidiva, que es de 1 sobre 4, y la posibilidad del diagnóstico prenatal en gestaciones futuras.

La fibrosis quística debe considerarse en cualquier niño con infecciones pulmonares recidivantes, deposiciones diarreicas y retraso del crecimiento.

Apoyo respiratorio a largo plazo

Cada vez más niños reciben apoyo respiratorio a largo plazo. Los lactantes pretérmino con displasia broncopulmonar grave (enfermedad pulmonar crónica) pueden necesitar suplementos de oxígeno durante muchos meses, y también pueden necesitar apoyo respiratorio mediante PPCVR (presión positiva continua de las vías respiratorias) a través de intubación nasal o mascarillas nasales. Cada vez se ofrece más el apoyo respiratorio a largo plazo a los niños con debilidad muscular debido a distrofia muscular de Duchenne, atrofia muscular espinal y otros trastornos poco frecuentes. Generalmente, se realiza mediante ventilación no invasiva y presión positiva a dos niveles de las vías respiratorias (fig. 16.22), pero puede hacerse una ventilación completa a través de una traqueostomía (fig. 16.23). En la distrofia muscular de Duchenne y otros trastornos que causan debilidad

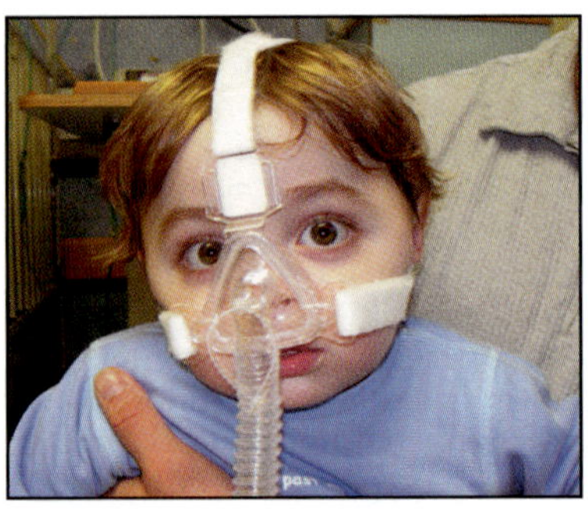

Figura 16.22 Apoyo respiratorio no invasivo a largo plazo que se administra durante la noche a un niño con debilidad muscular.

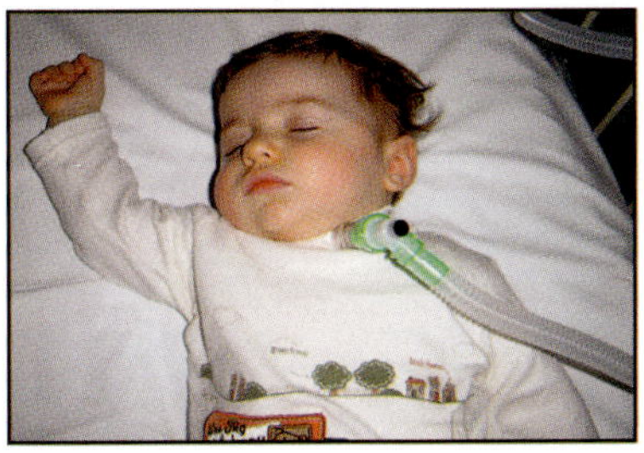

Figura 16.23 Ventilación a largo plazo mediante traqueostomía.

muscular, la ventilación no invasiva durante la noche puede aumentar los años de vida y su calidad. Este servicio suele proporcionarse en el hogar, con un apoyo considerable de los especialistas comunitarios. Cuando existen trastornos neurológicos progresivos, es necesario tomar decisiones éticas difíciles sobre el ingreso en una unidad de cuidados intensivos y si empezar la ventilación completa a largo plazo.

Lecturas recomendadas

British Thoracic Society Guidelines on community acquired pneumonia in childhood. Thorax (www.sign.ac.uk)

British Thoracic Society/Scottish Intercollegiate Guideline Network 2005 The British guideline on asthma management

Butler C C, Williams R G 2003 The etiology, pathophysiology, and management of otitis media with effusion. Current Infectious Disease Reports 5:205–212

Silverman M 2001 Childhood asthma and other wheezing disorders. Chapman Hall, London

Taussig L M, Landau L I 1997 Pediatric respiratory medicine. Mosby, St Louis. *Libro de texto de referencia*

17

Enfermedades cardíacas

Los últimos avances en cuanto a las cardiopatías pediátricas son:

- La ecografía prenatal permite el diagnóstico precoz cada vez con mayor frecuencia.
- La mayoría de los defectos estructurales se diagnostican mediante ecocardiografía.
- La RM permite la reconstrucción tridimensional de los trastornos cardíacos complejos, la evaluación de la hemodinámica y los patrones de flujo; asimismo, puede utilizarse en cardiología quirúrgica, lo que reduce la necesidad de realizar cateterismos cardíacos.
- Incluso los defectos complejos suelen corregirse por completo en la intervención inicial, por ejemplo la transposición de las grandes arterias.
- Cada vez se corrigen más defectos de una forma no invasiva (60%), como el ductus arterioso persistente.
- Existen nuevas técnicas para tratar la hipertensión pulmonar y retrasar el trasplante.
- La mortalidad global por cirugía cardíaca infantil se ha reducido desde alrededor del 20% en 1970 al 4% en 2007.

Epidemiología

En los niños, la mayoría de las enfermedades cardíacas son congénitas, y constituyen el grupo de malformaciones estructurales más frecuentes en los niños pequeños:

- Ocho de cada 1.000 nacidos vivos presentan malformaciones significativas.
- Algunas anomalías del sistema cardiovascular, por ejemplo la válvula aórtica bicúspide, se observan en el 1-2% de los nacidos vivos.
- Alrededor de 1 de cada 10 mortinatos tiene alguna anomalía cardíaca.

Las nueve malformaciones más habituales engloban más del 80% de todas las lesiones (cuadro 17.1), pero:

- Alrededor del 10-15% tienen lesiones complejas con más de una anomalía cardíaca.
- Alrededor del 10-15% tienen también alguna anomalía no cardíaca.

Las cardiopatías congénitas constituyen el grupo de malformaciones estructurales más frecuentes en los niños.

Cuadro 17.1 Relación de las ocho cardiopatías congénitas más frecuentes

No cianóticas

Derivaciones izquierda a derecha

Comunicación interventricular (CIV) 30%
Conducto arterioso persistente (CAP) 12%
Comunicación interauricular (CIA) 7%

Obstrucción del flujo de salida

Estenosis pulmonar 7%
Estenosis aórtica 5%
Coartación de aorta 5%

Cianóticas

Tetralogía de Fallot 5%
Transposición de las grandes arterias 5%
Comunicación auriculoventricular (completa) 2%

Se conoce poco sobre la etiología de las cardiopatías congénitas. Una pequeña proporción se ha relacionado con teratógenos externos y alrededor del 8% de estos trastornos se asocian con alteraciones mayores cromosómicas (tabla 17.1), pero recientemente se han identificado anomalías cromosómicas más sutiles, por ejemplo anomalías del cromosoma 22 en muchos pacientes con alteraciones del arco aórtico. Es probable que las anomalías poligénicas menos obvias expliquen la razón de que, si un niño tiene una cardiopatía congénita, se duplique el riesgo para sus hermanos nacidos después que él, y el riesgo sea aún mayor si alguno de los padres tiene una cardiopatía congénita.

Si se detectan anomalías estructurales en otros sistemas, hay que plantear realizar un ecocardiograma para descartar alteraciones cardíacas asociadas.

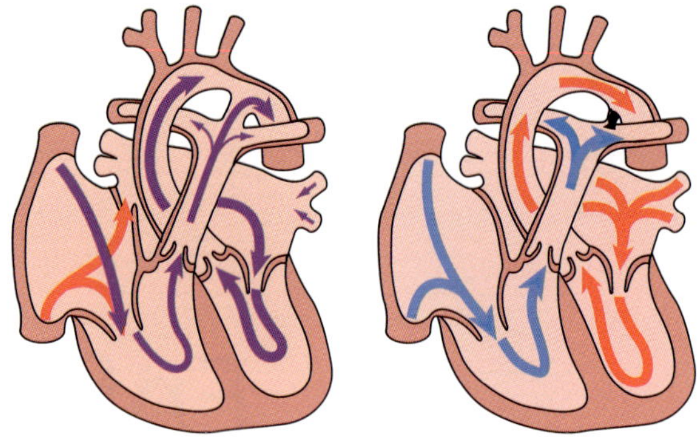

Figura 17.1 Cambios en la circulación del feto al recién nacido. Cuando las cardiopatías congénitas dependen del flujo a través del conducto (circulación ductus-dependiente), habrá un grave empeoramiento del estado clínico cuando el conducto se cierra.

Cambios circulatorios en el nacimiento

La presión de la aurícula izquierda del feto es baja, ya que hay poca sangre que vuelve desde los pulmones. La presión de la aurícula derecha es mayor que la de la izquierda, ya que recibe todo el retorno venoso sistémico, además de sangre desde la placenta. La válvula del agujero oval se mantiene abierta y la sangre pasa a través del tabique interauricular a la aurícula izquierda y al ventrículo izquierdo, bombeándose desde aquí a la parte superior del cuerpo (fig. 17.1).

La resistencia al flujo pulmonar disminuye con las primeras respiraciones, aumentando en 6 veces el volumen sanguíneo procedente de los pulmones. El resultado es el incremento de la presión de la aurícula izquierda. El volumen de retorno a la aurícula derecha también se reduce cuando se excluye a la placenta de la circulación. Estos cambios en la diferencia de presiones originan el cierre de la válvula del agujero oval. El conducto arterioso, que conecta la arteria pulmonar con la aorta en la vida intrauterina, suele cerrarse normalmente en las primeras horas o días. Algunos recién nacidos con cardiopatías congénitas dependen del flujo a través del conducto (circulación ductus-dependiente). Su estado clínico empeora gravemente cuando el conducto se cierra, lo que suele ocurrir a los 1-2 días de edad, y a veces más tarde.

Tabla 17.1 Causas de las cardiopatías congénitas

	Alteraciones cardíacas	Frecuencia
Enfermedades maternas		
Rubéola	Estenosis pulmonar periférica, CAP	30-35%
Lupus eritematoso sistémico (LES)	Bloqueo cardíaco completo (anticuerpos anti-Ro y anti-La)	35%
Diabetes mellitus	Aumento general de la incidencia	2%
Fármacos maternos		
Tratamiento con warfarina	Estenosis de la válvula pulmonar, CAP	5%
Alcoholismo (síndrome alcohol fetal)	CIA, CIV, tetralogía de Fallot	25%
Anomalías cromosómicas		
Síndrome de Down (trisomía 21)	Comunicación auriculoventricular, CIV	30%
Síndrome de Edwards (trisomía 18)	Complejo	60-80%
Síndrome de Patau (trisomía 13)		
Síndrome de Turner (45XO)	Estenosis aórtica, coartación de aorta	15%
Deleción del cromosoma 22q11.2	Anomalías del arco aórtico, tetralogía de Fallot	
Síndrome de Williams (microdeleción del cromosoma 7)	Estenosis aórtica supraventricular, estenosis periférica de la arteria pulmonar	

CAP, Conducto arterioso persistente; CIA, comunicación interauricular; CIV, comunicación interventricular.

Presentación

Las cardiopatías congénitas pueden presentarse con:

- Diagnóstico ecocardiográfico prenatal.
- Detección de un soplo cardíaco.
- Cianosis.
- Insuficiencia cardíaca.
- Shock.

Diagnóstico prenatal

Comprobar la anatomía cardíaca fetal forma parte rutinaria del examen fetal realizado en el Reino Unido (RU) entre las 18 y 20 semanas de gestación. En alrededor del 70% de los niños que precisan cirugía en los primeros seis meses de vida el diagnóstico se hizo antes del nacimiento. Siempre que se detecta una anomalía y en los fetos que tienen más riesgo (p. ej., si se sospecha de síndrome de Down, si los padres han tenido otro hijo antes con una cardiopatía o si la madre tiene una cardiopatía congénita), un cardiólogo especializado en pediatría debe realizar una ecocardiografía fetal detallada. El diagnóstico precoz permite aconsejar a los padres. Dependiendo del diagnóstico, algunos prefieren interrumpir la gestación; la mayoría continúan con la gestación y pueden disponer de un plan de tratamiento para el niño antes del nacimiento. Las madres de los niños con lesiones ductus-dependientes que necesitarán tratamiento en los dos primeros días de vida pueden dar a luz cerca de un centro especializado.

Soplos cardíacos

La forma más frecuente de presentación de una cardiopatía congénita es un soplo cardíaco. Sin embargo, la mayoría de los niños con soplos tienen corazones normales. Se trata de un «soplo inocente», debido al flujo turbulento que se produce en las vías de salida del flujo o en los grandes vasos en cualquier lado del corazón, que puede oírse en algún momento en casi el 30% de los niños. Obviamente, es importante poder diferenciar un soplo inocente de otro orgánico.

Hay dos tipos de soplo inocente:

- Soplo eyectivo: originado en el ventrículo, tractos de salida o grandes vasos en cualquier lado del corazón debido a flujo turbulento. No se asocian con anomalía estructural.
- Zumbido venoso: debido al flujo turbulento en las venas del cuello y de la cabeza. Se trata de un ruido continuo de tono bajo que se escucha por debajo de las clavículas. Puede aumentar con la inspiración y se oye mejor tras el ejercicio. Puede confundirse con un conducto arterioso persistente, pero se diferencia de éste en que desaparece al tumbarse o al comprimir las venas yugulares del mismo lado.

Las principales características de un soplo eyectivo inocente son:

- Soplo sistólico suave (por lo general a partir del lado derecho del corazón –flujo pulmonar–, en el segundo espacio intercostal izquierdo) o un soplo corto «zumbido» (por lo general a partir del lado izquierdo del corazón –flujo aórtico–, en el cuarto espacio intercostal izquierdo).
- Localizado en el borde esternal izquierdo.
- Sin componente diastólico.
- Tonos cardíacos normales sin sonidos añadidos.
- Ausencia de thrill o frémito.
- No se irradia.
- Paciente asintomático.

Durante una enfermedad febril o una anemia, los soplos inocentes se oyen con frecuencia debido al aumento del gasto cardíaco.

La diferenciación entre un soplo inocente y otro patológico puede resultar difícil. Si se sospecha que un soplo puede ser orgánico o no hay certeza de que sea inocente, el niño debe ser revisado por un pediatra experto, que decidirá si se debe remitir el paciente a un cardiólogo infantil para realizar una ecocardiografía. La radiografía de tórax y el ECG pueden ayudar al diagnóstico después del período neonatal.

Muchos recién nacidos con cortocircuitos potenciales no presentan síntomas ni soplos porque todavía están elevadas las resistencias pulmonares. Éste es el motivo de que algunas cardiopatías, como la comunicación interventricular o el conducto arterioso persistente, no puedan detectarse hasta que disminuyen las resistencias pulmonares tras las primeras semanas de vida.

Las características del soplo inocente pueden recordarse como las cinco S: Soplo inocente = Suave, Sistólico, aSintomático, borde eSternal izquierdo.

Cianosis

La cianosis periférica (tono azulado en las manos y los pies) puede deberse a que el niño está frío o enfermo por cualquier causa. Debe diferenciarse de la cianosis central, que se observa en la lengua y que se asocia con disminución en la tensión de oxígeno arterial. Se puede reconocer clínicamente cuando la reducción de la concentración de hemoglobina en la sangre supera los 5 g/dl, siendo menos evidente cuando el niño está anémico. Clínicamente, puede ser evidente sólo de forma intermitente, y es difícil de identificar con certeza; si los padres o un profesional sanitario tienen alguna duda, debe comprobarse la saturación de oxígeno del lactante mediante oximetría de pulso. La desaturación arterial persistente en un recién nacido por otro lado asintomático es casi siempre un signo de cardiopatía estructural.

La cianosis en un recién nacido con disnea (frecuencia respiratoria >60 respiraciones/min) puede deberse a:

- Trastornos cardíacos: cardiopatía cianótica congénita.
- Trastornos respiratorios, como, deficiencia de surfactante, aspiración de meconio, hipoplasia pulmonar, etc.
- Hipertensión pulmonar persistente del recién nacido (HPPRN): fracaso de la resistencia vascular pulmonar, que no disminuye tras el nacimiento.
- Infección: septicemia, estreptococos del grupo B y otros microorganismos.
- Errores metabólicos innatos: acidosis metabólica y shock.
- Policitemia.

En el período neonatal, la cianosis cardíaca puede estar causada por:

- *Reducción del flujo pulmonar:* los recién nacidos pueden tener una circulación pulmonar ductus-dependiente, que requiere el paso de sangre izquierda-derecha a través de conducto arterioso (v. fig. 17.2). Estos pacientes presentarán cianosis grave cuando el conducto se cierra poco después del nacimiento.
- *Mezcla anómala de sangre venosa pulmonar y sistémica:* la mayoría de los recién nacidos presentan cianosis en el primer o el segundo día de vida. En la transposición de las grandes arterias, las circulaciones sistémica y pulmonar son paralelas, pero debe haber mezcla de sangre entre ambas.

El diagnóstico de cardiopatía congénita cianótica puede confirmarse mediante la prueba de lavado de nitrógeno cuando la disposición de ecocardiografía no es inmediata. Se coloca al recién nacido en oxígeno al 100% durante 10 minutos. Si la PO_2 de la arteria radial derecha permanece baja (<15 kPa, 113 mmHg) después de ese período, se puede hacer el diagnóstico de cardiopatía congénita «cianótica», si se ha excluido la enfermedad pulmonar y la hipertensión pulmonar persistente del recién nacido (persistencia de circulación fetal). Si la PO_2 es superior a 20 kPa, se trata de una cardiopatía no cianótica. Cuando la saturación de oxígeno no se encuentra dentro de estos rangos de valores, debe realizarse la gasometría arterial.

El tratamiento inmediato consiste en estabilizar las vías respiratorias, la respiración y la circulación con ventilación asistida si es necesario. La mayoría de los lactantes con cardiopatía cianótica que aparece en los primeros días de vía son ductus-dependientes; es decir, disminuye la mezcla entre la sangre oxigenada roja que procede de los pulmones y la sangre azul sin oxígeno que procede del organismo. El mantenimiento de la permeabilidad del conducto es la clave para la supervivencia precoz de estos niños. La permeabilidad se consigue con prostaglandina E intravenosa, precisándose monitorizar los posibles efectos secundarios, como apnea, excitación y convulsiones, eritema, vasodilatación e hipotensión.

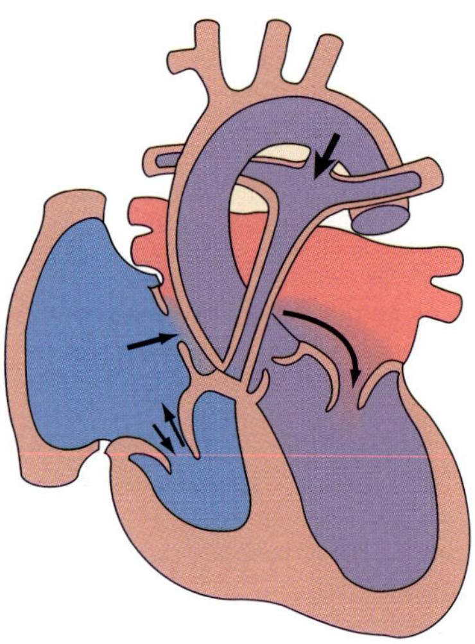
Atresia pulmonar con tabique íntegro

Figura 17.2 La circulación pulmonar se mantiene a expensas del flujo izquierda-derecha a través del conducto; un ejemplo de circulación pulmonar ductus-dependiente.

Cuadro 17.2 Causas de insuficiencia cardíaca

1. Recién nacidos: obstrucción de la circulación sistémica (ductus-dependiente)
Síndrome del corazón izquierdo hipoplásico
Estenosis aórtica valvular crítica
Coartación de aorta grave
Interrupción del arco aórtico
2. Lactantes
Comunicación interventricular
Defecto septal auriculoventricular
Conducto arterioso persistente grande

Insuficiencia cardíaca

La insuficiencia cardíaca es difícil de definir y en los niños se resume mejor como un síndrome clínico.

Síntomas

- Disnea (sobre todo durante las tomas o el esfuerzo).
- Sudoración.
- Alteraciones en la alimentación.
- Infecciones pulmonares recidivantes.

Signos

- Ganancia ponderal escasa o «retraso en el crecimiento».
- Taquipnea.
- Taquicardia.
- Soplo cardíaco, ritmo de galope.
- Cardiomegalia.
- Hepatomegalia.
- Extremidades frías.

La insuficiencia cardíaca en el período neonatal (cuadro 17.2) se debe por lo general a la obstrucción del corazón izquierdo, por ejemplo coartación de la aorta. Si la obstrucción es muy grave, la perfusión arterial puede ser predominante derecha-izquierda a través del conducto arterioso, la denominada circulación sistémica ductus-dependiente (v. fig. 17.3). El cierre del conducto en estas circunstancias produce con rapidez acidosis grave, shock y muerte si no se restaura la permeabilidad del conducto (presentación de un caso 17.1).

Tras el período neonatal, la insuficiencia cardíaca es más probable que se deba a un cortocircuito izquierda-derecha (presentación de un caso 17.2). Durante las primeras semanas de vida, según van disminuyendo las resistencias pulmonares, se produce un aumento progresivo del flujo sanguíneo pulmonar. Los síntomas de insuficiencia cardíaca aumentan hasta los 3 meses, pero después pueden mejorar cuando la resistencia vascular pulmonar aumenta como respuesta al cortocircuito izquierda-derecha. Si estos niños no se tratan, algunos pueden desarrollar el síndrome de Einsenmenger, definido como el aumento irreversible de la resistencia vascular pulmonar como consecuencia de la elevación crónica de la presión y del flujo de la arteria pulmonar. Si esto sucede, la única opción quirúrgica es el trasplante corazón-pulmón.

Presentación de un caso
17.1 Shock

Recién nacido de 2 días de vida dado de alta el día después del parto tras una exploración física normal. El paciente presentó shock repentino, siendo trasladado con urgencia al hospital. En la exploración estaba pálido y con los labios grisáceos. El pulso braquial derecho apenas podía sentirse, no se palpaban los pulsos femorales y el hígado estaba muy dilatado. La gasometría mostró acidosis metabólica grave. El diagnóstico diferencial fue:

- Cardiopatía congénita.
- Septicemia.
- Trastorno metabólico hereditario.

Se inició tratamiento con ventilación mecánica y expansión de volumen. Se recogieron muestras para realizar hemocultivos y se inició tratamiento antibiótico por probable sepsis. Se tomaron muestras de sangre y de orina para detectar aminoácidos, y de orina para ácidos orgánicos. Dado que los pulsos femorales seguían sin poderse palpar, se inició la perfusión de prostaglandinas. En 2 horas el paciente estaba rosado y bien perfundido y la acidosis se había resuelto casi por completo. Se diagnosticó coartación de aorta grave (fig. 17.3) mediante ecocardiografía. El paciente había desarrollado shock por la obstrucción del tracto de salida izquierdo cuando se cerró el conducto arterioso.

La clave para la supervivencia precoz de los recién nacidos con circulación ductus-dependiente es mantener la permeabilidad del conducto arterioso.

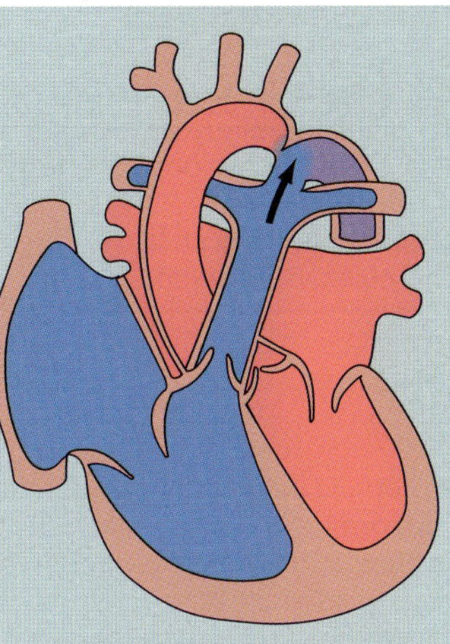

Coartación ductus-dependiente

Figura 17.3 La circulación sistémica se mantiene a expensas del cortocircuito derecha-izquierda a través del conducto arterioso: circulación sistémica ductus-dependiente.

Presentación de un caso
17.2 Insuficiencia cardíaca

Llegó al hospital una niña de 5 semanas de vida por sibilancias, alteración de la alimentación y escasa ganancia ponderal en las 2 semanas anteriores. Previamente, había estado asintomática. El examen físico rutinario en el período neonatal fue normal. La paciente estaba taquipneica (50-60 respiraciones/min) y con cierto tiraje esternal e intercostal. Los pulsos eran normales. Había frémito, un soplo pansistólico rudo en el borde esternal inferior izquierdo y un componente pulmonar del segundo ruido ligeramente aumentado. Presentaba sibilancias aisladas. El hígado estaba aumentado de tamaño, siendo palpable 4 cm por debajo del borde costal. El ECG era anodino. La radiografía de tórax mostró cardiomegalia y aumento de la vascularización pulmonar. La ecocardiografía detectó una comunicación interventricular (CIV) de tamaño moderado (fig. 17.4). Se inició tratamiento con diuréticos y captopril. La CIV se cerró de forma espontánea a los 11 meses.

Esta niña presentó insuficiencia cardíaca por una CIV, que debutó a las pocas semanas de vida cuando se redujo la resistencia pulmonar, incrementando el cortocircuito izquierda-derecha.

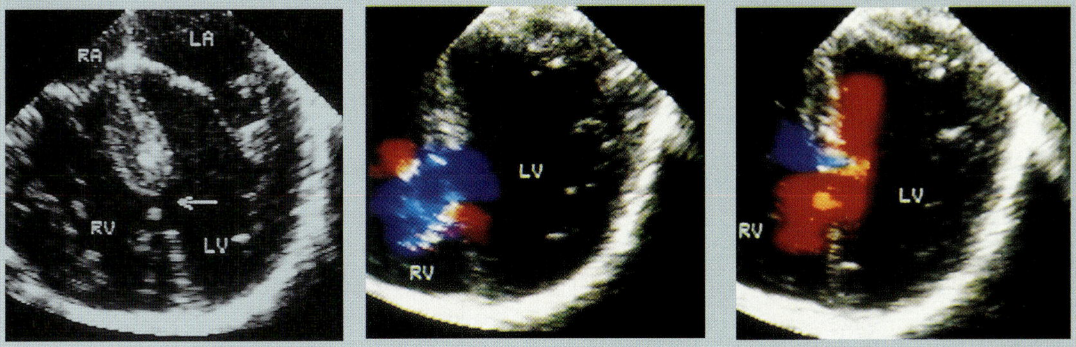

a) b) c)

Figura 17.4 **a)** Ecocardiografía que muestra una comunicación interventricular muscular de tamaño medio (flecha). **b)** El Doppler color muestra el cortocircuito izquierda-derecha (azul) durante la sístole. **c)** Hay también un pequeño cortocircuito derecha-izquierda (rojo) durante la diástole (RA, aurícula derecha; LA, aurícula izquierda; RV, ventrículo derecho; LV, ventrículo izquierdo).

Resumen

Las cardiopatías congénitas se presentan con:

- Diagnóstico ecocardiográfico prenatal: está aumentando la proporción de enfermedades que se detectan.
- Detección de un soplo cardíaco: es necesario diferenciar los soplos inocentes de los soplos patológicos.
- Cianosis: si es ductus-dependiente, la administración de prostaglandinas para mantener la permeabilidad del conducto es vital para la supervivencia inicial.
- Insuficiencia cardíaca: generalmente, desviación de izquierda a derecha cuando disminuye la resistencia vascular pulmonar; en los recién nacidos se debe a obstrucción del corazón izquierdo.
- Shock: cuando el conducto se cierra en la obstrucción grave del corazón izquierdo.

Diagnóstico

Si se sospecha una cardiopatía congénita, hay que realizar una radiografía de tórax y un ECG (cuadro 17.3). Aunque rara vez permiten el diagnóstico, pueden ser útiles para establecer la presencia de alteración del sistema cardiovascular y como referencia para valorar los cambios futuros. La ecocardiografía combinada con el Doppler permite diagnosticar casi todas las cardiopatías congénitas. Incluso aunque no haya un cardiólogo pediátrico en la zona, puede consultarse la opinión de un radiólogo especializado en ecocardiografía a través de la telemedicina, o transferirse a un centro especializado en cardiología si es necesario. Se requiere la opinión de un especialista cuando el niño está hemodinámicamente inestable, si tiene una insuficiencia cardíaca, si tiene cianosis, si la saturación de oxígeno es inferior al 94% debido a una cardiopatía y si disminuye el pulso volumen. El cateterismo cardíaco apenas se requiere para hacer el diagnóstico, reservándose en la actualidad para estimaciones hemodinámicas y como forma de tratamiento.

Cuadro 17.3 ECG en la infancia

Hallazgos importantes

- Arritmias
- Eje QRS superior (deflexión negativa en AVF) (fig. 17.5e)
- Hipertrofia ventricular derecha (onda T positiva en V_1 en mayores de un mes de edad) (fig. 17.6d)
- Patrón de «estiramiento» ventricular izquierdo (onda T invertida en V_6) (fig. 17.9d)

Problemas

- La morfología de la onda P no suele ser útil en los niños
- Bloqueo incompleto de rama derecha: la mayoría son niños normales, aunque es frecuente en la CIA
- La hipertrofia ventricular izquierda es difícil de definir

(CIA, Comunicación interauricular).

La radiografía de tórax y el ECG normales no excluyen una cardiopatía congénita.

Terminología

El sistema europeo (al contrario que el americano) que se utiliza para denominar las cardiopatías congénitas está estructurado como una clasificación segmentaria secuencial. La ventaja es que no es necesario recordar el patrón de un síndrome epónimo, como la tetralogía de Fallot. El inconveniente es que es muy prolijo. La idea es describir cada componente uno detrás de otro, nombrando la forma en que están conectados, empezando por las aurículas, siguiendo con los ventrículos y después con las arterias grandes. Así, el corazón normal se describe como situs solitus (es decir, las aurículas están orientadas correctamente), conexión auriculoventricular concordante y conexión ventrículo-arterial concordante. Por tanto, puede describirse un corazón, aunque sea muy complejo, siguiendo un proceso lógico paso a paso. En este capítulo no se utiliza este sistema porque es demasiado complicado.

Cardiopatías congénitas no cianóticas

1. Cortocircuitos izquierda-derecha

Comunicación interauricular

Hay dos tipos principales de comunicación interauricular (CIA):

- CIA secundum (el 80% de las CIA) (fig. 17.5a).
- Comunicación auriculoventricular parcial (CAV primum) (fig. 17.5b).

Ambos tienen los mismos signos y síntomas, pero su anatomía es muy diferente. La CIA secundum es un defecto del agujero oval y del tabique interauricular que lo rodea. La CIA primum es un defecto del tabique auriculoventricular que se caracteriza por:

- Comunicación interauricular entre la parte inferior del tabique interauricular y las válvulas auriculoventriculares.
- Válvulas auriculoventriculares anómalas: una válvula auriculoventricular izquierda trivalvular que tiende a filtrarse (válvula regurgitante).

Hallazgos clínicos

Síntomas

- Ninguno (situación habitual).
- Infecciones pulmonares recidivantes/sibilancias.
- Insuficiencia cardíaca.
- Arritmias (tras la cuarta década).

Signos físicos (fig. 17.5d)

- Segundo ruido ampliamente desdoblado y fijo (suele ser difícil oírlo), debido a que el volumen latido del ventrículo derecho es igual en inspiración y espiración.

Comunicación interauricular

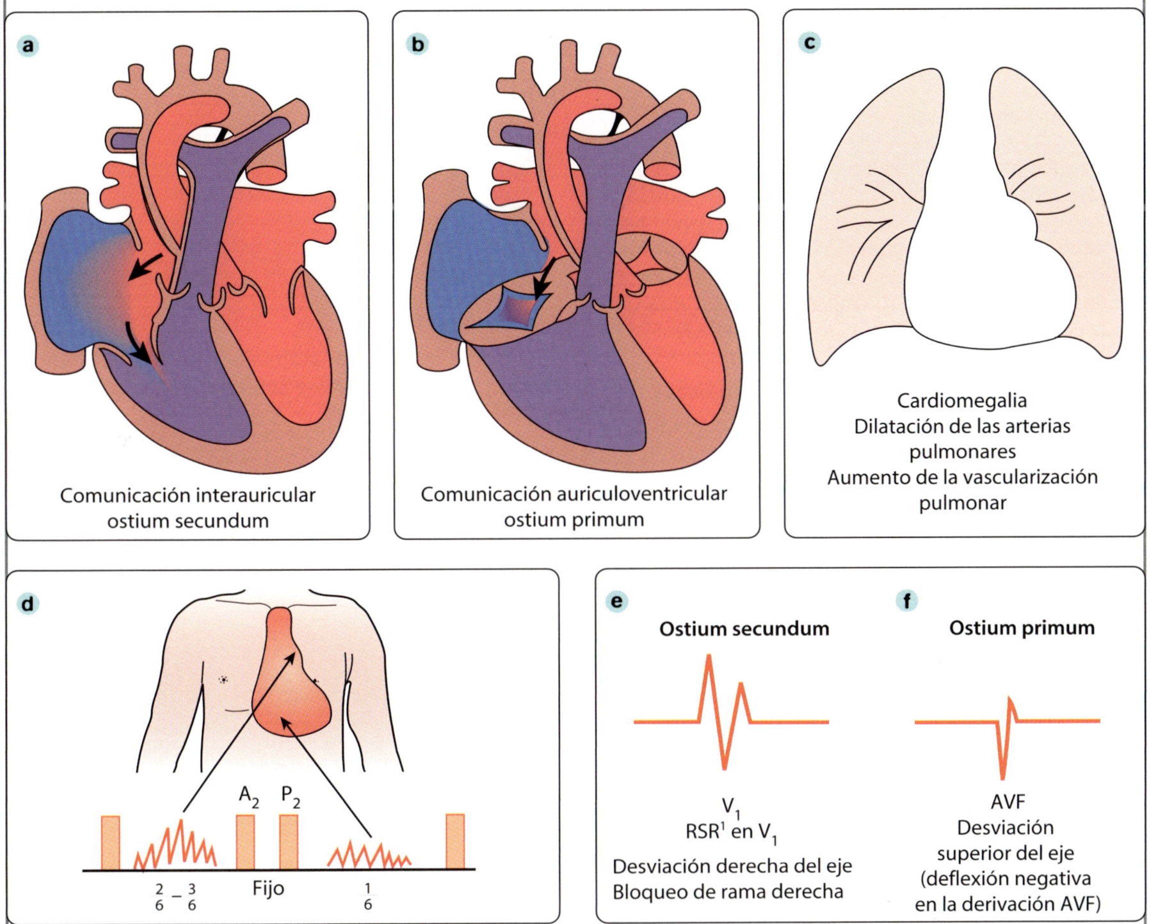

Figura 17.5 **a)** La comunicación interauricular (CIA) tipo ostium secundum consiste en un defecto del agujero oval y del tabique interauricular que lo rodea. **b)** La CAV tipo ostium primum es un defecto del tabique auriculoventricular. **c)** Radiografía de tórax. **d)** Soplo. **e, f)** ECG.

- Soplo sistólico eyectivo más audible en el borde esternal superior izquierdo, debido al aumento de flujo en el tracto de salida del ventrículo derecho por el cortocircuito izquierda-derecha.
- En la CAV parcial, soplo pansistólico apical debido a la regurgitación de la válvula auriculoventricular.

Pruebas complementarias

Radiografía de tórax (fig. 17.5c)

Pueden existir cardiomegalia, dilatación de la arteria pulmonar y aumento de la vascularización pulmonar, todos hallazgos inespecíficos.

ECG (fig. 17.5e)

Puede proporcionar una pista diagnóstica importante:

- CIA secundum: es frecuente el bloqueo parcial de la rama fascicular derecha (pero también ocurre en niños normales), desviación derecha del eje por la dilatación del ventrículo derecho.
- CAV parcial: desviación izquierda del eje, denominada eje QRS «superior». Se produce porque hay un defecto en la parte media del corazón donde se encuentra el nodo auriculoventricular. El nodo desplazado se dirige a los ventrículos superiormente, dando lugar al eje anormal.

Ecocardiografía transversa

Define la anatomía en la mayoría de los casos y es la prueba complementaria más importante para el diagnóstico.

Tratamiento

Los niños con comunicación interauricular significativa necesitan tratamiento. El tratamiento de la CIA secundum consiste en cateterismo cardíaco e inserción de un dispositivo de oclusión, pero la CAV parcial precisa realizar una corrección quirúrgica. El tratamiento suele realizarse a los 3-5 años de edad con el fin de prevenir la insuficiencia cardíaca derecha y las arritmias más adelante a lo largo de la vida.

Comunicación interventricular

Las comunicaciones interventriculares (CIV) son habituales, representando el 30% de todas las cardiopatías congénitas. Existe un defecto en cualquier parte del tabique ventricular, generalmente perimembranoso (adyacente a la válvula tricúspide) o muscular (rodeado por completo de músculo). Puede ser más conveniente clasificarlas según el tamaño de la lesión.

Comunicaciones interventriculares pequeñas

Su diámetro es inferior al de la válvula aórtica, de hasta 3 mm.

Hallazgos clínicos

Síntomas

- Sin síntomas.

Signos físicos

- Frémito en el borde esternal inferior.
- Soplo pansistólico rudo en el borde esternal izquierdo inferior.
- Segundo ruido pulmonar (P2) silente.

Pruebas complementarias

Radiografía de tórax

- Normal.

ECG

- Normal.

Ecocardiografía

- Permite definir la anatomía precisa de la comunicación. Pueden valorarse sus efectos hemodinámicos mediante el Doppler.

Tratamiento

La mayoría de estas lesiones se cierran espontáneamente, lo que puede comprobarse por la desaparición del soplo con un ECG normal cuando un pediatra o un cardiólogo pediátrico realizan el seguimiento y

Comunicación interventricular grande

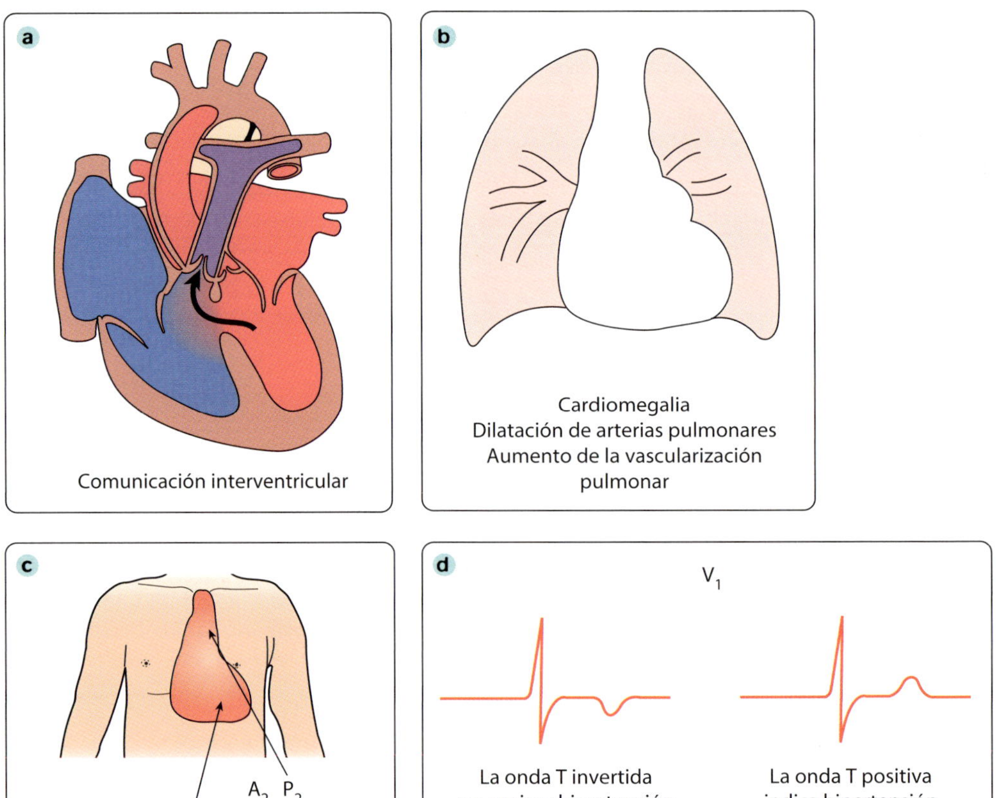

Figura 17.6 a) Comunicación interventricular que muestra el cortocircuito izquierda- derecha. **b)** Radiografía de tórax. **c)** Soplo. **d)** ECG.

porque el ecocardiograma es normal. Mientras existe la comunicación interventricular, debe prevenirse la endocarditis bacteriana manteniendo una buena higiene dental y administrando antibióticos preventivos antes de realizar una extracción dental o cualquier intervención en la que se produzcan hemorragias.

Comunicaciones interventriculares grandes

Estos defectos son del mismo tamaño que la válvula aórtica, o mayores.

Hallazgos clínicos

Síntomas

- Insuficiencia cardíaca con disnea y retraso de crecimiento a partir de la primera semana de edad.
- Infecciones pulmonares recidivantes.

Signos físicos (fig. 17.6c)

- Precordio activo.
- Soplo pansistólico suave o sin soplo.
- Soplo mediodiastólico apical (debido al aumento del flujo a través de la válvula mitral una vez que la sangre ha circulado por los pulmones).
- Segundo ruido pulmonar (P2) fuerte, debido al aumento de la presión diastólica pulmonar.
- Taquipnea, taquicardia y hepatomegalia debido a la insuficiencia cardíaca.

Pruebas complementarias

Radiografía de tórax (fig. 17.6b)

- Cardiomegalia.
- Dilatación de las arterias pulmonares.
- Aumento de la vascularización pulmonar.
- Edema pulmonar.

ECG (fig. 17.6d)

- Hipertrofia biventricular a los 2 meses de edad y signos de hipertensión pulmonar.

Ecocardiografía

- Permite definir la anatomía de la comunicación, los efectos hemodinámicos y la gravedad de la hipertensión pulmonar.

Tratamiento

La farmacoterapia para la insuficiencia cardíaca consiste en diuréticos, que suelen combinarse con captopril. Es necesario aumentar la ingesta calórica. En los niños con un gran cortocircuito izquierda-derecha siempre existe algún grado de hipertensión pulmonar. El aumento del flujo pulmonar y de la hipertensión pulmonar acabará por dañar de forma irreversible el lecho vascular capilar pulmonar. Esta enfermedad vascular pulmonar se establece por lo general en el segundo año de vida, pero el síndrome de Eisenmenger (fig. 17.7), con cianosis por cortocircuito intracardíaco derecha-izquierda, rara vez aparece antes de la segunda década. La cirugía suele realizarse a los 3-6 meses de edad, con el fin de:

- Tratar la insuficiencia cardíaca y el retraso del crecimiento.
- Prevenir la lesión pulmonar permanente que se produce debido a la hipertensión pulmonar y al flujo sanguíneo elevado.

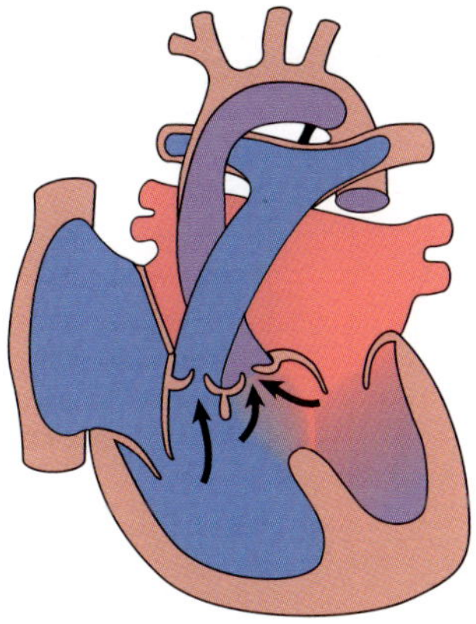

Figura 17.7 Síndrome de Eisenmenger con cortocircuito derecha- izquierda por enfermedad vascular pulmonar debida al aumento del flujo pulmonar e hipertensión pulmonar.

Conducto arterioso persistente

El conducto arterioso comunica la arteria pulmonar con la aorta descendente. En los lactantes a término, normalmente se cierra poco después del nacimiento. En el conducto arterioso persistente, el conducto no se ha cerrado cuando el lactante ya tiene un mes, debido a un defecto del mecanismo constrictor del conducto. El flujo a través del conducto arterioso persistente (CAP) va desde la aorta a la arteria pulmonar (es decir, izquierda-derecha) después de que disminuya la resistencia vascular pulmonar tras el nacimiento. En los lactantes pretérmino, la presencia de un conducto arterioso persistente no se debe a una cardiopatía congénita, sino a la prematuridad. Se describe en el capítulo 9.

Hallazgos clínicos

La mayoría de los niños presentan un soplo continuo en la región infraclavicular izquierda (fig. 17.8a). El soplo continúa durante la diástole porque la presión de la arteria pulmonar es menor que la de la aorta durante todo el ciclo cardíaco. La presión de pulso está ensanchada, originando pulsos saltones. Los síntomas son poco frecuentes, pero cuando el conducto es grande, aumenta el flujo sanguíneo pulmonar, con insuficiencia cardíaca e incluso hipertensión pulmonar.

Pruebas complementarias

Las radiografías torácicas y el ECG suelen ser normales, pero si el CAP es grande y sintomático, los hallazgos radiológicos (fig. 17.8b) y el ECG (fig. 17.8c) son indiferenciables de los obtenidos en un paciente con una CIV grande. Sin embargo, el conducto debe identificarse rápidamente mediante ecocardiografía con Doppler.

Tratamiento

En el niño pequeño con CAP asintomático se recomienda el cierre para evitar el riesgo de la endocarditis bacteriana de por vida. El cierre se realiza con una espiral o un dispositivo de oclusión que se introduce a través de un catéter cardíaco cuando el niño tiene aproximadamente 1 año de edad (fig. 17.8d-g).

Conducto arterioso persistente

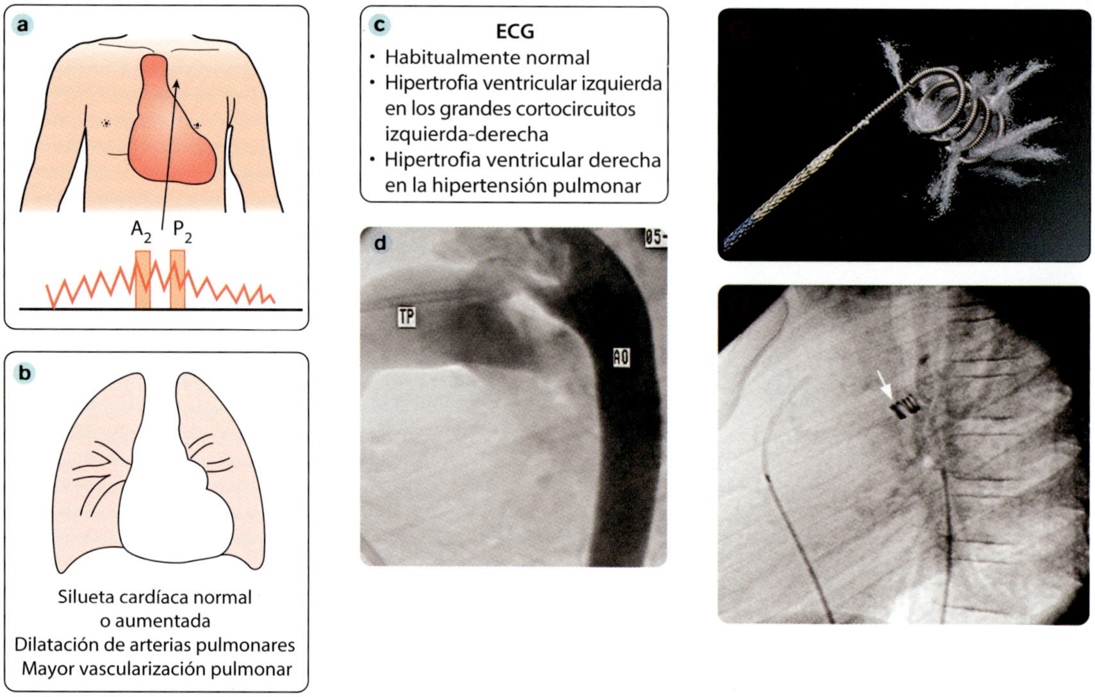

Figura 17.8 Conducto arterioso persistente. **a)** Soplo. **b)** Radiografía de tórax. **c)** ECG. **d)** Angiografía de un conducto arterioso persistente. **e)** Espiral utilizada para cerrar conductos pequeños. Se pasa a través de un catéter por la vena femoral. **f)** La angiografía muestra la espiral en el conducto. (PT, tronco pulmonar; AO, aorta.)

2. Obstrucción del flujo de salida en el niño sano

Estenosis aórtica

Las cúspides de la válvula aórtica se funden parcialmente, limitando la salida desde el ventrículo izquierdo (fig. 17.9a). Puede afectar a una o a las tres cúspides. La estenosis aórtica puede no ser una lesión aislada. Suele asociarse con estenosis valvular mitral y coartación de aorta, por lo que siempre se debe excluir su presencia.

Hallazgos clínicos

La mayoría de los niños con estenosis leve o moderada debutan con un soplo, encontrándose asintomáticos. Los pacientes de estenosis grave pueden presentarse con disminución de la tolerancia al ejercicio, dolor torácico con el ejercicio o síncope.

En el período neonatal puede haber insuficiencia cardíaca grave o circulación sistémica ductus-dependiente que produce shock.

Signos físicos (fig. 17.9b)

- Pulso de pequeño volumen y ascenso lento.
- Frémito carotídeo (siempre).
- Soplo sistólico eyectivo máximo en el borde esternal derecho superior y que se irradia al cuello.
- Componente aórtico del segundo tono disminuido y retrasado.
- Clic eyectivo apical.

Pruebas complementarias

Radiografía de tórax (fig. 17.9c)

Se puede observar un ventrículo izquierdo normal o prominente con dilatación postestenótica de la aorta ascendente.

ECG (fig. 17.9d)

Se puede observar hipertrofia ventricular izquierda.

Tratamiento

En los niños se requieren controles clínicos y ecocardiográficos regulares para decidir cuándo intervenir. Los niños con síntomas en el ejercicio o con un gradiente en reposo elevado (superior a 64 mmHg) a través de la válvula aórtica requieren intervención mediante valvulotomía con balón. La dilatación con balón en los niños más mayores suele ser segura y sin complicaciones, pero en los neonatos es mucho más difícil y peligrosa.

Resumen

Cortocircuitos izquierda-derecha

Lesión	Síntomas	Signos	Tratamiento
CIA secundum	Ninguno	Soplo sistólico eyectivo en el borde esternal izquierdo superior	Colocación de un dispositivo de cierre a través de un catéter a los 3-5 años de edad
CAV parcial	Ninguno, insuficiencia cardíaca	Disociación fija de S2	Cirugía a los 3 años
CIV pequeña (80-90%)	Ninguno	Soplo pansistólico en el borde esternal izquierdo inferior	Ninguno
CIV grande (10-20%)	Insuficiencia cardíaca	Precordio activo, P2 fuerte, soplo suave, taquipnea, hepatomegalia	Diuréticos, captopril, calorías; cirugía a los 3-6 meses de edad
CAP a término	Ninguno	Soplo continuo en el borde esternal izquierdo superior ± pulsos saltones	Espiral o dispositivo de cierre mediante cateterismo cardíaco
CAP pretérmino	Ninguno, insuficiencia cardíaca	Soplo sistólico en el borde esternal izquierdo inferior ± pulsos saltones	Restricción de líquidos, indometacina o ibuprofeno, o ligadura quirúrgica

CIA, Comunicación interauricular; CAV, comunicación auriculoventricular; CIV, comunicación interventricular; CAP, conducto arterioso persistente.

Estenosis aórtica

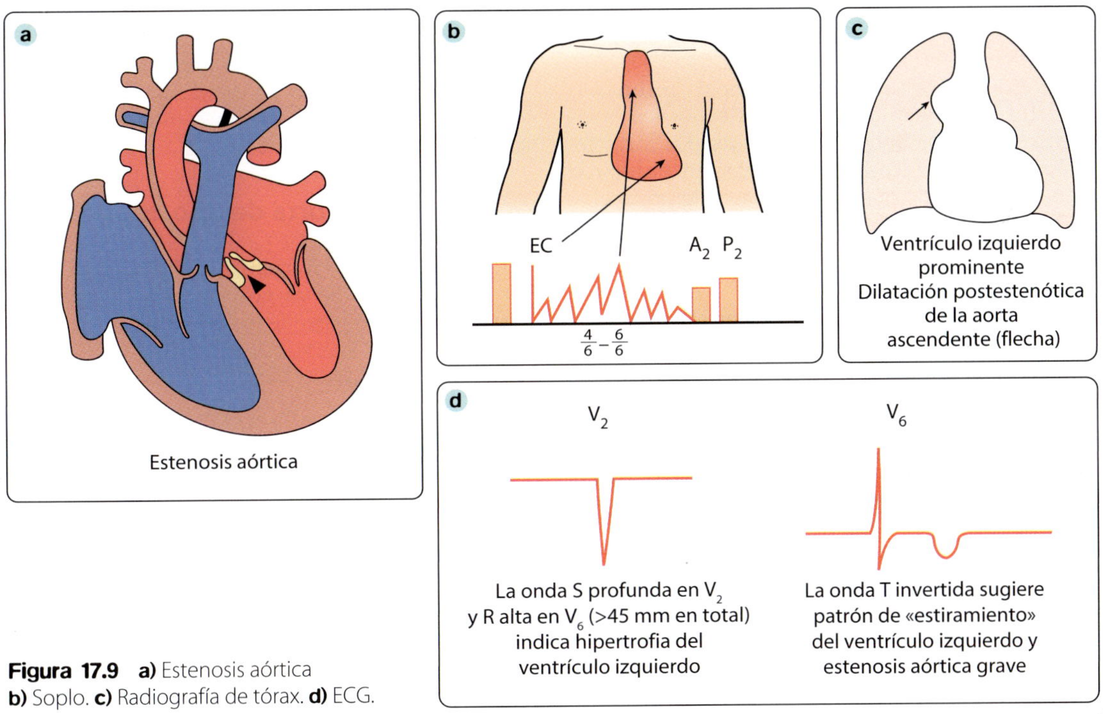

Figura 17.9 **a)** Estenosis aórtica **b)** Soplo. **c)** Radiografía de tórax. **d)** ECG.

La mayoría de los recién nacidos y niños con estenosis aórtica valvular significativa que precisan tratamiento en los primeros años de vida acabarán por requerir el reemplazo de la válvula aórtica. Por tanto, el tratamiento precoz es paliativo y dirigido a retrasar lo más posible el reemplazo valvular.

Estenosis pulmonar

Las cúspides de la válvula aórtica se funden parcialmente, limitando la salida desde el ventrículo derecho.

Estenosis pulmonar

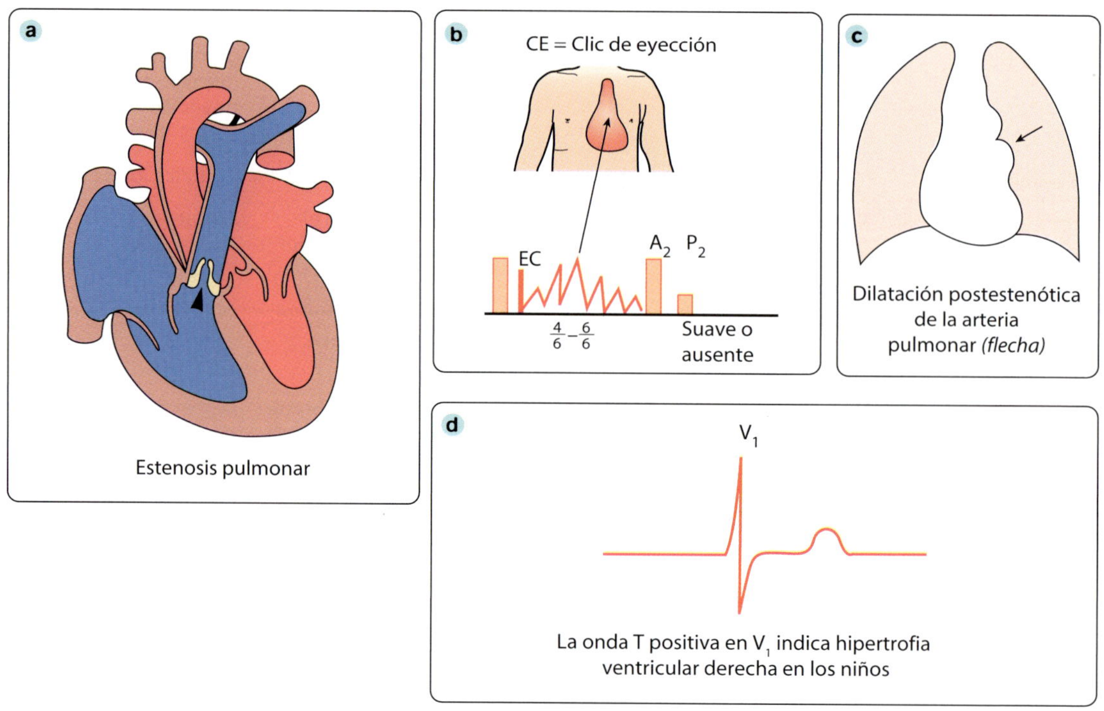

Figura 17.10 **a)** Estenosis pulmonar. **b)** Soplo. **c)** Radiografía de tórax. **d)** ECG.

Hallazgos clínicos

La mayoría de los niños con estenosis pulmonar (fig. 17.10a) están asintomáticos. El diagnóstico es clínico. Un pequeño número de recién nacidos con estenosis pulmonar crítica tienen circulación pulmonar ductus-dependiente, que se observa en los primeros días de vida.

Signos físicos (fig. 17.10b)

- Soplo sistólico eyectivo más audible en el borde esternal izquierdo superior; puede haber frémito.
- Clic de eyección más audible en el borde esternal izquierdo superior.
- P2 suave o ausente.
- Cuando es grave, impulso ventricular derecho prolongado, con cierre retrasado de la válvula pulmonar a la auscultación.

Pruebas complementarias

Radiografía de tórax (fig. 17.10c)
Normal o dilatación postestenótica de la arteria pulmonar.

ECG (fig. 17.10d)
Muestra signos de hipertrofia ventricular derecha.

Tratamiento

Aunque la mayoría de los niños están asintomáticos, con el tiempo puede aparecer hipertrofia ventricular derecha progresiva y disminución de la tolerancia al ejercicio. Cuando el gradiente de presión a través de la válvula pulmonar aumenta (superior a 64 mmHg), se requiere tratamiento. La dilatación con balón a través de un catéter es el tratamiento de elección en la mayoría de los niños.

Coartación de aorta de tipo adulto

Este trastorno poco frecuente (fig. 17.11a) no es ductus-dependiente. Se va volviendo progresivamente más grave con el paso de los años.

Hallazgos clínicos

- Asintomático
- Siempre se produce hipertensión sistémica en el brazo derecho.
- Soplo sistólico de eyección en el borde esternal superior.
- Colaterales en la espalda.
- Retraso radio-femoral, debido a que la sangre evita la obstrucción a través de los vasos colaterales en la pared torácica y por tanto se retrasa el pulso en las piernas.

Pruebas complementarias

Radiografía de tórax (fig. 17.11c)

- «Muescas costales» debido al desarrollo de arterias intercostales colaterales grandes, que después pasan bajo las costillas para evitar la obstrucción.
- Signo del «3», con muesca visible en la aorta descendente en el sitio de la coartación.

Coartación de aorta

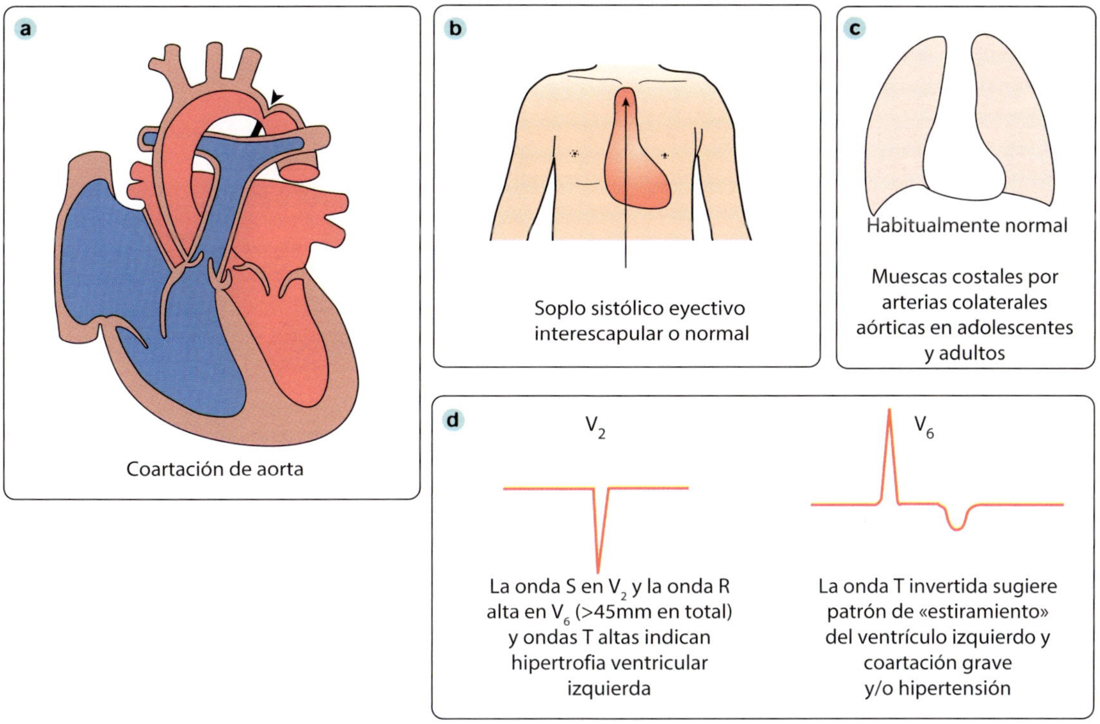

Figura 17.11 **a)** Coartación de aorta. Hay un estrechamiento de la aorta distal a la arteria subclavia izquierda, a la altura de la inserción del conducto arterioso. **b)** Soplo. **c)** Radiografía de tórax. **d)** ECG.

Resumen

Obstrucción del flujo de salida en niños sanos

Lesión	**Signos**	**Tratamiento**
Estenosis aórtica	Soplo, borde esternal derecho superior Frémito carotídeo	Dilatación con balón
Estenosis pulmonar	Soplo, borde esternal izquierdo superior Sin frémito carotídeo	Dilatación con balón
Coartación (tipo adulto)	Hipertensión sistémica Retraso radio-femoral	Inserción de una cánula o cirugía

ECG

- Hipertrofia ventricular izquierda (fig. 17.11d).

Tratamiento

Cuando el trastorno se vuelve grave (se evalúa mediante ecocardiografía), puede insertarse una cánula a través de un catéter cardíaco. A veces es necesaria la reparación quirúrgica.

3. Obstrucción del flujo de salida en el niño enfermo

Interrupción del arco aórtico

Se trata de una forma grave de coartación sin conexión entre la aorta proximal y la distal al conducto arterioso. Suele haber CIV. Se presenta de forma casi invariable en el período neonatal, con signos de circulación sistémica ductus-dependiente (fig. 17.12). La corrección completa con cierre de la CIV y reparación del cayado aórtico suele realizarse en los primeros días de vida. El riesgo de muerte es mayor que en la coartación de aorta simple, situándose en torno al 10-20%. Puede asociarse con otros trastornos (síndrome de DiGeorge: ausencia de timo, defectos palatinos, inmunodeficiencia e hipocalcemia y deleción del gen 22q11.2).

Cuando se realiza una exploración cardiovascular a un niño, siempre debe hacerse una palpación por si hay ausencia de pulsos femorales y para detectar la coartación aórtica.

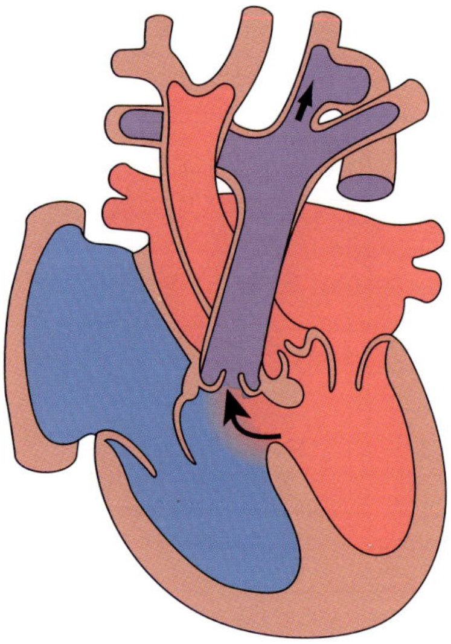

Figura 17.12
Interrupción del arco aórtico. La circulación de la parte inferior del cuerpo se mantiene a través del cortocircuito derecha- izquierda a partir del conducto arterioso.

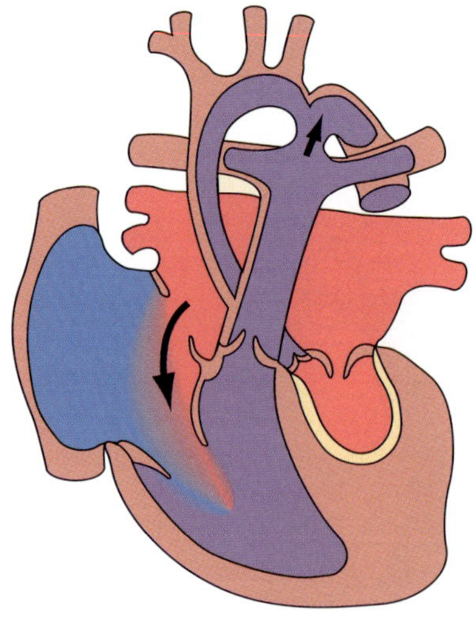

Figura 17.13
Síndrome del corazón izquierdo hipoplásico. Hay falta de desarrollo de todo el lado izquierdo del corazón.

Síndrome del corazón izquierdo hipoplásico

En este cuadro se observa falta de desarrollo de todo el lado izquierdo del corazón (fig. 17.13). La válvula mitral es pequeña o atrésica, el ventrículo izquierdo es diminuto y suele haber atresia de la válvula aórtica. La aorta ascendente es muy pequeña y se observa de forma casi invariable coartación de la aorta.

Hallazgos clínicos

Este trastorno puede detectarse antes del nacimiento utilizando la ecografía, lo que permite un asesoramiento eficaz y que pueda prevenirse que el niño enferme tras el nacimiento. Si se descubre después del nacimiento, es la presentación más grave de todos los recién nacidos con circulación sistémica ductus-dependiente. No hay flujo a través del lado izquierdo del corazón, por lo que el cierre del conducto produce acidosis grave y un rápido shock cardiovascular. Todos los pulsos periféricos son débiles o no existen, a diferencia de los pulsos femorales débiles en la coartación de la aorta. El recién nacido tendrá una prueba de lavado de nitrógeno patológica, permaneciendo desaturado con oxígeno, ya que hay mezcla de sangre venosa pulmonar y sistémica a nivel auricular. Si se sospecha circulación ductus-dependiente, se debe iniciar tratamiento con prostaglandinas y hacer el diagnóstico de forma urgente con ecocardiografía.

Tratamiento

El tratamiento de este trastorno consiste en una operación neonatal difícil denominada intervención de Norwood, seguida por otra operación que debe realizarse a los 6 meses (de Glenn o hemi-Fontan) y una última operación (de Fontan) que debe realizarse a los 3 años aproximadamente.

Cardiopatías congénitas cianóticas

Hay dos causas de cianosis en las cardiopatías congénitas:

- Disminución del flujo pulmonar con cortocircuito derecha-izquierda, como la tetralogía de Fallot.
- Mezcla del retorno venoso sistémico y pulmonar, como la transposición de las grandes arterias y la atresia tricúspide.

Tetralogía de Fallot

Es la causa más frecuente de cardiopatía congénita cianótica (fig. 17.14a).

Resumen

Obstrucción del flujo de salida del corazón izquierdo en el niño enfermo: lesiones ductus-dependientes

Lesión	Características clínicas	Tratamiento
Coartación de aorta e interrupción del arco aórtico	Soplo cardíaco, insuficiencia cardíaca Colapso circulatorio Pulsos femorales débiles o ausentes Presión arterial en los brazos > que en la piernas	Mantenimiento de las vías respiratorias, la respiración y la circulación Comenzar inmediatamente una infusión de prostaglandinas
Síndrome del corazón izquierdo hipoplásico	Colapso circulatorio Todos los pulsos periféricos débiles o ausentes	Mantenimiento de las vías respiratorias, la respiración y la circulación Comenzar inmediatamente una infusión de prostaglandinas Cirugía (complicada)

Tetralogía de Fallot

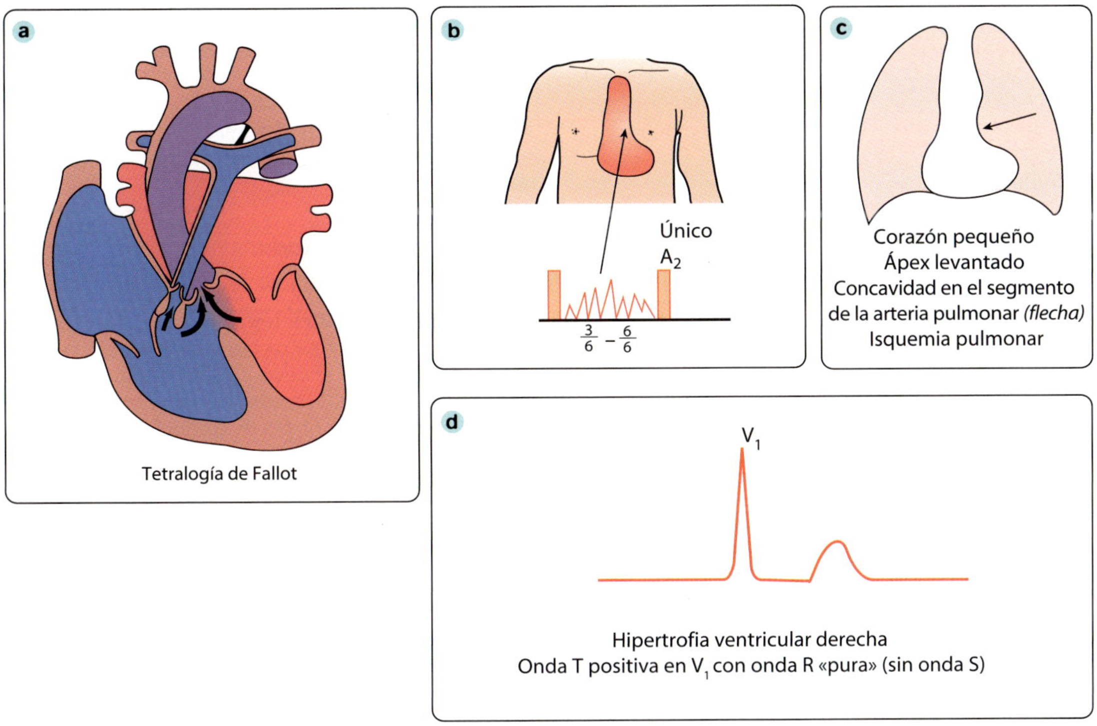

Figura 17.14 **a)** Tetralogía de Fallot. La obstrucción del tracto de salida del ventrículo derecho ocasiona el cortocircuito derecha-izquierda a través de la comunicación interventricular. **b)** Soplo. **c)** Radiografía de tórax. **d)** ECG.

Hallazgos clínicos

En la tetralogía de Fallot hay cuatro hallazgos anatómicos fundamentales, como indica su nombre:

- CIV de salida grande.
- Cabalgamiento de la aorta sobre el tabique interventricular.
- Estenosis subpulmonar que causa obstrucción del tracto de salida del ventrículo derecho.
- Hipertrofia ventricular derecha, como consecuencia.

Síntomas

La mayoría de los casos se diagnostican:

- Antes del nacimiento.
- Tras identificar un soplo en el primer o los dos primeros meses de vida. En esta fase es posible que la cianosis no sea evidente, aunque algunos niños presentan cianosis grave los primeros días de vida.

La descripción clásica de cianosis grave, crisis hipóxicas y la postura en cuclillas con el ejercicio en la infancia es rara en la actualidad. Sin embargo, es importante reconocer las crisis hipóxicas, ya que si no se tratan pueden dar lugar a infarto de miocardio, accidentes cerebrovasculares e incluso la muerte. Se caracterizan por el rápido incremento de la cianosis, por lo general con irritabilidad o llanto inconsolable debido a la hipoxia grave, y disnea y palidez por la acidosis tisular.

Signos

Los niños mayores pueden presentar dedos en palillo de tambor.

Se escucha un soplo sistólico eyectivo rudo, largo, más audible en el borde esternal izquierdo desde el primer día de vida, normalmente con un segundo tono único (A2) (fig. 17.14b). Al ir aumentando la obstrucción en el tracto de salida del ventrículo derecho, que es predominantemente muscular, y por debajo de la válvula pulmonar, el soplo se irá acortando y aumentará la cianosis. Durante una crisis hipóxica, el soplo puede ser muy corto o inaudible.

Pruebas complementarias

Radiografía de tórax (fig. 17.14c)

Generalmente es normal.

En los niños más mayores, la radiografía mostrará un corazón relativamente pequeño y con el ápex probablemente levantado (forma de bota), debido a la hipertrofia del ventrículo derecho. Puede haber un cayado aórtico derecho y es característica la presencia de una concavidad en el borde cardíaco izquierdo donde habitualmente está presente la convexidad de la arteria pulmonar y del tracto de salida del ventrículo derecho. También puede estar reducida la vascularización pulmonar, reflejo de la reducción del flujo pulmonar.

ECG (fig. 17.14d)
Normal en el nacimiento. Hipertrofia ventricular derecha en los niños más mayores.

Ecocardiografía
Mostrará los hallazgos característicos, pero puede ser necesario un cateterismo cardíaco para visualizar la anatomía detallada de las arterias pulmonares, que pueden ser pequeñas o estenóticas.

Tratamiento

El tratamiento inicial es médico; la cirugía correctiva se realiza a los 6 meses de edad e implica el cierre de la CIV y el alivio de la obstrucción de la vía del flujo de salida del ventrículo derecho con un parche artificial, que a veces se extiende a través de la válvula pulmonar. La mayoría no tienen síntomas significativos durante la infancia.

Los lactantes con cianosis muy marcada en el período neonatal requieren una derivación para aumentar el flujo sanguíneo pulmonar. Generalmente se realiza una intervención quirúrgica en la que se coloca un tubo artificial entre la arteria subclavia y la arteria pulmonar (derivación de Blalock-Taussig modificada) o a veces se realiza la dilatación con balón de las vías del flujo de salida del ventrículo derecho.

Las crisis hipóxicas suelen ser autolimitadas y van seguidas de un período de sueño. Si se prolongan (más de 15 min), requieren tratamiento inmediato con:

- Sedación y analgesia (la morfina es excelente).
- Propranolol intravenoso (o un agonista adrenoceptor alfa), que es probable que ejerza un efecto de vasoconstricción periférica y alivie la obstrucción muscular subpulmonar, que es el origen de la reducción del flujo pulmonar.
- Líquidos intravenosos para aumentar el volumen.
- Bicarbonato para corregir la acidosis.
- Parálisis muscular y ventilación mecánica para reducir las demandas metabólicas de oxígeno.

Transposición de las grandes arterias

La aorta está conectada al ventrículo derecho y la arteria pulmonar está conectada al ventrículo izquierdo. La sangre desoxigenada regresa al organismo y la sangre oxigenada vuelve a los pulmones (fig. 17.15a). Hay dos circulaciones paralelas, y si no hay mezcla de sangre entre ambas circulaciones, la situación es incompatible con la vida. Por fortuna, hay anomalías asociadas que aparecen de forma espontánea, por ejemplo CIV, CIA y conducto arterioso permeable, así como procedimientos terapéuticos que pueden conseguir dicha mezcla.

Hallazgos clínicos

Síntomas
La cianosis es el síntoma principal. Puede ser grave y de riesgo vital; una PaO_2 de 1-3 kPa (8-23 mmHg) no es excepcional. Estos niños suelen debutar en el primer o el segundo día de vida, cuando el cierre espontáneo del conducto arterioso ocasiona una marcada disminución de la mezcla de sangre saturada y desaturada. La cianosis puede ser menos grave y la presentación más tardía cuando hay más mezcla de sangre por anomalías asociadas, por ejemplo CIV.

Signos físicos (fig. 17.15b)
Siempre existe cianosis.

Cuando el trastorno se presenta después del primer año de vida, puede haber dedos en palillo de tambor. El resto de la exploración cardiovascular variará en función de las lesiones asociadas. El segundo tono suele ser único.

Generalmente no hay soplos, pero puede haber un soplo sistólico, debido al aumento del flujo o estenosis del tracto de salida del ventrículo izquierdo (pulmonar).

Pruebas complementarias

Radiografía de tórax (fig. 17.15c)
Pueden estar presentes los hallazgos clásicos de un mediastino superior estrecho, con una silueta cardíaca que asemeja un «huevo» (debido a la relación anteroposterior de los grandes vasos y al ventrículo derecho hipertrofiado, respectivamente). El aumento de la vascularización pulmonar es habitual, debido al aumento del flujo sanguíneo pulmonar.

ECG (fig. 17.15d)
Rara vez ayuda en el diagnóstico, ya que suele ser normal.

Ecocardiografía
Es esencial demostrar las conexiones arteriales anómalas y los trastornos asociados.

Tratamiento

En el recién nacido enfermo cianótico, hay que mejorar la mezcla de sangre saturada y desaturada. Es obligado mantener la permeabilidad del conducto arterioso mediante la infusión de prostaglandinas. La auriculoseptostomía con balón es un procedimiento vital y en la actualidad casi rutinario en los niños con transposición de las grandes arterias (fig. 17.15e,f). Se pasa un catéter con un balón en su extremo a través de la vena umbilical o femoral hasta la aurícula derecha y el agujero oval. El balón se infla en la aurícula izquierda y se tira entonces del catéter a través del tabique interauricular. El tabique interauricular se rasga, haciendo incompetente la válvula del agujero oval y permitiendo así la mezcla en las aurículas del retorno venoso pulmonar y el sistémico.

Todos los pacientes con transposición de las grandes arterias necesitan finalmente algún tipo de cirugía, que por lo general es un procedimiento de recambio arterial. En esta cirugía, que se realiza en los primeros días de vida, la arteria pulmonar y la aorta se cortan por encima de las válvulas arteriales y se intercambian. Además, hay que transferir las arterias coronarias a la nueva aorta. Así, el ventrículo izquierdo actúa como el ventrículo sistémico, bombeando sangre oxigenada a la aorta, y el ventrículo derecho asume su función normal de bombear sangre a los pulmones.

Defecto del canal auriculoventricular (completo)

Se observa con más frecuencia en los niños son síndrome de Down (fig. 17.16). Se produce un defecto en la parte central del corazón con una única válvula con

Transposición de las grandes arterias

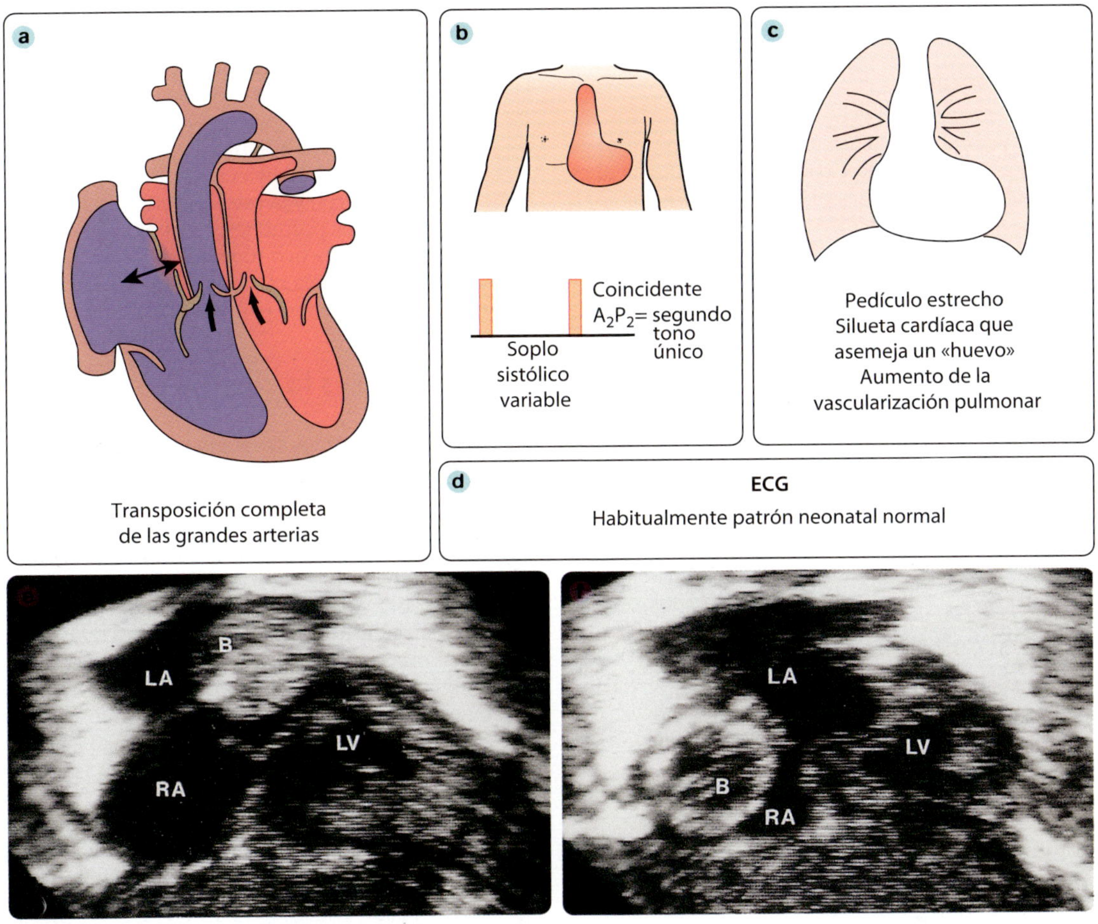

Figura 17.15 a) Transposición de las grandes arterias. Ha de haber mezcla de sangre entre las dos circulaciones para que sea posible la vida. **b)** Soplo. **c)** Radiografía de tórax. **d)** ECG. **e,f)** La ecocardiografía muestra una atrioseptostomía con balón en la transposición de las grandes arterias. Se pasa un balón (de unos 2 ml) a través del tabique interauricular desde la aurícula izquierda **(e)** a la aurícula derecha **(f)** para aumentar el tamaño de la comunicación interauricular (B, balón; LA, aurícula izquierda; RA, aurícula derecha; LV, ventrículo izquierdo).

cinco cúspides entre las aurículas y los ventrículos, que se extiende a través de toda la unión auriculoventricular y tiende a filtrarse. Cuando el defecto es grande, se produce hipertensión pulmonar.

Las características de los defectos del canal auriculoventricular completo son:

- Presentación en la ecografía antenatal.
- Cianosis en el nacimiento o insuficiencia cardíaca a las 2-3 semanas de vida.
- Ninguna, sin soplo cardíaco, la lesión se detecta en la ecografía de rutina que se realiza a los recién nacidos con síndrome de Down. En el ECG siempre se observa un eje superior.

El tratamiento consiste en tratar médicamente la insuficiencia cardíaca (como en la CIV grande) y la corrección quirúrgica a los 3-6 meses de edad.

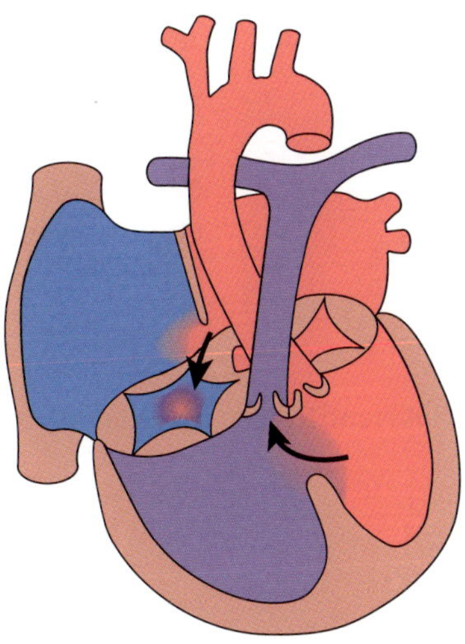

Figura 17.16 Comunicación auriculoventricular.

Atresia tricúspide

En la atresia tricúspide (fig. 17.17), sólo es eficaz el ventrículo izquierdo, siendo el derecho pequeño y no funcional.

Hallazgos clínicos

Se produce una «mezcla común» del retorno venoso pulmonar y sistémico en la aurícula izquierda. Puede presentarse en el período neonatal con cianosis si es ductus-dependiente, o los niños pueden estar bien cuando nacen y volverse cianóticos o disneicos.

Tratamiento

Se realiza la cirugía paliativa precoz para mantener la irrigación sanguínea segura de los pulmones a presión baja mediante:

- Derivación tipo Blalock-Taussig (entre la arteria subclavia y la pulmonar) en niños que están muy cianóticos.

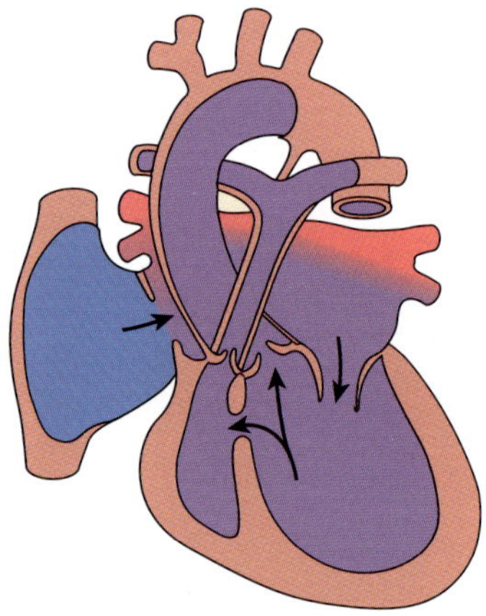

Atresia tricúspide

Figura 17.17 En la atresia tricúspide, sólo hay un ventrículo efectivo por la ausencia completa de la válvula tricúspide.

- Puede ser necesario el cerclaje de la arteria pulmonar con el fin de reducir el flujo pulmonar si hay disnea.

La cirugía correctora completa no es posible, ya que sólo hay un ventrículo funcional. Se realiza cirugía paliativa (en la operación de Glenn o hemi-Fontan se conecta la vena cava superior con la arteria pulmonar después de los 6 meses de edad, y en la operación de Fontan se conecta la vena cava inferior con la arteria pulmonar, a los 3-5 años).

De esta forma, el ventrículo izquierdo impulsa la sangre hacia el cuerpo y la presión venosa sistémica impulsa la sangre a los pulmones. La operación de Fontan no permite un pronóstico funcional idóneo, pero tiene la ventaja de mejorar la cianosis y suprime la carga de volumen a largo plazo en el único ventrículo funcional.

Cuidados tras la cirugía cardíaca

La mayoría de los niños se recuperan rápidamente tras la cirugía cardíaca volviendo a la guardería o al colegio 1 mes después. Casi todos precisarán profilaxis antibiótica frente a la endocarditis bacteriana. La tolerancia al ejercicio es variable y se puede permitir a la mayoría de ellos que establezcan sus propios límites. La restricción al ejercicio sólo se aconseja en los niños con estenosis aórtica residual grave y disfunción ventricular.

La mayoría de los pacientes son seguidos en centros cardiológicos. Muchos llevan vidas normales y sin restricciones, pero cualquier cambio en la sintomatología, por ejemplo disminución de la tolerancia al ejercicio o palpitaciones, requiere investigación. Cada vez es mayor el número de adolescentes y adultos jóvenes que requieren revisión de cirugías llevadas a cabo en épocas precoces de la vida. La razón más habitual es el recambio de prótesis valvulares artificiales y el tratamiento de estenosis de líneas de sutura posquirúrgicas, por ejemplo recoartación o estenosis de la arteria pulmonar.

Resumen

Cardiopatías congénitas cianóticas

Lesión	Características clínicas	Tratamiento
Tetralogía de Fallot	Soplo fuerte en el borde esternal izquierdo superior, con un segundo sonido cardíaco único Dedos en palillo de tambor (en los más mayores) Crisis hipóxicas (raro)	Cirugía a los 6-9 meses
Transposición de las grandes arterias	Cianosis neonatal Sin soplos	Infusión de prostaglandinas, algunos necesitan septostomía auricular con balón en el momento del diagnóstico Cirugía de intercambio arterial en el período neonatal
Comunicación auriculoventricular (completa)	Síndrome de Down (frecuente) Cianosis en el momento del nacimiento Soplo, insuficiencia cardíaca a las 2-3 semanas de vida	Tratamiento médico de la insuficiencia cardíaca Reparación quirúrgica
Atresia tricúspide	Cianosis	Derivación (Blalock-Taussig) o bandeo de la arteria pulmonar Cirugía (operación de Fontan)

Arritmias cardíacas

La arritmia sinusal es habitual en los niños y consiste en un cambio cíclico de la frecuencia cardíaca en relación con la respiración. Hay aceleración durante la inspiración y enlentecimiento con la espiración (la frecuencia cardíaca varía hasta en 30 lpm).

Taquicardia supraventricular

Es la arritmia más frecuente en la infancia. La frecuencia cardíaca es rápida, entre 250 y 300 lpm. Puede causar disminución del gasto cardíaco y edema pulmonar. Se presenta de forma característica con síntomas de insuficiencia cardíaca en el recién nacido o el lactante pequeño. Es una causa de hidropesía fetal y de muerte intrauterina. Se utiliza el término de taquicardia por reentrada porque se establece un circuito de conducción, con activación precoz de la aurícula a través de una vía accesoria. La cardiopatía estructural es rara, pero hay que realizar un ecocardiograma.

Pruebas complementarias

El ECG mostrará por lo general una taquicardia de complejo estrecho a 250-300 lpm (fig. 17.18). Es posible ver una onda P después del complejo QRS, debido a la activación retrógrada de la aurícula a través de la vía accesoria. Si la insuficiencia cardíaca es grave, puede haber cambios que sugieran isquemia miocárdica, con inversión de la onda T en las derivaciones precordiales laterales. Puede detectarse un intervalo PR corto durante el ritmo sinusal. En el síndrome de Wolff-Parkinson-White (WPW), la activación anterógrada precoz del ventrículo a través de la vía da lugar a un intervalo PR corto y una onda delta.

Tratamiento

En el niño gravemente enfermo, la rápida restauración del ritmo sinusal es la clave del tratamiento. Se consigue mediante:

- Apoyo circulatorio y respiratorio: corrección de la acidosis tisular, ventilación con presión positiva si se requiere.
- Maniobras de estimulación vagal: por ejemplo, masaje del seno carotídeo o colocar una bolsa de hielo en la cara, que es eficaz en alrededor del 80% de los casos.
- Adenosina intravenosa: es el tratamiento de elección. Es seguro y eficaz, e induce bloqueo auriculoventricular tras su rápida administración en bolo. Resuelve la taquicardia al interrumpir el circuito de reentrada que se establece entre el nodo auriculoventricular y la vía accesoria. Se administra a dosis que se van incrementando.
- Cardioversión eléctrica sincronizada (0,5-2 J/kg de peso) cuando la adenosina falla.

Una vez restablecido el ritmo sinusal, se requiere tratamiento de mantenimiento, por ejemplo con flecainida o sotalol. Se puede administrar digoxina si no hay una onda clara de preexcitación (onda delta) en el ECG basal, pero puede añadirse propanolol si existe preexcitación. Aunque el ECG basal puede ser anormal, el 90% de los niños no tendrán más crisis después de la infancia. El tratamiento se suspende al año de edad. Los pacientes que recidivan suelen tratarse con ablación percutánea con radiofrecuencia o crioablación de la vía accesoria.

Bloqueo auriculoventricular completo congénito

Es un trastorno poco frecuente (fig. 17.19) que suele relacionarse con la presencia de anticuerpos anti-Ro o anti-La en el suero materno. Estas madres tienen enfermedades del tejido conjuntivo manifiestas o latentes. Las gestaciones siguientes suelen afectarse. Este anticuerpo parece impedir el desarrollo normal del sistema de conducción eléctrico en el corazón en desarrollo, con atrofia y fibrosis del nódulo auriculoventricular. Puede causar hidropesía fetal, muerte *in utero* e insuficiencia cardíaca en el período neonatal. Sin embargo, la mayoría de los pacientes permanecen asintomáticos durante muchos años, aunque unos pocos pueden presentar síncope o presíncope. Todos los niños con síntomas requieren la instauración de un marcapasos endocárdico.

Otras arritmias

El síndrome del QT prolongado puede asociarse con pérdida de la consciencia durante el ejercicio o episodios de estrés o emoción, normalmente en la infancia tardía. Es posible diagnosticarlo de forma errónea como epilepsia. Si no se reconoce, puede producirse muerte súbita por taquicardia ventricular. Se hereda de forma autosómica dominante; existen varios fenotipos. La prolongación del intervalo QT en el ECG se ha asociado con el fármaco cisaprida, que se administra para tratar el reflujo gastroesofágico, y con el antibiótico eritromicina.

La fibrilación auricular, el flúter auricular, la taquicardia auricular ectópica, la taquicardia ventricular y la fibrilación ventricular se observan en niños, pero todas ellas son muy poco frecuentes. Suelen ser más frecuentes en los niños intervenidos por cardiopatías congénitas complejas.

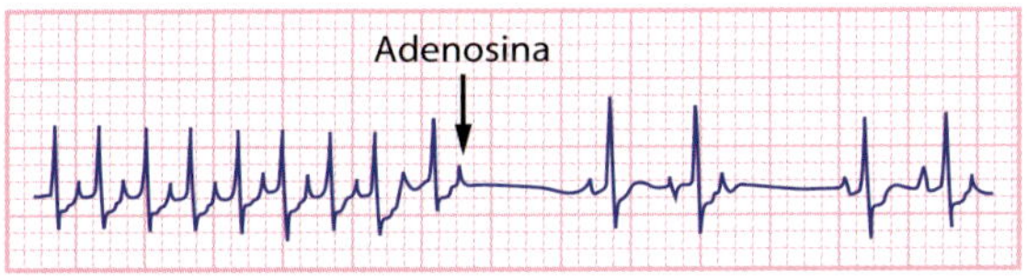

Figura 17.18 Tira de ritmo de una taquicardia supraventricular por reentrada, con taquicardia de complejos estrechos (<120 ms o 3 cuadraditos pequeños) a 250-300 lpm y respuesta al tratamiento con adenosina.

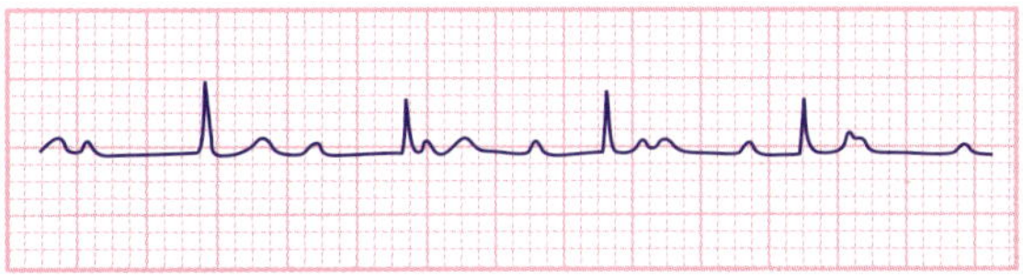

Figura 17.19 ECG de un bloqueo auriculoventricular completo congénito. Las ondas P y los complejos QRS están disociados.

Fiebre reumática

Actualmente es poco frecuente en el RU, pero sigue siendo la causa más importante de cardiopatía en los niños a escala mundial. La mejora de la sanidad y de los factores sociales, el uso más liberal de antibióticos y los cambios en la virulencia del estreptococo han llevado a su práctica desaparición en los países desarrollados. En los individuos susceptibles, hay una respuesta inmunitaria anómala a una infección previa con estreptococos β-hemolíticos del grupo A. Afecta sobre todo a niños de 5-15 años.

Hallazgos clínicos

Tras un intervalo latente de 2-6 semanas después de una infección faríngea, aparecen poliartritis, fiebre baja y malestar general. Los hallazgos clínicos y los criterios diagnósticos se relacionan en la figura 17.20.

Cardiopatía reumática crónica

La forma más frecuente de lesión a largo plazo por cicatrización y fibrosis del tejido valvular del corazón es la estenosis mitral. Si ha habido ataques repetidos de fiebre reumática con carditis, puede aparecer incluso en la segunda década de la vida, pero en general no hay síntomas hasta la vida adulta tardía. Aunque la válvula más afectada es la mitral, puede haber valvulopatía aórtica, tricuspídea y, rara vez, pulmonar.

Tratamiento

El episodio agudo se trata por lo general con reposo y antiinflamatorios. En tanto que hay evidencia de miocarditis activa (cambios ecocardiográficos con VSG elevada), el reposo en cama y la limitación del esfuerzo son esenciales. La aspirina es muy eficaz para suprimir la respuesta inflamatoria de las articulaciones y del corazón. Es necesario administrarla a dosis elevadas, con monitorización de los niveles séricos. Si la fiebre y la inflamación no se resuelven con rapidez, se requerirán corticoides. La insuficiencia cardíaca sintomática se trata con diuréticos e inhibidores de la ECA; los derrames pericárdicos significativos requerirán pericardiocentesis. Pueden administrarse anti-

Criterios de Jones para el diagnóstico de fiebre reumática

Se requiere para hacer el diagnóstico

Dos criterios mayores o uno mayor y dos menores, más la evidencia de infección previa por estreptococo del grupo A (elevación marcada del título de ASLO u otros anticuerpos estreptocócicos, o frotis faríngeo con *streptococcus* grupo A)

Criterios mayores

Pancarditis (50%)
Endocarditis
- Soplo significativo
- Disfunción valvular

Miocarditis
- Puede ocasionar insuficiencia cardíaca y muerte

Pericarditis
- Roce pericárdico
- Derrame pericárdico
- Taponamiento

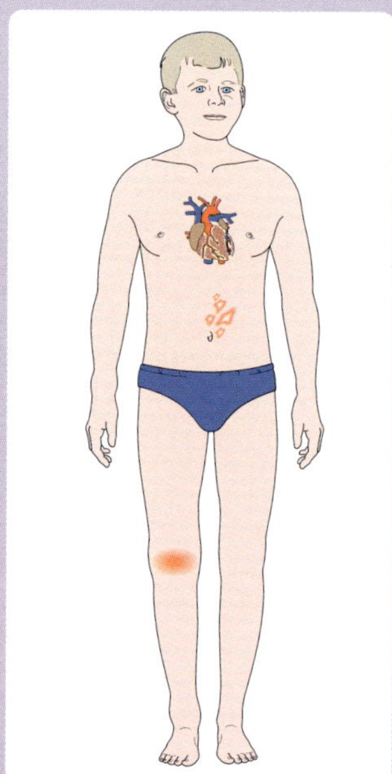

Corea de Sydenham (10%)
2-6 meses después de la infección estreptocócica
Movimientos involuntarios y labilidad emocional durante 3-6 meses

Eritema marginado (<5%)
Poco frecuente, manifestación precoz
Exantema en tronco y miembros
Máculas rosadas que crecen de forma centrífuga, con borde rosado y con aclaramiento central. Los márgenes pueden unirse adquiriendo un aspecto de contorno geográfico

Poliartritis (80%)
Tobillos, rodillas y muñecas
Dolor selectivo, eritema e inflamación moderados
«Migratorio», dura <1 semana en una articulación, migrando a otras articulaciones durante 1-2 meses

Nódulos subcutáneos (raros)
Indoloros, del tamaño de guisantes, duros
Sobre todo en superficies extensoras

Criterios menores
Fiebre
Poliartralgia
Historia de fiebre reumática
Reactantes de fase aguda elevados: VSG, proteína C-reactiva, leucocitosis
Intervalo PR prolongado en el ECG

Figura 17.20 Criterios de Jones para el diagnóstico de fiebre reumática.

bióticos antiestreptocócicos si existe evidencia de infección persistente.

Tras resolverse el episodio agudo, hay que prevenir la recidiva. La profilaxis más eficaz es la administración mensual de penicilina benzatina por vía intramuscular. De forma alternativa, se puede utilizar la penicilina oral diaria, pero el seguimiento terapéutico puede ser un problema. En los casos de alergia a la penicilina, se puede administrar eritromicina oral. La duración del tratamiento es motivo de debate. Normalmente, se recomienda seguir el tratamiento hasta la edad de 18 o 21 años, pero últimamente se ha aconsejado la profilaxis de por vida. La gravedad de la valvulopatía reumática final se relaciona con el número de episodios de fiebre reumática durante la infancia.

Endocarditis infecciosa

Todos los niños con cardiopatía congénita (excepto CIA secundum), independientemente de la edad, incluidos los recién nacidos, corren el riesgo de endocarditis infecciosa. Este riesgo es mayor si hay un flujo de sangre turbulento, como sucede en la CIV, coartación de aorta y conducto arterioso persistente, o cuando se ha insertado material protésico en la cirugía. Puede ser difícil de diagnosticar, pero hay que sospecharla en todo niño o adulto con fiebre mantenida, malestar, elevación de VSG, anemia no explicada o hematuria. No se debe confiar en la presencia de los estigmas periféricos clásicos de la endocarditis infecciosa.

Signos clínicos

- Fiebre.
- Anemia y palidez.
- Hemorragias en astilla subungueales.
- Acropaquias (tardío).
- Lesiones cutáneas necróticas (fig. 17.21).
- Signos cardíacos cambiantes.
- Esplenomegalia.
- Signos neurológicos por infarto cerebral.
- Infartos retinianos.
- Artritis/artralgia.
- Hematuria (microscópica).

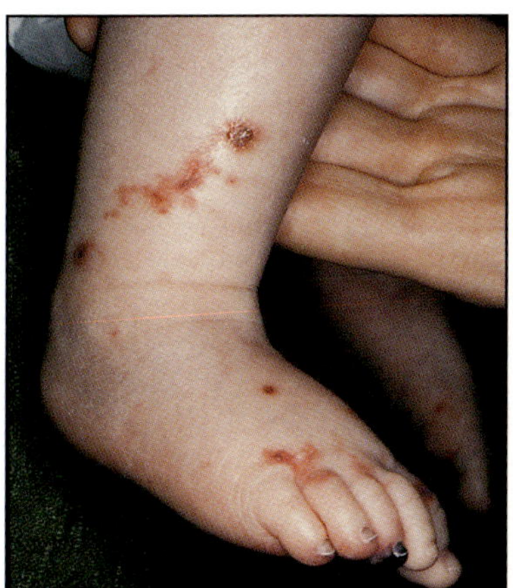

Figura 17.21 Émbolos infectados e infartos diseminados en un niño con endocarditis bacteriana. La punta del tercer dedo está gangrenosa.

Diagnóstico

Hay que recoger varios hemocultivos antes de iniciar los antibióticos. La ecocardiografía puede confirmar el diagnóstico mediante la identificación de vegetaciones, pero nunca lo excluye. Las vegetaciones son acumulaciones de fibrina y plaquetas que contienen organismos infecciosos. Los reactantes de fase aguda están elevados y pueden ser útiles para monitorizar la respuesta terapéutica.

El organismo causal más habitual es *Streptococcus* α-hemolítico (*Streptococcus viridans*). La endocarditis bacteriana suele tratarse con dosis elevadas de penicilina, en combinación con un aminoglucósido, administrando 6 semanas de tratamiento intravenoso y comprobando que los niveles séricos de antibióticos son bactericidas. Si hay infección en el material protésico, por ejemplo prótesis valvulares, parches de CIV o derivaciones, hay menos probabilidades de erradicar por completo el germen, pudiendo ser necesario retirar el citado material.

Profilaxis

El factor más importante en la profilaxis frente a la endocarditis consiste en mantener una buena higiene dental, que se debe recomendar activamente a todos los niños con cardiopatías congénitas. Se requiere profilaxis antibiótica para:

- Los procedimientos dentales, aunque sean poco invasivos.
- La cirugía con probable asociación con bacteriemia (p. ej., apendicectomía, cirugía ORL).

La profilaxis antibiótica en los procedimientos dentales y en la cirugía es fundamental para casi todos los niños con cardiopatías congénitas (excepto CIA secundum).

Miocarditis/miocardiopatía

La miocardiopatía dilatada (ventrículo dilatado con reducción de la contracción) puede ser hereditaria, secundaria a una enfermedad metabólica, o bien el resultado de una infección viral directa del miocardio. Es rara, pero debe sospecharse en cualquier niño con cardiomegalia e insuficiencia cardíaca previamente sano. El diagnóstico se realiza mediante ecocardiografía. El tratamiento es sintomático con diuréticos e inhibidores de la ECA o carvedilol, un bloqueante adrenoceptor beta. El papel de los esteroides y la infusión de inmunoglobulinas es controvertido. El cuadro suele mejorar de forma espontánea, pero algunos niños requieren trasplante cardíaco. Otras miocardiopatías (hipertrófica/restrictiva) son poco frecuentes en la infancia, relacionándose por lo general con enfermedades sistémicas (p. ej., síndromes de Hurler, Pompe o Noonan).

Enfermedad de Kawasaki

Afecta principalmente a los niños de entre 6 meses y 4 años. Las características clínicas se describen en el capítulo 14. Es poco frecuente, pero puede causar una cardiopatía significativa. Para realizar el diagnóstico se realiza un ecocardiograma, que puede mostrar derrame pericárdico, miocardiopatía (contractibilidad escasa), enfermedad endocárdica (regurgitación valvular) o enfermedad coronaria con formación de aneurismas, que pueden ser gigantes (más de 8 mm de diámetro). Si las arterias coronarias presentan anomalías, debe realizarse una angiografía (fig. 17.22) o una RM.

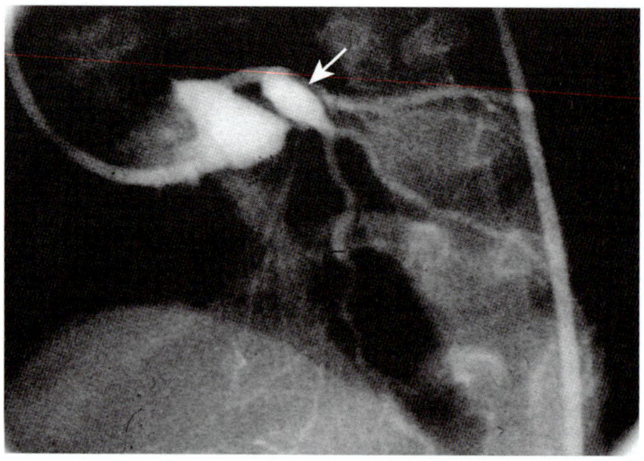

Figura 17.22 Enfermedad de Kawasaki. Se observa aneurisma de la arteria coronaria en la angiografía.

Hipertensión pulmonar

Cada vez tiene más importancia en cardiología pediátrica, ya que actualmente existen fármacos eficaces para la mayoría de sus causas. Puede estar producida por diferentes enfermedades (cuadro 17.4). Desde una perspectiva cardíaca, la mayoría de los niños con hipertensión pulmonar (presión alta de la arteria pulmonar >25 mmHg) tienen un cortocircuito postricúspide grande con flujo sanguíneo pulmonar elevado y baja resistencia, por ejemplo CIV, CAV o CAP. La presión vuelve a ser normal si se corrige el defecto mediante cirugía en los 3 primeros meses de vida. Sin embargo, si no se trata a estos niños, el flujo y la presión elevados causan lesiones irreversibles del lecho vascular pulmonar (enfermedad vascular pulmonar) que sólo podrán corregirse mediante trasplante de corazón/pulmón.

Actualmente, existen muchos tratamientos médicos que pueden actuar sobre la vasculatura pulmonar en la ruta del GMP cíclico (p. ej., óxido nítrico inhalado, sulfato de magnesio intravenoso e inhibidores de fosfodiesterasa orales como sildenafil) o en la ruta del AMP cíclico (prostaglandina intravenosa o iloprost inhalado). Además, los antagonistas de endotelina, como bosentan oral, son un tratamiento valioso. Se administran anticoagulantes, como heparina, aspirina o warfarina. Estos fármacos permiten retrasar el trasplante pulmonar muchos años.

Cuadro 17.4 Causas de la hipertensión pulmonar

- Hipertensión pulmonar arterial
  - Idiopática: esporádica o familiar
  - Cortocircuitos postricúspide (p. ej., CIV, CAV, CAP)
  - Enfermedad vascular del colágeno
  - Infección por el VIH
  - Hipertensión pulmonar persistente del recién nacido
- Hipertensión pulmonar venosa
  - Cardiopatía del lado izquierdo
  - Estenosis o compresión de la vena pulmonar
- Hipertensión pulmonar con patología respiratoria
  - Enfermedad pulmonar obstructiva crónica o prematura
  - Enfermedad pulmonar intersticial
  - Apnea del sueño obstructiva u obstrucción de las vías respiratorias superiores
- Enfermedad pulmonar tromboembólica
- Enfermedad pulmonar inflamatoria o capilar

Lecturas recomendadas

Anderson R, Baker E, McCartney F, Rigby M, Shinebourne E, Tynan M 2001 Paediatric cardiology, 2nd edn. Churchill Livingstone, Edinburgh

Archer N, Burch M 1998 Paediatric cardiology. Chapman and Hall, London

18

Enfermedades del riñón y el tracto urinario

Las enfermedades renales de los niños se diferencian de las de los adultos en que:

- Muchas malformaciones de los riñones y de las vías urinarias se identifican mediante ecografía prenatal.
- Las infecciones del tracto urinario, el reflujo vesicoureteral y la obstrucción urinaria pueden dañar el riñón en crecimiento.
- El síndrome nefrótico suele ser sensible a los esteroides, con evolución en raras ocasiones a insuficiencia renal crónica.
- Los trastornos renales crónicos y los fármacos que se utilizan para su tratamiento pueden afectar al crecimiento y el desarrollo.

Valoración de los riñones y del tracto urinario

En los recién nacidos, la tasa de filtración glomerular (TFG) es baja, especialmente en los prematuros. A las 28 semanas de gestación sólo es del 10% en relación con el recién nacido a término, o del 30% si se corrige según la superficie corporal. En los recién nacidos a término, la TFG corregida se duplica a las 2 semanas de vida, aumentando cuatro veces desde el nacimiento al año o dos años de vida, momento en el cual se alcanzan niveles de adulto (120 ml/min por 1,73 m^2). La valoración de la función renal en los niños se resume en el cuadro 18.1 y las pruebas de imagen del riñón y de las vías urinarias en el cuadro 18.2.

Diagnóstico prenatal de las malformaciones del tracto urinario

Antes de que la ecografía prenatal se convirtiera en algo habitual, algunas malformaciones congénitas de los riñones y las vías urinarias no se identificaban hasta que no aparecían síntomas durante la lactancia, la infancia o, en ocasiones, la vida adulta. Actualmente, la mayoría se identifican in utero y es posible tratarlas. Pueden identificarse anomalías en 1 de cada 200-400 fetos, lo cual es importante ya que pueden:

- Asociarse con alteración del desarrollo o de la función renal.
- Predisponer a la infección posnatal.
- Asociarse con obstrucción urinaria que requiera tratamiento quirúrgico.

Cuadro 18.1 Valoración de la función renal en los niños

Concentración de creatinina plasmática
Aumenta de forma progresiva durante la infancia en relación con la talla y la masa muscular. La creatinina plasmática no aumenta hasta que la función renal disminuye a menos de la mitad de la normal.

Tasa de filtración glomerular (TFG)
Si se sospecha insuficiencia renal, es posible estimar de forma aproximada la TFG utilizando la fórmula:

$$\frac{\text{Talla (cm)} \times 40}{\text{creatinina plasmática } (\mu\text{mol/l})}$$

La estimación más exacta de la TFG se lleva a cabo midiendo el aclaramiento plasmático de una sustancia que se filtra libremente en el glomérulo y no se secreta o reabsorbe por los túbulos (p. ej., inulina, EDTA. La necesidad de extracciones repetidas de sangre limita su utilidad en niños.

Aclaramiento de creatinina
No suele medirse en los niños debido a las dificultades para recoger una muestra completa de orina en un tiempo determinado.

Cuadro 18.2 Pruebas de imagen renales y de tracto urinario

Ecografía
Aporta una valoración anatómica no invasiva de todo el tracto urinario. En la actualidad, es el procedimiento de imagen estándar de los riñones y del tracto urinario, pero no aporta información sobre la función y su exactitud depende del operador.

Gammagrafía
Los radioisótopos producen una menor radiación que la radiología convencional, permitiendo la comparación de la función renal individual. No es posible obtener buenas imágenes durante el primer mes de vida.

Gammagrafía estática
Utiliza una sustancia marcada con un isótopo (p. ej., DMSA) que se incorpora al tejido funcional renal. Resulta especialmente útil para detectar cicatrices renales.

Gammagrafía dinámica
Utiliza una sustancia marcada con un isótopo, normalmente MAG 3, que se excreta por secreción tubular proximal, proporcionando información sobre el flujo sanguíneo, la función renal y el drenaje. Resulta especialmente útil para detectar obstrucción urinaria. También puede utilizarse para detectar reflujo vesicoureteral en los niños mayores que cooperan deteniendo e iniciando la micción (cistografía indirecta con radionúclidos, IRC).

Cistoureterografía miccional (CUGM)
Se llena la vejiga con contraste a través de una sonda uretral para visualizar la vejiga e identificar el reflujo vesicoureteral. La obstrucción uretral se demuestra durante la micción sin la sonda. Dada la posible infección producida por la sonda, se administran antibióticos profilácticos. Otras desventajas son las molestias del sondaje y la elevada dosis de radiación, en especial para las gónadas. La gammagrafía isotópica disminuye la dosis de radiación, pero no identifica la obstrucción uretral.

Urografía intravenosa (UIV)
No suele estar indicada en los niños, a no ser que se deba obtener una anatomía detallada de los cálices o el uréter.

La detección prenatal y el tratamiento precoces de las anomalías del tracto urinario constituyen una oportunidad para prevenir o reducir el daño renal. Una desventaja es que también se detectan las anomalías leves que no requieren tratamiento o que se resuelven espontáneamente, pero que generan pruebas, tratamientos y ansiedad familiar innecesarios.

Anomalías detectables en la ecografía prenatal

Ausencia de ambos riñones (agenesia renal): puesto que el líquido amniótico deriva principalmente de la orina fetal, se produce olioamnios grave que da lugar al síndrome de Potter (fig. 18.1a y b).

El *riñón displásico multiquístico* se debe al fallo de la unión del esbozo ureteral (que forma el uréter, la pelvis, los cálices y los conductos colectores) con el mesénquima nefrogénico. Es una estructura no funcionante con grandes quistes rellenos de líquido y sin tejido renal ni conexión con la vejiga (fig. 18.2). La mitad involuciona a los 2 años de edad, y la nefrectomía sólo está indicada si sigue siendo muy grande o si se desarrolla hipertensión, pero no es frecuente. Puesto que los riñones displásicos multiquísticos no producen orina, si es bilateral se produce síndrome de Potter. Otras causas de grandes quistes en los riñones son la *enfermedad renal poliquística infantil autosómica recesiva* (fig. 18.3), la *enfermedad renal poliquística autosómica dominante* (fig. 18.4) y la esclerosis tuberosa. A diferencia con el riñón multiquístico, en estos trastornos se mantiene un grado de función renal que a veces es normal, aunque siempre afectan a ambos riñones.

La alteración de la migración caudal puede dar lugar a la formación de un *riñón pélvico* o un *riñón en herradura* (fig. 18.5). Esta posición anómala puede predisponer a la infección o a la obstrucción de la vía urinaria.

La división precoz de los esbozos ureterales produce una *duplicidad de sistema,* que puede oscilar entre una pelvis renal bífida simple y la división completa con dos uréteres. Estos uréteres suelen tener un drenaje anómalo, de manera que el uréter del polo inferior suele refluir, mientras que el del polo superior puede drenar de forma ectópica a la uretra o a la vagina, o prolapsarse en la vejiga (ureterocele) y obstruir el flujo urinario (fig. 18.6).

El fracaso de la fusión de las estructuras de la línea media infraumbilical da lugar a la exposición de la mucosa de la vejiga *(extrofia vesical).* La ausencia o la deficiencia grave de la musculatura abdominal suele asociarse a una vejiga grande y uréteres dilatados (megavejiga-megauréter) y criptorquidia, situación que se denomina *síndrome del abdomen en ciruela pasa* o *prune belly* (fig. 18.7).

La *obstrucción al flujo urinario* puede producirse en la unión ureteropélvica o vesicoureteral, en el *cuello de la vejiga* (p. ej., debido a la falta de inervación, *vejiga neuropática*) o en la *uretra posterior* de un niño debido a los pliegues mucosos o a una membrana, conocida como *valva de uretra posterior*. Las consecuencias de la obstrucción urinaria se muestran en la figura 18.8. En el peor de los casos, se traduce en un *riñón displásico,* que es pequeño y con mala función, y que puede contener quistes y tejido embrionario aberrante, por ejemplo cartílago. En los casos más graves se produce síndrome de Potter. La displasia renal también puede asociarse con reflujo vesicoureteral intrauterino aislado o, en algunos casos, con síndromes hereditarios que afectan a varios sistemas.

Algunas anomalías del tracto urinario

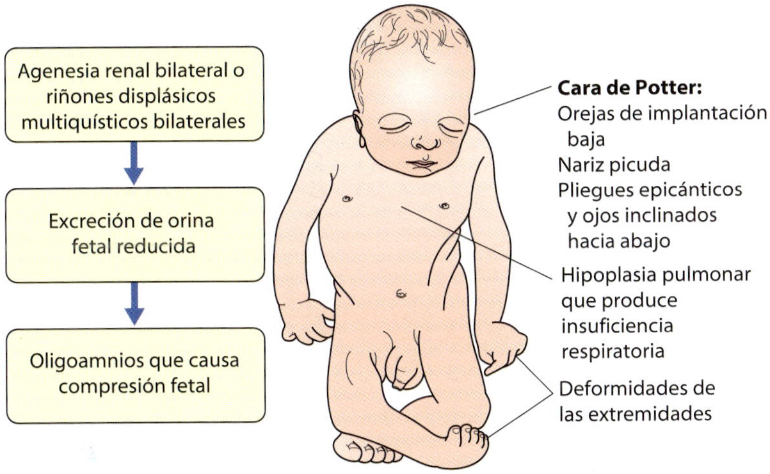

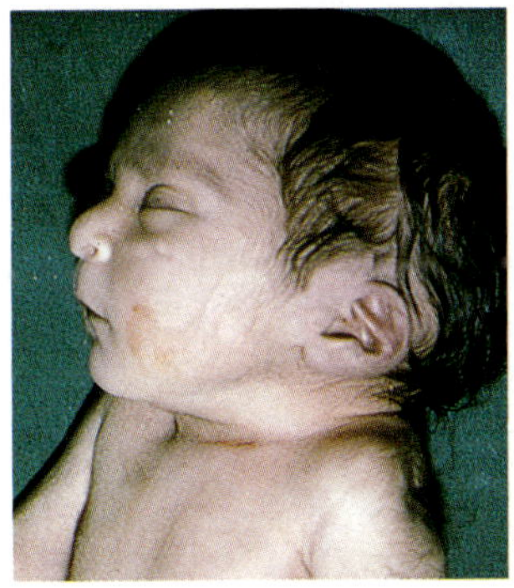

Figura 18.1b Cara del síndrome de Potter.

Figura 18.1a Síndrome de Potter. La compresión intrauterina del feto por el oligoamnios, debido a la falta de orina fetal, produce una cara típica, con orejas grandes y de implantación baja, hipoplasia pulmonar y deformidades posturales, incluyendo pie zambo grave. El niño puede nacer muerto o fallecer poco después del nacimiento por insuficiencia respiratoria.

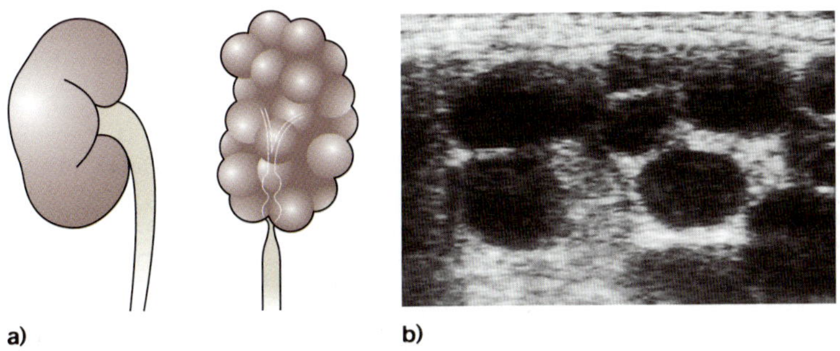

Figura 18.2 **a)** Displasia renal multiquística. El riñón se ha sustituido por quistes de tamaño variable, y se produce atresia del uréter. **b)** Ecografía renal que muestra quistes discretos de tamaño variable.

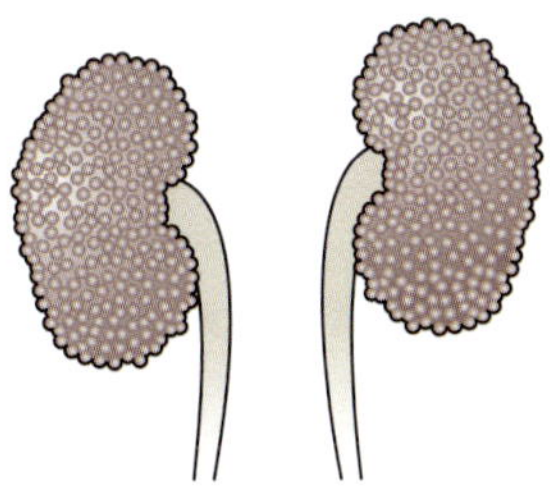

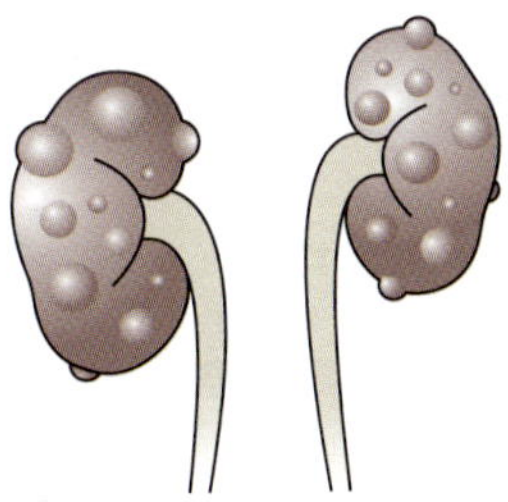

Figura 18.3 (izquierda) Enfermedad del riñón multiquístico autosómica recesiva (ERMAR). Se produce dilatación bilateral difusa de ambos riñones.

Figura 18.4 (derecha) Enfermedad del riñón multiquístico autosómica dominante (ERMAD). Se aprecian quistes independientes de tamaño variable entre el parénquima renal normal. Los riñones están dilatados.

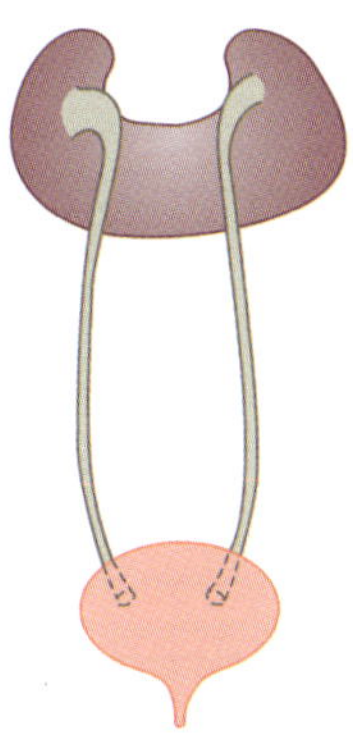

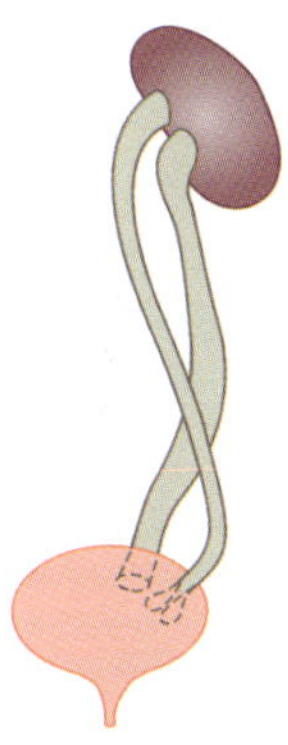

Figura 18.5 (izquierda) Riñón en herradura.
Figura 18.6 (derecha) Riñón doble con ureterocele de la porción superior y reflujo en la porción del polo inferior.

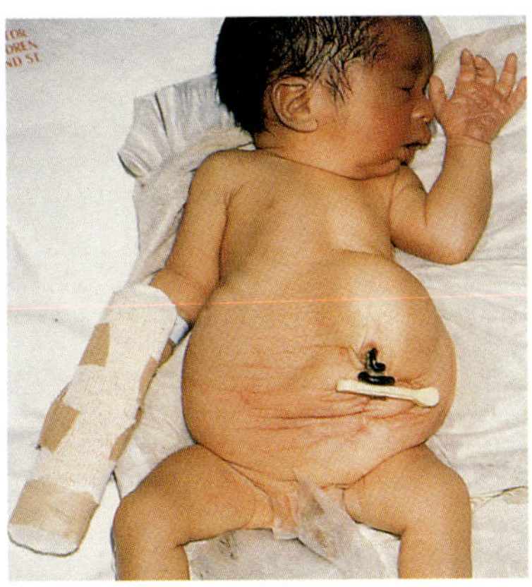

Figura 18.7 Síndrome de abdomen en ciruela pasa o *prune belly*. Debe su nombre al aspecto arrugado del abdomen. Se asocia con vejiga grande, uréteres dilatados y criptorquidia. (Cortesía de la Dra. Jane Deal.)

Obstrucción del tracto urinario

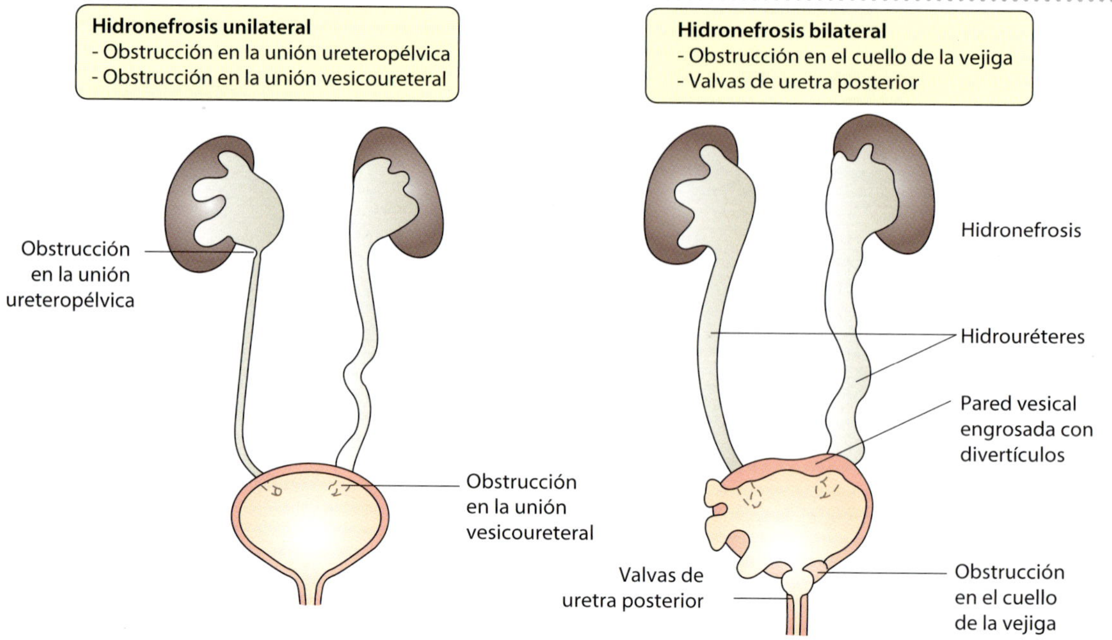

Figura 18.8a La obstrucción urinaria produce dilatación del tracto urinario proximal al lugar de la obstrucción. Esta última puede localizarse en la unión ureteropélvica o vesicoureteral (izquierda), el cuello de la vejiga o la uretra (derecha).

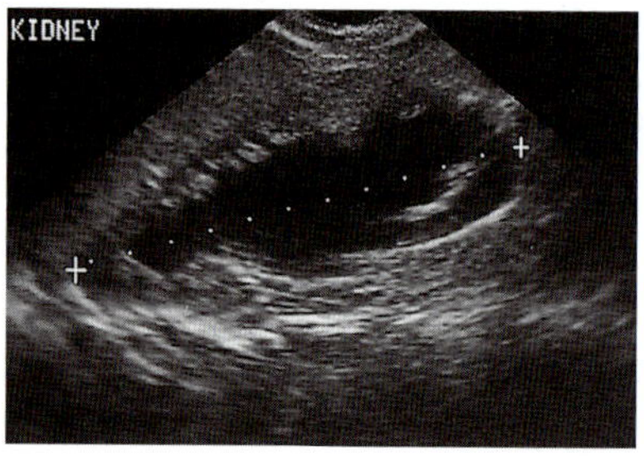

Figura 18.8b Ecografía que muestra una pelvis renal dilatada por obstrucción de la unión ureteropélvica.

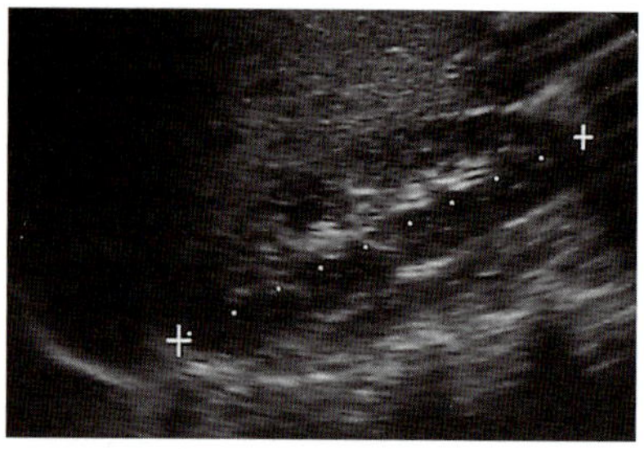

Figura 18.8c Ecografía de un riñón normal que se muestra como comparación con la imagen de la figura 18.8b.

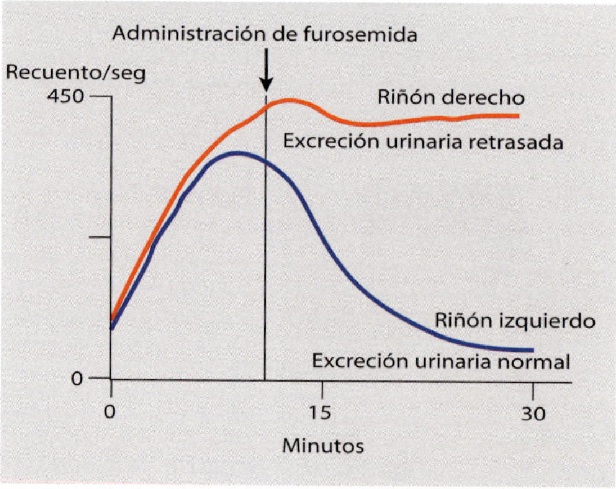

Figura 18.8d Gráfico de una gammagrafía dinámica (MAG 3) que muestra un retraso en la excreción debido a obstrucción en la unión ureteropélvica.

Tratamiento prenatal

Los fetos varones con valvas de uretra posterior pueden desarrollar obstrucción urinaria grave, con hidronefrosis bilateral progresiva, disminución del crecimiento renal y descenso del volumen de líquido, que pueden producir hipoplasia pulmonar. Se están evaluando técnicas de drenaje vesical intraútero para prevenir la lesión renal grave, pero los resultados están siendo decepcionantes. El adelanto del parto rara vez está indicado.

Tratamiento posnatal

En la figura 18.9 se muestra un ejemplo del protocolo para lactantes con anomalías diagnosticadas prenatalmente. Hay que iniciar tratamiento antibiótico al nacimiento para prevenir la infección del tracto urinario. Dado que el riñón de los recién nacidos tiene una TFG baja, el flujo urinario es escaso, pudiendo no evidenciarse la obstrucción en los primeros días de vida. Por tanto, hay que repetir la ecografía algunas semanas más tarde. La hidronefrosis bilateral en un varón obliga a realizar con urgencia pruebas para excluir las valvas de uretra posterior, que siempre requieren cirugía (v. presentación de un caso 18.1).

Infección del tracto urinario

El 3% de las niñas y el 1% de los niños padecen una infección del tracto urinario (ITU) sintomática antes de los 11 años, y el 50% tienen alguna recidiva en un año. Las ITU pueden afectar a los riñones (pielonefritis), si se asocian a fiebre y afectación sistémica, o pueden deberse a cistitis, cuando no hay fiebre o ésta es de grado bajo. En los niños, las ITU son importantes porque:

- Hasta el 50% tienen una anomalía estructural en el tracto urinario.
- La pielonefritis puede dañar el riñón en crecimiento debido a la formación de cicatrices, predisponiendo a la hipertensión arterial y a la insuficiencia renal crónica si la cicatriz es bilateral.

Hallazgos clínicos

La forma de presentación de las ITU varía en función de la edad (cuadro 18.3). En el recién nacido, los sín-

Cuadro 18.3 Presentación de la ITU en lactantes y niños

Lactantes	**Niños**
Fiebre	Disuria y polaquiuria
Letargo e irritabilidad	Fiebre, con o sin escalofríos
Vómitos, diarrea	Letargo y anorexia
Rechazo de alimentación/retraso del crecimiento	Vómitos, diarrea
Ictericia neonatal prolongada	Dolor abdominal o lumbar
Septicemia	Convulsión febril (no debe confundirse con los escalofríos)
Convulsión febril (>6 meses)	Recidiva de la enuresis

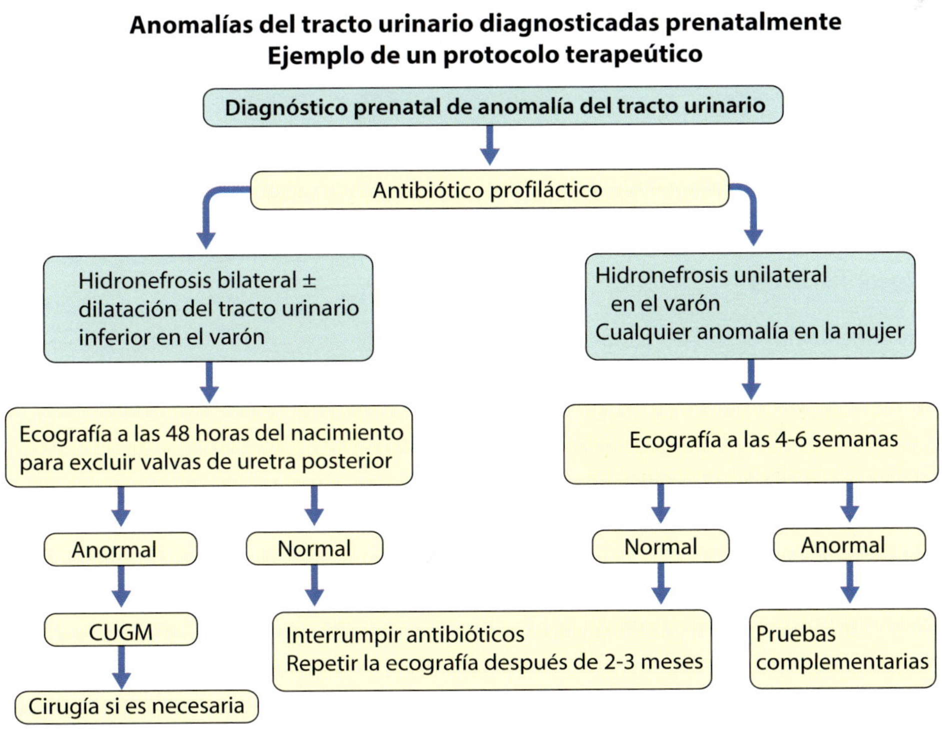

Figura 18.9 Ejemplo de protocolo para tratar a lactantes con anomalías del tracto urinario diagnosticadas prenatalmente (CUGM, cistouretrografía miccional.)

Presentación de un caso
18.1 Valvas de uretra posterior

Feto masculino diagnosticado de hidronefrosis bilateral en la semana 20 de gestación. Se detectó en las ecografías repetidas disminución del crecimiento renal, con hidronefrosis progresiva y disminución del volumen de líquido amniótico (fig. 18.10a). Después del nacimiento, se inició tratamiento antibiótico. La ecografía urgente reveló hidronefrosis bilateral con riñones pequeños displásicos. La vejiga y los uréteres estaban muy dilatados. La creatinina plasmática estaba elevada. La cistouretrografía miccional (CUGM) (fig. 18.10b) demostró reflujo vesicoureteral, uretra posterior dilatada y una valva uretral posterior que fue tratada con endoscopia. La función renal mejoró inicialmente, pero acabó apareciendo insuficiencia renal crónica. Se realizó trasplante renal a la edad de 10 años.

La hidronefrosis bilateral en un varón requiere un estudio urgente para excluir valvas de uretra posterior.

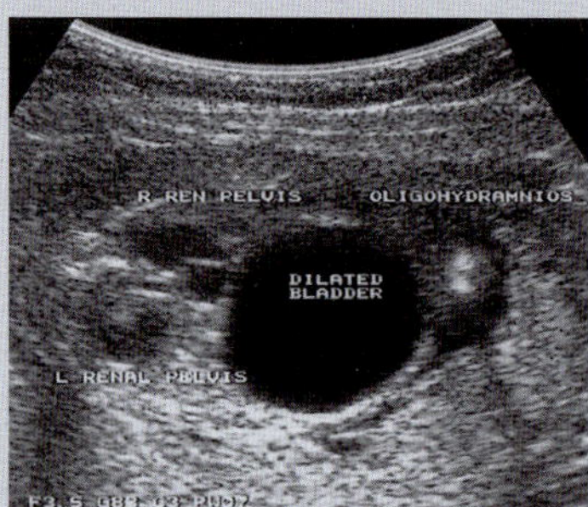

Figura 18.10a Ecografía prenatal de un niño con obstrucción de la vía urinaria debido a una valva de uretra posterior. (Cortesía de Karl Murphy.)

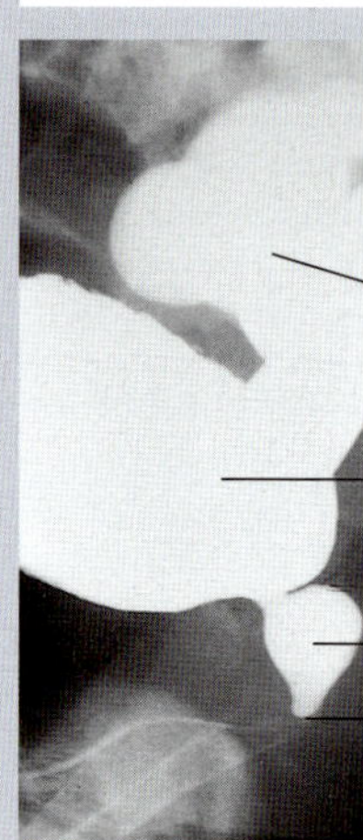

Figura 18.10b Cistouretrografía miccional (CUGM) del mismo paciente.

tomas son inespecíficos e incluyen vómitos e ictericia, pudiendo evolucionar a la sepsis de forma rápida. Los síntomas clásicos de disuria, polaquiuria y dolor lumbar son más frecuentes a medida que aumenta la edad. Es raro que el riñón esté afectado si no hay fiebre, y la disuria sin fiebre suele deberse a vulvitis en las niñas o a balanitis en los niños no circuncidados. Los síntomas que sugieren ITU también pueden aparecer tras el abuso sexual.

Técnicas para obtener la orina

El error más común del tratamiento de la ITU en los niños, y especialmente en los lactantes, es no realizar un primer diagnóstico correcto. Si la ITU no se diagnostica, puede perderse la oportunidad de prevenir una lesión renal, y si se diagnostica erróneamente, puede dar lugar a pruebas invasivas innecesarias.

Si el niño usa pañales, la orina puede obtenerse mediante:

- Gasas absorbentes en el pañal.
- Una muestra «recogida limpiamente» en un envase estéril al quitar el pañal; este sistema es más sencillo en los varones.
- Una bolsa de recogida adhesiva aplicada a la zona perineal tras un lavado meticuloso, ya que puede contaminarse por la piel.
- Aspiración suprapúbica (ASP) guiada mediante ecografía, que es el método de elección en los niños gravemente enfermos menores de 1 año y que requieren diagnóstico y tratamiento urgentes (fig. 18.11); en algunos centros se utiliza el sondaje vesical como alternativa.

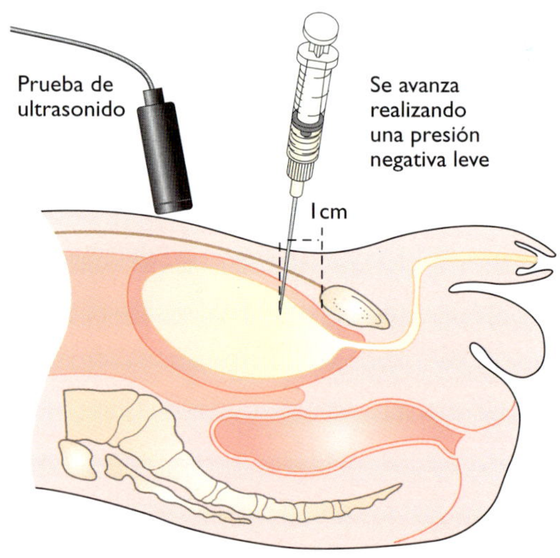

Figura 18.11 La aspiración suprapúbica debe realizarse con control ecográfico. En los lactantes, la vejiga se prolonga en el abdomen. Hay que aspirar la jeringa mientras se va avanzando la aguja hasta que aparece orina, con lo que se debería evitar la punción del recto.

En los niños mayores, se puede obtener la muestra recogiendo la orina a mitad de la micción. La limpieza y la recogida cuidadosa son imprescindibles, ya que puede contaminarse con leucocitos o bacterias del prepucio en los niños y por reflujo de orina a la vagina durante la micción en las niñas.

Lo ideal es examinar la muestra al microscopio y cultivarla de forma inmediata. Si esto no es posible, hay que refrigerarla para evitar el sobrecrecimiento de bacterias contaminantes. De forma alternativa, el retraso en el cultivo se puede salvar utilizando ácido bórico o tiras reactivas. La presencia de leucocitos en la orina no es un hallazgo fiable de ITU, ya que puede producirse su lisis durante el almacenamiento y pueden observarse en un niño febril sin ITU y en los niños con balanitis o vulvovaginitis. La positividad de los nitritos y de la esterasa leucocitaria con las tiras de orina también sugiere infección, pero puede haber falsos negativos y falsos positivos, por lo que las tiras sólo deben utilizarse como prueba de cribado.

Un cultivo bacteriano $>10^5$ unidades formadoras de colonias de un germen único por ml en una muestra recogida de la forma adecuada indica una probabilidad de infección del 90%. Si se obtiene el mismo resultado en una segunda muestra, la probabilidad alcanza el 95%. El crecimiento de varios organismos sin leucocitos suele indicar contaminación, pero en los casos dudosos se debe obtener otra muestra. Si se observa cualquier crecimiento bacteriano de un microorganismo único por mililitro en un aspirado suprapúbico o una muestra recogida mediante cateterismo, se considera que el diagnóstico de infección es positivo.

Factores bacterianos y del huésped que predisponen a la infección

Organismo infeccioso

La ITU suele ser consecuencia de la invasión de la flora intestinal del tracto urinario a través de la uretra, excepto en los recién nacidos, en los que es más probable que sea hematógena. Los gérmenes implicados con mayor frecuencia en este proceso son *E. coli,* seguido de *Proteus* y *Pseudomonas.* La virulencia de *E. coli* varía en función de los antígenos de su pared celular y de la posesión de endotoxina y de apéndices en la pared celular denominados fimbrias P. La infección por *Proteus* es más habitual en los varones, debido probablemente a su presencia debajo del prepucio. La infección por *Proteus* predispone a la formación de cálculos de fosfato, descomponiendo la urea en amoníaco y alcalinizando así la orina. La infección por *Pseudomonas* suele indicar la existencia de una anomalía estructural en la vía urinaria que afecta a su vaciamiento.

Vaciamiento incompleto de la vejiga

Los factores que contribuyen en algunos niños son:

- Micción infrecuente, con dilatación vesical resultante.
- Vulvitis.
- Micción apresurada.
- Obstrucción por recto lleno a causa del estreñimiento.
- Vejiga neuropática.
- Reflujo vesicoureteral.

Reflujo vesicoureteral

El reflujo vesicoureteral es una anomalía en el desarrollo de las uniones vesicoureterales. Los uréteres son desplazados lateralmente y entran directamente en la vejiga, en vez de hacerlo con un cierto ángulo, con un trayecto intramural acortado o ausente. Los casos graves pueden asociarse con displasia renal. Se trata de un trastorno familiar, con una probabilidad de presentarse en pacientes de primer grado del 30-50%. También puede asociarse con patología vesical, por ejemplo vejiga neuropática u obstrucción uretral, o aparecer después de una ITU. La gravedad varía desde el reflujo al extremo inferior del uréter durante la micción, hasta la forma más grave, con reflujo durante el llenado y vaciamiento vesical, con distensión del uréter, la pelvis renal y los cálices (fig. 18.12). Es poco probable que el reflujo leve tenga importancia, pero los casos más graves pueden asociarse a *reflujo intrarrenal,* el flujo retrógrado de la orina desde la pelvis renal hacia los conductos colectores papilares; el reflujo intrarrenal se asocia a un riesgo especialmente alto de cicatrización renal si se produce ITU. La incidencia de defectos renales aumenta cuando aumenta la gravedad del reflujo; sin embargo, muchos niños con defectos renales no tienen reflujo. Con el crecimiento, el reflujo se resuelve en un 10% cada año.

El reflujo con dilatación ureteral asociado es importante, dado que:

- La orina que vuelve a la vejiga desde los uréteres después de la micción produce un vaciamiento incompleto vesical, lo que facilita la infección.
- Los riñones pueden infectarse (pielonefritis), sobre todo si hay reflujo intrarrenal.

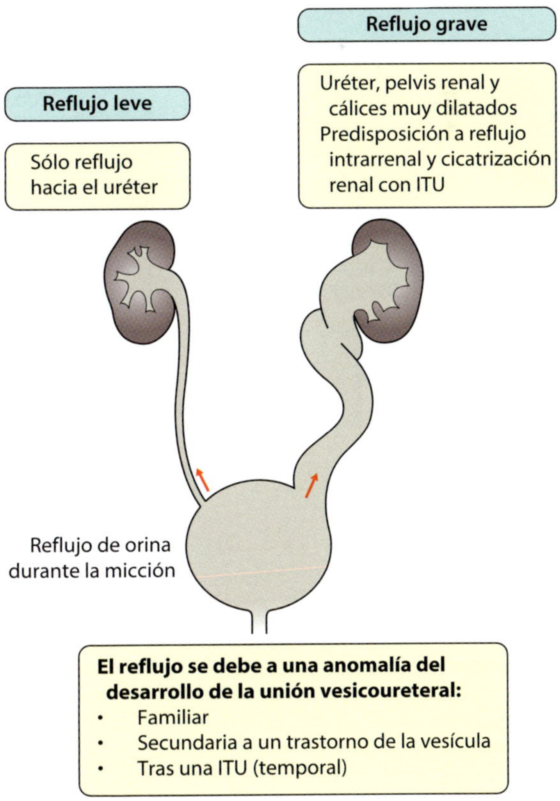

Figura 18.12 Reflujo vesicoureteral.

- La presión de vaciamiento vesical se transmite a las papilas renales, pudiendo contribuir al daño renal cuando la presión de vaciamiento es elevada.

La infección puede dañar el tejido renal, dejando una cicatriz y ocasionando un segmento renal reducido y malfuncionante (nefropatía por reflujo). Si la cicatriz es bilateral y grave, puede desembocar en insuficiencia renal crónica. Se ha estimado de distintas formas que el riesgo de hipertensión durante la infancia o al principio de la edad adulta ronda el 10%.

Tratamiento

El tratamiento rápido disminuye el riesgo de cicatriz renal. La mayoría de los niños reciben antibióticos orales (p. ej., amoxicilina-clavulánico durante 5 días, o 10 días si la afectación es generalizada), ajustando el tipo de antibiótico en función de la sensibilidad del cultivo de orina. Todos los lactantes (y cualquier niño con enfermedad grave) requieren tratamiento antibiótico intravenoso (p. ej., cefotaxima o amoxicilina y un aminoglucósido, como la gentamicina, monitorizando los niveles séricos) hasta que la fiebre haya remitido, momento en el cual se pasa a la vía oral (v. presentación de un caso 18.2).

Medidas médicas para la prevención de la ITU

El objetivo es asegurar el lavado de los microorganismos que ascienden hacia la vejiga desde el perineo y reducir la presencia de microorganismos agresivos en las heces, el perineo y el prepucio:

- Elevada ingesta de líquidos para establecer una buena diuresis.
- Micción regular.
- Vaciamiento vesical completo, pidiendo a los niños que intenten orinar otra vez uno o dos minutos después de orinar la primera vez (lo que se conoce como doble micción); con esto se consigue vaciar la orina residual o refluida de la vejiga.
- Prevenir o tratar el estreñimiento.
- Buena higiene perineal.
- Administración de *Lactobacillus acidophilus*, un probiótico, para que colonice el intestino y disminuya el número de microorganismos patógenos que podrían causar enfermedad invasiva.
- Profilaxis antibiótica, aunque es controvertido. Suele utilizarse en los niños menores de 2 años y en los que tienen reflujo grave. El antibiótico que más se utiliza es trimetoprima (2 mg/kg por la noche), pero pueden administrarse nitrofurantoína o ácido nalidíxico. Debe

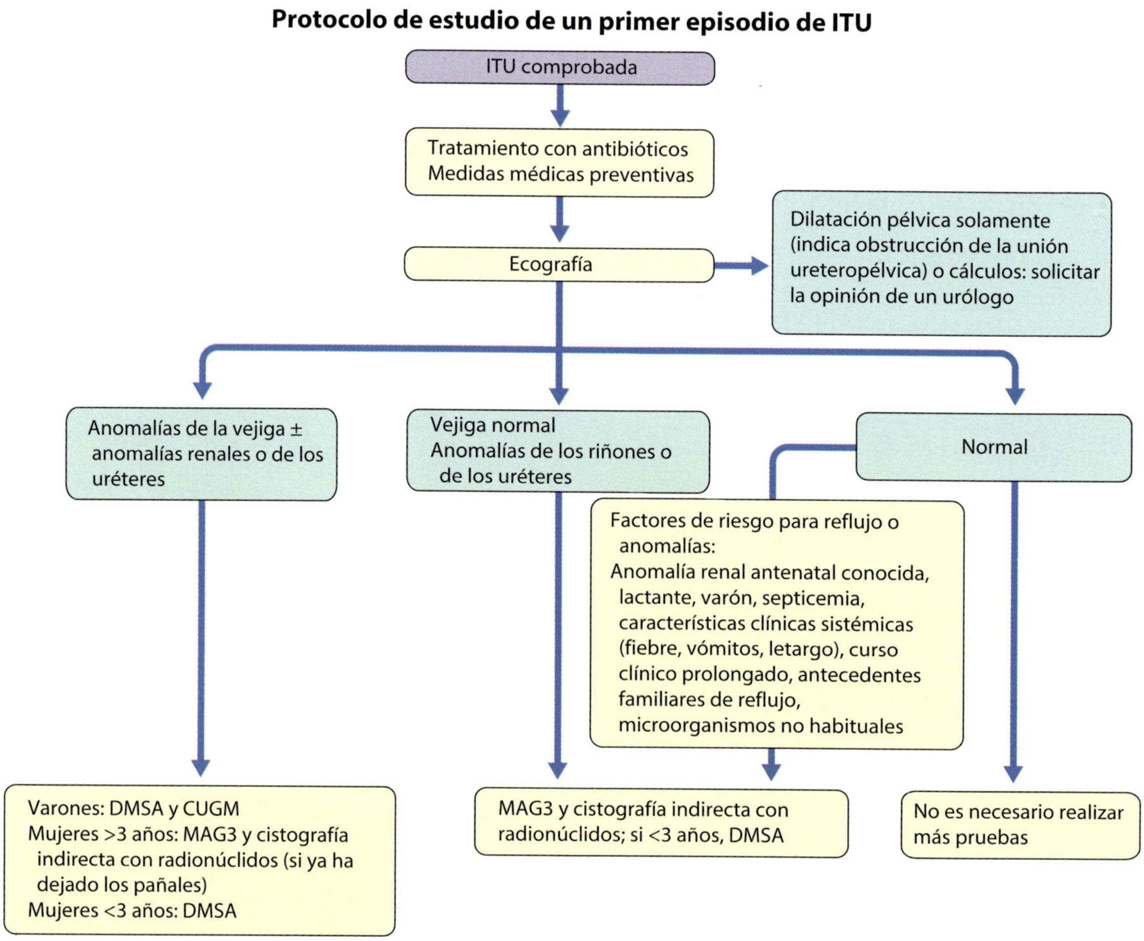

Figura 18.13 Ejemplo de un protocolo de estudio de un primer episodio de ITU.

evitarse el uso de antibióticos de amplio espectro y que se absorben mal, como amoxicilina.

Pruebas complementarias

Existe controversia sobre la conveniencia de realizar pruebas complementarias a los niños con ITU, no sólo por su naturaleza invasiva y la dosis de radiación de las pruebas, sino también porque no existen evidencias de que mejoren los resultados (a menos que se demuestre que existe obstrucción urinaria). El reflujo leve suele resolverse espontáneamente, y no se ha demostrado que la intervención quirúrgica para detener el reflujo disminuya la lesión renal. Tampoco existen pruebas de que la profilaxis con antibióticos sea mejor que el tratamiento inmediato. Por tanto, ya no se tiene en cuenta el punto de vista tradicional, que utilizaba la edad para determinar qué niños necesitaban más pruebas complementarias, y ahora se utilizan protocolos para identificar a los niños que tienen más riesgo de sufrir lesiones renales. Se considera que estos niños son los que:

- Tienen un trastorno renal antenatal conocido.
- Son lactantes.
- Son varones.
- Han tenido más de una ITU.
- Han tenido septicemia.
- Han tenido un curso clínico prolongado o fiebre durante más de 48 horas.
- Tienen antecedentes familiares de reflujo.
- Tienen microorganismos poco habituales (es decir, no *E. coli*).

En la ecografía inicial se identifican:

- Las anomalías estructurales graves y la obstrucción urinaria.
- Las cicatrices renales.

Las pruebas complementarias posteriores dependen de los resultados de la ecografía. La necesidad de seguir haciendo pruebas a los niños que sólo presentan síntomas vesicales es controvertida. Si se sospecha de obstrucción uretral (anomalías de la vejiga en un varón), debe realizarse la CUGM inmediatamente. La gammagrafía funcional debe retrasarse de 3 a 6 meses tras una ITU, a menos que la ecografía indique obstrucción, para evitar no detectar una cicatriz recién formada, así como los resultados falsos positivos debidos a la inflamación transitoria. Deben iniciarse las correspondientes medidas médicas para prevenir la ITU.

En la figura 18.13 se muestra un ejemplo de las pruebas complementarias recomendadas tras la primera ITU demostrada, aunque éstas varían entre los centros.

Seguimiento de los niños con ITU recidivante, cicatriz renal o reflujo

Estos niños requieren:

- Comprobar el cultivo de orina con las enfermedades inespecíficas por si se deben a una ITU (la orina no debe cultivarse de la forma habitual).
- Profilaxis antibiótica con dosis bajas a largo plazo. No hay pruebas sobre cuándo debe suspenderse la profilaxis con antibióticos. Puede tenerse en cuenta a los

Presentación de un caso
18.2 Infección del tracto urinario

Niño de 2 meses con rechazo de la alimentación y fiebre elevada intermitente. Se le remite al hospital, donde se le realizan pruebas de detección de infección. El análisis de orina mostró >100 leucocitos, $>10^5$ *E. coli*/ml. Se administraron antibióticos intravenosos. La ecografía demostró un riñón derecho pequeño, con dilatación de la pelvis renal y del uréter. Se iniciaron antibióticos profilácticos. La gammagrafía DMSA (fig. 18.14), realizada 3 meses después, confirmó la cicatriz renal bilateral, con un riñón derecho que sólo contribuía al 17% de la función renal. La CUGM (fig. 18.15) mostró reflujo vesicoureteral bilateral. A los 3 años de edad se resolvió el reflujo, suspendiéndose la profilaxis. Se sigue controlando la tensión arterial y el crecimiento, así como la función renal.

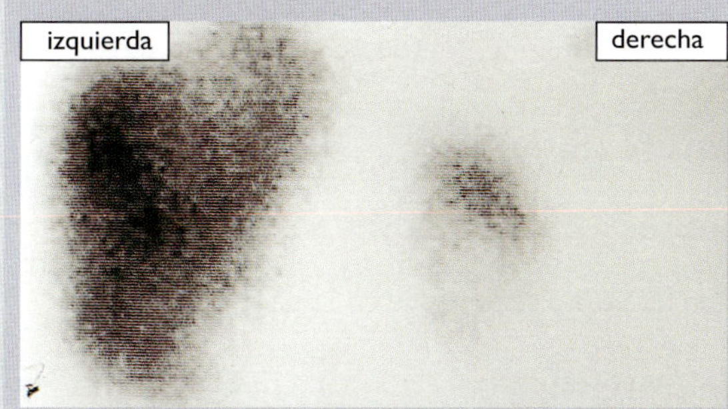

Figura 18.14 Gammagrafía DMSA que muestra un riñón derecho pequeño cicatricial y cicatrices en los polos superior e inferior del riñón izquierdo.

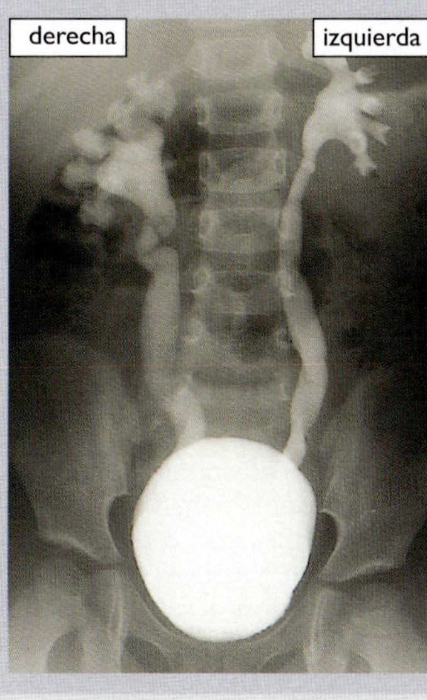

Figura 18.15 Cistouretrografía miccional que muestra el reflujo vesicoureteral bilateral, con dilatación ureteral y de cálices en el lado derecho.

Infección del tracto urinario

Resumen

El niño con una primera infección del tracto urinario

¿Por qué es importante?
En más de la mitad de los casos, los niños tienen anomalías estructurales de las vías urinarias
La pielonefritis puede dañar el riñón en crecimiento porque puede formarse una cicatriz renal, que puede producir hipertensión e insuficiencia renal crónica

Factores predisponentes
Vaciado incompleto de la vejiga
Estreñimiento
Reflujo vesicoureteral

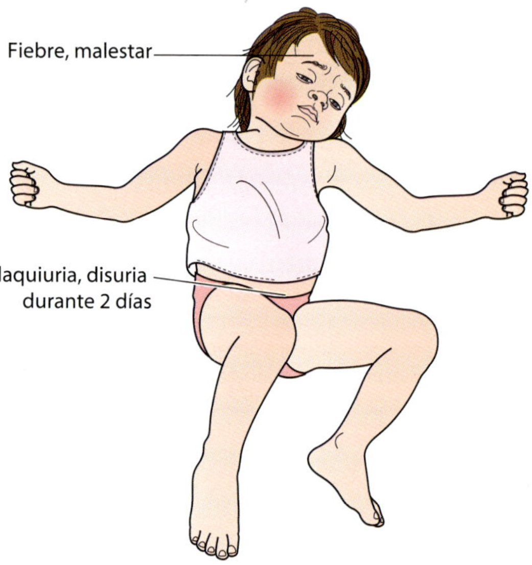

¿El diagnóstico es correcto?
- ¿Las características clínicas indican el diagnóstico?
- ¿La muestra de orina se ha recogido y procesado correctamente?
- ¿El cultivo de un microorganismo único es $>10^5$/ml si la orina se ha recogido de forma limpia o de la parte media de la micción, o hay más microorganismos en los aspirados suprapúbicos o las muestras recogidas por cateterismo?

¿Por qué deben realizarse pruebas complementarias?
Para identificar las anomalías estructurales graves, la obstrucción urinaria, las cicatrices renales o el reflujo vesicoureteral.
¿Qué pruebas deben realizarse?
- Ecografía de los riñones y las vías urinarias
- MAG 3 y cistografía indirecta en los niños con características sistémicas

Tratamiento
Tratar la infección con antibióticos
Recomendar las medidas médicas preventivas:
- Beber mucho líquido
- Orinar regularmente, doble micción
- Prevenir o tratar el estreñimiento
- Buena higiene perineal
- *Lactobacillus acidophilus*

Se recomienda comprobar los cultivos de orina si aparecen características clínicas que indiquen enfermedad inespecífica

Si se está investigando la cicatrización renal o el reflujo, o en caso de ITU recurrente:
- Profilaxis con antibióticos a bajas dosis y a largo plazo
- Controlar la presión arterial, el crecimiento y la funcionalidad renales

2 años de edad (cuando se ha producido el crecimiento renal máximo) o después de 1 año sin sufrir una ITU.
- La operación de fimosis puede considerarse en los varones, ya que hay evidencia de que reduce la incidencia de infecciones del tracto urinario.
- La cirugía antirreflujo puede estar indicada si la cicatrización progresa a medida que progresa el reflujo, pero no se ha demostrado que mejore el resultado.
- La presión arterial debe comprobarse una vez al año si hay cicatrices renales.
- Control regular de la función y del crecimiento renales en caso de cicatriz bilateral, dado el riesgo de insuficiencia renal crónica.

Si un niño pequeño tiene más episodios sintomáticos de ITU, se requieren nuevas pruebas para comprobar la presencia de nuevas cicatrices o si el reflujo continúa. Es raro que se formen cicatrices nuevas en los riñones sin cicatrices previas después de los 4 años de edad, incluso en presencia de reflujo vesicoureteral, y a esta edad no suele estar indicado realizar más pruebas complementarias.

Bacteriuria asintomática

En ocasiones, es posible detectar bacteriuria al estudiar otro problema en un niño asintomático. Aunque el tratamiento antibiótico erradica la bacteriuria, la recidiva es habitual. La bacteriuria asintomática no requiere tratamiento porque no causa daño renal.

Enuresis

Enuresis nocturna primaria

Este trastorno se describe en la página 394.

Enuresis diurna

Se trata de la falta de control de la micción durante el día en un niño lo bastante mayor como para ser continente (alrededor de 3 a 5 años de edad). Suele asociarse con enuresis nocturna. Puede deberse a:

- Desatención a la sensación vesical, lo que indica un problema psicológico o de desarrollo que puede ser secundario al estrés o formar parte de un problema de comportamiento general, aunque puede observarse en niños que por otra parte son normales, pero que están demasiado entretenidos con lo que están haciendo para responder a la sensación de la vejiga llena.
- Inestabilidad del detrusor (contracciones vesicales incoordinadas).
- Debilidad del cuello de la vejiga.
- Vejiga neurógena.
- Infección del tracto urinario (aunque es raro que no existan otros síntomas).
- Estreñimiento.
- Uréter ectópico.

La exploración puede evidenciar una vejiga neurógena, es decir, la vejiga puede estar distendida, la sensibilidad perineal puede ser anómala y a veces se aprecian alteraciones del tono anal o reflejos alterados en las piernas y anomalías de la marcha. Debe comprobarse la pérdida de sensibilidad en la distribución de los dermatomas S2, 3 y 4. Puede existir una lesión medular. Las niñas que están secas por la noche, pero que se orinan al levantarse, pueden tener un remanso de orina debido a un uréter ectópico que se abre en la vagina.

Hay que realizar análisis de orina con sedimento, cultivo y antibiograma. Se realizarán otras pruebas si están indicadas. La ecografía puede mostrar patología en la vejiga, con falta de vaciamiento completo tras orinar o engrosamiento de la pared vesical. Pueden ser necesarios estudios hemodinámicos. La radiografía de columna puede revelar anomalías vertebrales. Se precisa RM para demostrar la compresión de las raíces de los nervios espinales.

Los niños afectados pueden beneficiarse de tablas en las que se marcan los logros con estrellas, el entrenamiento vesical y los ejercicios para el suelo de la pelvis. Hay que tratar el estreñimiento. Cuando hay falta de atención a la sensación vesical, se puede utilizar una pequeña alarma portátil con un sensor en la ropa interior, que se activa con la orina. Si otras medidas fallan, pueden ser útiles los fármacos anticolinérgicos o adrenérgicos (p. ej., oxibutinina para amortiguar las contracciones vesicales o efedrina para aumentar el tono del cuello vesical).

Enuresis secundaria

La pérdida de continencia urinaria tras haberla conseguido puede deberse a:

- Trastorno emocional, que es la causa más frecuente.
- ITU.
- Poliuria por diuresis osmótica en la diabetes mellitus o por enfermedad renal de concentración, por ejemplo anemia de células falciformes o insuficiencia renal crónica.

Las pruebas complementarias deben incluir:

- Análisis de orina para descartar infección, glucosuria y proteinuria.
- Valoración de la capacidad de concentración urinaria midiendo la osmolalidad de una muestra de orina matutina. En algunas ocasiones puede ser necesario realizar una prueba de privación de agua para excluir una alteración de la concentración de orina.
- Ecografía de las vías urinarias.

Resumen

Enuresis

Enuresis diurna:

- posibles causas: adquirida o psicogénica, inestabilidad vesical o neuropatía, ITU, estreñimiento, uréter ectópico.

Enuresis secundaria (inicio):

- posibles causas: estrés emocional, ITU, poliuria secundaria a diuresis osmótica en diabetes mellitus o a alteración de la concentración de la orina.

Proteinuria

Puede producirse proteinuria transitoria durante las enfermedades febriles o tras el ejercicio, sin requerir estudio. La proteinuria persistente puede cuantificarse con la orina de 24 horas (la excreción de proteínas no debe superar los 4 mg/h por m^2), y en los niños es más útil medir el cociente proteína/creatinina en una muestra matutina (la proteína no debe superar los 20 mg/mmol de creatinina).

Una causa frecuente es la proteinuria ortostática, que sólo se detecta cuando el niño está de pie, es decir, durante el día. Puede diagnosticarse midiendo el cociente proteína urinaria/creatinina en una serie de muestras de orina matutina. El pronóstico es excelente y no es necesario realizar más pruebas. En el cuadro 18.4 se enumeran otras causas de proteinuria.

Síndrome nefrótico

En el síndrome nefrótico, la proteinuria grave ocasiona disminución de la albúmina plasmática y edema. La causa se desconoce, pero unos pocos casos son secundarios a enfermedades sistémicas, como la púrpura de Schönlein-Henoch (PSH), la vasculitis (p. ej., lupus eritematoso sistémico, LES), las infecciones (p. ej., malaria) o los alergenos (p. ej., picadura de abeja).

Cuadro 18.4 Causas de proteinuria

- Proteinuria ortostática
- Alteraciones glomerulares
  - Enfermedad por cambios mínimos
  - Glomerulonefritis
  - Alteraciones de la membrana basal glomerular (nefritis familiares)
- Aumento de la presión de perfusión glomerular
- Reducción de la masa renal
- Hipertensión
- Proteinuria tubular

Síndrome nefrótico

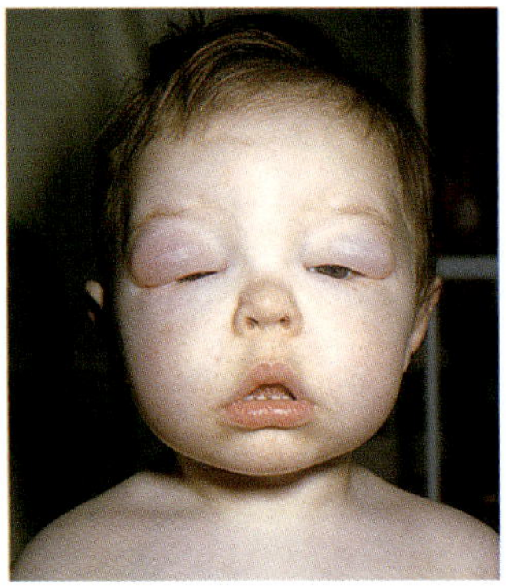

Figura 18.16 Edema facial en el síndrome nefrótico.

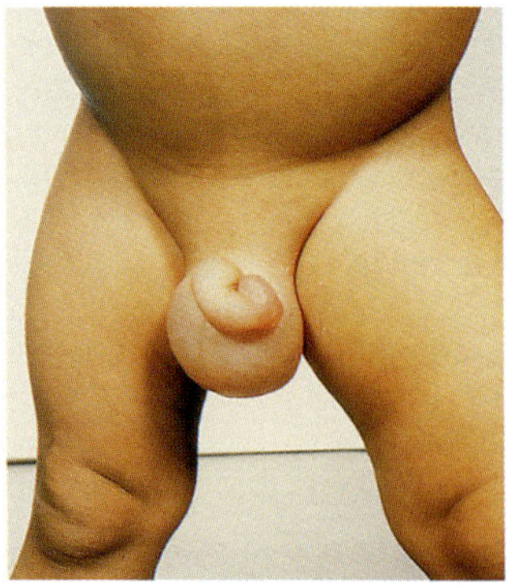

Figura 18.17 Edema significativo en el escroto y los miembros inferiores, y distensión abdominal por ascitis.

Los signos clínicos del síndrome nefrótico comprenden:

- Edema periorbitario (sobre todo al levantarse), que es el signo más precoz (fig. 18.16).
- Edema escrotal en miembros inferiores y tobillos (fig. 18.17).
- Ascitis.
- Disnea por derrame pleural y distensión abdominal.

Las pruebas iniciales se enumeran en el cuadro 18.5.

Cuadro 18.5 Pruebas complementarias en la presentación del síndrome nefrótico

Proteína urinaria: con tiras reactivas («Dipstick»)
Hemograma y VSG
Urea, electrólitos, creatinina, albúmina
Niveles de complemento: C3, C4
Antiestreptolisina O y frotis faríngeo
Sedimento urinario y cultivo
Concentración de sodio urinario
Antígeno de hepatitis B

Síndrome nefrótico sensible a los esteroides

La proteinuria se resuelve con tratamiento esteroideo (síndrome nefrótico sensible a los esteroides) en el 85-90% de los niños con síndrome nefrótico. Estos niños no llegan a desarrollar insuficiencia renal. Es más frecuente en los niños que en las niñas, y en los niños asiáticos más que en los caucásicos; asimismo, se asocia a la atopia. Suele deberse a infecciones respiratorias. Las características que sugieren un síndrome nefrótico sensible a los esteroides son:

- Edad entre 1 y 10 años.
- Ausencia de hematuria macroscópica.
- Presión arterial normal.
- Niveles normales de complemento.
- Función renal normal.

Tratamiento

El protocolo que más se utiliza consiste en empezar a administrar esteroides orales (60 mg/m^2 al día de prednisolona), a no ser que existan características atípicas. Después de 4 semanas, se reduce la dosis a 40 mg/m^2 en días alternos durante 4 semanas, retirándose posteriormente. La proteína desaparece de la orina en una media de 11 días. Sin embargo, se ha demostrado que ampliando el curso inicial de esteroides a aproximadamente 6 meses, y retirándolos gradualmente en días alternos, disminuye mucho la proporción de niños que sufren recaídas frecuentes o ciclos dependientes de esteroides; tras haberlos administrado este esquema está sustituyendo cada vez más al protocolo estándar. Los niños que no responden a 4-8 semanas de esteroides o que presentan hallazgos atípicos pueden tener un diagnóstico más complejo, requiriendo biopsia renal. La histología renal en el síndrome nefrótico sensible a los esteroides suele ser normal al microscopio óptico, pero con el electrónico se aprecia fusión de las células epiteliales especializadas de los capilares glomerulares (podocitos). Por esta razón, esta enfermedad se denomina de cambios mínimos.

El niño con síndrome nefrótico tiene riesgo de complicaciones graves en la presentación o en las recidivas:

- *Hipovolemia.* Durante la fase inicial de la formación del edema puede haber depleción del compartimiento intravascular. El niño hipovolémico se queja de forma característica de dolor abdominal y mareo. Aparecen vasoconstricción periférica y retención de sodio urinario. El sodio urinario bajo (<20 mmol/l) y el hematócrito alto indican hipovolemia, que requiere tratamiento urgente con albúmina intravenosa, ya que hay riesgo de trombosis vascular y de shock. El aumento del edema periférico, valorado clínicamente y por el peso diario, puede causar malestar y compromiso respiratorio. Si es grave, precisa tratamiento con albúmina intravenosa. Hay que tener cuidado con el uso de coloides, ya que pueden precipitar edema pulmonar e hipertensión por sobrecarga de líquido, así como con los diuréticos, que pueden causar o empeorar la hipovolemia.
- *Trombosis.* Existe predisposición a la trombosis debido al estado de hipercoagulabilidad (consecuencia de la pérdida urinaria de antitrombina), la trombocitosis

(que puede exacerbarse por el tratamiento con esteroides), el aumento de la síntesis de factores de coagulación y el incremento de la viscosidad sanguínea producido por el incremento del hematócrito. Suele ser arterial y puede afectar a la circulación cerebral, de las extremidades y esplácnica, con unos resultados que pueden ser catastróficos.

- *Infección*. Los niños con recidivas tienen riesgo de infección con bacterias encapsuladas, especialmente *Pneumococcus*. Puede producirse peritonitis.
- *Hipercolesterolemia*. Se correlaciona de forma inversa con la albúmina sérica, pero su origen no se conoce del todo.

Pronóstico

Se resume en la figura 18.18. Los padres identifican las recidivas con tiras de orina. Los efectos secundarios de los esteroides pueden aminorarse con tratamiento a días alternos. Si las recidivas son frecuentes o se requiere una elevada dosis de mantenimiento, es recomendable consultar con un nefrólogo infantil, ya que podrían considerarse otros tratamientos farmacológicos. La remisión puede mantenerse mediante el inmunomodulador Levamisol. En el 25-30% de los niños esteroides-dependientes puede mantenerse la remisión durante 2 años con un curso de 8 semanas de fármacos alcalinizantes (p. ej., ciclofosfamida o clorambucilo). La ciclosporina A mantiene la remisión en el 75% de los pacientes mientras la están tomando, pero suele haber recidivas cuando dejan el tratamiento. El fármaco micofenolato mofetil parece prometedor.

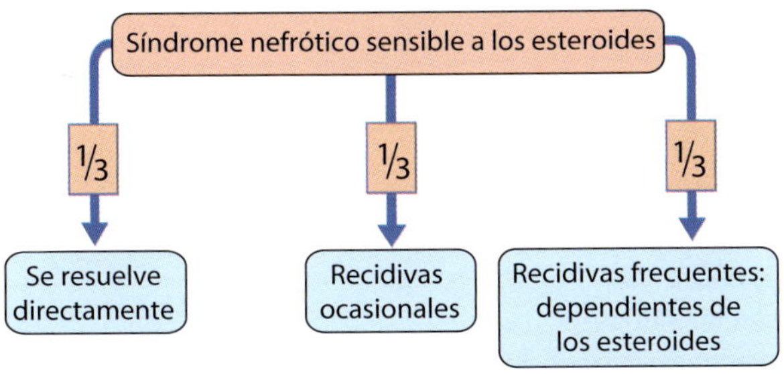

Figura 18.18 Evolución clínica del síndrome nefrótico que responde a los esteroides.

Síndrome nefrótico resistente a los esteroides (tabla 18.1)

Los niños afectados deben ser tratados por un nefrólogo infantil. Para tratar el edema se administran diuréticos, restricción de sal, inhibidores de la ECA y a veces AINE (antiinflamatorios no esteroideos), que pueden disminuir la proteinuria.

Síndrome nefrótico congénito

El síndrome nefrótico congénito debuta en los 3 primeros meses de vida. Es poco frecuente. El tipo más común es el hereditario recesivo, y la frecuencia del gen es especialmente alta entre los finlandeses. Se asocia a elevada mortalidad, generalmente más por las complicaciones de la hipoalbuminemia, que por la insuficiencia renal. La albuminuria es tan intensa que puede ser necesaria la nefrectomía bilateral para poder controlarla, lo que hace imprescindible la diálisis hasta que el niño crezca lo suficiente como para poder realizar un trasplante.

Resumen

Síndrome nefrótico:

- Signos clínicos: edema (periorbitario, escrotal o vulvar, edema de las piernas y los tobillos, ascitis), derrame pleural.
- Diagnóstico: proteinuria intensa y concentración plasmática de albúmina baja.

Síndrome nefrótico sensible a los esteroides:

- Características: 1-10 años de edad, sin hematuria macroscópica; la presión arterial, la concentración del complemento y la función renal son normales.
- Tratamiento: esteroides orales, biopsia renal si no responde al tratamiento o existen características atípicas.
- Complicaciones: hipovolemia, trombosis, infección (neumocócica), hipercolesterolemia.
- Pronóstico: puede resolverse o pueden producirse recidivas, frecuentes o no.

Tabla 18.1 Síndrome nefrótico resistente a los esteroides

Causa	Características específicas	Pronóstico
Glomeruloesclerosis focal y segmentaria	Forma más frecuente Familiar o idiopática	El 30% progresan a insuficiencia renal terminal en 5 años; el 20% responden a ciclofosfamida, vincristina o ciclosporina. Son frecuentes las recidivas postrasplante
Glomerulonefritis mesangiocapilar (glomerulonefritis membranoproliferativa)	Más frecuente en los niños mayores Presentan hematuria y niveles bajos de complemento	Disminución de la función renal a lo largo de muchos años
Nefropatía membranosa	Asociado con hepatitis B Puede preceder al LES	La mayoría remiten espontáneamente en 5 años

En el niño edematoso: buscar proteinuria para diagnosticar síndrome nefrótico.

Hematuria

La orina de color rojo o con tira reactiva positiva para hemoglobina debe analizarse al microscopio para confirmar hematuria (>10 hematíes por campo de alta potencia). La orina marrón, con hematíes deformados (debido a su paso a través de la membrana basal) y cilindros, sugiere hematuria glomerular, que se acompaña por lo general de proteinuria. La hematuria del tracto urinario inferior suele ser roja, se produce al principio o al final de la micción, no se acompaña de proteinuria y es poco habitual en los niños.

La causa más frecuente de hematuria es la infección urinaria (cuadro 18.6), aunque rara vez es el único síntoma. La historia clínica y la exploración pueden sugerir el diagnóstico, por ejemplo una historia familiar de formación de litiasis o nefritis, o antecedentes de traumatismo. En el cuadro 18.7 se resume un esquema diagnóstico.

La biopsia renal está indicada cuando hay:

- Hematuria macroscópica recidivante.
- Sospecha de nefritis familiar.
- Alteración de la función renal.
- Persistencia de la alteración de los valores del complemento.
- Proteinuria.

Nefritis aguda

La nefritis aguda en la infancia suele aparecer tras una faringitis estreptocócica o una infección cutánea. La nefritis estreptocócica sigue siendo una enfermedad habitual en los países en desarrollo, pero cada vez es más rara en el Reino Unido (RU). En el cuadro 18.8 se enumeran otras causas menos frecuentes de nefritis aguda. En la nefritis aguda, el aumento de la celularidad glomerular reduce el flujo en el glomérulo y con ello la filtración. El resultado es:

- Disminución de la diuresis y sobrecarga de volumen.
- Hipertensión, que puede producir convulsiones.
- Edema, de forma característica en la región periorbitaria.
- Hematuria y proteinuria.

El tratamiento consiste en mantener el balance de líquidos y electrólitos, y la administración de diuréticos en caso necesario. En raras ocasiones, puede producirse un rápido deterioro de la función renal (glomerulonefritis rápidamente progresiva). Puede

Cuadro 18.8 Causas de nefritis aguda

- Postinfecciosa (incluido *streptococcus*)
- Vasculitis (púrpura de Henoch-Schönlein o, rara vez, LES, granulomatosis de Wegener, poliarteritis microscópica, poliarteritis nodosa)
- Nefropatía por IgA y glomerulonefritis mesangiocapilar
- Enfermedad antimembrana basal glomerular (síndrome de Goodpasture): muy raros

Hematuria

Cuadro 18.6 Causas de hematuria

No glomerular

- Infección (bacteriana, viral, TB, esquistosomiasis)
- Traumatismo genital, renal o de vías urinarias
- Cálculos
- Tumores
- Anemia de células falciformes
- Enfermedades hemorrágicas
- Trombosis de vena renal
- Hipercalciuria

Glomerular

- Glomerulonefritis aguda (generalmente con proteinuria)
- Glomerulonefritis crónica (generalmente con proteinuria)
- Nefropatía IgA
- Nefritis familiar
- Enfermedad de membrana basal delgada

Cuadro 18.7 Pruebas complementarias en la hematuria

En todos los pacientes

- Estudio microscópico de la orina (con contraste de fase) y cultivo
- Excreción de calcio y proteína
- Ecografía renal y de vía urinaria
- Determinación de urea, electrólitos, creatinina, calcio, fosfato y albúmina en plasma
- Hemograma, plaquetas, estudio de coagulación, descartar células falciformes

Si hay sospecha de hematuria glomerular

- VSG, niveles de complemento y anti-DNA
- Frotis faríngeo y antiestreptolisina O
- Antígeno de hepatitis B
- Biopsia renal si está indicado
- Determinación de sangre en la orina de la madre (si se sospecha síndrome de Alport)
- Audiometría (si se sospecha síndrome de Alport)

aparecer en la nefritis de cualquier causa, pero es poco frecuente en la postestreptocócica. Si no se trata, se produce una insuficiencia renal irreversible en semanas o meses, lo cual obliga a realizar biopsia renal y tratar con inmunosupresores e intercambio plasmático lo antes posible.

Nefritis postestreptocócica

Se diagnostica por las pruebas de una infección reciente por estreptococos (cultivo del microorganismo, elevado título de ASLO) y bajos niveles de C3, que se normalizan a las 3-4 semanas. El pronóstico a largo plazo es bueno.

Púrpura de Schönlein-Henoch

La púrpura de Schönlein-Henoch es la combinación de:

- Exantema cutáneo característico.
- Artralgia.
- Edema periarticular.
- Dolor abdominal.
- Glomerulonefritis.

Suele aparecer entre los 3 y 10 años, es dos veces más frecuente en niños, aumenta durante los meses de invierno y suele ir precedida por una infección de las vías respiratorias superiores. Aunque se ha investigado mucho, no se conocen las causas. Se cree que la predisposición genética y la exposición antigénica aumentan los niveles de IgA circulante y alteran la síntesis de IgG. La IgA y la IgG interactúan, produciendo complejos que activan el complemento y se depositan en los órganos afectos, precipitando así una respuesta inflamatoria con vasculitis.

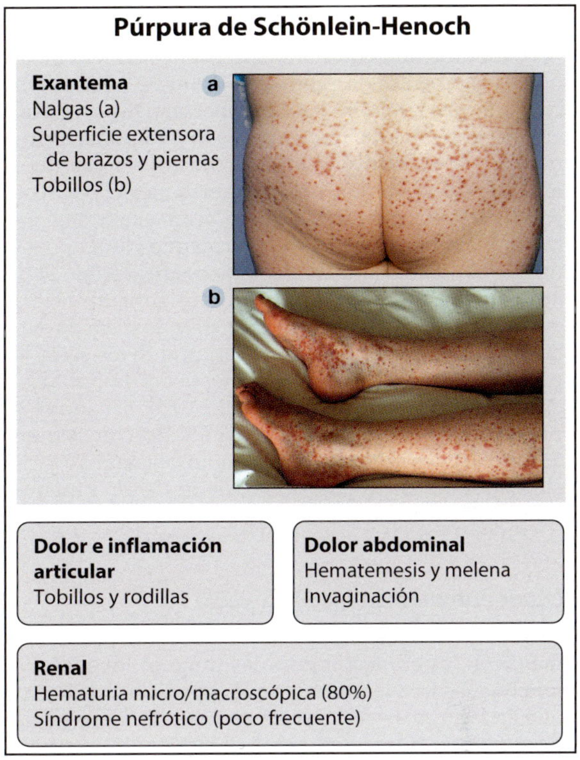

Figura 18.19 Principales manifestaciones clínicas de la púrpura de Schönlein-Henoch. **(a)** Exantema en las nalgas. (Cortesía del Dr. Michael Markiewicz.) **(b)** Exantema alrededor de las superficies extensoras de las piernas y ligera inflamación articular. (Cortesía del profesor Tauny Southwood.)

Hallazgos clínicos (fig. 18.19)

La fiebre es frecuente en el inicio. El *exantema* es el hallazgo más obvio, con una distribución simétrica en las nalgas, la superficie extensora de brazos y piernas y los tobillos. En el tronco no suelen observarse lesiones, a no ser que se deban a traumatismos. El exantema puede ser urticarial inicialmente, haciéndose después maculopapular y purpúrico; es palpable de forma característica y puede recidivar durante algunas semanas. El exantema es el primer hallazgo clínico en cerca del 50% de los pacientes, siendo la piedra angular del diagnóstico, que es clínico.

El *dolor articular* se observa en las dos terceras partes de los pacientes, afectando sobre todo a las rodillas y los tobillos. Aparece *edema periarticular*. Los síntomas desaparecen por lo general antes que el exantema y no suele haber lesión articular a largo plazo.

El *dolor abdominal cólico* es frecuente en los niños, y cuando es grave puede tratarse con esteroides. Las petequias gastrointestinales pueden causar hematemesis y melena. Puede haber invaginación, especialmente difícil de diagnosticar en estas circunstancias. Otras complicaciones raras son íleo, enteropatía pierdeproteínas, orquitis y en ocasiones afectación del sistema nervioso central.

La *afectación renal* es habitual, pero rara vez es el primer síntoma. Más del 80% de los pacientes tienen hematuria micro o macroscópica o proteinuria leve. La recuperación de estos niños suele ser completa. Si la proteinuria es más grave, puede producirse síndrome nefrótico. Los factores de riesgo para la enfermedad renal progresiva son proteinuria grave, edema, hipertensión y deterioro de la función renal; la biopsia renal determinará la necesidad de tratamiento. Todos los niños con afectación renal son controlados durante 1 año para detectar a los que presentan alteraciones urinarias persistentes (5-10%). Es necesario el seguimiento, ya que la hipertensión y la disminución de la función renal pueden aparecer después de que hayan pasado algunos años.

Nefropatía IgA

Puede presentarse con episodios de hematuria macroscópica, asociados frecuentemente con infecciones respiratorias de las vías superiores. Los hallazgos histológicos y el tratamiento son similares a los de la púrpura de Schönlein-Henoch, que puede ser una variante del mismo proceso, pero no limitado al riñón. El pronóstico en los niños es mejor que en los adultos.

Nefritis familiar

La forma más frecuente de nefritis es el síndrome de Alport. Suele transmitirse de forma recesiva ligada a X y progresa a insuficiencia renal terminal en épocas tempranas de la vida adulta en los varones, asociándose con sordera neurológica y defectos oculares. La madre puede tener hematuria.

Vasculitis

La vasculitis que con mayor frecuencia afecta al riñón es la púrpura de Schönlein-Henoch (v. más arriba), aunque también puede haber afectación renal en vasculitis menos frecuentes, como la poliarteritis nodosa, la poliarteritis microscópica y la granulomatosis de Wegener. Los síntomas característicos son fiebre, malestar, pérdida de peso, exantema cutáneo y artropatía, y en la enfermedad de Wegener destaca la afectación de las vías respiratorias. Hay autoanticuerpos ANCA (anticuerpos anticitoplasma de neutrófilo), que sirven para diagnosticar la enfermedad. La arteriografía renal, que demuestra la presencia de aneurismas, diagnosticará la poliarteritis nodosa. La afectación renal puede ser grave y progresar rápidamente. El tratamiento consiste en administrar esteroides, intercambio plasmático y ciclofosfamida intravenosa, y puede durar muchos meses.

Lupus eritematoso sistémico (LES)

El LES es una enfermedad que se presenta principalmente en las adolescentes y las mujeres jóvenes. Es mucho más frecuente en las asiáticas y afrocaribeñas que en las caucásicas. Se caracteriza por la presencia de múltiples autoanticuerpos, incluyendo anticuerpos anti-ADN bicatenario. El componente C3 del complemento puede ser escaso, especialmente en las fases activas de la enfermedad. La hematuria y la proteinuria son indicaciones para la biopsia renal, ya que la inmunosupresión siempre es necesaria y su intensidad depende de la gravedad de la afectación renal.

Resumen

Nefritis aguda:

- Causa: generalmente se produce tras una infección estreptocócica, pero también puede deberse a vasculitis (incluyendo púrpura de Schönlein-Henoch), nefropatía IgA y nefritis familiar.
- Características clínicas: edema (periorbitario), hipertensión, disminución de la micción, hematuria y proteinuria.
- Tratamiento: restablecer el equilibrio hídrico y electrolítico, diuréticos, hacer controles por si se produce un deterioro rápido de la función renal.

Masas renales

Cualquier masa abdominal identificada en la palpación debe investigarse rápidamente mediante ecografía. En el cuadro 18.9 se muestran las causas de los riñones palpables. El aumento de tamaño renal bilateral en épocas precoces de la vida se debe con mayor frecuencia a la poliquistosis renal autosómica recesiva, que se asocia con hipertensión, fibrosis hepática y progresión a insuficiencia renal crónica. Esta forma de poliquistosis renal debe diferenciarse de la forma autosómica dominante de poliquistosis renal del tipo adulto, que tiene mejor pronóstico.

Cuadro 18.9 Causas de riñones palpables

Unilateral

- Riñón multiquístico
- Hipertrofia compensadora
- Hidronefrosis obstructiva
- Tumor renal (tumor de Wilms)
- Trombosis de vena renal

Bilateral

- Poliquistosis renal autosómica recesiva (infantil)
- Poliquistosis renal autosómica dominante (adulto)
- Esclerosis tuberosa
- Trombosis de vena renal

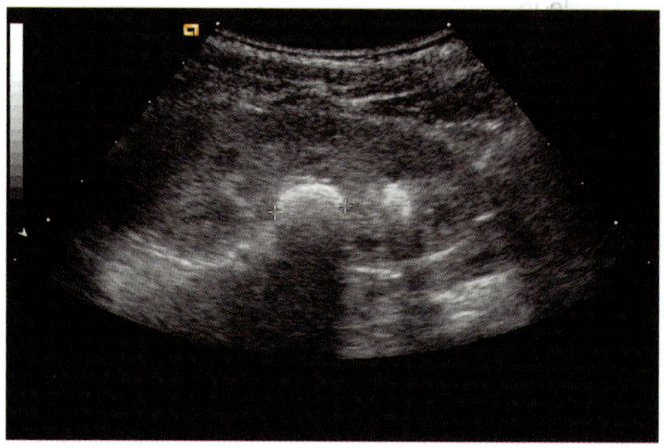

Figura 18.20 Ecografía renal en la que se observa un cálculo coraliforme.

Cálculos renales

Los cálculos renales son poco habituales en la infancia (fig. 18.20). Deben buscarse causas predisponentes si aparecen:

- Infección urinaria.
- Anomalías estructurales de las vías urinarias.
- Alteraciones metabólicas.

Los cálculos más frecuentes son los de fosfato, que se asocian con infección, sobre todo por *Proteus*. Los cálculos de calcio se observan en la hipercalciuria idiopática (la alteración metabólica más frecuente) y en el aumento de excreción urinaria de uratos y oxalato. En la hipercalciuria, la hiperoxaluria y la acidosis tubular renal distal puede haber depósito de calcio en el parénquima (nefrocalcinosis). La nefrocalcinosis puede ser una complicación de la furosemida en el neonato. Los cálculos de cistina y xantina son raros.

La forma de presentación puede ser con hematuria, dolor abdominal o lumbar, ITU o por la eliminación de un cálculo.

Los cálculos que no se eliminan de forma espontánea deben ser tratados mediante litrotripsia o cirugía, reparando cualquier anomalía estructural predisponente. A todos los niños afectados se les recomienda una ingesta elevada de líquidos. Si el origen es una anomalía metabólica, puede haber un tratamiento específico.

Enfermedades del túbulo renal

Las alteraciones de la función del túbulo renal pueden localizarse en cualquier punto a lo largo de la nefrona y afectar a cualquier sustancia transportada.

Disfunción tubular proximal generalizada (síndrome de Fanconi)

Los principales hallazgos son la excesiva pérdida urinaria de aminoácidos, glucosa, fosfato, bicarbonato, sodio, calcio, potasio y urato. Las causas se enumeran en el cuadro 18.10. Hay que considerar el síndrome de Fanconi en cualquier niño con:

- Polidipsia y poliuria.
- Depleción de sal y deshidratación.
- Acidosis metabólica hiperclorémica.
- Raquitismo y osteoporosis.
- Fallo o retraso del crecimiento.

Cuadro 18.10 Causas del síndrome de Fanconi

Idiopático

Secundario a errores congénitos del metabolismo

- Cistinosis (enfermedad autosómica recesiva que cursa con acumulación intracelular de cistina)
- Enfermedades por almacenamiento de glucógeno
- Síndrome de Lower (distrofia oculocerebrorrenal)
- Galactosemia
- Intolerancia a la fructosa
- Tirosinemia
- Enfermedad de Wilson

Adquirido

- Metales pesados
- Fármacos y toxinas
- Déficit de vitamina D

Defectos de transporte específicos

Véase la figura 18.21.

Insuficiencia renal aguda

La insuficiencia renal aguda es la disminución repentina, potencialmente reversible, de la función renal. Suele haber oliguria (<0,5 ml/kg por h). Puede clasificarse como (cuadro 18.11):

- Prerrenal: la causa más frecuente en la infancia.
- Renal: con retención de agua y sal; en la orina suele haber sangre, proteínas y cilindros; pueden detectarse síntomas específicos de la enfermedad desencadenante (p. ej., púrpura de Schönlein-Henoch).
- Posrenal: debido a obstrucción urinaria.

El paso de insuficiencia aguda a crónica en el niño se manifiesta por fallo del crecimiento, anemia y alteraciones en la mineralización ósea (osteodistrofia renal).

Tratamiento

En los niños con insuficiencia renal aguda, hay que controlar de forma meticulosa el balance de líquidos y la circulación. La ecografía identificará la obstrucción de la vía urinaria, los riñones de pequeño tamaño de la insuficiencia renal crónica o los riñones grandes, hiperecogénicos, con pérdida de la diferenciación corticomedular, de un proceso agudo.

Insuficiencia prerrenal

Se caracteriza por hipovolemia. La concentración de sodio urinario es muy baja, dado que el organismo intenta retener líquido. Es preciso corregir con urgencia la hipovolemia con expansión de volumen y apoyo circulatorio si se quiere evitar la necrosis tubular aguda.

Cuadro 18.11 Causas de insuficiencia renal aguda

Prerrenal	Renal	Posrenal
Hipovolemia:	*Vascular:*	*Obstrucción:*
Gastroenteritis	Síndrome hemolítico urémico (SHU)	Congénita
Quemaduras	Vasculitis	Adquirida
Sepsis	Émbolos	
Hemorragia	Trombosis de vena renal	
Síndrome nefrótico	*Tubular:*	
Insuficiencia circulatoria	Necrosis tubular aguda (NTA)	
	Isquemia	
	Tóxico	
	Obstructivo	
	Glomerular:	
	Glomerulonefritis	
	Intersticial:	
	Nefritis intersticial	
	Pielonefritis	
	Insuficiencia renal aguda a crónica	

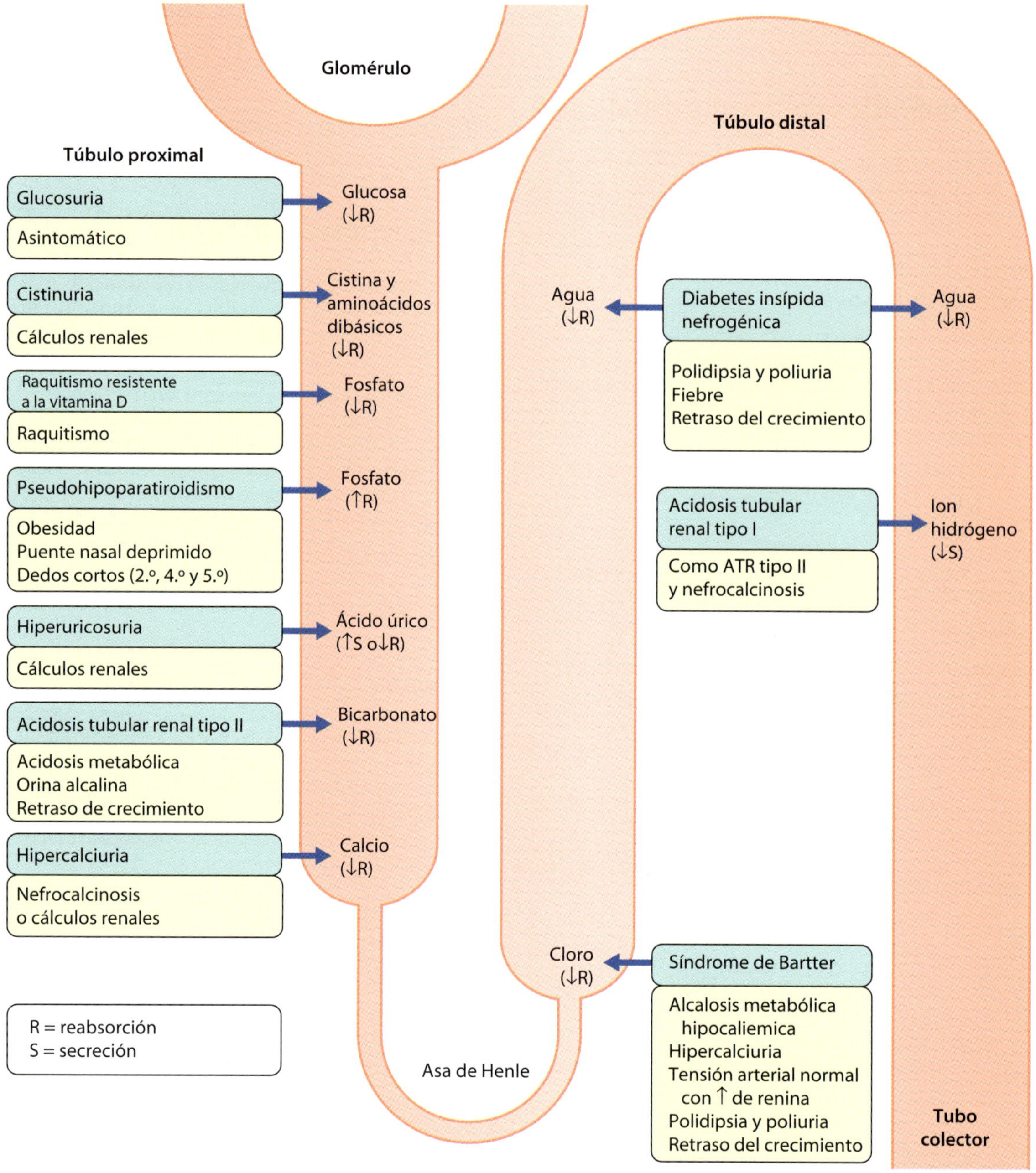

Figura 18.21 Esquema de los defectos de transporte específicos en algunas tubulopatías renales.

Insuficiencia renal

Si existe sobrecarga circulatoria, la restricción de líquidos y una prueba con diuréticos pueden aumentar lo bastante la diuresis como para permitir la corrección gradual del balance de sodio y agua. Una dieta hipercalórica con bajo contenido proteico disminuirá el catabolismo, la uremia y la hiperpotasemia. El tratamiento urgente de la acidosis metabólica, la hiperpotasemia y la hiperfosfatemia se muestra en el cuadro 18.12. Si la causa de la insuficiencia renal no es obvia, hay que realizar biopsia renal para identificar la glomerulonefritis rápidamente progresiva, ya que requiere tratamiento inmediato con inmunosupresión. Las dos causas renales más frecuentes de insuficiencia renal aguda en los niños en el RU son el síndrome urémico hemolítico y la necrosis tubular aguda. Esta última suele formar parte de un cuadro de fallo multisistémico que se observa en la unidad de cuidados intensivos o tras la cirugía cardíaca.

Insuficiencia posrenal

Se requiere localizar el lugar de obstrucción y liberarlo por nefrostomía o sondaje vesical. Una vez corregidas las alteraciones del volumen y los electrólitos, se realiza la cirugía.

En la insuficiencia renal aguda, la diálisis está indicada cuando hay:

- Fracaso del tratamiento conservador.
- Hiperpotasemia.
- Hipo o hipernatremia grave.

Cuadro 18.12 Alteraciones metabólicas en la insuficiencia renal aguda y su tratamiento

Alteración metabólica	Tratamiento
Acidosis metabólica	Bicarbonato sódico
Hiperfosfatemia	Carbonato cálcico
Hiperpotasemia	Resinas de intercambio cálcico
Hipocalcemia	Salbutamol
	Glucosa e insulina
	Diálisis

- Edema pulmonar o hipertensión.
- Acidosis grave.
- Fallo multisistémico.

La diálisis peritoneal es la más habitual en los niños con insuficiencia renal aguda debida a nefropatía primaria, ya que es más fácil de realizar que la hemodiálisis. Si el recambio plasmático es parte del tratamiento, se utiliza la hemodiálisis. Cuando existen descompensación cardíaca o hipercatabolismo, la hemofiltración continua arteriovenosa o venovenosa proporciona una diálisis continua y eliminación de líquido. Si existe fallo multisistémico debe utilizarse una de estas técnicas, puesto que la diálisis peritoneal no es adecuada para eliminar los productos catabólicos en este entorno clínico.

La insuficiencia renal aguda en la infancia tiene por lo general un buen pronóstico en cuanto a la recuperación renal, a no ser que sea la complicación de una enfermedad de riesgo vital, por ejemplo infección grave tras cirugía cardíaca o fallo multisistémico.

Resumen

Insuficiencia renal aguda:

- Prerrenal: la causa más común en los niños, por hipovolemia y fracaso circulatorio.
- Renal: más frecuente por síndrome urémico hemolítico o fallo multisistémico.
- Posrenal: debido a obstrucción urinaria.
- Tratamiento: tratar la causa subyacente y las anomalías metabólicas, diálisis si es necesario.

Síndrome hemolítico urémico

El síndrome hemolítico urémico (SHU) consiste en la tríada de insuficiencia renal aguda, anemia hemolítica microangiopática y trombocitopenia. No se conoce bien la fisiopatología de este trastorno; se cree que se debe a la activación de los neutrófilos por lesión del endotelio vascular. El SHU típico es secundario a infección gastrointestinal por *E. coli* O157:H7 productor de verocitotoxina o, con menor frecuencia, *Shigella*. Sigue a un pródromo de diarrea sanguinolenta. Aunque el número de plaquetas está disminuido, la coagulación es normal (a diferencia de la coagulación intravascular diseminada, CID). También se pueden afectar otros órganos, como el cerebro, el páncreas o el corazón.

Con un tratamiento de apoyo precoz, incluida diálisis, el SHU típico asociado con diarrea suele tener un buen pronóstico, aunque es necesario el seguimiento porque pueden aparecer proteinuria persistente, hipertensión y reducción de la función renal en los años siguientes. En contraste, en el SHU atípico no existe diarrea prodrómica, puede ser familiar y hay frecuentes recidivas. Hay un elevado riesgo de hipertensión e insuficiencia renal crónica, y la mortalidad es elevada. Los niños con afectación cerebral o con SHU atípico pueden ser tratados con prostaciclina o recambio plasmático, aunque su eficacia no ha sido probada.

El síndrome hemolítico urémico (SHU) consiste en la tríada de:

- **Insuficiencia renal aguda.**
- **Anemia hemolítica.**
- **Trombocitopenia.**

Hipertensión

La hipertensión sintomática en los niños suele ser secundaria y de origen renal. Se debe con frecuencia a enfermedad parenquimatosa renal. La coartación de aorta es otra causa importante en los niños. Otras causas son poco habituales (cuadro 18.13).

Los síntomas de presentación incluyen vómitos, cefalea, parálisis facial, retinopatía hipertensiva, convulsiones o proteinuria. Los hallazgos más frecuentes en los lactantes son el retraso del crecimiento y la insuficiencia cardíaca. El feocromocitoma puede producir palpitaciones paroxísticas y sudoración.

Algunas causas son corregibles, por ejemplo con nefrectomía para la cicatrización unilateral, angioplastia para la estenosis de arteria renal, cirugía para la coartación de aorta o resección para el feocromocitoma, pero en la mayoría de los casos se re-

Cuadro 18.13 Causas de hipertensión

Dependientes de renina
- Enfermedad parenquimatosa renal
- Renovascular, como estenosis de arteria renal
- Tumores renales

Coartación de aorta

Exceso de catecolaminas
- Feocromocitoma
- Neuroblastoma

Causas endocrinológicas
- Hiperplasia suprarrenal congénita
- Síndrome de Cushing o tratamiento esteroideo

Hipertensión esencial

quiere tratamiento médico con fármacos antihipertensivos.

Es importante el diagnóstico precoz de la hipertensión. En cualquier niño con cicatrización renal, hay que controlar la presión arterial una vez al año durante toda la vida. En los niños con historia familiar de hipertensión esencial, es preciso recomendar la restricción de la ingesta de sal, evitar la obesidad y controlar la presión arterial con regularidad.

Insuficiencia renal crónica

La insuficiencia renal crónica es mucho menos frecuente en los niños que en los adultos, con una incidencia anual de sólo 10 por millón de la población infantil. Las causas familiares y congénitas son más habituales en la infancia que las enfermedades adquiridas (tabla 18.2).

Hallazgos clínicos

La insuficiencia renal crónica se presenta con:

- Anorexia y letargo.
- Polidipsia y poliuria.
- Retraso/fallo del crecimiento.
- Deformidades óseas por osteodistrofia renal (raquitismo renal).
- Hipertensión.
- Paso de insuficiencia renal aguda a crónica (precipitado por infección o deshidratación).
- Hallazgo casual de proteinuria.
- Anemia normocrómica o normocítica inexplicable.

Muchos niños con insuficiencia renal crónica presentan la enfermedad renal antes del nacimiento en la ecografía prenatal o tienen una enfermedad renal previa conocida. No suele haber síntomas hasta que la función renal disminuye por debajo de un tercio de lo normal.

Tratamiento

Los objetivos terapéuticos consisten en prevenir los síntomas y las alteraciones metabólicas de la insuficiencia renal crónica para facilitar un crecimiento y un desarrollo normales, y preservar la función renal residual. El tratamiento de estos niños debe estar supervisado por un centro especializado en nefrología infantil.

Dieta

Los vómitos y la anorexia son frecuentes. Suele ser necesario mejorar la nutrición mediante suplementos calóricos y alimentación nasogástrica, o mediante gastrostomía, para evitar la falta de crecimiento. La ingesta proteica debe ser suficiente para mantener el crecimiento y una albúmina normal, además de evitar la acumulación de metabolitos tóxicos.

Prevención de la osteodistrofia renal

La retención de fosfato y la hipocalcemia debidas a la disminución de la activación de vitamina D da lugar a hiperparatiroidismo secundario, osteítis fibrosa y osteomalacia. La reducción de fósforo mediante la disminución de la ingesta de leche y derivados, carbonato cálcico como fijador de fósforo y suplementos de vitamina D activa ayuda a prevenir la osteodistrofia renal.

Control del balance de agua y sal y acidosis

Muchos niños con insuficiencia renal crónica debida a malformaciones estructurales congénitas y displasia renal tienen una pérdida obligada de sal y de agua. Precisan suplemento de sal e ingesta libre de agua. Es necesario tratar con suplementos de bicarbonato para prevenir la acidosis.

Anemia

La menor producción de eritropoyetina y la circulación de metabolitos tóxicos para la médula ósea producen anemia, que responde bien a la administración de eritropoyetina humana recombinante.

Alteraciones hormonales

En la insuficiencia renal crónica se observan diversas alteraciones hormonales. La más importante es la resistencia a la hormona del crecimiento, con niveles elevados de hormona y escaso crecimiento. La hormona de crecimiento humana recombinante ha sido eficaz para mejorar el crecimiento hasta los 5 años de tratamiento, pero se desconoce si mejora la talla final. Muchos niños con insuficiencia renal crónica tienen retraso en la pubertad y una aceleración de crecimiento puberal inferior a la normal.

Diálisis y trasplante

En la actualidad es posible incluir a cualquier niño, con independencia de la edad, en un programa de tratamiento de reemplazo renal cuando presenta insuficiencia renal terminal. El tratamiento óptimo es el trasplante renal. Resulta técnicamente difícil en los niños muy pequeños, pero se ha trasplantado con éxito incluso a lactantes de 10 kg de peso. Los riñones de padres o familiares tienen una mayor tasa de éxitos que los de donantes cadáver, que se seleccionan en la medida de lo posible en función del tipo HLA del receptor. La supervivencia de los pacientes es elevada y la del injerto en el primer año ronda el 80%, aunque las dificultades técnicas disminuyen ese porcentaje en los receptores muy jóvenes y con riñones donados pequeños. Hay pérdidas de injerto por rechazo agudo y crónico o por enfermedad recidivante, por lo que la supervivencia del injerto a los 5 años se reduce al 70%, con algunos niños que precisan retrasplante. La inmunosupresión actual se realiza con una combinación de prednisolona, azatioprina y ciclosporina A, aunque cada vez se utilizan más tacrolimus, micofenolato mofetil y otros fármacos más nuevos.

Lo ideal es trasplantar a un niño antes de que requiera diálisis, pero si no es posible puede ser necesario un período de diálisis. La diálisis peritoneal, mediante

Tabla 18.2 Causas de insuficiencia renal crónica

Malformaciones estructurales	40%
Glomerulonefritis	25%
Nefropatías hereditarias	20%
Enfermedades sistémicas	10%
Otros/desconocido	5%

Resumen

Insuficiencia renal crónica:

- Causas: las causas congénitas (malformaciones estructurales y nefropatías hereditarias) son las más comunes.
- Presentación: anomalías en la ecografía antenatal, anorexia y letargo, polidipsia y poliuria, retraso/fallo del crecimiento, raquitismo renal, hipertensión, proteinuria, anemia.
- Tratamiento: dieta y alimentación nasogástrica o mediante gastrostomía, restricción de fosfato y vitamina D activada para prevenir la osteodistrofia renal, suplementos de sal y acceso libre al agua para controlar el equilibrio hídrico y la sal, suplementos de bicarbonato para prevenir la acidosis, eritropoyetina para prevenir la anemia, hormona de crecimiento (en raras ocasiones) y diálisis y trasplante.

la diálisis nocturna utilizando una máquina (diálisis peritoneal continua), o mediante recambios manuales a lo largo de 24 horas (diálisis peritoneal ambulatoria continua), es preferible a la hemodiálisis, ya que pueden realizarla los padres en el hogar, con lo cual se altera menos la vida familiar y la escolarización.

Lecturas recomendadas

Avner E D, Harmon W E, Niaudet P 2004 Pediatric nephrology. Lippincott Williams & Wilkins, Philadelphia. *Exhaustivo libro de texto*

Rees L, Brogan P, Webb N 2006 Handbook of paediatric nephrology. Oxford University Press, Oxford

Webb N, Postlethwaite R J 2003 Clinical paediatric nephrology. Oxford University Press, Oxford. *Pequeño manual*

19

Genitales

Casi todas las anomalías genitales de los lactantes varones se deben a una embriogénesis anormal.

Alteraciones inguinoescrotales

Embriología

Los testículos se forman a partir de la cresta urogenital, localizada en la pared abdominal posterior, cerca del riñón en desarrollo. La inducción gonadal para la formación del testículo está regulada por genes del cromosoma Y. Durante la gestación, los testículos emigran hacia abajo, siguiendo el canal inguinal y dirigidos por un tejido mesenquimatoso, conocido como gubernaculum, probablemente por la influencia de la hormona anti-mulleriana (fig. 19.1a).

Para que el descenso inguinoescrotal del testículo tenga lugar, es necesario que éste libere testosterona durante la vida fetal. La emigración del testículo por el canal inguinal va precedida por una lengüeta de peritoneo, el proceso vaginal. Esta extensión perito-

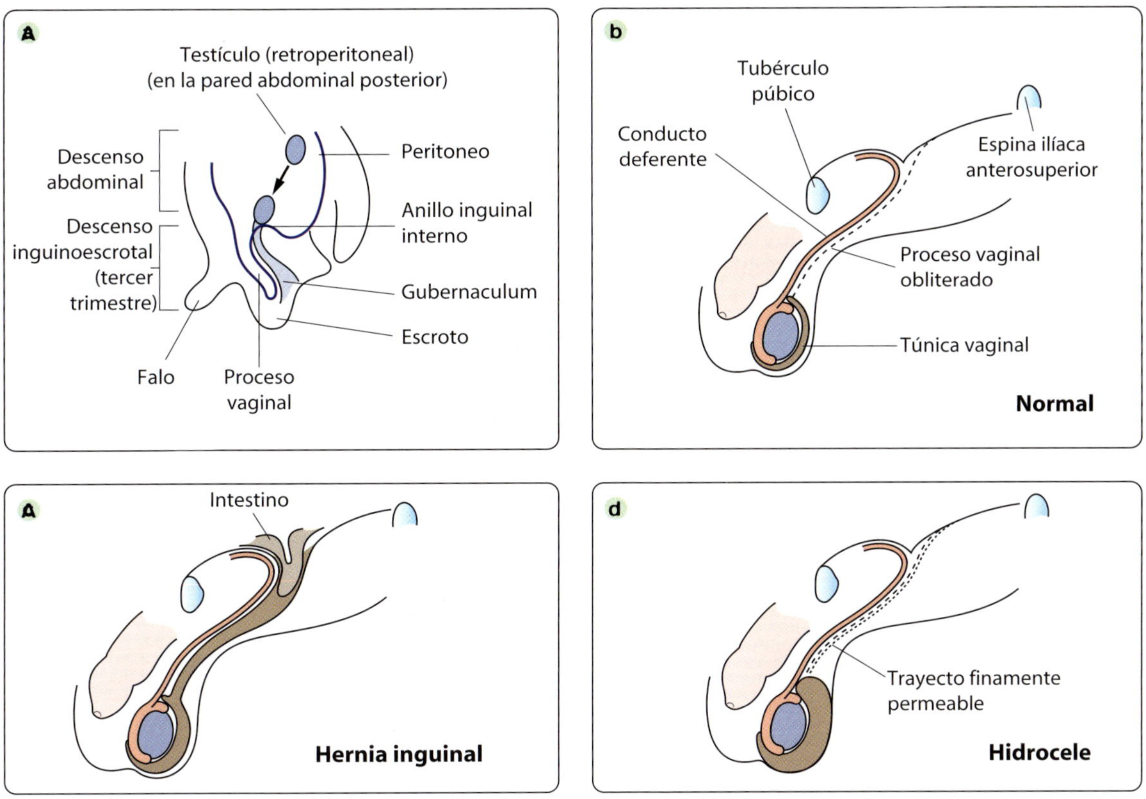

Figura 19.1 a) Embriología del descenso testicular. **b)** Testículo normal. **c)** La hernia inguinal y **d)** el hidrocele se deben a la obliteración incompleta del proceso vaginal.

neal se suele obliterar tras el nacimiento, pero si ello no se produce, pueden aparecer una hernia inguinal o un hidrocele (fig. 19.1b-d).

Hernia inguinal

Las hernias inguinales de los niños casi siempre son indirectas y se deben a la persistencia del proceso vaginal. Son mucho más frecuentes en los varones y sobre todo en los prematuros, con predominio del lado derecho. Al menos 1 de cada 50 varones desarrollan hernia inguinal.

Las hernias inguinales suelen manifestarse como una tumefacción intermitente en la ingle o en el escroto, que aparece cuando el niño llora o hace un esfuerzo. Salvo que se manifieste como una hinchazón inguinal (figs. 19.2 y 19.3), el diagnóstico dependerá de la historia y de la identificación de un engrosamiento del cordón espermático (o ligamento redondo en las niñas). La tumefacción inguinal puede hacerse visible cuando se eleva la presión intraabdominal apretando suavemente el abdomen o pidiendo al niño que tosa.

En el lactante, la hernia inguinal puede presentarse como una masa irreductible en la ingle o en el escroto. Este bulto es duro y sensible a la palpación. El lactante puede presentar un mal estado general, con irritabilidad y vómitos. Las hernias más «irreductibles» pueden reducirse haciendo una compresión suave y mantenida bajo analgesia con opiáceos. La cirugía se retrasa 24-48 horas para permitir la resolución del edema. Si no se logra reducir la hernia, será necesaria una intervención de urgencia, dado el riesgo de estrangulación intestinal y de lesión del testículo.

Cirugía

La intervención practicada a través de una incisión en el pliegue cutáneo inguinal consiste en la ligadura y sección del saco herniario (proceso vaginal). Salvo en los lactantes pequeños, la intervención no precisa de un ingreso de más de 1 día, siempre que se disponga de un apoyo anestésico y quirúrgico adecuados.

Las hernias inguinales de los lactantes deben repararse lo antes posible para evitar el riesgo de estrangulación.

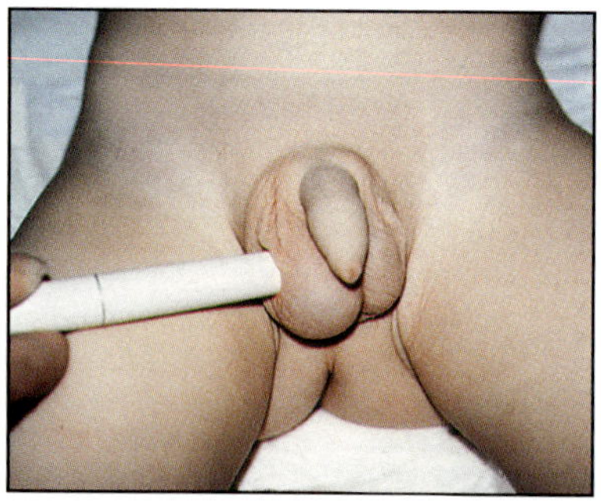

Figura 19.4 Hidrocele derecho. Esta tumefacción escrotal suele tener un color azulado y se transilumina en una habitación oscura.

Hidrocele

Un proceso vaginal permeable, no lo bastante ancho como para facilitar la formación de una hernia inguinal, puede sin embargo permitir que el líquido peritoneal descienda y se acumule alrededor del testículo para formar un hidrocele (fig. 19.4). Los hidroceles son tumoraciones escrotales asintomáticas, a menudo bilaterales y a veces de color azulado. Pueden estar tensos o laxos, se transiluminan y no son sensibles a la palpación. Casi todos terminan por desaparecer cuando el proceso vaginal se oblitera definitivamente, pero cuando persisten en los niños mayores de 18 meses, precisan cirugía. El hidrocele del cordón consiste en una tumefacción móvil no sensible a la palpación, situada en el cordón espermático.

Criptorquidia

El testículo criptorquídico se detiene en algún lugar a lo largo de la vía normal de descenso (fig. 19.5). Alrededor del 4% de los recién nacidos varones a término tienen criptorquidia uni o bilateral. La incidencia es mayor en los prematuros, ya que el descenso por el canal inguinal continúa durante el tercer trimestre. El descenso testicular puede progresar durante las primeras etapas de la lactancia, y hacia los 3 meses de edad la tasa global de criptorquidia en los varones es del 1,5%, proporción que apenas se modifica a partir de ese momento. Contrariamente a lo que se enseñaba antes, ahora se reconoce que, en ocasiones, un testículo que ha descendido completamente en el momento del nacimiento, puede *ascender* hasta una posición inguinal durante la infancia, dando lugar a

Hernia inguinal en lactantes

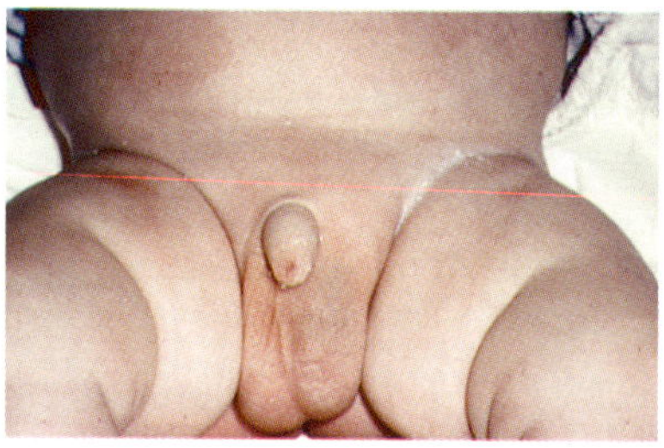

Figura 19.2 Hernia inguinal izquierda en un lactante. Puede verse una ligera tumefacción en la ingle izquierda.

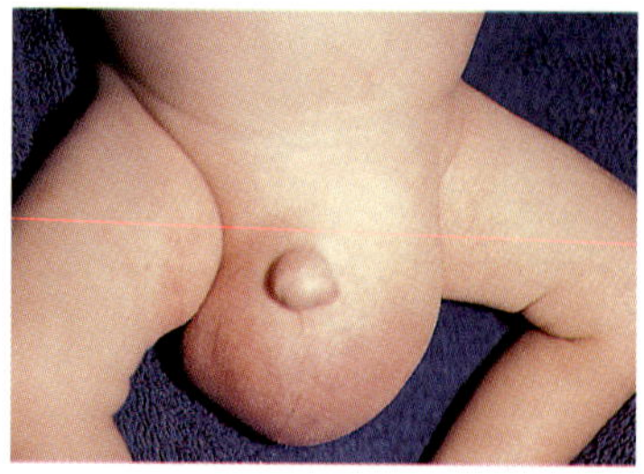

Figura 19.3 Hernia inguinal bilateral en un prematuro. La hernia inguinal es, sobre todo, una tumefacción de la ingle; sólo cuando es grande se extiende hasta el escroto.

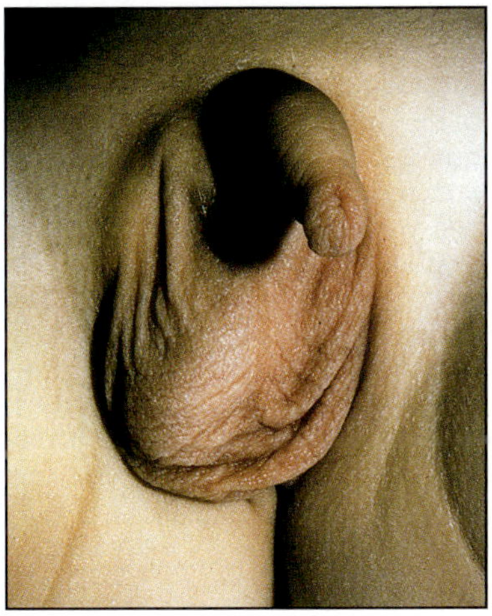

Figura 19.5 Criptorquidia del testículo izquierdo con un hemiescroto vacío.

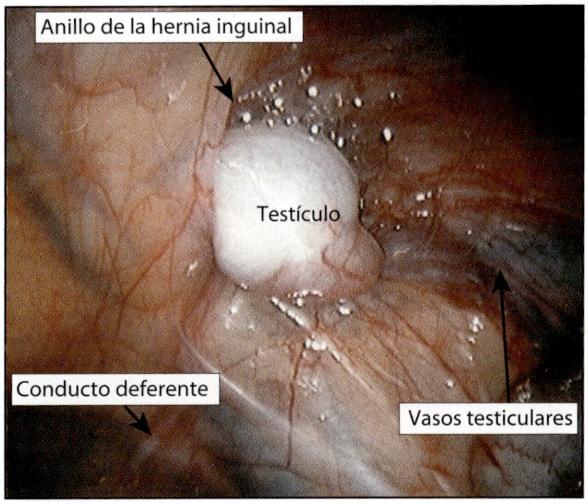

Figura 19.6 Aspecto laparoscópico de un testículo intraabdominal.

lo que se conoce como «criptorquidia de presentación tardía». Este hecho puede deberse a un acortamiento relativo de las estructuras del cordón durante el crecimiento del niño.

Exploración

Debe hacerse en un lugar cálido, con las manos templadas y con el niño relajado. Los testículos pueden llevarse a una posición palpable haciendo un suave masaje del contenido del canal inguinal hacia el escroto.

Clasificación

Retráctil

Los testículos pueden manipularse en la parte inferior del escroto sin crear tensión, pero después se retraen hacia el canal inguinal, debido a la tracción que ejerce sobre ellos el músculo cremastérico. Por lo general, la exploración neonatal revela la presencia de los testículos en el escroto, lugar donde, con la edad, residirán de forma permanente. Es recomendable hacer un seguimiento, ya que en raras ocasiones el testículo vuelve a ascender por el canal inguinal.

Palpable

El testículo puede palparse en la ingle, pero no puede llevarse hasta el escroto. En ocasiones, el testículo ocupa una situación ectópica, cuando reside fuera de su línea normal de descenso, pudiendo encontrarse en el perineo o en el triángulo femoral.

No palpable

Una exploración cuidadosa no logra encontrar el testículo, que puede encontrarse en el canal inguinal, en situación intraabdominal o no existir.

Pruebas complementarias

Los estudios útiles son:

- Ecografía. Tiene una utilidad limitada para identificar los testículos en el canal inguinal de los niños obesos, pero no sirve para determinar si los testículos se encuentran en la cavidad abdominal o no existen.
- Hormonal. En el caso de testículos no palpables bilaterales, la presencia de tejido testicular se puede confirmar registrando una elevación de la testosterona sérica en respuesta a las inyecciones intramusculares de gonadotropina coriónica humana (HCG); estos niños pueden necesitar un estudio endocrinológico especializado.
- Laparoscopia. Es el procedimiento de elección en los testículos no palpables, para determinar si se encuentran en la cavidad abdominal o no existen (fig. 19-6).

Tratamiento

Existen varias razones que justifican la colocación quirúrgica del testículo en el escroto *(orquidopexia):*

- *Fertilidad.* Para que la espermatogénesis sea óptima, el testículo debe estar en el escroto, a una temperatura inferior a la del organismo. El momento de practicar la orquidopexia es objeto de debate, pero los datos actuales indican que la orquidopexia precoz durante el segundo año de vida puede lograr un potencial reproductivo óptimo. Tras la orquidopexia de un testículo criptorquídico unilateral, la fertilidad es casi normal, pero la fertilidad se reduce alrededor del 50% tras la orquidopexia bilateral de los testículos criptorquídicos palpables, y los varones con historia de testículos no palpables en ambos lados suelen ser estériles.
- *Malignización.* Los testículos criptorquídicos tienen anomalías histológicas y un mayor riesgo de sufrir una transformación maligna. El riesgo es mayor en los casos de testículos criptorquídicos bilaterales, y el mayor riesgo se asocia con los testículos intraabdominales. Aunque los datos son contradictorios, algunos estudios sugieren que la orquidopexia precoz de un testículo criptorquídico unilateral reduce el riesgo casi a cifras similares a las de un testículo normal.
- *Estéticas y psicológicas.* Cuando se demuestra la ausencia de un testículo puede utilizarse una prótesis, aunque lo mejor es retrasar su implantación hasta que pueda colocarse una de tamaño adulto.

Cirugía

Casi todos los niños con un testículo criptorquídico son sometidos a orquidopexia a través de una incisión inguinal. Se moviliza el testículo, conservando el conducto deferente y los vasos testiculares, se liga y corta el proceso vaginal permeable asociado y se sitúa el testículo en la bolsa escrotal. La intervención suele hacerse con un ingreso de un día. En los testículos intraabdominales unilaterales que no pueden corregirse con una orquidopexia simple, se suele recomendar la orquidectomía, dado el riesgo de malignización futura. La orquidopexia microvascular y la orquidopexia por tiempos son dos opciones para conservar estos testículos en los casos más raros de localización intraabdominal bilateral, cuando los vasos testiculares son demasiado cortos para permitir la intervención en un solo tiempo. Aunque la espermatogénesis de los testículos intraabdominales es muy defectuosa, su producción de hormonas masculinas es normal.

Varicocele

Los niños pueden desarrollar varicosidades en las venas testiculares cuando llegan a la pubertad. Son más frecuentes en el lado izquierdo y se asocian con subfertilidad. Su tratamiento está indicado cuando producen síntomas (molestias, dolor) y por esterilidad en etapas más avanzadas de la vida. La obliteración de las venas testiculares puede hacerse durante una intervención quirúrgica, con técnicas laparoscópicas o con embolización radiológica. No se ha demostrado la utilidad de estas intervenciones en los niños asintomáticos.

Escroto agudo

Torsión testicular

La torsión testicular es más frecuente en los adolescentes, pero puede producirse a cualquier edad, incluso en el período neonatal (fig. 19.7). El dolor no siempre se centra en el escroto, sino que puede aparecer en la ingle o en la parte inferior del abdomen. La presentación atípica no es rara, por lo que siempre deben explorarse los testículos cuando un niño o un adulto joven acuden a la consulta con dolor inguinal o en la parte inferior del abdomen de aparición repentina (v. presentación de un caso 19.1). En ocasiones, existen antecedentes de episodios previos autolimitados. Para que las probabilidades de conservar la viabilidad del testículo sean buenas, la torsión testicular debe liberarse en las 6-12 horas siguientes a la aparición de los síntomas. Salvo que se pueda excluir la torsión por otros métodos, es imprescindible la exploración quirúrgica y es esencial fijar el testículo contralateral, ya que puede existir una predisposición anatómica a la torsión (p. ej., los testículos en badajo de campana, que no están sujetos correctamente). El riesgo de torsión es mayor en los testículos criptorquídicos. La ecografía Doppler efectuada por un experto, con estudio de los vasos sanguíneos testiculares, permite a menudo diferenciar la torsión de una epididimitis.

Torsión del apéndice testicular

La hidátide de Morgagni es un vestigio embrionario situado en el polo superior del testículo. Es característico que su torsión afecte a niños inmediatamente antes de la pubertad, lo que podría deberse al rápido crecimiento de la hidátide como respuesta a las gonadotropinas. Provoca un dolor creciente a lo largo de 1 o 2 días, y a veces la hidátide torsionada se puede ver o palpar (signo de la mancha azul). Su exploración y extirpación quirúrgicas resuelven rápidamente el problema.

Otras causas

Las epididimoorquitis y las epididimitis víricas o bacterianas pueden producir cuadros de escroto agudo en lactantes y niños menores de 2 años, que a menudo requieren exploración escrotal para confirmar el diagnóstico. Si existe infección urinaria asociada, serán necesarios el tratamiento antibiótico y un estudio completo de la vía urinaria. Otros cuadros que pueden producir síntomas y signos escrotales son el edema escrotal idiopático (generalmente una tumefacción bilateral indolora con enrojecimiento, que afecta a niños preescolares) o una hernia inguinal incarcerada.

La torsión del testículo es una urgencia.

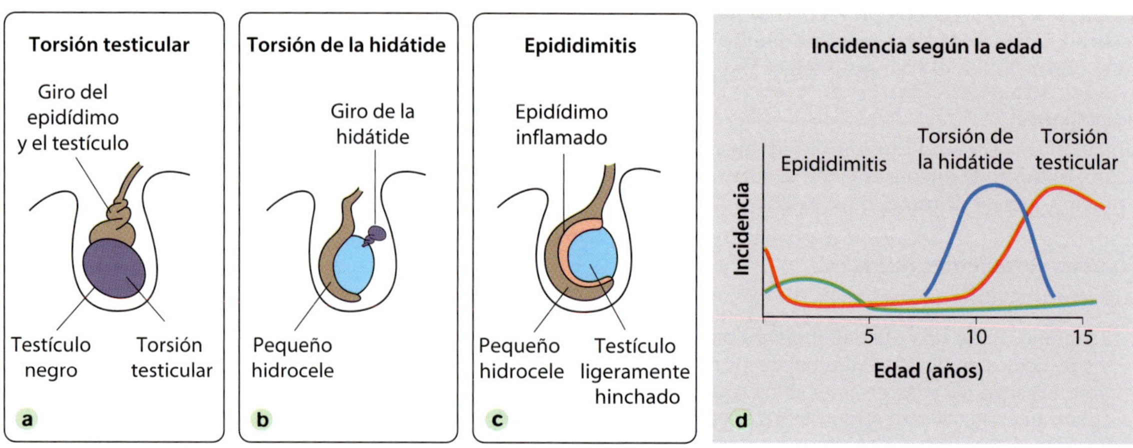

Figura 19.7 **a)** Torsión testicular. **b)** Torsión de la hidátide. **c)** Epididimitis. **d)** Incidencia en función de la edad.

Presentación de un caso
19.1 Torsión testicular

Un niño de 13 años acudió al departamento de urgencias debido a dolor en la parte derecha del abdomen inferior, que apareció de forma repentina 2 horas antes. Había vomitado una vez y su temperatura era de 37,4 °C. Se quejaba de dolor en el cuadrante inferior derecho. Las pruebas con tiras de orina eran normales. Se sospechó que podría ser apendicitis, pero la exploración del abdomen no reveló defensa ni ningún otro signo de irritación peritoneal en la fosa ilíaca derecha. Cuando se exploraron los testículos, se descubrió que el testículo derecho estaba ligeramente inflamado y que se encontraba más arriba dentro del escroto que el testículo izquierdo (fig. 19.8). Aunque el niño no se quejaba de dolor testicular, el testículo era doloroso a la palpación. La exploración quirúrgica urgente confirmó la torsión testicular (fig. 19.9). Después de liberar la torsión, el testículo parecía viable y se conservó. Se fijó con suturas para reducir el riesgo de que se repitiera la torsión. El testículo izquierdo también se fijó, ya que la variante anatómica que predispone a la torsión es bilateral.

En este caso hay que destacar:
- Las características clínicas de la torsión testicular son variables y pueden confundirse, ya que el dolor suele referirse al abdomen o a la región inguinal y el testículo es poco doloroso.
- La exploración abdominal nunca puede considerarse completa sin la inspección y la palpación suave de los testículos.
- En la torsión, los testículos siempre son dolorosos a la palpación.

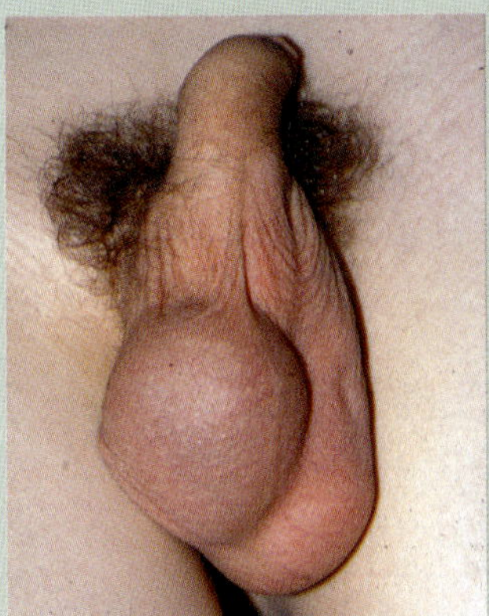

Figura 19.8 Testículo derecho dilatado, ascendido, doloroso a la palpación.

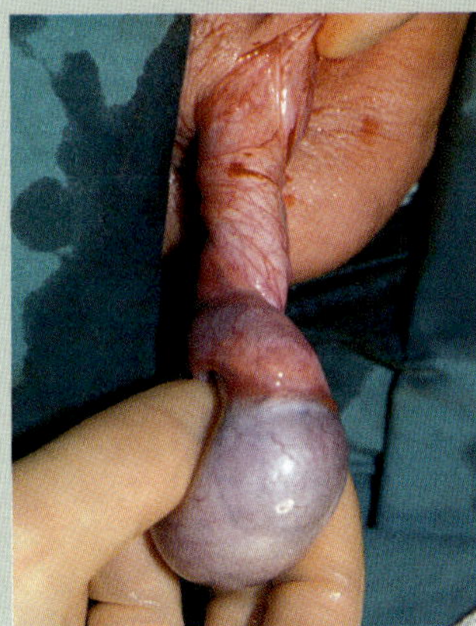

Figura 19.9 Torsión testicular durante la cirugía.

Anomalías del pene

Hipospadias

En el feto masculino, la canalización de la uretra progresa desde el extremo proximal al distal por la influencia de la testosterona fetal. Si este proceso no se completa, el orificio uretral se abrirá en una zona proximal al meato normal en el glande, cuadro denominado hipospadias (fig. 19.10). Se trata de una malformación congénita frecuente, que afecta a alrededor de 1 de cada 200 niños, aunque los últimos estudios indican que la incidencia está aumentando.

El hipospadias consiste en:

- Un meato uretral ventral; en la mayoría de los casos, la uretra se abre sobre o junto al glande, pero en los casos graves el orificio puede estar en el tallo del pene o en el periné (fig. 19.11).
- Un prepucio dorsal en forma de capuchón; el prepucio no se fusiona en la porción ventral.
- Cuerdas; la curvatura ventral del pene que es más evidente durante la erección. Sólo es importante en las formas más graves de hipospadias (fig. 19.12).

El hipospadias del glande puede ser sólo un motivo de preocupación estética, pero las variedades más proximales y coronales producen a menudo problemas funcionales importantes, como incapacidad para la micción en dirección normal y la deformidad eréctil. En las formas más graves, es necesario excluir otras malformaciones genitourinarias y a veces hay que considerar la posibilidad de genitales ambiguos y trastornos intersexuales.

Cirugía

La corrección suele hacerse antes de los 2 años de edad, a menudo mediante una intervención en un solo tiempo. Los objetivos de la cirugía consisten en conseguir:

- Un meato uretral terminal, de forma que el niño pueda orinar de pie.
- Una erección recta.
- Un pene con aspecto normal.

Los lactantes con hipospadias no deben ser circuncidados, ya que se suele necesitar el prepucio para la posterior cirugía reconstructiva.

Hipospadias

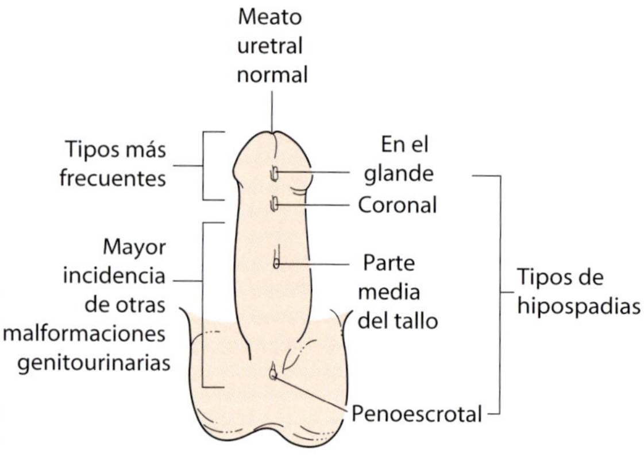

Figura 19.10 Variedades de hipospadias.

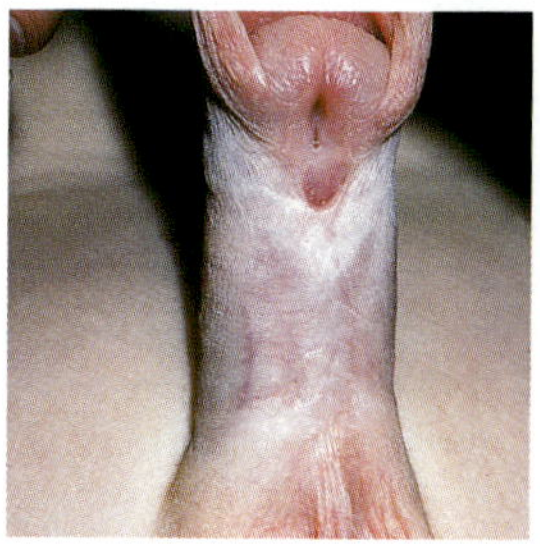

Figura 19.11 Hipospadias del tallo del pene con prepucio dorsal en capuchón.

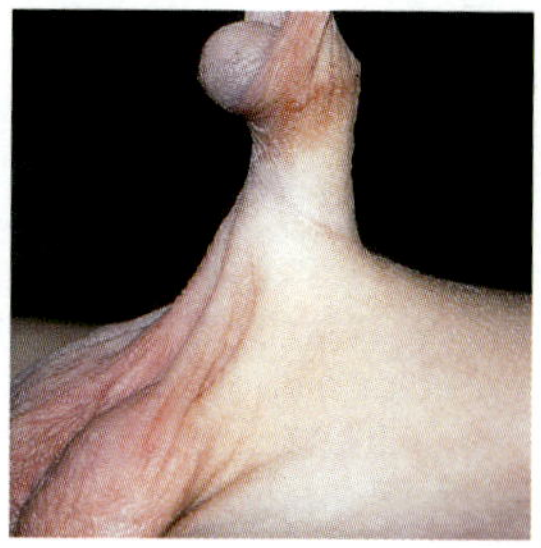

Figura 19.12 En la visión lateral puede verse la curvatura ventral del pene (cuerdas).

Circuncisión

Al nacimiento, el prepucio está adherido a la superficie del glande. Estas adherencias van desapareciendo por sí solas con el tiempo, permitiendo que el prepucio adquiera mayor movilidad y llegue a ser retráctil. Al año de edad, alrededor del 50% de los niños tienen un *prepucio no retráctil*, pero a los 4 años este porcentaje se reduce al 10% y a los 16 años sólo es del 1%. El prepucio no retráctil suele permitir que la orina se acumule durante la micción, produciendo una hinchazón que es fisiológica. La retracción suave del prepucio durante el baño ayuda a mantener la higiene, pero debe evitarse la retracción forzada de un prepucio no retráctil.

Dos situaciones en las que hay que tranquilizar a los padres son las adherencias del prepucio (cuando éste permanece parcialmente adherido al glande) y la presencia de «perlas» blancas bajo el prepucio, debidas a escamas epiteliales atrapadas. Los dos cuadros suelen ser asintomáticos y se resuelven de forma espontánea.

La circuncisión es una de las operaciones más antiguas registradas y sigue siendo una tradición importante en las religiones judía y musulmana. Aunque la circuncisión neonatal habitual sigue siendo común en algunos países occidentales como EE.UU., los argumentos médicos que suelen utilizarse para justificar esta práctica han perdido credibilidad, y actualmente ninguna asociación médica nacional o internacional defiende la circuncisión neonatal como práctica rutinaria. La circuncisión neonatal no está exenta de riesgos de morbilidad significativa. No obstante, el tema sigue siendo objeto de un debate acalorado (v. «Lecturas recomendadas»).

Sólo existen algunas indicaciones médicas para la circuncisión:

- *Fimosis* (fig. 19.13). Este término suele utilizarse, erróneamente, para describir un prepucio normal no retráctil. La fimosis genuina se observa como una cicatriz blanquecina del prepucio y es rara antes de los 5 años. Se debe a una enfermedad cutánea localizada, llamada balanitis xerotica obliterans (BXO), que afecta al glande y que también puede producir estenosis del meato.

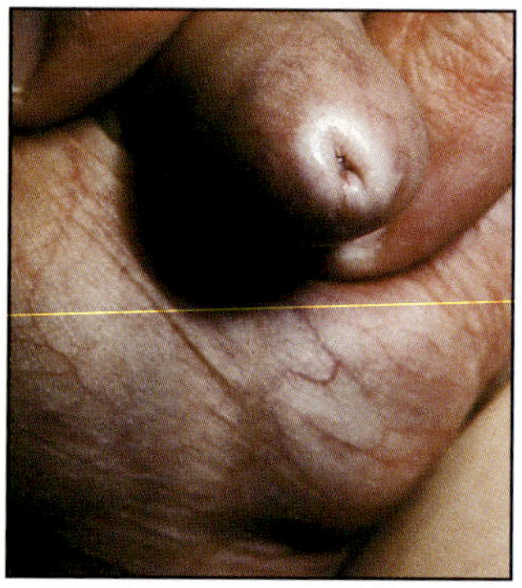

Figura 19.13 Fimosis verdadera.

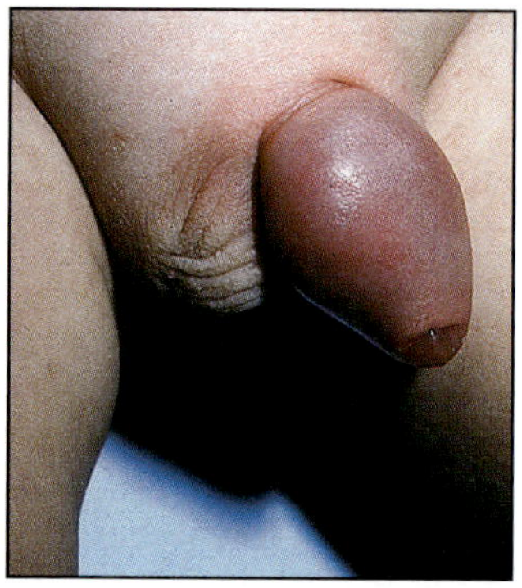

Figura 19.14 Balanopostitis.

- *Balanopostitis recidivante* (fig. 19.14). Un episodio único de enrojecimiento e inflamación del prepucio, a veces con secreción purulenta, es frecuente y suele responder con rapidez a los baños calientes y al uso de antibióticos de amplio espectro. Los episodios recidivantes de balanopostitis (inflamación del glande y del prepucio) son raros y a veces son indicaciones para la circuncisión.
- *Infecciones urinarias recidivantes.* Aunque las infecciones urinarias son más frecuentes en los niños no circuncidados, la incidencia global es baja, y no está justificada la circuncisión rutinaria como medida preventiva. Sin embargo, la circuncisión puede ser útil para reducir el riesgo de colonización bacteriana de

las vías urinarias en los niños con anomalías de las vías urinarias superiores complicadas con infección urinaria recidivante. También puede ser recomendable para los niños con espina bífida que necesitan cateterismos uretrales intermitentes limpios.

Cirugía

La circuncisión por indicación médica se practica bajo anestesia general y con ingresos de un día. Durante la intervención, puede hacerse un bloqueo anestésico local de larga duración para reducir el dolor postoperatorio. La circuncisión no es una intervención trivial y puede tardar 10 días en cicatrizar, con molestias durante varios días. La hemorragia y la infección son complicaciones bien conocidas, pero también existen riesgos más graves, como la lesión del glande, que puede producirse en las intervenciones practicadas por personas sin la preparación adecuada. También existe el riesgo de trauma psicológico.

La prepucioplastia puede ser una alternativa eficaz a la circuncisión en casos seleccionados. Tras retraer el prepucio, se hace una incisión longitudinal en el anillo prepucial cerrado y se sutura transversalmente. A diferencia de la circuncisión, en la prepucioplastia se conserva el prepucio, lo que causa menos molestias postoperatorias y menos complicaciones. Sin embargo, se requiere la retracción regular del prepucio durante las primeras semanas después de la cirugía, por lo que esta intervención es más adecuada para los niños más mayores que pueden hacerlo.

Esteroides tópicos

Se ha demostrado que la aplicación tópica de un ungüento a base de esteroides en el prepucio facilita la retracción del prepucio no retráctil, con una proporción de éxito de hasta el 80%. Se han descrito distintos regímenes de tratamiento, pero generalmente el ungüento se aplica dos veces al día durante 2-3 meses. Su forma de actuar no está clara.

Parafimosis

El prepucio queda atrapado en una posición retraída proximal a un glande tumefacto. Por lo general, se puede reducir bien, aunque para ello es necesaria una analgesia adecuada (a menudo, anestesia general). El problema no suele recidivar y rara vez requiere circuncisión.

Resumen

Trastornos genitales en los lactantes y en los niños varones

Hernia inguinal:
- Presentación: tumefacción intermitente en la ingle o el escroto cuando el niño llora, o como una masa irreducible.
- Debe repararse inmediatamente para evitar el riesgo de estrangulación.
- Si es irreducible: debe aplicarse compresión suave y sostenida bajo analgesia para reducirla, seguida por cirugía más adelante.

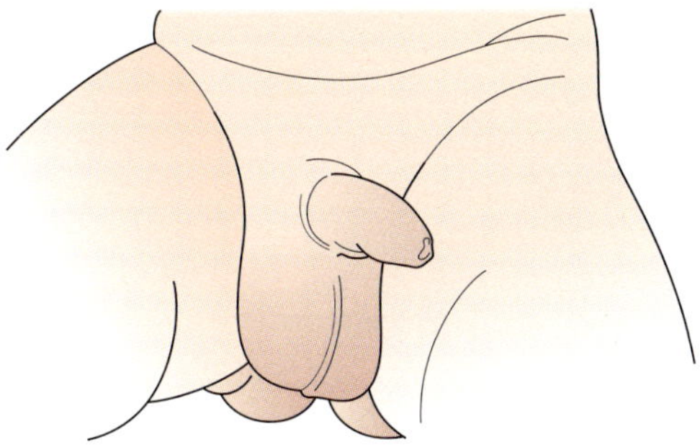

Hipospadias:
- Puede ser: meato uretral ventral, prepucio dorsal en forma de capuchón o cuerdas.
- Si es grave, deben excluirse otras anomalías genitourinarias.
- No debe hacerse la circuncisión a los lactantes afectados, ya que suele necesitarse el prepucio para la cirugía posterior reconstructiva.

Criptorquidia:
- Se observa en aproximadamente el 4% de los lactantes a término, pero sólo en el 1,3% de los lactantes de 3 meses de edad.
- Puede ser **retráctil,** si los testículos pueden manipularse en la parte inferior del escroto sin crear tensión pero después se retraen (generalmente es normal).
- Es **palpable** cuando el testículo puede palparse en la ingle, pero no puede llevarse hasta el escroto.
- Es **no palpable** si una exploración cuidadosa no logra encontrar el testículo, que puede encontrarse en el canal inguinal, en situación intraabdominal o no existir.
- Orquidopexia: se realiza para mejorar la fertilidad, evitar los cambios malignos y por motivos cosméticos y psicológicos.

Torsión testicular:
- Siempre debe tenerse en cuenta en los niños con dolor escrotal agudo.
- Debe tratarse en las horas siguientes de su presentación para que el testículo sea viable.

Circuncisión:
- No se recomienda realizar como algo rutinario, pero es una tradición para los judíos y los musulmanes, y sigue siendo común en EE.UU.
- Las únicas indicaciones médicas son la fimosis, la balanopostitis recurrente y, posiblemente, en algunos niños con infecciones urinarias recurrentes.
- Las complicaciones incluyen dolor, hemorragia, infección y lesión del glande.

Alteraciones genitales frecuentes en las niñas

Hernias inguinales

Son mucho menos frecuentes que en los niños. A veces, el ovario queda incarcerado en el saco herniario y es difícil de reducir. En raras ocasiones, un síndrome de falta de sensibilidad a los andrógenos (feminización testicular) se manifiesta como una hernia en un fenotipo femenino que corresponde realmente a un genotipo masculino.

Adherencias de los labios

Si los labios menores están adheridos en la línea media, el aspecto es el de ausencia de vagina, salvo por la existencia de un rafe translúcido característico en la línea media, que ocluye total o parcialmente la apertura vaginal. Las adherencias asintomáticas pueden dejarse, ya que a menudo desaparecen de forma espontánea. Si existen molestias perineales o irritación urinaria, desaparecerán con la aplicación de una crema de estrógenos, que debe aplicarse en cantidad relativamente escasa y durante un período breve para limitar su absorción. En ocasiones, es necesario proceder a la separación activa de las adherencias bajo anestesia.

Vulvovaginitis/secreción vaginal

La vulvovaginitis y la secreción vaginal son frecuentes en las niñas pequeñas. Pueden deberse a una infección (bacteriana o micótica), a irritantes específicos, a escasa higiene o a abusos sexuales, aunque en la mayoría de los casos no se encuentra ninguno de estos factores. En raras ocasiones, la vulvovaginitis se asocia con infestaciones por oxiuros. Hay que aconsejar a los padres sobre la higiene e indicarles que eviten los baños de burbujas y los jabones olorosos, y que utilicen ropa interior de algodón no apretada. Hay que tomar muestras con torunda para identificar posibles patógenos susceptibles de tratamiento específico. Los baños de sal pueden ser útiles. La crema de estrógenos, aplicada en cantidad limitada a la vulva, puede aliviar el cuadro en los casos refractarios, aumentando la resistencia de la vagina a la infección. Si existe alguna duda sobre los abusos sexuales, se deberá remitir la niña al pediatra (v. cap. 7). En casos raros se detecta una secreción vaginal persistente o purulenta, que puede obligar a una exploración bajo anestesia para descartar la presencia de un cuerpo extraño o una infección poco habitual.

Los genitales ambiguos se consideraron en el capítulo 11.

Lecturas recomendadas

Circumcision. *British Journal of Urology International* 1999, Volume 83, Supplement 1

Hutson J M, Beasley S W, Woodward A A 1999 Jones' clinical paediatric surgery: diagnosis and management, 5th edn. Blackwell Science, Oxford

Thomas D F M, Rickwood A M K, Duffy P G (eds) 2002 Essentials of paediatric urology. Martin Dunitz, London

20

Enfermedades hepáticas

En los niños:

- La presentación más frecuente de las enfermedades hepáticas en el período neonatal es la ictericia persistente.
- Cuanto antes se diagnostique y trate quirúrgicamente una atresia biliar, mejor será el pronóstico.
- La transmisión de la hepatitis B a partir de madres positivas para el antígeno de superficie a sus hijos se previene por lo general con un ciclo de vacunación contra la hepatitis B iniciado al nacimiento.
- Las hepatopatías crónicas (fig. 20.1), hipertensión portal y cirrosis son raras y deben tratarse en centros terciarios.
- El trasplante hepático es un tratamiento eficaz para la insuficiencia hepática aguda o crónica, con una supervivencia superior al 80% a los 5 años.

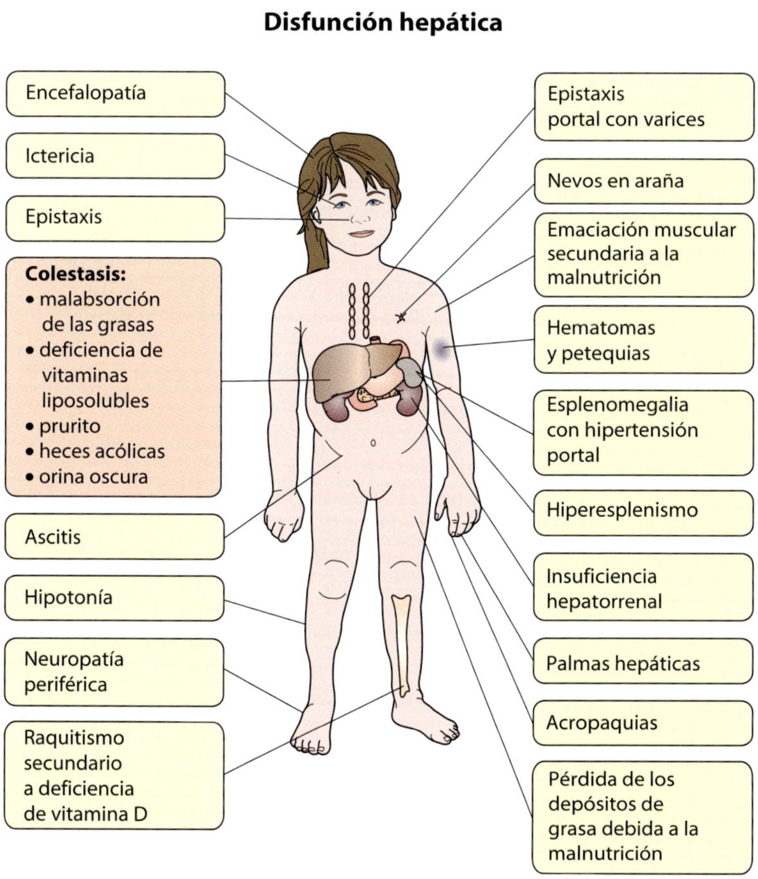

Figura 20.1 Manifestaciones clínicas de las enfermedades hepáticas. Estos niños pueden presentar además retraso del crecimiento y del desarrollo.

Enfermedades hepáticas neonatales

Casi todos los recién nacidos desarrollan un cierto grado de ictericia. Alrededor del 5-10% siguen ictéricos después de las primeras 3 semanas de edad, situación a la que se denomina «ictericia neonatal persistente o prolongada». Se trata por lo general de una hiperbilirrubinemia no conjugada que desaparece poco después (cuadro 20.1). La ictericia neonatal persistente secundaria a una enfermedad hepática es una hiperbilirrubinemia conjugada y suele ir acompañada de:

- Heces acólicas.
- Orina oscura.
- Tendencia a la hemorragia.
- Retraso del crecimiento.

La urgencia del diagnóstico de las enfermedades hepáticas del período neonatal se debe a que su identificación y tratamiento precoces mejoran el pronóstico.

Ictericia neonatal persistente: ¿se debe a una enfermedad hepática, es decir, a hiperbilirrubinemia conjugada?

Obstrucción biliar

Atresia biliar (v. presentación de un caso 20.1)

Afecta a 1 de cada 14.000 nacidos vivos. Es una enfermedad progresiva, que causa la destrucción o la desaparición de la vía biliar extrahepática y de los conductos biliares intrahepáticos y que da lugar a insuficiencia hepática crónica y a la muerte, salvo que se lleve a cabo una intervención quirúrgica. Los niños con atresia biliar tienen un peso normal al nacimiento, pero su crecimiento se va retrasando con el progreso de la enfermedad. Están ictéricos y a partir del segundo día sus heces son pálidas y su orina oscura, aunque la ictericia y el color de las heces pueden fluctuar. Se produce hepatomegalia, y debido a la hipertensión portal, también esplenomegalia.

Las pruebas de función hepática habituales son poco útiles para el diagnóstico diferencial. La ecografía abdominal en ayunas puede ser normal o mostrar una vesícula biliar contraída o ausente. La escintigrafía isotópica con TEBIDA (derivado del ácido iminoacético) revelará una buena captación hepática, pero sin excreción hacia el intestino. La biopsia hepática demuestra las características de la obstrucción biliar extrahepática, es decir, fibrosis y proliferación de los conductos biliares, aunque pueden encontrarse signos de hepatitis neonatal. Durante la laparotomía, el diagnóstico se confirma por una colangiografía operatoria, que muestra un árbol biliar no normal.

El tratamiento consiste en la derivación quirúrgica de los conductos fibrosos, la hepatoportoenterostomía (técnica de Kasai), en la que se anastomosa el yeyuno a los conductos permeables que existen en la superficie de corte de la porta hepatis. Si la intervención se practica antes de los 60 días, el 80% de los niños logran establacer un drenaje biliar. Este porcentaje disminuye a medida que aumenta la edad y de ahí la necesidad de un diagnóstico y un tratamiento precoces. Las complicaciones postoperatorias consisten en colangitis y malabsorción de las grasas. Aunque se logre un buen drenaje biliar, algunos pacientes progresan hacia la cirrosis y la hipertensión portal. Si la intervención fracasa, hay que considerar la conveniencia de un trasplante hepático.

Quistes del colédoco

Son dilataciones quísticas del sistema biliar extrahepático. Alrededor del 25% se manifiestan con colestasis durante la lactancia. En edades posteriores, los quistes del colédoco se presentan con dolor abdominal, una tumoración palpable e ictericia o colangitis. El diagnóstico se establace mediante ecografía o estudios con radioisótopos. El tratamiento consiste en la extirpación quirúrgica del quiste con anastomosis en Y de Roux del conducto biliar. Las complicaciones futuras son la colangitis y un riesgo de transformación maligna del 2%, que puede afectar a cualquier parte del árbol biliar.

Cuadro 20.1 Causas de la ictericia neonatal persistente

No conjugada
Ictericia de la lactancia materna
Infección (sobre todo urinaria)
Anemia hemolítica, como deficiencia de G6PD
Hipotiroidismo
Obstrucción gastrointestinal alta
Síndrome de Crigler-Najjar

Conjugada (>20% de bilirrubina total)

Obstrucción biliar
Atresia biliar
Quiste del colédoco

Hepatitis neonatal
Infección congénita
Errores innatos del metabolismo
  Deficiencia de α_1-antitripsina
  Galactosemia
  Tirosinemia (tipo 1)
Fibrosis quística
Colestasis de la nutrición parenteral total (NPT)

Hipoplasia biliar intrahepática
Síndrome de Alagille

Hepatitis neonatal

En la hepatitis neonatal, se aprecia inflamación hepática que puede deberse a una de las causas citadas en el cuadro 20.1, aunque es frecuente no poder identificar ninguna. Al contrario que en la atresia biliar, estos niños pueden sufrir retraso del crecimiento intrauterino y presentar hepatoesplenomegalia desde el nacimiento. La biopsia hepática (fig. 20.6) puede ser inespecífica.

Deficiencia de α_1-antitripsina

La deficiencia de la proteasa α_1-antitripsina se asocia con hepatopatía en la lactancia y en la infancia, y con enfisema en el adulto. Se hereda de forma autosómica recesiva, con una incidencia en el Reino Unido (RU) de 1 por 2.000-4.000. Existen varios fenotipos del inhibidor

Presentación de un caso
20.1 Atresia biliar

Un recién nacido a término recibió vitamina K oral después del nacimiento y fue alimentado con lactancia materna, desarrollando una ligera ictericia a partir del tercer día de vida. A las 5 semanas de edad presentaba rechazo del alimento y vómitos, así como antecedentes de equimosis en los antebrazos y hombros. La orina era oscura y las heces intermitentemente acólicas. El niño estaba pálido, ictérico y mostraba varios hematomas. Se encontró hepatomegalia. Los estudios complementarios mostraron:

- Hb de 8,8 g/l.
- 465×10^9 plaquetas/l.
- Tiempo de protrombina muy prolongado.
- Bilirrubina de 178 mmol/l, con 80% conjugada.

En la figura 20.2 se muestra el estudio de la hiperbilirrubinemia conjugada. La imagen de la escintigrafía con TEBIDA indicó ausencia de excreción a las 24 horas (fig. 20.3) y la biopsia hepática mostró atresia biliar (fig. 20.4). A las 6 semanas de vida, se practicó una hepatoportoenterostomía (fig. 20.5).

En la ictericia neonatal persistente, el diagnóstico precoz de la atresia biliar mejora el pronóstico.

En la ictericia persistente hay que preguntar siempre si las heces son acólicas, lo que sugiere una obstrucción de las vías biliares.

Valoración de la hiperbilirrubinemia conjugada neonatal

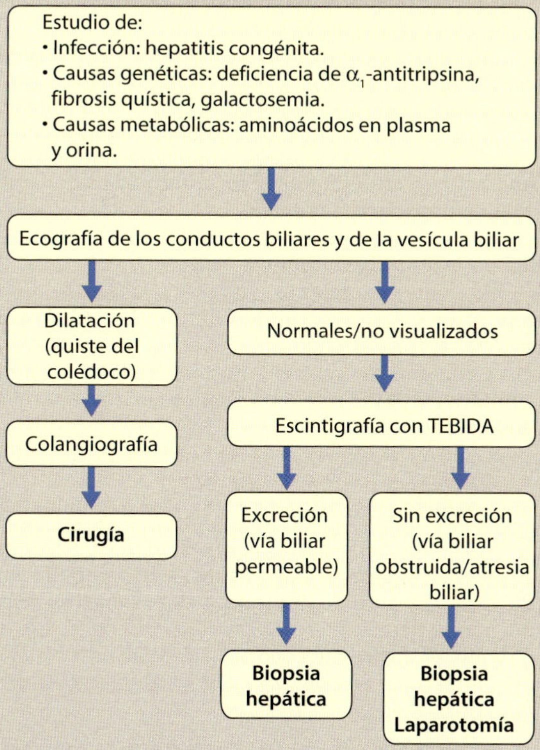

Figura 20.2 Valoración de la hiperbilirrubinemia conjugada neonatal.

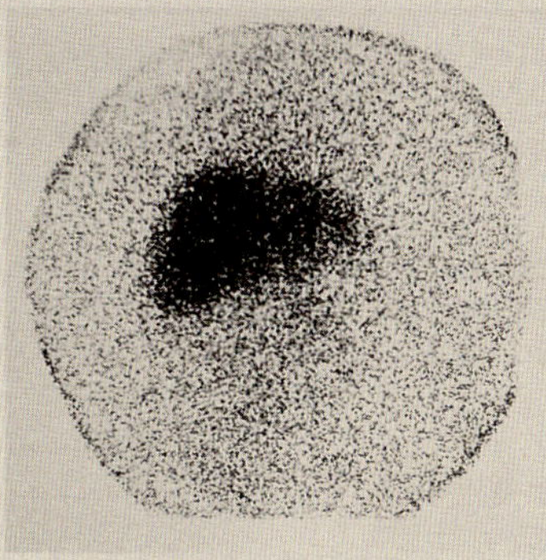

Figura 20.3 Escintigrafía con isótopo radiactivo (TEBIDA) del hígado, que muestra captación hepática del isótopo sin excreción hacia el intestino. Esta imagen indica obstrucción biliar extrahepática, atresia o colestasis intrahepática grave.

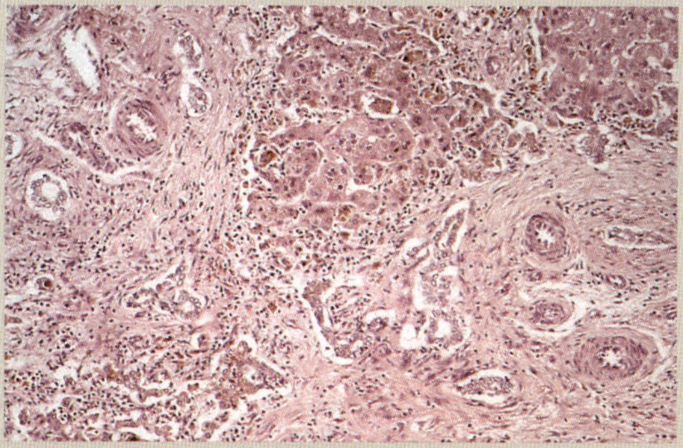

Figura 20.4 Biopsia hepática de la atresia biliar con bandas de tejido fibroso que contienen conductos biliares proliferados.

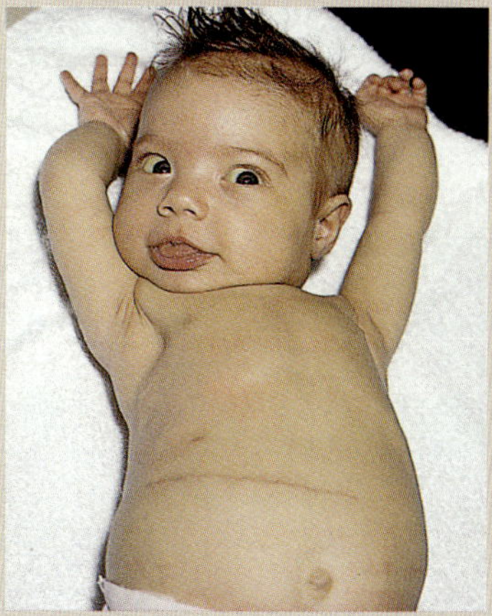

Figura 20.5 Poco después de realizar un drenaje biliar satisfactorio con hepatoportoenterostomía (técnica de Kasai) por atresia biliar.

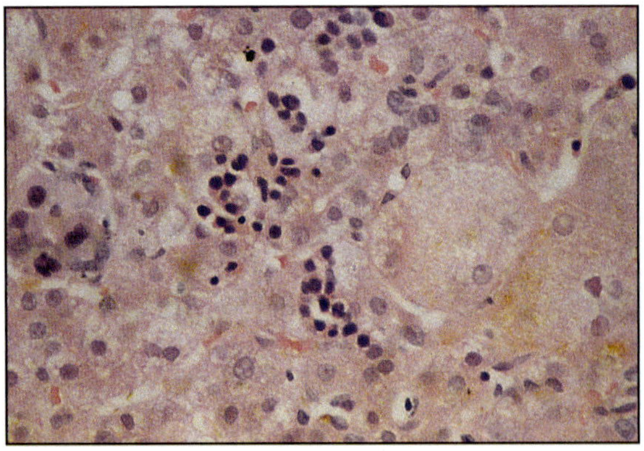

Figura 20.6 Biopsia hepática de una hepatitis neonatal, que muestra infiltrado inflamatorio en todo el hígado y formación de células gigantes y rosetas a partir de los hepatocitos.

de la proteasa (Pi), codificados en el cromosoma 14. La enfermedad hepática se asocia con el fenotipo PiZZ.

Casi todos los niños afectados desarrollan ictericia neonatal persistente y algunos presentan hemorragias, incluidas las intracraneales, por deficiencia de vitamina K, sobre todo cuando sólo reciben lactancia materna. Existe hepatomegalia y la esplenomegalia se desarrolla junto con cirrosis e hipertensión portal. El diagnóstico se confirma determinando el nivel de α_1-antitripsina en el plasma e identificando el fenotipo. Alrededor del 30% de los niños se recuperan, pero el resto desarrollan una cirrosis con hipertensión portal que requiere trasplante hepático. La enfermedad pulmonar no es importante en la infancia. El trastorno puede diagnosticarse antes del nacimiento.

Galactosemia

Es una enfermedad muy rara, con una incidencia de 1 por 40.000. Los lactantes desarrollan rechazo del alimento, vómitos, ictericia y hepatomegalia cuando reciben leche. Sin tratamiento, aparece inevitablemente una insuficiencia hepática crónica, asociada con cataratas y retraso mental. La evolución hacia la muerte puede ser muy rápida, con shock hemorrágico y coagulación intravascular diseminada, debida a menudo a una sepsis por gramnegativos.

El cuadro puede detectarse en los niños con ictericia persistente mediante la detección de la galactosa, una sustancia reductora que aparece en la orina. El diagnóstico se efectúa midiendo la enzima galactosa-1-fosfato-uridil transferasa en los eritrocitos. La dieta sin galactosa evita la progresión de la hepatopatía, pero en etapas posteriores se pueden observar insuficiencia ovárica y problemas de aprendizaje.

Otras causas

La hepatitis neonatal puede deberse a tirosinemia de tipo 1, fibrosis quística, trastornos del almacenamiento de los lípidos o del glucógeno y alteraciones de los peroxisomas, o bien asociarse con nutrición parenteral.

Hipoplasia biliar intrahepática

Causas sindrómicas

El síndrome de Alagille es un cuadro autosómico dominante. Los lactantes presentan una facies triangular característica, malformaciones esqueléticas, estenosis pulmonar periférica, trastornos tubulares renales, defectos oculares e hipoplasia biliar intrahepática con prurito intenso y retraso del crecimiento. El pronóstico es variable y el 50% de los niños sobreviven hasta la vida adulta sin necesidad de trasplante hepático.

La colestasis intrahepática familiar progresiva (CIFP) es un grupo heterogéneo de trastornos colestásicos con alteración del transporte de los ácidos biliares. Los niños presentan ictericia, prurito, fracaso del crecimiento, diarrea y hepatopatía de evolución variable. El pronóstico es variable, pero algunos niños requieren trasplante hepático.

Hepatitis vírica

Las manifestaciones clínicas de la hepatitis vírica consisten en náuseas, vómitos, dolor abdominal, letargo e ictericia, aunque el 30-50% de los niños no manifiestan esta última. Es frecuente encontrar un hígado grande y sensible a la palpación, y en el 30% de los casos hay esplenomegalia asociada. Las transferasas hepáticas suelen elevarse hasta 10 veces su valor normal. La coagulación suele ser normal.

Hepatitis A

El virus de la hepatitis A (VHA) es un virus ARN que se propaga por transmisión fecal-oral. La incidencia de la hepatitis A en la infancia desciende a medida que mejoran las condiciones socioeconómicas. Muchos adultos no son inmunes, y los que viajan a zonas endémicas deben vacunarse.

La enfermedad puede ser asintomática, aunque la mayoría de los niños presentan una enfermedad leve de la que se recuperan, clínica y bioquímicamente, al cabo de 2-4 semanas. Algunos desarrollan una hepatitis colestásica prolongada, que es autolimitada, o una hepatitis fulminante. Esta enfermedad no evoluciona a hepatopatía crónica.

El diagnóstico puede confirmarse con la detección del anticuerpo IgM frente al virus.

No existe tratamiento y no hay pruebas de que el reposo en cama o el cambio de dieta sean eficaces. Los contactos íntimos deben recibir profilaxis con inmunoglobulina humana normal (IGHN) o ser vacunados en las 2 semanas siguientes a la aparición de la enfermedad.

Hepatitis B

El virus de la hepatitis B (VHB) es un virus ADN que constituye una causa importante de hepatopatía aguda y crónica en todo el mundo, alcanzando su máxima incidencia y tasas de portadores en el Lejano Oriente, el África subsahariana y partes de América del Norte y del Sur (fig. 20.7). El VHB puede transmitirse por:

- Transmisión perinatal a partir de madres portadoras.
- Transfusiones sanguíneas, pinchazos o picaduras de insectos.
- Diálisis renal.
- Propagación horizontal dentro de la familia.

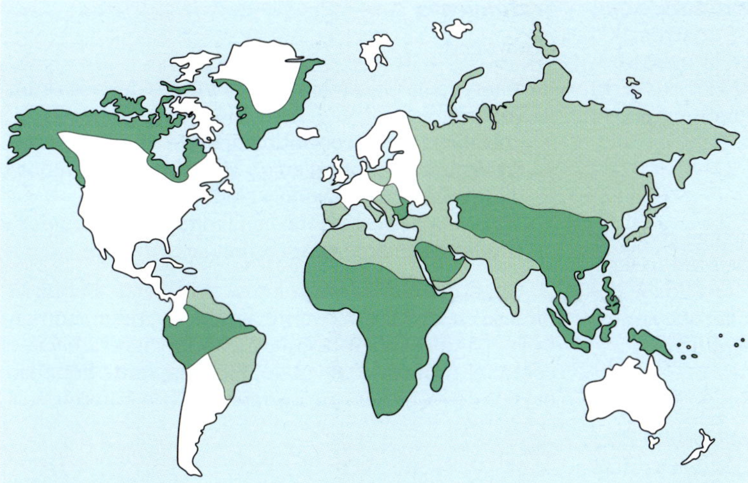

Figura 20.7 Prevalencia mundial de la hepatitis B (HBsAg). Se puede apreciar su predominio en el Lejano Oriente, en el África subsahariana y en partes de América del Norte y del Sur (CDC, Centers for Disease Control and Prevention, 2002).

Los niños con hepatitis B pueden ser asintomáticos o presentar las manifestaciones clásicas de la hepatitis aguda. La mayoría curan de forma espontánea, pero entre el 1-2% desarrollan insuficiencia hepática fulminante y el 5-10% se convierten en portadores crónicos. El diagnóstico se hace detectando los antígenos del VHB y los correspondientes anticuerpos. Los anticuerpos IgM frente al antígeno central (anti HBc) son positivos en la infección aguda. No existe tratamiento para la infección aguda por el VHB.

Hepatitis B crónica

Los lactantes infectados por el VHB por transmisión vertical desde la madre suelen convertirse en portadores asintomáticos. Alrededor del 30-50% de los niños portadores terminan por desarrollar hepatopatía crónica debida al VHB, que a su vez progresa a la cirrosis en el 10% de los mismos. Existe riesgo a largo plazo de carcinoma hepatocelular. El tratamiento de la hepatitis crónica por virus B es poco satisfactorio. La administración de interferón da buenos resultados en el 50% de los niños infectados por transmisión horizontal y en el 30% de los que adquirieron la infección en el período perinatal. El tratamiento antiviral oral con lamivudina es eficaz en el 23% de los casos, pero es limitado debido al desarrollo de resistencias. Los nuevos fármacos, como adefovir o el interferón de acción prolongada (peg) pueden ser más eficaces.

Prevención

La prevención de la infección por el VHB es importante. La determinación prenatal del antígeno de superficie de la hepatitis B (HBsAg) debe hacerse a todas las embarazadas. Los hijos de todas las madres positivas para este antígeno deben ser vacunados frente a la hepatitis B, y cuando la madre es positiva, también para el antígeno e (HbeAg), recibiendo al mismo tiempo inmunoglobulina frente a la hepatitis B. Los restantes miembros de la familia también deben ser vacunados. Se ha constatado que la vacunación neonatal efectiva reduce la incidencia de cáncer relacionado con el VHB.

> **Resumen**
>
> **Virus de la hepatitis B (VHB):**
> - Debe prevenirse la transmisión perinatal a partir de madres portadoras realizando pruebas de detección a las madres y vacunando a los lactantes frente a la hepatitis B, y administrándoles inmunoglobulina frente a la hepatitis B si está indicado.
> - La infección puede producir hepatopatía crónica debida al VHB, que puede progresar a cirrosis y a carcinoma hepatocelular.

Hepatitis C

El virus de la hepatitis C (VHC) es un virus ARN que fue el responsable del 90% de los casos de hepatitis postransfusional hasta que se introdujo la detección en la sangre de los donantes en 1991. En el RU, alrededor de 1 de cada 2.000 donantes tiene anticuerpos frente al VHC, y la prevalencia es alta entre los drogadictos por vía intravenosa. Los niños con mayor riesgo son los que reciben sangre o hemoderivados no investigados, sobre todo los que padecen hemoglobinopatías o hemofilia. La transmisión vertical desde la madre infectada es rara, salvo que exista coinfección por el VIH, pero ahora es la causa más común de transmisión del VHC en los niños. Este virus rara vez causa una hepatitis aguda, pero al menos el 50% de los infectados desarrollan una enfermedad hepática crónica, que al cabo de varios años puede evolucionar a la cirrosis o a carcinoma hepatocelular. La combinación de interferón peg (de acción prolongada) y ribavirina es eficaz en el 50% de los niños.

Hepatitis por virus D

El virus de la hepatitis D (VHD) es un virus ARN incompleto que depende del virus B para su replicación. La afectación por este virus se produce como coinfección junto con el virus de la hepatitis B o como una superinfección que produce la exacerbación aguda de una hepatitis crónica por el virus B. El 50-70% de los pacientes con infección crónica por el VHD desarrollan cirrosis.

Hepatitis por virus E

Es un virus ARN que se transmite por vía digestiva, por lo general con el agua contaminada, y que produce epidemias en algunos países en vías de desarrollo. Se denominan hepatitis «noA-G» aquéllas en las que se sospecha una etiología vírica, pero no se identifica.

Virus de Epstein-Barr

Los niños con infección por el virus de Epstein-Barr (VEB) suelen estar asintomáticos. El 40% desarrollan una hepatitis, que a veces evoluciona a un cuadro fulminante. No llegan al 5% los que desarrollan ictericia.

Insuficiencia hepática aguda (hepatitis fulminante)

La insuficiencia hepática aguda en los niños es el desarrollo de una necrosis hepática masiva con la pérdida posterior de la función hepática, con o sin encefalopatía hepática. Esta enfermedad es rara, pero su mortalidad es elevada. Durante la infancia, sus causas más frecuentes son la hepatitis vírica no A-G y las enfermedades metabólicas (tabla 20.1). En un plazo de horas a semanas tras el nacimiento, el lactante desarrolla ictericia, encefalopatía, coagulopatía, hipoglucemia y alteraciones electrolíticas. Los primeros signos de encefalopatía son los períodos alternantes de irritabilidad y confusión con somnolencia. Los niños mayores pueden ser agresivos y muy difíciles de tratar. Entre las complicaciones cabe citar el edema cerebral, la hemorragia por gastritis o coagulopatía, la sepsis y la pancreatitis.

Diagnóstico

La bilirrubina puede ser normal en las primeras fases, sobre todo en los casos de enfermedad metabólica. Las transaminasas están muy elevadas (10-100 veces su valor normal), la fosfatasa alcalina asciende, los parámetros de la coagulación son muy anómalos y el amoníaco aumenta en el plasma. Es esencial controlar el equilibrio acidobásico, la glucemia y los tiempos de coagulación. El EEG revela una encefalopatía hepática aguda y la TC puede demostrar el edema cerebral.

Tabla 20.1 Causas de insuficiencia hepática aguda en los niños

Infecciosas	Hepatitis vírica A, B, C, no A-G
Toxinas/fármacos	Paracetamol, isoniazida, halotano, *Amanita phalloides* (seta venenosa)
Metabólicas	Enfermedad de Wilson, tirosinemia
Hepatitis autoinmunitaria	
Síndrome de Reye	

Tratamiento

Comprende:

- Mantener la glucemia (>4 mmol/l) con dextrosa intravenosa.
- Prevenir la sepsis con antibióticos de amplio espectro.
- Prevenir la hemorragia con vitamina K intravenosa, plasma fresco congelado y bloqueantes H_2.
- Tratar el edema cerebral con limitación de líquidos y administrar manitol para estimular la diuresis.

Cuando el hígado comienza a retraerse, la bilirrubina se eleva y las transaminasas descienden, aumenta la coagulopatía o la enfermedad progresa hacia el coma, el pronóstico es malo. Sin trasplante hepático, el 70% de los niños que entran en coma fallecen.

Síndrome de Reye y síndrome de tipo Reye

El síndrome de Reye es una encefalopatía aguda no inflamatoria con esteatosis microvacuolar del hígado. Aunque su etiología se desconoce, muestra una estrecha asociación con la administración de aspirina. Cuando ésta dejó de administrarse a los menores de 12 años, el síndrome de Reye casi desapareció. Desde que se introdujo la espectroscopia de masas en el programa de detección prenatal, el defecto de la betaoxidación más común, la deficiencia de acil-CoA deshidrogenasa de cadena media (MCAD), se ha diagnosticado precozmente en muchas regiones del RU. Muchos de estos pacientes presentarán insuficiencia hepática aguda y un síndrome de Reye más adelante en su vida.

Hepatopatía crónica

Las causas de las hepatopatías crónicas se recogen en el cuadro 20.2. Su presentación clínica va desde la hepatitis aguda al desarrollo insidioso de hepatoesplenomegalia, cirrosis e hipertensión portal, con letargo y malnutrición. Las formas más frecuentes de hepatitis crónica son las posthepatíticas (B, C o no A-G) y la hepatitis autoinmunitaria, aunque siempre se debe excluir la enfermedad de Wilson. La histología revela diversos grados de hepatitis, con un infiltrado inflamatorio de los espacios porta que se propaga a los lobulillos hepáticos.

Cuadro 20.2 Causas de enfermedad hepática crónica en la infancia.

Hepatitis crónica
- Hepatitis vírica B, C, no A-G
- Hepatitis autoinmunitaria
- Fármacos (nitrofurantoína, antiinflamatorios no esteroideos)
- Enfermedad inflamatoria intestinal
- Colangitis esclerosante primaria (± colitis ulcerosa)

Enfermedad de Wilson (>3 años)
Deficiencia de α_1-antitripsina
Fibrosis quística

Secundaria a:
Hepatopatía neonatal
Lesiones de los conductos biliares

Hepatitis autoinmunitaria

La edad media de presentación oscila entre los 7 y los 10 años. Es más frecuente en las niñas y puede aparecer como una hepatitis aguda, como una insuficiencia hepática fulminante o como una hepatopatía crónica con manifestaciones autoinmunitarias, por ejemplo erupción cutánea, lupus eritematoso, artritis, anemia hemolítica o nefritis. El diagnóstico depende del hallazgo de hipergammaglobulinemia (IgG >20 g/l), la presencia de autoanticuerpos, por ejemplo frente al músculo liso (SMA), antinucleares (ANA) o frente a los microsomas del hígado o el riñón (LKM), un complemento sérico bajo (C4) y una histología típica. El 90% de los niños responden a la prednisona y a la azatioprina.

Fibrosis quística

La fibrosis quística se caracteriza por concentraciones anómalas de ácidos biliares con afectación del árbol biliar, ya que las células epiteliales de los conductos biliares poseen CFTR. El 20% de estos niños desarrollan una cirrosis con hipertensión portal hacia la mitad de la adolescencia. Al principio, la hepatopatía es difícil de detectar mediante el estudio bioquímico, la ecografía o la escintigrafía con isótopos radiactivos. El examen histológico de la biopsia hepática demuestra esteatosis, fibrosis biliar focal o cirrosis nodular focal. El tratamiento consiste en las medidas nutricionales y de apoyo habituales, y en administrar ácido ursodesoxicólico. En la hepatopatía terminal, hay que considerar la posibilidad de un trasplante hepático, solo o combinado con trasplante de corazón-pulmón.

Enfermedad de Wilson

La enfermedad de Wilson es un trastorno autosómico recesivo con una incidencia de 1 por 200.000 y para el cual se han descrito muchas mutaciones (en el cromosoma 13). El defecto genético básico es una combinación de disminución de la síntesis de ceruloplasmina (la proteína captadora de cobre) y una menor excreción de cobre hacia la bilis, lo que provoca su acumulación en el hígado, el encéfalo, el riñón y la córnea. Es un trastorno raro antes de los 3 años de edad, mientras que en los menores de 12 años es probable su presentación hepática, que puede simular casi cualquier forma de hepatopatía, por ejemplo una hepatitis aguda, una hepatitis fulminante o una cirrosis con hipertensión portal. Las manifestaciones neurológicas son frecuentes en el segundo decenio de la vida y consisten en deterioro del rendimiento escolar, cambios en la conducta y en el estado de ánimo, y signos extrapiramidales, con falta de coordinación, temblor y disartria. También se puede observar disfunción tubular renal, con raquitismo resistente a la vitamina D y anemia hemolítica. La acumulación de cobre en la córnea (anillos de Kayser-Fleischer) (fig. 20.8) no se produce antes de los 7 años de edad.

El diagnóstico se confirma mediante la detección de una ceruloplasmina sérica baja, con disminución de la concentración de cobre en el suero, exceso de cobre en la orina y aumento del cobre hepático.

La penicilamina es un quelante que fomenta la excreción urinaria de cobre. Reduce los depósitos de cobre en el hígado y en el sistema nervioso central, y tiene un efecto desintoxicante sobre los depósitos de cobre. Es el fármaco de elección, combinado con el cinc, para reducir la absorción de cobre. La piridoxina permite evitar el desarrollo de la neuropatía periférica. En ocasiones, se necesitan hasta 12 meses de tratamiento antes de poder comprobar la mejora neurológica. Sin tratamiento, el 30% de los niños con este trastorno evolucionan hacia la muerte, debida a las complicaciones de la enfermedad. En los casos de insuficiencia hepática aguda o de insuficiencia grave terminal, se puede considerar la posibilidad del trasplante hepático.

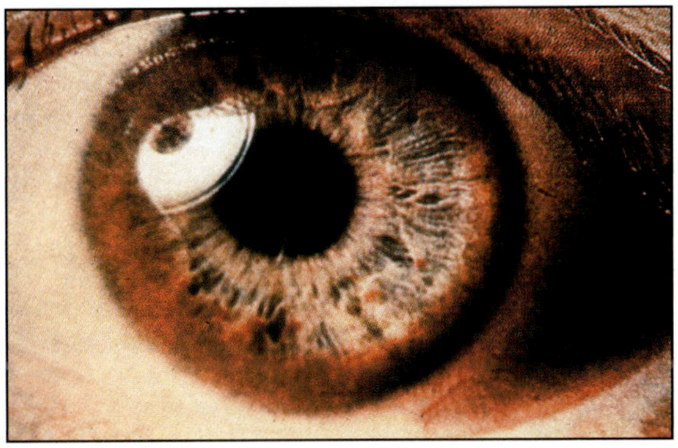

Figura 20.8 Anillos de Kayser-Fleischer debidos al depósito de cobre en la córnea de un niño con enfermedad de Wilson.

Fibrosis hepática congénita

La fibrosis hepática congénita (FHC) se manifiesta en los niños mayores de 2 años con hepatoesplenomegalia, distensión abdominal e hipertensión portal. Puede coexistir con enfermedad renal. La fibrosis hepática congénita difiere de la cirrosis en que las pruebas de función hepática son normales en los primeros estadios. La histología hepática muestra grandes bandas de fibrosis hepática que contienen conductillos biliares anormales. La hipertensión portal subsiguiente es la causa de las hemorragias a partir de las varices.

Hepatopatía grasa no alcohólica

La hepatopatía grasa no alcohólica se diagnostica en hasta el 60% de los niños con sobrepeso, pero también puede encontrarse en individuos delgados y en ciertos síndromes metabólicos. Este término incluye la infiltración grasa benigna del hígado, así como formas más agresivas, con inflamación y fibrosis, que pueden evolucionar a cirrosis durante la infancia. No se conoce la patogenia, pero puede relacionarse con resistencia a la insulina. En los niños obesos, las pruebas de la función hepática mejoran cuando pierden peso.

Cirrosis e hipertensión portal

La cirrosis es el estadio final de muchas formas de hepatopatía. Histológicamente, se define por una amplia fibrosis con nódulos de regeneración. Puede ser secundaria a enfermedad hepatocelular o a obstrucción crónica de los conductos biliares (cirrosis biliar). Los efectos fisiopatológicos fundamentales de la cirro-

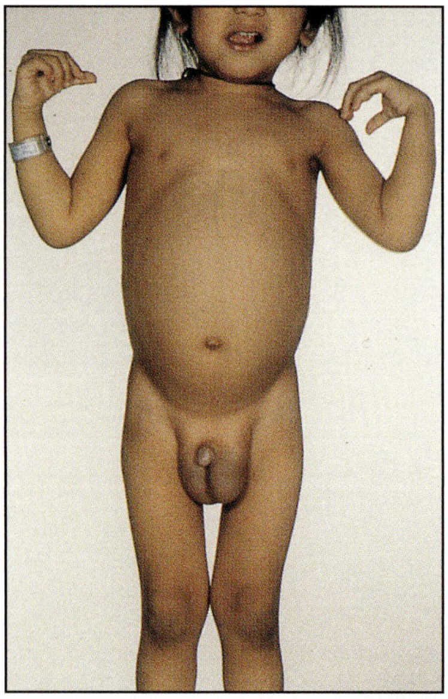

Figura 20.9 Cirrosis e hipertensión portal. La imagen muestra: i) malnutrición con pérdida de grasa y masa muscular, ii) distensión abdominal debida a la hepatoesplenomegalia y a la ascitis, iii) tumefacción escrotal por la ascitis, iv) ausencia de ictericia pese a lo avanzado de la hepatopatía.

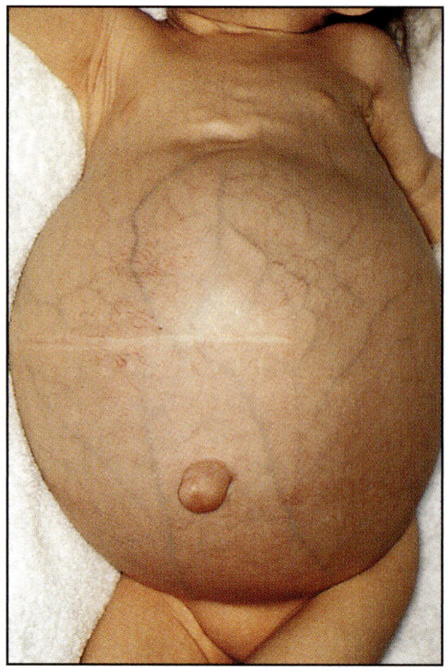

Figura 20.10 Este lactante tenía una gran distensión abdominal debida a ascitis. Las venas abdominales están dilatadas a causa de la hipertensión portal y existe una hernia umbilical provocada por el aumento de la presión intraabdominal. Se aprecia una cicatriz quirúrgica.

sis son la disminución de la función hepática y la hipertensión portal, con esplenomegalia, varices y ascitis (v. fig. 20.1). A partir de ella, se puede producir un carcinoma hepatocelular.

Los niños con cirrosis compensada pueden permanecer asintomáticos mientras su función hepática sea adecuada. No tienen ictericia y las pruebas de función hepática pueden ser normales. Sin embargo, cuando la cirrosis progresa, los resultados del deterioro de la función del hígado y de la hipertensión portal se hacen evidentes (fig. 20.9). Los signos físicos consisten en eritema palmar y plantar, nevos en araña, malnutrición e hipotonía. La dilatación de las venas abdominales y la esplenomegalia reflejan la hipertensión portal, aunque el hígado puede no ser palpable.

Los estudios a efectuar son:

- Detectar las causas conocidas de hepatopatía crónica (v. cuadro 20.2).
- Endoscopia gastrointestinal alta para investigar la presencia de varices esofágicas, gastritis erosiva o ambas.
- Ecografía abdominal, que puede mostrar un hígado retraído y una esplenomegalia con varices esofágicas y gástricas.
- Biopsia hepática, que puede resultar difícil a causa de la fibrosis, pero que puede indicar la etiología (como cambios típicos de la fibrosis hepática congénita, depósito de cobre).

Cuando la cirrosis se descompensa, el estudio bioquímico demuestra la elevación de las aminotransferasas y de la fosfatasa alcalina, el descenso de la albúmina plasmática y la prolongación del tiempo de protrombina.

Varices esofágicas

Son una consecuencia inevitabla de la hipertensión portal, y en los niños pueden desarrollarse con gran rapidez. La mejor forma de diagnosticarlas es con la endoscopia gastrointestinal alta, ya que las de pequeño tamaño pueden no aparecer en el estudio con bario. Las hemorragias agudas se tratan de forma conservadora con transfusiones sanguíneas y bloqueantes H_2 (p. ej., ranitidina) u omeprazol. Si la hemorragia persiste, la infusión de octreótido, los análogos de la vasopresina, la escleroterapia y la ligadura con banda elástica pueden ser eficaces. La derivación portocava puede evitar a veces el trasplante hepático, si se está considerando éste, y sólo como medida temporal se puede recurrir a colocar una endoprótesis rígida entre las venas porta y hepática bajo control radiológico.

Ascitis (fig. 20.10)

Es un problema importante. Su causa no se conoce con seguridad, aunque contribuyen a ella la hipoalbuminemia, la retención de sodio, la alteración renal y la redistribución de los líquidos. Se trata con restricción de sodio y de líquidos y administración de diuréticos. En la ascitis rebelde, otras medidas terapéuticas útiles son las infusiones de albúmina o la paracentesis.

Peritonitis bacteriana espontánea

Siempre se debe pensar en ella ante un cuadro de fiebre de origen desconocido, dolor abdominal, sensibilidad a la palpación del abdomen o un deterioro inexplicado de la función hepática o renal. Hay que practicar una paracentesis diagnóstica y remitir el líquido al laboratorio para recuento y fórmula leucocitaria y cultivo. Se trata con antibióticos de amplio espectro.

Encefalopatía

Se desencadena en casos de hemorragias gastrointestinales, sepsis, administración de sedantes, insuficiencia renal o desequilibrio electrolítico. Es difícil de diagnosticar en los niños, ya que su nivel de consciencia puede variar a lo largo del día. Los lactantes muestran irritabilidad y somnolencia, mientras que los niños mayores presentan alteraciones del estado de ánimo, del ritmo sueño-vigilia, del rendimiento intelectual y del comportamiento. El amoníaco plasmático puede estar elevado y el EEG siempre es anormal.

Insuficiencia renal

Puede ser secundaria a acidosis tubular renal, a necrosis tubular aguda o a insuficiencia renal funcional.

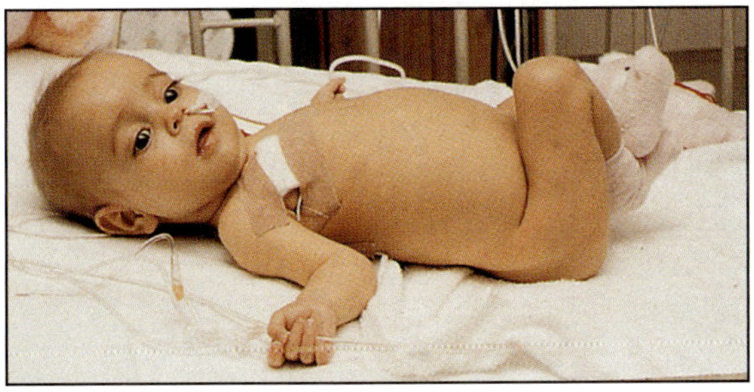

Figura 20.11 Muchos lactantes y niños con hepatopatía precisan suplementos nutricionales intensivos. Este lactante malnutrido está recibiendo nutrición parenteral a través de una vía central, así como alimentación nasogástrica continua.

Tratamiento de los niños con hepatopatías

El tratamiento de los niños con enfermedad hepática comprende el establacimiento de medidas de apoyo, insistiendo en corregir las alteraciones de la nutrición, prevenir las complicaciones y un intenso apoyo de la familia.

Nutrición

La malnutrición puede deberse a un déficit de proteínas, a malabsorción de las grasas, a anorexia o a deficiencia de vitaminas liposolubles (vitaminas A, D, E y K).

El tratamiento consiste en proporcionar una dieta rica en proteínas y carbohidratos, con un aporte calórico superior en un 50% a los recomendados. En los niños con colestasis, los triglicéridos de cadena media, que se absorben por la circulación portal, proporcionarán grasas, pero para evitar una deficiencia de ácidos grasos esenciales, es necesario que el 20-40% de aquéllas sean triglicéridos de cadena larga. Muchos niños precisan alimentación con sonda nasogástrica o nutrición parenteral (fig. 20.11).

Vitaminas liposolubles

En las hepatopatías, la *deficiencia de vitamina K* puede deberse a su malabsorción o a una disminución de su síntesis. Existen formas hidrosolubles de vitamina K.

La *deficiencia de vitamina A* produce ceguera nocturna en los adultos y alteraciones de la retina en los lactantes. Es fácil de prevenir con vitamina A oral.

La *deficiencia de vitamina E* produce neuropatía periférica, hemólisis y ataxia. Se absorbe muy mal cuando existe colestasis, por lo que hay que administrar grandes dosis orales.

La *deficiencia de vitamina D* produce raquitismo y fracturas patológicas. Se previene con la forma hidrosoluble de esta vitamina. El raquitismo resistente a la vitamina D indica acidosis tubular renal.

Prurito

Muchos niños con colestasis presentan un prurito intenso que se alivia con fenobarbitona (fármaco que estimula el flujo biliar), colestiramina (una resina de las sales biliares), ácido ursodesoxicólico (un ácido biliar que se administra por vía oral), o incluso aceite de prímula (ácido araquidónico) aplicado a la piel.

Encefalopatía

En los niños, la encefalopatía se trata combatiendo el factor desencadenante (sepsis, hemorragia gastrointestinal), con restricción proteica o con lactulosa oral para reducir la reabsorción de amoníaco a través de la reducción del pH del colon y la aceleración del tránsito en el colon.

Trasplante hepático

El trasplante hepático es el tratamiento aceptado para la insuficiencia hepática aguda o crónica terminal y ha revolucionado el pronóstico de los niños con estas enfermedades. También está indicado en algunos tipos de neoplasias malignas del hígado.

Las indicaciones para el trasplante en la insuficiencia hepática crónica son:

- Malnutrición grave que no responde al tratamiento nutricional intensivo.
- Complicaciones recidivantes (varices hemorrágicas, ascitis rebelde).
- Retraso del crecimiento y del desarrollo.
- Mala calidad de vida.

La valoración para el trasplante hepático consiste en estudiar la anatomía vascular del hígado y excluir las enfermedades irreversibles de otros sistemas. Las contraindicaciones absolutas son la sepsis y las enfermedades cardiopulmonares y cerebrovasculares no tratables.

La dificultad para conseguir órganos de pequeño tamaño es considerable. Casi todos los niños reciben parte de un hígado adulto, que se reduce para poder adaptarlo al abdomen del niño (hepatectomía reductora), o se divide (hígado compartido entre un adulto y un niño). Las complicaciones postrasplante son:

- Falta de función primaria del hígado (5%).
- Trombosis de la arteria hepática (10-20%).
- Extravasaciones y estenosis biliares (20%).
- Rechazo (30-60%).
- Sepsis, que es la causa de muerte más importante.

En los grandes centros nacionales, la supervivencia global alcanza alrededor del 90% en el primer año y del 80% a los 5 años. La mayoría de las muertes se producen en los 3 primeros meses. Los niños que sobreviven al postoperatorio inicial suelen evolucionar bien. Los estudios a largo plazo indican que el desarrollo psicosocial y la calidad de vida de los supervivientes son buenos.

Lecturas recomendadas

Booth I W, Kelly D A 1996 Paediatric gastroenterology and hepatology. Mosby-Wolfe, London

Kelly D A 2004 Diseases of the liver and biliary system in childhood, 2nd edn. Blackwell Science, Oxford

21

Enfermedades malignas

El cáncer es infrecuente en los niños:

- Alrededor de 1 de cada 500 desarrolla cáncer en los primeros 15 años de vida.
- Cada año se diagnostican 120-140 casos nuevos por cada millón de menores de 15 años, alrededor de 1.500 casos en el Reino Unido (RU).

El tipo de neoplasia (fig. 21.1) es muy diferente del que se observa en los adultos, en los que predominan los carcinomas de pulmón, mama, tubo digestivo y piel. La edad de presentación también varía en los diferentes tipos de cáncer:

- La leucemia afecta a niños de todas las edades.
- El neuroblastoma y el tumor de Wilms son los más frecuentes en los primeros 5 años de vida.
- La enfermedad de Hodgkin y los tumores óseos tienen su máxima incidencia en los adolescentes y adultos jóvenes.

La tasa de supervivencia de muchos tumores ha aumentado de forma espectacular en las cuatro últimas décadas (fig. 21.2). Sin embargo, el cáncer sigue siendo la segunda causa de muerte más frecuente en los niños de más de 1 año tras los accidentes. La supervivencia global a los 5 años de los niños con cáncer es superior al 75%, la mayoría de los cuales se pueden considerar curados. Esta mejora en la esperanza de vida es atribuible sobre todo a la poliquimioterapia y a la atención multidisciplinaria especializada. Sin embargo, el precio de la supervivencia para algunos niños es la aparición de problemas médicos o psicosociales a largo plazo.

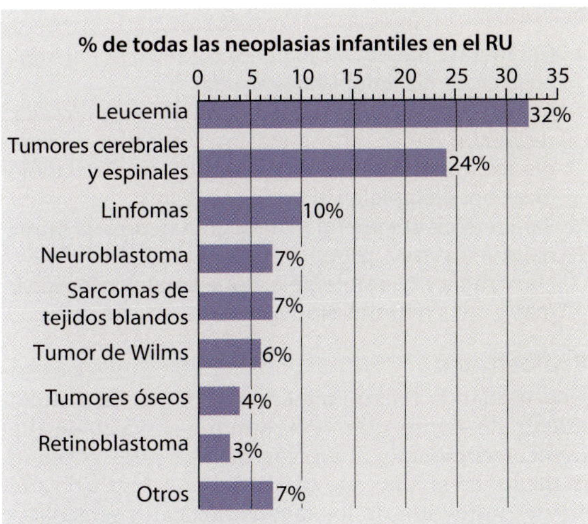

Figura 21.1 Frecuencias relativas de los distintos tipos de neoplasias infantiles.

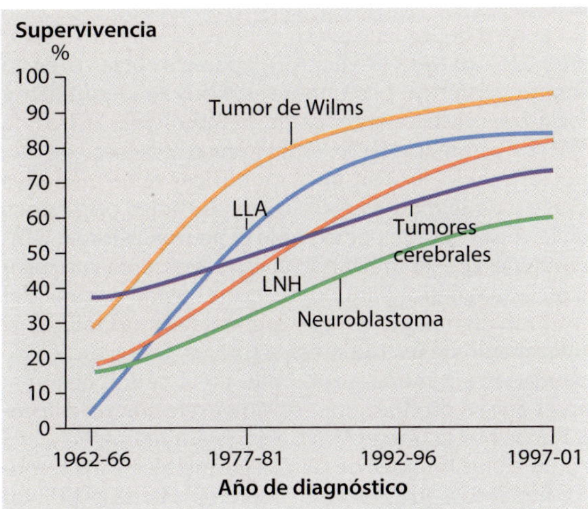

Figura 21.2 Tasas de supervivencia a los 5 años, donde se demuestra una mejora en los últimos 30 años. (LLA, leucemia linfoblástica aguda; LNH, linfoma no hodgkiniano.)

En los niños, la leucemia es la neoplasia más frecuente, seguida de los tumores cerebrales.

Etiología

En la mayoría de los casos, la etiología exacta de los tumores infantiles es incierta, aunque es probable que sea el resultado de la interacción entre factores ambientales (p. ej., infecciones víricas) y la susceptibilidad genética del huésped (p. ej., mutaciones genéticas). De hecho, hay muy pocos factores ambientales de riesgo reconocidos y, aunque las neoplasias se deben a mutaciones localizadas en genes que controlan el crecimiento celular, que pueden ser hereditarias o de nueva aparición, en la mayoría de los casos no se conoce cuál es la mutación genética específica. Un ejemplo de cáncer hereditario es el retinoblastoma bilateral, que se asocia con una mutación del gen RB que se localiza en el cromosoma 13. Además, varios síndromes se asocian con un elevado riesgo de padecer cáncer en la infancia; por ejemplo, el síndrome de Down se asocia con la leucemia, y la neurofibromatosis con los gliomas. Con el tiempo, la identificación de las características biológicas de las células tumorales ayudará a esclarecer los mecanismos patológicos básicos que originan los tumores.

Presentación clínica

Un cáncer puede presentarse como:

- Una masa localizada.
- Las consecuencias de una enfermedad diseminada, por ejemplo infiltración de la médula ósea, lo que provoca síntomas generalizados.
- Las consecuencias de la presión de una masa sobre otras estructuras o tejidos, por ejemplo obstrucción de la vía aérea secundaria al crecimiento de los ganglios linfáticos.

Pruebas diagnósticas

En el caso de las leucemias, el hemograma suele estar alterado, aunque no siempre aparecen blastos en la sangre periférica. Los tumores sólidos se identifican y localizan gracias a la ecografía, la radiología, la TC o la RM. La gammagrafía (p. ej., gammagrafía ósea con tecnecio) puede ser útil para identificar enfermedades óseas o de la médula ósea, o bien tumores originados en la cresta neural, por ejemplo el neuroblastoma. Últimamente se está utilizando la espectroscopia con resonancia magnética para diferenciar el tejido normal del tejido maligno, que es especialmente importante en el tratamiento de los tumores cerebrales. Los estudios de marcadores tumorales son útiles en el neuroblastoma, en el que se produce una elevada excreción de catecolaminas por la orina (AVM, ácido vanilmandélico), así como en los tumores de células germinales y los tumores hepáticos, que producen alfafetoproteína (AFP). En cualquier caso, todos los diagnósticos deben confirmarse histológicamente, bien por aspirado de médula ósea en la mayoría de los casos de leucemia o por biopsia en la mayoría de los tumores sólidos, aunque esto no siempre es posible en el caso de los tumores cerebrales. Además, la diferenciación de algunos tumores sólidos utilizando el microscopio convencional puede resultar difícil, siendo necesario en estos casos realizar estudios anatomopatológicos especializados, como la inmunohistoquímica o la microscopia electrónica. Las técnicas genéticas y moleculares permiten identificar las características específicas de ciertos tipos de tumores, y se utilizan en la práctica clínica para predecir el pronóstico (p. ej., amplificación del oncogén «N-*myc*», que se asocia con mal pronóstico en el neuroblastoma) o para confirmar un diagnóstico histológico dudoso (p. ej., translocación de los cromosomas 11 y 22 en el sarcoma de Ewing).

Diagnóstico y tratamiento

Una vez diagnosticado un cáncer, es necesario citar a los padres y al niño con el fin de explicarles el diagnóstico de una forma realista y positiva. Es esencial realizar una investigación detallada para definir la extensión de la enfermedad y, en el caso de los tumores sólidos, evaluar la presencia de metástasis, y poder así planificar el tratamiento. La valoración de nuevos regímenes terapéuticos mediante estudios cooperativos nacionales e internacionales ha conseguido mejorar de forma considerable la evolución de los pacientes.

La mayoría de los niños británicos con cáncer son estudiados y tratados inicialmente en sus hospitales de área, que disponen de expertos equipos multidisciplinarios que facilitan el apoyo médico y psicosocial necesario. Es habitual que el seguimiento posterior se realice conjuntamente en el centro de especialidades, el hospital de referencia y los centros de salud locales, con el objetivo de proporcionar una atención óptima con el mínimo trastorno para la familia.

Tratamiento

El tratamiento puede consistir en quimioterapia, cirugía y radioterapia, de forma individual o combinados.

Quimioterapia

Se utiliza:

- Como tratamiento inicialmente curativo, por ejemplo en la leucemia linfoblástica aguda.
- Como tratamiento complementario de la enfermedad residual o de las micrometástasis, posibles o confirmadas, tras el tratamiento quirúrgico inicial del tumor local, por ejemplo en el tumor de Wilms.
- Para reducir el tamaño de una gran neoplasia primaria o metastásica, previa al tratamiento local definitivo con cirugía y/o radioterapia, por ejemplo en los sarcomas o en el neuroblastoma.

Radioterapia

Esta modalidad sigue teniendo su papel en el tratamiento de algunos tumores, aunque el riesgo de alterar el crecimiento y la función de los tejidos normales es mayor en el niño que en el adulto. Además, la adecuada protección de los tejidos normales sensibles y la colocación e inmovilización del paciente durante el tratamiento presentan dificultades prácticas en los niños, especialmente en los más pequeños.

Cirugía

Cada vez se restringe más a la biopsia diagnóstica inicial y a la resección de la enfermedad residual tras la quimio y/o la radioterapia.

Tratamiento con dosis elevadas y rescate hematopoyético

La limitación de la quimio y la radioterapia consiste en el riesgo de alterar de forma irreversible los tejidos normales, en especial la médula ósea. El trasplante de médula ósea se puede aplicar para tratar a los pacientes tras administrar dosis potencialmente mortales de quimio y/o radioterapia. La fuente de médula ósea puede ser alogénica (de un donante compatible) o autóloga (extraída del paciente con anterioridad, en un momento en el que no está afectada o el paciente está en remisión). El trasplante alogénico se utiliza principalmente para tratar las leucemias de alto riesgo o las recidivas, y el trasplante de células autólogas se emplea más para tratar los tumores sólidos de mal pronóstico cuando se utiliza exclusivamente quimioterapia convencional, por ejemplo el neuroblastoma.

Efectos secundarios de la quimioterapia

La quimioterapia tiene un amplio espectro de efectos secundarios (fig. 21.3).

Infecciones derivadas de la inmunodepresión

Los niños que reciben quimioterapia (o radioterapia en un campo muy amplio) quedan inmunocomprometidos. La neutropenia inducida por la quimioterapia supone un riesgo de septicemia para ellos, por lo que los niños con fiebre y neutropenia deben ser hospitalizados para realizar cultivos y comenzar tratamiento con antibióticos de amplio espectro. Algunas infecciones importantes asociadas con el tratamiento oncológico son la neumonía por *Pneumocystis jiroveci (carinii)* (sobre todo en los niños con leucemia), las infecciones fúngicas diseminadas (p. ej., aspergilosis y candidiasis) y las infecciones de las vías venosas centrales por estafilococos coagulasanegativos.

La mayoría de las infecciones víricas habituales no son peores en los niños con cáncer que en los restantes, pero el sarampión y la varicela zóster pueden tener una presentación atípica, o incluso suponer un riesgo para su vida. Si no están inmunizados, el contacto con el sarampión y la varicela-zóster supone un riesgo para estos niños, aunque la administración inmediata de inmunoglobulinas inespecíficas o de inmunoglobulinas específicas de varicela zóster puede ofrecerles cierta protección. La infección establecida por varicela puede tratarse con aciclovir, pero no existe tratamiento para el sarampión. En la quimioterapia y en los 6-12 meses posteriores está contraindicado administrar vacunas de virus vivos atenuados debido a la inmunodepresión. Después de este período, se recomienda la revacunación contra las infecciones infantiles más comunes.

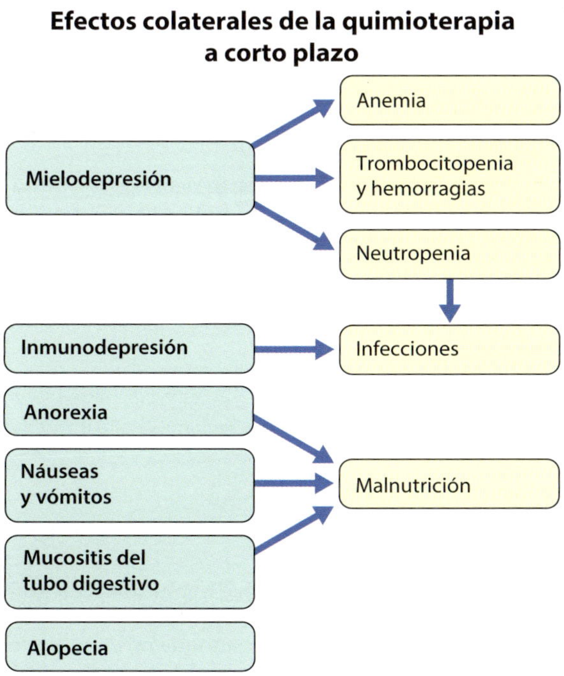

Figura 21.3 Efectos colaterales de la quimioterapia a corto plazo.

Mielodepresión

La anemia puede requerir transfusiones de sangre y la trombocitopenia favorece la aparición de hemorragias, por lo que puede ser necesario aplicar un considerable número de hemoderivados, sobre todo en los niños con leucemia, los que reciben tratamiento intensivo asociado con trasplante de médula ósea y los sometidos a protocolos agresivos para tumores sólidos.

Lesiones gastrointestinales, náuseas y vómitos y trastornos nutricionales

Las úlceras orales son frecuentes y dolorosas. Cuando son graves, pueden impedir la nutrición adecuada del niño. Muchos fármacos quimioterápicos producen náuseas e inducen el vómito, que sólo puede prevenirse en parte utilizando los antieméticos habituales. Estas dos complicaciones pueden afectar mucho al estado nutricional del niño. La mucositis secundaria a la quimioterapia causa diarrea y favorece la aparición de infecciones por gramnegativos.

Otros efectos secundarios

Muchos citostáticos ejercen efectos secundarios específicos, por ejemplo la cardiotoxicidad de la doxorubicina, la insuficiencia renal y la sordera del cisplatino, la cistitis hemorrágica de la ciclofosfamida y la neuropatía de la vincristina. Estos efectos secundarios no pueden predecirse siempre, por lo que es necesario controlar cuidadosamente al paciente durante el tratamiento y, en algunos casos, una vez finalizado.

La neutropenia febril requiere hospitalización, extraer cultivos y administrar antibióticos intravenosos.

Tratamiento de apoyo

El tratamiento oncológico puede producir efectos colaterales multisistémicos frecuentes y a menudo graves. Por ello, el tratamiento de apoyo es parte importante del mismo, y las mejoras en este aspecto del tratamiento contra el cáncer han contribuido a aumentar la supervivencia (v. fig. 21.2). Incluye el tratamiento inmediato de las posibles infecciones, el apoyo nutricional precoz con una dieta regular, el control farmacológico de las náuseas y los vómitos y el uso de hemoderivados cuando es necesario. Las molestias derivadas de la frecuente extracción de muestras de sangre y la administración de fármacos intravenosos se pueden evitar colocando catéteres venosos centrales, aunque éstos conllevan riesgo de infección (fig. 21.4). El tratamiento del cáncer puede producir infertilidad en algunos pacientes. Las técnicas para conservar la fertilidad pueden incluir desplazar quirúrgicamente un testículo o un ovario para que quede fuera del campo de radioterapia, almacenar semen en un banco de esperma (en el caso de los chicos que son lo bastante maduros para obtener las muestras) y las nuevas técnicas, como la crioconservación de tejido cortical del ovario, aunque todavía no se conocen sus beneficios a largo plazo.

Apoyo psicosocial

El diagnóstico de una enfermedad potencialmente mortal ejerce un impacto importante y duradero sobre la familia del paciente. Es necesario darles la oportunidad de analizar las implicaciones que ésta tiene, así como su ansiedad, sus miedos, su culpabilidad y su tristeza. La mayoría se beneficiarán del asesoramiento y del apoyo práctico que les pueden proporcionar los profesionales sanitarios. Es prioritario ayudar a la familia en aspectos prácticos, como el transporte, la financiación, el alojamiento y el cuidado de los hermanos. Además, les resulta muy útil que se les facilite información detallada por escrito para que comprendan la enfermedad del hijo y el tratamiento establecido. Por otro lado, el paciente y sus hermanos precisan una explicación de la enfermedad adecuada a su edad. Una vez comenzado el tratamiento de la enfermedad y que ésta parece estar controlada, hay que animar a los familiares a que lleven una vida lo más normal posible. Es importante la rápida vuelta al colegio, de forma que los niños con cáncer alcancen las expectativas previstas previamente para ellos. Es muy fácil pasar por alto la importancia de la inquietud persistente en la familia respecto a la incertidumbre del pronóstico a largo plazo. Este hecho se manifiesta a menudo en forma de problemas de pareja entre los padres y alteraciones del comportamiento en el paciente y en sus hermanos.

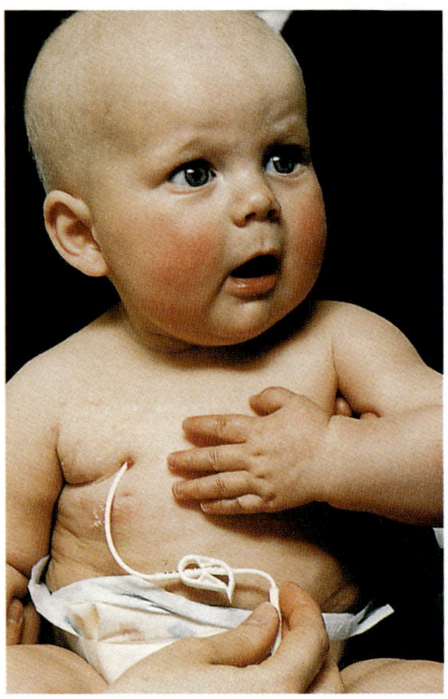

Figura 21.4
El catéter venoso central permite realizar pruebas sanguíneas e infundir fármacos de forma indolora a este niño en tratamiento quimioterapéutico, que le ha provocado la alopecia.

Resumen

Los tumores malignos en los niños:

- Son poco frecuentes, pero afectan a 1 de cada 500 niños en los primeros 15 años de vida.
- La supervivencia global a los 5 años es del 75%.
- Se presentan como una masa localizada, como los efectos producidos por la presión que ésta ejerce o como una enfermedad diseminada.
- El tratamiento puede consistir en quimioterapia, cirugía, radioterapia o tratamiento con dosis elevadas y rescate hematopoyético.
- La fiebre y la neutropenia deben investigarse y tratarse inmediatamente.
- Las infecciones por sarampión o varicela zóster son potencialmente mortales.
- Requieren un equipo multidisciplinario que proporcione apoyo médico y psicosocial.
- El cuidado de apoyo no sólo incluye el tratamiento de los efectos secundarios, sino también el tratamiento del dolor y la conservación de la fertilidad.
- El apoyo psicosocial no sólo incluye a los padres, sino también a los hermanos y a otros miembros de la familia y de la comunidad.

Leucemia

La leucemia linfoblástica aguda (LLA) supone el 80% de las leucemias infantiles. La mayoría de los casos restantes son leucemias mieloides/no linfoides agudas (LMA/LNLA). La leucemia mieloide crónica y otros síndromes mieloproliferativos son infrecuentes.

Presentación clínica

Los signos y síntomas clínicos se deben a la infiltración de la médula ósea y de otros órganos por los blastos leucémicos (fig. 21.5). En la mayoría de los niños, la presentación de la leucemia es gradual a lo largo de varias semanas (v. presentación de un caso 21.1) y consiste en alguno o todos de los siguientes signos y síntomas:

- Malestar general.
- Infecciones.
- Palidez.
- Hematomas frecuentes.
- Hepatoesplenomegalia.
- Linfadenopatías.
- Dolor óseo.

En algunos niños, la enfermedad evoluciona con gran rapidez.

En la mayoría de los niños, aunque no en todos, el hemograma es anómalo, mostrando reducción de la hemoglobina, trombocitopenia o la aparición de blastos circulantes. El estudio de la médula ósea es esen-

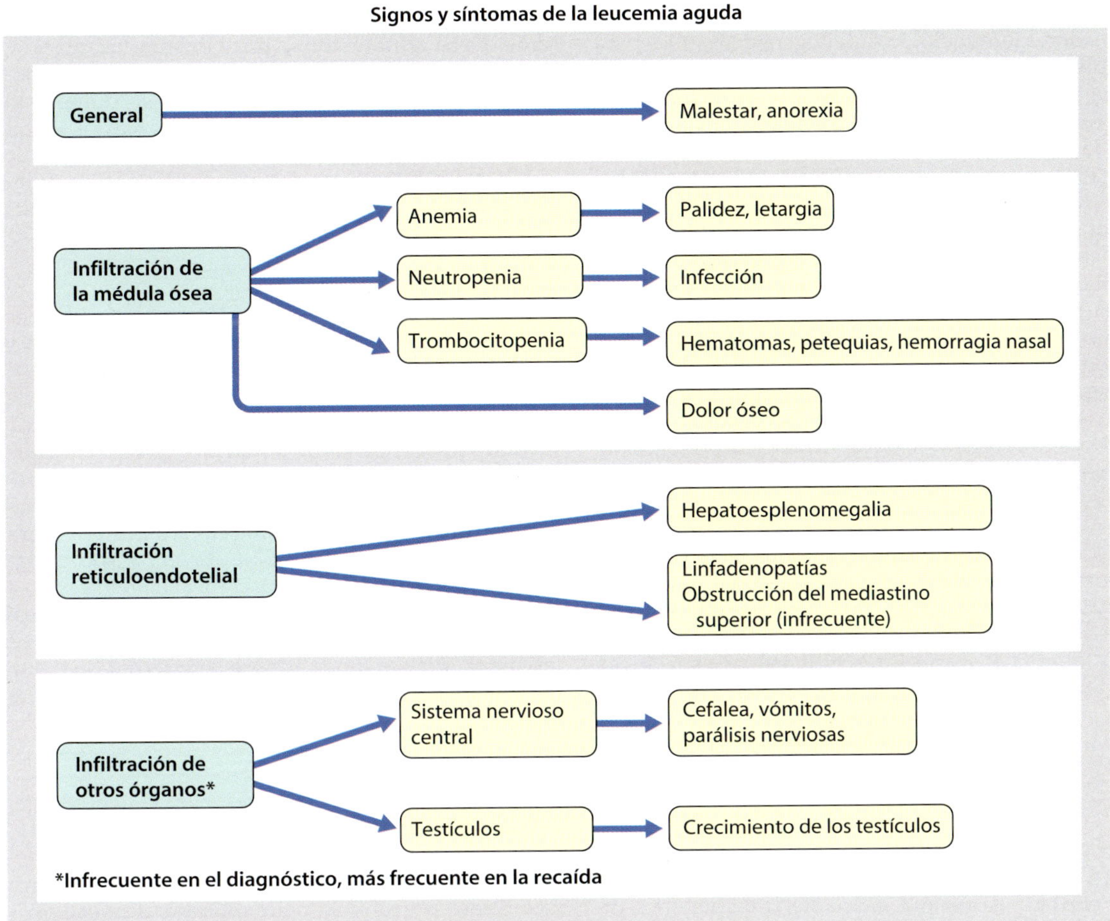

Figura 21.5 Signos y síntomas de la leucemia aguda.

Presentación de un caso
21.1 Leucemia linfoblástica aguda

Una niña de 4 años se presenta con malestar general, letargo, palidez y fiebre ocasional en las últimas 9 semanas. Se administraron sin éxito 2 ciclos de antibióticos por una faringitis recidivante, y sus padres acudieron de nuevo al médico de cabecera por la aparición de una erupción cutánea. En la exploración física destacaba la presencia de palidez, petequias, adenopatías moderadas y hepatoesplenomegalia leve, mientras que el hemograma mostró:

- Hb 8,3 g/dl.
- Leucocitos 15,6 × 10^9/l.
- Plaquetas 44 × 10^9/l.

Una extensión de sangre periférica demostró la presencia de blastos. El estudio del líquido cefalorraquídeo (LCR) fue normal. El estudio de la médula ósea confirmó el diagnóstico de leucemia linfoblástica aguda (fig. 21.6).

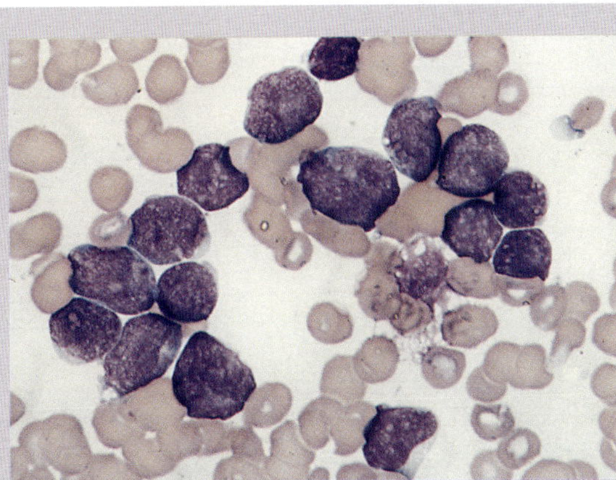

Figura 21.6 Blastos leucémicos en una extensión de médula ósea.

cial para confirmar el diagnóstico e identificar los marcadores inmunológicos y citogenéticos útiles para establecer el pronóstico.

La LLA y la LMA se clasifican en función de su morfología. Además, el inmunofenotipo sirve para subclasificar la LLA, siendo los subtipos común (75%) y T (15%) los más habituales. El pronóstico y algunos aspectos de la presentación clínica varían en función de los diferentes subtipos, ajustándose también el tratamiento en función de ello.

El pronóstico de la LLA viene definido por la edad, la carga tumoral (determinada por el recuento leucocitario), la velocidad de la respuesta a la quimioterapia de inducción y la presencia o ausencia de alteraciones citogenéticas/moleculares específicas en las células neoplásicas. Un recuento leucocitario elevado ($>50 \times 10^9/l$), la edad <1 año o >10 años, la presencia de blastos leucémicos en la médula ósea y la presencia de niveles submicroscópicos de leucemia (enfermedad residual mínima, ERM) al final de la primera fase (inducción) del tratamiento son todas ellas variables importantes para definir la intensidad del tratamiento. Además, los estudios citogenéticos de la médula ósea son esenciales en el momento del diagnóstico para identificar los factores pronósticos específicos que pueden requerir que se ajuste el tratamiento.

Tratamiento de la leucemia linfoblástica aguda

La figura 21.7 muestra un esquema de tratamiento típico.

Inducción de la remisión

Antes de iniciar el tratamiento de la enfermedad hay que corregir la anemia mediante transfusiones de sangre, reducir el riesgo de hemorragia mediante transfusión de plaquetas y tratar cualquier infección presente. Debe administrarse una correcta hidratación, junto con el uso del alopurinol para proteger la función renal frente al efecto de la rápida lisis tumoral. El término remisión implica erradicar los blastos leucémicos y restaurar una función medular normal. Se administran 4 semanas de poliquimioterapia, alcanzándose unas tasas de remisión del 95% con los actuales protocolos de inducción.

Intensificación

Para consolidar la remisión se administran bloques de quimioterapia intensiva, con lo cual se mejoran las tasas de curación, aunque aumente la toxicidad.

Sistema nervioso central (SNC)

Los citostáticos apenas penetran en el SNC. Dado que los blastos allí localizados pueden sobrevivir a un tratamiento eficaz a nivel sistémico, se utiliza un tratamiento adicional con quimioterapia intratecal para prevenir las recidivas en el SNC. En el pasado, el tratamiento incluía radioterapia craneal o metotrexato a dosis elevadas, pero dada la preocupación con respecto a su asociación con efectos neuropsicológicos adversos, dichas modalidades terapéuticas se han eliminado actualmente de los protocolos de primera línea.

Mantenimiento

Durante un período de tiempo relativamente largo, que puede llegar hasta los 3 años desde el diagnóstico, se mantiene la quimioterapia de intensidad moderada. Además, se administra rutinariamente cotrimoxazol para prevenir la neumonía por *Pneumocystis jiroveci (carinii)*.

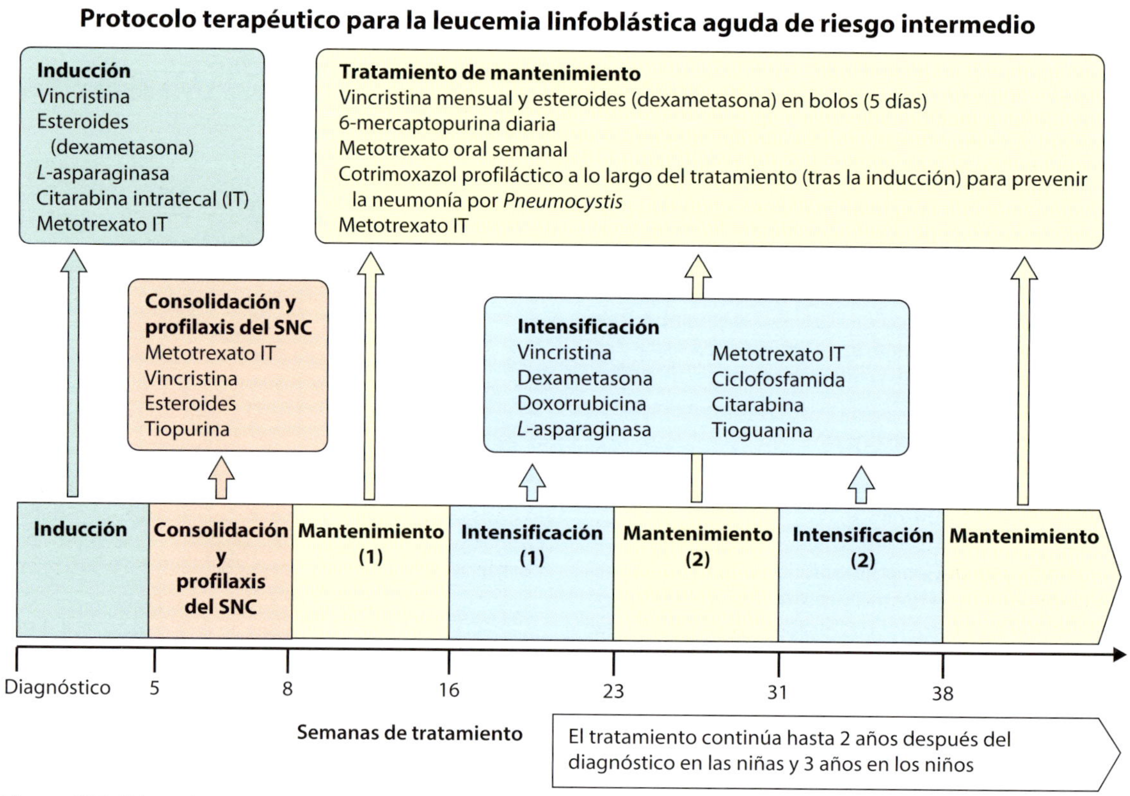

Figura 21.7 Protocolo terapéutico para la leucemia linfoblástica aguda de riesgo intermedio.

Tratamiento de las recidivas

Si se produce una recidiva, la quimioterapia a dosis elevadas, generalmente con irradiación corporal total (ICT) y trasplante de médula ósea, es una alternativa a la quimioterapia convencional.

Tumores cerebrales

Al contrario que los adultos, los tumores cerebrales de los niños casi siempre son primarios y el 60% son infratentoriales (fig. 21.8). Los signos y síntomas suelen ser los de la hipertensión intracraneal, pero pueden detectarse signos neurológicos focales dependiendo de la localización del tumor. Los hallazgos más comunes son:

- Cefalea (que empeora clásicamente al acostarse).
- Vómitos (sobre todo al despertarse por la mañana).
- Edema de papila.
- Estrabismo secundario a la parálisis del VI par craneal.
- Nistagmo.
- Ataxia.
- Alteraciones de la personalidad y del comportamiento.

El tumor se identifica mejor con la RM (presentación de un caso 21.2). No se debe realizar una punción lumbar cuando existe hipertensión intracraneal sin antes consultar con un neurocirujano. Los tumores cerebrales presentan dificultades diagnósticas específicas, ya que el aspecto histológico puede no ser representativo del comportamiento tumoral y la biopsia no siempre es inocua, por ejemplo cuando el tumor se localiza en el tronco del encéfalo. El resultado del tratamiento está marcadamente determinado por la localización anatómica del tumor, que determina la estrategia quirúrgica, así como por el subtipo histológico.

El conjunto de implicaciones derivadas de la localización del tumor, el riesgo quirúrgico y el empleo de dosis elevadas de radioterapia hace que los niños con tumores cerebrales corran un alto riesgo de desarrollar trastornos neurológicos y del crecimiento, endocrinos y neuropsicológicos. Los supervivientes pueden presentar secuelas complejas derivadas de la combinación de estos problemas.

Linfomas

Los linfomas se clasifican en enfermedad de Hodgkin y linfoma no hodgkiniano (LNH). El LNH es más frecuente en la infancia, mientras que la enfermedad de Hodgkin lo es más en la adolescencia.

Linfoma no hodgkiniano

Los linfomas son neoplasias que se originan en las células del sistema inmunitario. La clara diferenciación entre neoplasias linfoides sólidas o hematológicas es algo artificial, ya que muchos subtipos de LLA y LNH pueden representar distintas formas de la misma enfermedad. En la mayoría de los casos de LNH infantil los hallazgos clínicos reflejan el patrón de migración de las células linfoides normales, con los ganglios linfáticos como la localización predominante de la enfermedad.

El debut de la enfermedad depende de su localización. Las neoplasias de células T pueden presentarse en forma de LLA o LNH, caracterizándose en ambos casos por la presencia de una masa mediastínica y un grado variable de infiltración de la médula ósea. Las neoplasias de células B se presentan con mayor frecuencia como LNH, por lo general como adenopatías localizadas en la cabeza y el cuello o en el abdomen. La enfermedad abdominal suele debutar con dolor en la zona, una masa palpable, e incluso con una invaginación intestinal cuando el íleon está afectado.

El estadiaje incluye la valoración radiológica de todas las localizaciones ganglionares (TC o RM) y el estudio de la médula ósea y del LCR. El tratamiento comprende poliquimioterapia, utilizándose protocolos más agresivos en los linfomas de células B avanzados.

Enfermedad de Hodgkin

Es relativamente infrecuente en los niños prepuberales. Habitualmente se presenta en forma de adenopatías indoloras, por lo general en el cuello. Los ganglios linfáticos son mucho mayores y más duros que los de la linfadenopatía benigna, frecuente en los niños. La historia clínica es larga, siendo rara la aparición de síntomas generales (sudoración, prurito, pérdida de peso y fiebre, también denominados síntomas «B»), incluso en las formas más avanzadas.

Tras la biopsia diagnóstica hay que estadiar la enfermedad para decidir el tratamiento. La enfermedad intraabdominal se valora por lo general con técnicas radiológicas, aunque en la actualidad no se realiza la laparotomía de estadiaje, que incluía la toma de biopsias y la esplenectomía. La linfangiografía es una prueba difícil de realizar técnicamente en los niños pequeños, aunque rara vez es necesaria. La poliquimioterapia, asociada o no con radioterapia, es el tratamiento de elección en todas las fases de la enfermedad. Globalmente, cerca del 80% de los pacientes se pueden curar, incluso los que presentan enfermedad diseminada, en cuyo caso la tasa de curaciones se estima en torno al 60%.

Neuroblastoma

El neuroblastoma y los tumores relacionados se originan en el tejido de la cresta neural de la médula suprarrenal y del sistema nervioso simpático. Se trata de un tumor infrecuente, habiéndose descrito regresiones espontáneas ocasionales en lactantes de muy corta edad. La enfermedad tiene un espectro patológico que va desde el ganglioneuroma benigno hasta el neuroblastoma maligno.

El neuroblastoma más frecuente antes de los 5 años. La mayoría de los niños presentan una masa abdominal, aunque el tumor primario se puede localizar en cualquier lugar de la cadena simpática, desde el cuello hasta la pelvis. Clásicamente, los tumores primarios abdominales son de origen suprarrenal y debutan como una masa tumoral que suele ser grande y compleja, cruza la línea media y engloba a los grandes vasos y a los ganglios linfáticos. Los tumores paravertebrales pueden invadir a través de los agujeros de conjunción adyacentes y provocar la compresión de la médula espinal. A partir de la edad de 2 años, los síntomas clínicos se deben sobre todo a las metástasis, en especial el dolor óseo, la mielosupresión, la pérdida de peso y el malestar general.

El diagnóstico suele realizarse en base a las manifestaciones clínicas y a los hallazgos radiológicos ca-

Presentación de un caso
21.2 Tumor cerebral

Ben, un niño de 7 años, empezó a quejarse de dolores de cabeza ocasionales. Por otra parte, parecía estar bien. Las cefaleas aparecían en cualquier momento del día, incluso al levantarse. Después de unas semanas, sus padres observaron que había perdido interés por los trabajos escolares, ver la televisión o por jugar con sus amigos. A veces vomitaba. Dos semanas más tarde, tenía el cuello en una postura poco habitual, con la cabeza inclinada hacia un lado. Su pediatra le envió al hospital, donde le realizaron una RM que demostró la presencia de un tumor grande en la fosa posterior (fig. 21.9). Se consiguió extirpar casi todo el tumor. El análisis histológico confirmó que se trataba de un meduloblastoma.

Las cefaleas asociadas a cambios de la conducta y la personalidad pueden estar causadas por aumento de la presión intracraneal.

Tumores cerebrales

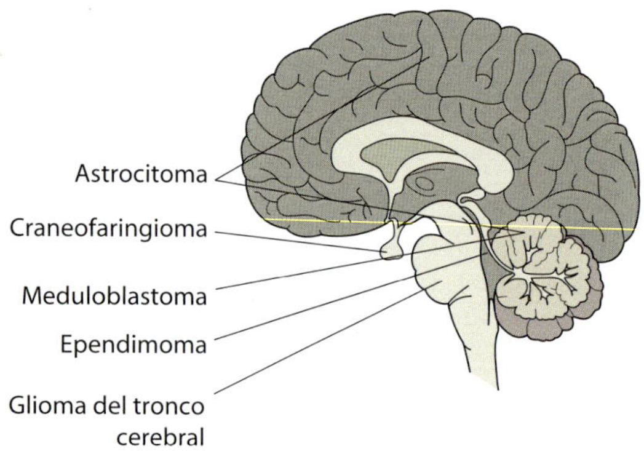

Figura 21.8 Localización de los tumores cerebrales.

Ependimoma (8%)
Se localiza principalmente en la fosa posterior, donde se comporta como un meduloblastoma, aunque también puede originarse en los ventrículos o en la médula espinal.

Glioma del tronco cerebral (6%)
Su incidencia máxima se produce en la infancia precoz. Se presenta en forma de alteraciones de los pares craneales, ataxia y síndrome piramidal, aunque por lo general sin hipertensión intracraneal. El diagnóstico suele basarse en los hallazgos clínicos y en los estudios de TC/RM, ya que la biopsia puede ser muy arriesgada. El pronóstico de estos niños es especialmente malo (<20% de supervivencia), de forma que lo habitual es que la radioterapia sólo sea paliativa. La quimioterapia no tiene un papel claramente establecido.

Astrocitoma (40%)
Es el tipo de tumor cerebral más frecuente. El astrocitoma cerebeloso juvenil suele ser quístico y su crecimiento es a menudo lento, siendo excelentes los resultados obtenidos con el tratamiento quirúrgico. El astrocitoma no juvenil puede tener cualquier localización, aunque es más habitual en los hemisferios cerebrales. Puede variar entre formas relativamente benignas y formas muy malignas *(glioblastoma multiforme)*, y a pesar de la cirugía y la radioterapia, el pronóstico es malo, sobre todo en los niños con tumores de alto grado. Todavía no se ha establecido el papel de la quimioterapia en el tratamiento del astrocitoma, aunque es posible que se utilice con mayor frecuencia en el futuro.

Craneofaringioma (4%)
Es un tumor embrionario que se origina a partir de restos epidermoides de la bolsa de Rathke. No es un tumor verdaderamente maligno, aunque es localmente invasivo y crece con lentitud en la región supraselar. Comienza con hipertensión intracraneal, pérdida del campo visual y disfunción hipofisaria, típicamente como un retraso del crecimiento. Se requiere excisión quirúrgica, con o sin radioterapia posterior. Aunque el pronóstico de supervivencia es bueno, estos niños pueden tener secuelas de trastornos visuales y tienen a veces trastornos endocrinos complejos.

Meduloblastoma (20%)
Casi siempre se origina en la línea media de la fosa posterior. Suele debutar con un cuadro de ataxia, cefalea y vómitos. El tumor puede extenderse a lo largo del SNC vía LCR, de forma que hasta el 20% de los afectados tienen metástasis medulares en el diagnóstico. El tratamiento con radioterapia holocraneal tras exéresis quirúrgica máxima consigue una tasa de supervivencia del 50% a los 5 años. La quimioterapia tiene su papel en el tratamiento de los niños con un riesgo de recidiva superior a la media, por ejemplo tras una exéresis quirúrgica incompleta.

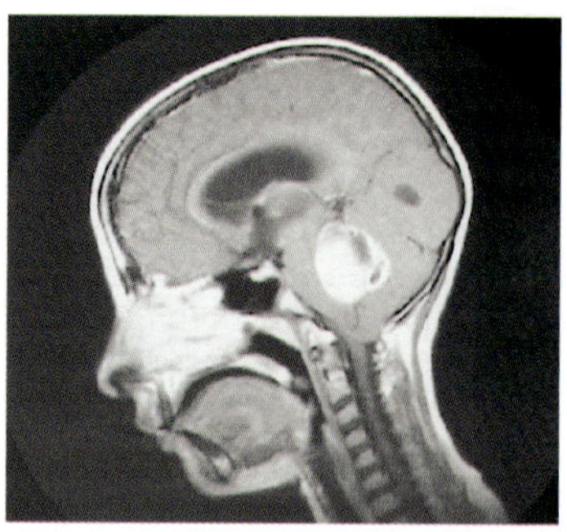

Figura 21.9 RM sagital en la que se observa un tumor en la fosa posterior y dilatación ventricular leve.

racterísticos, asociados con elevación de los niveles urinarios de catecolaminas (AVM, AHV). Por lo general, se confirma mediante biopsia, y la existencia de metástasis se detecta realizando un estudio de médula ósea, una gammagrafía ósea y una gammagrafía con MIBG (metayodobencilguanidina) (presentación de un caso 21.3). El MIBG es un marcador radioisotópico específico para este tumor, capaz de generar una gammagrafía sensible en cuanto a determinar la extensión de la enfermedad y a monitorizar la respuesta terapéutica. Se ha explorado también el uso terapéutico de esta prueba, aunque no se ha establecido claramente.

Desde el punto de vista pronóstico, las características clínicas más importantes son la edad y el estadio de la enfermedad al realizar el diagnóstico. Por desgracia, la mayoría de los niños mayores de 1 año se diagnostican cuando la enfermedad ya está avanzada y tienen un mal pronóstico. Por otro lado, cada vez se utilizan más las características biológicas del neuroblastoma a la hora de decidir el tratamiento y el pronóstico. La presencia de sobreexpresión del oncogén N-*myc* y de deleciones de parte del cromosoma 1 (del1p) y el aumento del material genético en el cromosoma 17q en las células tumorales se asocian con un pronóstico peor.

El pequeño porcentaje de tumores que están localizados y no presentan metástasis se curan a menudo sólo con tratamiento quirúrgico. Para la mayoría de los enfermos con enfermedad diseminada, la quimioterapia desempeña un papel fundamental. Los niños con una buena respuesta inicial pueden beneficiarse de una consolidación con dosis elevadas de quimioterapia y rescate con progenitores hematopoyéticos de sangre periférica. Desafortunadamente, el riesgo de recidiva es elevado y las perspectivas de curación para los niños con enfermedad diseminada son inferiores al 30%.

La detección sistemática de enfermos asintomáticos es posible en el primer año de vida gracias a la determinación de las catecolaminas urinarias, pero no hay evidencias definitivas de que haya disminuido la mortalidad debido a la enfermedad, y esta prueba no se realiza en el RU.

Tumor de Wilms (nefroblastoma)

El tumor de Wilms se origina en el tejido renal embrionario y es el tumor renal más frecuente en la infancia. Existe un gen de susceptibilidad al tumor de Wilms que se ha identificado a partir de la infrecuente asociación entre el tumor de Wilms y la aniridia esporádica, en la que se conocía que existía una pérdida de material genético del cromosoma 11. Más del 80% de los casos se producen en menores de 5 años, siendo muy raro en los mayores de 10 años. La mayoría de los niños debutan con una gran masa abdominal, detectada por lo general de forma accidental, en un niño por lo demás sano (cuadro 21.1). En ocasiones el niño tiene síntomas crónicos de falta de apetito y de escasa ganancia ponderal. La hemorragia en el interior de la masa puede provocar dolor abdominal y anemia. La hematuria macroscópica es poco frecuente, pero se ha identificado, y muchos niños tienen hipertensión, posiblemente relacionada con la distorsión de los vasos renales, que se normalizan tras el tratamiento. Cerca del 5% de los afectados tienen enfermedad bilateral al diagnóstico.

Cuadro 21.1 Presentación clínica del tumor de Wilms

Frecuente	**Infrecuente**
Masa abdominal palpable	Dolor abdominal
	Anorexia
	Hematuria
	Hipertensión

Los hallazgos radiológicos obtenidos por ecografía o TC/RM (fig. 21.12) suelen ser característicos y muestran una masa intrínsecamente renal que distorsiona su estructura normal. Se requiere estadiaje para valorar la presencia de metástasis a distancia (por lo general pulmonares), la resecabilidad del tumor primario y la función del riñón contralateral. Los protocolos terapéuticos que se administran actualmente en el RU recomiendan la quimioterapia inicial para todos los niños de más de 6 meses de edad, seguida por nefrectomía diferida, tras la que se realiza un estadiaje histológico para planificar el siguiente tratamiento. Todos los casos requieren quimioterapia, restringiéndose la radioterapia para los pacientes con enfermedad más avanzada.

El pronóstico global es bueno, con una curación superior al 80% del total de casos. La tasa de curación, incluso para el 15% de los pacientes con enfermedad diseminada en el diagnóstico, supera el 60%, aunque las recidivas tienen un mal pronóstico. Los ensayos clínicos recientes han demostrado la posibilidad de reducir la intensidad del tratamiento en los casos menos avanzados sin comprometer por ello la supervivencia.

Sarcomas de los tejidos blandos

El rabdomiosarcoma es la forma más común de sarcoma de los tejidos blandos en los niños. Se cree que este tumor se origina en el tejido mesenquimatoso primitivo. Existen mútiples localizaciones primarias, lo que se traduce en una gran variedad de presentaciones clínicas y de pronósticos.

Cabeza y cuello

Son los más frecuentes (40%) y suelen debutar, por ejemplo, en forma de proptosis, obstrucción nasal o rinorrea sanguinolenta.

Tumores genitourinarios

Son los siguientes en frecuencia y pueden afectar a la vejiga, las estructuras paratesticulares o el aparato genital femenino. Los síntomas incluyen disuria y obstrucción urinaria, masas escrotales o una secreción vaginal sanguinolenta.

Enfermedad metastásica (pulmón, hígado, hueso o médula ósea)

Alrededor del 15% de los pacientes presentan metástasis al diagnóstico (fig. 21.13), lo que se asocia con un pronóstico especialmente malo.

El tratamiento depende de la situación, el tamaño y la extensión de la enfermedad. El estadiaje debe incluir

Presentación de un caso
21.3 Neuroblastoma

La madre de Jack, un niño de 2 años, le llevó a su pediatra porque no se encontraba bien y no comía tan bien como antes. Últimamente no quería andar y lloraba cuando se ponía de pie. Se había alterado su patrón del sueño, que antes era normal. La abuela de Jack pensaba que estaba más pálido y que había perdido peso. Tras la exploración, el pediatra confirmó su mal estado general y detectó la presencia de una posible masa en la parte superior del abdomen. Le remitió urgentemente al hospital local, donde le realizaron una exploración ecográfica que confirmó la existencia de una masa abdominal, y se observó que tenía hipertensión. Una RM confirmó la presencia de una masa abdominal muy grande con una relación compleja con el riñón izquierdo y los vasos principales, que sugería un diagnóstico de neuroblastoma (fig. 21.10a y b). Las pruebas complementarias que se realizaron después confirmaron la infiltración de la médula ósea por células tumorales, y la gammagrafía con MIBG positiva demostró captación en la zona primaria y en las zonas distantes, consistente con metástasis (fig. 21.11).

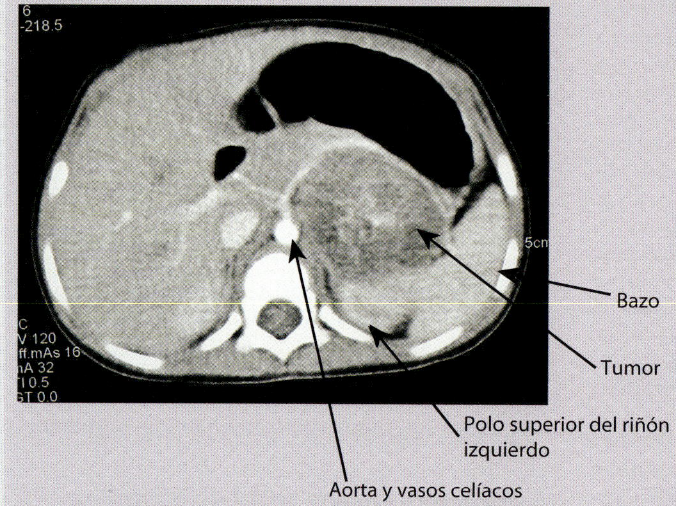

Figura 21.10a Corte transversal de RM que muestra un neuroblastoma primario de gran tamaño en el lado izquierdo, que se origina en la región suprarrenal y distorsiona los vasos sanguíneos celíacos y mesentéricos.

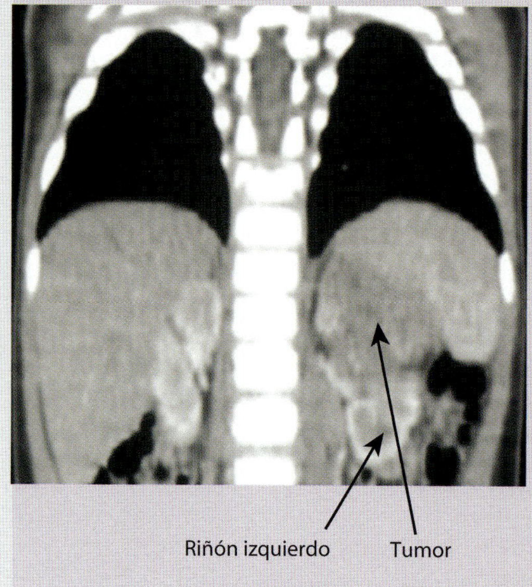

Figura 21.10b RM del abdomen y el tórax que muestra el mismo neuroblastoma suprarrenal izquierdo, que ejerce presión hacia arriba y medialmente, distorsionando y desplazando el riñón.

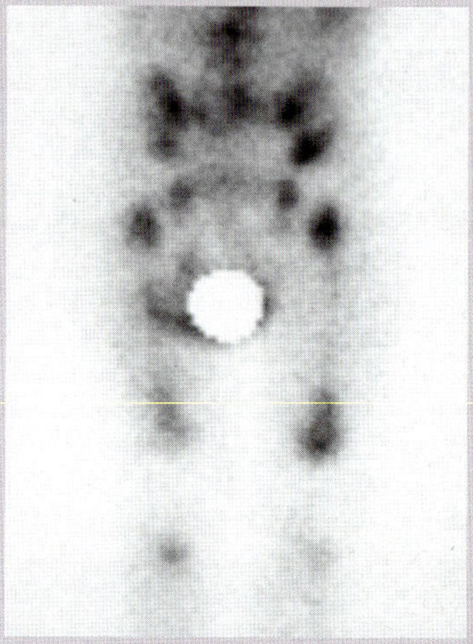

Figura 21.11 Gammagrafía con MIBG que representa el «mapa» de la distribución de un tumor metastásico en el hueso y la médula ósea. Esta imagen muestra la mitad inferior del abdomen, la pelvis y las piernas. Las áreas oscuras son las zonas de gran captación del isótopo, y el patrón es consistente con enfermedad metastásica diseminada. (En esta exposición se ha bloqueado la captación normal en la vejiga, que se produce debido a la excreción del isótopo por la orina.)

Tumor de Wilms

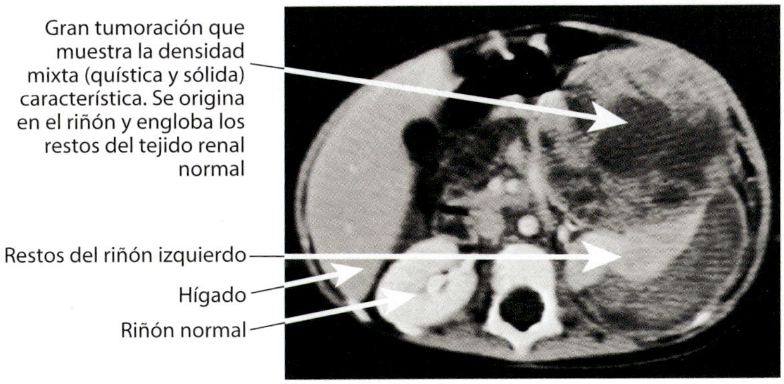

Figura 21.12 Tumor de Wilms de gran tamaño que se origina en el riñón izquierdo y que muestra la densidad característica de tejido quístico y sólido.

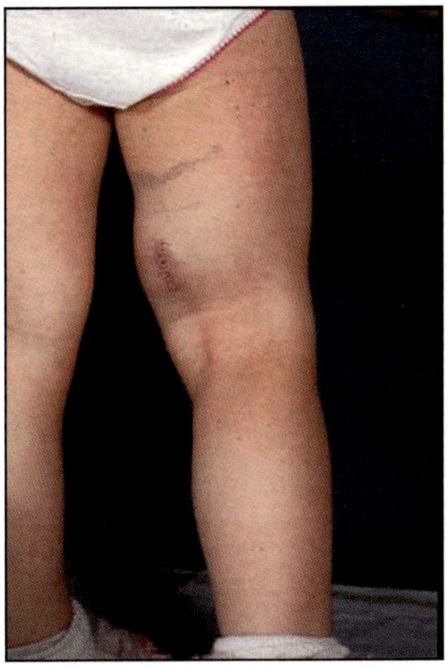

Figura 21.13 Rabdomiosarcoma de la extremidad inferior. La biopsia produjo la cicatriz que se observa.

una extensa valoración de estos factores. La minoría de pacientes (15%) en los que el tumor primario se reseca por completo sólo requiere un corto ciclo de quimioterapia para tratar la supuesta enfermedad micrometastásica, sin necesidad de radioterapia. Los márgenes del tumor siempre están mal definidos, por lo que los intentos de extirpación quirúrgica primaria suelen fracasar y deben evitarse, a no ser que se puedan realizar sin provocar mutilaciones o un daño orgánico irreversible. La mayoría de los pacientes requieren una poliquimioterapia agresiva, y a menudo radioterapia. Las tasas de curación globales rondan el 65%.

Tumores óseos

Los tumores óseos malignos son infrecuentes antes de la pubertad. El osteosarcoma es más frecuente que el sarcoma de Ewing, pero este último lo es más en los niños más pequeños. Ambos predominan en los varones.

La localización más habitual son las extremidades. El dolor óseo localizado y persistente es un síntoma característico, que suele preceder a la detección de una masa. En el momento del diagnóstico, la mayoría de los pacientes están asintomáticos, incluso los que presentan metástasis (más frecuentemente pulmonares). La radiología ósea muestra destrucción y neoformación perióstica variables. En el sarcoma de Ewing suele existir una considerable masa de tejido blando. El estudio inicial debe incluir valoración cuidadosa de la localización primaria para definir la extensión de la enfermedad local, sobre todo si se contempla la cirugía conservadora en la extremidad.

Ambos tumores son difíciles de tratar, aunque el pronóstico ha mejorado en los últimos años. En ambos, el tratamiento implica la poliquimioterapia previa a la cirugía. Cuando es posible, se debe evitar la amputación mediante la resección tumoral en bloque y la colocación de una endoprótesis (fig. 21.14). En el sarcoma de Ewing se utiliza la radioterapia para tratar la enfermedad local, sobre todo cuando la resección quirúrgica es imposible o incompleta, por ejemplo en la pelvis o en el esqueleto axial.

Retinoblastoma

El retinoblastoma es un tumor maligno de las células retinianas y, aunque es muy infrecuente, es responsable de cerca del 5% de las alteraciones visuales graves en los niños (fig. 21.15). Puede afectar a uno o a ambos ojos. Se cree que todos los tumores bilaterales son hereditarios, al igual que el 15% de los unilaterales. El gen de la susceptibilidad al retinoblastoma se ha identificado en el cromosoma 13. El tipo de herencia es dominante, pero con penetrancia incompleta. La mayoría de los casos se producen en los primeros 3 años de vida. Los hijos de familias con la forma hereditaria deben ser estudiados regularmente desde el nacimiento. Las dos formas de presentación más habituales cuando no se sospecha la enfermedad son la aparición de un reflejo pupilar blanco, que sustituye al reflejo normal rojo, o la aparición de estrabismo (fig. 21.16).

El objetivo terapéutico es la curación, además de conservar la visión. En los casos más avanzados puede ser necesaria la enucleación del ojo. El tratamiento

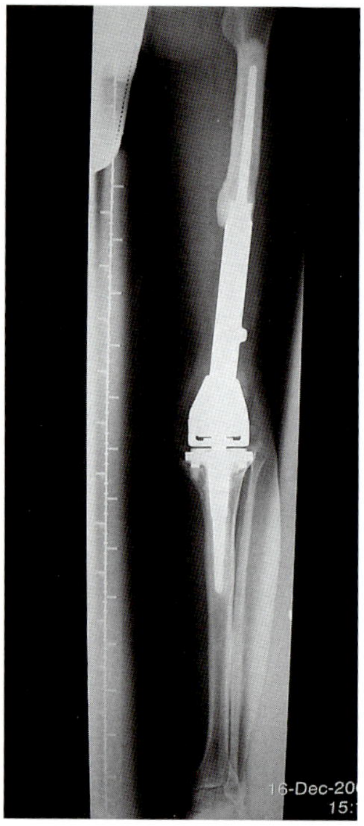

Figura 21.14 Para preservar la pierna, se ha procedido a colocar una endoprótesis en el fémur proximal de un niño con sarcoma de Ewing. La prótesis es extensible para permitir el crecimiento.

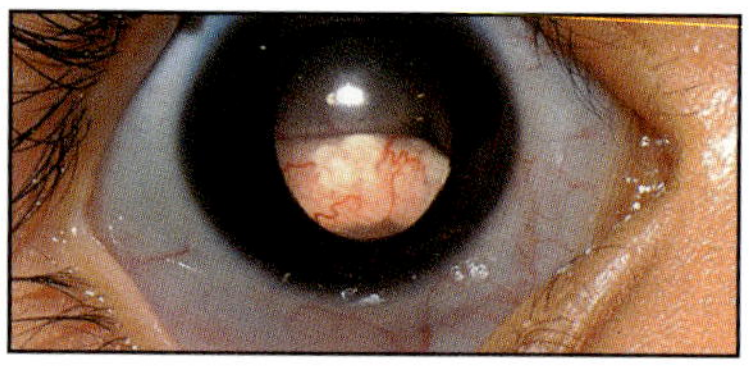

Figura 21.15 Retinoblastoma que se presenta como una masa blanca detrás de la pupila.

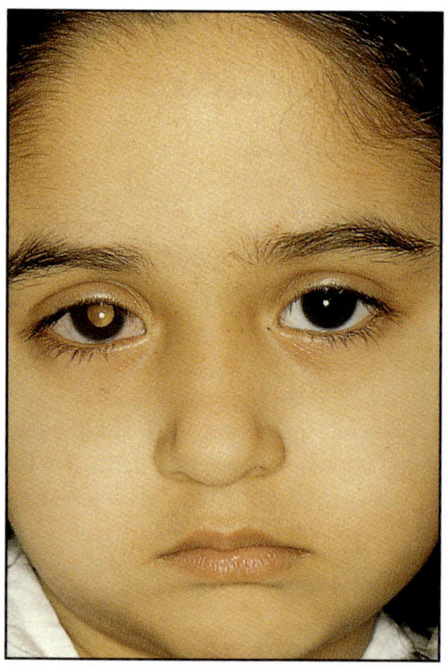

Figura 21.16 Reflejo pupilar blanco provocado por un retinoblastoma.

quimioterapéutico se utiliza con éxito para reducir el tumor, seguido de tratamiento local de la retina con láser. La radioterapia puede utilizarse en los casos más avanzados, pero se suele reservar para tratar las recidivas. La mayoría de los pacientes se curan, aunque muchos quedan con deficiencias visuales. Existe un riesgo significativo de segundas neoplasias (sobre todo sarcomas) entre los supervivientes a un retinoblastoma hereditario.

Tumores hepáticos

Los tumores hepáticos son infrecuentes. Los tumores hepáticos primarios de los recién nacidos suelen ser benignos (hemangiomas), mientras que los tumores malignos son sobre todo el hepatoblastoma (65%) y el carcinoma hepatocelular (25%). Este último puede originarse en niños con hepatopatía previa.

La presentación inicial consiste en distensión o masa abdominal. El dolor y la ictericia son raros. El estudio ecográfico o con TC/RM confirma la presencia de una masa hepática intrínseca, en ocasiones calcificada. Se detecta elevación de la alfafetoproteína (AFP) en casi todos los hepatoblastomas y en algunos carcinomas hepatocelulares. La AFP es un marcador sensible para determinar la respuesta al tratamiento y puede utilizarse para el seguimiento posquirúrgico, ya que una elevación de este marcador sérico puede ser el primer indicador de recidiva. La mayoría de los hepatoblastomas muestran una buena respuesta a la quimioterapia, tras la cual se puede realizar una resección quirúrgica. El trasplante hepático es posible en una minoría de pacientes con enfermedad no resecable y limitada al hígado. En la actualidad, la mayoría de los niños con hepatoblastoma se curan, mientras que el pronóstico de los que presentan carcinoma hepatocelular es más incierto.

Tumores de células germinales

Los tumores de células germinales (TCG) son infrecuentes y pueden ser benignos o malignos. Se originan en las células germinales primitivas que migran desde el endodermo del saco vitelino hasta formar las gónadas del embrión. Los tumores benignos son más frecuentes en la región sacrococcígea, mientras que la mayoría de los malignos se localizan en las gónadas. Los marcadores séricos (AFP y β-HCG) son muy útiles para confirmar el diagnóstico y para valorar la respuesta terapéutica.

Los tumores de células germinales malignos son muy sensibles a la quimioterapia, por lo que cabe esperar una buena evolución de estas neoplasias en la mayoría de los sitios.

Histiocitosis de células de Langerhans

La histiocitosis de células de Langerhans (HCL) es una enfermedad poco frecuente que se caracteriza por una proliferación anómala de histiocitos. Ya no se cree que se trate de una enfermedad verdaderamente maligna, y se clasifica como un trastorno de las células dendríticas (presentadoras de antígeno), aunque su comportamiento, a veces agresivo, y su respuesta a la quimioterapia hacen que sea una enfermedad que concierne a los oncólogos. Su espectro patológico varía entre las lesiones óseas localizadas y la presentación sistémica, más frecuente en los lactantes.

Lesiones óseas

Estas lesiones pueden presentarse a cualquier edad en forma de dolor, hinchazón o fractura. La radiografía muestra una lesión lítica característica de bordes bien definidos. Estas lesiones afectan al cráneo con frecuencia (fig. 21.17). Suele ser necesaria la biopsia y la realización de una serie ósea radiológica para identificar lesiones múltiples. La biopsia, con o sin curetaje, puede ser un tratamiento eficaz, y las lesiones asintomáticas pueden justificar el seguimiento y no requerir un tratamiento específico.

Diabetes insípida

La diabetes insípida también puede aparecer en conjunción con otras formas de presentación, aunque se ha reconocido la asociación de la enfermedad craneal con proptosis e infiltración hipotalámica. Una vez establecida, no suele revertir con el tratamiento de la lesión subyacente y, generalmente, se requiere tratamiento prolongado con desmopresina.

HCL sistémica

La HCL sistémica, la forma más agresiva de HCL, tiende a debutar en la lactancia en forma de dermatitis seborreica (fig. 21.18), asociada con infiltración de los tejidos blandos, por ejemplo las encías, las orejas, los pulmones, el hígado, el bazo, los ganglios linfáticos y la médula ósea. Esta forma de HCL suele ser progresiva y requiere tratamiento con quimioterapia, aunque pueden producirse remisiones espontáneas. El pronóstico es variable, pero la mayoría de los pacientes se curan.

Supervivencia a largo plazo

Actualmente, hay alrededor de 26.000 adultos en el RU que han sobrevivido a un cáncer infantil. Aproximadamente, la mitad tienen alguna secuela como consecuencia de la enfermedad o de su tratamiento (tabla 21.1). Todos los afectados requieren un seguimiento regular a largo plazo para proporcionarles el tratamiento y el asesoramiento adecuados. Esta necesidad de un seguimiento por parte de un equipo multidisciplinario de especialistas perdura durante la edad adulta, lo que supone un desafío para los servicios sanitarios para adultos. Hasta ahora, los pediatras oncólogos siguen tratando a la mayoría de estas personas, aunque se están creando clínicas para adultos especializadas. Algunos requieren consejos específicos en relación con determinados problemas,

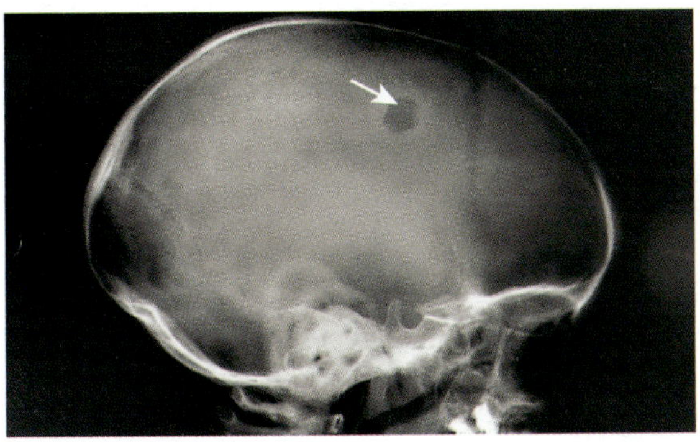

Figura 21.17 Lesiones óseas líticas en una radiografía de cráneo de un caso de histiocitosis de células de Langerhans.

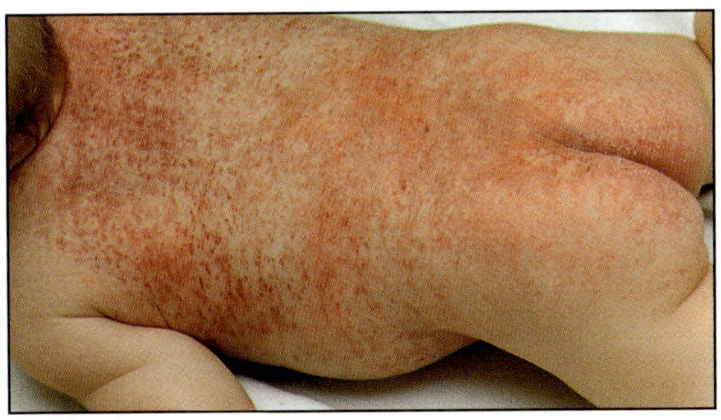

Figura 21.18 Exantema en un caso de histiocitosis de células de Langerhans. Se confunde a menudo con dermatitis seborreica o con un eczema.

Tabla 21.1 Posibles complicaciones tras la curación de un cáncer infantil

Complicación	Causa
Disfunción específica de un órgano	Nefrectomía por tumor de Wilms Toxicidad secundaria a la quimioterapia, por ejemplo renal por cisplatino o ifosfamida, cardíaca por doxorubicina o por radioterapia mediastínica
Alteraciones del crecimiento/endocrinas	Deficiencia de hormona del crecimiento por irradiación hipofisaria Retraso del crecimiento óseo en los lugares de irradiación
Infertilidad	Irradiación gonadal Quimioterapia con alquilantes (ciclofosfamida, ifosfamida)
Alteraciones neuropsicológicas	Irradiación craneal (sobre todo si se realiza <5 años) Cirugía cerebral
Neoplasias secundarias	Irradiación Quimioterapia con alquilantes
Desventaja social/educativa	Enfermedad crónica Ausencia del colegio

Resumen

Presentación de las enfermedades malignas en los niños

Niños en edad preescolar

Retinoblastoma:
- Comprobar si existen antecedentes familiares
- Reflejo pupilar blanco o estrabismo

Leucemia linfoblástica aguda (LLA):
- Malestar general
- Infecciones
- Palidez, hematomas frecuentes
- Hepatoesplenomegalia
- Linfadenopatías
- Dolor óseo

Tumor de Wilms:
- Masa abdominal grande en un niño que, por otra parte, está sano
- En ocasiones, anorexia, dolor abdominal, hematuria

Histiocitosis de células de Langerhans:
- Exantema seborreico
- Infiltración generalizada de los tejidos blandos

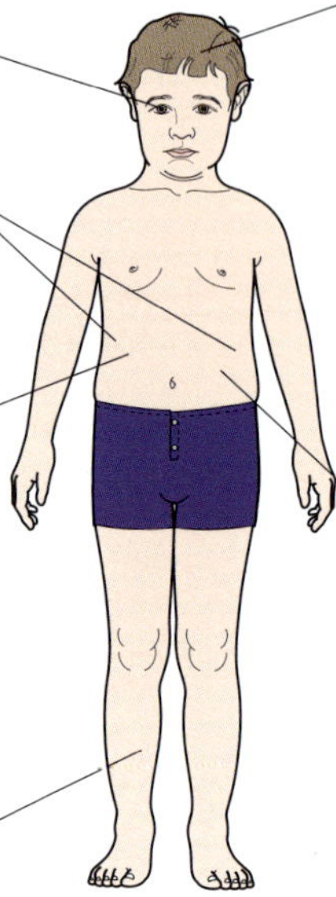

Tumores cerebrales: aumento de la presión intracraneal:
- Cefaleas (por la mañana temprano), vómitos (al levantarse por la mañana)
- Ataxia
- Cambios de la personalidad o la conducta
- Estrabismo (parálisis del VI par craneal), nistagmo, signos neurológicos localizados, edema de papila
- Aumento de la circunferencia craneal (lactantes)

Craneofaringioma: aumento de la presión intracraneal, fracaso del crecimiento, déficit del campo visual

Neuroblastoma:
- Masa abdominal que atraviesa la línea media
- Compresión de la médula espinal
- Pérdida de peso y malestar general
- Palidez, hematomas
- Dolor óseo

Niños en edad escolar y adolescentes

Linfomas:
- Ganglios linfáticos dilatados en la cabeza y el cuello o el abdomen
- Masa mediastínica

Leucemia linfoblástica aguda (LLA):
- Como se ha indicado más arriba
- Masa mediastínica

Tumores óseos malignos:
- Dolor óseo localizado

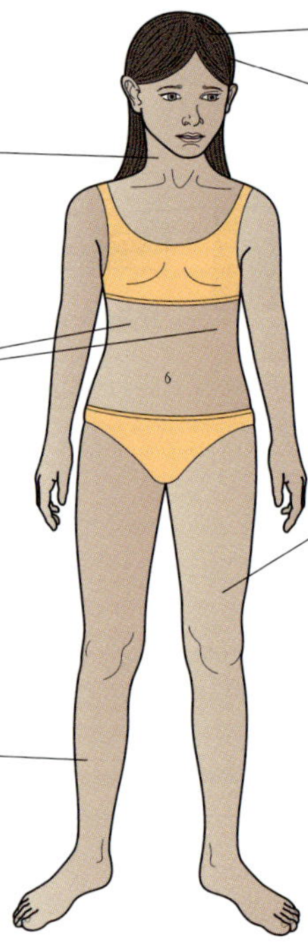

Tumores cerebrales:
- Como se ha indicado más arriba

Histiocitosis de células de Langerhans:
- Dolor óseo e inflamación o fractura
- Diabetes insípida

Sarcomas de los tejidos blandos:
- Dolor o inflamación de los tejidos blandos en cualquier zona

como la falta de crecimiento, la infertilidad y la impotencia. Los avances sobre el uso de la hormona de crecimiento en los adultos y las técnicas de reproducción asistida han mejorado las vidas de muchos pacientes. El riesgo de que aparezcan segundas neoplasias es pequeño, pero puede aumentar en la medida en que se incrementan las tasas de supervivencia. Debido al desarrollo de nuevos protocolos para el tratamiento del cáncer infantil, uno de los objetivos actuales consiste en reducir en lo posible la toxicidad del tratamiento para evitar la aparición de efectos adversos a corto y largo plazo.

Atención del paciente terminal

Cuando el cáncer del niño recidiva, hay que considerar la continuación del tratamiento. Un pequeño porcentaje de pacientes todavía pueden curarse, en tanto que otros pueden alcanzar una remisión significativa con una buena calidad de vida. Sin embargo, en ocasiones la muerte es inevitable, y entonces el personal y la familia deben tomar la decisión de asumir un tratamiento paliativo.

La mayoría de los padres prefieren cuidar a sus hijos desahuciados en casa, aunque necesitarán consejos prácticos y un gran apoyo emocional. El control del dolor y el alivio de los síntomas suponen una importante fuente de ansiedad para los padres, pero a menudo se pueden conseguir con éxito en el hogar. Los profesionales sanitarios con experiencia en cuidados paliativos infantiles pueden trabajar con la familia y con el personal sanitario del área. Tras la muerte del niño, hay que ofrecer a las familias la posibilidad de continuar en contacto con el miembro más adecuado del equipo encargado del cuidado del niño, además de darles todo el apoyo en el duelo.

El tratamiento paliativo del niño puede proporcionarse en su casa con el apoyo adecuado de los profesionales sanitarios.

Lecturas recomendadas

Pinkerton C R, Plowman P N, Pieters R (eds) 2004 Paediatric oncology. Oxford University Press, Oxford. *Tratado exhaustivo y de gran calidad*

Stiller C A 2004 Epidemiology and genetics of childhood cancer. Oncogene 23(38):6429–6444. *Revisión exhaustiva de la incidencia y las causas de cáncer en la infancia*

Voute P A, Barrett A, Caron H, Stevens M C G (eds) 2005 Cancer in children: clinical management, 5th edn. Oxford University Press, Oxford. *Pequeño libro de texto*

22 Enfermedades hematológicas

La *hematopoyesis* es el proceso por el que se mantiene la producción de células hematopoyéticas durante toda la vida. En el feto, la hematopoyesis tiene lugar principalmente en el hígado, mientras que después del nacimiento se realiza sobre todo en la médula ósea. Todas las células hematopoyéticas derivan de las *células madre hematopoyéticas pluripotenciales,* que son fundamentales para la producción normal de sangre; su deficiencia causa fracaso de la médula ósea porque las células madre son necesarias para reponer continuamente las células que van muriendo. El número de células madre pluripotenciales permanece relativamente constante a lo largo de la vida, porque el compartimento de células madre se mantiene gracias al equilibrio entre la proliferación de células madre y la diferenciación en células más maduras de todos los linajes hematopoyéticos. Pueden utilizarse células madre hematopoyéticas de donantes sanos para el tratamiento de los niños con fracaso de la médula ósea *(trasplante de células madre).*

Producción de hemoglobina en el feto y en el recién nacido

La diferencia más importante entre la hematopoyesis fetal y la hematopoyesis que tiene lugar después del nacimiento es el cambio del patrón de producción de hemoglobina (Hb) en cada fase del desarrollo. En la tabla 22.1 se ofrece la composición y los nombres de estas hemoglobinas. La primera cadena de globina que se produce es la ε-globina, seguida casi inmediatamente por la α- y la γ-globina, que se expresan desde las 4-5 semanas de gestación. La hemoglobina fetal (HbF) está formada por 2 cadenas α y 2 cadenas γ (α2γ2), y es la Hb principal durante la vida fetal. Tiene más afinidad por el oxígeno que la Hb del adulto, lo que le permite extraer el oxígeno y ligarse a él, una ventaja en el entorno relativamente hipóxico del feto (fig. 22.1). Cuando nace, el lactante a término tiene HbF, HbA y HbA2. La Hb fetal se va sustituyendo gradualmente por Hb adulta durante el primer año de vida. Estas hemoglobinas fetal y embrionaria no son detectables después de la lactancia, pero los niños con trastornos hereditarios de la producción de hemoglobina (hemoglobinopatías) siguen produciéndolas, y su detección ayuda a diagnosticar estos trastornos.

Valores hematológicos en el momento del nacimiento y en las primeras semanas de vida

Características:

- Cuando nacen, la concentración de Hb de los neonatos a término es alta, 14-21,5 g/dl, para compensar la baja concentración de oxígeno en el feto. En las primeras semanas de vida, la concentración de Hb desciende, principalmente debido a la disminución de la

Tabla 22.1 Hemoglobinas embrionarias, fetales y del adulto

	Cadenas de globina	
Tipo de hemoglobina	**Grupo del gen α**	**Grupo del gen β**
Embrionaria		
Hb Gower 1	ξ2	ε2
Hb Gower 2	α2	ε2
Hb Portland	ξ2	γ2
Fetal		
HbF	α2	γ2
Del adulto		
Hb A	α2	β2
HbA2	α2	δ2
Proporción de los tipos de Hb		
En los recién nacidos	HbF 70-80%, HbA 25-30%, HbA_2 1-3%	
En los adultos	HbA 97%, HbA_2 2%	

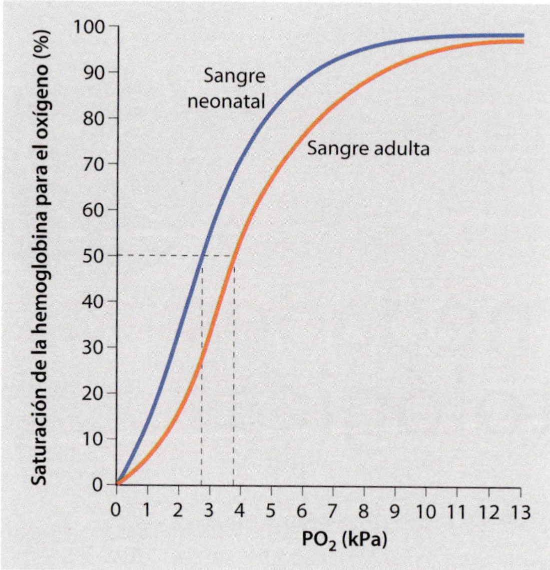

Figura 22.1 Curva de la disociación del oxígeno, que muestra la desviación a la izquierda de la hemoglobina fetal, en comparación con la hemoglobina adulta. La hemoglobina fetal tiene una mayor afinidad por el oxígeno.

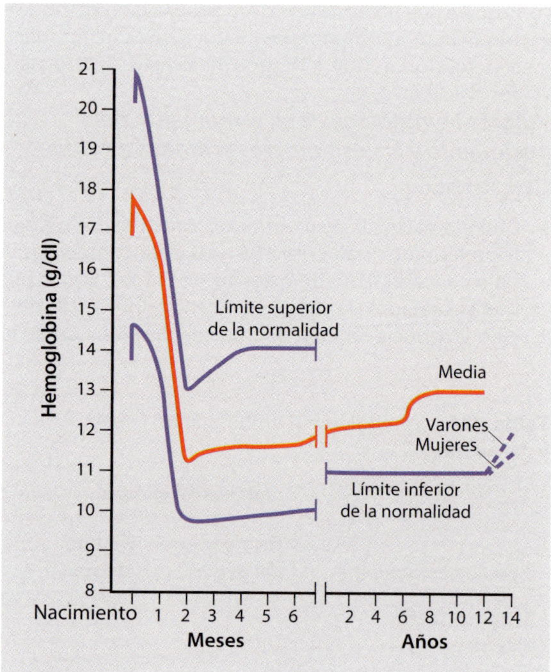

Figura 22.2 Variación de la concentración de hemoglobina en función de la edad, lo que demuestra que la hemoglobina es máxima al nacimiento y desciende hasta su mínimo a los 2-3 meses de vida.

eritropoyesis, que alcanza su valor mínimo por debajo de 10 g/dl a los 2 meses de edad (fig. 22.2). En el apéndice se muestran los valores hematológicos normales en el momento del nacimiento y durante la infancia.

- En los niños pretérmino, la Hb desciende más bruscamente hasta alcanzar una media de 6,5-9 g/dl a las 4-8 semanas de edad cronológica.
- El volumen de sangre normal en el momento del nacimiento varía en función de la edad gestacional. En los lactantes a término sanos, el volumen medio de sangre es de 80 ml/kg, mientras que en los lactantes pretérmino es de 100 ml/kg.
- En el momento del nacimiento, los almacenes de hierro, ácido fólico y vitamina B_{12} son adecuados tanto en los lactantes a término como en los pretérmino. Sin embargo, en los bebés prematuros los almacenes de hierro y de ácido fólico son inferiores y se agotan más deprisa, por lo que se produce deficiencia de estos elementos a los 2-4 meses si no se administran las cantidades diarias recomendadas.
- El recuento de leucocitos es más alto en los neonatos que en los niños más mayores (10-25 × 10^9/l).
- En los neonatos, el recuento plaquetario está dentro del rango normal de los adultos (150-400 × 10^9/l).

Resumen

La hemoglobina en los neonatos:

- Los neonatos tienen una concentración alta de Hb (>14 g/dl), pero desciende hasta su nivel más bajo a los 2 meses de edad.
- Durante la infancia, la Hb fetal (HbF) se va sustituyendo gradualmente por Hb adulta.

Anemia

La anemia se define como una cifra de Hb inferior al intervalo normal, que varía con la edad entre los siguientes rangos:

- En los neonatos: Hb <14 g/dl.
- De 1 a 12 meses: Hb <10 g/dl.
- De 1 a 12 años: Hb <11 g/dl.

La anemia se produce por uno o más de los siguientes mecanismos:

- Disminución de la producción de eritrocitos: debido a ineficacia de la eritropoyesis (p. ej., deficiencia de hierro, la causa más frecuente de anemia) o a *aplasia* de los eritrocitos.
- Aumento de la destrucción de eritrocitos *(hemólisis)*.
- Hemorragia: relativamente poco frecuente en los niños.

Estos tres mecanismos pueden combinarse, por ejemplo, en la *anemia de la prematuridad*.

Teniendo en cuenta este abordaje, en la figura 22.3 se enumeran las causas principales de anemia, y en la figura 22.4 se ofrece el abordaje diagnóstico para identificar sus causas.

La definición de anemia varía dependiendo de la edad: Hb <10 g/dl en los lactantes (después del período neonatal), Hb <11 g/dl entre 1 y 12 años.

Anemia causada por la disminución de la producción de eritrocitos

La disminución de la producción de eritrocitos puede estar causada por:

Causas de anemia en los lactantes y en los niños

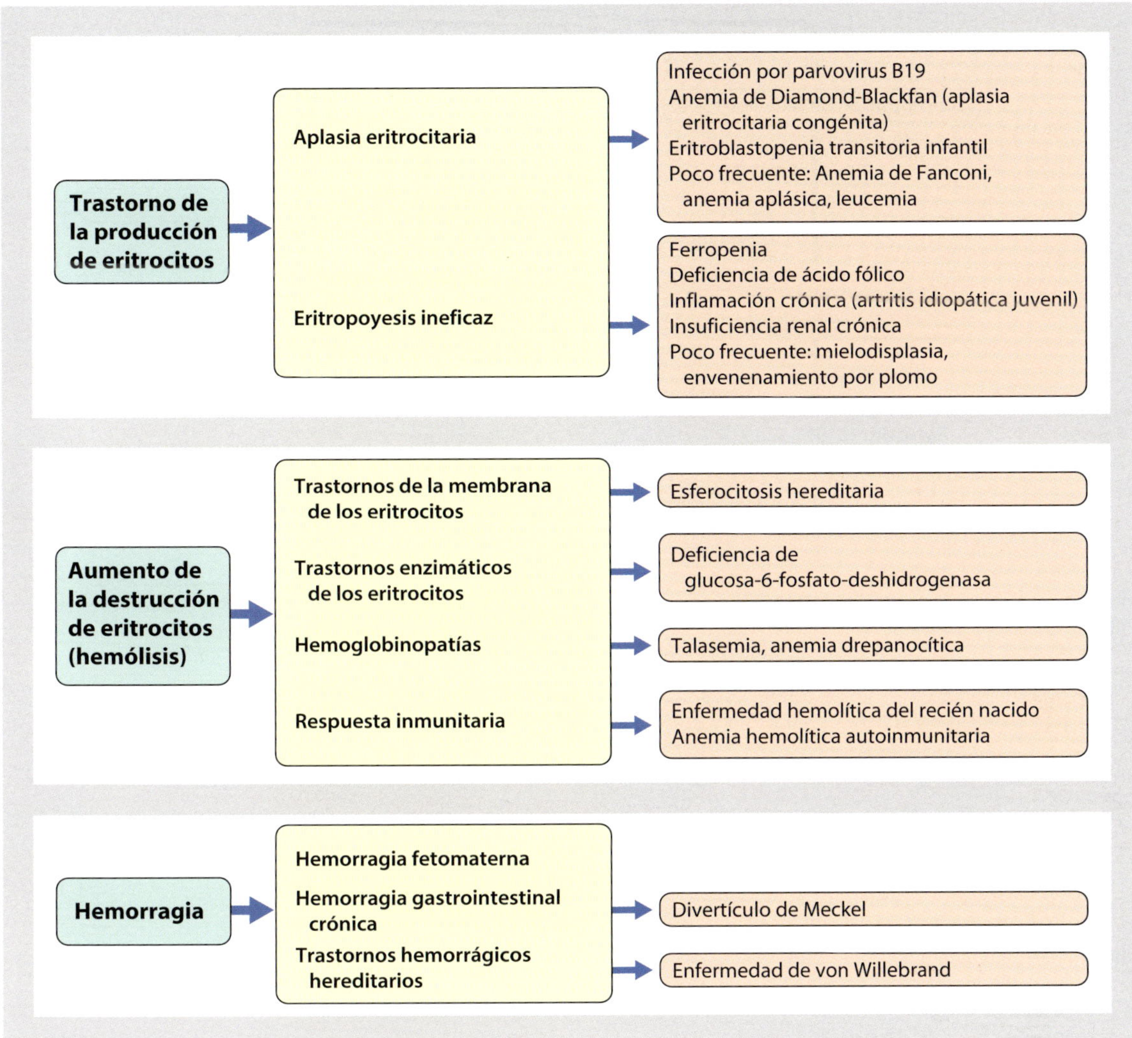

Figura 22.3 Causas de anemia en los lactantes y en los niños.

1. Eritropoyesis ineficaz: la tasa de producción de eritrocitos es normal o más alta de lo normal, pero existe un defecto de la diferenciación de los eritrocitos o de su supervivencia (p. ej., deficiencia de hierro).
2. Ausencia completa de la producción de eritrocitos (aplasia eritrocitaria).

Las claves para el diagnóstico de la ineficacia de la eritropoyesis son:

- Recuento normal de reticulocitos.
- Anomalías del volumen corpuscular medio (VCM) de los eritrocitos: disminuye cuando hay deficiencia de hierro y aumenta cuando hay deficiencia de ácido fólico o mielodisplasia.

Ferropenia

Las causas principales de ferropenia son:

- Ingestión inadecuada.
- Malabsorción.
- Hemorragia

La ingestión inadecuada de hierro es frecuente en los lactantes porque necesitan una cantidad de hierro adicional para el incremento de la volemia que acompaña al crecimiento y para establecer los depósitos férricos (fig. 22.5). Un lactante de 1 año necesita una ingesta de hierro de alrededor de 8 mg/día, que es casi la misma que la de su padre (9 mg/día) y la mitad que la de su madre (15 mg/día).

El hierro procede de:

- La leche materna (aunque la leche tiene un contenido relativamente pobre en hierro, se absorbe el 50%).
- Las fórmulas para lactantes (suplementadas con cantidades adecuadas de hierro).
- La leche de vaca (contiene más hierro que la leche materna, pero sólo se absorbe el 10%).
- Los alimentos sólidos que se introducen tras el destete, por ejemplo cereales (los cereales se suplementan con hierro, pero sólo se absorbe el 1%).

La ferropenia puede desarrollarse en los niños en que se retrasa la introducción de los alimentos sólidos hasta después de los 4-6 meses de edad o si los alimentos son pobres en hierro, especialmente si su alimentación contiene grandes cantidades de leche de vaca (cuadro 22.1). La absorción de hierro a partir de

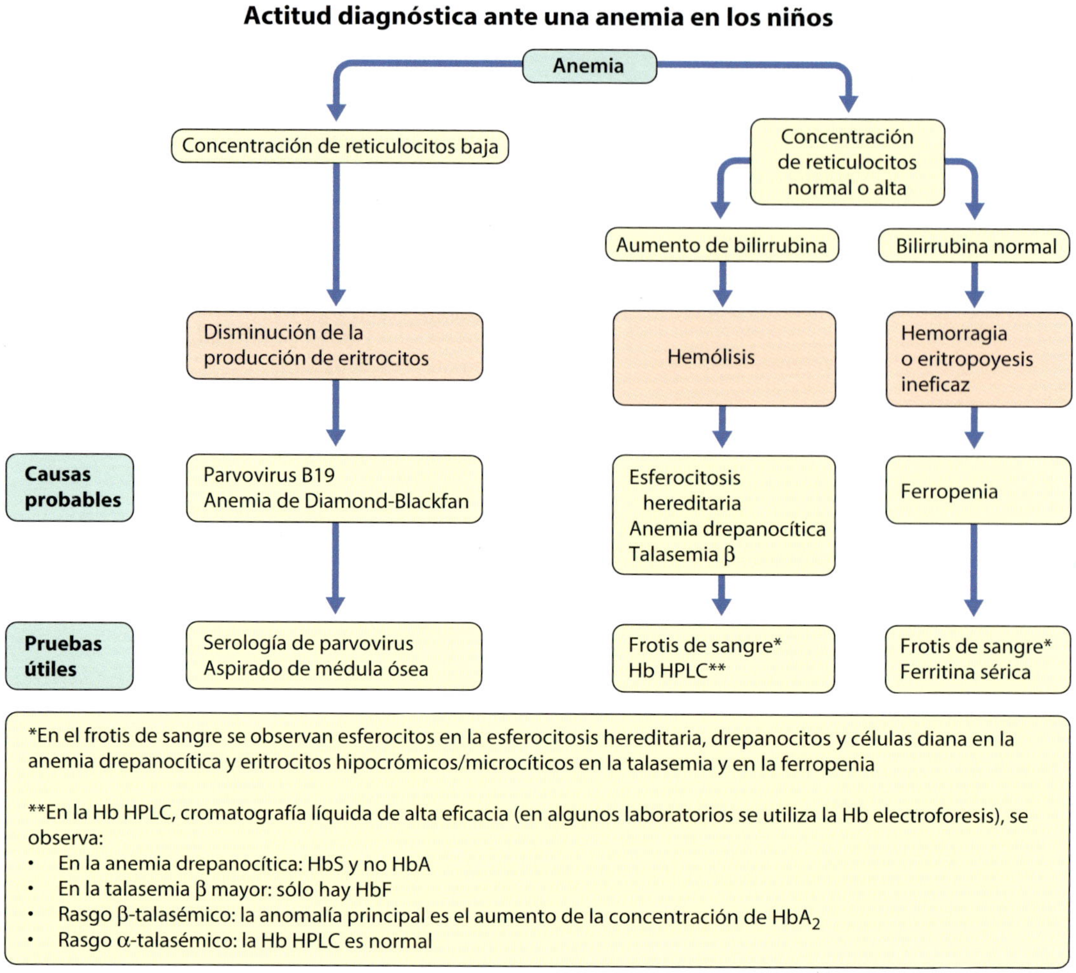

Figura 22.4 Diagnóstico de la anemia.

los alimentos aumenta cuando éstos se ingieren combinados con otros ricos en vitamina C (frutas frescas y vegetales) y se inhibe por la tanina del té.

Los lactantes no deben alimentarse a base de leche de vaca sin modificar, ya que su contenido en hierro es bajo y se absorbe mal.

Características clínicas

Los lactantes y los niños pequeños suelen permanecer asintomáticos hasta que la Hb cae por debajo de 6-7 g/dl. Cuando la anemia empeora, aparece el cansancio en los niños, y los lactantes comen más despacio de lo habitual. Pueden parecer pálidos, pero la palidez no es un signo fiable a no ser que se confirme por la palidez de las conjuntivas, la lengua o los pliegues cutáneos de las manos. Algunos niños tienen «pica», que consiste en la ingesta inadecuada de sustancias que no son alimentos, como tierra, tiza, gravilla o gomaespuma (v. presentación de un caso 22.1). Existen indicios de que la anemia ferropénica se asocia con deficiencias intelectuales y de comportamiento. La anamnesis debe incluir preguntas sobre si el niño ha sufrido hemorragias y sobre síntomas o signos que indiquen malabsorción.

Cuadro 22.1 Fuentes dietéticas de hierro

Alto contenido en hierro
Carne roja: vacuno, cordero
Hígado, riñón
Pescados grasos: sardinas, etc.

Contenido de hierro normal
Legumbres: judías y guisantes
Cereales de desayuno fortificados en hierro y vitamina C
Alimentos integrales
Vegetales: brécol, espinacas, etc.
Frutas desecadas: uvas pasas, etc.
Nueces y semillas: anacardos, mantequilla de cacahuete, etc.

Alimentos que deben evitarse en cantidades excesivas en los lactantes
Leche de vaca
Té: la tanina inhibe la captación de hierro
Alimentos ricos en fibra: los fitatos inhiben la absorción de hierro

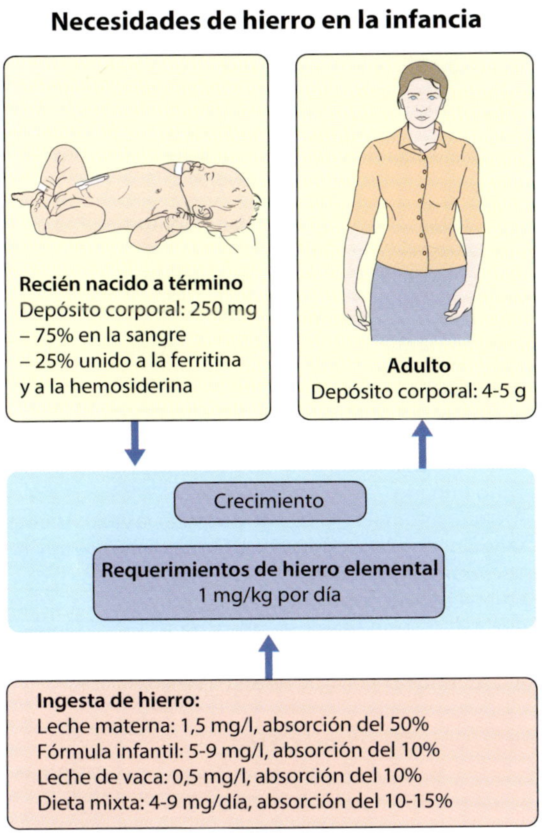

Figura 22.5 Necesidades de hierro en la infancia.

Diagnóstico

Las claves para el diagnóstico son:

- Anemia microcítica, hipocrómica (VCM y HCM bajos).
- Concentración sérica de ferritina baja.

Las otras causas principales de anemia microcítica son:

- El rasgo β-talasémico (generalmente en niños asiáticos, árabes o de origen mediterráneo).
- El rasgo α-talasémico (generalmente en niños africanos o del Lejano Oriente).
- Anemia por enfermedad crónica (p. ej., debido a insuficiencia renal).

Tratamiento

En la mayoría de los niños, el tratamiento se basa en las *recomendaciones dietéticas* y en los *suplementos de hierro orales*. Las preparaciones que se toleran mejor son el edetato sódico férrico o el complejo de hierro polisacárido, que además no tiñen los dientes. La ferroterapia debe administrarse durante al menos 3 meses, no sólo para corregir la cifra de hemoglobina, sino para llenar los depósitos. Si el cumplimiento es bueno, la Hb debe aumentar en torno a 1 g/dl por semana; si no es así, casi siempre indica que el niño no está siguiendo el tratamiento. Si la anamnesis o la exploración indican una causa no dietética o si el tratamiento fracasa en pacientes que lo siguen correctamente, debe investigarse si existen otras causas, en especial malabsorción (p. ej., por enfermedad celíaca) o hemorragia crónica (p. ej., por divertículo de Meckel). La transfusión de hematíes no debería ser necesaria en ningún caso de ferropenia de origen dietético. Incluso los niños con una Hb de sólo 2-3 g/dl suelen tolerarla bien, dado que han llegado a este punto de una forma muy gradual.

Presentación de un caso
22.1 Anemia ferropénica

Ayesha, de 2 años, fue llevada a su médico de área por una infección del tracto respiratorio superior, momento en el que éste detectó una cierta palidez cutánea. El hemograma mostró: Hb 5,0 g/dl, VCM 54 fl (normal 72-85 fl) y HCM 16 pg (normal 24-39 pg). Solía tomarse 1,5 l de leche de vaca al día y era muy quisquillosa con la comida, negándose a comer carne. Había empezado a comerse la tierra mientras jugaba en el jardín.

Dado el excesivo volumen de leche que tomaba, no tenía bastante hambre para comer alimentos sólidos. Tras sustituir parte de la leche por alimentos ricos en hierro y empezar a tomar hierro oral, la Hb aumentó a 7,5 g/dl en 4 semanas. La pica (comer sustancias que no son alimentos) desapareció.

Tratamiento de la ferropenia cuando la Hb es normal

Existen discrepancias sobre si los niños con concentraciones normales de Hb y con evidencias bioquímicas de ferropenia (p. ej., concentración sérica de ferritina baja) deben recibir tratamiento con suplementos orales de hierro. El conocimiento de que el hierro es necesario para un desarrollo cerebral normal apoya el tratamiento, y existen indicios de que la anemia ferropénica se asocia con deficiencias intelectuales y de comportamiento, que pueden revertir con ferroterapia. Sin embargo, no está claro que los beneficios del tratamiento de la ferropenia subclínica sean muy significativos. El tratamiento también supone un riesgo de envenenamiento accidental con hierro oral, que es muy tóxico. Una estrategia simple consiste en proporcionar consejos dietéticos para aumentar la ingestión oral de hierro y su absorción en todos los niños con ferropenia subclínica, y en ofrecer a los padres la posibilidad de un tratamiento adicional con suplementos orales de hierro.

El tratamiento de la anemia ferropénica se basa en las recomendaciones dietéticas y en los suplementos de hierro orales durante varios meses.

Aplasia eritrocitaria

En los niños, la aplasia eritrocitaria puede tener tres causas principales:

- Aplasia eritrocitaria congénita («anemia de Diamond-Blackfan»).
- Eritroblastopenia transitoria infantil.
- Infección por parvovirus B19: esta infección sólo causa aplasia eritrocitaria en los niños con anemias hemolíticas hereditarias, no en los niños sanos.

Las claves para diagnosticar la aplasia eritrocitaria son:

- Recuento de reticulocitos bajo aunque la Hb es baja.
- Bilirrubina normal.
- Prueba de antiglobulina directa negativa (prueba de Coombs).
- Ausencia de precursores de eritrocitos cuando se explora la médula ósea.

La anemia de Diamond-Blackfan (ADB) es una enfermedad poco frecuente (5-7 casos por millón en los niños nacidos vivos). Existen antecedentes familiares en el 20% de los casos; el 80% restante son casos esporádicos. En ocasiones, existe una mutación genética específica (RPS19). La mayoría de los casos se presentan a los 2-3 meses de vida, pero el 25% se presentan desde el nacimiento. Los lactantes afectados tienen síntomas de anemia; algunos tienen otras anomalías congénitas, como estatura baja o anomalías en los pulgares. El tratamiento consiste en esteroides orales, y los niños que no responden a los esteroides deben recibir una trasfusión de eritrocitos al mes.

La eritroblastopenia transitoria de la infancia (ETI) suele aparecer tras una infección vírica, y tiene las mismas características hematológicas que la ADB. La diferencia entre ellas es que la ETI siempre desaparece (generalmente en unas semanas), no existen antecedentes familiares de mutación del RPS19 y no existen anomalías congénitas.

Anemia hemolítica (aumento de la destrucción de eritrocitos)

La anemia hemolítica se caracteriza por la disminución de la vida media de los eritrocitos debido a un aumento de la destrucción de eritrocitos en la circulación (hemólisis intravascular) o en el hígado o el bazo (hemólisis extravascular). La vida media de un eritrocito normal es de 120 días, y la médula ósea produce 173.000 millones de eritrocitos al día. En la hemólisis, la supervivencia de los eritrocitos se ve reducida a unos pocos días. La producción medular puede aumentar hasta 8 veces la normal, de forma que puede haber hemólisis sin anemia hasta que la médula ya no es capaz de compensar la destrucción eritrocitaria precoz.

En los niños, a diferencia de los neonatos, las anemias hemolíticas inmaduras son poco frecuentes. La causa más frecuente de hemólisis en los niños son las anomalías *intrínsecas* de los eritrocitos:

- Trastornos de la membrana celular de los eritrocitos (p. ej., esferocitosis hereditaria).
- Trastornos enzimáticos de los eritrocitos (p. ej., deficiencia de glucosa-6-fosfato-deshidrogenasa).
- Hemoglobinopatías (hemoglobina anormal, p. ej., β-talasemia principal, enfermedad drepanocítica).

La hemólisis o la destrucción de los eritrocitos provoca:

- Anemia.
- Hiperplasia reticuloendotelial: hepatomegalia y esplenomegalia.
- Aumento de la bilirrubina no conjugada.
- Aumento del urobilinógeno urinario.

Las claves para el diagnóstico de la hemólisis son:

- Aumento del recuento de eritrocitos (en los frotis de sangre se denomina «policromasia», ya que los eritrocitos tienen un color lila característico).
- Bilirrubinemia no conjugada y aumento del urobilinógeno urinario.
- Aspecto anómalo de los eritrocitos en las extensiones sanguíneas (p. ej., esferocitos, forma de hoz o muy hipocrómicos) (fig. 22.6).
- Prueba de antiglobulina directa positiva (sólo si existe una causa inmunitaria, ya que esta prueba identifica los eritrocitos ligados a anticuerpos).
- Aumento de la eritropoyesis en la médula ósea.

Esferocitosis hereditaria (EH)

Afecta a 1 de cada 5.000 caucasianos. Generalmente se hereda de forma autosómica dominante, pero en el 25% de los casos no existen antecedentes familiares y la causa es una nueva mutación. Su origen es una mutación en los genes de una o más proteínas del esqueleto de la membrana eritrocitaria (principalmente espectrina, anquirina o banda 3), lo que hace que el eritrocito pierda parte de su membrana cada vez que pasa por el bazo. Esta reducción de su cociente superficie/volumen hace que la célula adquiera una forma esférica, lo que la hace menos deformable, por lo que se destruye en la microvasculatura del bazo.

Características clínicas

Esta enfermedad suele sospecharse por los antecedentes familiares positivos. Incluso dentro de la misma familia, las manifestaciones clínicas pueden ser muy variables, hasta el punto de poder ser completamente asintomática. Entre los hallazgos clínicos se incluye:

- Ictericia: suele aparecer durante la infancia, pero a veces es intermitente, aunque se puede desarrollar una ictericia hemolítica grave en los primeros días de vida.
- Anemia: suele presentarse una anemia leve (hemoglobina 9-11 g/dl) en la infancia, aunque la cifra de

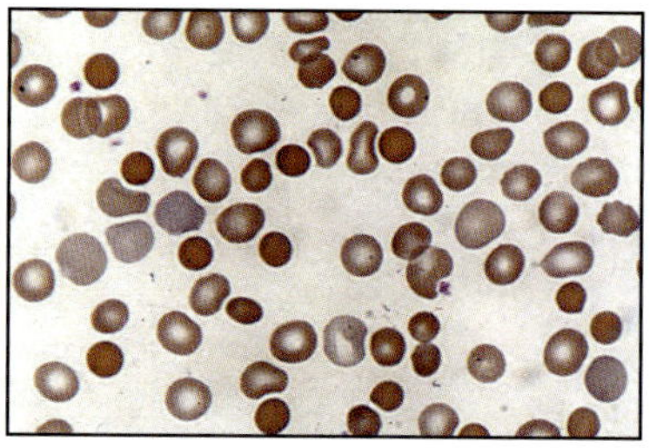
a)

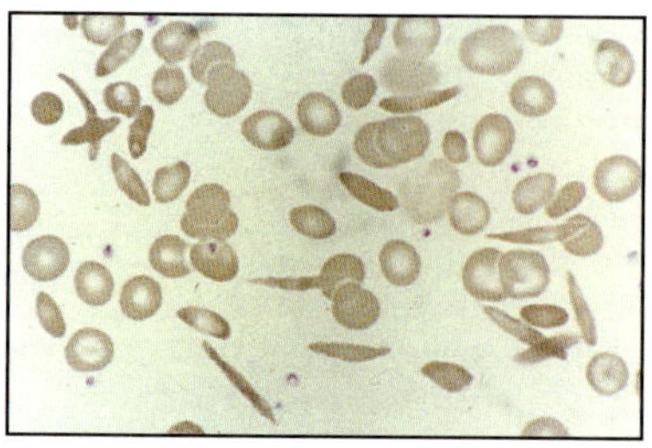
b)

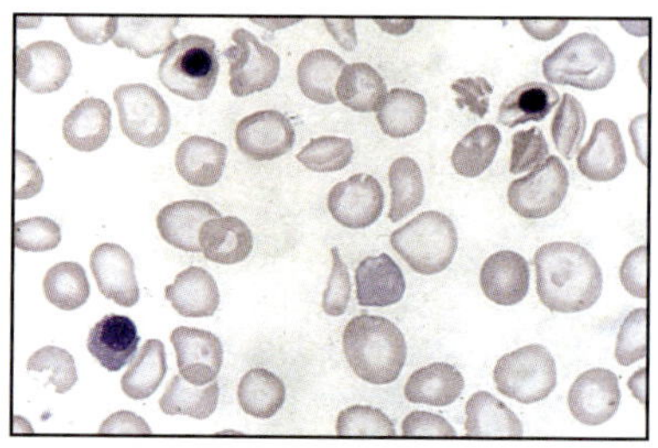
c)

Figura 22.6 Las anomalías de la forma de los eritrocitos ayudan a diagnosticar las anemias hemolíticas. **a)** Esferocitos en la esferocitosis hereditaria. **b)** Drepanocitos en la anemia drepanocítica. **c)** Células hipocrómicas en la talasemia.

hemoglobina puede bajar por las infecciones intercurrentes. Muchos niños tienen hemólisis «compensada» con una hemoglobina normal.
- Esplenomegalia leve o moderada: depende del ritmo de hemólisis, pero puede ser la forma de presentación en el primer año de vida.
- Crisis aplásica: infrecuente, se asocia con infección por parvovirus B19.
- Colelitiasis: secundaria al aumento de la excreción de bilirrubina.

Diagnóstico

El aspecto de los eritrocitos en la extensión de sangre periférica suele ser diagnóstico, pero existen pruebas más específicas (p. ej., fragilidad osmótica, pruebas de retención de colorantes), aunque rara vez son necesarias. La anemia hemolítica autoinmune también se asocia con la aparición de esferocitos y se debe excluir por la prueba de anticuerpos directa y por la ausencia de antecedentes familiares.

Tratamiento

La mayoría de los niños tienen una anemia hemolítica crónica leve, y el único tratamiento que requieren es la administración de ácido fólico para compensar el aumento de las demandas provocado por el incremento de la producción de eritrocitos. La esplenectomía aumenta la supervivencia eritrocitaria, pero sólo está indicada cuando existe retraso del crecimiento o si los síntomas de anemia son muy molestos (como cansancio muy intenso o pérdida de energía), y generalmente es preferible diferir este tratamiento hasta los 7 años de edad, dado el riesgo de sepsis tras la esplenectomía. Antes de la esplenectomía, hay que comprobar que todos los niños están vacunados frente a *Haemophilus influenzae* (Hib), meningitis C y *Streptococcus pneumoniae,* y se recomienda la administración diaria de penicilina preventiva durante toda la vida. Las crisis aplásicas causadas por infecciones por parvovirus B19 suelen requerir una o dos transfusiones de sangre en 3-4 semanas si no se producen eritrocitos. Si los cálculos biliares son sintomáticos, puede ser necesario realizar una colecistectomía.

Deficiencia de glucosa-6-fosfato deshidrogenasa (G6PD)

Más de 100 millones de personas en todo el mundo tienen deficiencia de glucosa-6-fosfato deshidrogenasa (G6PD), lo que la convierte en el déficit enzimático más frecuente. Su prevalencia es alta (10-20%) entre los individuos originarios de África central, el Mediterráneo, Oriente Medio y el Lejano Oriente. Se han descrito muchas mutaciones diferentes del gen, lo que explica las distintas características clínicas de las diferentes poblaciones.

La G6PD es una enzima limitante de la vía de las pentosas fosfato, y es esencial para prevenir las lesiones oxidativas de los eritrocitos. Los eritrocitos que carecen de G6PD son sensibles a la hemólisis inducida por la oxidación. El gen de la G6PD se localiza en el cromosoma X, de modo que la deficiencia afecta sobre todo a los varones. Las mujeres heterocigotas suelen ser clínicamente normales, ya que tienen alrededor de la mitad de la actividad normal de G6PD. Pueden afectarse si son homocigotas, o si por casualidad se han inactivado más cromosomas X normales que anómalos (lionización extrema: la hipótesis de Lion propone que en cada célula XX, uno de los cromosomas X se inactiva al azar). En las regiones mediterránea, de Oriente Medio y de Extremo Oriente, los varones afectados tienen una actividad enzimática muy baja o ausente en sus eritrocitos, mientras que los afrocaribeños tienen un 10-15% de la actividad enzimática normal. Los eritrocitos jóvenes pueden tener una actividad enzimática normal, mientras que los más viejos la tienen deficiente.

Manifestaciones clínicas

Los niños suelen presentar las siguientes características clínicas:

- *Ictericia neonatal.* El inicio se produce habitualmente en los primeros 3 días de vida. En todo el mundo, es la causa más frecuente de ictericia neonatal grave que requiere exanguinotransfusión.
- *Hemólisis aguda, inducida por:*
  - Infección, el factor desencadenante más común.
  - Ciertos fármacos (cuadro 22.2).
  - Ingestión de judías.
  - Exposición a bolas de naftalina.

La hemólisis intravascular se asocia con fiebre, malestar y orinas oscuras, que contienen hemoglobina y urobilinógeno. El nivel de hemoglobina disminuye rápidamente.

Diagnóstico

Entre los episodios, el hemograma es normal en casi todos los pacientes. El diagnóstico se realiza midiendo la actividad de la G6PD en los eritrocitos. Durante la crisis hemolítica, los niveles de G6PD pueden estar elevados de forma desconcertante, debido a la mayor concentración enzimática de los reticulocitos, presentes en mayor porcentaje como respuesta a la destrucción de los eritrocitos maduros. Por tanto, hay que repetir la prueba en estado basal para confirmar el diagnóstico.

Cuadro 22.2 Fármacos y sustancias químicas que pueden provocar hemólisis en niños con deficiencia de G6PD.

Antipalúdicos
Primaquina
Quinina
Cloroquina

Antibióticos
Sulfamidas
Quinolonas

Analgésicos
Aspirina (a altas dosis)

Sustancias químicas
Bolas de naftalina
Divicina (de las habas; también se denomina favismo)

Adaptado de: Mehta A, Mason P J, Vulliamy T J: Glucose-6-phosphate dehydrogenase deficiency. *Baillière's Best Practice & Research. Clínical Haematology* 2000;13:21-38.

Tratamiento

Los padres deben recibir asesoramiento respecto a qué signos deben alarmarlos en una hemólisis aguda (ictericia, palidez y orinas oscuras), y se les debe proporcionar una lista de medicamentos que deben evitar (v. cuadro 22.2). No suele ser necesario realizar transfusiones, incluso en los episodios agudos.

Hemoglobinopatías

Se trata de trastornos de los eritrocitos que producen anemia hemolítica debido a la ausencia o la disminución de la producción de HbA (α- y β-talasemias) o por la producción de Hb anormal (p. ej., enfermedad drepanocítica). Las α-talasemias están causadas por deleciones (mutaciones ocasionales) del gen de la α-globina. La β-talasemia y la enfermedad drepanocítica están causadas por mutaciones del gen de la β-globina. Las manifestaciones clínicas de las hemoglobinopatías que afectan a la cadena β no suelen aparecer hasta después de los 6 meses de edad, cuando la mayoría de la HbF presente en el momento del nacimiento se ha sustituido por HbA (figs. 22.7 y 22.8).

Enfermedad drepanocítica

Actualmente, es el trastorno genético más común en los niños en muchos países europeos, incluyendo el Reino Unido (RU) (prevalencia de 1 por cada 2.000 nacidos vivos). Enfermedad drepanocítica es el nombre colectivo que se da a las hemoglobinopatías en las que se hereda la HbS. La HbS se forma como resultado de una mutación puntual en el codón 6 del gen de la β-globina, que produce un cambio del aminoácido codificado, glutamina por valina. Esta enfermedad es más frecuente en pacientes cuyos padres son de color y originarios del África Tropical o del Caribe, aunque también se observa en Oriente Medio y, con poca prevalencia, en la mayoría del resto del mundo, excepto en el norte de Europa.

Existen tres formas principales de enfermedad drepanocítica:

- Anemia drepanocítica.
- Enfermedad SC.
- β-talasemia drepanocítica.

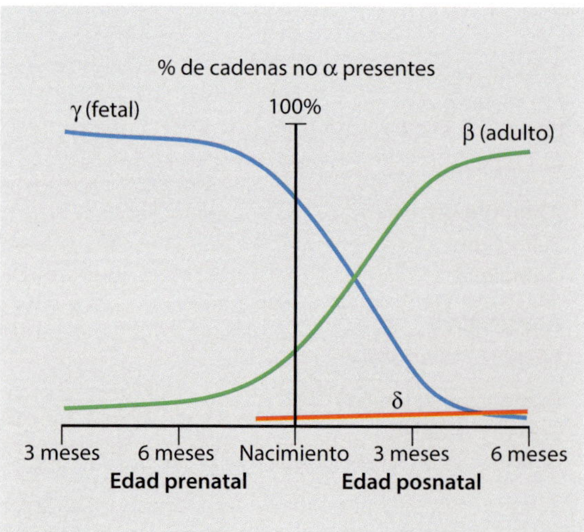

Figura 22.7 Evolución de las cadenas de hemoglobina desde el feto hasta la lactancia.

En:

- *Anemia drepanocítica (HbSS):* los pacientes son homocigotos para HbS, es decir, casi toda su Hb es HbS; *no* tienen HbA porque no tienen genes de β-globina normales.
- *Enfermedad SC (HbSC):* los niños afectados heredan HbS de uno de sus padres y HbC del otro (la HbC se forma debido a una mutación puntual diferente en la β-globina), por lo que *no* tienen HbA porque no tienen genes de β-globina normales.
- *β-talasemia drepanocítica:* los niños afectados heredan HbS de uno de sus padres y el rasgo β-talasemia del otro. No tienen genes de β-globina normales y la mayoría de los pacientes no pueden fabricar HbA, por lo que tienen síntomas parecidos a los de la anemia drepanocítica.
- *Rasgo drepanocítico:* los niños afectados heredan HbS de uno de sus padres y un gen de β-globina normal del otro, por lo que aproximadamente el 40% de la hemoglobina es HbS. No tienen la enfermedad drepanocítica, pero son portadores de HbS y pueden transmitirla a su descendencia. Son asintomáticos y sólo se identifican por los resultados de las pruebas sanguíneas.

Patogenia

La HbSS es una molécula de hemoglobina que se deforma (se hace insoluble) en estado desoxigenado. La HbS se polimeriza dentro de los eritrocitos formando cuerpos rígidos con forma tubuloespiral que deforman los eritrocitos en forma de hoz. Estos eritrocitos irreversiblemente falciformados tienen una vida media reducida y pueden verse atrapados en la microcirculación, lo que da lugar a la trombosis y, por último, a la isquemia de un órgano o de un hueso (fig. 22.9). Este fenómeno se ve exacerbado en situaciones de baja presión de oxígeno, deshidratación y frío.

Las manifestaciones clínicas de la drepanocitosis varían ampliamente entre los diferentes individuos. La gravedad de la enfermedad también depende de la coexistencia de otras hemoglobinopatías hereditarias; por ejemplo, la HbS/β-talasemia es una enfermedad grave, mientras que la HbS/β^+-talasemia es una enfermedad leve. Además, la gravedad de la enfermedad se reduce de forma significativa si el nivel de HbF es elevado (frecuente en las variantes árabes).

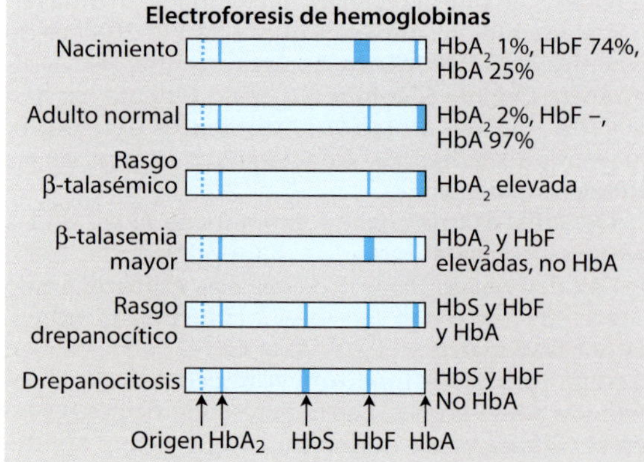

Figura 22.8 Tipos de hemoglobina presentes en la enfermedad drepanocítica.

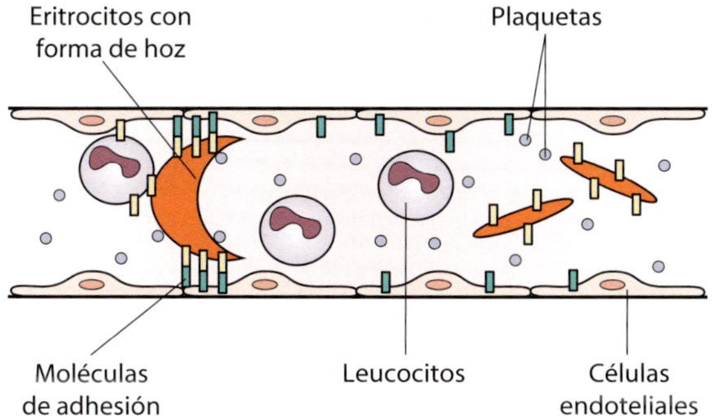

Figura 22.9 Patogenia de las crisis vasooclusivas dolorosas en la enfermedad drepanocítica. En la drepanocitosis, la HbS se polimeriza dentro de los eritrocitos y hace que se deformen y adopten forma de hoz. Durante las crisis drepanocíticas, estos eritrocitos expresan varias moléculas de adhesión, que hacen que se adhieran de forma anormal al endotelio vascular y obstruyan el flujo sanguíneo en la microcirculación. Los leucocitos y las plaquetas también suelen activarse durante las crisis drepanocíticas, contribuyendo a la obstrucción microvascular que produce isquemia en los órganos o los huesos. Este proceso se exacerba en situaciones de baja presión de oxígeno, deshidratación y frío.

Características clínicas

Se enumeran en la figura 22.10.

Tratamiento

Profilaxis. Para prevenir las infecciones neumocócicas, hay que administrar penicilina dos veces al día a todos los pacientes durante toda su infancia, y deben vacunarse contra neumococos. El niño debe ponerse todas las vacunas, incluyendo contra *Haemophilus influenzae* tipo b. Hay que administrar ácido fólico por vía oral a todos los pacientes una vez al día, porque la anemia hemolítica crónica aumenta sus demandas. Las crisis vasooclusivas deben reducirse al mínimo evitando la exposición al frío, la deshidratación, el ejercicio excesivo, las situaciones de estrés y la hipoxia. Esto implica tomar medidas siguiendo el sentido común: abrigar bien al niño, darle agua (especialmente antes del ejercicio) y tener mucho cuidado para que el niño se mantenga caliente después de nadar o cuando juega fuera de casa en invierno.

Tratamiento de las crisis agudas. Las crisis dolorosas deben tratarse con analgésicos orales o intravenosos, según las necesidades (pueden ser necesarios los opiáceos) y una hidratación adecuada (oral o intravenosa, según las necesidades); las infecciones deben tratarse con antibióticos; hay que administrar oxígeno si disminuye su saturación. La exanguinotransfusión está indicada para el síndrome torácico agudo, los accidentes cerebrovasculares y el priapismo.

Tratamiento de los problemas crónicos. La hidroxiurea, un fármaco que aumenta la producción de HbF y ofrece una protección frente a las crisis posteriores, puede ser beneficiosa para los niños con ingresos hospitalarios recurrentes debido a crisis vasooclusivas dolorosas o síndrome torácico agudo (v. presentación de un caso 22.2). Es necesario controlar los posibles efectos secundarios. En los niños con afectación más grave (1-5%) por accidentes cardiovasculares o que no responden a la hidroxiurea, puede realizarse un trasplante de médula ósea. Es la única cura para la anemia drepanocítica, pero sólo puede realizarse con seguridad si el niño tiene un hermano HLA-idéntico que pueda donar médula ósea. La proporción de éxito es del 90%, pero existe un riesgo del 5% de que se produzcan complicaciones mortales debido al trasplante.

Pronóstico

La enfermedad drepanocítica es una causa de muerte prematura debido a una o más de estas complicaciones graves; alrededor del 50% de los pacientes con la forma más grave de la enfermedad mueren antes de cumplir los 40 años. Sin embargo, durante la infancia la mortalidad es de alrededor del 3%, y generalmente se debe a infección bacteriana.

Diagnóstico prenatal y cribado

En muchos países con alta incidencia de hemoglobinopatías, incluyendo el RU, se realizan pruebas de detección neonatales bioquímicas (test de Guthrie). El diagnóstico precoz de la enfermedad drepanocítica permite iniciar la profilaxis con penicilina al principio de la lactancia, en vez de esperar a la presentación clínica, posiblemente causada por una infección grave. El diagnóstico prenatal puede realizarse tomando muestras de las vellosidades coriónicas al final del primer trimestre, si los padres eligen esta opción para impedir el nacimiento de un niño afectado.

Rasgo drepanocítico (AS)

El rasgo drepanocítico cursa de forma asintomática, por lo que sólo raras veces provoca alguna complicación, si exceptuamos las situaciones de hipoxia. La anestesia general no supone ningún riesgo para estos pacientes, siempre y cuando estén identificados y se eviten las situaciones de hipoxia.

Enfermedad SC

Los niños con SC suelen tener una cifra de hemoglobina casi normal y menos crisis dolorosas que los pacientes con drepanocitosis, aunque pueden desarrollar retinopatía proliferativa en la adolescencia. Por tanto, hay que revisar sus ojos periódicamente.

β-talasemias

Las β-talasemias son más frecuentes en las poblaciones del subcontinente indio, el Mediterráneo y Oriente Medio (fig. 22.14). En el RU, la talasemia se observa sobre todo en los niños cuyos padres son del subcontinente indio; antiguamente, también afectaba a los niños de origen grecochipriota, pero ahora es poco frecuente debido al asesoramiento continuo de esta comunidad.

Al producirse una deficiencia de cadenas β, la síntesis de cadenas γ continúa más allá del período neonatal, lo que aumenta la proporción de HbF, así como la producción de cadenas δ, lo que aumenta la cantidad de HbA_2. Esto da lugar a la precipitación de las cadenas de globina dentro de la membrana celular de los eritrocitos, produciéndose la muerte celular dentro de la médula ósea (eritropoyesis ineficaz) y la eli-

Manifestaciones clínicas de la drepanocitosis

Anemia → Todos tienen anemia moderada (habitualmente Hb 6-8 g/dl) con ictericia clínicamente detectable, secundaria a la hemólisis crónica.

Infecciones → Aumento notable de la susceptibilidad a las infecciones por microorganismos encapsulados, como neumococo y *Haemophilus influenzae*. También existe un elevado riesgo de osteomielitis causada por *Salmonella* y otros microorganismos. Esta susceptibilidad a las infecciones está causada por el **hipoesplenismo** secundario a drepanocitosis y **microinfartos** esplénicos durante la lactancia. El riesgo de sepsis grave es más frecuente en las fases precoces de la infancia.

Crisis dolorosas → **Crisis vasooclusivas** que provocan dolor y que pueden afectar a todos los órganos del cuerpo con diferente frecuencia y gravedad. Una forma de presentación habitual en la lactancia tardía es el síndrome mano-pie, en el que se produce dactilitis con hinchazón y dolor en los dedos y los pies (fig. 22.11).
Los huesos de las extremidades y de la columna son otras localizaciones habituales, mientras que los infartos cerebrales y pulmonares son menos frecuentes, aunque más graves.
La forma de presentación del infarto cerebral más habitual es un accidente cerebrovascular agudo (fig. 22.12), con hemiparesia debido a obstrucción de las arterias medianas o grandes, al contrario de la oclusión de los pequeños vasos que se produce en otras partes del cuerpo. También se puede producir necrosis avascular de las cabezas femorales.
El frío, la deshidratación, el ejercicio excesivo o el estrés, la hipoxia o la infección pueden desencadenar una crisis vasooclusiva aguda.

Anemia aguda → Caída súbita de la Hb debido a:
Crisis hemolíticas: asociada a infección.
Crisis aplásicas: la hemoglobina puede descender rápidamente. La infección por parvovirus produce un cese completo, aunque temporal, de la producción de eritrocitos.
Crisis de secuestro: la acumulación de drepanocitos en el bazo produce agrandamiento súbito del bazo, dolor abdominal y shock circulatorio.

Priapismo → Requiere tratamiento precoz con exanguinotransfusiones, ya que puede evolucionar a fibrosis de los cuerpos cavernosos, con la consiguiente impotencia.

Esplenomegalia → Frecuente en los niños pequeños, aunque cada vez más infrecuente conforme el niño crece.

Problemas a largo plazo →
Estatura corta y retraso puberal.
Problemas cognitivos: aunque 1 de cada 10 niños con enfermedad drepanocítica tienen un accidente cerebrovascular, el doble desarrollan trastornos neurológicos más sutiles, que suelen manifestarse por falta de concentración y bajo rendimiento escolar.
Hipertrofia de adenoides, que provoca un síndrome de apnea del sueño, con la consiguiente hipoxemia nocturna, capaz de inducir una crisis vasooclusiva.
Crecimiento cardíaco secundario a la anemia crónica.
Insuficiencia cardíaca, si no se corrige la anemia.
Alteraciones renales: puede producirse una enuresis por trastornos de la concentración de la orina.
Colelitiasis: debido a la excesiva producción de bilirrubina.
Úlceras en las piernas: poco frecuentes en los niños.
Problemas psicosociales: dificultades educativas y conductuales exacerbadas por la falta de asistencia al colegio.

Figura 22.10 Manifestaciones clínicas de la drepanocitosis.

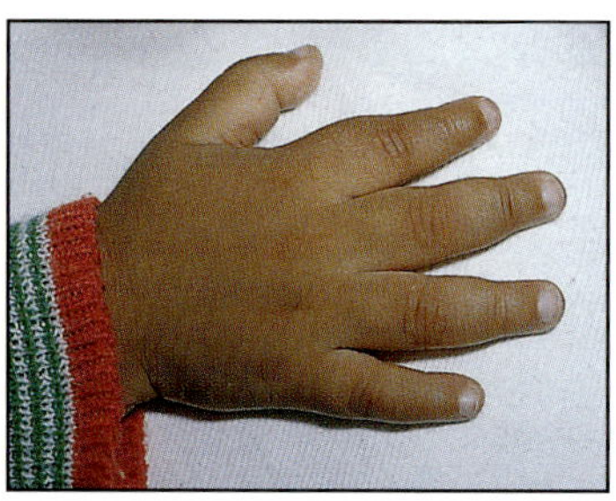

Figura 22.11 Dactilitis debido a enfermedad drepanocítica.

minación prematura de eritrocitos circulantes por el bazo. La gravedad de la β-talasemia depende de la cantidad de HbA y HbF:

- *β-talasemia mayor:* no puede producirse HbA (α2β2) debido a una anomalía del gen de la β-globina. Es la forma más grave.
- *β-talasemia intermedia:* las mutaciones de la β-globina permiten que se produzca una pequeña cantidad de HbA y/o una gran cantidad de HbF. Más leve, variable.

- *Rasgo β-talasémico:* un gen de la β-globina normal y otro anormal. Portador asintomático.

β-Talasemia mayor

Herencia autosómica recesiva de mutaciones en los dos genes de la β-globina (uno de cada padre).

Hallazgos clínicos (fig. 22.15)
Comprenden:

- Anemia e ictericia graves a partir de los 6 meses de edad.
- Retraso del crecimiento y desarrollo.
- Hematopoyesis extramedular, que produce expansión de la médula ósea, con la consiguiente facies característica producida por el sobrecrecimiento maxilar y el cráneo prominente. También se observa hepatoesplenomegalia significativa (no se observa en los niños tras la transfusión adecuada).

Tratamiento

Sin transfusiones regulares, la enfermedad es invariablemente mortal, por lo que todos los pacientes deben recibir una transfusión de eritrocitos una vez al mes durante toda su vida. El objetivo consiste en mantener la concentración de hemoglobina por encima de 10 g/dl para evitar el retraso del crecimiento y prevenir las deformidades óseas. La politransfusión produce una sobrecarga férrica crónica, que causa insuficiencia cardíaca, cirrosis hepática, diabetes, infertilidad y fracaso del crecimiento. Para minimizar el riesgo, a los 2-3 años de edad se empieza la administración nocturna y regular de quelantes, como la deferroxamina subcutánea. Los pacientes que siguen correctamente las transfusiones y el tratamiento que-

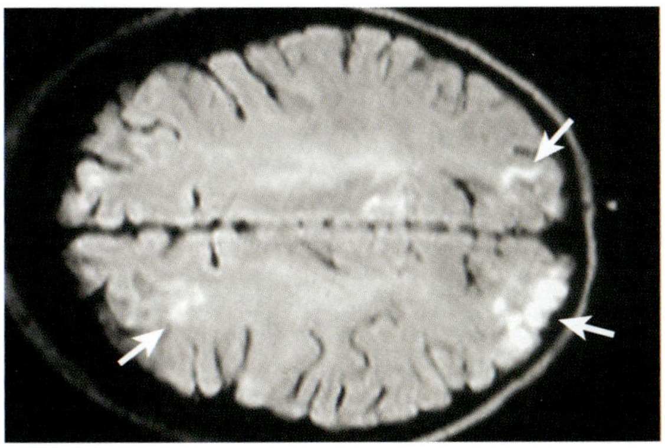

Figura 22.12 RM del cerebro en la que se observan infartos cerebrales múltiples debido a enfermedad drepanocítica.

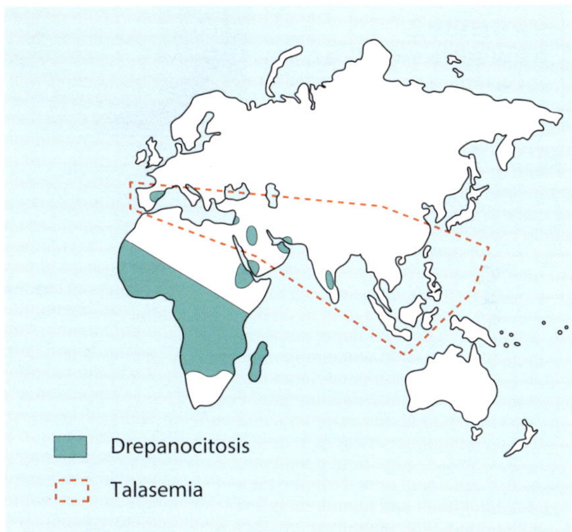

Figura 22.14 Origen étnico de la mayoría de las familias con enfermedad drepanocítica y talasemia.

Presentación de un caso
22.2 Síndrome torácico agudo en la drepanocitosis

Princess, una niña de 9 años homocigota para el gen de la drepanocitosis se presenta con dolor torácico creciente de 6 horas de evolución y una tos improductiva. En la exploración se aprecian fiebre de 39,7 °C, trabajo respiratorio, taquipnea e hipoventilación en ambas bases pulmonares.

Pruebas complementarias

- Hemoglobina 6 g/dl, recuento leucocitario 14×10^9/l, plaquetas 350×10^9/l.
- Radiografía de tórax: ver figura 22.13.
- Saturación de oxígeno: 89% respirando aire ambiente.
- PO_2 arterial: 9,3 kPa (70 mmHg) respirando por una mascarilla de oxígeno.
- Se toman muestras para hemocultivos y serologías víricas.

Se estableció un diagnóstico de síndrome torácico agudo drepanocítico, una complicación potencialmente mortal. Se administró oxígeno por medio de PPCVA (presión positiva continua por la vía aérea), se realizó una exanguinotransfusión y se inició tratamiento con antibióticos de amplio espectro. La niña respondió bien al tratamiento.

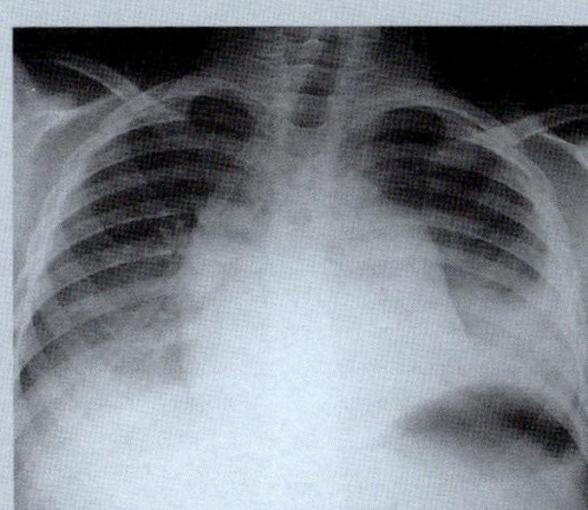

Figura 22.13 Radiografía de tórax de un síndrome torácico agudo drepanocítico, que muestra una consolidación basal bilateral. (Cortesía del Dr. Parviz Habibi.)

Características clínicas y complicaciones de la β-talasemia mayor

Palidez

Ictericia

Cráneo prominente
Sobrecrecimiento maxilar

Esplenomegalia

Necesidad de transfusiones repetidas
Las complicaciones se muestran en el cuadro 22.3

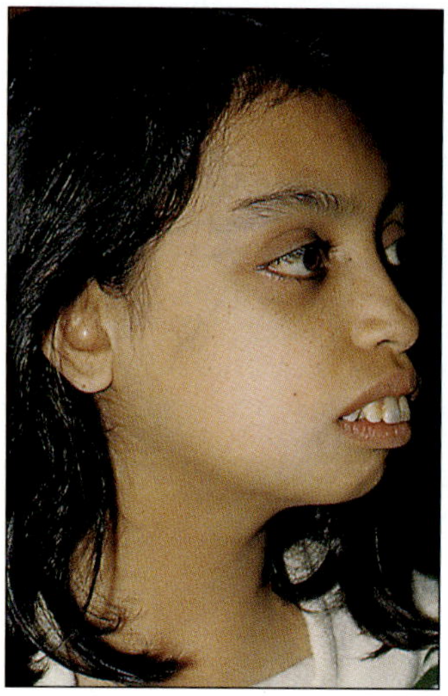

Figura 22.15 Facies de la β-talasemia. Sobrecrecimiento maxilar y prominencia craneal en una niña que no ha recibido las transfusiones adecuadas.

Cuadro 22.3 Complicaciones de las transfusiones múltiples a largo plazo en los niños

Depósito del hierro: lo más importante (en todos los pacientes)
Corazón: miocardiopatía
Hígado: cirrosis
Páncreas: diabetes
Hipófisis: retraso del crecimiento y de la maduración sexual
Piel: hiperpigmentación

Formación de anticuerpos (10% de los niños)
La presencia de aloanticuerpos en los pacientes hace muy difícil encontrar sangre compatible

Infecciones: actualmente infrecuente (<10% de los niños)
Hepatitis A, B y C
VIH
Paludismo
Priones (p. ej., una nueva variedad de la ECJ)

Accesos venosos (es un problema frecuente)
Suele ser traumático para los niños pequeños
A veces es necesario utilizar dispositivos para el acceso venoso central (p. ej., Portacath), que predisponen a las infecciones

lante, tienen un 90% de probabilidades de vivir hasta los 40 años o más. Sin embargo, la adherencia suele ser problemática, y la tasa de mortalidad es alta al principio de la edad adulta debido a la sobrecarga de hierro entre los que no siguen este régimen de tratamiento. Las complicaciones de las transfusiones múltiples se muestran en el cuadro 22.3. Un tratamiento alternativo para la β-talasemia mayor es el trasplante de médula ósea, que actualmente es la única cura. Generalmente, se limita a los niños con un hermano HLA-idéntico, y la probabilidad de éxito es del 90% (es decir, curación a largo plazo con independencia de las transfusiones), pero la mortalidad relacionada con el trasplante es del 5%.

Diagnóstico prenatal

Si ambos padres son heterocigotos para la β-talasemia, el riesgo de tener un hijo afectado es del 25%. Debe ofrecerse la posibilidad del diagnóstico prenatal de la β-talasemia (análisis del ADN de las vellosidades coriónicas) junto con el consejo genético para ayudar a los padres a tomar decisiones informadas sobre si continuar o no con el embarazo.

Rasgo β-talasémico

Habitualmente, los homocigotos son asintomáticos. Los eritrocitos suelen ser hipocrómicos y microcíticos. La anemia es leve o inexistente, con una reducción desproporcionada del HCM (18-22 fmol/cel) y el VCM (60-70 fmol/cel). Además, el recuento eritrocitario suele estar aumentado (>5,5 × 10^{12}/l). La característica diagnóstica más importante se observa en la electroforesis de las hemoglobinas y es la elevación de la HbA_2 (y en la mitad de los casos también se produce una elevación leve, de un 1-3%, de la HbF). El rasgo β-talasémico puede confundirse con una ferropenia leve, lo que puede dar lugar a un tratamiento con hierro innecesario.

α-talasemias

Las personas sanas tienen cuatro genes de la α-globina. Las manifestaciones de los síndromes α-talasémicos dependen del número de genes de la α-globina funcionales.

La α-talasemia más grave, la *α-talasemia mayor,* (también conocida como hidropesía fetal por Hb Barts), está causada por deleción de los cuatro genes de la α-globina, por lo que no puede producirse HbA (α2β2). Es más frecuente en familias originarias del sudeste asiático, y se presenta en el segundo trimestre con hidropesía fetal (edema y ascitis) debido a anemia fetal, que siempre produce mortalidad fetal intraútero o unas horas después del parto. Los únicos supervivientes a largo plazo de la α-talasemia mayor son los que han recibido transfusiones intrauterinas una vez al mes hasta el momento del parto y después transfusiones una vez al mes durante toda su vida. El diagnóstico se realiza mediante electroforesis de la Hb o mediante HPLC (cromatografía líquida de alta eficacia) de la Hb, que muestra sólo la Hb Barts.

Cuando sólo existe deleción de tres de los genes de la α-globina, *(enfermedad HbH)*, los niños afectados tienen anemia leve o moderada, pero algunos pacientes dependen de las transfusiones.

La deleción de 1 o 2 genes de la α-globina (que se conoce como rasgo α-talasémico) suele ser asintomática, y la anemia es leve o inexistente. Los eritrocitos pueden ser hipocrómicos y microcíticos, lo que puede causar confusión con la ferropenia.

Anemia en el recién nacido

1. Disminución de la producción de eritrocitos

En los recién nacidos, existen dos causas principales, pero raras, y ambas producen aplasia eritrocitaria:

- Infección congénita por parvovirus B19.
- Aplasia eritrocitaria congénita (anemia de Diamond-Blackfan).

En esta situación, la concentración de Hb es baja y los eritrocitos parecen normales. La clave para el diagnóstico es que el recuento de reticulocitos es bajo y la bilirrubina es normal.

2. Aumento de la destrucción de eritrocitos (anemia hemolítica)

Se produce debido a la presencia de anticuerpos que destruyen los eritrocitos (es decir, una causa extrínseca) o por anomalías intrínsecas de la superficie o el contenido intracelular de los eritrocitos. En los neonatos, las causas principales de anemia hemolítica son:

- Causas inmunitarias (p. ej., anemia hemolítica del recién nacido).
- Trastornos de la membrana celular de los eritrocitos (p. ej., esferocitosis hereditaria).
- Trastornos enzimáticos de los eritrocitos (p. ej., deficiencia de glucosa-6-fosfato deshidrogenasa).
- Anomalías de la hemoglobina (p. ej., α-talasemia mayor).

Las claves para el diagnóstico de la anemia hemolítica son el aumento del recuento de reticulocitos (debido al aumento de la producción de eritrocitos para compensar la anemia) y el aumento de la bilirrubina conjugada (debido al aumento de la destrucción de los eritrocitos con liberación de pigmentos biliares en el plasma).

La enfermedad hemolítica del recién nacido (anemia hemolítica inmunitaria del recién nacido) se debe a los anticuerpos contra los antígenos de los grupos sanguíneos. Los más importantes son: anti-D (un antígeno «Rhesus»), anti-A o anti-B (antígenos del grupo sanguíneo ABO) y anti-Kell. La madre siempre es negativa para el antígeno relevante (p. ej., rhesus D-negativa) y el bebé siempre es positivo; por tanto, la madre fabrica anticuerpos contra el grupo sanguíneo del bebé, que atraviesan la placenta y llegan a la circulación del bebé, produciendo anemia hemolítica fetal o neonatal. La clave para el diagnóstico de este tipo de anemia hemolítica es una prueba anti-globulina directa positiva (prueba de Coombs). Esta prueba sólo es positiva en la anemia mediada por anticuerpos, y es negativa en los demás tipos de anemia hemolítica. Estos trastornos se analizan con más detalle en el capítulo 10.

Las causas más comunes de anemia hemolítica no inmunitaria en los neonatos son: deficiencia de G6PD (glucosa-6-fosfato deshidrogenasa) y esferocitosis hereditaria. Las hemoglobinopatías, excepto la α-talasemia, no suelen presentarse con signos clínicos en el período neonatal, pero se detectan mediante las pruebas de cribado bioquímicas neonatales (test de Guthrie).

3. Hemorragia

Las causas principales son:

- Hemorragia fetomaterna (hemorragia oculta en la madre).
- Transfusión intergemelar (hemorragia de un gemelo al otro).
- Hemorragia en el período periparto (p. ej., desprendimiento de placenta).

La clave principal para el diagnóstico es la anemia grave con aumento del recuento de reticulocitos y bilirrubina normal.

4. Anemia de la prematuridad

Las causas principales son:

- Producción inadecuada de eritropoyetina.
- Disminución de la vida media de los eritrocitos.
- Toma de muestras de sangre frecuente durante la estancia en el hospital.
- Deficiencia de hierro y ácido fólico (después de 2-3 meses).

Síndromes de insuficiencia de la médula ósea

La insuficiencia de la médula ósea (también conocida como anemia aplásica) es un trastorno raro que se caracteriza por la disminución o ausencia de las tres series principales de la médula ósea, lo que da lugar a pancitopenia de la sangre periférica. Puede ser hereditaria o adquirida. Los casos adquiridos pueden deberse a virus (especialmente virus de la hepatitis), fármacos (como sulfonamidas, quimioterapéuticos) o toxinas (como benceno, pegamentos); sin embargo, muchos casos se denominan «idiopáticos», porque no puede identificarse la causa específica.

Este trastorno puede ser parcial o total, pudiendo debutar como un defecto en una serie aislada, que después progresa hasta implicar a las tres series.

Se presenta clínicamente como:

- Anemia, debido a la disminución del número de eritrocitos.
- Infecciones por la reducción del recuento leucocitario (especialmente de neutrófilos).
- Hematomas y hemorragias por la trombocitopenia.

Anemia aplásica hereditaria

Todos estos trastornos son raros.

Resumen

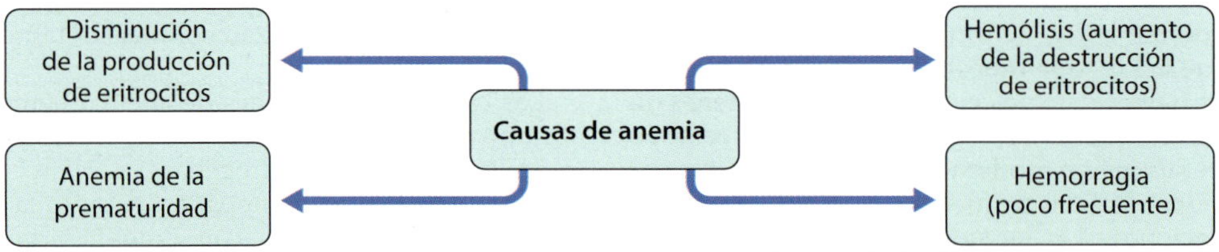

Disminución de la producción de eritrocitos

Anemia ferropénica

- Frecuente en los lactantes y los niños pequeños, especialmente si son originarios del subcontinente indio.
- Suele ser de origen dietético.
- Se produce debido a los requerimientos altos de hierro (1 mg/kg/día) para el crecimiento y los almacenes orgánicos.
- Se produce en los lactantes si a los 4-6 meses no se ha introducido una dieta mixta que incluya alimentos ricos en hierro.
- Se diagnostica porque se trata de una anemia hipocrómica microcítica y por la concentración sérica de ferritina baja.
- El tratamiento se basa en las recomendaciones dietéticas y en la administración oral de hierro durante al menos 3 meses.

Aplasia eritrocitaria

- Aplasia eritrocitaria congénita («anemia de Diamond-Blackfan»).
- Eritroblastopenia transitoria infantil (ETI).
- Infección por parvovirus B19

Hemólisis (aumento de la destrucción de eritrocitos)

Esferocitosis hereditaria

- Se hereda de forma autosómica dominante, aunque en el 25% de los casos no hay antecedentes familiares.
- Puede causar ictericia temprana y grave en los recién nacidos.
- Suele ser asintomática, pero puede causar anemia, ictericia, esplenomegalia, crisis aplásicas y cálculos biliares.
- Generalmente puede diagnosticarse en las extensiones de sangre.
- El tratamiento consiste en la administración de ácido fólico, y esplenectomía si es sintomática.

β-talasemia mayor

- La mutación del gen de la β-globina causa incapacidad para producir Hb adulta (α2β2)
- Características clínicas: anemia grave, fracaso del desarrollo y del crecimiento y hepatoesplenomegalia.
- Este trastorno es mortal si no se realizan transfusiones de sangre de forma regular, pero éstas conllevan el riesgo de sobrecarga de hierro.
- También debe administrarse un quelante del hierro, como desferrioxamina, para minimizar la sobrecarga de hierro.

Rasgo β-talasémico

- Puede causar confusión diagnóstica con la deficiencia leve de hierro.

α-talasemia

- Deleción de los 4 genes de la α-globina; la α-talasemia mayor es mortal *in utero* (HB Barts).

Isoinmunitaria

- Enfermedad hemolítica del recién nacido.

Anemia hemolítica autoinmunitaria.

Deficiencia de G6PD

- Afecta a alrededor de 100 millones de personas en todo el mundo, generalmente de etnias mediterráneas, de Oriente Medio, Lejano Oriente y África Central.
- Es un trastorno ligado a X, por lo que predomina en los varones, aunque también puede afectar a las mujeres.
- Puede presentarse con ictericia neonatal.
- Causa hemólisis aguda desencadenada por infecciones, determinados fármacos, consumo de habas (favismo) y contacto con bolas de naftalina.
- Debe darse a los padres una lista de los fármacos, sustancias químicas y alimentos que deben evitar.

Enfermedad drepanocítica

- Afecta a familias originarias del África tropical y el Caribe.
- Autosómica recesiva.
- La drepanocitosis produce isquemia en un órgano o un hueso.
- Características clínicas principales: anemia, infección, crisis dolorosas, crisis aplásicas y de secuestro, esplenomegalia en algunos niños pequeños, fracaso del crecimiento, cálculos biliares, problemas de la conducta y el aprendizaje.
- Las complicaciones clínicas más graves son las infecciones bacterianas, el síndrome torácico agudo, los accidentes cerebrovasculares y el priapismo.
- Tratamiento: penicilina profiláctica y vacunación.

Para tratar las crisis: analgesia, hidratación, antibióticos, exanguinotransfusión o transfusión de sangre cuando esté indicado.

Enfermedad crónica: hidroxiurea o en ocasiones, trasplante de médula ósea.

Anemia de Fanconi

La anemia de Fanconi es el tipo más frecuente de anemia aplásica hereditaria. Es una enfermedad autosómica recesiva. La mayoría de los niños tienen anomalías congénitas, como baja estatura, anomalías en los radios y los pulgares, malformaciones renales, microftalmia y lesiones cutáneas pigmentadas. En los niños puede presentarse con una o más de estas anomalías o con signos de fracaso de la médula ósea, que generalmente no son evidentes hasta los 5-6 años de edad. Los recién nacidos con este trastorno casi siempre tienen un recuento sanguíneo normal, pero puede diagnosticarse demostrando el aumento de la rotura cromosómica en los linfocitos periféricos. Esta prueba puede utilizarse para identificar a los miembros afectados de la familia o para el diagnóstico prenatal. Los niños afectados tienen un riesgo alto de mortalidad debido a insuficiencia de la médula ósea o porque puede transformarse en leucemia aguda. El tratamiento recomendado consiste en el trasplante de la médula ósea utilizando médula de un donante sano, que puede ser un hermano, o médula compatible de un donante no emparentado.

Síndrome de Schwachman-Diamond

Este raro trastorno autosómico recesivo se caracteriza por insuficiencia de la médula ósea junto con signos de insuficiencia exocrina del páncreas y alteraciones esqueléticas. La mayoría de los casos están causados por mutaciones del gen SBDS, que pueden utilizarse para identificar los casos poco habituales o para el diagnóstico prenatal. El problema hematológico más común es la neutropenia aislada o la pancitopenia leve. Como en la anemia de Fanconi, existe un riesgo alto de que se transforme en leucemia aguda.

Coagulopatías

Hemostasia normal

La hemostasia se describe como el proceso normal de coagulación de la sangre. Se realiza a través de una serie de interacciones complejas, muy controladas, en las que participan factores celulares y plasmáticos.

Tiene cinco componentes principales:

- *Vasos sanguíneos:* inician y limitan la coagulación. El endotelio vascular intacto secreta prostaglandina I_2 y óxido nítrico (que favorecen la vasodilatación e inhiben la agregación plaquetaria). Cuando el endotelio no está intacto, libera el factor tisular y procoagulantes (p. ej., colágeno y el factor de von Willebrand), y existen inhibidores de la coagulación en la superficie endotelial (trombomodulina, antitrombina y proteína S) para regular la coagulación.
- *Plaquetas:* son fundamentales para la hemostasia, ya que se agregan en los sitios donde los vasos están dañados para formar el tapón hemostático primario, que después se estabiliza con fibrina.
- *Factores de la coagulación:* se producen de forma inactiva (principalmente en el hígado) y se activan cuando empieza la coagulación (generalmente por el factor tisular que liberan los vasos dañados).
- *Inhibidores de la coagulación:* se encuentran tanto circulantes en el plasma como ligados al endotelio, y son necesarios para impedir que la coagulación se extienda por todo el organismo una vez que se ha iniciado.
- *Fibrinólisis:* este proceso limita la deposición de fibrina en el sitio de la lesión debido a la actividad de la enzima clave plasmina.

El punto final de la cascada de la coagulación es la producción de trombina. En la figura 22.16a y b se muestra un modelo simplificado. Las dos rutas principales de la producción de trombina se identificaron hace muchos años (las rutas intrínseca y extrínseca), pero todavía se están descubriendo componentes importantes de ellas. En los últimos años se ha descubierto la función fundamental del factor tisular (FT) en la hemostasia, y ahora se cree que la ruta extrínseca es la principal responsable de iniciar tanto la hemostasia normal como las enfermedades trombóticas.

Diagnóstico

Los defectos de los factores de la coagulación, del número o la actividad de las plaquetas o de la ruta fibri-

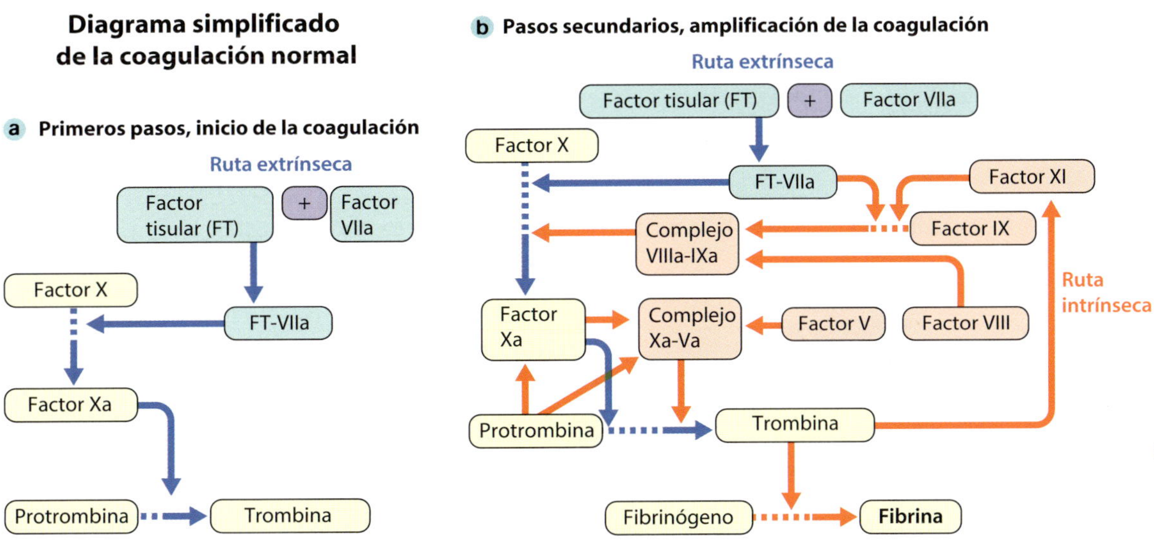

Figura 22.16 Representación esquemática de la cascada de la coagulación. **a)** Primeros pasos (se muestran en *azul*). **b)** Pasos secundarios (se muestran en *naranja*).

nolítica se asocian a un aumento del riesgo de hemorragia. Y, al contrario, los defectos de los inhibidores de la coagulación (p. ej., proteína C) que se producen normalmente, o de la pared vascular (p. ej., lesiones producidas por catéteres vasculares), se asocian a trombosis. En algunos casos, pueden producirse a la vez anomalías pro y anticoagulantes, como se observa en la coagulación intravascular diseminada (CID).

La evaluación diagnóstica de un lactante o un niño con una posible coagulopatía incluye:

- Identificar las características de la presentación clínica que indican el diagnóstico subyacente y realizar pruebas complementarias, como se indica en el cuadro 22.4.
- Pruebas de detección de laboratorio iniciales para determinar el diagnóstico más probable (tabla 22.2).
- Pruebas especiales para diferenciar una deficiencia o excluir un trastorno importante que no se aprecia en las pruebas complementarias iniciales, por ejemplo enfermedad de von Willebrand leve, deficiencia del factor XIII y trastornos de la función plaquetaria.

Las pruebas de detección iniciales más útiles son:

- Hemograma completo y extensión de sangre.
- Tiempo de protrombina (TP): mide la actividad de los factores II, V, VII y X.
- Tiempo de tromboplastina parcial activada (TTPA): mide la actividad de los factores II, V, VIII, IX, X, XI y XII.
- Si el TP o el TTPA son prolongados, se realiza una mezcla al 50% con plasma normal para diferenciar entre una posible deficiencia de un factor o la presencia de un inhibidor.
- Tiempo de trombina: prueba de la deficiencia o la disfunción del fibrinógeno.
- Prueba cuantitativa de fibrinógeno.
- Dímeros D.
- Perfil bioquímico, incluyendo pruebas de la función renal y hepática.

El «tiempo de hemorragia» ya no se utiliza para investigar los trastornos plaquetarios porque no es fiable. Se ha sustituido por las pruebas *in vitro* de la función plaquetaria sobre un analizador, que pueden realizarse con una muestra de sangre periférica.

En los recién nacidos, las concentraciones de todos los factores de la coagulación, excepto el factor VIII (FVIII) y el fibrinógeno, son inferiores en los lactantes nacidos a término; los lactantes pretérmino tienen valores incluso más bajos. Por tanto, los resultados deben compararse con los valores normales de los lactantes de una edad gestacional y posnatal parecida. Debido a esto, y a que suele ser difícil obtener muestras de sangre de buena calidad en los neonatos, a veces es necesario excluir una deficiencia hereditaria de un factor de la coagulación haciendo pruebas de coagulación a ambos padres.

Cuadro 22.4 Características clínicas útiles para estudiar las coagulopatías

Edad de inicio

Neonato: hemofilias con hemorragia intracraneal o hemorragia después de la circuncisión

Niños pequeños: hemorragias cuando empiezan a andar

Adolescentes: enfermedad de von Willebrand con la menorragia

Antecedentes familiares

Es necesario conocer el árbol genealógico detallado

Sexo de los pacientes afectados (si todos son varones, indica hemofilia)

Antecedentes de hemorragias

Intervenciones quirúrgicas y extracciones dentales previas: si no hubo complicaciones, indica que la tendencia hemorrágica es adquirida y no hereditaria

Presencia de trastornos sistémicos

Antecedentes de administración de fármacos

Patrón inusual o antecedentes inconsistentes: considerar una lesión no accidental

Localización y tipo de hemorragia

Hemorragia por las mucosas y por la piel: característica de los trastornos plaquetarios y de la enfermedad de von Willebrand

Hemorragia en las articulaciones y los músculos: característica de la hemofilia

Cicatrización y hematomas que aparecen con retraso: sugieren trastornos del tejido conjuntivo, como síndrome de Marfan, osteogénesis imperfecta o deficiencia de factor XIII

Tabla 22.2 Resultados de las pruebas en la hemofilia A y en la enfermedad de von Willebrand

	Hemofilia A	Enfermedad de von Willebrand
TP	Normal	Normal
TTPA	↑↑	↑ o normal
Factor VIII:C	↓↓	↓ o normal
Ag FvW	Normal	↓
RiCoF (actividad)	Normal	↓
Agregación plaquetaria inducida por ristocetina	Normal	Anormal
Multímeros FvW	Normal	Variable

TP: tiempo de protrombina; TTPA: tiempo de tromboplastina parcial activada; FvW: factor von Willebrand; RiCoF: cofactor de ristocetina, (mide la actividad de la EvW).

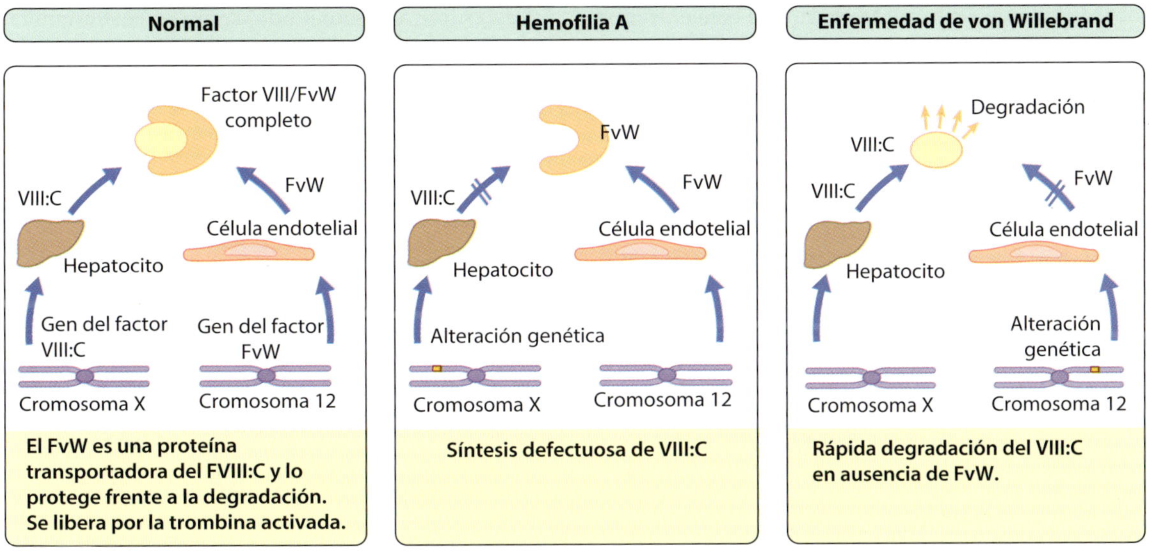

Figura 22.17 Síntesis del factor VIII: normal, hemofilia A y enfermedad de von Willebrand.

Hemofilia

Los trastornos de la coagulación hereditarios, graves y más frecuentes son la hemofilia A y la hemofilia B. Ambos se heredan de forma recesiva ligada a X. En la hemofilia A hay una deficiencia del FVIII (fig. 22.17); afecta a 1 de cada 5.000 varones. La hemofilia B (deficiencia del FIX) afecta a 1 de cada 30.000 varones. En dos terceras partes de los casos que se diagnostican por primera vez en los lactantes existen antecedentes familiares, y en una tercera parte son casos esporádicos. La identificación de las mujeres portadoras requiere una historia familiar detallada, estudio de factores de la coagulación y un análisis del ADN. También puede realizarse diagnóstico prenatal mediante el estudio del ADN.

Características clínicas

La enfermedad se clasifica en grave, moderada o leve en función del nivel de FVIII:C (o IX:C en la hemofilia B) (tabla 22.3). La marca distintiva de la enfermedad grave es la hemorragia espontánea recurrente en las articulaciones y los músculos, que puede causar artritis incapacitante si no se trata de forma adecuada (fig. 22.18). En la mayoría de los niños se presenta al final del primer año de vida, cuando empiezan a gatear y a andar (y se caen). Los episodios hemorrágicos son más frecuentes en las articulaciones y en los músculos. Cuando no hay antecedentes familiares, inicialmente se puede sospechar la presencia de malos tratos infantiles. Casi el 40% de los casos se presentan en el período neonatal, especialmente con hemorragias intracraneales, hemorragias tras la circuncisión o exudado prolongado debido a picaduras o en los sitios de venopunción. La gravedad permanece constante dentro de una familia.

Tratamiento

Los episodios hemorrágicos se tratan con la administración intravenosa rápida de concentrados de FVIII recombinante en la hemofilia A o de concentrados del FIX recombinante en la hemofilia B. Si no se dispone de productos recombinantes, deben utilizarse productos derivados del plasma muy purificados y viralmente inactivados. La cantidad necesaria depende de la localización y la naturaleza de la hemorragia. Por lo general, basta con aumentar el nivel circulante hasta el 30% de lo normal para poder controlar las hemorragias leves y las hemorragias articulares simples. La cirugía mayor o las hemorragias potencialmente mortales requieren elevar el nivel hasta el 100%, para luego mantenerlo en un 30-50% durante 2 semanas para prevenir la aparición de hemorragias secundarias. Esto sólo se puede

Tabla 22.3 Gravedad de la hemofilia

Factor VIII:C	Gravedad	Tendencia hemorrágica
<1%	Grave	Hemorragias espontáneas en articulaciones/músculos
1-5%	Moderada	Hemorragias tras traumatismos leves
>5-40%	Leve	Hemorragias tras cirugía

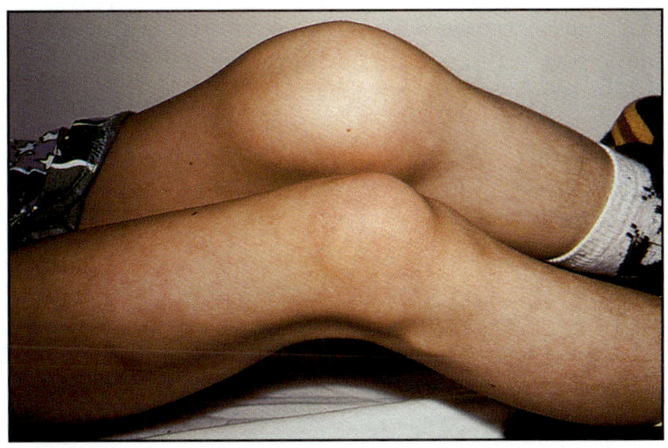

Figura 22.18 Artropatía grave secundaria a hemorragia de repetición en un caso de hemofilia. El objetivo de las pautas terapéuticas actuales consiste en prevenir esta complicación.

conseguir con la infusión frecuente de concentrados de factor (habitualmente cada 8-12 horas para el FVIII, cada 12-24 horas para el FIX, o mediante infusión continua) y la monitorización de los niveles plasmáticos. *En todos los pacientes con hemofilia deben evitarse las inyecciones intramusculares, la aspirina y los antiinflamatorios no esteroideos.*

Las complicaciones del tratamiento sustitutivo se muestran en el cuadro 22.5.

Hay que facilitar la administración del tratamiento en casa para evitar el retraso, ya que aumenta el riesgo de lesión permanente, por ejemplo artropatía progresiva. Generalmente, se enseña a los padres a administrar el tratamiento en casa cuando el niño tiene 2-3 años de edad, y muchos niños pueden administrarse a sí mismos su tratamiento desde los 7-8 años.

Se administra un tratamiento profiláctico con FVIII/IX a todos los niños con hemofilia grave para reducir aún más el riesgo de lesión articular crónica aumentando el nivel basal por encima del 2%. La profilaxis primaria se empieza a los 2-3 años, y se administra 2-3 veces a la semana. Si el acceso venoso periférico es difícil, puede utilizarse un dispositivo de acceso venoso central (p. ej., Portacath). Se ha demostrado que con la profilaxis se consigue una mejor función articular en la vida adulta.

La hemofilia A leve puede tratarse con desmopresina (DDAVP) sin necesidad de emplear hemoderivados. Se administra por infusión y estimula la liberación endógena de FVIII:C y de factor von Willebrand. Con este tratamiento, se pueden conseguir niveles adecuados para poder realizar intervenciones quirúrgicas menores o extracciones dentales. La desmopresina no es eficaz en la hemofilia B.

El tratamiento de los niños con coagulopatías debe estar supervisado por centros de tratamiento de hemofilia, que disponen de un equipo multidisciplinar formado por médicos, enfermeras y personal de laboratorio. La fisioterapia especializada es necesaria para preservar la fuerza muscular y evitar las secuelas de la inmovilización. El apoyo psicosocial es una parte integrante de gran importancia para seguir el tratamiento.

Cuadro 22.5 Complicaciones del tratamiento de la hemofilia

Inhibidores, es decir, anticuerpos contra el FVIII o el FIX

Se desarrollan en el 5-20% de los pacientes

Reducen o inhiben completamente el efecto del tratamiento

Requieren el uso de grandes dosis del factor VIII o de agentes de derivación (p. ej., FVIIa) para tratar la hemorragia

Pueden ser sensibles a la inducción de la tolerancia inmunitaria

Infecciones transmitidas por la transfusión

Hepatitis A, B y C

VIH

¿Priones?

Acceso vascular

Venas periféricas: puede ser difícil el cateterismo venoso

Los dispositivos de acceso venoso central pueden infectarse o trombosarse

Los grupos de autoayuda, como la Haemophilia Society, proporcionan información útil y un apoyo considerable a las familias.

Enfermedad de von Willebrand (EvW)

El factor von Willebrand (FvW) tiene dos funciones principales:

- Facilita la adhesión plaquetaria al endotelio dañado.
- Actúa como proteína transportadora del FVIII:C, protegiéndolo frente a la inactivación y el aclaramiento.

La enfermedad de von Willebrand se produce debido a una deficiencia cuantitativa o cualitativa del FvW, que da lugar a la formación de un tapón plaquetario defectuoso; puesto que el FvW es una proteína portadora del FVIII:C, los pacientes con la EvW también tienen deficiencia del FVIII:C (v. fig. 22.17).

El gen del FvW puede sufrir muchas mutaciones distintas, por lo que existen muchos tipos de la EvW. La herencia suele ser autosómica dominante. El subtipo más común, el tipo 1 (60-80%), suele ser muy leve, y generalmente no se diagnostica hasta la pubertad o la madurez.

Características clínicas

Comprenden:

- Hematomas.
- Hemorragia prolongada, excesiva, tras la cirugía.
- Hemorragia de las mucosas, como epistaxis y menorragia.

Al contrario que en la hemofilia, las hemorragias espontáneas de los tejidos blandos, como hematomas grandes y hemartrosis, son raras.

Tratamiento

El tratamiento depende del tipo y la gravedad de la enfermedad. Generalmente, la EvW de tipo 1 puede tratarse con DDAVP, que produce secreción del FVIII y del FvW en el plasma. La DDAVP debe utilizarse con cuidado en los niños de menos de 1 año, ya que produce hiponatremia debido a la retención de agua y puede causar convulsiones, especialmente tras la administración de dosis repetidas y si no se regula estrictamente la ingesta de líquidos. Los tipos más graves de la EvW se tratan con concentrados del FVIII *derivados del plasma,* ya que la DDAVP no es eficaz y los concentrados de FVIII recombinante no contienen FvW. Los crioprecipitados ya no se utilizan para tratar la EvW, porque no se someten a inactivación viral. *En todos los pacientes con la EvW deben evitarse las inyecciones intramusculares, la aspirina y los antiinflamatorios no esteroideos.*

Coagulopatías adquiridas

Los principales trastornos de la coagulación adquiridos que afectan a los niños son los causados por:

- Coagulopatía del recién nacido causada por hipovitaminosis K (v. cap. 10).
- Hepatopatía.
- TPI (trombocitopenia inmunitaria).
- CID (coagulación intravascular diseminada).

Resumen

El niño con hemorragias anormales en los tejidos blandos, mucocutáneas o tras la cirugía

Trastornos adquiridos

Hipovitaminosis K:
- Principalmente en los neonatos o al principio de la lactancia

Hepatopatía

Trombocitopenia:
- Inmunitaria, CID, etc.

Tener en cuenta:
- Edad de aparición
- Antecedentes familiares
- Antecedentes de hemorragias
- Patrón de la hemorragia

Véase el cuadro 22.4 para obtener más información

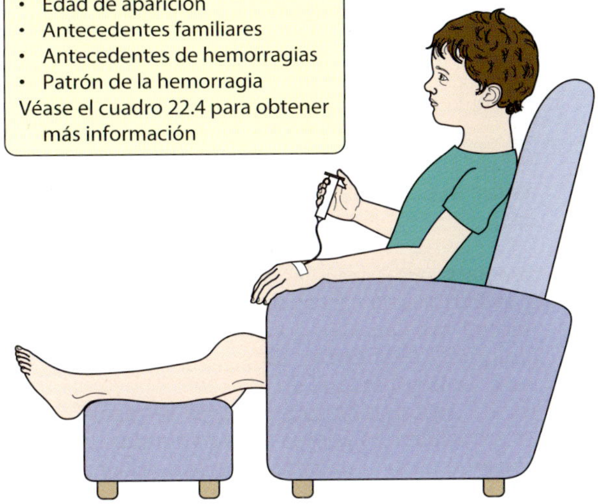

Trastornos hereditarios

Hemofilia A (deficiencia del factor VIII) y hemofilia B (deficiencia del factor IX):
- Son trastornos recesivos ligados a X que afectan a los varones
- Presentación como enfermedad grave: generalmente con hemorragias espontáneas recurrentes en las articulaciones y los músculos, aproximadamente a partir del primer año de edad
- Tratamiento: concentrado de FVIII recombinante para la hemofilia A o concentrado de FIX recombinante para la hemofilia B. Desmopresina (DDAVP) para tratar la hemofilia A leve
- Complicaciones del tratamiento: inhibidores y acceso intravenoso

Enfermedad de von Willebrand (EvW):
- Es el resultado de una deficiencia cualitativa o cuantitativa del factor de von Willebrand (FvW)
- Autosómica dominante
- Presentación: hemorragias en las mucosas, por ejemplo epistaxis y menorragia en los adolescentes, o hemorragia prolongada, excesiva, tras la cirugía
- Tratamiento: enfermedad leve con DDAVP, enfermedad grave con concentrados de FVIII derivados del plasma

La vitamina K es esencial para la producción de las formas activas de los factores II, VII, IX, X y las proteínas C y S. Por tanto, la hipovitaminosis K produce disminución de los niveles de todos estos factores. Las consecuencias clínicas principales son un tiempo de protrombina prolongado y un aumento del riesgo de hemorragia. Los niños pueden sufrir hipovitaminosis K debido a:

- Ingestión inadecuada (p. ej., los neonatos, enfermedades crónicas a largo plazo con ingestión escasa).
- Malabsorción (p. ej., enfermedad celíaca, fibrosis quística, ictericia obstructiva).
- Antagonistas de la vitamina K (p. ej., warfarina).

Trombocitopenia

La trombocitopenia es un recuento de plaquetas $<150 \times 10^9/l$. El riesgo de hemorragia depende del resultado del recuento de plaquetas:

- Trombocitopenia grave ($<20 \times 10^9$ plaquetas/l): riesgo de hemorragias espontáneas.
- Trombocitopenia moderada ($20\text{-}50 \times 10^9$ plaquetas/l): riesgo de hemorragia excesiva durante la cirugía o debido a un traumatismo, pero riesgo bajo de hemorragias espontáneas.
- Trombocitopenia leve ($50\text{-}150 \times 10^9$ plaquetas/l): riesgo bajo de hemorragias durante la cirugía o cuando se produce un traumatismo.

La trombocitopenia puede producir hematomas, petequias, púrpura y hemorragia de las mucosas (como epistaxis y hemorragias de las encías al cepillarse los dientes). Las hemorragias mayores en forma de hemorragia gastrointestinal grave, hematuria y hemorragia intracraneal son mucho menos frecuentes. En la tabla 22.4 se enumeran las causas de los hematomas y la púrpura. Aunque la púrpura puede ser un signo de trombocitopenia, también se produce debido a disfunción plaquetaria y trastornos vasculares cuando el recuento de plaquetas es normal.

Trombocitopenia inmunitaria (TPI)

La trombocitopenia inmunitaria (también denominada púrpura trombocitopénica idiopática) es la causa más frecuente de trombocitopenia infantil. Afecta a alrededor de 4 de cada 100.000 niños al año. Su origen es la destrucción inmunomediada de las plaquetas circulantes por autoanticuerpos anti-plaquetas. La disminución del recuento plaquetario se acompaña de un aumento compensador del número de megacariocitos en la médula ósea.

Características clínicas

Afecta sobre todo a los niños de entre 2 y 10 años, debutando a menudo a las 1-2 semanas de una infección vírica. Suelen ser antecedentes de corta duración (días o semanas). Los niños afectados presentan

Tabla 22.4 Causas del desarrollo de hematomas y púrpura

Trombocitopenia (es decir, recuento de plaquetas reducido)	
Aumento de la destrucción o el consumo de plaquetas	
Inmunitario	TPI (trombocitopenia inmunitaria) LES (lupus eritematoso sistémico) Trombocitopenia neonatal aloinmunitaria
No inmunitario	Síndrome hemolítico-urémico Púrpura trombótica trombocitopénica CID (coagulación intravascular diseminada) Cardiopatía congénita Hemangioma gigante (síndrome de Kasabach-Merritt) Hiperesplenismo
Alteración de la producción de plaquetas	
Congénita	Anemia de Fanconi Síndrome de Wiskott-Aldrich Síndrome de Bernard-Soulier
Adquirida	Anemia aplásica Infiltración medular (p. ej., leucemia) Inducida por fármacos
Recuento de plaquetas normal	
Disfunción plaquetaria	
Congénita	Trastornos raros, como tromboastenia de Glanzmann
Adquirida	Uremia, derivación cardiopulmonar
Trastornos vasculares	
Congénitos	Trastornos raros, como síndrome de Ehlers-Danlos, síndrome de Marfan, telangiectasia hemorrágica hereditaria
Adquiridos	Infecciones meningocócicas y otras infecciones graves Vasculitis, como púrpura de Schönlein-Henoch, LES Escorbuto

petequias, púrpura y hematomas superficiales (v. presentación de un caso 22.3). También pueden presentar epistaxis u otras hemorragias por las mucosas, pero las hemorragias profusas son infrecuentes, a pesar de que el recuento de plaquetas suele caer por debajo de $10 \times 10^9/l$. La hemorragia intracraneal es una complicación grave, pero rara, observándose en el 0,1-0,5% de los casos, sobre todo cuando la trombocitopenia grave se prolonga durante un largo período de tiempo.

Diagnóstico

La TPI es un diagnóstico por exclusión, por lo que hay que prestar mucha atención a la anamnesis, las características clínicas y las extensiones de sangre para asegurarse de que no se confunde con otro diagnóstico más peligroso. En los niños más pequeños debe considerarse una causa congénita (como los síndromes de Wiskott-Aldrich o de Bernard-Soulier). Si se observan otras características atípicas, como hepatoesplenomegalia o linfadenopatía marcada, debe realizarse inmediatamente un examen de la médula ósea para excluir la leucemia aguda o la anemia aplásica. También debe realizarse el examen de médula ósea si el niño se está tratando con esteroides, ya que este tratamiento enmascara temporalmente estos diagnósticos. También debe considerarse el lupus eritematoso sistémico (LES). Sin embargo, si los rasgos clínicos son característicos, la única anomalía que se observa en el hemograma es un recuento bajo de plaquetas y no hay intención de iniciar un tratamiento, no es necesario realizar el análisis de la médula ósea.

Tratamiento

La enfermedad es aguda, benigna y autolimitada en cerca del 80% de los niños, y suele remitir espontáneamente en 6-8 semanas. La mayoría de los niños pueden tratarse en su casa y no requieren ingresar en el hospital. El tratamiento es controvertido. La mayoría de los niños no necesitan tratamiento aunque el recuento de plaquetas sea $<10 \times 10^9/l$, pero debe iniciarse el tratamiento si existen pruebas de hemorragia mayor (como hemorragia intracraneal o gastrointestinal) o de hemorragia menor persistente (como hemorragia oral persistente). Las opciones de tratamiento incluyen la administración oral de prednisolona o la administración intravenosa de inmunoglobulina, pero tienen muchos efectos secundarios y no modifican la posibilidad de conseguir la remisión completa. Las infusiones de inmunoglobulina aumentan el recuento de plaquetas más deprisa que los esteroides. Las transfusiones de plaquetas se reservan para las hemorragias potencialmente mortales, ya que sólo aumentan el recuento de plaquetas durante unas horas. Sólo debe administrarse un curso corto de prednisolona, independientemente del recuento de plaquetas. Los padres deben tener la posibilidad de acudir a la hospitalización las 24 horas del día, y el niño debe evitar los traumatismos, en la medida de lo posible, y los deportes de contacto mientras permanezca trombocitopénico.

Presentación de un caso
22.3 Púrpura trombocitopénica inmunitaria (PTI)

Sian, de 5 años, desarrolló hematomas y un exantema cutáneo en 24 horas. Había tenido una infección del tracto respiratorio superior la semana anterior. Tenía buen aspecto en la exploración, aunque presentaba un exantema cutáneo purpúrico con algunos hematomas en el tronco y en las piernas (fig. 22.19). Se apreciaban tres ampollas hemorrágicas en la lengua y la mucosa bucal, aunque no presentaba hemorragias retinianas, adenopatías ni hepatoesplenomegalia. El resultado de un análisis de orina con tira reactiva fue normal. El hemograma mostró una Hb de 11,5 g/dl, con índices corpusculares, recuento leucocitario y fórmula normales, y un recuento plaquetario de 17×10^9/l. Fue hospitalizada, y tras el diagnóstico de PTI se dio el alta domiciliaria. Se aconsejó a los padres y se facilitaron nombres y números de teléfono de contacto. Además, se les suministró información sobre la enfermedad y se les recomendó que la niña evitara los deportes de contacto, pero que siguiera yendo al colegio. En las siguientes 2 semanas, continuaron apareciendo hematomas y púrpura, aunque permaneció asintomática. En la tercera semana ya no tenía hematomas y su recuento plaquetario era de 25×10^9/l y el hemograma y la extensión de sangre no presentaban anomalías nuevas. La siguiente semana el recuento de plaquetas era de 74×10^9/l y a la siguiente de 200×10^9/l. Se le dio el alta definitiva.

En la púrpura trombocitopénica inmunitaria, a pesar de las impresionantes manifestaciones cutáneas y de los recuentos plaquetarios extremadamente bajos, el pronóstico es bueno y la mayoría de los pacientes remiten rápidamente sin ningún tratamiento.

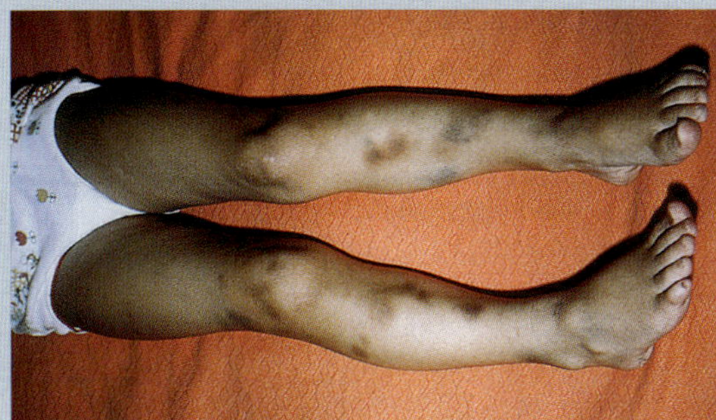

Figura 22.19 Hematomas y púrpura secundarios a una púrpura trombocitopénica inmunitaria.

TPI crónica

En el 20% de los niños, el recuento de plaquetas sigue siendo bajo 6 meses después del diagnóstico; esto se conoce como TPI crónica. No se administra ningún tratamiento a menos que haya hemorragias mayores. Como en la TPI aguda, no debe realizarse un tratamiento con esteroides a largo plazo. El tratamiento es principalmente de apoyo; el niño debe evitar los deportes de contacto, pero se recomienda que continúe su vida con normalidad y que siga yendo al colegio. Como en la TPI, los padres deben tener acceso al hospital las 24 horas. Los grupos de apoyo pueden ayudar a los padres. En la mayoría de los niños, la enfermedad remite a los 3 años o se estabiliza, presentando sólo una trombocitopenia moderada, asintomática. Los niños no suelen tener hemorragias importantes, pero los niños que las tienen requieren cuidados especializados. Probablemente, la esplenectomía sea el tratamiento más eficaz para este grupo, pero su morbilidad es significativa, y no tiene éxito hasta en el 25% de los casos. Si la TPI se vuelve crónica en un niño, deben realizarse pruebas de detección del LES con regularidad, ya que la trombocitopenia puede preceder al desarrollo de autoanticuerpos.

Coagulación intravascular diseminada

La coagulación intravascular diseminada (CID) describe un trastorno que se caracteriza por la activación de una ruta de la coagulación que da lugar a la formación de depósitos de fibrina difusos en la microcirculación y un consumo de los factores de coagulación y de las plaquetas.

Las causas más frecuentes de activación de la coagulación son la sepsis grave y el shock circulatorio, por ejemplo en la septicemia meningocócica o en lesiones tisulares extensas tras las quemaduras o algún traumatismo. La CID puede ser aguda o crónica, y es posible que se inicie a través de la ruta del factor tisular. Las características clínicas predominantes son los hematomas, la púrpura y la hemorragia. Sin embargo, el proceso fisiopatológico se caracteriza por trombosis microvascular, y puede producirse púrpura fulminante.

No existe ninguna prueba única fiable para realizar el diagnóstico de la CID. Sin embargo, debe sospecharse que se trata de CID cuando coexisten las siguientes anomalías: trombocitopenia, TP (tiempo de protrombina) prolongado, TTPA prolongado, fibrinógeno bajo, aumento de los productos de degradación del fibrinógeno y de dímeros D y anemia hemolítica microangiopática. También suele producirse una disminución marcada de los anticoagulantes naturales, las proteínas C y S y la antitrombina.

El aspecto más importante del tratamiento es tratar la causa subyacente (generalmente sepsis), a la vez que se mantiene al paciente en cuidados intensivos. El tratamiento de apoyo puede incluir el aporte de plasma fresco congelado (para reponer los factores de la coagulación), crioprecipitados y plaquetas. Se han utilizado concentrados de antitrombina y proteína C, especialmente en los casos de septicemia me-

Resumen

El niño con petequias o púrpura

Sin trombocitopenia

Púrpura de Schönlein-Henoch
- Las lesiones se limitan a las nalgas y las superficies extensoras de las piernas y los brazos
- Inflamación dolorosa en las rodillas y los tobillos
- Dolor abdominal
- Hematuria

Sepsis
- Meningocócica o vírica
- Características clínicas: fiebre, septicemia, meningitis
- Si se sospecha, administrar penicilina por vía parenteral inmediatamente

Traumatismo
- Accidental o debido a malos tratos

Otras causas (raras)

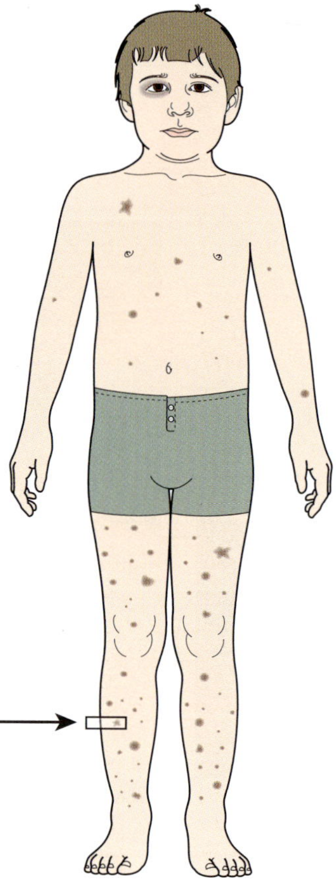

Trombocitopenia

Trombocitopenia inmunitaria (TPI)
- 2-10 años
- Petequias y púrpura extendidas y hematomas superficiales
- Debe diferenciarse de la leucemia aguda y la anemia aplásica: características clínicas, hemograma completo y extensión de sangre
- No es necesario el examen de la médula ósea si únicamente el recuento de plaquetas es bajo, los signos clínicos son característicos y no se va a realizar tratamiento con esteroides
- Es aguda, benigna y autolimitante en el 80% de los niños
- Tratamiento: controvertido, generalmente no es necesario a no ser que haya hemorragia

Leucemia
- Características clínicas: malestar, infección, palidez, hepatoesplenomegalia, linfadenopatía
- Hemograma: Hb baja, blastos en la extensión, se confirma mediante análisis de la médula ósea

Coagulación intravascular diseminada (CID)
- Muy enfermo: sepsis o shock grave o lesión tisular extensa

Otras causas (poco frecuentes)

ningocócica grave con púrpura fulminante. El uso de heparina sigue siendo controvertido.

Trombosis en los niños

Las trombosis son infrecuentes en los niños. Pueden deberse a un trastorno hereditario o adquirido secundario a otra enfermedad subyacente o a su tratamiento. La trombosis de los vasos cerebrales suele presentarse con signos de un accidente cerebrovascular. Este trastorno se analiza con más detalle en los capítulos 10, que trata sobre medicina neonatal, y 27, que trata sobre los trastornos neurológicos.

Los trastornos hereditarios (trombofilias) son:

- Deficiencia de proteína C.
- Deficiencia de proteína S.
- Deficiencia de antitrombina.

Todos estos trastornos son autosómicos dominantes, pero incluso los heterocigotos están predispuestos a la trombosis, generalmente trombosis venosa, durante la segunda o tercera décadas de su vida. Las deficiencias homocigotas de proteína C y de proteína S son poco frecuentes y se presentan con trombosis potencialmente mortal, con hemorragia y púrpura extendidas en la piel (lo que se conoce como «púrpura fulminante») en el período neonatal. La deficiencia homocigota de antitrombina no se ha observado, probablemente porque es letal para el feto.

Los trastornos adquiridos son:

- Trombosis relacionada con el catéter.
- CID (coagulación intravascular diseminada).
- Hipernatremia.
- Policitemia (p. ej., debido a cardiopatía congénita).
- Tumores malignos.
- LES (lupus eritematoso sistémico).

Diagnóstico

Aunque la trombofilia hereditaria es muy poco frecuente, estos trastornos predisponen a trombosis potencialmente mortal, por lo que es importante no omitir el diagnóstico en ningún niño que se presente con un suceso trombótico inexplicable. Las pruebas para detectar la presencia de trombofilia hereditaria deben realizarse en las siguientes situaciones:

- En todos los niños con trombosis venosa extensa o no prevista, lesiones cutáneas isquémicas o púrpura fulminante neonatal.
- En todos los niños con antecedentes familiares de púrpura fulminante neonatal.

Las pruebas de detección consisten en ensayos para la proteína S y la proteína C, ensayos para la antitrombina y reacción en cadena de la polimerasa para las mutaciones del gen del factor V Leiden (resistencia a la proteína C activada) y del gen de protrombina^{20210A}.

Las mutaciones del factor V (factor V Leiden) y del gen de protrombina están presentes en el 5 y el 2%, respectivamente, de la población del norte de Europa. Aunque aumentan ligeramente el riesgo de trombosis, actualmente se cree que no tienen tanta potencia por sí solas. Sin embargo, existen pruebas de que si se heredan una o ambas mutaciones junto con otras formas de trombofilia hereditaria, aumenta el riesgo de trombosis. Por tanto, es razonable realizar pruebas de detección a los niños que desarrollan trombosis por estos factores, con el fin de desarrollar el mejor plan de tratamiento para prevenir la trombosis. En el RU, la práctica actual consiste en no estudiar la presencia de defectos genéticos en los niños asintomáticos cuando el resultado no va a modificar el tratamiento, por ejemplo basándose sólo en los antecedentes familiares, difiriendo las pruebas hasta que sean lo bastante mayores como para recibir los consejos adecuados y decidir por sí mismos.

Resumen

Trombosis:

- Deben realizarse pruebas a todos los niños con trombosis para detectar los trastornos predisponentes hereditarios o adquiridos.

Lecturas recomendadas

Lilleyman J S, Hann I M, Blanchette V S (eds) 2005 Pediatric haematology, 3rd edn. Churchill Livingstone, Edinburgh.

Nathan D G, Orkin S H (eds) 2003 Nathan and Oski's Hematology of infancy and childhood, 6th edn. Saunders, Philadelphia. *Exhaustivo tratado en dos volúmenes*

Internet

British Committee for Standards in Haematology guidelines – www.bcshguidelines.com
Síndrome de Diamond-Blackfan – www.diamondblackfan.org
Hemofilia – www.haemophilia.org.uk or www.wfh.org
Síndrome de Shwachman-Diamond – www.shwachman-diamondsupport.org
Enfermedad drepanocítica – www.sicklecellsociety.org
Talasemia – www.ukts.org

23

Emotividad y conductas

El conocimiento de las emociones y la conducta de los niños es importante para:

- Saber cuáles son los límites normales.
- Conocer las desviaciones inocentes menores y frecuentes y las respuestas al estrés, la enfermedad física y los traumatismos.
- Reconocer y tratar los trastornos emocionales y de la conducta.

Fundamentos del desarrollo normal

Crianza normal

La conducta de un niño, sus respuestas emocionales y su personalidad son la consecuencia final de las mutuas relaciones entre la predisposición genética y las influencias ambientales. El entorno proporciona experiencia de la que extraer conocimiento, conductas aprendidas o respuestas y actitudes emocionales ante uno mismo y ante el mundo. Las relaciones personales son el principal factor ambiental que estimula el desarrollo psicosocial, y la fuente más importante de estas relaciones es la familia. En el seno de la misma, el niño debe ser protegido, criado, educado y civilizado para que su desarrollo sea óptimo. Con el aumento del número de madres solteras y de divorcios, la composición de la familia ha dejado de ser previsible, pero resulta posible fijar algunos principios sobre los que establecer un desarrollo eficaz (cuadro 23.1). Más allá de ello, la actitud de los padres hacia sus hijos y la forma en que los tratan ayuda a establecer el desarrollo de sus personalidades.

Relaciones iniciales normales

En los 2 primeros meses de vida, los bebés no tienen preferencias sobre la persona que atiende sus necesidades. Desde los 3 a los 6 meses se vuelven más selectivos, demandando los cuidados de una o dos personas. Hacia los 6-8 meses comienzan a pedir o a buscar la presencia física de una persona en concreto que se ocupe de ellos, especialmente cuando están angustiados, y muestran una llorosa *ansiedad de separación* si su cuidador principal, normalmente su madre, no está.

Cuadro 23.1 Padres competentes

- Están donde se les necesita
- Protegen a sus hijos de los peligros
- Quieren a sus hijos y les proporcionan afecto, apoyo, consuelo, alimentos y protección
- Usan su autoridad, de forma que están a cargo de sus hijos (y no al revés)
- Respetan el estado de inmadurez de sus hijos y los juzgan en consonancia
- Mantienen los asuntos de los adultos (sexo, conflictos matrimoniales, etc.) fuera del ámbito de los niños
- Establecen límites razonables de tolerancia en relación con la conducta de sus hijos
- Establecen una cantidad moderada de reglas domésticas justificables
- Tienen sus vidas propias y no viven las de sus hijos
- Mantienen su propia autoestima y desarrollo personal

Si están cansados, atemorizados, tristes o tienen dolor, se colgarán de ella y su presencia les servirá de consuelo, como una *figura de fijación*. En este momento, el niño aprende a gatear, por lo que es capaz de abandonar a su cuidador y puede encontrarse con algunos peligros. El desarrollo de la conducta de fijación permite al bebé saber dónde está su cuidador y evitar la separación. Esta estrecha relación de fijación proviene de la interacción social y de la capacidad de respuesta sensible por parte de la madre a las necesidades del niño, y no requiere ningún lazo de sangre. No siempre se establece con la madre biológica, aunque lo habitual es que así sea. Su importancia reside en el hecho de que es:

- Una relación especialmente estrecha, que estimula el desarrollo de la confianza, la empatía, la conciencia y los ideales del niño, siendo el prototipo para las futuras relaciones íntimas.
- La fuente más importante de comodidad para el niño, al que proporciona su principal sistema para afrontar el estrés (temor, ansiedad, dolor, etc.).

Este fenómeno subraya la importancia de disponer de un lugar para ubicar a los padres de los niños pequeños que deben ser hospitalizados. De lo contrario, el niño sufrirá un estrés doble, tanto por la ausencia de la figura de fijación, como por la amenaza de un entorno o unos procedimientos extraños y el propio estrés derivado del dolor o la enfermedad.

Si se sitúa a un niño pequeño en un ambiente extraño e impersonal y se le separa de su madre durante un período superior a algunas horas, se establecerá una reacción de *separación aguda trifásica* (fig. 23.1):

- Ansiedad progresiva porque su madre no reaparece, lo que produce un llanto irritable de angustia *(protesta)* difícil de consolar.
- Al cabo de uno o dos días, esta reacción se convierte en un estado de retraimiento, en el cual el niño no juega, no manifiesta interés por los alimentos, habla poco y no desea contactos personales *(desesperación)*.
- El niño se recupera de forma gradual de esta situación, pero ha perdido el contacto íntimo con su madre y es relativamente indiferente a ella cuando reaparece *(alejamiento)*.

Tres estadios de la respuesta de separación aguda en los niños pequeños

Protesta	Llanto, angustia Rechazo colérico a ser consolados Pregunta por mamá
Desesperación	Abatimiento No juega No come
Alejamiento	Alegría y recuperación aparentes Indiferencia hacia los padres cuando éstos regresan

La secuencia anterior se desarrolla a lo largo de días, pero con variaciones considerables en los distintos niños.

Figura 23.1 Los tres estadios de la respuesta de separación aguda en los niños pequeños.

La reanudación de la intimidad original tarda semanas en producirse y va acompañada de una fase de irritabilidad, mala conducta y pegajosidad. Estos fenómenos pueden verse en niños que deben ser hospitalizados de urgencia tras la vuelta a casa.

Los niños que nunca han tenido la oportunidad de establecer una relación íntima de fijación segura en sus primeros años corren el riesgo de convertirse en personas superficiales y egoístas, que buscan los afectos y la atención de los demás, pero que tienen dificultades para establecer relaciones personales estrechas y para aprender a aceptar las normas de conducta social.

La dependencia selectiva de la conducta de fijación inicial disminuye con el tiempo, de forma que en el segundo año de vida el niño amplía sus fijaciones emocionales a su padre y a otros miembros de la familia. Al llegar la edad escolar, puede tolerar las separaciones de varias horas. La capacidad de los niños para ello es variable: un niño constitucionalmente aprensivo, que tiene una madre demasiado ansiosa o cuyos padres se pelean o pronuncian amenazas de abandono, continuará colgándose de la madre para buscar protección y consuelo. Son varios los acontecimientos que producen temor y que tienden a perpetuar la dependencia, haciendo que persista hasta la infancia media (5-12 años) e interfiriendo en la capacidad del niño para aprender la manera de afrontar por sí mismo la ansiedad (fig. 23.2).

Con la escolarización, aumenta la importancia de los maestros y de otros niños en la configuración del desarrollo psicosocial, de modo que para conocer el desarrollo de los niños en edad escolar es necesario tener en cuentas estas influencias.

Resumen

Relaciones tempranas
Niños pequeños:
- Desarrollan una relación de apego estrecha con su madre (o su cuidador principal).
- Si se separan de su madre, pueden sufrir ansiedad por separación.
- Si ingresan en un hospital, los padres deben quedarse con ellos.

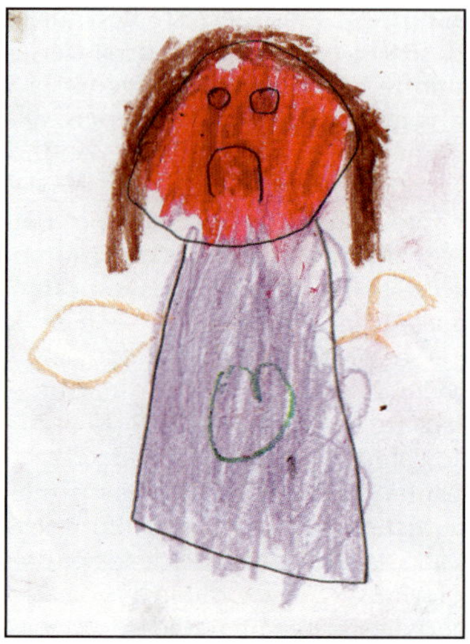

Figura 23.2 Un niño de 6 años de edad con ansiedad por separación muestra lo que siente cuando tiene que separarse de su madre para ir al colegio.

Temperamento

Desde su nacimiento, los niños difieren entre sí por su personalidad, al igual que lo hacen por su aspecto físico. Esta individualidad en el estilo de conducta, o temperamento, está determinada en parte genéticamente. No es fija, sino que cambia de manera lenta en función de la experiencia. Afecta a la forma en la que los demás ven y tratan a la persona.

El niño que nace con un *temperamento difícil* tiene tendencia a:

- Un estado de ánimo predominantemente negativo: quejumbroso, protestón, lloroso.
- Reacciones emocionales intensas: gritos en vez de quejidos, saltos de alegría en vez de simples sonrisas.
- Funciones biológicas irregulares: falta de ritmo en el sueño, la cólera o el aseo.
- Respuestas negativas iniciales ante situaciones nuevas: por ejemplo, rechazar los juguetes nuevos.
- Dificultades de ajuste prolongadas ante las situaciones nuevas, tardando semanas o meses en adaptarse a un nuevo lugar de juegos.

Este patrón es un factor de la vulnerabilidad para futuros problemas emocionales y de conducta. Para los padres, puede resultar difícil mantener una relación de afecto con un niño que tiene este tipo de temperamento. Pierden confianza en sí mismos, ya que se sienten culpables de haber fracasado como padres. Necesitan apoyo para mantener una relación afectuosa con su hijo, pero si pueden conseguirlo, éste se volverá más tranquilo y fácil de manejar a lo largo de un período de meses. Si ellos mismos caen en una intolerancia irritable, lo más probable será que el hijo conserve su estado de ánimo malhumorado e insatisfecho, que en última instancia puede dar lugar a una baja autoestima o a desarrollar problemas de conducta.

Autoestima

Los niños desarrollan opiniones y hacen atribuciones sobre sí mismos. Casi todos reciben alabanzas y experimentan el éxito en suficientes áreas de sus vidas como para desarrollar un sentimiento de autoconfianza y del propio valor. Los que no lo hacen corren mayores riesgos de desarrollar trastornos emocionales y de la conducta, que a su vez pueden potenciar nuevas vergüenzas y fracasos. Un niño que no se considera valioso para sí mismo y para los demás jugará sobre seguro y no intentará nuevas actividades o explorar nuevas situaciones por miedo al fracaso. Esta actitud limita el desarrollo de su capacidad de afrontamiento y su conocimiento del mundo en general. También puede ser un factor de vulnerabilidad en relación con los trastornos de depresión y ansiedad. Los niños que no creen en su propio valor pueden adoptar conductas extraordinarias y problemáticas con el fin de atraer la atención y el aplauso de los demás. Por ejemplo, un niño comió heces de perro porque así atraía la atención de un corro de niños asombrados a su alrededor. El fracaso escolar o social repetido socava la autoestima, al igual que algunos trastornos (sobre todo la dispraxia, la enuresis y la incontinencia fecal). Sin embargo, la fuente más importante de baja autoestima en el niño son los padres, bien porque ellos mismos tienen poca autoestima o por malos tratos (emocionales, sexuales o físicos) o negligencia.

Cuadro 23.2 Calidad del pensamiento preescolar.

- El niño es el centro de su mundo («estoy cansado, así que está oscureciendo»)
- Todo tiene un fin («el mar está para que nos bañemos»)
- Los objetos inanimados tienen vida propia («la mesa mala me ha pegado»), sentimientos y motivos
- Escasa categorización (todos los varones son papás)
- Uso del pensamiento mágico («si cierro los ojos ella se irá»)
- Uso de secuencias o rutinas, más que de un sentido del tiempo
- Uso de los juguetes y otros aspectos del juego imaginativo como ayuda para el pensamiento (sobre todo para dar sentido a la experiencia y a las relaciones sociales)

Estilo cognitivo

Cuando los niños crecen, su estilo de pensamiento evoluciona desde el pensamiento concreto a otro más abstracto. Alrededor de los 5 años, el pensamiento es fundamentalmente egocéntrico, y el niño se siente el centro de su mundo (cuadro 23.2). Durante la infancia media, el modo dominante de pensamiento es práctico y ordenado, pero ligado a circunstancias inmediatas y experiencias específicas, más que a posibilidades hipotéticas o a metáforas. El estilo de pensamiento abstracto del adulto no comienza a aparecer hasta mediada la adolescencia.

La forma de hablar a los niños debe adaptarse para que sea compatible con su estilo de pensamiento.

Afrontamiento de la enfermedad crónica o grave o de las adversidades durante la infancia

Los niños pueden responder a la adversidad, incluyendo la enfermedad, de diferentes maneras:

- *Respuesta cognitiva:* puede encontrarse en cualquier punto del rango que va desde la sobreaceptación hasta la negación, y puede fluctuar a lo largo del tiempo. En la sobreaceptación, el niño permite que la enfermedad domine su vida, y los síntomas más leves le producen grandes niveles de ansiedad. En la negación, los síntomas y los signos de alarma se ignoran y no se sigue el tratamiento.
- *Respuesta emocional:* en el momento del diagnóstico de la enfermedad o cuando se producen recaídas, las reacciones pueden ser parecidas a las reacciones de duelo o de pérdida, con shock, negación, enfado, seguido por aceptación y adaptación (fig. 23.3). Estas respuestas ante una enfermedad grave son normales, así como que el niño pase por todas las fases.
- *Respuesta conductual:* los niños pequeños tienden a tener regresiones cuando están estresados, y se comportan como si fueran más pequeños de lo que son. Un niño pequeño puede volverse hiperactivo o apegado, y

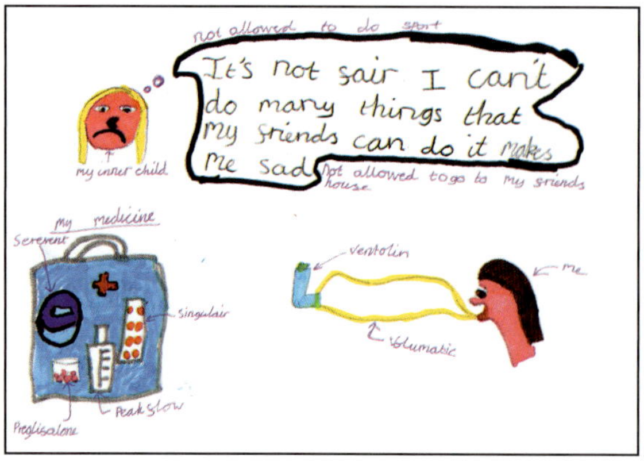
not allowed to do sport
It's not sair I can't do many things that my sriends can do it makes me sad
not allowed to go to my sriends house
my inner child
my medicine
Serevent
Singulair
Peak slow
Preglisalone
Ventolin
me
Volumatic

Figura 23.3 Dibujo de una niña de 10 años con asma en el que se muestra cómo se siente acerca de su enfermedad. Se enfrenta al problema de tomar su medicación y de tener que ingresar múltiples veces en el hospital. La terapia familiar la ayudó a adaptarse a su enfermedad y a tomar su medicación. El texto dice: «No es justo, no puedo hacer muchas cosas que mis amigos sí pueden hacer y eso me hace sentir triste» y «no puedo hacer deporte», «no puedo ir a casa de mis amigos».

tener dificultades para dormir y comer. Las respuestas regresivas en los niños más mayores se manifiestan sobre todo por problemas con su aseo personal, el rendimiento académico y las relaciones con sus iguales.

- *Respuesta somática:* puede expresar preocupación y angustia a través de síntomas físicos, como dolor abdominal recurrente.

Los niños que sufren enfermedades crónicas o graves son más vulnerables a los problemas mentales. Esto se relaciona con:

- *La naturaleza de la enfermedad:* incluye la gravedad, la cronicidad, la presencia de malestar constante y las demandas de tratamiento. Los niños con trastornos neurológicos que afectan al cerebro, como epilepsia, tienen más riesgo.
- *Fase de la enfermedad:* por ejemplo, diagnóstico, deterioro que determina la necesidad de solicitar un nuevo tratamiento o el ingreso en un hospital.
- *La edad del niño:* las enfermedades de los lactantes pueden afectar al apego y a la consecución de los hitos del desarrollo, como la autonomía y la movilidad. A partir de los 5 años de edad, las enfermedades afectan más al progreso educativo, las actividades deportivas y los logros personales. En los adolescentes, la adaptación social, la identidad individual, la independencia de la familia y la falta de seguimiento del tratamiento pueden causar problemas. La separación prolongada de los padres debido a una enfermedad tiene un impacto especialmente negativo entre los 6 meses y los 3 años de edad.
- *Características personales:* los niños que se adaptan mejor a las nuevas situaciones afrontan mejor la enfermedad. Al contrario, los niños que tienen dificultades para calmarse desde que nacen, la afrontan peor.
- *Capacidad intelectual:* generalmente, los niños más inteligentes afrontan mejor estas situaciones.
- *Factores familiares:* la enfermedad puede tener efectos perjudiciales para la familia, y las dificultades familiares pueden agravar la adaptación a la enfermedad.

Resumen

Las respuestas del niño frente a la enfermedad o la adversidad incluyen:

- Sobreaceptación o rechazo a aceptar la situación.
- La secuencia de shock, negación, enfado, seguida por aceptación y adaptación.
- Regresión de la conducta.
- Síntomas somáticos.

Problemas familiares

Para la mayoría de los niños, las relaciones familiares son el origen de sus emociones más fuertes. La influencia de los padres en el aprendizaje social y la conducta de los niños también es mayor que la de cualquier otra persona. De ello se deduce que, por lo general, las familias son las influencias ambientales más poderosas para la salud mental del niño. Éste puede haber heredado una predisposición a determinados problemas emocionales o de conducta específicos de la infancia, pero las influencias familiares interactúan con ella y el trastorno subyacente puede o no salir a la superficie. No todos los trastornos se originan en problemas de la familia: los trastornos hipercinéticos, los tics y el autismo son independientes de ella. Sin embargo, la contribución no genética de las interacciones familiares a los trastornos emocionales y de la conducta suele ser importante y los mecanismos por los que se produce son variados. A continuación se exponen algunos de los factores de riesgo conocidos:

- Discordias airadas entre los miembros de la familia.
- Mala salud mental en los padres, sobre todo la depresión materna.
- Divorcio (cuadros 23.3 y 23.4) y aflicción por pérdidas.
- Sobreprotección intrusa.
- Falta de autoridad paterna.
- Malos tratos físicos o sexuales.
- Rechazo emocional o críticas constantes.
- Uso de la violencia, del terror, de las amenazas de abandono o de una culpa excesiva como medidas disciplinarias.
- Insultos o desprecio del niño.
- Disciplina inconstante e imprevisible.
- Utilización del niño para cubrir las necesidades emocionales de un progenitor.
- Responsabilidades o expectativas excesivas para el grado de madurez del niño.

Muchos de estos factores pueden agravarse cuando se trata de un niño difícil y huraño, que crea un ambiente adverso para sí mismo. Es erróneo culpar siempre a los padres de ser el origen de los problemas del niño sin antes examinar la forma en que éste contribuye a su propia situación.

Las adversidades también pueden tener su origen fuera de la familia. Cada vez se admite más que las relaciones con los demás niños son muy importantes para el desarrollo psicosocial. La intimidación es una adversidad conocida, un ejemplo concreto de rechazo por parte de los compañeros, en la que el niño sufre

Cuadro 23.3 Reacciones ante el divorcio de los padres

Preescolares
Temor a un mayor abandono:
- aumento del asimiento ante la amenaza de la separación
- trastornos del sueño
- llantos, irritabilidad y exigencias
- juegos intermitentes

Infancia media
Tristeza por la pérdida del progenitor, echando de menos la familia completa
Autoculpabilización en los más pequeños (6-8 años)
Atribución irritada de culpa a uno de los padres en los mayores (9-12 años)
Conflictos de lealtad
Ansiedad y celos de las nuevas parejas de los padres
Escaso rendimiento escolar

Adolescentes
Respuesta muy variable
Intentos diversos de dominar la situación:
- alejamiento de la familia
- maduración rápida
- idealismo moral
- crítica de los padres
Bajo rendimiento educativo
Depresión en algunos

una persecución activa por parte de otros. Es menos pernicioso ser marginado que ser apartado. Por el contrario, disponer de varias relaciones de compañerismo estables y de buena calidad es un marcador de buen pronóstico ante un problema emocional o de conducta derivado de las influencias ambientales.

Cuadro 23.4 Tareas de ajuste a las que se enfrentan los hijos de padres divorciados

1. Aceptación de la separación de los padres
2. Recuperación del sentido de dirección en las actividades de la vida
3. Afrontamiento del sentimiento de pérdida y rechazo
4. Perdón a los padres por separarse
5. Aceptación de que el divorcio es permanente, renunciando al deseo de la familia intacta anterior
6. Sentimiento de ser capaz de iniciar nuevas relaciones emocionales

Resumen

Con respecto a las adversidades:
- La familia del niño es la influencia más poderosa sobre su salud mental.
- Muchos, pero no todos, de los problemas sanitarios mentales se originan debido a problemas familiares.
- La personalidad del niño y las adversidades externas a la familia, como el acoso escolar, pueden agravar la situación.

Problemas en los años preescolares

Rechazo del alimento

Es frecuente ver en la consulta a madres que se quejan de que sus hijos rehúsan comer todo o gran parte de lo que se les da y que las horas de las comidas son un auténtico campo de batalla. La exploración muestra a un niño sano y bien nutrido, con talla y peso en los límites normales en los gráficos de crecimiento por percentiles, o un niño pequeño y delgado, pero con un crecimiento normal.

El relato de lo que sucede en una comida típica puede revelar:

- Una historia previa de alimentación forzada.
- Comidas irregulares, por lo que no es previsible que el niño tenga hambre.
- Comidas inadecuadas.
- Raciones excesivamente grandes.
- Numerosas oportunidades para la distracción, por ejemplo la TV.

Lo más importante es: ¿cuánto come el niño entre las comidas? Un niño bien nutrido está obteniendo alimento de alguna parte. No todos los padres consideran que los dulces y las chucherías tienen valor nutritivo. Algunas madres, aunque preocupadas por la aparente falta de ingesta alimenticia de sus hijos, les proporcionan una dieta muy poco variada. En el cuadro 23.5 se ofrecen estrategias para manejar el rechazo del alimento.

Cuadro 23.5 Estrategia para el rechazo del alimento

Anamnesis de la hora de la comida

¿Qué es lo que más les preocupa a los padres?
¿La nutrición?
– gráfico de crecimiento
¿La disciplina?
– antecedentes familiares de problemas alimentarios
– estilo de educación
– ¿lo que dicen los demás?
– ¿es parte de un problema más amplio?

¿Cuántos alimentos toma el niño entre las comidas?
– diario de la alimentación para registrar las comidas a lo largo de varios días

Consejos
Siempre que se les ofrece alimentos sanos, hay que destacar que los niños toman una cantidad adecuada y constante de alimentos cuando se les permite elegir
Puesto que es imposible obligar a los niños a comer, debe evitarse la confrontación durante las comidas
Crear una atmósfera relajada
Utilizar los alimentos favoritos como recompensa
Si es necesario, reducir el consumo de alimentos entre las comidas, aunque muchos niños prefieren comidas pequeñas y frecuentes

Problemas relacionados con el sueño

Dificultad para irse a la cama en el momento adecuado

Es un problema frecuente en los menores de 2 años. El niño no se va a la cama a menos que su padre o su madre estén presentes. Casi siempre se trata de una expresión normal de la ansiedad de separación, pero puede haber otras razones obvias que se pueden explorar a través de la anamnesis (cuadro 23.6), complementada en caso necesario con el registro de un diario prospectivo del sueño cumplimentado por los padres. Muchos casos responden a consejos de sentido común:

- Establecer una hora para acostarse y una rutina que proporcione indicios al niño sobre lo que se le pide.
- Convencer al niño para que se acueste tranquilamente en la cama hasta que se quede dormido, reconociendo que no puede dormirse a voluntad (aunque esto es lo que todo el mundo les dice que hagan).

Los casos más rebeldes merecen un par de noches de sedación de respiro (con trimeprazina) para que los padres recuperen el sueño perdido. Cuando exista un cierto dominio de la situación, se podrá imponer un patrón gradual de alargamiento de los períodos entre el momento de acostar al niño y la posterior visita pasados algunos minutos, aunque abandonando la habitación antes de que el niño se haya quedado dormido. El objetivo consiste en dar al niño la oportunidad de aprender a dormirse solo, una capacidad que todavía no ha desarrollado.

Despertarse por la noche

Es normal que los niños se despierten por la noche, pero algunos lloran porque no pueden volverse a dormir sin la presencia de sus padres. Suele asociarse con dificultad para tranquilizarse por las noches, situación que hay que tratar en primer lugar. Algunos niños se duermen con facilidad, pero son incapaces de hacerlo cuando se despiertan por la noche, ya que las circunstancias son diferentes: hay más silencio, oscuridad, etc. El enfoque gradual antes descrito para que el niño se duerma al comienzo de la noche también puede aplicarse en mitad de la misma. Los padres observarán que es útil dividirse la carga en noches alternativas. La medicación sedante tiene menos probabilidades de ser eficaz que en los problemas del primer sueño.

Cuadro 23.6 Razones para que un niño no se acueste por la noche

Demasiado sueño al final de la tarde
Ciclo sueño/vigilia desplazado: no se despertó al niño por la mañana porque la noche anterior se había acostado tarde
Ansiedad de separación
Estimulación o agitación excesivas por la noche
El niño se mantiene despierto porque los hermanos o los vecinos hacen ruido o porque hay una TV en el dormitorio
Prácticas erráticas de los padres; ausencia de horario para acostarse o de rutinas que indiquen al niño que es hora de irse a dormir, retirada brusca de un juego para que se vaya a la cama sin aviso previo
Uso del dormitorio como castigo
Disgusto por la oscuridad y el silencio: la lamparilla nocturna y las cintas de cuentos pueden ser útiles

Pesadillas

Son malos sueños que el niño puede recordar. Son frecuentes y rara vez requieren atención profesional, salvo que sean permanentes o de contenido estereotipado, lo que indica una preocupación morbosa. Por lo general, basta con tranquilizar al niño.

Terrores nocturnos (del sueño)

Son diferentes de las pesadillas y aparecen alrededor de una hora y media después de que el niño se quede dormido. Los padres encuentran al niño sentado en la cama, con los ojos abiertos, despierto en apariencia, pero claramente desorientado, confuso y alterado, y no responde a sus preguntas ni a los intentos de tranquilizarle. Vuelve a dormirse después de algunos minutos y a la mañana siguiente no recuerda el episodio. Un terror nocturno es una *parasomnia,* un trastorno de la estructura del sueño en el que una salida muy rápida del primer período de sueño profundo de ondas lentas produce un estado de elevada excitación y confusión. El sonambulismo tiene un origen similar y ambos pueden combinarse. La mayoría de los terrores nocturnos apenas requieren otra cosa que tranquilizar a los padres. En caso necesario, pueden detenerse a veces manteniendo un registro del momento en que se producen y despertando al niño durante un breve intervalo 15 minutos antes del momento previsto, durante un período de alrededor de una semana.

Desobediencia, desafíos y rabietas

Los menores de 2 años pasan normalmente por una fase en la que se niegan a cumplir las órdenes de sus padres, a veces de una forma airada («ese espantoso segundo año»). Se trata de una reacción comprensible ante el descubrimiento de que el mundo no está organizado a su alrededor. También están confundidos e irritados por el hecho de que los padres, su fuente de sosiego cuando se encuentran alterados, son las mismas personas que les obligan a hacer cosas cuando no quieren hacerlas. Ello les parece excepcionalmente injusto y ésta es la razón por la que los niños se burlan de la autoridad de sus padres, pero pueden portarse muy bien con otras personas. Todo ello puede agotar y desmoralizar a los padres, tanto más cuanto que muchas personas les dan consejos o los critican (todo

Cuadro 23.7 Tratamiento de la desobediencia en los menores de 2 años

Asegurarse de que la orden es razonable para la fase de desarrollo del niño
Especificar lo que se desea que haga en vez de regañarle porque no hace lo que se desea
Alabarlo si lo hace, sobre todo si es de forma espontánea (cuando se le sorprende haciendo una cosa adecuada)
Usar incentivos sencillos para recompensar la buena conducta
Tratar con estructuras como: «si tú (haces esto o lo otro)…, nosotros/yo (haremos…) (no al revés)
Evitar las amenazas que no pueden llevarse a cabo
Poner en práctica las amenazas hechas
Ignorar el desafío lo más posible

Cuadro 23.8 Análisis de las rabietas

A	Antecedentes: qué sucedió en los minutos previos al episodio
B	Conducta: en qué consistió exactamente el episodio
C	Consecuencias: cuál fue el resultado

Cuadro 23.9 Rabietas: estrategias de tratamiento

Afecto y atención
Distracción
Evitar los antecedentes
Ignorarlas:
– Eficaz, pero puede ser difícil
– No rendirse
Tiempo muerto para un refuerzo positivo:
– Alejarse, para volver cuando haya recuperado la calma
– Separar de los hermanos
– Ponerlo en una «silla mala» durante un corto período
Sujeción
Gráfica de puntos

el mundo se cree un experto en el campo del desarrollo y la conducta de los niños). Pueden adoptarse los comportamientos recogidos en el cuadro 23.7.

Las rabietas temperamentales suelen ser respuestas a la frustración, debidas sobre todo a que no se ha permitido tener o hacer algo. Son frecuentes y normales en los niños preescolares. Cuando los padres piden ayuda, lo primero que hay que hacer es una anamnesis en la que se analicen un par de rabietas según el paradigma ABC (cuadro 23.8). A continuación, se explora al niño para identificar los posibles factores médicos o psicológicos. Los factores médicos son el retraso global o del lenguaje, los trastornos de la audición (p. ej., oído de pegamento) y la medicación con broncodilatadores o anticonvulsivantes. En ausencia de estos factores, se puede recurrir a algunas de las estrategias de tratamiento mencionadas en el cuadro 23.9.

La vía de acción más fácil consiste en distraer al niño o, si ello no es posible, dejar que la rabieta ceda por sí sola, mientras los padres se ausentan de la habitación, a la que volverán minutos más tarde cuando las cosas se hayan calmado. Como es lógico, esto debe hacerse con tranquilidad y sin aspavientos, y desde luego sin amenazas de abandono. Las rabietas esencialmente coercitivas (cuando el niño pide algo a los padres) deben combatirse rehusando dar al niño lo que pide. A menudo pueden prevenirse limitándose a establecer normas que el niño pueda recordar antes de que se presente la situación. Otra forma consiste en utilizar el «tiempo muerto», que es una forma de ignorancia estructurada. Se coloca al niño con una rabieta en una zona en la que nadie va a ir a buscarlo durante un corto período de tiempo, por ejemplo 1 minuto por año de vida. Durante ese período, es ignorado por completo. A menudo, los padres esperan que esta maniobra haga que el niño se aflija y se preocupan si ello no sucede de inmediato. De hecho, esta conducta funciona según principios diferentes y a menudo tarda varias semanas en lograr una mejora gradual. Puede ser útil pedir a las madres que lleven registros que documenten esta mejora.

La desobediencia se puede combatir con un sistema de premios por puntos para recompensar al niño que satisface las peticiones de sus padres. El gráfico debe estar en un lugar en el que el niño pueda verlo y éste debe saber qué es lo que ha de hacer para lograr un punto. Probablemente, sea preferible no «multar» al niño quitándole los puntos que había ganado. Cuando el padre que da la recompensa por el cumplimiento del niño lo alaba al mismo tiempo que le otorga el punto, no suele ser necesario ligar los puntos a recompensas materiales; basta con la alabanza.

Cuando el niño tiene rabietas:

- **Deben analizarse teniendo en cuenta los antecedentes, la conducta y las consecuencias.**
- **Hay que considerar la distracción, evitar los antecedentes, ignorarlas, dar un «tiempo muerto».**

Conducta agresiva

Los niños pequeños pueden ser agresivos por varias razones, que van desde el rencor hasta la euforia. La mayor parte de la conducta agresiva se aprende cuando es recompensada (a menudo, de manera inadvertida), o por imitación de los padres y hermanos. Por ejemplo, muchos casos de conducta agresiva y exigente se producen o intensifican cuando un progenitor grita o golpea al niño. En estos casos, es la conducta del progenitor la que debe cambiar. En la mayor parte de los casos, son aplicables los mismos principios que en las rabietas: establecer normas, cumplirlas, mantener la calma, no ceder y utilizar los «tiempos muertos» en caso necesario. Estos últimos pueden aplicarse según un principio 1-2-3 (fig. 23.4). Un niño cansado o angustiado estará irritable y propenso a los brotes de cólera, y lo mismo sucederá con un niño cuyas capacidades de comunicación estén comprometidas por una sordera o un trastorno del desarrollo del lenguaje que le produzcan frustración y exasperación. La consideración optimista de que el niño crecerá y perderá de forma espontánea el patrón de conducta agresiva es errónea; una vez establecido, el estilo de conducta agresivo persiste a lo largo de los años.

Autismo

Se analiza en el capítulo 4.

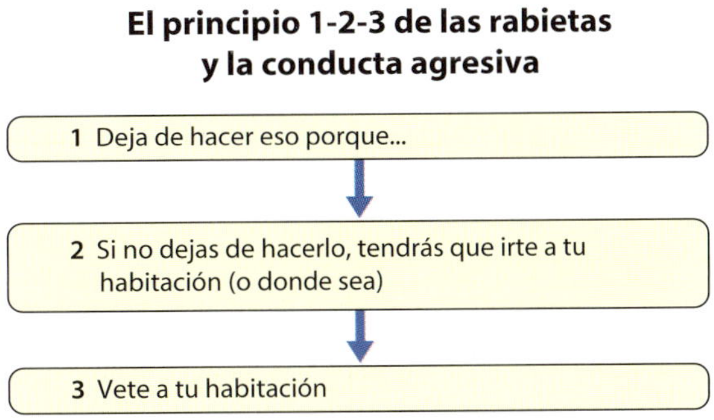

Figura 23.4 El principio 1-2-3 de las rabietas y la conducta agresiva.

Problemas en la infancia media

Enuresis nocturna

Los niños pueden orinarse encima durante el día o la noche, pero en el lenguaje coloquial «enuresis» es sinónimo de mojar la cama. Es muy frecuente: alrededor del 6% de los niños de 5 años y el 3% de los de 10 años mojan la cama. La incidencia es mayor en los niños que en las niñas, en una proporción de 2 a 1. Existe un retraso genéticamente determinado de la adquisición del control de los esfínteres, de forma que las dos terceras partes de los niños con enuresis tienen un pariente de primer agrado afectado. También puede haber una interferencia en el aprendizaje de contener la micción durante la noche. Los niños pequeños necesitan estar razonablemente libres de estrés y contar con un cierto grado de aprobación paterna para que aprendan a mantener la continencia nocturna. Es bien sabido que el estrés emocional puede interferir y provocar una enuresis secundaria (reaparición tras un período de continencia). La mayoría de los niños con enuresis son psicológicamente normales y el tratamiento de la enuresis secundaria sigue dependiendo sobre todo del enfoque sintomático que se describirá más adelante, aunque hay que corregir cualquier estrés o trastorno emocional subyacentes.

Las causas orgánicas de enuresis son raras y consisten en:

- Infecciones urinarias.
- Retención fecal tan intensa que reduce el volumen de la vejiga y provoca disfunción del cuello vesical.
- Poliuria por diuresis osmótica (p. ej., diabetes mellitus) o trastornos de la concentración renal (p. ej., insuficiencia renal crónica).

Siempre hay que determinar la glucosa y las proteínas en una muestra de orina y comprobar que no existe infección. La incontinencia urinaria durante el día y la enuresis se analizan en el capítulo 18.

El tratamiento de la enuresis es sencillo, pero para que tenga éxito ha de ser concienzudo. A partir de los 4 años, la enuresis sólo cede de forma espontánea en el 5% de los niños cada año. En la práctica, rara vez se inicia el tratamiento antes de los 6 años.

1. Explicación

El primer paso consiste en explicar al niño y a los padres que el problema es frecuente y que no depende del control consciente. Los padres deben abandonar los procedimientos punitivos, ya que son contraproducentes.

2. Tabla de puntos

El niño consigue elogios y puntos cuando no moja la cama. Las camas húmedas se hacen sin darle importancia y no se culpa al niño.

3. Alarma de enuresis

Cuando el niño no responde a la tabla de puntos, se puede añadir una alarma de enuresis. Se trata de un sensor que se coloca en los pantalones del niño y que dispara una alarma cuando se humedece. Para que sea eficaz, la alarma debe despertar al niño, que saldrá de la cama, irá a orinar, volverá y ayudará a arreglar las sábanas antes de volverse a dormir. Ya no será necesario volverla a conectar en esa noche. La ayuda nocturna de los padres puede conseguirse utilizando una alarma de bebés, que transmita el ruido de la alarma de enuresis a su dormitorio.

El método de alarma tarda varias semanas en lograr resultados, pero es eficaz en la mayoría de los casos, siempre que se motive al niño y se le explique cuidadosamente el procedimiento. Alrededor de la tercera parte de los casos recidivan después de algunos meses, en cuyo caso un nuevo tratamiento con la alarma suele lograr la continencia duradera.

4. Desmopresina

La enuresis puede mejorar a corto plazo, por ejemplo para realizar unas vacaciones o para que el niño duerma fuera de casa, utilizando el análogo sintético de la hormona antidiurética desmopresina, administrado en comprimidos o debajo de la lengua. El efecto conseguido es más de supresión que de curación duradera.

5. Grupos de autoayuda, por ejemplo Enuresis Resource and Information Centre (ERIC)

Proporcionan asesoramiento y apoyo a los padres y a los profesionales sanitarios.

> **Resumen**
>
> **Enuresis nocturna:**
> - Frecuente, afecta más a los niños que a las niñas.
> - Casi todos los niños con enuresis son psicológica y físicamente normales.
> - Generalmente, el tratamiento se considera a partir de los 6 años de edad.
> - Abordaje: explicación, tabla de puntos, alarma de enuresis, desmopresina (a veces).

Incontinencia fecal

La incontinencia fecal de un niño después de los 4 años es anormal. A partir de esa edad, los incontinentes pueden dividirse en dos grandes grupos: los que tienen el recto lleno de heces y los que no lo tienen. Por tanto, es importante comprobar mediante la palpación abdominal, y si es necesario mediante tacto rectal, la existencia de retención fecal. El hallazgo de heces en el recto siempre es anómalo. Las razones por las que el recto de un niño se llena de heces son variadas y suelen implicar una interrelación entre los factores constitucionales y la experiencia. Algunos niños tienen un recto que sólo se vacía de forma ocasional, debido tal vez a una mala coordinación con la relajación del esfínter anal, por lo que muestran una mayor tendencia a desarrollar retención. A ello se añaden varios factores:

- Estreñimiento, posiblemente secundario a la deshidratación durante una enfermedad.
- Inhibición de la defecación debido al dolor causado por una fisura.
- Inhibición debida al miedo al castigo por la incontinencia.
- Ansiedad sobre el uso del retrete.

Una vez establecido, un enorme bolo de heces duras puede superar la capacidad de expulsión del niño. Además, un recto lleno de heces duras o blandas (ambas situaciones son posibles) se dilata y se habitúa a la distensión, de forma que el niño se hace insensible a la necesidad de vaciarlo. El recto lleno inhibe al ano a través de los reflejos rectoanales y las heces pueden escapar con las contracciones rectales espontáneas que escapan al control del niño. Las heces manchan los pantalones del niño, que puede quitárselos y esconderlos por vergüenza.

Hay que identificar y tratar cualquier causa que justifique la retención fecal, por ejemplo las fisuras anales, pero lo más importante es vaciar el recto lo antes posible. El niño y sus padres deben saber que existe retención y la forma en que ésta provoca la incontinencia.

Se administra un reblandecedor de heces (macrogol, docusato o lactulosa) durante dos semanas y después, si es necesario, un laxante (picosulfato sódico o sena) y grandes volúmenes de una solución de macrogol. A veces es necesario añadir un enema. Una vez que el niño ha vaciado el recto, debe ser estimulado para que defeque con regularidad en el cuarto de baño, ganando puntos para una tabla de recompensas. Este reaprendizaje puede tardar varias semanas en producirse, hasta que el recto distendido recupera su tamaño normal. Durante ese período, suele ser necesario administrar un laxante de forma regular. Es posible que los puntos deban ser canjeados por recompensas tangibles, como propinas adicionales, con el fin de mantener el incentivo.

En ocasiones, el niño vive la incontinencia como una experiencia tan humillante que rechaza psicológicamente el problema y su cooperación será dudosa. Otros consideran que su incontinencia es una venganza contra unos padres hostiles y rehúsan rendir un arma tan útil. A veces es necesario consultar con un psiquiatra.

La incontinencia fecal puede aparecer con un recto vacío a la exploración por diversas razones poco frecuentes. Algunos niños tienen urgencia para la defecación por causas aparentemente constitucionales y sólo pueden posponerla durante escasos minutos; en estas circunstancias, pueden ser tomados por sorpresa. Otros tienen un intestino neuropático secundario a alguna anomalía medular oculta, asociada por lo general con incontinencia urinaria. Una diarrea también puede superar el control intestinal. El niño puede tener incapacidad general para el aprendizaje con una edad mental inferior a los 4 años y las expectativas sobre el control intestinal social deben establecerse de acuerdo con ella. Por último, el niño puede de defecar de manera intencionada como un acto hostil. Estos niños están atrincherados en relaciones alteradas con sus padres que requieren la consulta con un psiquiatra.

Resumen

Retención fecal:

- Casi todos los niños con incontinencia fecal tienen retención fecal.
- Puede deberse a estreñimiento, rechazo a defecar debido al dolor o rechazo a usar el retrete.
- Cuando hay retención es necesario vaciar el recto, utilizando primero ablandadores de heces y laxantes, seguido por reaprendizaje.

Síntomas somáticos inexplicables recurrentes/somatización

Los síntomas recurrente médicamente inexplicables (somáticos funcionales) son comunes en los niños y los adolescentes. En muchos casos, se agravan en situaciones de estrés y pueden ser una forma de expresar ansiedad o un trastorno depresivo. Somatización es el término que se utiliza para definir la comunicación de la angustia emocional, las relaciones problemáticas y las situaciones personales difíciles a través de síntomas físicos. El niño prepuberal puede sentir la angustia afectiva como dolor abdominal recurrente (este síntoma alcanza el valor máximo a la edad de 9 años) y en forma de cefaleas (pico máximo a los 12 años). A medida que aumenta la edad, el dolor de las extremidades, los dolores musculares, la fatiga y los síntomas neurológicos se hacen más evidentes.

El dolor abdominal central recidivante, a menudo agudo y de carácter cólico, afecta a alrededor del 10% de los niños en edad escolar. Sus causas se consideran en el capítulo 13. En la inmensa mayoría de los casos no se puede demostrar objetivamente ninguna causa orgánica, aunque es evidente que el niño sufre. En ocasiones, existe una causa emocional para el dolor, pero en gran parte de estos niños no es posible demostrar ninguna etiología física ni psicológica.

Al hacer la historia, hay que prestar atención a los posibles motivos de estrés y preguntar al niño sobre la escuela, los amigos y la familia, prestando atención al grado general de ansiedad y a la capacidad de comunicación. Este interrogatorio debe formar parte de la anamnesis y no llevarse a cabo después, una vez excluidas las causas orgánicas. La exploración física completa sirve para tranquilizar al niño y a la familia sobre la ausencia de causas orgánicas. Además, proporciona la oportunidad de obtener más información sobre la naturaleza del dolor y de la reacción del niño frente al mismo. Cuando se explora al niño, se le debe pedir que señale el lugar donde le duele. Por lo general, cuanto más lejos esté el dolor del ombligo, más probable será que se deba a una patología orgánica (regla de Apley).

El dolor puede limitarse a los días lectivos o coincidir con sucesos perturbadores ocurridos en el hogar, como un conflicto entre los padres u otras situaciones específicas. Una breve entrevista con el niño a solas puede revelar motivos de estrés que han pasado inadvertidos para los padres o que el niño no desea mencionar ante ellos. Es posible que sólo el niño conozca determinados problemas escolares, sobre todo cuando es objeto de burlas o intimidaciones, o las dificultades con un maestro o con el trabajo en clase. Un informe de la escuela puede ser útil. La entrevista con ambos padres y el niño es una buena ocasión para informar a todos ellos que se han descartado las causas orgánicas, y si procede, explicar que la tensión puede provocar dolor, usando ejemplos como la cefalea. Suele ser necesario estimular la comunicación entre los miembros de la familia para evitar que los síntomas somáticos tiendan a sustituir a la comunicación verbal. El aprendizaje de técnicas para afrontar el dolor, por ejemplo la relajación, puede ser de ayuda. La consulta con un psiquiatra o psicólogo estará indicada cuando el factor estresante no se puede aliviar con un método sencillo, cuando existe una disfunción familiar grave o cuando el dolor impide el funcionamiento general del niño en la casa y el colegio.

Resumen

Síntomas somáticos:

- Pueden ser una forma de comunicar la angustia emocional.
- Deben identificarse las causas de estrés, y mejorar éste si es posible.
- En muchos niños con dolor abdominal inexplicable recurrente o con dolores de cabeza, no pueden identificarse factores de estrés significativos.

Tics

Un tic es un movimiento coordinado, brusco y rápido, sin propósito aparente, que se repite en la misma parte del cuerpo del niño y que éste puede reproducir muchas veces si se le pide que lo haga. No es del todo involuntario, ya que hasta cierto punto es posible controlarlo voluntariamente. Alrededor de 1 de cada 10 niños desarrollan algún tic en un momento de la infancia, siendo los más típicos los de la cara y la cabeza, como parpadeos, fruncimiento del ceño, movimientos rápidos de la cabeza, husmeo, carraspeo y gruñidos. Es más probable que se produzcan cuando el niño permanece inactivo (viendo la TV o durante largos viajes en coche) y pueden empeorar con la ansiedad, aunque no son en sí mismos una reacción emocional. En la mayoría de los casos aparecen antecedentes familiares. Estos simples *tics transitorios de la infancia* desaparecen en pocos meses, aunque muchos recidivan de vez en cuando. La primera medida terapéutica consiste en tranquilizar a la familia.

Con menor frecuencia, el niño presenta tics de los que apenas se ve libre. Pueden ser múltiples, aunque fluctúan en cuanto al predominio de uno de ellos y en cuanto a la gravedad global. Se trata de un trastorno crónico de tic, que si abarca múltiples tics motores y tics vocales, como gritos, gruñidos o palabras malsonantes, recibe el nombre de síndrome de *Gilles de la Tourette,* trastorno que tiende a persistir a medio plazo y que requiere medicación (clonidina, haloperidol o sulpirida) y supervisión por un especialista.

Hiperactividad

Lo habitual es que los niños pequeños sean bulliciosos, algunos más que otros, debido a su temperamento. Cuando su nivel de actividad excede al considerado como normal, los padres pueden decir que son «hiperactivos». Este juicio depende de las normas y expectativas de los padres. Por tanto, el término se puede utilizar de forma incorrecta como una queja sobre un niño con actividad normal en términos globales, pero descarado y ruidoso en ocasiones. Estos niños *no* son hiperactivos, aunque los padres necesiten consejo sobre la forma de manejar una conducta indeseada.

En el verdadero *trastorno de hiperactividad,* el niño es claramente demasiado activo en la mayoría de las situaciones y muestra un defecto en la concentración, con escasa capacidad para la atención o tendencia a la distracción, lo que ha dado lugar al término, muy utilizado, de *trastorno de hiperactividad con déficit de atención* (THDA). Las diferencias entre los criterios diagnósticos aplicados explican que se hayan calculado tasas de prevalencia muy variables en los niños escolares prepúberes, que oscilan entre 10 y 50 por 1.000 niños, con una incidencia cuatro veces mayor entre los varones. Existe una fuerte predisposición genética y el problema básico es la disfunción de los circuitos neuronales encefálicos responsables del autocontrol y de la autorregulación, que utilizan la dopamina como neurotransmisor.

Los niños afectados son incapaces de mantener la atención o de terminar sus tareas. No pueden controlar sus impulsos, desarrollan una actividad desorganizada, mal regulada y excesiva, tienen dificultades para respetar los turnos y para compartir, son socialmente desinhibidos y suelen entrometerse en las conversaciones y los juegos de los demás. Su falta de atención e hiperactividad empeoran en situaciones familiares o aburridas. No pueden regular su actividad según la situación, están inquietos, sus movimientos excesivos e inadecuados les impiden terminar las tareas, pierden posesiones y suelen ser desorganizados. Tienen enfados de breve duración y malas relaciones con los otros niños, para quienes resultan exasperantes.

Su rendimiento escolar es bajo y pierden su autoestima. Suelen derivar hacia actividades antisociales por diversas razones, entre las cuales no es la menor el uso de técnicas coercitivas por parte de los padres, maestros y compañeros que intentan dirigir su conducta, ya que estas técnicas son ineficaces o alimentan el resentimiento.

Generalmente, el niño debe ser evaluado por un psicólogo educacional.

El tratamiento inicial, sobre todo el de los niños preescolares, es la promoción activa de los progresos educativos y de la conducta mediante asesoramiento específico de los padres y maestros para que fomenten la capacidad de concentración, estimulen una ocupación tranquila, favorezcan la autoestima y moderen los comportamientos extremos. Los programas de modificación de la conducta que utilizan deben incluir unas reglas y expectativas claras, ser coherentes y recompensar la concentración.

Cuando ello no basta, la hiperactividad responde sintomáticamente a varios tipos de medicación, aunque ésta suele reservarse para los mayores de 6 años. Los llamados estimulantes, como el metilfenidato o la dexanfetamina, canalizan la atención y estimulan la conducta enfocada a las tareas. El enfoque habitual consiste en no dar medicación al niño hasta que las medidas específicas antes mencionadas no hayan estimulado activamente el progreso educativo y de la conducta. Después, es posible que la medicación se deba mantener durante varios años, a veces hasta la mitad de la adolescencia. Es imprescindible la supervisión por un especialista. Durante los años de tratamiento, es necesaria la cooperación del colegio.

Se debate acerca del papel que desempeña la dieta en la causa y el tratamiento de la hiperactividad. Los datos más recientes indican que las dietas que pretenden reducir a ciegas el azúcar y los aditivos y colorantes artificiales no tienen efecto alguno. Algunos niños muestran una reacción conductual idiosincrásica, con excitabilidad o irritabilidad ante determinados alimentos. Si este origen parece probable, podrá confirmarse introduciendo una dieta de exclusión con sólo algunos componentes. Los alimentos pueden reintroducirse uno a uno mientras se estudia el posible empeoramiento de la conducta, de forma que puedan excluirse de forma definitiva los productos implicados. Se trata de una tarea ardua, que es preferible dejar en manos de un especialista, bajo la supervisión de un experto en dietética.

Resumen

Trastorno de hiperactividad con déficit de atención (THDA):

- Generalmente afecta a los niños en edad preescolar, y afecta más a los niños que a las niñas.
- Características clínicas: falta de atención, actividad excesiva, desinhibición social, relaciones deficientes, propensión a las rabietas, bajo rendimiento escolar.
- Tratamiento: evaluación por un psicólogo educacional, programas de modificación de la conducta que deben llevar a cabo los padres y los profesores, fármacos estimulantes si es necesario.

Conducta antisocial

Los niños roban, mienten, desobedecen, encienden fuego, destruyen cosas y se pelean por varias razones:

- Falta de aprendizaje sobre los momentos adecuados para ejercitar la contención social.
- Falta de habilidad social, como la de negociar un desacuerdo.
- Responder a desafíos de sus compañeros, pese a la prohibición de sus padres.
- Sentir ira o resentimiento crónicos.
- Que su concepto de buena conducta sea superado por la emoción y la tentación.

Cuando la característica dominante del cuadro clínico es una conducta antisocial que infringe los derechos de los demás y es tan grave como para alterar el funcionamiento general, se hace el diagnóstico de *trastorno de la conducta*. Los niños con trastornos de la conducta no contravienen necesariamente la ley, aunque su comportamiento despierte una fuerte desaprobación social. Es típico que procedan de hogares en los que existen considerables discrepancias entre los miembros de la familia, sobre todo entre el niño y sus padres. Una forma más leve, caracterizada por una conducta colérica y retadora frente a las figuras de autoridad, como los padres y los maestros, es la conocida como *trastorno de oposición-desafío (TOD)*.

El tratamiento del trastorno de la conducta y del TOD es muy difícil, en gran parte porque la cooperación paterna suele ser mínima. Consiste en una combinación de técnicas de entrenamiento para los padres, terapia familiar y terapia conductista, que debe quedar en manos de un profesional de la salud mental. La medicación apenas desempeña algún papel. La forma más prometedora de ayuda es la intervención temprana a través de programas intensivos de formación para padres de niños en edad preescolar con trastorno de oposición-desafío.

Ansiedad

La ansiedad patológica adopta dos formas: específica y general. Las fobias se caracterizan por un excesivo miedo a un objeto o situación concretos, que provoca discapacidad y que no puede combatirse tranquilizando al paciente. Muchos niños tienen diversos temores irracionales (a la oscuridad, los fantasmas, los secuestradores, los perros, las arañas, los murciélagos, las serpientes, etc.) que son frecuentes y que no suelen suponer limitación alguna para la vida normal. Algunos de estos miedos persisten hasta la edad adulta. Si son tan intensos que afectan a la capacidad del niño para llevar una vida normal, puede estar indicada la terapéutica conductista mediante contacto con el objeto que causa el miedo, que suele dar buenos resultados.

La ansiedad general más difusa se manifiesta de forma indirecta en la infancia y es raro que los niños aludan a la ansiedad de una manera directa. A menudo, la primera manifestación es una molestia física: náuseas, cefaleas o dolor. Puede adoptar la forma de una hipocondría, con continuas demandas de sosiego y repetidas peticiones de que se le tranquilice y se le diga que no va a morir. Algunos niños con ansiedad generalizada son muy manipuladores e intentan controlar a sus padres y a todo el mundo para sentirse menos temerosos. Puede ser una reacción justificable frente a un acontecimiento o situación, o puede ser exagerada. Si el cuadro se debe a un desencadenante identificable, por ejemplo una enfermedad paterna, y es posible dirigir a los padres para que proporcionen consuelo y apoyo, el pronóstico será bueno. Si aparece de una manera insidiosa, estará indicada la consulta con un especialista en salud mental.

Es raro que los niños afirmen sentir ansiedad; en vez de ello, se quejan de dolores y molestias o se comportan de forma manipuladora.

Rechazo a la escuela

Durante los años de escolarización obligatoria, un niño puede faltar a clase debido a una enfermedad, porque sus padres no desean que asista o porque opta por hacer otra cosa. En la falta de asistencia escolar, el niño deja de ir al colegio, pero nunca llega o se va más temprano. Suele acompañarse de otras dificultades de la conducta. Algunos de estos absentistas sufren un *rechazo a la escuela*, que consiste en incapacidad para acudir al colegio a causa de una ansiedad insuperable. Es posible que estos niños no se quejen de la ansiedad, sino de sus acompañantes físicos o de las consecuencias de la hiperventilación. La ansiedad puede manifestarse en forma de náuseas, cefaleas u otras molestias que se limitan a los días lectivos, en los que aparecen por las mañanas y desaparecen a mediodía. El cuadro puede estar justificado, por

Cuadro 23.10 Tratamiento del rechazo a la escuela

Asesorar a los padres y al colegio sobre este trastorno, y ofrecerles apoyo
Tratar todos los trastornos emocionales subyacentes
Planificar y facilitar el regreso inmediato y gradual a la escuela a un ritmo tolerable para el niño, con la participación de todos (el niño, la familia, los profesores, el psicólogo educacional y los asistentes sociales educacionales)
Ayudar a los padres para que consigan que ir al colegio sea más gratificante para el niño que quedarse en casa
Tratar el acoso escolar o las dificultades educativas si existen

ejemplo si el niño está siendo intimidado. Cuando la asistencia escolar provoca un estrés desproporcionado, se habla de rechazo a la escuela, que es un problema de ansiedad debido por lo general a dos causas: una ansiedad de separación que persiste más allá de los 2 primeros años, o una ansiedad provocada por alguna circunstancia específica de la escuela, una verdadera fobia a la escuela. Ambas pueden coexistir.

El rechazo a la escuela debido a la ansiedad de separación es típico de los niños menores de 11 años. Puede deberse a un acontecimiento vital adverso, como una enfermedad, una muerte en la familia o un traslado. El niño es incapaz de tolerar la separación de su figura de fijación sin la cual no puede ir a ningún sitio, incluida la escuela. El tratamiento va dirigido a estimular la separación progresiva de los padres (p. ej., pasando la noche con parientes o amigos), al tiempo que se prepara un rápido retorno a la escuela. Algunos adolescentes con rechazo a la escuela tienen un trastorno depresivo, pero lo más habitual es que se trate de una interacción entre un trastorno de ansiedad y problemas de personalidad de larga duración, como intolerancia a la incertidumbre.

La verdadera fobia a la escuela se observa en niños ansiosos algo mayores, que a menudo son poco comunicativos y testarudos.

El tratamiento del rechazo a la escuela se describe en el cuadro 23.10.

Logros educativos insuficientes

Los padres acuden al médico en ocasiones porque su hijo aprende menos en la escuela de lo que se preveía. Es importante evaluar las expectativas de los padres y de los profesores, y comprobar que el niño es capaz de cumplirlas. Son indispensables los servicios de un psicólogo escolar. Las responsabilidades médicas básicas consisten en explorar la visión y la audición, e intentar detectar la causa del bajo rendimiento según el listado del cuadro 23.11. Este tema se analiza en el capítulo 4.

Adolescencia

Aunque una imagen popular de la adolescencia es la de un muchacho rebelde, airado, alejado de sus padres e inmerso en una tormenta emocional, los estudios demuestran que la mayoría de los adolescentes mantienen buenas relaciones con sus padres, aunque tienden

Cuadro 23.11 Causas del bajo rendimiento escolar

Problemas de larga evolución
Problemas visuales
Problemas auditivos
Dislexia
Problemas de aprendizaje específicos generalizados
Hiperactividad
Base de antieducación en la familia
Base familiar caótica
Problemas de aparición reciente
Preocupaciones (divorcio de los padres, intimidación, etc.)
Fatiga
Depresión
Rebelión contra el maestro, los padres o la etiqueta de «empollón»
Absentismo escolar no sospechado
Abuso sexual
Abuso de drogas
Esquizofrenia (raro)
Procesos degenerativos encefálicos, raros pero importantes

a discutir con ellos sobre aspectos domésticos menores y sobre lo que pueden y no pueden hacer. Son muy frecuentes los síntomas psicológicos menores, como el mal humor o la hipersensibilidad social (lo mismo que sucede en los adultos), pero la prevalencia de problemas psiquiátricos graves no es mayor que en la vida adulta. La negociación del adolescente con respecto a su propia autonomía, el afloramiento de su sentido de sí mismo y los primeros movimientos hacia una identidad personal suelen influir en las relaciones familiares. Al mismo tiempo, los padres pueden estar experimentando la crisis de la edad madura en lo que se refiere a su profesión, su aspecto físico o su sexualidad, de modo que la coincidencia de las preocupaciones de los padres y las de los adolescentes no siempre es feliz.

Estilo cognitivo

La forma de pensamiento específica de la adolescencia es el pensamiento operativo formal (abstracto) (cuadro 23.12), pero su adquisición se produce a diferentes edades y una minoría sustancial de adolescentes no parecen llegar a desarrollarlo nunca. Los médicos están en desventaja a este respecto, ya que han debido pasar por una serie de exámenes para demostrar su capacidad para manipular las abstracciones y comparar las predicciones hipotéticas; a menudo, han olvidado en qué consiste pensar de otra manera y se comunican mal con los pacientes que siguen teniendo un pensamiento concreto y práctico (niños en edad escolar, alrededor de la mitad de los adolescentes y tal vez 1 de cada 5 adultos). Al entrevistarse con un adolescente, no hay que parecer condescendiente, pero al mismo tiempo hay que ser sensible y valorar si ya se ha adquirido un pensamiento abstracto y reflexivo sólido. Mediante ejemplos prácticos (y no metáforas), y comprobando si el paciente ha comprendido lo que se le dice, se logrará evitar el problema habitual de enfrentarse con un adolescente que responde a las preguntas con un hosco «no lo sé». En el capítulo 28 se analizan estos temas.

Cuadro 23.12 Pensamiento operativo formal

Capacidad para el pensamiento abstracto
Comparación de las implicaciones de las hipótesis
Pensamiento sobre el propio pensamiento
Comprobación de la lógica que relaciona proposiciones
Manipulación de conceptos abstractos interactivos

Anorexia nerviosa

Las dietas de adelgazamiento son endémicas en las muchachas adolescentes. Ello se debe en parte a la equiparación contemporánea entre la delgadez y el atractivo, una idea prevalente en la publicidad y en la moda. En concordancia, se observa que casi todas las adolescentes (pero muy pocos varones) sobrevaloran la anchura y la profundidad de sus cuerpos, percibiéndose y juzgándose a sí mismas más obesas de lo que realmente son.

El adelgazamiento mediante la limitación calórica impuesta por la propia adolescente suele ser autolimitado, bien porque consigue sus objetivos o porque la niña lo abandona: el hambre vence. Sin embargo, el proceso de adelgazamiento en algunas niñas prosigue hasta que sobreviene lo que se ha denominado «persecución implacable de la delgadez», que va acompañada típicamente de un horror fóbico al peso y a la forma normales. Éste es el cuadro denominado *anorexia nerviosa*, cuyas características son:

- Percepción distorsionada del cuerpo, que aumenta en paralelo con el adelgazamiento.
- Un intento definido de perder peso o de evitar coger peso, restringiendo la ingestión de alimentos, provocándose el vómito, abusando de los laxantes, haciendo ejercicio excesivo o combinando estos métodos.
- Cuando el peso cae por debajo de un nivel crítico (alrededor de 48 kg), el desarrollo puberal se interrumpe y se invierte, con lo cual la menstruación cesa y la adolescente se convierte efectivamente en una niña prepúber. Ello podría ahorrarle algunos de los retos de la adolescencia, en especial los relacionados con la sexualidad.
- El descubrimiento por parte de la niña, que se había sentido impotente, de que a través de la inanición autoimpuesta puede controlar su forma y su desarrollo, incrementando así su propio sentido del valor y de la eficacia.
- Preocupaciones por sueños de alimentos y cocina, que acaban por dominar la vida mental como respuesta a la inanición. Se produce así una tremenda lucha mental para no abandonar y ponerse a comer, que adquiere una importancia capital en la vida mental de la niña.
- Los efectos espectaculares y visibles de la inanición sobre la niña pueden unir a algunos padres en torno al cuidado de su hija y salvar del divorcio a un matrimonio con discrepancias, algo que la primera podría temer que fuera inminente.

Las niñas afectadas suelen negar que tienen hambre, aseguran a todo el mundo que gozan de una salud perfecta, hacen ejercicio para perder peso y niegan con vehemencia estar demasiado delgadas. Les es indiferente su propia emaciación y parecen no preocuparse por estar conduciéndose a sí mismas a la muerte por inanición. Para desconcierto de sus padres, pueden cocinar para los demás y leer ávidamente los libros de cocina. Pueden mentir a cualquiera que crean que estorba a sus fines, ocultando su escaso consumo de alimentos, tirando la comida en secreto o mintiendo sobre su peso. Antes de la enfermedad y durante la misma, mostrarán rasgos obsesivos y un carácter perfeccionista, sin los cuales la paciente no tendría la capacidad para seguir con persistencia una dieta. De hecho, es probable que se la describa como una persona tranquila, cumplidora y buena trabajadora, «la última persona que podría desarrollar anorexia nerviosa». A menudo, sus padres aparecen como personas agradables que evitan los conflictos.

Debido a la inanición, el cuerpo desarrolla un bajo índice metabólico, con reflejos tendinosos de lenta relajación, disminución de la circulación periférica, bradicardia y amenorrea. Aparece un fino lanugo sobre el tronco y las extremidades. La paciente no pierde el vello púbico o axilar, aunque la pubertad, establecida de una forma aún incompleta, se retrasa. La T3 sérica puede ser baja, lo que a veces lleva a la sospecha errónea de hipotiroidismo. Las proteínas plasmáticas son a veces bajas y no es raro encontrar edema maleolar. Los niveles sanguíneos y urinarios de las hormonas luteinizante y estimulante del folículo también son bajos y no siguen un patrón cíclico.

Algunas niñas descubren que pueden evitar la ingesta de carbohidratos mediante la inducción del vómito después de cada uno de los ataques repetidos de sobrealimentación, y que pueden perder peso consumiendo diuréticos. Otras toman laxantes en la creencia de que así eliminan los alimentos ingeridos. Todo ello puede producir amplias fluctuaciones en el peso y alteraciones metabólicas, como hipocalcemia y alcalosis. Este cuadro corresponde a la *bulimia*, que puede aparecer con un peso normal o asociarse con un peso bajo como complicación ominosa de la anorexia nerviosa. Tiende a afectar a las adolescentes de mayor edad. La bulimia con peso normal se puede tratar estimulando una dieta regular controlada mediante un diario y junto con psicoterapia individual o de grupo.

La tasa de prevalencia de la anorexia nerviosa entre las adolescentes es inferior al 1%, pero la tasa de incidencia ha aumentado en los últimos 50 años. La edad de incidencia máxima son los 14 años y las niñas superan a los niños en una proporción de 10:1. La bulimia es más frecuente, aunque las tasas de prevalencia varían mucho en función de la gravedad. También existe un neto predominio femenino y es posible que su frecuencia esté asimismo en ascenso.

Tratamiento

El tratamiento inicial de la anorexia nerviosa pretende restablecer el peso corporal normal mediante la realimentación. La piedra angular del tratamiento es el asesoramiento a los padres (con frecuencia como parte de una terapia familiar), durante el cual se les explicará la gravedad de la situación. Hay que ayudar a los padres para que se responsabilicen completamente de la salud de su hija hasta que ella pueda ser responsable de sí misma. Es preferible que el tratamiento sea ambulatorio. Las medidas consisten en controlar el peso de la niña, no lo que come, estableciendo una meta de 500 g de ganancia semanal. Si este objetivo no se alcanza, se procederá al ingreso en el hospital para realimentación, sin aceptar peticiones ni negociaciones. Para ello son esenciales unos buenos cuidados de enfermería, pero un pequeño número de niñas siguen perdiendo peso en el hospital, lo que obliga a recurrir a la alimentación por sonda. La ingesta dietética inicial diaria debe ser de unas 2.000 calorías, ya que el intento de forzar grandes comidas no suele tener éxito. Cuando el peso alcanza el nivel que tenía antes de comenzar la dieta, se opta por un enfoque más psicoterapéutico. El objetivo consiste en asesorar a la niña y a su familia sobre formas más constructivas de afrontar las demandas del desarrollo, incluyendo el manejo de los conflictos, el mantenimiento de la autoestima y de la autonomía y las relaciones personales.

El pronóstico en los niños y adolescentes no es satisfactorio, sólo el 50% se recuperan completamente. Los factores que predicen un mejor pronóstico son una relación buena con los padres y la capacidad de la niña para expresar las emociones negativas que antes reprimía. Aproximadamente el 5% mueren por suicidio, malnutrición o infección, aunque generalmente en etapas posteriores de la vida.

Resumen

En la anorexia nerviosa:

- La proporción entre mujeres y varones es de 10:1.
- La edad de incidencia máxima son los 14 años.
- Las niñas afectadas tienen una imagen de su cuerpo distorsionada, no reconocen que están demasiado delgadas y pueden engañar a los demás fingiendo que comen.
- Las características incluyen: esfuerzos concretos para perder peso, cese del desarrollo puberal, desaparición del período menstrual.
- Puede acompañarse de bulimia: sobrealimentación seguida de vómito provocado.
- El tratamiento consiste en asesorar a los padres para que su hija pueda recuperar el peso.
- Algunas pacientes requieren hospitalización; el pronóstico es variable, pero se produce mortalidad por suicidio, malnutrición e infección.

Síndrome de fatiga crónica

El síndrome de fatiga crónica (SFC) consiste en una gran fatiga subjetiva que lleva a la rápida extenuación cuando se realizan ejercicios físicos o mentales. El término es más amplio y más neutro que la patología o etiología concretas asociadas con los términos de encefalomielitis miálgica (EM) o síndrome de fatiga posvírica que sigue a una enfermedad febril aparentemente vírica. En ocasiones, se detectan signos serológicos de infección reciente por los virus Coxsackie B, de Epstein-Barr (VEB) o de la hepatitis B. En otros casos no hay antecedentes ni signos de infección desencadenante, ni resultados específicos en las pruebas diagnósticas. El cuadro clínico es un tanto difuso y carece de signos patognomónicos. La casi totalidad de los pacientes desarrollan mialgias, artralgias migratorias, cefaleas, dificultad para despertar, escasa concentración e irritabilidad. También son frecuentes los dolores de estómago, la sensibilidad en el cuero cabelludo, el dolor ocular y la fotofobia, así como el dolor de los ganglios linfáticos cervicales a la palpación. Los síntomas depresivos son habituales y se mantiene un debate inconcluso sobre hasta qué punto el cuadro clínico es físico o psicológico. Por lo general, los pacientes insisten en que la causa es física y existe el riesgo de que el médico se vea presionado para llevar a cabo estudios excesivos y no rentables. La mayoría de los actuales expertos consideran el cuadro clínico como el resultado final de factores físicos y psicológicos.

La mayoría de los pacientes se curan de forma espontánea con el tiempo, aunque para ello pueden pasar meses, e incluso años. Se ha demostrado que las antiguas recomendaciones de reposo continuo son ineficaces y pueden dar lugar a complicaciones secundarias. El enfoque recomendado consiste en una rehabilitación suave, con posible participación de la psicoterapia, con el fin de mejorar poco a poco la tolerancia al esfuerzo. Si se presiona demasiado al niño, pueden producirse rabietas o aislamiento y mutismo. No merece la pena discutir hasta qué punto el cuadro es físico o psicológico. Los padres y el niño necesitan un apoyo continuo para mantener una vida lo más normal posible, incluida la asistencia a la escuela. El estado de ánimo de los niños con síntomas depresivos puede responder a la medicación antidepresiva, pero ésta sólo actúa sobre los síntomas de depresión y es poco probable que mejore la fatiga.

Resumen

En el síndrome de fatiga crónica:

- El mínimo ejercicio produce extenuación.
- Se cree que es una combinación de factores físicos y psicológicos.
- El tratamiento consiste en la rehabilitación gradual, pero puede durar meses o años.

Depresión

La caída del estado de ánimo puede deberse a circunstancias adversas, pero a veces aparece de forma espontánea. La depresión como cuadro clínico es más que tristeza y aflicción, ya que afecta también a la motivación, al juicio y a la capacidad para experimentar placer, y provoca emociones de culpa y desesperación. Puede alterar el sueño, el apetito y el peso. Lleva al abandono social, lo que constituye un signo importante. Este estado es bien conocido entre los adolescentes, sobre todo en las niñas, aunque a veces también aparece antes de la pubertad. El cuadro clínico es comparable a la depresión de los adultos, aunque con ciertas diferencias (cuadro 23.13).

El diagnóstico de depresión depende en esencia de la entrevista con el propio adolescente y de la información que proporcionen sus padres. Si la entrevista tiene lugar delante de estos últimos, el adolescente pretenderá que todo va bien. Es necesario preguntar directamente sobre los sentimientos y de modo específico sobre las ideas y planes de suicidio.

El tratamiento depende de la relación entre el estado de ánimo y las circunstancias causales. Si es posible, deberán combatirse los problemas, por ejemplo en quienes sufren intimidación. Si ello no es posible, como puede ser el caso de un divorcio inminente de los padres, se ha demostrado que el asesoramiento cognitivo conductual, donde se relacionan los senti-

Cuadro 23.13 Manifestaciones de la depresión en los adolescentes

Más frecuentes que en los adultos

Apatía, aburrimiento e incapacidad para disfrutar, más que un estado de ánimo depresivo
Ansiedad de separación, que reaparece después de haberse resuelto en etapas anteriores de la vida
Deterioro del rendimiento escolar
Retraimiento social
Ideas hipocondríacas y quejas de dolor en el tórax, el abdomen y la cabeza
Estado de ánimo irritable o conducta francamente antisocial

Menos frecuentes que en los adultos

Pérdida del apetito y adelgazamiento
Pérdida del sueño
Pérdida de la libido
Lentificación de los pensamientos y movimientos
Ideas delirantes.

mientos con los pensamientos y la conducta, es útil. Si la terapia no es suficiente y la depresión es grave, está indicado el uso de un antidepresivo de la clase de los inhibidores selectivos de la recaptación de la serotonina, como fluoxetina. Los adolescentes suicidas deben ser ingresados en una unidad de psiquiatría.

Autoagresión deliberada

Como sucede en los adultos, los adolescentes que toman sobredosis lo hacen por diferentes motivos, entre los cuales el suicidio es sólo uno. En una proporción elevada, la sobredosis puede ser una forma de expresar venganza, o un gesto ciego y desesperado con el que llamar la atención hacia una situación que ellos perciben como irresoluble. Hay que considerar aspectos como las amenazas o los malos tratos. La mayoría de los adolescentes que toman sobredosis no tienen depresión clínica. Los episodios de autoagresión deliberada deben ser tomados en serio, ya que conllevan un elevado riesgo de recidiva.

Un sistema útil para evaluar el riesgo de suicidio es la puntuación PATHOS, que se muestra en el cuadro 23.14.

Consumo de drogas

Casi todos los adolescentes se ven expuestos a las drogas ilegales en algún momento de su vida. Un cierto número de ellos las prueban y algunos se hacen consumidores habituales. Por lo general, las drogas se consumen con fines recreativos, pero algunos las utilizan para evitar sentimientos o recuerdos desagradables. Un número muy pequeño terminan por desarrollar dependencia psicológica o física. La sustancia que se consume depende de la cultura y de las oportunidades, pero las más frecuentes son el alcohol y el cannabis; los disolventes, el LSD, el éxtasis y los derivados de la anfetamina se consumen algo menos, y la cocaína y heroína son en la actualidad las menos prevalentes, aunque su consumo está aumentando. Estas dos últimas son las que mayor potencial adictivo tienen y sus peligros son bien conocidos.

Cuadro 23.14 Sistema PATHOS para evaluar el riesgo de suicidio por sobredosis en los adolescentes

P	¿Ha tenido **P**roblemas que han durado más de un mes?
A	¿Estaba sólo (**A**lone) en casa en ese momento?
T	¿Planeó tomar la sobredosis durante más de **T**res horas?
HO	¿Se siente sin esperanza (**HO**peless) cuando piensa en el futuro?
S	¿Se sentía triste (**S**ad) la mayor parte del tiempo antes de tomar la sobredosis?

Sume 1 punto por cada respuesta positiva y 0 puntos por cada respuesta negativa.
Si la puntuación es superior a 2, el riesgo es alto.

Fuente: Kingsbury S 1996 PATHOS: a screening instrument for adolescent: a research note. *Journal of Child Psychology* 37:609-611.

El abuso implica un mal uso importante. Los signos varían según los agentes, pero abarcan:

- Intoxicación.
- Ausencias inexplicadas del hogar o la escuela.
- Frecuentación de consumidores conocidos.
- Gasto excesivo o hurto de dinero.
- Posesión del equipo necesario para la administración.
- Complicaciones médicas asociadas con el consumo.

Algunos padres preocupados pueden preguntar al médico si el adolescente está consumiendo, cuestión que sólo se resuelve mediante una entrevista, que puede combinarse con el análisis de una muestra de orina. El interés médico se centra sobre todo en los consumidores solitarios, muchos de los cuales tienen otra psicopatología, como la depresión, o en las consecuencias físicas de la intoxicación o de la inyección cuando éstas amenazan a la salud. El abuso de disolventes (sobre todo la inhalación de pegamento y aerosoles) está muy generalizado como actividad de grupo en determinadas zonas y sus consecuencias no suelen ser mayores que las de beber antes de la edad legal. Sin embargo, a veces provoca arritmias cardíacas, supresión de la médula ósea o insuficiencia renal, cualquiera de las cuales puede causar la muerte, lo mismo que una caída sufrida durante la intoxicación. El consumo de cannabis y LSD no suele ser peligroso, pero desencadena en algunos adolescentes trastornos de ansiedad o psicóticos. El éxtasis que se toma en las discotecas o fiestas puede provocar hipertermia y deshidratación peligrosas.

Los médicos deben asegurarse de que cualquier adolescente en el que se sospeche consumo de drogas conoce los riesgos específicos para su salud. La dependencia es rara durante la adolescencia y la más probable es la del alcohol. Los pocos que consumen drogas ilegales como ayuda para enfrentarse a un sufrimiento psicológico deben ser remitidos al psiquiatra.

Psicosis

La psicosis es la incapacidad para apreciar la realidad y para percibir lo que es incorrecto. Puede afectar a las ideas y a las creencias, produciendo pensamientos erróneos que hacen que las creencias anormales se defiendan de forma inquebrantable y den lugar a conductas extrañas. Se pierde la conexión y la coherencia de los pensamientos, por lo que es difícil seguir el discurso, lo que produce trastornos del pensamiento. Las anomalías de la percepción producen alucinaciones, en las que se experimenta la percepción en ausencia de un estímulo.

Los trastornos psicóticos incluyen:

- Esquizofrenia: no se identifica una causa médica específica, y generalmente sólo se observa embotamiento o aplanamiento del afecto.
- Trastorno bipolar: la psicosis se asocia a un trastorno en el que el estado de ánimo fluctúa entre la depresión y la manía.
- Psicosis orgánica: incluye el delirium, los trastornos inducidos por sustancias y la demencia.

La esquizofrenia y los trastornos bipolares son poco comunes antes de la pubertad, pero su frecuencia aumenta durante la adolescencia. En estos trastornos, los síntomas psicóticos se producen en un estado claro de consciencia.

La investigación de estos trastornos debe incluir un análisis de orina para detectar la presencia de drogas, y deben excluirse la psicosis inducida por fármacos (p. ej., dosis altas de fármacos estimulantes o anticolinérgicos), las causas médicas (es decir, infección, convulsiones, anomalías tiroideas y trastornos del sueño) y la demencia.

Cuando se sospecha que existe esquizofrenia, trastorno bipolar o demencia, es necesario remitir al paciente a un psiquiatra, que realizará un tratamiento integral con fármacos antipsicóticos, psicoeducación, terapia familiar y terapia individual si se considera adecuado.

Psicosis:

- **Puede presentarse durante la adolescencia.**
- **El abuso de sustancias puede precipitar la psicosis, o puede ser su causa.**

Tratamiento de los problemas emocionales y de la conducta

La mayoría de los problemas emocionales y de la conducta están relacionados con las adversidades de la familia, el grupo de compañeros y la escuela, y los puntos fuertes y débiles del niño. En ocasiones, estas circunstancias se consideran factores de riesgo (predisponentes), en tanto que por sí mismas no producen un trastorno, pero sí lo hacen al combinarse con otras adversidades. Por el contrario, es menos probable que lo hagan cuando existen puntos fuertes compensadores (p. ej., inteligencia elevada, buena autoestima, fijación segura, buenas relaciones con los compañeros o una relación emocionalmente cálida con un progenitor). Una adversidad ambiental puede ser aguda (un acontecimiento vital) o crónica. Supone un reto para la capacidad de afrontamiento del niño, y si la supera, provoca un problema emocional o de conducta. El problema puede resolverse de forma espontánea o persistir.

Teniendo estos aspectos en cuenta, es posible hablar de las tres P causales:

- Predisposición (vulnerabilidad).
- Precipitación.
- Perpetuación.

En la práctica clínica, un desencadenante es lo que muchas personas llaman «causa», pero que a menudo no es sino un factor que perpetúa o mantiene el problema que hay que resolver.

Valoración

Si es posible, es preferible entrevistar a los dos progenitores. Durante esta entrevista, hay que considerar la calidad del matrimonio y el estado mental de los padres. Dentro de lo posible, se harán preguntas abiertas y se interrogará directamente acerca de los sentimientos. Se valorará la actitud de los padres hacia el niño. Se obtendrán ejemplos del problema y se valorarán su frecuencia, gravedad y duración, y el impacto que ejerce en el niño y en su familia.

Si se considera adecuado, se hará una entrevista a solas con el niño. Se explicará a los padres que se desea tener unas pocas palabras con él, ya que el médico también lo es del niño. Se valorará la magnitud del sufrimiento del niño (que puede ser osado y negarlo). Se harán preguntas muy sencillas y específicas, comprobando que comprende lo que se le quiere decir. Lo mismo es aplicable a los adolescentes. Hay que considerar la conveniencia de recabar informes de la escuela o de otros organismos implicados por si fueran útiles. En muchos casos, merece la pena pedir a los padres que lleven un registro prospectivo del problema por medio de un diario o un gráfico que se pueda examinar cada pocos días, explicando lo que se pretende recoger en los diferentes epígrafes (p. ej., en las rabietas, «antecedentes, medidas tomadas y consecuencias»).

Tratamiento

En la figura 23.5 se muestra un enfoque de tratamiento de un niño con un problema emocional o de conducta. Será más probable que la remisión a la consulta de un psiquiatra o de un psicólogo tenga éxito si antes ya se ha hecho una historia y se ha comprometido a los padres y al niño en el intento de aliviar el problema. Muchos médicos, sobre todo generales y pediatras, conocen bien los aspectos de salud mental del niño y deben contemplar al psiquiatra o al psicólogo como una extensión especializada de su experiencia, más que como un tipo de persona completamente distinto.

Por lo general, el tratamiento de los problemas emocionales o de conducta del niño:

- Es más psicológico que farmacológico.
- No precisa hospitalización.
- Implica a los padres como participantes esenciales.
- Puede abarcar diversos servicios profesionales, sociales y sanitarios.

Suele ser necesaria más de una intervención, ya que deben combinarse diversos tratamientos en los que intervienen distintos profesionales. Las intervenciones terapéuticas esenciales se describen en el cuadro 23.15.

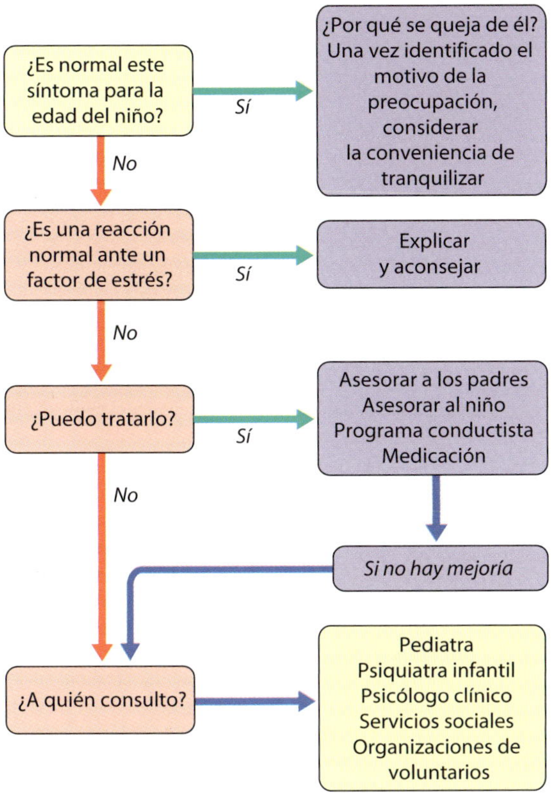

Figura 23.5 Enfoque de los problemas psicológicos de los niños.

La medicación desempeña un papel comparativamente menor, aunque como ejemplos concretos de eficacia demostrada se pueden citar los fármacos estimulantes en el trastorno de hiperactividad (THDA) y los antidepresivos en los adolescentes con depresión. En ocasiones se tiene la tentación de sedar a un niño que causa problemas, pero esta medida rara vez es eficaz y siempre es éticamente dudosa.

Lecturas recomendadas

Garralda M E, Hyde C (eds) 2003 Managing children with psychiatric problems, 2nd edn. BMJ, London.

Lask B, Taylor S, Nunn K 2003 Practical child psychiatry. BMJ Books, London.

Spender Q, Salt N, Dawkins J, Kendrick T, Hill P 2001 Child mental health in primary care. Radcliffe Medical Press, Oxford.

Cuadro 23.15 Principales intervenciones de terapia psicológica utilizadas en los problemas emocionales y de la conducta

Explicar y tranquilizar
Idónea en los problemas leves de buen pronóstico que surgen en niños de familias que los apoyan y que pueden diseñar por sí mismas una forma sensata de manejar el problema hasta que desaparezca.

Asesorar al niño y a sus padres
Se utiliza para modificar actitudes o hábitos de pensamiento. Un niño con temperamento difícil sería una indicación para el asesoramiento a los padres; un adolescente con hipocondría ansiosa podría recibir él mismo el asesoramiento.

El objetivo del asesoramiento de los padres es mejorar su capacidad de afrontamiento, no diciéndoles lo que tienen que hacer, sino ayudándoles a encontrar sus propias soluciones, aumentando su confianza y su eficacia.

Grupos de formación para padres
Últimamente se han hecho muy populares estos grupos, en los que se reúnen un número determinado de padres para adquirir recursos para desempeñar sus funciones y para aprender a responder frente a los desafíos conductuales que van planteando sus hijos. Se utilizan distintos métodos, como el intercambio de roles y la participación de un terapeuta.

Terapia conductista
Utiliza un enfoque pragmático de los problemas para modificar los factores ambientales que desencadenan o mantienen la conducta. Es muy eficaz para tratar los problemas de conducta de los niños pequeños.

Terapia familiar
Utilizada actualmente de forma amplia por los profesionales de la salud pública. Consiste en una serie de entrevistas con toda la familia para modificar los patrones disfuncionales de las relaciones entre sus miembros, partiendo de la idea de que muchos de los problemas de los niños se perpetúan a causa de la forma en que los miembros de la familia viven y se relacionan entre sí.

Terapia cognitiva
Utilizada por algunos especialistas para explorar cómo afectan los pensamientos a los sentimientos y la conducta con el fin de modificar la forma en que los adolescentes se juzgan a sí mismos en relación con una situación. Existen pruebas de su eficacia en diversos trastornos, incluyendo la depresión.

Psicoterapia dinámica individual o de grupo
Ampliación más intensa y estructurada del asesoramiento; resulta útil, por ejemplo, en niños con conflictos emocionales que se manifiestan como problemas de relación con los padres. En tiempos fue la pieza fundamental de la psiquiatría infantil, pero hoy se utiliza menos.

24

Piel

El recién nacido

Al nacimiento, la piel está recubierta por el vérnix caseoso, una capa grasa y blanquecina constituida por células epiteliales degradadas y que en el interior del útero protege a la piel de los efectos del líquido amniótico. En los prematuros, la piel es fina, poco queratinizada y sin grasa subcutánea. La pérdida de agua transepidérmica es mucho mayor que en el recién nacido a término. El prematuro tampoco puede sudar hasta pasadas unas pocas semanas, mientras que el nacido a término puede hacerlo desde el nacimiento.

Las marcas de nacimiento y las erupciones del período neonatal más frecuentes se describen en la exploración del recién nacido (v. cap. 9). En este capítulo se comentarán algunos cuadros cutáneos menos frecuentes del período neonatal.

Impétigo ampolloso

Se trata de una forma ampollosa del impétigo, poco frecuente pero potencialmente grave, que se observa sobre todo en los recién nacidos (fig. 24.1). La causa más frecuente es la cepa de *Staphylococcus aureus* fago grupo II. El tratamiento consiste en antibióticos sistémicos, como penicilina resistente a la penicilinasa (v. también cap. 14).

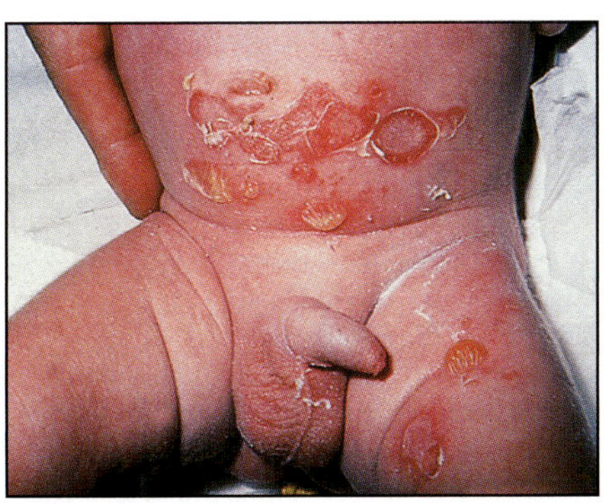

Figura 24.1 Impétigo ampolloso en un recién nacido.

Nevos melanocíticos

Los nevos congénitos aparecen hasta en el 3% de los recién nacidos y suelen ser pequeños. La frecuencia de los melanocíticos aumenta de forma progresiva a medida que los niños crecen, y la presencia de un gran número de ellos en un adulto puede indicar exposición al sol durante la infancia. Hay que evitar la exposición prolongada a la luz solar y se recomienda utilizar con abundancia cremas con filtro solar con protección superior a 20 en la piel expuesta, repitiendo la aplicación cada pocas horas.

Los nevos congénitos pigmentados que afectan a grandes zonas de la piel (es decir, nevos de diámetro superior a 9 cm) son raros, pero producen desfiguraciones (fig. 24.2) y se asocian con un riesgo del 4-6% de transformación a melanoma maligno en algún momento de la vida. Es necesario consultar con un dermatólogo pediátrico y con un cirujano plástico para valorar la posibilidad de extirpación. El melanoma maligno es raro antes de la pubertad, salvo en estos

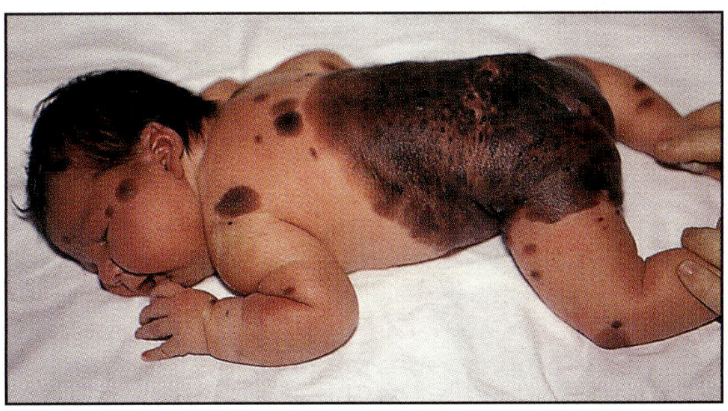

Figura 24.2 Gran nevo piloso pigmentado congénito (gigante). También se observan otros muchos nevos más pequeños.

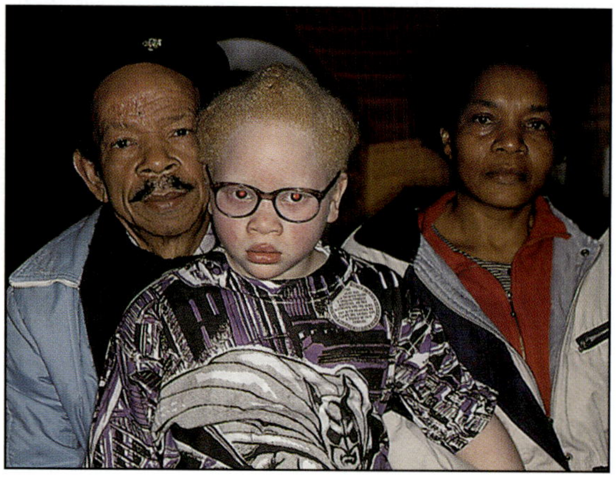

Figura 24.3 Niño con albinismo oculocutáneo junto a sus padres.

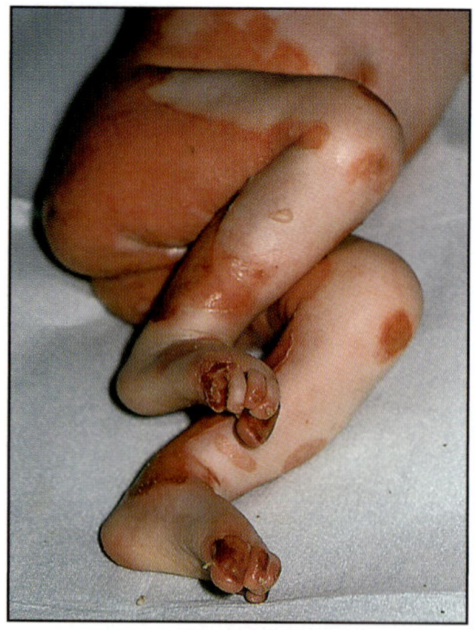

Figura 24.4 Forma autosómica recesiva grave de epidermólisis ampollosa.

nevos gigantes. Sin embargo, la incidencia de melanoma en los adultos ha aumentado de forma espectacular en los últimos 30 años. Los factores de riesgo para el melanoma son una historia familiar positiva, la presencia de un gran número de nevos melanocíticos, la piel clara, los episodios repetidos de quemaduras solares y la residencia en climas cálidos con exposición crónica de la piel al sol.

Los padres deben evitar que sus hijos se quemen con el sol.

Albinismo

Se debe a un defecto en la biosíntesis y la distribución de la melanina. Dependiendo de la distribución de la despigmentación en la piel y los ojos, puede ser oculocutáneo (fig. 24.3), ocular o parcial. La falta de pigmento del iris, la retina, los párpados y las cejas hace que el reflejo de fijación no se desarrolle. Hay nistagmo pendular y fotofobia, que producen un constante fruncimiento del ceño. No existe tratamiento, pero la corrección de los errores de la refracción y las lentillas coloreadas pueden ser útiles. En algunos niños, la adaptación de lentillas coloreadas desde la lactancia permite el desarrollo de una fijación normal. El trastorno es una causa importante de alteración visual grave. La piel pálida es muy propensa a las quemaduras solares y al cáncer cutáneo. Los afectados deben llevar sombrero y aplicarse una crema con factor de protección solar elevado para salir a la calle.

Epidermólisis ampollosa

Es un raro grupo de enfermedades con más de 20 subtipos, que se caracterizan por la formación de ampollas en la piel y en las mucosas. Las variantes autosómicas dominantes suelen ser más leves, mientras que las autosómicas recesivas pueden ser graves o incluso mortales. Las ampollas aparecen de forma espontánea o tras traumatismos mínimos (fig. 24.4) y deben diferenciarse de las quemaduras. El tratamiento consiste en evitar las lesiones producidas por los traumatismos cutáneos, incluso los menores, y combatir la infección secundaria. En las formas graves, la aparición repetida de ampollas y cicatrices puede dar lugar a fusiones de los dedos de las manos y de los pies y a contracturas de las articulaciones. La afectación de las mucosas puede provocar úlceras orales y estenosis debidas a las erosiones esofágicas. El tratamiento, incluida la nutrición adecuada, debe ser responsabilidad de un equipo multidisciplinario, del que formen parte un dermatólogo pediatra, un pediatra, un cirujano plástico y un especialista en dietética.

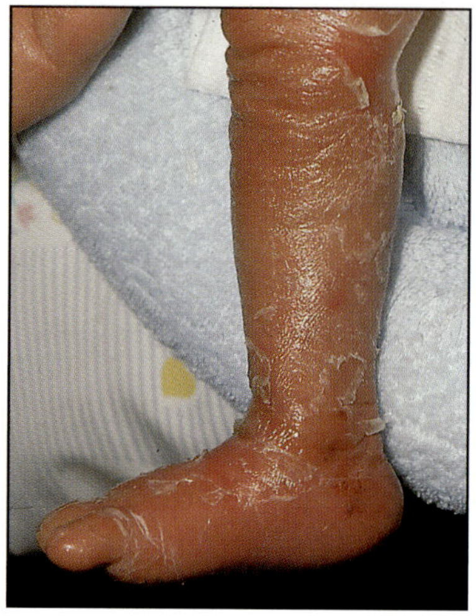

Figura 24.5 Desprendimiento de la membrana similar al colodión en un recién nacido.

Bebé de colodión

Es una rara manifestación de las ictiosis hereditarias, conjunto de enfermedades en las que la piel es seca y escamosa. Los niños nacen con una membrana tirante, similar a un parche o al colodión (fig. 24.5). Estas membranas se fisuran y separan al cabo de pocas semanas, dejando ver una piel normal o ictiósica.

Erupciones del lactante

Erupciones del pañal

Las erupciones del pañal son frecuentes, aunque en la actualidad son mucho menos problemáticas gracias a la difusión de los pañales de un solo uso, que son más

Cuadro 24.1 Causas de las erupciones del pañal

Frecuentes	Raras
Dermatitis irritativa (de contacto)	Acrodermatitis enteropática (v. pág. 221)
Dermatitis seborreica infantil	Histiocitosis de células de Langerhans (enfermedad de Letterer-Siwe) (v. pág. 359)
Infección por *Candida*	Síndrome de Wiskott-Aldrich (v. pág. 259)
Eczema atópico	

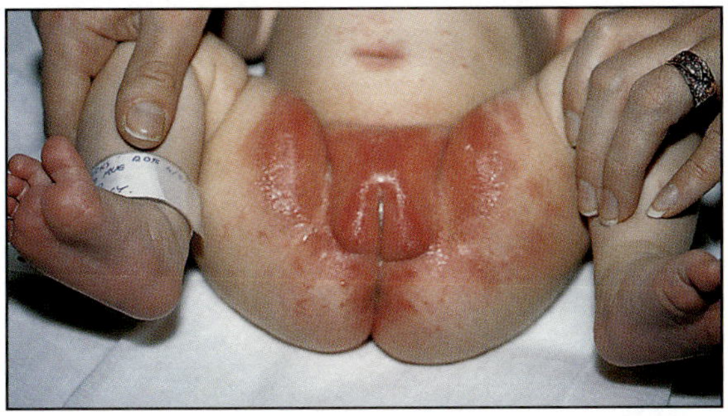

Figura 24.6 Dermatitis del pañal por infección por *Candida*. Los pliegues cutáneos se hallan afectados y puede haber lesiones satélite.

absorbentes. Algunas de sus causas se recogen en el cuadro 24.1. La dermatitis irritativa, la erupción del pañal más habitual, aparece cuando los pañales no se cambian con la frecuencia debida o el lactante tiene diarrea. No obstante, también puede aparecer aunque se cambien los pañales con regularidad. La erupción se debe al efecto irritante de la orina sobre la piel de los lactantes susceptibles. Los microorganismos fecales que degradan la urea aumentan la alcalinidad y las probabilidades de su desarrollo.

La erupción irritativa afecta a las superficies convexas de las nalgas, el perineo, la parte inferior del abdomen y la cara superior de los muslos. Es característico que respete los pliegues, lo que permite diferenciar a este cuadro de otras causas de erupción del pañal. Se trata de una lesión eritematosa que puede adoptar un aspecto escaldado. Las formas más graves se asocian con formación de erosiones y úlceras. Los casos leves responden a la aplicación de un emoliente protector, mientras que los más graves pueden requerir corticosteroides tópicos poco potentes. Aunque la curación se acelera cuando se mantiene al niño sin pañal, esta medida rara vez es práctica en el hogar.

La infección por *Candida* puede producir erupciones del pañal, y en cualquier caso suele complicarlas. Se trata de una erupción eritematosa que afecta a los pliegues cutáneos y que puede formar lesiones satélites (fig. 24.6). El tratamiento consiste en aplicar un agente antimicótico tópico.

Dermatitis seborreica del lactante

Esta erupción de origen desconocido se manifiesta durante los 2 primeros meses de vida. Comienza en el cuero cabelludo como una erupción eritematosa descamativa, con escamas que forman una gruesa capa adherente de color amarillo, denominada capuchón de la cuna (fig. 24.7a). La erupción escamosa se puede extender a la cara, por detrás de la orejas, y después a los pliegues y al área del pañal (fig. 24.7b). Al contrario que el eczema atópico, no es pruriginosa y no molesta al niño. Sin embargo, se asocia con un mayor riesgo de desarrollo posterior de eczema atópico. Los casos leves pueden ceder con emolientes. Las escamas del cuero cabelludo se eliminan con una pomada que contenga azufre y ácido salicílico, aplicada a diario durante algunas horas antes de lavar la zona. La erupción que se extiende al cuerpo desaparece con un corticosteroide tópico poco potente, solo o combinado con un agente antibacteriano y antimicótico en los casos adecuados.

Eczema atópico

En los niños, el eczema atópico muestra una prevalencia del 12-20%. Suele comenzar durante el primer año de vida y es raro en los 2 primeros meses, a diferencia de la dermatitis seborreica del lactante, que es relativamente habitual a esa edad. Suelen existir antecedentes familiares de trastornos atópicos, como eczema, asma o rinitis alérgica (p. ej., fiebre del heno). Hasta el 50% de los niños con eczema atópico desarrollan más adelante asma o fiebre del heno. La alimentación materna puede retrasar la aparición del eczema en los niños predispuestos, pero no altera la historia natural de la enfermedad. El eczema atópico es una enfermedad fundamentalmente infantil, más grave y molesta en el primer año de la vida, que cede antes de los 12 años en el 50% de los casos y antes de los 16 años en el 75%.

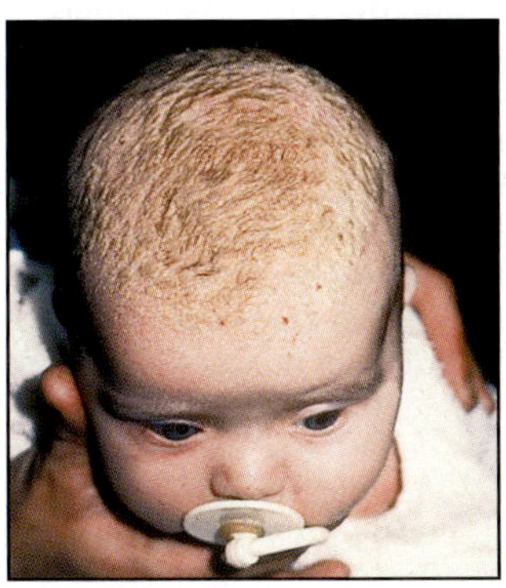

a)

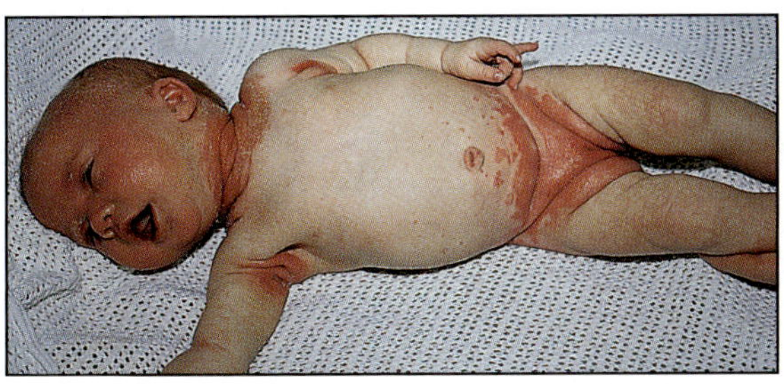

b)

Figura 24.7 Dermatitis seborreica del lactante. **a)** Capuchón de la cuna. **b)** Distribución en el cuero cabelludo y la cara, detrás de las orejas, los pliegues y el área del pañal.

Prurito

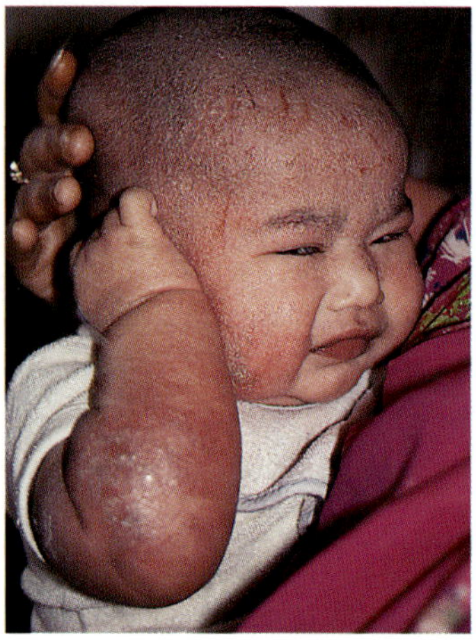

Figura 24.8 Excoriación de la piel por rascado. El picor es la manifestación clínica fundamental del eczema en todas las edades y provoca un ciclo de «picorrascado» que constituye el «picor que erupciona» del eczema atópico.

Cuadro 24.2 Algunas causas de erupción pruriginosa

- Eczema atópico
- Varicela
- Reacciones urticariales/alérgicas
- Dermatitis de contacto
- Picaduras de insectos/urticaria papulosa
- Sarna
- Infección por hongos
- Pitiriasis rosada

¿No pica?, entonces no es eczema.

Diagnóstico

El diagnóstico se hace por la clínica. Si se estudian, la mayoría de los niños afectados presentarán niveles elevados de IgE en el plasma. Cuando hay antecedentes que sugieren una causa alérgica concreta, las pruebas epicutáneas y de radioalergoabsorción (RAST) pueden ser útiles en los niños mayores. Si la enfermedad es muy grave, atípica o se asocia con infecciones poco habituales o con retraso del crecimiento, hay que investigar una deficiencia inmunitaria.

Manifestaciones clínicas

Numerosas erupciones pueden ser pruriginosas (cuadro 24.2), pero en el eczema atópico (fig. 24.8) el prurito suele ser el síntoma más importante a todas las edades y provoca un rascado que exacerba la erupción. Las áreas excoriadas se hacen eritematosas, húmedas y costrosas. La distribución de la erupción tiende a cambiar con la edad, como puede verse en la figura 24.9. La piel atópica suele ser seca y su rascado y frotamiento prolongados pueden producir liquenificación, acentuándose las marcas cutáneas normales (fig. 24.10).

Complicaciones

En el cuadro 24.3 se recogen las causas de las exacerbaciones del eczema. No obstante, los brotes son frecuentes y a menudo no se encuentra una causa que los justifique. La piel eczematosa se infecta con facilidad, en general por *Staphylococcus* o *Streptococcus*. La inflamación aumenta la avidez de *Staph. aureus* por la piel y disminuye la expresión de los péptidos antimicrobianos necesarios para controlar las infecciones. *Staph. aureus* crece en la piel atópica y libera superantígenos que parecen inducir y mantener el eczema. La infección por el virus del herpes simple, aunque menos habitual, puede ser muy grave, ya que tiende a propagarse con rapidez por la piel atópica, provocando una extensa reacción vesiculosa, el eczema herpeticum (v. cap. 14). El eczema activo suele ir acompañado de adenopatías, que ceden cuando la piel mejora.

Tratamiento

Existen varias modalidades de tratamiento.

Evitar los irritantes y desencadenantes

Se recomienda evitar el jabón y los detergentes biológicos. La ropa en contacto con la piel debe ser de algodón puro, si es posible, evitando el nailon y las prendas de lana pura. Las uñas han de permanecer cortas para reducir la lesión cutánea por rascado, y en los niños muy pequeños puede ser útil utilizar mitones por la noche. Cuando se demuestra que un alergeno, por ejemplo la leche de vaca, desencadena el cuadro, se deberá evitar su consumo.

Emolientes

Son la pieza fundamental del tratamiento, ya que humedecen y ablandan la piel. Deben aplicarse en abundancia dos o más veces al día y después del baño. Entre ellos están la crema acuosa BP o las pomadas, como la que contiene parafina blanda blanca y parafina líquida a partes iguales. Las pomadas son preferibles a las cremas para las pieles muy secas. También son convenientes los baños diarios, usando aceite emoliente en vez de jabón.

Corticosteroides tópicos

Son un tratamiento eficaz para el eczema, pero se deben administrar con cuidado. Los de escasa potencia, como la pomada de hidrocortisona al 1%, se pueden aplicar dos veces al día sobre las áreas eczematosas. Los esteroides tópicos de potencia moderada desempeñan un papel esencial en el tratamiento de las exacerbaciones agudas, pero su empleo se debe restringir al mínimo posible, evitando aplicarlos en la cara. El abuso de los esteroides tópicos puede provocar adelgazamiento de la piel y efectos secundarios sistémicos. Sin embargo, el temor a estos efectos secundarios

Eczema

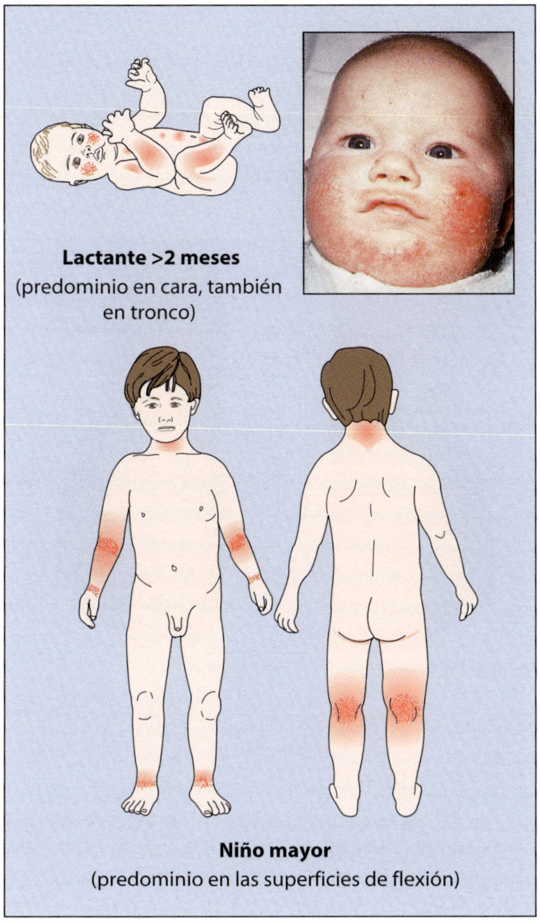

Figura 24.9 Distribución del eczema atópico. La distribución tiende a cambiar con la edad. En los lactantes predomina la afectación del cuero cabelludo y de la cara, aunque también puede extenderse al tronco. En los niños mayores es característica la afectación de los pliegues cutáneos (fosas cubitales y poplíteas) y de las áreas de fricción, como el cuello, las muñecas y los tobillos.

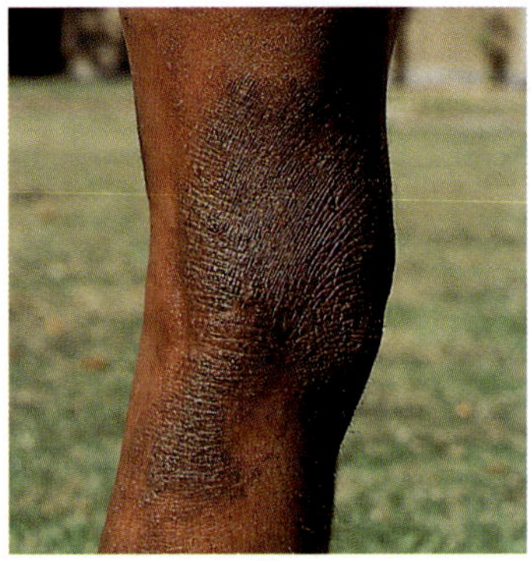

Figura 24.10 Liquenificación. Engrosamiento de la piel con acentuación de los pliegues debido al rascado persistente.

Cuadro 24.3 Causas de exacerbación del eczema

- Infección bacteriana, como *Staphylococcus, Streptococcus spp*
- Infección vírica, como virus del herpes simple
- Ingestión de un alergeno, como huevos
- Contacto con un irritante o un alergeno
- Ambientales: calor, humedad
- Cambio o reducción en la medicación
- Estrés psicológico
- Desconocida

no debe impedir su empleo para controlar las exacerbaciones.

Inmunomoduladores

En los niños de más de 2 años de edad, puede estar indicado el uso tópico a corto plazo de tacrolimus o pimecrolimus para evitar o reducir el uso de corticosteroides tópicos.

Vendajes oclusivos

Son útiles en las extremidades cuando el rascado y la liquenificación constituyen un problema. Los apósitos pueden impregnarse con pasta de zinc o pasta de zinc y alquitrán. Los vendajes se colocan por la noche durante 2-3 días seguidos hasta que la piel mejora. En caso de prurito generalizado en un niño pequeño, los paños envolventes húmedos pueden resultar útiles; se mezclan esteroides tópicos diluidos con un emoliente y el conjunto se aplica sobre la piel bajo paños húmedos adaptados al tronco y a las extremidades, y recubiertos con paños o ropas secos.

Antibióticos y agentes antivíricos

En los eczemas asociados con infecciones leves, se utilizan los antibióticos con hidrocortisona tópicos. En las infecciones más graves o más extensas, se necesitan antibióticos sistémicos. El eczema herpético se trata con aciclovir sistémico.

Antagonistas del receptor H_1 de la histamina

El prurito se alivia con un antihistamínico oral. Los más recientes no tienen efectos sedantes.

Restricción dietética

Algunos lactantes con eczema presentan alergias alimentarias. Entre los alergenos de los alimentos se incluyen la leche de vaca, el huevo y la soja. Sin embargo, cualquier alimento puede causar eczema. Si existen antecedentes importantes, habrá que considerar la conveniencia de una dieta sin ese posible alergeno; para poder valorar la respuesta, la dieta deberá mantenerse durante 4-6 semanas. Este procedimiento debe efectuarse bajo la supervisión de un especialista en die-

Resumen

Evaluación del niño con eczema

Estado de la piel
Distribución del eczema. ¿La piel está excoriada, liquenificada, presenta costras o exudado?
¿El picor es muy molesto?
¿Está peor o mejor de lo habitual?
¿Qué causa la exacerbación: alimentos u otros alergenos, irritantes, fármacos, estrés?
¿Interrumpe el sueño?
¿Afecta a la vida normal?
¿La familia conoce este trastorno y su tratamiento?

Tratamiento
¿Evita utilizar jabón y usa emolientes?
¿Evita usar prendas de nailon y de lana?
Necesidad de administrar fármacos o modificar el tratamiento:
- Corticosteroides tópicos
- Vendaje oclusivo
- Antibióticos o antivirales
- Antihistamínicos

¿Está indicada la eliminación dietética? Si es así, ¿se realiza bajo la supervisión de un nutricionista?
¿Necesita apoyo psicológico?

Comprobar:
- ¿Existen pruebas de infección: bacterianas o por el virus del herpes simple?
- ¿Existen problemas debidos a otros trastornos alérgicos?
- ¿El crecimiento es normal?

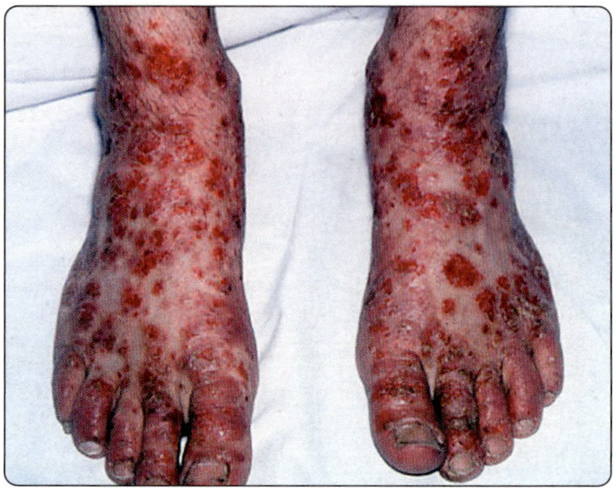
Figura 24.11 Exacerbación del eczema.

tética para garantizar que se evitan por completo los componentes alimenticios concretos y que la dieta sigue siendo adecuada desde un punto de vista nutricional. Para ser totalmente objetiva, esta prueba precisa una provocación alimenticia en doble ciego y controlada con placebo, pero esta medida suele reservarse para los niños mayores. Por lo general, los niños pueden tolerar los alimentos responsables cuando crecen.

Apoyo psicosocial

El eczema es leve en la mayoría de los niños y puede controlarse con emolientes y esteroides tópicos poco potentes, por lo que no se requiere un apoyo psicológico adicional. Sin embargo, el eczema puede ser lo bastante grave como para trastornar al niño y a toda la familia. En este caso, todos necesitan los consejos, la ayuda y el apoyo del personal sanitario, de otras familias afectadas o de otros pacientes. En el Reino Unido, la National Eczema Society proporciona apoyo e información sobre la enfermedad.

Infecciones e infestaciones

El impétigo ampolloso ya se ha mencionado en este capítulo y las infecciones bacterianas y víricas agudas de la piel se estudiaron en el capítulo 14.

Infecciones víricas

Verrugas víricas

Se deben al virus del papiloma humano, del que existen casi 100 tipos. Las verrugas son frecuentes en los niños y suelen aparecer en los dedos de las manos y en las plantas de los pies. Casi todas desaparecen de forma espontánea en un plazo de pocos meses o años y el tratamiento sólo está indicado en las lesiones dolorosas o en las que producen problemas estéticos. Pueden ser difíciles de tratar, pero se puede administrar una aplicación diaria de ácido salicílico y una tintura de ácido láctico o una loción de glutaraldehído al 10%. La crioterapia con nitrógeno líquido es eficaz, pero puede resultar dolorosa y a menudo debe repetirse, por lo que se reserva para los niños mayores.

Molluscum contagiosum

Se debe a un poxvirus. Las lesiones son pápulas perladas, pequeñas, del color de la piel, umbilicadas en el centro (fig. 24.12). Pueden ser únicas, pero lo habitual es que sean múltiples. Es frecuente observar lesiones diseminadas, pero todas tienden a desaparecer de forma espontánea en el plazo de 1 año. En caso necesario, se puede aplicar un antibacteriano tópico para prevenir o tratar la infección bacteriana secundaria, y en los niños mayores se puede utilizar la crioterapia (sólo 2-3 seg) en las lesiones alejadas de la cara para acelerar la desaparición de las más crónicas.

Infecciones por hongos

Tiña

Los hongos dermatofitos invaden las estructuras queratinizadas muertas, como la capa córnea del pelo, las uñas y la piel. El aspecto a menudo redondeado de las lesiones cutáneas justifica el término de tiña anular. La tiña pustulosa inflamatoria grave recibe el nombre de querion (fig. 24.13).

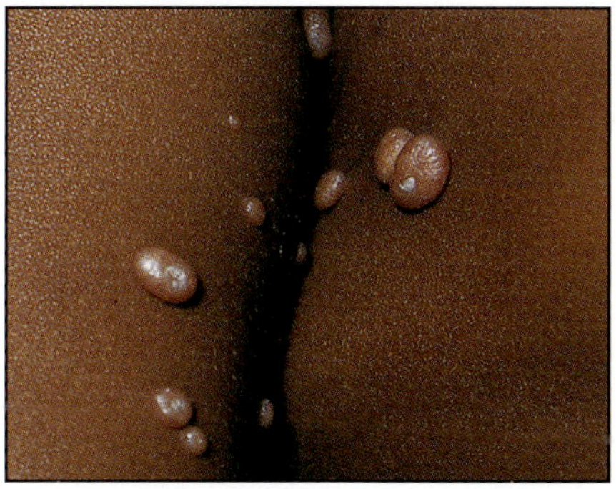

Figura 24.12 Molluscum contagiosum en el tórax y en el brazo, con pápulas perladas que muestran la característica umbilicación central, a través de la cual se desprende el núcleo central infeccioso.

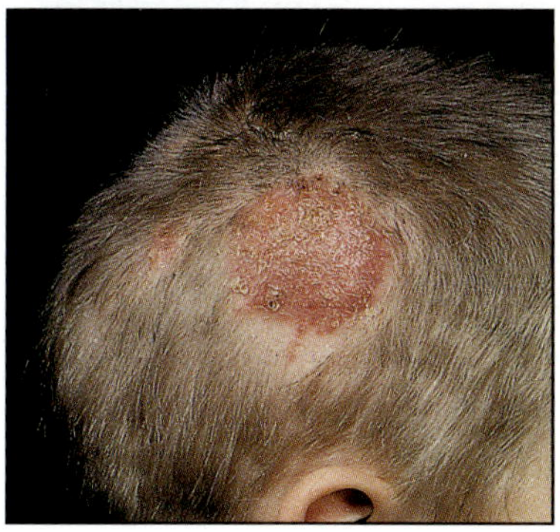

Figura 24.13 Tiña del cuero cabelludo que muestra un querion.

La tiña de la cabeza suele contagiarse a partir de perros o gatos y produce una alopecia parcheada y descamativa con pelos rotos. El examen con luz ultravioleta (lámpara de Wood) muestra una fluorescencia verde/amarilla intensa de los pelos infectados por algunas de las especies de hongos.

El estudio microscópico de los raspados de la piel permitirá llegar a un diagnóstico rápido si se encuentran las hifas de los hongos. La identificación definitiva del microorganismo depende de su cultivo. El tratamiento de las infecciones leves consiste en compuestos antimicóticos tópicos, pero los casos más graves requieren un tratamiento antimicótico sistémico de varias semanas de duración. También hay que tratar al foco animal de la infección.

Resumen

Tiña de la cabeza:

- Lesión anular descamativa del cuero cabelludo que produce alopecia parcheada con pelos rotos.
- Pueden encontrarse las hifas de los hongos en los raspados de la piel.
- Se trata con antifúngicos tópicos o sistémicos.
- Debe tratarse al perro o al gato si están infectado.

Infestaciones parasitarias

Sarna

La sarna se debe a la infestación por el ácaro de ocho patas *Sarcoptes scabiei*, que excava un túnel bajo la epidermis a lo largo del estrato córneo. A las 2-6 semanas de la infestación aparece un picor intenso que empeora con el calor y por la noche.

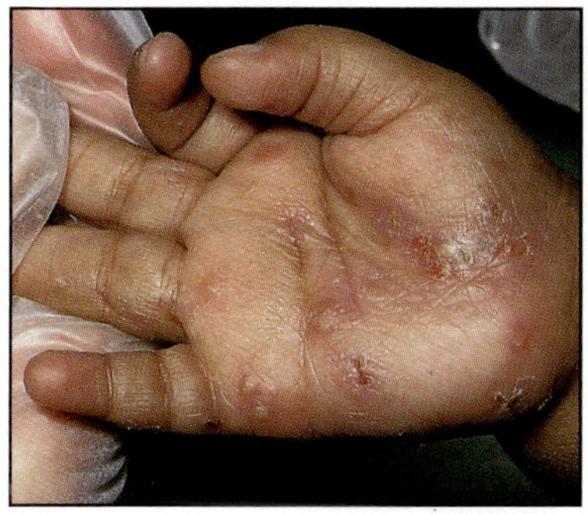

Figura 24.14 Sarna que afecta a la palma de la mano de un niño pequeño.

En los niños pequeños, los túneles, las pápulas y las vesículas afectan a la piel de los pliegues interdigitales de manos y pies, a las axilas, la cara flexora de las muñecas, la cintura y el área del pezón, el pene y las nalgas. En los lactantes y niños pequeños, la distribución suele incluir las palmas, las plantas y el tronco (fig. 24.14). La presencia de lesiones en las plantas puede ayudar a establecer el diagnóstico. Los lactantes también pueden tener afectada la cabeza, el cuello y la cara, aunque es poco frecuente.

El diagnóstico se hace por la clínica, ante una historia de picor y el hallazgo de las lesiones características. Aunque se admite que los túneles son patognomónicos, pueden ser difíciles de identificar debido a las infecciones secundarias asociadas con el rascado. El prurito en otros miembros de la familia es un indicador clínico útil. El estudio microscópico del rascado de la piel de las lesiones confirma el diagnóstico al identificar el ácaro, sus huevos o sus heces.

Complicaciones

La piel se excoria a causa del rascado y se puede producir una reacción eczematosa o urticarial secundaria que enmascare el diagnóstico real. La infección bacteriana sobreañadida es frecuente y produce lesiones costrosas y pustulosas. En ocasiones, se observan lesiones nodulares que desaparecen lentamente.

Tratamiento

Puesto que el ácaro se propaga por contacto corporal estrecho, es necesario tratar al niño y a toda la familia, presenten o no signos de infestación. La crema de permetrina (5%) debe aplicarse desde el cuello hacia abajo por todas las áreas, lavándola al cabo de 8-12 horas. En los lactantes hay que incluir la cara y el cuero cabelludo, evitando los ojos. La emulsión de benzil benzoato (25%) aplicada por debajo del cuello sola (diluida según la edad) durante un intervalo de 12 horas también resulta eficaz, pero huele mal y puede ser irritante. La loción de malatión (acuosa al 0,5%) es otro preparado eficaz que se aplica del cuello para abajo, dejándola actuar durante 12 horas.

Cuando un niño y otros miembros de la familia tienen prurito, hay que sospechar sarna.

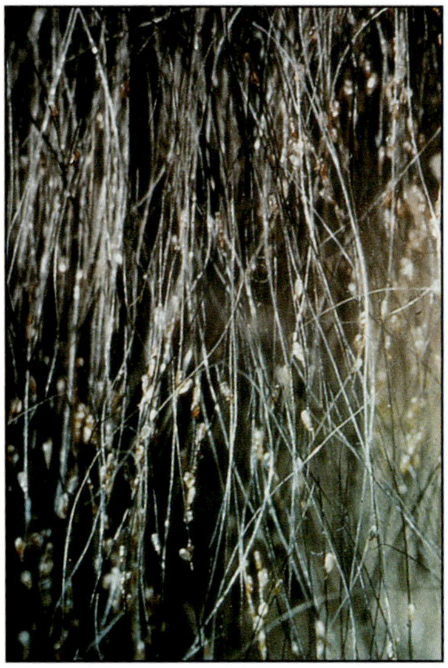

Figura 24.15 Piojo de la cabeza. Gran cantidad de liendres (cápsulas de huevos) visibles en los pelos del cuero cabelludo. En éste se observaron también piojos vivos.

Pediculosis

La pediculosis de la cabeza (infestación por el piojo de la cabeza) es la forma más frecuente de infestación por piojos en los niños. Está muy extendida y es problemática en los alumnos de la enseñanza primaria. Su identificación depende de la existencia de prurito en el cuero cabelludo y en la nuca, o del hallazgo de los piojos vivos en el cuero cabelludo o de las liendres (envolturas vacías de los huevos) adheridas al pelo (fig. 24.15). Los huevos de los piojos se adhieren al pelo cerca del cuero cabelludo y las liendres (pequeñas cápsulas ovales blanquecinas) permanecen fijas al tallo del pelo a medida que éste crece. Puede producirse una infección bacteriana secundaria que dé lugar a un diagnóstico erróneo de impétigo. Es habitual encontrar adenopatías occipitales posteriores. Una vez confirmada la infestación mediante el hallazgo del piojo vivo, el tratamiento consiste en aplicar una solución de malatión al 0,5% al cabello durante toda una noche. A continuación, se lava el pelo y se eliminan los piojos y liendres con un peine fino. El tratamiento debe repetirse una semana después. La permetrina en forma de crema (1%) puede ser una alternativa y sólo tiene que dejarse actuar durante 10 minutos. Hay que tener cuidado con las lociones de base alcohólica, que son inflamables.

Resumen

Sarna:
- Túneles, pápulas y vesículas muy pruriginosos: la distribución varía según la edad.
- El rascado produce excoriación y reacción eczematosa o urticarial secundaria, a menudo con infección bacteriana secundaria.
- Debe tratarse toda la familia, no sólo el niño afectado.

Otras erupciones de la infancia

Psoriasis

Este trastorno familiar rara vez se manifiesta antes de los 2 años. La forma en gotas (fig. 24.16) es frecuente en los niños y suele aparecer tras una infección faríngea estreptocócica o vírica o una infección del oído. Las lesiones consisten en unos pequeños parches eritematosos, descamativos, redondeados u ovalados, con forma de gotas de lluvia, que afectan al tronco y a las extremidades superiores; el brote suele ceder en 3-4 meses. La psoriasis crónica con lesiones anulares o en placas es menos frecuente. Las finas depresiones ungueales de la psoriasis crónica son raras en los niños. El tratamiento de la psoriasis en gotas consiste en aplicar pomadas blandas. Los compuestos de alquitrán de carbón son útiles en la psoriasis en placas y en la afectación del cuero cabelludo. Los compuestos de dithranol son muy eficaces en la psoriasis en placas rebeldes. También puede utilizarse calcipotriol, un análogo de la vitamina D, para la psoriasis en placas en niños mayores de 6 años. En ocasiones, los niños con psoriasis crónica desarrollan artritis.

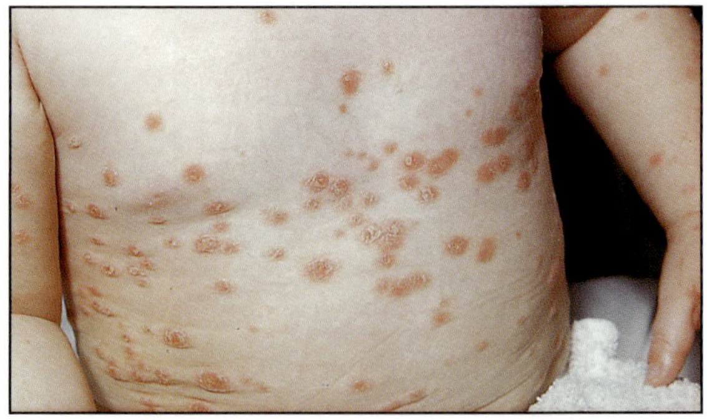

Figura 24.16 Psoriasis en gotas

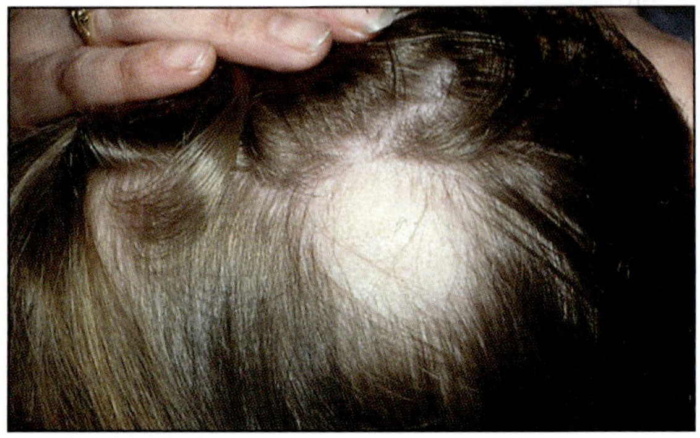

Figura 24.17 Alopecia areata. Parche alopécico liso, sin inflamación.

Pitiriasis rosada

Este cuadro agudo, benigno y autolimitado parece ser de origen vírico. Suele comenzar con una sola mácula descamativa, redondeada u oval, de 2-5 cm de diámetro, la mancha heraldo, que aparece en el tronco, en la parte superior del brazo, en el cuello o en el muslo. Al cabo de algunos días, surgen numerosas máculas rosadas más pequeñas en el tronco, la parte superior de los brazos y los muslos. La erupción tiende a seguir la línea de las costillas por detrás, en lo que se ha descrito como «patrón en abeto». En ocasiones, las lesiones son pruriginosas. No es necesario tratamiento alguno y la erupción cede en 4-6 semanas.

Alopecia areata (fig. 24.17)

Es una alopecia frecuente en los niños e, incomprensiblemente, produce mucha angustia a las familias.

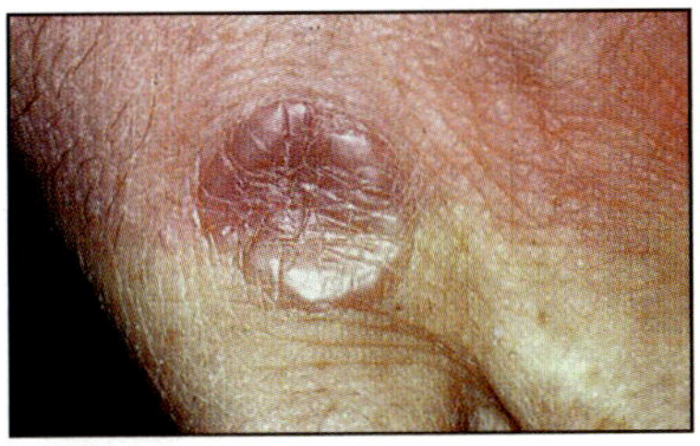

Figura 24.18 Granuloma anular. La lesión tiene el borde prominente, pero no está inflamada.

Pueden observarse zonas de la piel alopécicas únicas o múltiples, lisas, no inflamadas, generalmente en el cuero cabelludo; en el borde de los parches alopécicos activos pueden observarse restos de pelos rotos, que se ven en forma de «signo de exclamación». Cuanto más extensas son las zonas alopécicas, peor es el pronóstico, pero, generalmente, el pelo vuelve a crecer en 6-12 meses. El pronóstico debe ser más reservado en los niños con trastornos atópicos.

Granuloma anular (fig. 24.18)

Típicamente las lesiones son anulares, con un borde sobreelevado de color carnoso no descamativo (a diferencia de la tiña). Pueden aparecer en cualquier zona, pero suelen encontrarse sobre las prominencias óseas, sobre todo en manos y pies. Las lesiones pueden ser únicas o múltiples, de 1 a 3 cm de diámetro y tienden a desaparecer espontáneamente aunque pueden pasar años hasta que esto suceda.

Acné vulgar

El acné puede aparecer 1-2 años antes de comenzar la pubertad, debido a la estimulación androgénica de las glándulas sebáceas y al aumento del ritmo de excreción del sebo. La obstrucción a la salida del sebo en el folículo sebáceo inicia el proceso del acné. Las lesiones son variables y comienzan con comedones abiertos (puntos negros) o comedones cerrados (puntos blancos), que progresan a pápulas, pústulas, nódulos y quistes. Aparecen sobre todo en la cara, la espalda, el tórax y los hombros. Las lesiones quísticas y nodulares más graves suelen dejar cicatrices. La menstruación y los trastornos emocionales pueden asociarse con exacerbaciones. El cuadro cede por lo general al final de la adolescencia, aunque puede persistir.

El objetivo del tratamiento tópico consiste en estimular la descamación de la piel por medio de un agente queratolítico, como el peróxido de benzoílo, aplicado 1-2 veces al día después de un lavado. La luz solar tomada con moderación, los antibióticos tópicos o los retinoides tópicos también pueden ser útiles. En los casos más graves, está indicado el tratamiento antibiótico por vía oral con tetraciclinas (sólo en los mayores de 12 años, ya que estos agentes alteran la coloración de los dientes en los niños más pequeños) o eritromicina. El retinoide isotretinoína se reserva para el acné grave adolescente que no responde a los demás tratamientos.

Erupciones y enfermedad sistémica

Las erupciones cutáneas pueden ser un signo de enfermedad sistémica. Como ejemplos cabe citar:

- La erupción facial del lupus eritematoso diseminado (LED) o la dermatomiositis.
- La púrpura de las nalgas; las extremidades inferiores y los dedos de la púrpura de Schönlein-Henoch.
- El eritema nodoso (fig. 24.19, cuadro 24.4).
- El eritema multiforme (fig. 24.20, cuadro 24.5), que puede asociarse con un trastorno sistémico, aunque a menudo no se logra identificar su causa.
- El síndrome de Stevens-Johnson, una forma ampollosa grave de eritema multiforme que también afecta a las mucosas (fig. 24.21). La afectación ocular puede consistir en conjuntivitis, úlceras corneales y uveítis, por lo que requiere valoración oftalmológica. Su causa puede ser la sensibilidad a un fármaco o una infección y produce morbilidad e incluso mortalidad debidas a la infección, la toxemia o la lesión renal.
- La urticaria.

Urticaria

La urticaria (ronchas) se describe en el capítulo 15, y el tratamiento de la anafilaxia se describe en el capítulo 6.

La urticaria papulosa es una reacción de hipersensibilidad retardada que aparece sobre todo en las

Eritema nodoso

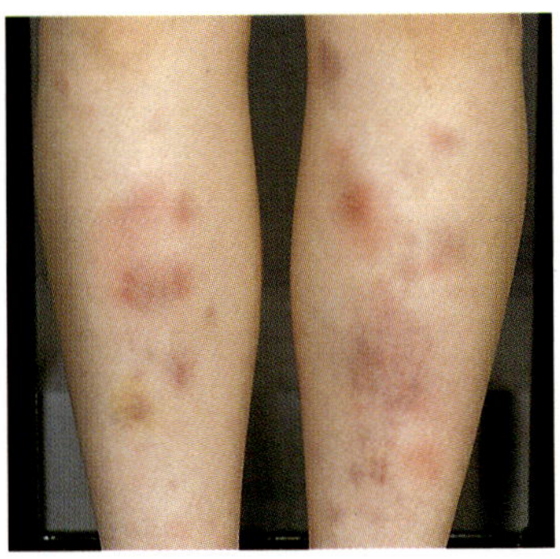

Figura 24.19 Nódulos rojos, no muy grandes, sensibles a la palpación, en ambas espinillas. También puede haber fiebre y artralgias.

Cuadro 24.4 Causas

Infección estreptocócica
Tuberculosis primaria
Enfermedad inflamatoria intestinal
Reacción medicamentosa
Idiopático
(La sarcoidosis, una asociación frecuente en los adultos, es rara en los niños)

Eritema multiforme

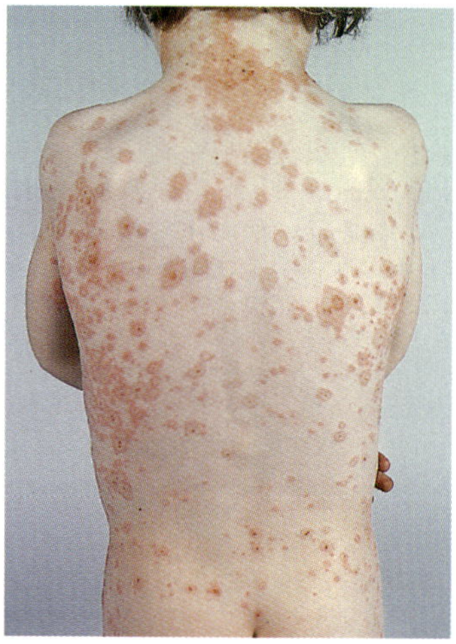

Figura 24.20 Lesiones en diana, con una pápula central rodeada por un anillo eritematoso. Las lesiones también pueden ser vesiculosas o ampollosas

Cuadro 24.5 Causas

Infección por el virus del herpes simple
Infección por *Mycoplasma pneumoniae*
Otras infecciones
Reacción medicamentosa
Idiopático

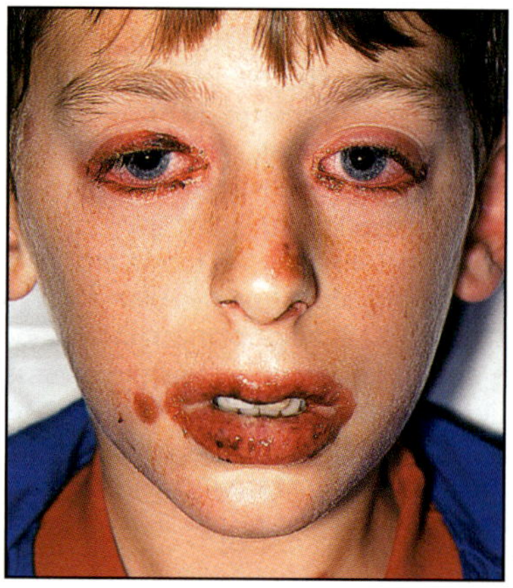

Figura 24.21 Síndrome de Stevens-Johnson, con conjuntivitis y graves ulceraciones de la boca. (Cortesía del Dr. Rob Primhak.)

piernas tras la picadura de abeja, de chinche o de un ácaro de animal o pájaro. Se produce irritación con vesículas, pápulas y ronchas, que pueden infectarse secundariamente por el rascado. Pueden persistir durante semanas o meses y también pueden recidivar.

El angioedema hereditario es un raro trastorno autosómico dominante causado por la deficiencia de inhibidor de C1-esterasa. No hay urticaria, pero sí edema subcutáneo, a menudo acompañado por dolor abdominal. El desencadenante suele ser un traumatismo. El angioedema puede provocar obstrucción respiratoria. El tratamiento de los ataques agudos graves se hace con una preparación purificada del inhibidor, aunque como medida a corto plazo se puede utilizar un tratamiento sustitutivo con plasma fresco congelado.

Lecturas recomendadas

Verbov J 2002 Handbook of paediatric dermatology. Martin Dunitz, London

25

Enfermedades endocrinas y metabólicas

Las características de las enfermedades endocrinas y metabólicas de la infancia son:

- Casi todas las diabetes mellitus son insulinodependientes.
- Siempre que un niño cae bruscamente enfermo, hay que descartar la hipoglucemia.
- El hipotiroidismo congénito es relativamente frecuente y se detecta mediante las pruebas bioquímicas de detección habituales (prueba de Guthrie).
- Los errores innatos del metabolismo son raros, pero se deben tener en cuenta en una amplia variedad de diagnósticos diferenciales.

Diabetes mellitus

La incidencia de la diabetes infantil está en constante aumento desde hace 20 años y en la actualidad afecta a alrededor de 2 de cada 1.000 niños menores de 16 años. Lo más probable es que este fenómeno se deba a modificaciones en los factores de riesgo medioambientales. Existen considerables variaciones raciales y geográficas: es más frecuente en los países del norte, alcanzando su máxima incidencia en Finlandia. Casi todos los niños diabéticos dependen de la insulina (diabetes tipo 1). La diabetes no dependiente de la insulina o tipo 2, debida a resistencia a la hormona, está comenzando a aparecer en la infancia debido a la mayor frecuencia de la obesidad significativa. En el cuadro 25.1 se recogen las causas de la diabetes.

Casi todos los niños diabéticos son insulinodependientes (diabetes tipo 1), aunque se están empezando a observar también casos de diabetes tipo 2.

Etiología

En la etiología influyen la predisposición genética y los desencadenantes ambientales. La susceptibilidad genética se demuestra por:

Cuadro 25.1 Clasificación de la diabetes en función de su etiología (adaptado de la American Diabetes Association, Informe del Comité de Expertos sobre el diagnóstico y la clasificación de la diabetes mellitus. *Diabetes Care* 22 [Suppl.1], 1999)

Tipo 1. Insulinodependiente
Casi todos los niños diabéticos

Tipo 2. No insulinodependiente
Generalmente en niños mayores, relacionada con obesidad, antecedentes familiares, sin tendencia a la cetosis, más común entre algunos grupos étnicos

Tipo 3. Otros tipos específicos
Defectos genéticos en la función de las células β (diabetes de tipo adulto en jóvenes, MODY de varios subtipos)
Defectos genéticos de la acción de la insulina
Infecciones, como rubéola congénita
Fármacos, como corticosteroides
Insuficiencia pancreática exocrina, como fibrosis quística
Trastornos endocrinos, como síndrome de Cushing
Síndromes genéticos/cromosómicos, como síndrome de Down y de Turner

Tipo 4. Diabetes gestacional

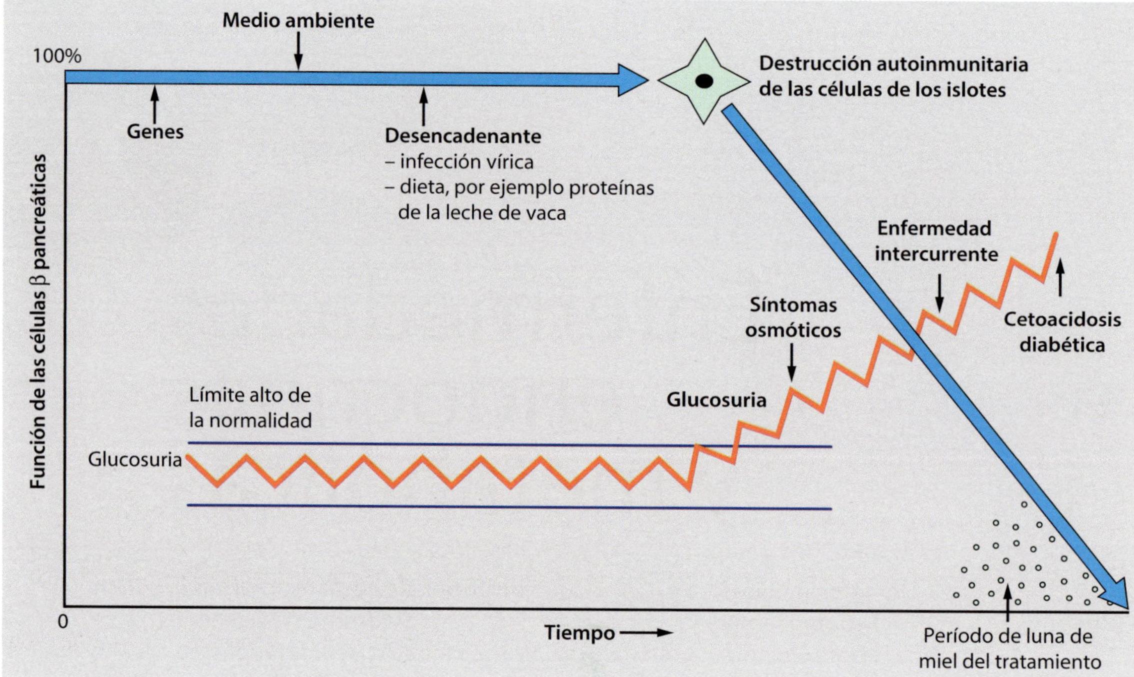

Figura 25.1 Fases del desarrollo de la diabetes.

- Las probabilidades de que el gemelo homocigótico de un paciente diabético desarrolle una diabetes son del 30-50%.
- El riesgo de que un niño desarrolle diabetes es mayor cuando uno de sus padres tiene diabetes tipo 1 (1 por 20-40 si el afectado es el padre y 1 por 40-80 si lo es la madre).
- El riesgo es mayor en los niños con HLA DR3 o DR4, y menor en los que tienen HLA DR2 o DR5.

Es probable que exista una similitud molecular entre un desencadenante ambiental y un antígeno de superficie de las células β del páncreas. Los desencadenantes que podrían contribuir al desarrollo de la enfermedad son las infecciones víricas, lo que justificaría la mayor frecuencia de aparición de la enfermedad en primavera y otoño, y la dieta, posiblemente las proteínas de la leche de vaca (fig. 25.1). Esta similitud provocaría una reacción autoinmunitaria con lesión de las células β del páncreas, que daría lugar a la deficiencia absoluta de insulina. Los marcadores de la destrucción de las células β son los anticuerpos frente a las células de los islotes y los anticuerpos frente a la descarboxilasa del ácido glutámico (GAD). Existe asociación con otros trastornos autoinmunitarios, como el hipotiroidismo.

Manifestaciones clínicas

En la figura 25.2 se muestra la edad de presentación. La enfermedad es rara antes del año de edad, pero su incidencia se eleva durante los primeros años de escolarización, hasta alcanzar el valor máximo a los 12-13 años. Al contrario que en los adultos, los niños sólo refieren como antecedentes unas pocas semanas de poliuria, sed excesiva (polidipsia) y adelgazamiento; los niños pequeños pueden desarrollar también enuresis nocturna secundaria. La enfermedad infantil

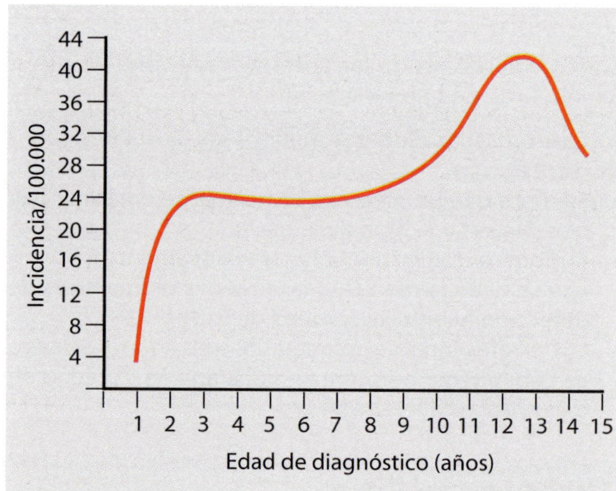

Figura 25.2 Edad de presentación. La diabetes afecta incluso a niños pequeños, pero su incidencia aumenta con la edad. (Datos de Metcalfe M A, Baum J D, Incidence of insulin dependent diabetes in children aged under 15 years in the British Isles during 1988. *British Medical Journal* 1991; 302:443-447.)

casi siempre se diagnostica en sus primeras fases (cuadro 25.2). La cetoacidosis diabética avanzada es hoy una rara forma de presentación (<10% en algunas zonas del RU), pero requiere un diagnóstico y un tratamiento urgentes. Si la hiperventilación se confunde con una neumonía o el dolor abdominal con una apendicitis, es posible diagnosticar erróneamente la cetoacidosis diabética.

Diagnóstico

En un niño sintomático, el hallazgo de una glucemia aleatoria muy elevada (>11,1 mmol/l según la defini-

Cuadro 25.2 Síntomas y signos de la diabetes

Precoces

Los más frecuentes son la «tríada clásica»

Ingestión excesiva de líquidos (polidipsia)
Poliuria
Adelgazamiento

Menos frecuentes

Enuresis (secundaria)
Sepsis cutánea
Infecciones por *Candida* y otros microorganismos

Tardíos: cetoacidosis diabética

Olor a acetona del aliento
Vómitos
Deshidratación
Dolor abdominal
Hiperventilación por acidosis (respiración de Kussmaul)
Shock hipovolémico
Somnolencia
Coma

ción de la OMS) con glucosuria y cetonuria confirma el diagnóstico. En caso de duda, son útiles la glucemia en ayunas (>7 mmol/l) o la elevación de la hemoglobina glucosilada (HbA_{1C}). No suele ser necesario recurrir a la prueba de tolerancia a la glucosa. La diabetes tipo 2 debe sospecharse si existen antecedentes familiares, en los niños del subcontinente asiático y en los niños muy obesos con signos de resistencia a la insulina (acantosis nigricans: piel oscura aterciopelada en el cuello o las axilas, excrecencias cutáneas o el fenotipo ovárico poliquístico en las adolescentes).

Tratamiento inicial de la diabetes tipo 1

Incluso la diabetes tipo 1 es rara en la infancia y gran parte de la asistencia inicial y sistemática la debe prestar un equipo especializado (cuadro 25.3).

El tratamiento inicial depende de la situación clínica del niño. Los que tienen cetoacidosis avanzada deben ser ingresados y tratados con urgencia (v. sección sobre «cetoacidosis diabética»). En el momento del diagnóstico inicial, casi todos los niños se mantienen alerta y pueden comer y beber, por lo que el tratamiento se puede limitar a la insulina subcutánea. Si el niño vomita o está deshidratado, serán necesarios líquidos intravenosos. En algunos centros, los niños recién diagnosticados de diabetes que no requieren tratamiento intravenoso no son hospitalizados, sino que reciben tratamiento domiciliario.

Los padres y el niño deben seguir un programa educativo intensivo que abarque:

- Un conocimiento básico de la fisiopatología de la diabetes.
- La inyección de insulina: técnica y lugares.
- Dieta: comidas y tentempiés regulares, reducción de los carbohidratos refinados, dieta sana con ingesta de grasas no superior al 30%.
- Adaptación del aporte de alimentos a la insulina y al ejercicio.

Cuadro 25.3 El equipo diabético

Pediatra consultor con interés especial por la diabetes
Personal de enfermería especializado en diabetes infantil
Especialista en dietética infantil
Psicólogo clínico
Asistente social
Diabetólogo de adultos en consultas para adolescentes

- «Reglas para los días de enfermedad», para prevenir la cetoacidosis.
- Controlar la glucemia (pinchazo en el dedo).
- Identificar y tratar la hipoglucemia.
- Centro de consulta durante las 24 horas del día.
- Ayuda disponible en grupos de voluntarios, por ejemplo grupos locales y, en el Reino Unido (RU), «Diabetes UK».
- Impacto psicológico de una enfermedad que es para toda la vida, con posibles complicaciones graves a corto y a largo plazo.

Es necesario dedicar mucho tiempo a la familia para proporcionar esta información y el apoyo psicológico adecuado. La información que se da al niño debe adaptarse a su edad y actualizarla de forma periódica. Las enfermeras especializadas deben establacer contacto con la escuela (profesores, encargados de la preparación de las comidas, profesores de educación física) y con el equipo de atención primaria.

Insulina

La insulina químicamente idéntica a la humana se fabrica mediante tecnología de ADN recombinante o mediante modificaciones químicas de la insulina porcina. Toda la insulina que se utiliza en el RU es humana, en concentraciones de 100 U/ml (U-100). Los tipos de insulina son:

1. Análogos de la insulina humana. Análogos de insulina de acción rápida, como insulina lispro o insulina aspart: su acción aparece antes y dura menos que la de la insulina soluble. Existen análogos de insulina de acción muy rápida, como insulina detemir o glargina.
2. Insulina soluble de acción corta. Su acción tarda de 30 a 60 minutos en aparecer, alcanzando el efecto máximo a las 2-4 horas, y dura hasta 8 horas. Se administra 15-30 minutos antes de las comidas.
3. Insulina de acción intermedia. Su acción tarda 1-2 horas en aparecer y alcanza el efecto máximo a las 4-12 horas. Insulina isofánica es insulina con protamina.
4. Preparaciones con mezclas preestablacidas de insulinas de acción corta e insulina isofánica de acción intermedia.

La insulina puede administrarse en inyecciones, utilizando jeringas y agujas de distintos tamaños, aparatos de tipo lápiz y cartuchos de insulina, así como inyectores de chorro, que inyectan la insulina en forma de chorro fino en el espesor de la piel.

La hormona se puede inyectar en el tejido subcutáneo de la parte superior del brazo, en las caras anterior y lateral del muslo, en las nalgas y en el abdomen. Es esencial rotar los lugares de inyección para evitar la lipohipertrofia o, lo que es más raro, la lipoatrofia. Hay que pellizcar la piel e inyectar la insulina en un ángulo de 45°. Cuando se utilizan agujas largas o una técnica «demasiado vertical», la inyección produce hematomas intramusculares dolorosos. Las inyecciones superficiales intradérmicas también pueden producir cicatrices, por lo que se deben evitar.

En los niños pequeños, la insulina suele administrarse 2 veces al día, antes del desayuno y de la cena, en forma de mezcla de acción corta (alrededor del 30%) e intermedia o prolongada (alrededor del 70%) (fig. 25.3). Por lo general, alrededor de dos tercios de la dosis diaria se administran antes del desayuno y el tercio restante antes de la cena. Pueden utilizarse análogos de acción corta cuando sea necesario administrar otra dosis entre las dosis habituales para cubrir las subidas inesperadas de azúcar, especialmente en los períodos en que el niño está peor. En los adolescentes que rechazan el alimento puede utilizarse un protocolo basado en una dosis única de insulina de larga duración complementada con un análogo de acción muy corta después de cada comida, en vez del protocolo rígido de dos inyecciones diarias.

Los adolescentes, y ahora los niños pequeños, suelen seguir un protocolo de 3 o 4 inyecciones diarias («basal-embolada») de una insulina de acción corta (lispro o aspart) antes de cada comida, y una cierta cantidad de insulina de acción prolongada antes de acostarse (glargina o detemir), para disponer de insulina durante el sueño (y a veces también para el intervalo previo al desayuno). Este régimen permite una flexibilidad mayor, ya que establece una relación más estrecha entre la insulina y la ingesta alimenticia y el ejercicio (v. fig. 25.3).

La infusión subcutánea continua de insulina (ISCI) liberada por una bomba controlada por un microprocesador puede aproximar la liberación de insulina a las necesidades fisiológicas, pero es necesario utilizar una aguja permanente de plástico y realizar muchas pruebas hasta conseguir un control adecuado, y esto no es posible en todos los pacientes.

En el período siguiente a la presentación de la enfermedad, cuando todavía existe un cierto grado de función pancreática, las necesidades de insulina suelen ser mínimas: es el denominado «período de luna de miel». Sin embargo, poco después las necesidades aumentan a 0,5-1 o incluso 2 unidades kg/día durante la pubertad.

Dieta

Es necesario adaptar la pauta de administración de la insulina a la dieta (fig. 25.4). El objetivo consiste en alcanzar un control metabólico óptimo, al tiempo que se mantiene un crecimiento normal. El régimen habitual de dos comidas al día se divide en tres comidas principales, con tentempiés entre ellas y antes de irse a dormir. Estos tentempiés son necesarios para evitar la hipoglucemia. Los adolescentes que siguen una pauta basal-embolada o mediante ISCI pueden seguir un ritmo de comidas más flexible y no necesitan tomar tentempiés, salvo antes de un ejercicio programado y antes de acostarse si son propensos a la hipoglucemia

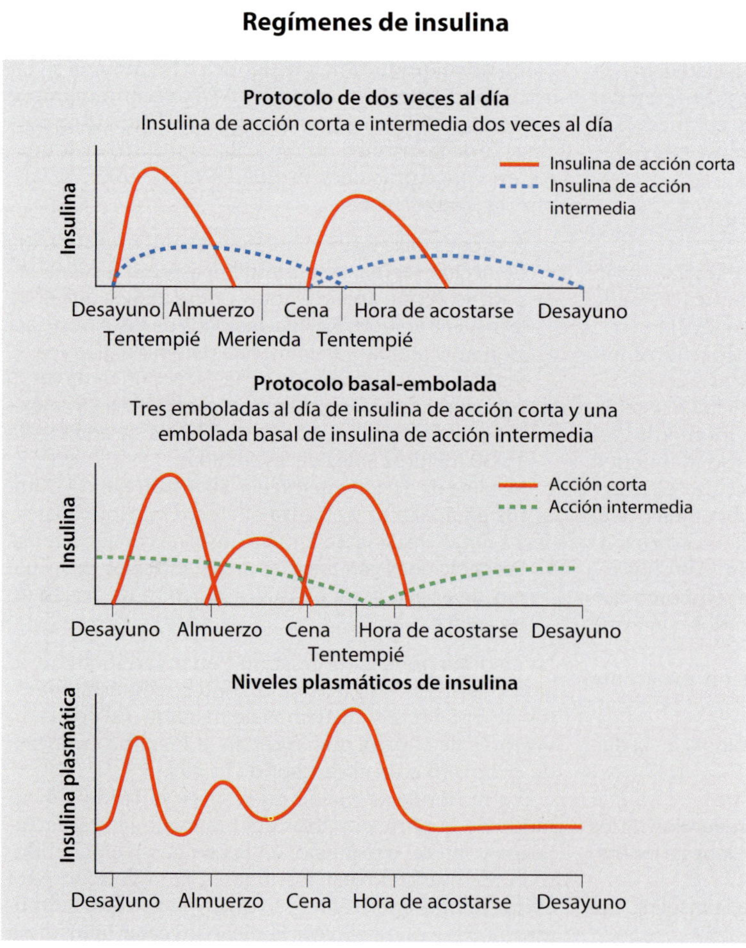

Figura 25.3 Protocolos consistentes en la administración de dos dosis al día y basal-embolada de insulina. También se muestra el perfil normal de la concentración de la misma.

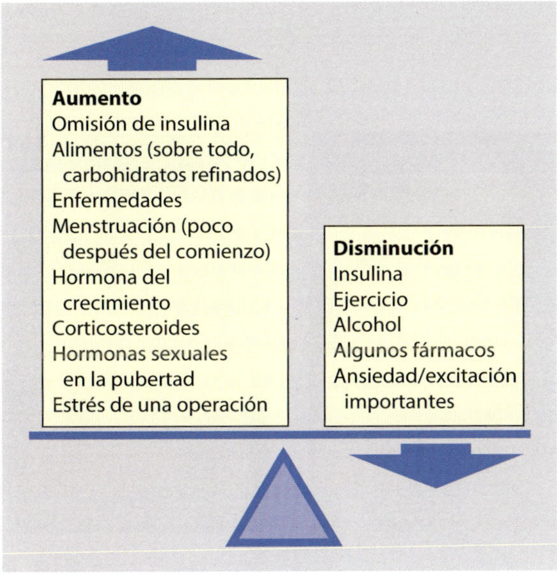

Figura 25.4 Factores que influyen en los niveles de glucemia.

nocturna. Se recomienda una dieta sana, rica en carbohidratos complejos y relativamente escasa en grasas (<30% de las calorías totales). Debe contener gran cantidad de fibra, que proporciona una liberación mantenida de glucosa, más que de carbohidratos refinados, que provocan grandes oscilaciones de la glucemia.

Monitorizar la glucemia

Para ajustar la pauta de insulina y llegar a conocer la forma en que los cambios en la forma de vida, los alimentos y el ejercicio afectan al control de la glucemia, hay que conocer el perfil de ésta y hacer mediciones cuando se sospecha que ha descendido. Se debe llevar un registro en un diario o pasarlo a la memoria del medidor de glucemia. El objetivo consiste en mantener la glucemia lo más cercana posible a la normalidad (4-6 mmol/l). En la práctica, con el fin de evitar también los episodios de hipoglucemia, esto significa niveles de 4-10 mmol/l en los niños y de 4-8 mmol/l en los adolescentes durante casi todo el tiempo. El habitual rechazo de los niños a pincharse los dedos limita la frecuencia de esta maniobra. Hay que llegar a acuerdos sobre objetivos realistas, establaciendo compromisos sobre la frecuencia de la monitorización. En los momentos de cambio de la forma de vida (p. ej., en vacaciones) o durante las enfermedades, es razonable pedir que se hagan tres o cuatro determinaciones diarias. Muchos adolescentes comprueban su glucemia menos de una vez a la semana, y a veces incluso menos.

Cada vez se utilizan más los sensores transcutáneos y las agujas permanentes de plástico, que leen constantemente la glucemia y no son muy molestos, aunque no eliminan la necesidad de realizar varias pruebas al día debido a que deben calibrarse.

En los niños muy pequeños o apocados, se puede optar por analizar la glucosa en la orina. La determinación de cetonas urinarias es imprescindible para evitar la cetoacidosis grave durante las infecciones intercurrentes o cuando el control es malo.

Las mediciones de la hemoglobina glucosilada (HbA_{1C}) son un reflejo muy útil del control global logrado en las 6 semanas anteriores y se deben llevar a cabo con regularidad. El nivel es directamente proporcional al riesgo de complicaciones tardías, pero puede inducir a confusión si la esperanza de vida de los hematíes es corta, como sucede en el rasgo drepanocítico, o cuando la molécula de HbA es anómala, como ocurre en la talasemia. El objetivo es un nivel inferior al 7%, pero rara vez puede conseguirse.

Hipoglucemia en la diabetes

La mayoría de los niños desarrollan síntomas bien definidos cuando la glucemia cae a cifras inferiores a alrededor de 4 mmol/l. Los síntomas son muy específicos para cada persona y cambian con la edad, pero los más frecuentes son la sensación de hambre, la sudoración, la sensación de vahído o de mareo o la sensación de «piernas flojas». Si pasa inadvertida y no se trata, la hipoglucemia puede progresar a convulsiones y al coma. Los padres detectan a menudo la hipoglucemia de sus hijos muy pequeños por su palidez e irritabilidad, a veces con comportamientos poco razonables. Ante la duda, hay que comprobar la glucemia o dar algún alimento.

El tratamiento de las primeras fases de la hipoglucemia consiste en administrar glucosa fácilmente absorbible en forma de dulces (comprimidos de glucosa, como Dextrosol o similares) o de una bebida azucarada. Los niños siempre deben tener acceso fácil a su remedio contra la hipoglucemia, aunque los pequeños aprenden pronto a quejarse de los síntomas con el fin de abandonar la clase o de obtener caramelos. Los geles de glucosa oral se absorben de forma rápida y fácil en la mucosa oral, por lo que son útiles en los niños que no quieren o no pueden cooperar para comer; pueden ser administrados por profesores o por otras personas. Los padres y la escuela deben disponer de un equipo de inyección de glucagón para tratar la hipoglucemia grave y deben aprender a administrarlo por vía intramuscular para interrumpir los episodios graves. Por lo general, es posible prever la hipoglucemia grave (o explicarla retrospectivamente: una comida omitida, un ejercicio enérgico). El objetivo consiste en preverla y evitarla. En el niño inconsciente trasladado al hospital, la hipoglucemia se trata con glucosa intravenosa.

Cetoacidosis diabética

La presentación se describe en el cuadro 25.2, las pruebas analíticas esenciales se muestran en el cuadro 25.4 y el tratamiento corresponde a la figura 25.5.

Tratamiento a largo plazo

Los objetivos del tratamiento a largo plazo son:

- Crecimiento y desarrollo normales.
- Mantener una vida doméstica y escolar lo más normal posible.
- Buen control de la diabetes mediante el conocimiento y una buena técnica.
- Estimular a los niños para que confíen en sí mismos, aunque supervisados por adultos hasta que puedan asumir toda la responsabilidad.
- Prevenir la hipoglucemia.
- Prevenir las complicaciones a largo plazo y una concentración de HbA_{1C} igual o inferior al 7%.

¡Estos objetivos son extraordinariamente difíciles de alcanzar!

Cetoacidosis diabética

Cuadro 25.4 Estudios iniciales imprescindibles

Glucemia (>11 mmol/l)
Urea y electrólitos, creatinina (deshidratación)
Análisis de los gases sanguíneos (acidosis metabólica grave)
Glucosa y cetonas en orina (se encuentran ambas)
Signos de la causa desencadenante, como infección (cultivos de sangre y orina)
Monitorización cardíaca para detectar cambios de la onda T secundarios a hipopotasemia
Peso

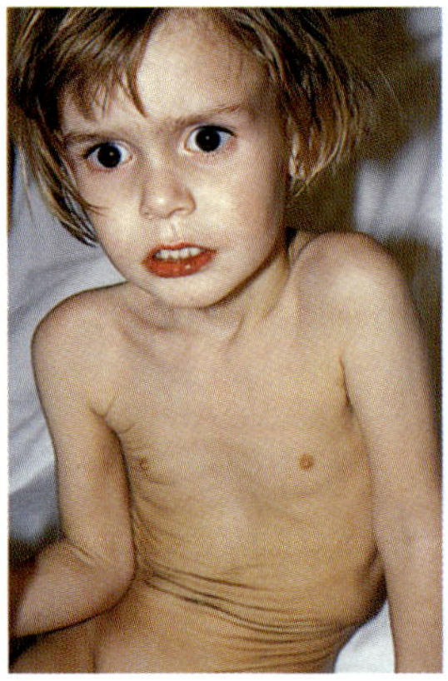

a

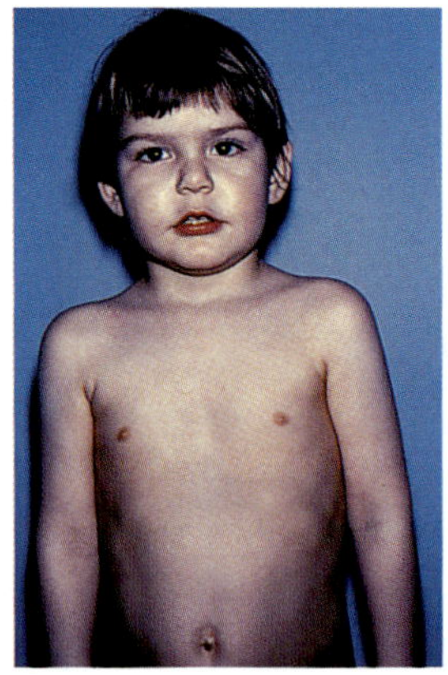

b

c Prioridades terapéuticas

Este tratamiento se iniciará si el niño vomita o su nivel de consciencia disminuye.
De lo contrario, sólo se necesitará insulina subcutánea incluso en los casos de nueva presentación.

1. Líquidos →
Si el niño está en shock, reanimación inicial con suero salino normal. A continuación, debe corregirse la deshidratación de forma gradual a lo largo de 48-72 horas (v. fig. 25.5a y b), evitando una rehidratación demasiado rápida, que puede provocar edema cerebral. Controlar:
- El aporte y la pérdida de líquidos.
- Periódicamente, los electrólitos, la creatinina y el equilibrio acidobásico.
- El estado neurológico.

Si el paciente está en shock, instalar una vía venosa central y una sonda urinaria.
En caso de vómitos o depresión de la consciencia, introducir una sonda nasogástrica para evitar la dilatación gástrica.

2. Insulina →
Se inicia una infusión de insulina (0,05-0,1 unidades/kg/hora), titulando las dosis según la glucemia. No administrar emboladas. Monitorizar la glucemia de forma regular. El objetivo consiste en reducir la glucemia de forma gradual a un ritmo de unos 2 mmol/hora, ya que es peligroso reducirla con mayor rapidez. Cuando la glucemia haya caído a 12 mmol/l, pasar a una solución de dextrosa al 4%/suero salino al 0,18% para evitar la hipoglucemia.

3. Potasio →
Aunque el potasio plasmático inicial suele ser estar elevado, caerá tras el tratamiento con insulina y la rehidratación. El aporte de potasio debe iniciarse en cuanto se reanude la diuresis. Hasta que el potasio plasmático permanezca estable, estarán indicadas la monitorización cardíaca continua y las determinaciones regulares de la concentración de este elemento.

4. Acidosis →
Aunque existe acidosis metabólica, se debe evitar el bicarbonato, salvo que el niño esté en shock o no responda al tratamiento. La acidosis se corregirá por sí sola tras el aporte de líquidos y el tratamiento con insulina.

5. Reposición de líquidos orales, insulina s.c. y dieta →
La infusión intravenosa de insulina no se interrumpirá hasta que se haya administrado insulina subcutánea.

6. Identificación y tratamiento de la posible causa subyacente →
La cetoacidosis puede haber sido desencadenada por una infección asociada. Pueden estar indicados los antibióticos. Si el niño es un diabético conocido, hay que considerar el origen de la cetoacidosis.

Figura 25.5 **a)** Grave deshidratación y adelgazamiento debido a cetoacidosis diabética. **b)** Cuatro meses más tarde. (Cortesía de la Dra. Jill Challener.) **c)** Prioridades terapéuticas en la cetoacidosis diabética.

Problemas del control de la diabetes

El buen control de la glucemia resulta especialmente difícil en las circunstancias siguientes:

- Ingestión de demasiados alimentos azucarados, como los dulces tomados de aperitivos, en los cumpleaños o en el camino a casa desde la escuela.
- Comprobación infrecuente o poco fiable de la glucosa. Los resultados «perfectos» son a menudo falsos y han sido anotados inmediatamente antes de acudir a la consulta para complacer al equipo responsable del paciente.
- Enfermedades. Las enfermedades víricas son frecuentes en los jóvenes y aunque se suele afirmar que incrementan las necesidades de insulina, en la práctica alteran las necesidades de la hormona de una forma variable, debido en parte a la disminución de la ingesta alimenticia. La dosis de insulina debe ajustarse mediante la monitorización regular de la glucemia. Su administración *debe* mantenerse durante las enfermedades y hay que analizar las cetonas en la orina. La familia debe conocer la forma de buscar ayuda si la cetosis aumenta y la glucemia asciende para garantizar que incrementan correctamente la dosis de insulina soluble, o bien acudir al médico para un posible tratamiento intravenoso.
- Ejercicio. El ejercicio planificado enérgico o prolongado (carrera campo a través, excursiones a larga distancia, esquí) obliga a reducir la dosis de insulina y a aumentar las raciones de la dieta. Puede aparecer una hipoglucemia tardía durante la noche o incluso el día siguiente, y para evitarla se debe tomar un tentempié adicional al acostarse, con carbohidratos de acción lenta, como los cereales o el pan. En los deportes menos enérgicos, como las clases de educación física en la escuela y los juegos espontáneos al aire libre, bastará con un pequeño tentempié extra antes de comenzar el ejercicio.
- Problemas familiares, como el divorcio o la separación de los padres.
- Motivación, apoyo o conocimiento familiares escasos. Dado que el niño nunca puede tomar «vacaciones» de su diabetes, la familia necesita gran cantidad de estímulo para mantener siempre un buen control. Se deben establacer programas educativos regulares para el niño y la familia, adaptados a su nivel real de educación. Existen cursos especiales y campos de vacaciones, que en el RU son organizados por Diabetes UK y grupos locales.

Tratamiento de la diabetes en la escuela

Los padres, el equipo encargado de la diabetes y la escuela deben desarrollar un plan individualizado para cubrir las necesidades específicas del niño. En este plan se incluirán las necesidades dietéticas, los momentos concretos en los que el niño debe tomar tentempiés y las medidas a adoptar si el niño entra en hipoglucemia o pierde el conocimiento.

Pubertad y adolescencia

El rápido brote de crecimiento del comienzo de la pubertad depende de una compleja interacción de cambios hormonales, en algunos de los cuales intervienen la insulina y los factores de crecimiento de tipo insulínico. La hormona del crecimiento, los estrógenos y la testosterona son antagonistas de la acción de la insulina, por lo que las necesidades de ella aumentan desde las habituales 0,5-1 unidades/kg/día de la infancia, hasta alrededor de 2 unidades/kg/día. Los cambios psicológicos que acompañan a la adolescencia pueden hacer de ella un período de rebeldía, en el que el seguimiento de la pauta de insulina y de la dieta sean mínimos. Los adolescentes diabéticos saben que no enfermarán de manera inmediata si hacen trampa con la dieta o dejan de ponerse una inyección. Algunos, inevitablemente, terminan por investigar hasta qué punto pueden olvidar las reglas, optando por ignorar los hechos desagradables de la diabetes mientras se «sienten bien», en general dejando de medir la glucemia y tendiendo a creer que, si se sienten bien, el control está siendo bueno. Muchas niñas adolescentes experimentan en algún momento con las dietas de moda, que provocan grandes trastornos en el control de la diabetes. También aprenden a utilizar la glucosuria como «ayuda» para perder peso.

Las discusiones con los padres pueden centrarse en el tratamiento de la diabetes y no en los problemas

Tabla 25.1 Interferencia de la diabetes en la adolescencia normal

Objetivos y problemas de la adolescencia normal	Forma en que la diabetes interfiere
Maduración física y sexual	Retraso de la maduración sexual Invasión de la intimidad por las frecuentes exploraciones médicas
Conformidad con el grupo	Las comidas deben tomarse a su hora Inyecciones y análisis de sangre frecuentes
Autoimagen	Las crisis de hipoglucemia demuestran que son diferentes
Autoestima	Alteración de la imagen corporal
Independencia de los padres	Sobreprotección paterna y resistencia de los padres a permitir que sus hijos se vayan de casa Peleas sobre la diabetes
Independencia económica	Sobrecarga en las primas económicas de los seguros Discriminación laboral Imposibilidad de pilotar o conducir vehículos pesados o de transporte público

más habituales de esta edad (tabla 25.1). El conflicto puede extenderse también a los profesionales que forman el equipo encargado de la enfermedad, debido a la gran angustia que ésta provoca y que los marca como diferentes de sus compañeros. Muchos padres son excesivamente protectores en ese período, en el que hay que estimular al adolescente para que se haga responsable de su enfermedad. Es posible que deba proporcionarse educación para la salud en lo que se refiere al tabaco, al alcohol y a la anticoncepción. La relación con un psicólogo o con un psiquiatra infantil puede ser útil. Los profesionales del equipo diabético han de estimular a los adolescentes para que cuiden mejor de sí mismos. Las clases sobre los riesgos sanitarios a largo plazo no suelen ser útiles, ya que es probable que el adolescente los considere irrelevantes. Sin embargo, será posible ayudarles si:

- Se establacen objetivos claros a corto plazo.
- Se comunican de forma rápida y entusiasta los resultados de sus esfuerzos por mejorar el control de la diabetes, por ejemplo nivel satisfactorio o mejoría en la HbA_{1C}.
- El enfoque del equipo es unívoco, con acuerdo entre los profesionales sobre los aspectos esenciales a promover y unas normas claras y nítidas sobre la salud y el tratamiento de la diabetes.
- Se utiliza la presión sobre el grupo de compañeros para favorecer la salud. Deben estimularse las actividades, como vacaciones, etc., que permitan a los adolescentes participar al tiempo que aprenden sobre el tratamiento de su diabetes. También puede ser beneficioso utilizar a los adolescentes como maestros para los niños más pequeños.

Un buen tratamiento a largo plazo de la diabetes depende de la educación y de una confianza en sí mismo y una responsabilidad progresivas.

Prevenir las complicaciones a largo plazo

Se ha demostrado que el control meticuloso de la diabetes retrasa o evita la retinopatía y la nefropatía diabéticas, y ralentiza la progresión de la retinopatía (American Multicentre Diabetes Control and Complications Trial - DCCT). Existe una relación casi exponencial entre los niveles de hemoglobina glucosilada superiores al 7,5% y el riesgo de complicaciones tardías, por lo que lo ideal es mantener dicho nivel lo más cerca posible de la normalidad (7% o inferior). En realidad, esto sólo se consigue mediante un tratamiento intensivo con 3 o 4 inyecciones diarias de insulina, 4 o más determinaciones diarias de la glucemia y frecuentes controles clínicos. Sin embargo, este tipo de tratamiento intensivo se asocia con un mayor riesgo de hipoglucemia grave y ganancia de peso. Es probable que el régimen intensivo no sea adecuado para los niños pequeños, dado su mayor riesgo de hipoglucemia, con el consiguiente efecto nocivo para el creci-

Resumen

Evaluación del niño con diabetes

Evaluación del control de la diabetes:
- ¿Episodios de hipoglucemia, cetoacidosis diabética, ingresos en el hospital?
- Falta de asistencia al colegio.
- Interferencia con la vida normal.
- Resultados de la HbA_{1C}.
- Resultados diarios de la glucemia: si se controlan, ¿reacciona frente a los resultados?
- Régimen de insulina: ¿es adecuado?
- Dieta: ¿sigue una dieta sana? ¿Modifica la ingestión de alimentos y la insulina para mantener un control adecuado?

Evaluaciones periódicas:
- Crecimiento y desarrollo puberal normales, evitar la obesidad.
- Comprobar la presión sanguínea por si se produce hipertensión.
- Nefropatías: comprobar si existe microalbuminuria.
- Ojos: comprobar la existencia de retinopatías y cataratas.
- Pies: cuidarlos correctamente.
- Detección selectiva para la enfermedades celíaca y tiroidea.
- Vacuna de la gripe todos los años.

Información y aspectos psicosociales:
- Conocimientos adecuados sobre la diabetes; ¿le beneficiaría la relación o salir de vacaciones con otros niños diabéticos? ¿Es miembro de la «Diabetes UK»?
- ¿Se está volviendo independiente, pero con supervisión adecuada en el hogar, el colegio y por parte del equipo médico?
- ¿Hace ejercicio, deporte? ¿La diabetes no interfiere con ello?
- ¿Sigue una vida lo más normal posible?
- ¿Fuma, bebe alcohol?
- ¿Dispone de tratamiento para las crisis hipoglucémicas?
- ¿Se plantea objetivos a corto plazo para mejorar el control?

Sitios de inyección: comprobar si se produce lipohipertrofia o lipoatrofia

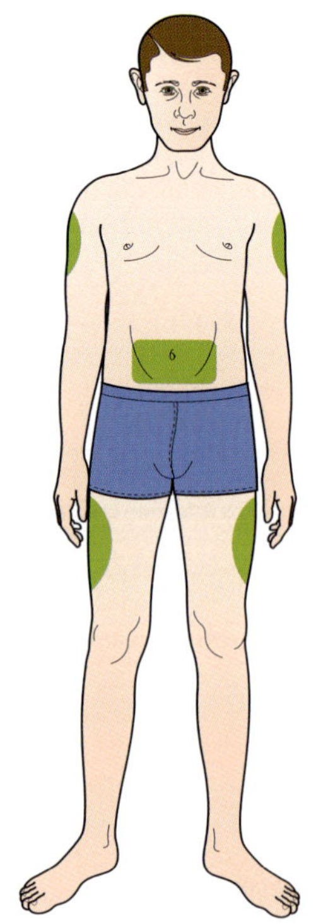

miento encefálico, y la impopularidad de las inyecciones múltiples (incluyendo la inyección a la hora del almuerzo en la escuela) y de las pruebas sanguíneas frecuentes.

Aunque los problemas de salud a largo plazo son raros durante la infancia, es preciso hacer revisiones periódicas de las complicaciones a largo plazo y de las enfermedades asociadas:

- *Crecimiento y desarrollo puberal.* El comienzo de la pubertad puede sufrir un cierto retraso. Cuando las dosis de insulina no se reducen hacia el final de la pubertad, la obesidad es más frecuente, sobre todo en las mujeres.
- *Presión arterial.* Debe medirse por lo menos una vez al año, para descartar la hipertensión.
- *Enfermedad renal.* La detección de microalbuminuria es un signo precoz de nefropatía y debe comprobarse una vez al año en los adolescentes.
- *Ojos.* La retinopatía o las cataratas que requieren tratamiento son raras en los niños, pero hay que hacer un control anual después de 5 años de enfermedad o desde el comienzo de la pubertad.
- *Pies.* Hay que estimular a los niños para que cuiden sus pies desde edades tempranas, evitando utilizar zapatos apretados y tratando precozmente las infecciones.
- *Otras enfermedades asociadas.* La enfermedad celíaca y las alteraciones del tiroides son más frecuentes en la diabetes tipo 1, y es fácil que pasen clínicamente inadvertidas, por lo que se recomienda realizar pruebas de detección una vez al año. El buen control de la diabetes durante la infancia reduce el riesgo de complicaciones a largo plazo.

Hipoglucemia

La hipoglucemia es un problema frecuente en los recién nacidos, pero su incidencia decrece mucho tras el período neonatal. Suele definirse como una glucemia inferior a 2,6 mmol/l, aunque el desarrollo de las manifestaciones clínicas dependerá de si el organismo puede utilizar o no otras fuentes de energía. Las características clínicas son:

- Sudoración.
- Palidez.
- Signos de irritabilidad del sistema nervioso central, cefaleas, convulsiones y coma.

Las secuelas neurológicas de la hipoglucemia prolongada pueden ser permanentes y entre ellas cabe citar la epilepsia, graves dificultades de aprendizaje y microcefalia. El riesgo es mayor en la primera infancia, que es cuando el crecimiento encefálico es más rápido.

Los lactantes tienen grandes necesidades de energía y sus reservas de glucosa procedentes de la gluconeogénesis y la de glucogénesis son relativamente escasas, por lo que corren el riesgo de hipoglucemia cuando permanecen en ayunas. Los lactantes nunca deben permanecer sin tomar alimentos durante períodos superiores a 4 horas, por ejemplo en el preoperatorio. Siempre debe hacerse un control de la glucemia en las siguientes circunstancias:

- Niños septicémicos o con aspecto de enfermedad grave.
- Convulsiones prolongadas.
- Alteración del estado de la consciencia.

La determinación de la glucemia suele hacerse en la cabecera de la cama, con un método de tira cuya exactitud aumenta si se utiliza un medidor de reflectancia. Sin embargo, las tiras sólo indican que el nivel de la glucosa es bajo, por lo que cualquier lectura de este tipo se debe confirmar mediante mediciones analíticas.

En caso de que la causa sea la hipoglucemia, *es vital tomar una muestra de sangre en el momento en que se detecta* y otra de la primera orina disponible y remitirlas para su análisis con el fin de no perder una oportunidad para llegar al diagnóstico (cuadro 25.5).

Causas

Las causas se recogen en el cuadro 25.6.

Cuadro 25.5 Análisis a realizar en caso de hipoglucemia

Sangre

1. Confirmar la hipoglucemia con una determinación analítica de la glucosa en sangre
2. Hormona del crecimiento, cortisol, insulina, péptido C, ácidos grasos, acetoacetato, 3-hidroxibutirato, glicerol, aminoácidos ramificados, perfil de acilcarnitina, lactato, piruvato

Primera orina tras la hipoglucemia

Ácidos orgánicos

Considerar la conveniencia de guardar sangre y orina para estudio toxicológico, por ejemplo, salicilatos, sulfonilurea

Cuadro 25.6 Causas de hipoglucemia tras el período neonatal

De ayuno

Exceso de insulina

Exceso de insulina exógena. por ejemplo diabetes mellitus/ subrepticio

Tumores/trastornos de las células β: hiperinsulinismo hipoglucémico persistente de la lactancia (HHPL, antes llamado nesidioblastosis), insulinoma

Inducida por fármacos (sulfonilureas)

Autoinmunitaria (anticuerpos antirreceptor de insulina)

Síndrome de Beckwith

Sin hiperinsulinemia

Hepatopatía

Hipoglucemia cetósica de la infancia

Errores innatos del metabolismo, como glucogenosis

Deficiencias hormonales: GH↓, ACTH↓, enfermedad de Addison, hiperplasia suprarrenal congénita

Reactiva/no relacionada con el ayuno

Galactosemia

Sensibilidad a la leucina

Intolerancia a la fructosa

Diabetes materna

Deficiencia hormonal

Intoxicación por aspirina o alcohol

La hipoglucemia cetósica es un trastorno mal definido en el que los niños pequeños entran en hipoglucemia tras un corto período de inanición, debido probablemente a que su reserva de gluconeogénesis es limitada. Suele tratarse de niños de talla pequeña y delgados, y con unos niveles bajos de insulina. Los tentempiés regulares y la ingestión de bebidas glucosadas cuando se sientan mal suelen evitar la aparición del cuadro, que cede de forma espontánea cuando el niño crece. Algunas enfermedades endocrinas y metabólicas raras pueden manifestarse con hipoglucemia en casi cualquier etapa de la infancia. La hepatomegalia indica la posibilidad de una glucogenosis hereditaria, en la que la hipoglucemia puede ser intensa. El hiperinsulinismo hipoglucémico persistente de la lactancia (HHPL, al que se solía denominar nesidioblastosis) es un raro problema de los lactantes que tienen una mutación de los canales iónicos, con liberación no regulada de insulina por las células de los islotes pancreáticos y profunda hipoglucemia no cetósica.

Tratamiento

La hipoglucemia se corrige por lo general con infusión intravenosa de glucosa (2-4 ml/kg de dextrosa al 10%). Hay que tener cuidado de no administrar un volumen excesivo, ya que se trata de una solución hipertónica. Si se retrasa la infusión o el paciente no responde a la misma, se administrará glucagón por vía intramuscular (0,5-1 mg).

Si se sospecha insuficiencia hipofisaria o suprarrenal, también pueden administrarse corticosteroides. La corrección de la hipoglucemia siempre debe confirmarse con determinaciones analíticas satisfactorias de la glucemia.

Resumen

Hipoglucemia:

- Debe tenerse en cuenta en todos los niños con septicemia, enfermedad grave, convulsiones prolongadas o alteración del estado de la consciencia.
- Si se detecta hipoglucemia cuando se realizan pruebas en la cabecera de la cama, debe confirmarse mediante mediciones analíticas.
- Si no se conoce la causa, deben recogerse muestras de sangre y orina en el momento en que se detecta.

Hipotiroidismo

La transferencia de tiroxina de la madre al feto es mínima, pero el hipotiroidismo materno grave puede afectar al desarrollo del encéfalo del hijo. El tiroides fetal produce sobre todo «T_3 inversa», un derivado de la T_3 inactivo en gran parte. Tras el nacimiento, el nivel de hormona estimulante del tiroides (TSH) experimenta una gran elevación, que va acompañada del correspondiente incremento de los niveles de T_4 y T_3. La TSH desciende hasta los valores normales del adulto en una semana. Los prematuros pueden tener niveles de T_4 muy bajos durante las primeras semanas de vida, pero el nivel de la TSH es normal; en estas circunstancias, no es necesario administrar suplementos de tiroxina.

Hipotiroidismo congénito

La detección del hipotiroidismo congénito es importante porque:

- Es relativamente frecuente, afectando a 1 de cada 4.000 recién nacidos.
- Es una de las pocas causas evitables de problemas graves de aprendizaje.

Las causas del hipotiroidismo congénito son:

- *Descenso anómalo del tiroides y atireosis.* Es la causa más frecuente de hipotiroidismo congénito esporádico. Al comienzo de la vida fetal, el tiroides emigra desde su posición en la base de la lengua (sublingual) a su localización normal por debajo de la laringe. El defecto del desarrollo del tiroides puede ser total o parcial. En el descenso anómalo, el tiroides permanece como una masa sublingual o un quiste tirogloso. Se desconoce la causa de esta alteración en la formación o la emigración de la glándula.
- *Dishormonogénesis.* Es un error innato de la síntesis de hormona tiroidea que representa el 5-10% de todos los casos, aunque es más frecuente en algunos grupos étnicos con matrimonios consanguíneos.
- *Deficiencia de yodo.* Es la causa más frecuente de hipotiroidismo congénito en todo el mundo, pero es rara en el RU. Puede evitarse yodando la sal de la dieta materna.
- Hipotiroidismo debido a *deficiencia de TSH.* La deficiencia aislada de TSH es rara (<1% de los casos) y suele asociarse con un panhipopituitarismo, que se manifiesta por lo general con deficiencias de hormona del crecimiento y de hormona adrenocorticotropa (ACTH) antes de que aparezca el hipotiroidismo.

Las manifestaciones clínicas (cuadro 25.7 y fig. 25.6) son difíciles de diferenciar de la normalidad en los primeros meses de la vida, pero se van haciendo más evidentes a medida que el niño crece. Por fortuna, la mayoría de los lactantes afectados se identifican en la actualidad gracias a los estudios bioquímicos sistemáticos neonatales (prueba de Guthrie), que detectan los niveles elevados de TSH en la sangre (en algunos países se mide también la T_4), por lo que el tratamiento se suele iniciar antes de las 3 semanas de edad. Estos niños presentan un ligero incremento de la frecuencia de otras anomalías congénitas, sobre todo de cardiopatías.

El tratamiento precoz es esencial para evitar las dificultades de aprendizaje. Con la detección sistemática neonatal, los resultados del desarrollo intelectual a largo plazo son satisfactorios y la inteligencia debe estar entre los límites normales en la mayoría de los niños. El tratamiento consiste en un aporte sustitutivo de tiroxina por vía oral durante toda la vida, titulando las dosis para mantener el crecimiento y los niveles de TSH y T_4 adecuados.

Hipotiroidismo juvenil

Suele deberse a tiroiditis autoinmunitaria. Puede asociarse con otras alteraciones autoinmunitarias, por ejemplo diabetes mellitus, sobre todo en los niños con síndrome de Down o de Turner. En algunas familias también es frecuente la enfermedad de Addison.

Las manifestaciones clínicas se exponen en el cuadro 25.7. Es más frecuente en las niñas. Provoca hipo-

Cuadro 25.7 Características clínicas del hipotiroidismo

Congénito	Adquirido
Retraso del crecimiento	Talla corta/retraso del crecimiento
Problemas de alimentación	Intolerancia al frío
Ictericia prolongada	Piel seca
Estreñimiento	Extremidades frías
Piel pálida, fría, moteada y seca	Bradicardia
Facciones toscas	Pelo fino y seco
Lengua grande	Ojos pálidos e hinchados, con pérdida de pestañas
Llanto ronco	Bocio
Bocio (ocasional)	Relajación lenta de los reflejos
Hernia umbilical	Estreñimiento
Retraso del desarrollo	Retraso de la pubertad
	Obesidad
	Deslizamiento de las epífisis femorales superiores
	Deterioro del rendimiento escolar
	Dificultades de aprendizaje

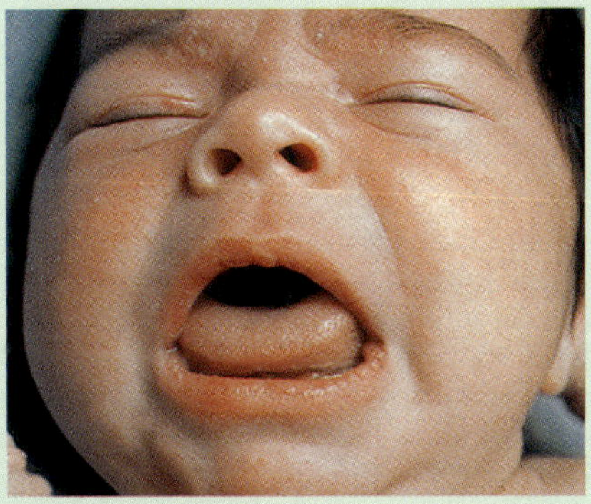

Figura 25.6 Hipotiroidismo congénito no tratado.

crecimiento asociado con retraso de la edad ósea. Muchas veces se asocia con bocio, pero éste también puede ser fisiológico en las niñas púberes. El tratamiento consiste en la administración sustitutiva de tiroxina.

Resumen

Hipotiroidismo congénito:
- Se identifica mediante detección bioquímica sistemática neonatal (prueba de Guthrie).
- Aunque está presente antes del nacimiento, si se empieza el tratamiento poco después del nacimiento el desarrollo intelectual es satisfactorio.

Hipertiroidismo

Suele ser consecuencia de la enfermedad de Graves (tiroiditis autoinmunitaria) secundaria a la producción de inmunoglobulinas estimulantes del tiroides (IET). En la niñez, sus manifestaciones clínicas son similares a las de los adultos, aunque los signos oculares son menos frecuentes (cuadro 25.8 y fig. 25.7). Afecta en mayor medida a las niñas adolescentes. Los niveles de tiroxina (T_4), triyodotironina (T_3), o ambas, están elevados, mientras que los de TSH son muy bajos. También pueden encontrarse anticuerpos antiperoxisoma, que en último término pueden inducir la resolución espontánea de la toxicosis, e incluso ser la causa de un hipotiroidismo posterior.

El tratamiento inicial es médico, con fármacos como el carbimazol o el propiltiouracilo, que interfieren en la síntesis de hormona tiroidea. Al principio, pueden añadirse betabloqueantes para obtener un alivio sintomático de la ansiedad, el temblor y la taquicardia. El tratamiento médico se prolonga durante alrededor de 2 años y permite controlar la tirotoxicosis, aunque es posible que las manifestaciones oculares no regresen. El 40-75% de los pacientes recidivan al interrumpir el tratamiento médico, en cuyo caso se puede administrar un segundo ciclo farmacológico u optar por la cirugía en forma de tiroidectomía subtotal, con la que se suele conseguir una remisión permanente. El tratamiento con yodo radiactivo es sencillo y no se cree que pueda provocar una neoplasia posterior. El seguimiento siempre es necesario, ya que se suele desarrollar un hipotiroidismo que obliga a administrar tiroxina sustitutiva.

Cuadro 25.8 Características clínicas del hipertiroidismo

Sistémicas	Signos oculares (raros en los niños)
Ansiedad, nerviosismo	Exoftalmos
Aumento del apetito	Oftalmoplejía
Sudoración	Retracción de los párpados
Diarrea	Párpados que no cierran
Adelgazamiento	
Crecimiento rápido en altura	
Edad ósea avanzada	
Temblor	
Taquicardia, presión amplia del pulso	
Extremidades calientes, con vasodilatación	
Bocio (soplo)	
Dificultades de aprendizaje/ problemas de conducta	
Psicosis	

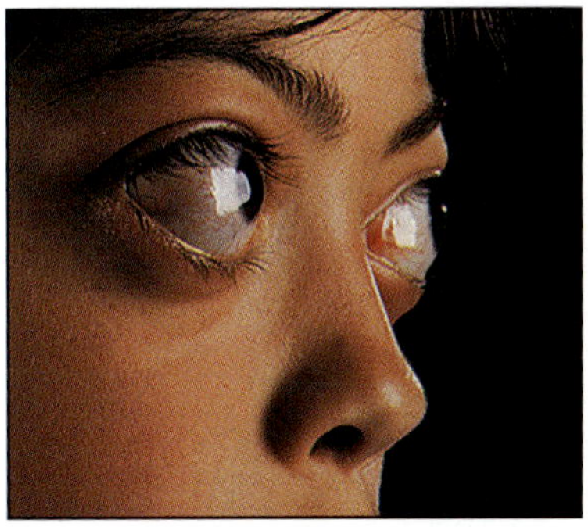

Figura 25.7 Exoftalmos en la enfermedad de Graves.

Los lactantes hijos de madres con enfermedad de Graves pueden presentar hipotiroidismo neonatal debido al paso transplacentario de IET. Estos niños precisan tratamiento, ya que el cuadro puede ser mortal, aunque cede espontáneamente con el tiempo.

Trastornos paratiroideos

El hipoparatiroidismo es raro en la infancia. La hormona paratiroidea (PTH) desempeña un papel esencial en la movilización del calcio por los osteoclastos y en la excreción de fósforo por la orina. Además de un descenso del calcio sérico, produce elevación del fosfato sérico, con una fosfatasa alcalina normal. El nivel de PTH es muy bajo.

En los lactantes, el *hipoparatiroidismo* se debe a una deficiencia congénita (síndrome de DiGeorge), asociada con aplasia tímica y defectos en la inmunidad, cardiopatías congénitas y anomalías faciales. En los niños mayores, el hipoparatiroidismo suele ser un trastorno autoinmunitario asociado con la enfermedad de Addison.

El *seudohipoparatiroidismo* se caracteriza por la resistencia de los órganos terminales a la acción de la PTH causada por la mutación de una molécula señalizadora. Los niveles séricos de calcio y de fósforo son anormales, pero la cifra de PTH es normal o está elevada. Otras alteraciones comprenden talla corta, obesidad, nódulos subcutáneos, cuartos metacarpianos cortos y leves dificultades de aprendizaje. Pueden observarse hipoplasia del esmalte y calcificaciones de los ganglios de la base. Un cuadro relacionado, en el que se observan características físicas de seudohipoparatiroidismo, pero con niveles de calcio, fósforo y PTH normales, recibe el nombre de *seudoseudohipoparatiroidismo*. En la misma familia se pueden encontrar antecedentes de ambos trastornos.

La hipocalcemia aguda sintomática se trata con la infusión intravenosa de gluconato cálcico. La solución de gluconato cálcico al 10% debe diluirse, ya que su extravasación puede provocar una grave lesión cutánea. La hipocalcemia crónica se trata con calcio oral y dosis elevadas de análogos de la vitamina D, ajustando las dosis para que la concentración plasmática de calcio se mantenga en valores inmediatamente inferiores a los normales. Se debe evitar la hipercalciuria, ya que puede producir nefrocalcinosis, lo cual obliga a controlar la excreción urinaria de calcio.

Cuadro 25.9 Características de la insuficiencia de la corteza suprarrenal

Aguda	Crónica
Hiponatremia	Vómitos
Hiperpotasemia	Letargo
Hipoglucemia	Pigmentación parda (encías, cicatrices, pliegues cutáneos)
Deshidratación	Retraso del crecimiento
Hipotensión	
Colapso circulatorio	

Insuficiencia corticosuprarrenal

La hiperplasia suprarrenal congénita es la causa no iatrogénica más frecuente de secreción insuficiente de cortisol y de mineralocorticoides (v. cap. 10).

La insuficiencia primaria de la corteza suprarrenal (enfermedad de Addison) es rara en los niños. Puede deberse a:

- Un proceso autoinmunitario, asociado a veces con otros trastornos endocrinos de este tipo, como la diabetes mellitus, el hipotiroidismo o el hipoparatiroidismo.
- Hemorragia/infarto: neonatal, septicemia meningocócica (por lo general mortal).
- Adrenoleucodistrofia, una rara enfermedad neurodegenerativa.
- Tuberculosis, rara en la actualidad.

La insuficiencia corticosuprarrenal también puede ser secundaria a un hipopituitarismo debido a una enfermedad hipotalámico-hipofisaria, o a la supresión del eje hipotálamo-hipófisis-suprarrenal tras un tratamiento a largo plazo con corticosteroides.

Presentación

En los lactantes, la enfermedad se manifiesta de forma aguda (cuadro 25.9), con una crisis de pérdida de sal, hipotensión y/o hipoglucemia. Tras una enfermedad de tipo gastroenteritis, se puede producir deshidratación, de la que el niño se recupera hasta el episodio siguiente. En los niños mayores, la presentación suele consistir en una enfermedad crónica con pigmentación (fig. 25.8).

Diagnóstico

Se basa en demostrar la hiponatremia y la hiperpotasemia, a menudo asociadas con acidosis metabólica e hipoglucemia. El cortisol plasmático es bajo o normal y la concentración plasmática de ACTH es elevada (salvo en los casos de hipopituitarismo). En el estudio de la ACTH (Synacthen), las concentraciones plasmáticas de cortisol se mantienen bajas, tanto en la insuficiencia suprarrenal primaria como en la enfermedad de Addison hipofisaria/hipotalámica de larga evolución. La respuesta normal excluye la insuficiencia corticosuprarrenal.

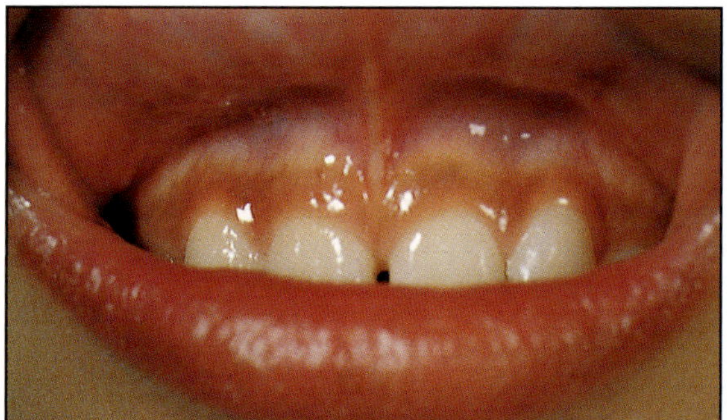

Figura 25.8 Pigmentación bucal en la insuficiencia de la corteza suprarrenal (enfermedad de Addison). Este niño de 9 años presentaba ansia de sal y pigmentación. (Cortesía del Dr. Steven Robinson.)

Tratamiento

La crisis suprarrenal requiere tratamiento urgente con suero salino, glucosa e hidrocortisona intravenosas. A largo plazo, el tratamiento consiste en el aporte sustitutorio de glucocorticoides y mineralocorticoides. Las dosis de glucocorticoides se deben incrementar de 3 a 5 veces en caso de enfermedad o en las intervenciones quirúrgicas. Hay que enseñar a los padres la técnica de inyección intramuscular de hidrocortisona para casos de urgencia. Todos los niños con riesgo de crisis suprarrenal deben llevar una pulsera de Alerta Médica.

Resumen

Insuficiencia corticosuprarrenal:

- Suele estar causada por tratamiento con corticosteroides, hiperplasia suprarrenal congénita o, en raras ocasiones, la enfermedad de Addison.
- Puede producir una crisis suprarrenal que requiere tratamiento urgente.

Síndrome de Cushing

El exceso de glucocorticoides en los niños suele ser un efecto secundario del tratamiento a largo plazo con corticosteroides (intravenosos, orales, o más rara vez, inhalados, nasales o tópicos) debido a cuadros como el síndrome nefrótico, el asma o la displasia broncopulmonar (cuadro 25.10 y fig. 25.9). Los corticosteroides son potentes inhibidores del crecimiento y su administración prolongada a dosis elevadas provoca reducción de la talla adulta. Este efecto secundario indeseable de los corticosteroides sistémicos se amortigua en gran medida cuando la medicación se toma en las mañanas de días alternos.

Las restantes causas de exceso de glucocorticoides son raras. Puede ser secundario al exceso de ACTH secretada por un adenoma hipofisario, por lo general en niños mayores, o a un tumor productor de ACTH ectópica, aunque esta situación es muy rara en los niños. La enfermedad que no depende de la ACTH suele deberse al tratamiento con corticosteroides, aunque también puede ser secundaria a un tumor de la corteza suprarrenal (benigno o maligno), en cuyo caso también puede haber virilización; son raros en los niños pequeños. El diagnóstico de síndrome de Cushing en un niño obeso se cuestiona a menudo; muchos de estos niños tienen una talla superior a la normal, mientras que los niños con síndrome de Cushing son bajos y presentan retraso del crecimiento.

Cuadro 25.10 Características clínicas del síndrome de Cushing

Retraso del crecimiento/talla baja	Hematomas
Obesidad facial y truncal	Intolerancia a los carbohidratos
Mejillas rojas	Emaciación muscular
Hirsutismo	Osteoporosis
Estrías	Problemas psicológicos
Hipertensión	

Para confirmar la sospecha de síndrome de Cushing, hay que demostrar que se ha perdido la variación diurna normal del cortisol (elevado por la mañana y bajo a medianoche), de manera que su nivel nocturno también sea alto. El cortisol libre en la orina de 24 horas también es alto. Además, la administración de dexametasona no logra reducir el nivel plasmático de cortisol de las 9 de la mañana. Los tumores suprarrenales se identifican con TC o RM del abdomen, y los adenomas hipofisarios con una RM del encéfalo. Los tumores suprarrenales suelen ser unilaterales y se tratan con suprarrenalectomía y radioterapia en los casos indicados. El mejor tratamiento para los adenomas hipofisarios es la extirpación transesfenoidal, aunque también se puede utilizar la radioterapia.

Errores innatos del metabolismo

Aunque si se consideran de forma individual todos los defectos enzimáticos son raros, constituyen una causa importante de morbilidad y mortalidad infantil. Estos niños deben ser atendidos en centros especializados, ya que las pruebas diagnósticas y el tratamiento posterior son muy específicos. Sin embargo, todos los médicos deben estar familiarizados con sus formas de presentación, que son muy variables, ya que, en la mayoría de los casos, el pronóstico depende mucho de la rapidez con que se hace el diagnóstico. Generalmente, se considera que para hacer el diagnóstico es necesario conocer un gran número de rutas bioquímicas, pero en realidad puede hacerse un diagnóstico correcto utilizando sólo algunas pruebas de detección.

Presentación

La historia familiar o los antecedentes de anteriores muertes inexplicadas en la familia pueden hacer sospechar un error innato del metabolismo antes del nacimiento.

Generalmente, aunque no siempre, los errores del metabolismo pueden presentarse en el período neonatal de una de las siguientes cinco formas:

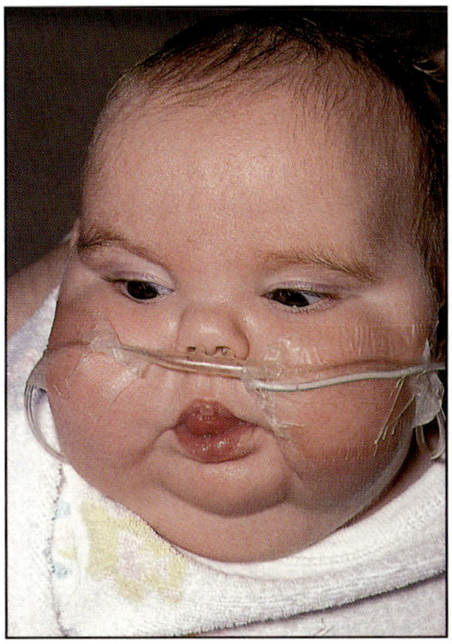

Figura 25.9 Obesidad facial iatrogénica durante el tratamiento con corticosteroides por displasia broncopulmonar en un prematuro. Ya no se utilizan estos tratamientos prolongados. Se está administrando oxigenoterapia adicional a través de una cánula nasal.

- Como resultado de una prueba de detección específica neonatal, por ejemplo fenilcetonuria, o en una prueba de detección familiar, por ejemplo hipercolesterolemia familiar.
- Después de un período corto de aparente normalidad, con una enfermedad neonatal grave con disminución de la alimentación, vómitos, encefalopatía, acidosis, coma y la muerte, por ejemplo trastornos de los ácidos orgánicos o del ciclo de la urea.
- Como un lactante o un niño con una enfermedad parecida a la que se ha descrito más arriba, pero con hipoglucemia como característica principal o como un EPMA (episodio potencialmente mortal agudo), o porque casi se produce «muerte en la cuna», por ejemplo si existe un defecto de la oxidación de las grasas, como la deficiencia de acil-CoA-deshidrogenasa de cadena media (DADCM).
- De forma subaguda, tras un período de desarrollo normal, con regresión, organomegalia y facies tosca, por ejemplo trastornos de los mucopolisacáridos u otros trastornos del almacenamiento lisosomal, o sólo con hepatomegalia y/o esplenomegalia que puede acompañarse o no de alteraciones bioquímicas como hipoglucemia, por ejemplo enfermedad por almacenamiento de glucógeno.
- Como un síndrome dismórfico.

Pruebas de detección neonatales

A todos los padres de los bebés nacidos en el RU se les pregunta si desean que se realicen las pruebas de detección para hipotiroidismo y fenilcetonuria a sus hijos. Las pruebas se hacen con una gota de sangre que se obtiene mediante punción en el talón y se recoge en un papel de filtro. Aunque es técnicamente posible detectar muchos más trastornos, en el RU no se realiza. Sin embargo, se ha ampliado el programa de detección para incluir la fibrosis quística, las hemoglobinopatías y, en algunas regiones, la DADCM.

Trastornos del metabolismo de los aminoácidos

Fenilcetonuria

En el RU afecta a uno de cada 10.000-15.000 nacidos vivos. Puede deberse a la deficiencia de la enzima fenilalaninhidroxilasa (fenilcetonuria clásica) o a un defecto en la síntesis o el reciclado del cofactor biopterina de dicha enzima. Sin tratamiento, suele manifestarse en forma de espasmos en el lactante y retraso del desarrollo a los 6-12 meses de edad. Puede haber un olor a moho, debido al metabolito ácido fenilacético. Muchos de los niños afectados tienen el pelo rubio y los ojos azules, y algunos desarrollan eczemas y convulsiones. Por fortuna, la enfermedad se detecta en la mayoría de los casos gracias a los programas neonatales de detección sistemática bioquímica (prueba de Guthrie).

El tratamiento de la fenilcetonuria clásica consiste en eliminar la fenilalanina de la dieta, al tiempo que se asegura un aporte dietético suficiente para mantener el crecimiento físico y neurológico óptimo. La fenilalanina plasmática se monitoriza de forma regular. Se recomienda mantener la dieta durante toda la vida. Esto es especialmente importante durante el embarazo, ya que los altos niveles maternos de fenilalanina pueden dañar al feto.

Los defectos del cofactor, que tienen un pronóstico mucho peor que el de la fenilcetonuria clásica, se tratan con una dieta baja en fenilalanina y con precursores de los neurotransmisores.

Homocistinuria

Se debe a una deficiencia de la síntesis de cistationina. Se manifiesta con retraso del crecimiento y del desarrollo y subluxación del cristalino (ectopia lentis). Produce una dificultad progresiva para el aprendizaje, trastornos psiquiátricos y convulsiones. Las manifestaciones esqueléticas son similares a las del síndrome de Marfan. Los afectados suelen tener la piel clara y el pelo frágil. Pueden producirse embolias a cualquier edad. Casi la mitad de los pacientes responden a la coenzima piridoxina a dosis elevadas. Los que no lo hacen deben recibir dietas pobres en metionina y suplementadas con cisteína y betaína (una sustancia remetilante).

Tirosinemia

La tirosinemia (tipo 1) es un raro trastorno autosómico recesivo de la fumarilacetoacetasa. La acumulación de metabolitos tóxicos lesiona el hígado (produciendo insuficiencia hepática) y los túbulos renales (dando lugar al síndrome de Fanconi). Existe un tratamiento eficaz con un fármaco llamado NTBC, que inhibe una enzima necesaria para el catabolismo de la tirosina y que se administra junto con una dieta baja en tirosina y fenilalanina. Si no se trata, este trastorno es mortal.

Trastornos neonatales de presentación aguda

En este grupo se incluyen:

- Trastornos de las rutas metabólicas de varios aminoácidos esenciales (aminoácidos de cadena ramificada, leucina, isoleucina y valina, y aminoácidos de cadena impar, como treonina), que producen la enfermedad de la orina de sirope de arce y otros trastornos de los ácidos orgánicos.
- Defectos del ciclo de la urea.
- Un trastorno del metabolismo de los hidratos de carbono: galactosemia clásica.

Los niños con estos trastornos parecen sanos cuando nacen, y varios días después desarrollan signos inespecíficos y síntomas iguales a los de otros trastornos neonatales más comunes, como la infección generalizada. Los patrones patológicos más frecuentes son:

- Vómitos, acidosis y trastornos circulatorios, seguidos por depresión de la consciencia y convulsiones, lo que indica acidemia orgánica.
- Características neurológicas de letargo, rechazo del alimento, hipotonía, somnolencia, inconsciencia y apnea: indica defectos primarios del ciclo de la urea. Mejora tras la administración de líquidos i.v., pero se producen recaídas cuando se reintroduce la leche en la dieta, lo que es característico de la galactosemia.

El diagnóstico se realiza mediante «pruebas de detección metabólicas», además de las pruebas habituales que se efectúan a los niños enfermos. Las pruebas de detección metabólica varían entre los distintos laboratorios, por lo que debe consultarse con el laboratorio especializado antes de recoger las muestras y debe indicarse el grado de urgencia. Suele ser necesario recoger muestras de sangre y de orina. La prueba simple para cetonas realizada en la cabecera de la cama puede ser útil, ya que la cetosis y la acidosis intensas en un niño con encefalopatía sugieren un trastorno de los ácidos orgánicos. En los pacientes con acidosis, puede ser útil calcular el anión gap (la suma de las concentraciones séricas de sodio y potasio, menos la suma de las concentraciones de cloruro y bicarbonato). Los valores superiores a 25 mmol/l (lo normal es 12-16 mmol/l) suelen deberse a acidemia orgánica Es una buena práctica recoger toda la orina emitida por el lactante para poder realizar más análisis cuando sea necesario (o hasta que se establazca el diagnóstico), así como recoger una muestra de sangre antes de realizar una transfusión que pueda interferir con la interpretación de las pruebas de laboratorio.

El tratamiento a largo y a corto plazo depende del diagnóstico de la enfermedad. En las situaciones de urgencia inmediata, las prioridades son eliminar los metabolitos tóxicos y reducir el catabolismo. Suele ser necesario ingresar al niño en la unidad de cuidados intensivos, ventilación mecánica y hemodiálisis. El tratamiento a largo plazo se basa en una dieta adecuada y en el uso de fármacos específicos, dependiendo del diagnóstico.

Trastornos del metabolismo de los hidratos de carbono

Galactosemia

Esta rara enfermedad de patrón hereditario recesivo se debe a la deficiencia de la enzima galactosa-1-fosfato uridil transferasa, esencial para el metabolismo de la galactosa. Cuando los niños afectados comienzan a tomar alimentos que contienen leche, como la materna o las fórmulas para lactantes, rechazan el alimento, vomitan y desarrollan ictericia y hepatomegalia por insuficiencia hepática (v. cap. 20). Si no se trata, será inevitable el desarrollo de hepatopatía crónica, cataratas y retraso del crecimiento. El tratamiento consiste en eliminar la lactosa y la galactosa de la dieta durante toda la vida. Aunque se establezca un tratamiento precoz, las alteraciones moderadas del aprendizaje son frecuentes (CI en el adulto de 60-80).

Glucogenosis

Estos trastornos, por lo general de transmisión recesiva, se deben a defectos enzimáticos específicos que impiden la movilización de la glucosa a partir del glucógeno, dando lugar a un almacenamiento anormal del glucógeno en el hígado y/o el músculo. Existen 9 defectos enzimáticos principales, algunos de los cuales se muestran en la tabla 25.2. La enfermedad puede afectar de forma predominante al músculo (p. ej., tipos II, V), produciendo debilidad muscular esquelética. En el tipo II (enfermedad de Pompe) existe un depósito intralisosómico generalizado de glucógeno; la afectación cardíaca es muy grave y lleva a la muerte por miocardiopatía. En otros tipos (p. ej., I, III), el depósito es fundamentalmente hepático y la hepatomegalia y la hipoglucemia son significativas (fig. 25.10). Las complicaciones a largo plazo del tipo I consisten en hiperlipidemia, hiperuricemia, desarrollo de adenomas hepáticos y enfermedad cardiovascular.

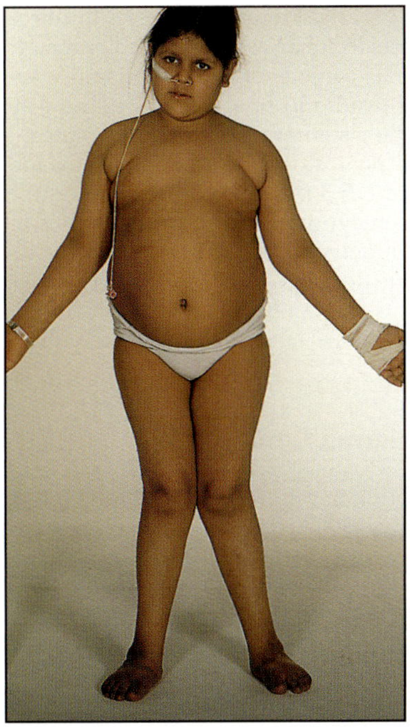

Figura 25.10 Glucogenosis tipo I en una niña de 12 años. Existe obesidad truncal, con distensión abdominal debida al aumento de tamaño del hígado; talla corta e hipotrofia muscular; «cara de muñeca»; alimentación nasogástrica para mantener la glucemia durante la noche.

Tabla 25.2 Algunas de las glucogenosis

Tipo	Defecto enzimático	Comienzo	Hígado	Músculo	Comentarios
Tipo I (von Gierke)	Glucosa-6-fosfatasa	Lactante	+++	–	Véase la figura 25.10 Hepatomegalia, nefromegalia Retraso del crecimiento. Hipoglucemia Buen pronóstico
Tipo II (Pompe)	α-glucosidasa lisosómica	Lactante	++	+++	Hipotonía y cardiomegalia en el niño de pocos meses. Muerte por insuficiencia cardíaca
Tipo III (Cori)	Amilo-1,6-glucosidasa	Lactante	++	+	Características del tipo I más leves, aunque puede haber afectación muscular Buen pronóstico
Tipo V (McArdle)	Fosforilasa	Niño más mayor	–	++	Debilidad transitoria y calambres musculares después del ejercicio. Mioglobinuria en etapas posteriores de la vida

El tratamiento consiste en mantener la glucemia por medio de comidas frecuentes o infusión de carbohidratos a través de gastrostomía o una sonda nasogástrica durante la lactancia. En los niños mayores, la glucemia puede mantenerse con oligosacáridos de liberación lenta (almidón de maíz). El tipo III requiere una dieta rica en proteínas para evitar el retraso del crecimiento y la miopatía.

Hiperlipidemia

La hiperlipidemia es uno de los principales factores de riesgo de cardiopatía isquémica. La identificación y el tratamiento de las hiperlipidemias en la infancia pueden retrasar la aparición de la enfermedad cardiovascular en etapas más avanzadas de la vida.

En los niños con mayor riesgo, como los antecedentes familiares de cardiopatía isquémica en los padres o abuelos antes de los 55 años, o cuando existe una historia familiar de trastorno de los lípidos, hay que detectar las hiperlipidemias. Las incertidumbres sobre la forma de seleccionar a los que deben recibir tratamiento, sobre las características del mismo y sobre su efecto en el resultado final hacen que no esté justificado el estudio sistemático de todos los niños.

Si en un análisis aleatorio se observa una elevación del colesterol sérico (>5,3 mmol/l), deberán medirse el colesterol sérico en ayunas, los triglicéridos y las lipoproteínas de baja densidad (LDL) y de alta densidad (HDL). Hay que descartar las causas secundarias de hiperlipidemia, como la obesidad, el hipotiroidismo, la diabetes mellitus, el síndrome nefrótico y la ictericia obstructiva.

Hipercolesterolemia familiar (HF)

Este trastorno autosómico dominante del metabolismo de la lipoproteína se debe a un defecto en el receptor LDL y afecta a una de cada 500 personas. La concentración sérica del colesterol LDL es muy elevada (>3,3 mmol/l). El cuadro se asocia con cardiopatía isquémica prematura, que afecta a la mitad de los varones antes de los 50 años y a la mitad de las mujeres antes de los 60. Pueden observarse xantomas de la piel y los tendones (fig. 25.11), aunque son raros en los niños. A partir de los 10 años de edad se puede considerar la conveniencia de un tratamiento farmacológico, que dependerá de la magnitud de la elevación del colesterol LDL, de si existe una historia familiar de cardiopatía isquémica prematura (<55 años), de si se observan signos de depósitos de lípidos en los tejidos (xantomas o soplos) y de los restantes factores de riesgo no relacionados con los lípidos, por ejemplo la diabetes. Los fármacos más utilizados son los de acción no sistémica que secuestran a los ácidos biliares, y más recientemente, las estatinas, que son inhibidores de la HMG-CoA reductasa. Aunque los que secuestran los ácidos biliares son moderadamente eficaces, plantean grandes problemas de cumplimiento. La eficacia de las estatinas en los niños está demostrada, ya que no producen efectos adversos para el crecimiento, la maduración o la función endocrina. También se ha observado que el fenofibrato reduce el colesterol LDL y que es bien tolerado por los niños y los adolescentes.

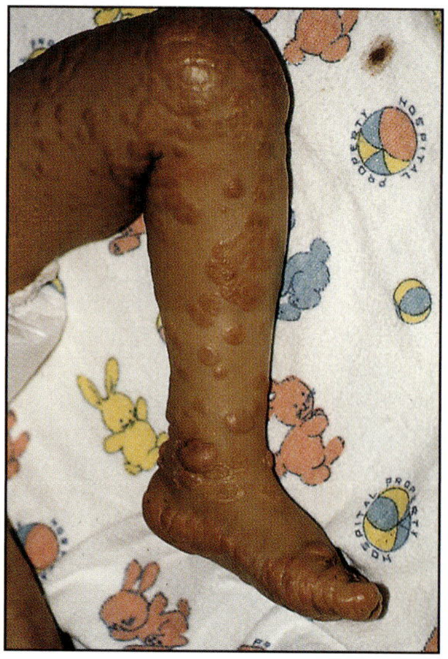

Figura 25.11 Grave xantomatosis cutánea. En este niño se debía a una insuficiencia hepática y cedió semanas después del trasplante hepático.

La enfermedad homocigótica es muy rara y mucho más grave, con desarrollo de xantomas en la infancia y enfermedad cardiovascular clínica en el segundo decenio. Estos casos obligan a consultar con un especialista. La respuesta a los fármacos es variable y depende de la mutación genética implicada. Se ha intentado el trasplante hepático.

Lecturas recomendadas

Brook C, Clayton P, Brown R 2005 Brook's Paediatric Endocrinology, 7th edn. Blackwell, Oxford

Lifshitz F (ed) 2002 Pediatric endocrinology, 4th edn. Marcel Dekker, New York

Wales J K H, Rogol A D, Wit J M 2003 Pediatric endocrinology and growth. Saunders, London

26

Huesos, articulaciones y enfermedades reumáticas

En los niños, los trastornos musculoesqueléticos o reumáticos se presentan con las siguientes características:

- La inquietud de los padres por los trastornos musculoesqueléticos son frecuentes, y suele deberse a variaciones de la alineación normal del esqueleto en crecimiento. La enfermedad reumática es poco frecuente, pero el retraso del diagnóstico puede tener consecuencias a largo plazo muy graves (tabla 26.1).
- Los síntomas constitucionales de fiebre, exantema, anorexia, cefalea, apatía, astenia o dolor son comunes y se asocian a enfermedades transitorias, pero pueden ser un signo de enfermedad inflamatoria crónica.
- La combinación de las características clínicas, especialmente de las características fundamentales, como la inflamación articular periférica, aumenta la probabilidad de un diagnóstico de reumatismo.

Evaluación del sistema musculoesquelético

Se resume en la figura 26.1.

Variaciones de la postura normal

Son frecuentes y pueden ser detectadas por los padres o durante una de las consultas habituales para controlar el desarrollo. La mayoría ceden sin tratamiento, pero otras son graves, persistentes, dolorosas o asimétricas y deben ser objeto de consulta con un especialista.

Tabla 26.1 Frecuencia relativa y urgencia del diagnóstico de los trastornos que pueden presentarse con características clínicas musculoesqueléticas

Enfermedad	Frecuencia relativa	Urgencia relativa del diagnóstico
Artritis séptica	Rara	Muy urgente
Lesión por malos tratos	Poco frecuente	Muy urgente
Enfermedad de Kawasaki	Rara	Muy urgente
Leucemia linfoblástica aguda	Rara	Urgente
Osteomielitis	Rara	Urgente
Púrpura de Schönlein-Henoch	Frecuente	Urgente
Trastornos del tejido conjuntivo	Rara	Urgente
Artritis reactiva	Frecuente	Semiurgente
Artritis idiopática juvenil	Rara	Semiurgente
Hipermovilidad	Frecuente	No urgente
Displasias esqueléticas	Muy rara	No urgente

Evaluación del sistema musculoesquelético

Visión general:
- Observar cómo camina, juega, se viste.

Cuestiones fundamentales para la evaluación musculoesquelética:
- Inespecíficas/convencionales: fiebre, anorexia, retraso del crecimiento, irritabilidad, exantema, debilidad, trastornos del sueño.
- Específicas: dolor articular, rigidez, inflamación, inestabilidad, debilidad muscular, seudoparálisis.
- Actividades funcionales de la vida diaria.

Exploración general: para detectar la enfermedad.
Exploración detallada: para definir la patología.

Exploración:
- Para evitar causar dolor, siempre se observan primero los movimientos activos antes de intentar los movimientos pasivos.

Con el paciente tumbado:
Extremidades inferiores
1. Inspección:
- Observar la simetría.
- Tamaño: longitud de la extremidad, debilidad muscular, dilatación articular.
- Piel: cicatrices, color, temperatura, patrón vascular.
- Deformidades posturales: flexión, valgus.
2. Palpación:
- Plantas de los pies, inserción del tendón en el hueso (entesitis).
- Márgenes articulares: compresión del metatarso (con cuidado), tobillo anterior, rodilla medial.
- Palpar la inflamación articular: determinar si se trata de hueso, tejido blando o líquido.
3. Movimiento activo: cerrar los dedos, dorsoflexionar los tobillos, doblar las rodillas y la cadera, observar los movimientos compensadores sutiles.
4. Movimiento pasivo: rango articular del movimiento de inversión/eversión de los pies hacia delante y hacia atrás, extensión pasiva relajada de las rodillas, rotación interna de la cadera (rodillas y caderas flexionadas hasta el 90%): observar si aumenta el rango (hipermovilidad) y los movimientos compensatorios.

Exploración *(cont.)*:
Con el paciente sentado:
Extremidades superiores:
1. Inspección: simetría, tamaño, cicatrices, debilidad, inflamación, uñas.
2. Palpación: inflamación ósea o articular, temperatura.
3. Movimiento activo: extensión de los dedos, abrir y cerrar los puños, extender la muñeca (posición para rezar), extender los brazos, ponerlos detrás de la cabeza y después detrás de la parte inferior de la espalda, extensión y rotación del cuello (desde la barbilla hasta los hombros).
4. Movimiento pasivo: rango articular del movimiento, flexión y extensión de la muñeca.

Cuando el paciente está de pie:
Esqueleto axial:
- Inspeccionar la simetría desde detrás del paciente: especialmente los tobillos, la posición de la pelvis y la columna vertebral.
- Movimiento de la columna vertebral: escoliosis, movilidad lumbar (curva lumbar en la flexión hacia delante, dolor lumbar en la hiperextensión), extensión y rotación lateral de la espina cervical.
- Marcha: normal, con las puntas de los pies, con los talones.
- Potencia muscular: prueba de Gower (en decúbito supino y estando de pie), durante la marcha.
- Articulación temporomandibular: palpación, simetría y cuánto puede abrir la boca.
- Articulaciones sacroilíacas: palpación directa.

Figura 26.1 Resumen de la evaluación del sistema musculoesquelético.

Piernas en paréntesis (genu varum)

Se deben a la angulación de la tibia. Las rodillas se separan cuando el niño está de pie con los pies juntos (fig. 26.2). Es frecuente en los menores de 2 años y hasta los 3 años, pero rara vez requiere tratamiento. Otra causa de esta deformidad es el raquitismo, que puede demostrarse con una radiografía de las metáfisis. Además deben descartarse otras características clínicas (v. cap. 11). En la enfermedad de Blount (tibia vara infantil), una rara enfermedad que afecta sobre todo a los niños afrocaribeños, también se puede apreciar una importante inclinación de las piernas. En las radiografías, la epífisis proximal de la tibia tiene un aspecto de pico. En ocasiones pueden ser necesarias ortesis (férulas y calzado especial) o la corrección quirúrgica.

Piernas en X (genu valgum)

En este caso, cuando el niño se pone de pie con las rodillas juntas, los pies quedan separados (fig. 26.3). Se observa en muchos niños de 2 a 7 años, en los que la distancia intermaleolar a nivel de los tobillos puede ser de hasta 5 cm. Suele ceder de forma espontánea.

Pies planos

Cuando los niños están aprendiendo a andar, suelen tener el pie plano por aplanamiento del arco longitudinal medial y por la presencia de una almohadilla de grasa que después desaparece (fig. 26.4). Por lo general, las personas desarrollan un arco longitudinal medial y las molestias son raras, incluso en las que no lo hacen. El arco resulta evidente cuando el niño se pone de puntillas. Un pie plano marcado puede ser la primera manifestación de una enfermedad del colágeno, como el síndrome de Ehlers-Danlos o la hipermovilidad. Algunos niños con pie plano desarrollan una prominencia del escafoides en la cara medial del pie que luego desaparece, aunque a veces es necesario modificar los zapatos o colocar un apoyo para el arco, medidas que proporcionan alivio sintomático, pero que no influyen en el resultado final. La cirugía del pie plano sólo está indicada en los adolescentes sintomáticos.

Variantes de la normalidad

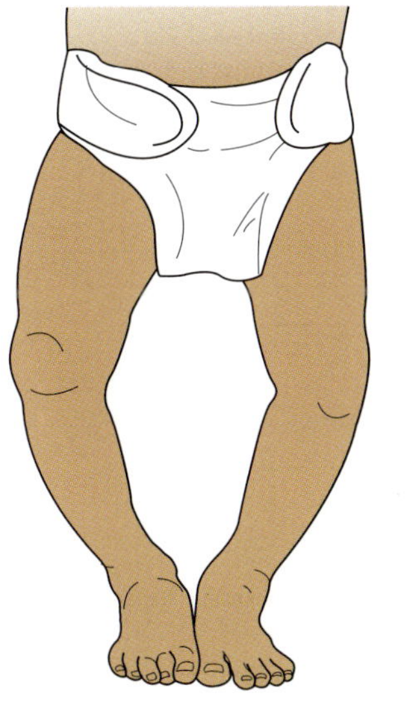

Figura 26.2 Piernas en paréntesis.

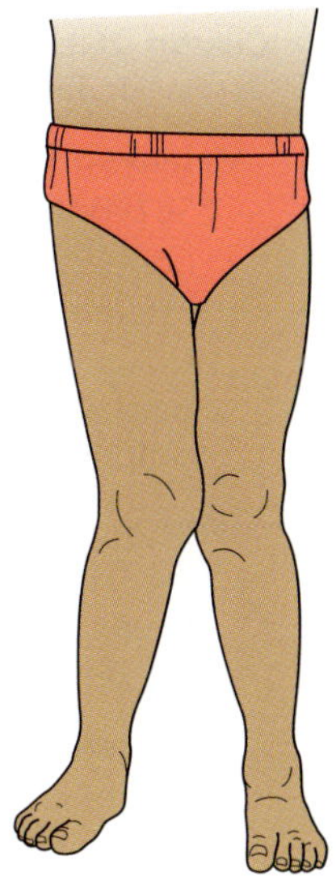

Figura 26.3 Piernas en equis en X.

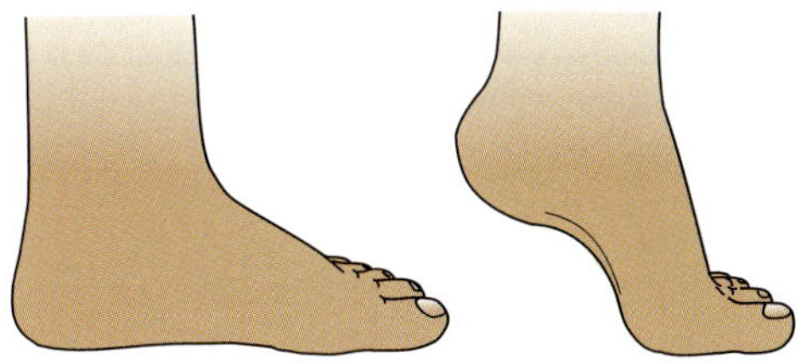

Figura 26.4 Pie plano del niño que empieza a andar. El arco longitudinal medial se hace evidente al ponerse de puntillas.

Desviación interna de los pies

Existen tres causas importantes:

- Metatarso varo (fig. 26.5a), una deformidad con aducción del antepié, que posee gran movilidad.
- Torsión medial de la tibia (fig. 26.5b) en la parte inferior de la pierna; la rotación lateral de la tibia es inferior a la normal en relación con el fémur.
- Anteversión persistente del cuello femoral (fig. 26.5c) en la cadera; el cuello femoral gira hacia delante más de lo normal.

Las manifestaciones clínicas se describen en el cuadro 26.1.

Desviación externa de los pies

Aunque es rara, puede observarse en bebés de 6-12 meses de edad. Cuando es bilateral, se debe a la rotación externa de las caderas y cede de forma espontánea.

Marcha de puntillas

Es frecuente en los niños de 1 a 3 años. Puede hacerse persistente, debido por lo general al hábito, pero también se observa a veces en niños con parálisis cerebral. La causa también puede radicar en un acortamiento aislado de los tendones de Aquiles. En los niños mayores hay que descartar una distrofia muscular de Duchenne.

Trastornos de la cadera, la rodilla y el pie

Cojera

La displasia del desarrollo de la cadera puede detectarse en la exploración sistemática del recién nacido. Tras la lactancia, los trastornos de la cadera suelen manifestarse con una cojera que puede ser dolorosa o indolora (tabla 26.2). También puede manifestarse por dolor irradiado a la rodilla.

Displasia del desarrollo de la cadera (DDC) (denominada en el pasado luxación congénita de la cadera, LCC)

Existe un espectro de alteraciones que van desde la displasia hasta la luxación franca de la cadera, pasando por la subluxación. Es importante detectarlas lo antes posible, ya que en esas etapas suelen responder bien al tratamiento conservador; el diagnóstico tardío suele asociarse con una displasia de la cadera que obliga a realizar un tratamiento complejo en el que interviene a menudo la cirugía. La detección neonatal forma parte de la exploración sistemática del recién nacido, en el que se comprueba si la cadera puede luxarse hacia atrás sacando la cabeza del fémur del acetábulo (maniobra de Barlow), o si se puede volver a introducir en éste mediante abducción (maniobra de Ortolani), como se describe en la página 142. Estas maniobras se repiten en la exploración de seguimiento efectuada a las 8 semanas. A partir de ese momento, la presentación del cuadro puede consistir en una asimetría de los pliegues cutáneos que rodean la cadera, abducción limitada de la cadera, acortamiento de la pierna afectada o cojera o marcha anómala.

Los estudios de detección neonatal permiten identificar una anomalía de la cadera en 6-10 por 1.000 nacidos vivos. Casi todas ceden de forma espontánea. La verdadera prevalencia de la DDC al nacimiento es de alrededor de 1,5 por 1.000 nacidos vivos, lo que significa que algunos casos pasan inadvertidos en los programas de detección neonatal. Ello podría deberse a la inexperiencia del clínico, pero en ciertos casos es imposible detectar la luxación en esta fase, como sucede cuando el acetábulo sólo está ligeramente

Desviación

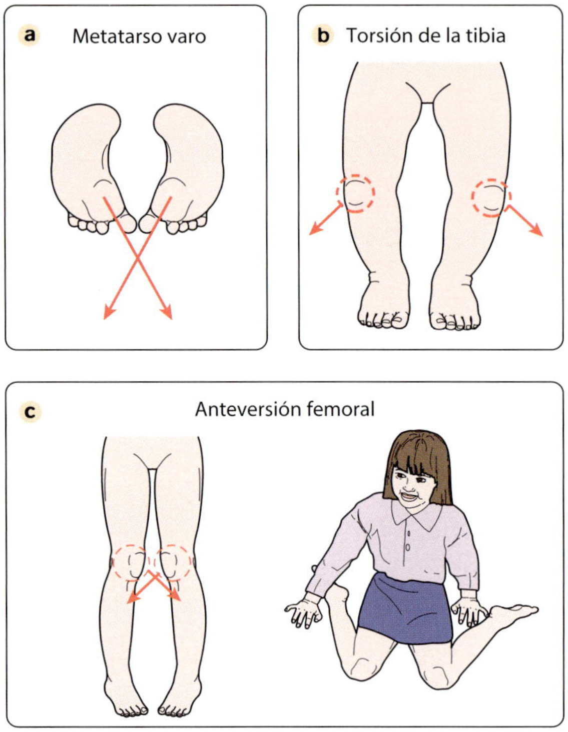

Figura 26.5 Desviaciones: **a)** en los pies, **b)** en la pierna y **c)** en la cadera, con posición en «W».

Cuadro 26.1 Características clínicas de la desviación interna de los pies en los niños

Metatarso varo
- Se produce en lactantes
- Corrección pasiva
- El talón conserva su posición normal
- No precisa tratamiento alguno, salvo que persista después de los 5 años y sea sintomático

Torsión medial de la tibia
- Ocurre en niños menores de 2 años
- Puede asociarse a angulación de la tibia
- Se corrige por sí sola en unos 5 años

Anteversión persistente del cuello femoral
- Ocurre en la infancia
- Suele corregirse por sí sola hacia los 8 años de edad
- Puede asociarse a hipermovilidad articular
- Los niños se sientan entre sus pies con las caderas en rotación interna completa (posición en «W»)
- La mayoría no necesitan tratamiento, pero si la anteversión persiste, puede ser necesaria una osteotomía femoral

Resumen

Alteraciones de la normalidad musculoesquelética y diagnóstico diferencial:

Trastorno	Rango de edad normal	Diagnósticos diferenciales que deben tenerse en cuenta
Piernas en paréntesis	1-3 años	Raquitismo, osteogénesis imperfecta, enfermedad de Blount
Piernas en X	2-7 años	Artritis idiopática juvenil
Pies planos	1-2 años	Hipermovilidad, fusión tarsiana congénita
Desviación interna de los pies	1-2 años	Torsión tibial, anteversión femoral
Desviación externa de los pies	6-12 meses	Hipermovilidad, síndromes de Ehlers-Danlos y de Marfan
Marcha de puntillas	1-3 años	Diplejía espástica, distrofia muscular

aplanado. Por este motivo, en algunos centros se hace una ecografía a todos los recién nacidos, técnica que es muy específica para detectar el cuadro, pero costosa y con una elevada tasa de falsos positivos, por lo que no se recomienda a nivel nacional. En algunos centros se realiza a los lactantes que tienen más riesgo (antecedentes familiares, presentación de nalgas).

Si se sospecha displasia del desarrollo de la cadera, se deberá consultar con un especialista en ortopedia. La ecografía permite valorar con detalle la cadera, cuantificar el grado de la displasia y saber si existe subluxación o luxación. Esta información también ayuda a planificar el tratamiento y a evitar las medidas innecesarias. Cuando la ecografía inicial es anormal, se puede colocar al lactante en un aparato que mantiene una postura especial, con las caderas en abducción (p. ej., la férula de Craig), o en un aparato de restricción (p. ej., el arnés de Pavlik, fig. 26.6) durante varios meses. Los progresos se controlan con ecografía o radiografías. La colocación de la férula la debe realizar un experto, ya que se corre el riesgo de provocar necrosis de la cabeza femoral.

La respuesta es satisfactoria en la mayoría de los casos. Cuando la cadera no se estabiliza o el diagnóstico se hace en fases más avanzadas, se puede intentar una tracción de la cadera en abducción, con posterior colocación de una férula de cadera (férula en espiga para la cadera de yeso). Si no se tiene éxito, la RM o la TC de la cadera, o una artrografía, proporcionarán una información más detallada sobre la articulación. La cadera luxada no debe soportar carga, ya que ésta lesiona la cabeza femoral y el acetábulo. Si las medidas conservadoras fracasan, se necesitará una reducción abierta con osteotomía de desrotación femoral.

Tabla 26.2 Causas de la cojera

Edad	Extremidad dolorosa	Extremidad no dolorosa
1-3 años	Artritis séptica/osteomielitis Sinovitis transitoria Traumatismo: accidental/no accidental	Displasia del desarrollo de la cadera Neuromuscular, como parálisis cerebral Desigualdad de la longitud de las piernas Artritis idiopática juvenil (AIJ)
3-10 años	Sinovitis transitoria Artritis séptica/osteomielitis Traumatismo Artritis idiopática juvenil (AIJ) Enfermedad de Perthes (aguda) Enfermedad maligna, como leucemia	Enfermedad de Perthes (crónica) Displasia del desarrollo de la cadera Trastornos neuromusculares, como distrofia muscular de Duchenne Artritis idiopática juvenil (AIJ)
11-16 años	Deslizamiento de la epífisis superior del fémur (aguda) Necrosis avascular de la cabeza femoral Artritis idiopática juvenil (AIJ) Traumatismo Artritis séptica/osteomielitis Tumores óseos	Deslizamiento de la epífisis superior del fémur (crónica) Artritis idiopática juvenil (AIJ) Cadera displásica

Sinovitis transitoria (ST, cadera irritable)

Es la causa más frecuente del dolor agudo de la cadera en niños de 2 a 12 años de edad. Suele seguir o acompañar a una infección vírica. Se manifiesta como un dolor brusco en la cadera o por cojera. El dolor desaparece en reposo, pero el arco de movimientos se reduce, sobre todo el de la rotación externa. El dolor puede irradiar a la rodilla. El niño no tiene fiebre o sólo presenta febrícula y no muestra aspecto de enfermedad.

El recuento de neutrófilos y los reactantes de fase aguda son normales o ligeramente elevados. Los hemocultivos son negativos y la radiografía de la articulación es normal, pero en la ecografía se puede observar un pequeño derrame articular.

Estas manifestaciones contrastan con las de la artritis séptica, en la que el niño tiene fiebre elevada y está claramente enfermo, el dolor persiste durante el reposo y los movimientos de la cadera son mínimos o nulos, observándose neutrofilia significativa y un marcado aumento de los reactantes de fase aguda. Si se sospecha artritis séptica, hay que aspirar la articulación bajo control ecográfico. En una pequeña proporción de niños la sinovitis transitoria constituye la presentación de la enfermedad de Perthes o del deslizamiento de la epífisis superior del fémur. El tratamiento de la sinovitis transitoria consiste en reposo en cama y tracción cutánea. Suele mejorar al cabo de pocos días.

Enfermedad de Perthes

Se debe a la isquemia de la epífisis femoral, que da lugar a necrosis avascular, seguida de revascularización y reosificación al cabo de 18-36 meses. Afecta sobre todo a niños varones (cociente varón:mujer 5:1) de 5-10 años de edad. Su presentación es insidiosa, con dolor en la cadera o cojera, y al principio se puede confundir con una sinovitis transitoria. Es bilateral en el 10-20% de los casos y en la radiografía se observa un aumento de la densidad de la cabeza femoral, que después se fragmenta y se hace irregular (fig. 26.7). Aunque la radiografía inicial sea normal, tal vez sea necesario repetirla si los síntomas persisten. La escintigrafía ósea o la RM suelen facilitar el diagnóstico.

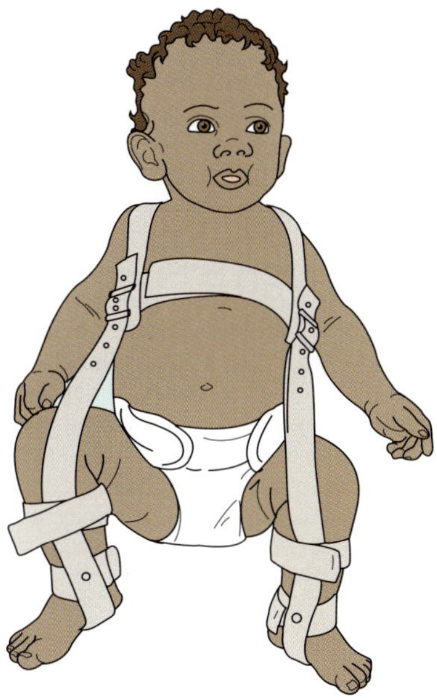

Figura 26.6 Arnés de Pavlik utilizado para tratar la displasia del desarrollo. Mantiene la cadera en abducción y permite el desarrollo normal de la articulación.

El pronóstico es bueno en la mayoría de los casos, sobre todo en los niños menores de 6 años cuando sólo está afectada menos de la mitad de la epífisis; por el contrario, si la lesión afecta a más de la mitad de la misma y el niño tiene más de 6 años, será más probable que se produzcan deformidad de la cabeza femoral y lesión de la metáfisis, con la consiguiente artrosis degenerativa en la vida adulta. Si el cuadro se identifica de forma precoz y la lesión afecta a menos de la mitad de la cabeza, puede ser suficiente con el reposo en cama y la tracción para que la enfermedad cure. En los casos más graves, la cabeza femoral debe cubrirse con el acetábulo, que actúa como un molde en tanto que la epífisis se reosifica. Para ello, es preciso mantener la cadera en abducción con férulas de escayola o correctores, o bien practicar una osteotomía femoral o pélvica.

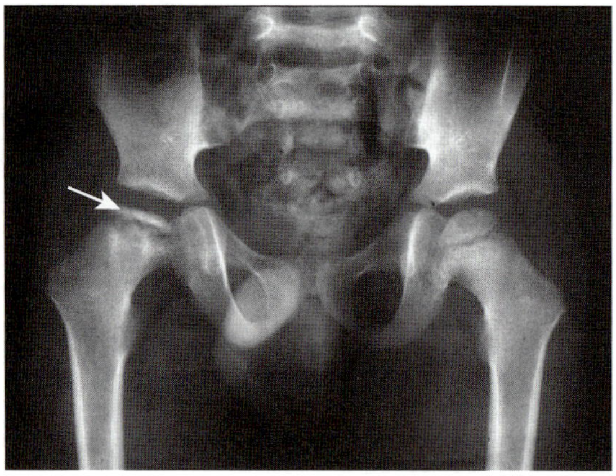

Figura 26.7 Enfermedad de Perthes. Se observa aplanamiento con esclerosis y fragmentación de la cabeza femoral derecha; la cadera izquierda es normal.

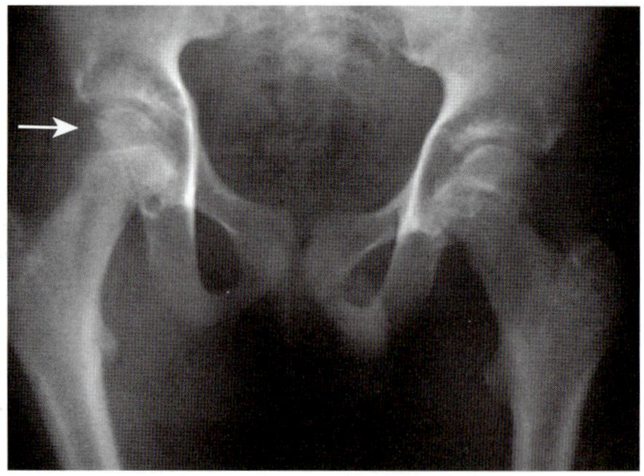

Figura 26.8 Deslizamiento de la epífisis femoral superior del lado derecho; la cadera izquierda es normal.

Deslizamiento de la epífisis femoral superior

La epífisis de la cabeza femoral se desliza hacia atrás y hacia abajo. Es más frecuente en el intervalo entre los 10 y 15 años, cuando se produce el brote de crecimiento de la pubertad, y afecta sobre todo a los niños obesos. Puede existir un retraso de la maduración esquelética. Se manifiesta por cojera o dolor de la cadera, que puede irradiar a la rodilla. Además, se aprecia limitación de la abducción y de la rotación interna de la cadera. El comienzo puede ser agudo tras un traumatismo menor. En el 20% de los casos es bilateral. El diagnóstico se confirma por radiografía (fig. 26.8), aunque a veces requiere una proyección lateral en rana. El tratamiento es quirúrgico, por lo general con fijación in situ mediante agujas. Los deslizamientos graves pueden requerir osteotomía de realineación posterior cuando la epífisis haya consolidado, o en raras ocasiones una reducción abierta de la cadera, aunque ésta conlleva un riesgo de necrosis avascular.

Resumen

Trastornos de la cadera:

- Displasia del desarrollo de la cadera: puede detectarse en la exploración sistemática neonatal o en la exploración que se realiza a las 8 semanas de edad, detectando la asimetría de los pliegues cutáneos alrededor de la cadera, la abducción limitada de la cadera, el acortamiento de la extremidad afectada o una cojera o marcha anormal.
- Sinovitis transitoria: es la causa más frecuente de dolor agudo de la cadera o de cojera.
- Enfermedad de Perthes: suele afectar a niños varones en edad escolar y se manifiesta por dolor de la cadera o cojera.
- Deslizamiento de la epífisis femoral superior: suele afectar a los adolescentes obesos y se manifiesta por dolor de la cadera o cojera.

Dolor en la rodilla

Al valorar una rodilla dolorosa siempre hay que explorar la cadera, ya que a menudo el dolor de ésta irradia a aquélla.

Enfermedad de Osgood-Schlatter

Se trata de un síndrome por abuso que afecta a los varones físicamente activos en los años de la pubertad y que provoca una fractura en avulsión parcial a través del centro de osificación de la tuberosidad tibial (apofisitis por tracción). Produce sensibilidad localizada y tumefacción sobre el tubérculo tibial. La enfermedad es bilateral en el 25-50% de los casos. Suele ceder al reducir la actividad física, aunque se debe evitar la restricción excesiva a causa de un trastorno que en sí mismo es autolimitado. Una férula de inmovilización de la rodilla puede ser útil. En ocasiones el trastorno no se resuelve después de transcurridos varios meses, lo que puede hacer necesaria la inmovilización.

Condromalacia rotuliana

Este cuadro consiste en el reblandecimiento del cartílago articular de la rótula. Es más frecuente en las niñas adolescentes, en las que produce dolor cuando la rótula se adosa estrechamente a los cóndilos femorales, como sucede al ponerse en pie desde la posición sedente o al subir escaleras. El tratamiento consiste en reposo y fisioterapia para reforzar el músculo cuádriceps.

Osteocondritis disecante

El dolor se debe a la separación del hueso y el cartílago del cóndilo femoral interno tras una necrosis avascular. La completa separación de los fragmentos articulares puede determinar la formación de cuerpos libres intraarticulares y síntomas cuando la rodilla se bloquea o cede. En principio, el tratamiento consiste en reposo y ejercicios del cuádriceps, siendo a veces necesaria la cirugía artroscópica.

Subluxación y luxación de la rótula

La subluxación produce una sensación de inestabilidad o de que la rodilla cede. El tratamiento consiste en ejercicios del cuádriceps, aunque a veces se requiere una intervención para realinear la tracción de este músculo sobre el tendón rotuliano.

La luxación lateral de la rótula se produce bruscamente y se reduce de forma espontánea o con una suave extensión de la rodilla. Sólo la radiografía permite diferenciar los cuerpos libres articulares de la fractura ósea. Hay que inmovilizar la rodilla y a veces intervenirla.

Lesiones

Los deportes de contacto provocan lesiones agudas de la rodilla, en tanto que los deportes sin contacto, pero de actividad mantenida, tienden a generar lesiones crónicas y síndromes por abuso. Las lesiones deportivas en los meniscos y en los ligamentos son habituales entre los adolescentes. La RM ayuda a determinar la magnitud de la lesión. El tratamiento suele ser conservador. En los lactantes y los niños pequeños es más probable que este tipo de lesiones provoquen fracturas, ya que los ligamentos son relativamente más fuertes que sus huesos.

Pie equinovaro (pie zambo)

Las *deformidades posturales de los pies* debidas a la compresión intrauterina son frecuentes. En estos casos el tamaño del pie es normal y la deformidad es pequeña, y puede llevarse a una posición neutra mediante una manipulación pasiva. Suele ser posible recrear la posición intrauterina del niño. Si la deformidad es más importante, el fisioterapeuta podrá enseñar a los padres los ejercicios pasivos adecuados.

El *pie equinovaro* es una anomalía compleja (figs. 26.9 y 26.10). Se observan inversión y supinación de la totalidad del pie y aducción del antepié. El talón rota hacia dentro, en una posición de flexión plantar. El pie afectado es más corto y los músculos de la pantorrilla más delgados de lo normal. La posición del pie es fija y no se puede corregir por completo. Suele ser bilateral. La prevalencia al nacimiento es de 0,9 por 1.000 nacidos vivos, con una relación de 2:1 entre niños y niñas. Su causa es hereditaria multifactorial, pero también puede deberse a oligoamnios durante la gestación. Puede ser una manifestación más de un síndrome malformativo o de una enfermedad neuromuscular, como la espina bífida. Se asocia con displasia del desarrollo de la cadera (DDC).

El tratamiento debe iniciarse lo antes posible, cuando los tejidos son aún laxos, con estiramientos y refuerzos o con escayolas seriadas. Si estas medidas corrigen la alteración, el tratamiento se podrá interrumpir o pasar a las férulas nocturnas. Los cuadros graves suelen requerir cirugía correctora. Dado que los resultados de las intervenciones practicadas a las pocas semanas de vida son poco satisfactorios, el tratamiento quirúrgico suele hacerse a los 6-9 meses de edad. Hay que diferenciar esta alteración del raro *talón vertical congénito*, en el cual el pie es rígido y en mecedora. Muchos de estos niños presentan otras malformaciones. El diagnóstico puede confirmarse con radiografías y el tratamiento suele ser quirúrgico.

Pie calcaneovalgo

El pie está en dorsiflexión y eversión (fig. 26.11). Suele deberse a moldeo intrauterino y se corrige por sí solo. En ocasiones se recomiendan los ejercicios pasivos del pie. Se asocia con displasia del desarrollo de la cadera.

Pie cavo

En esta deformidad, el arco del pie es alto. Cuando aparece en niños mayores, suele asociarse con trastornos neuromusculares, como ataxia de Friedreich y neuropatía sensitivomotriz hereditaria de tipo I (atro-

Pie zambo

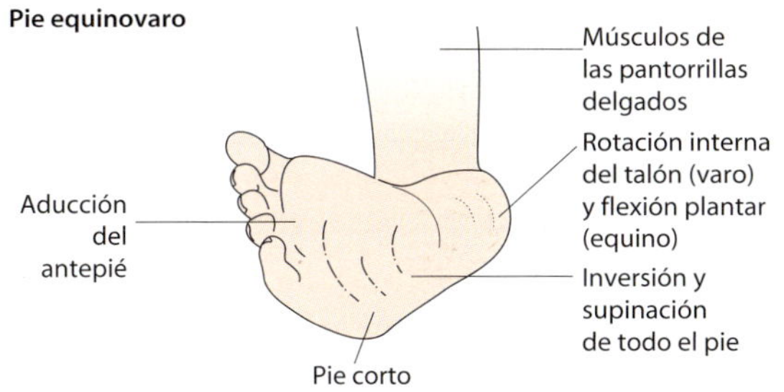

Figura 26.9 Anomalías del pie equinovaro.

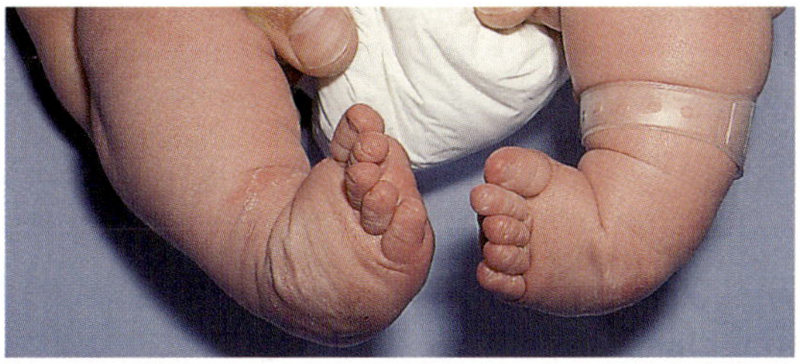

Figura 26.10 Pie equinovaro.

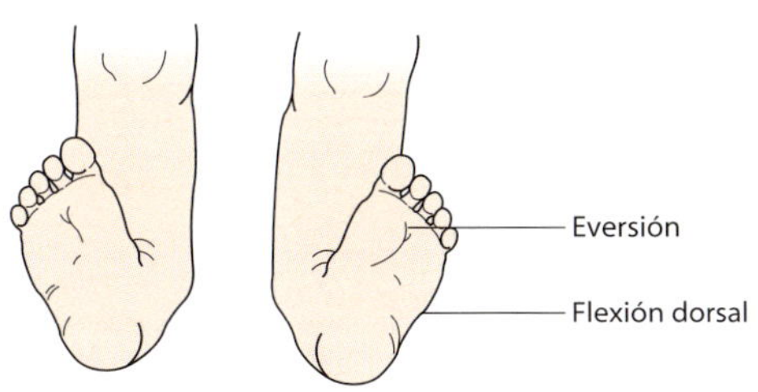

Figura 26.11 Pie calcaneovalgo.

fia muscular peronea). El tratamiento es necesario cuando el pie duele o queda rígido.

Resumen

Pie equinovaro:

- Es necesario diferenciarlo de las deformidades posturales.
- Debe comprobarse si existe un trastorno neuromuscular, una lesión espinal o displasia del desarrollo de la cadera (DDC).

Trastornos de la espalda, la columna y el cuello

Dolor de espalda

El dolor de espalda es raro en los preadolescentes, pero su frecuencia aumenta en la adolescencia. Al contrario que en los adultos, suele ser posible identificar su origen, y cuando más pequeño es el niño, mayores son las probabilidades de que se deba a una patología importante:

- *Espasmo muscular* o dolor de los tejidos blandos a causa de lesiones, relacionadas a menudo con la práctica deportiva.
- *Mala postura,* que puede acompañar a la hipermovilidad de las articulaciones.
- *Enfermedad de Scheuermann,* una osteocondritis de las vértebras dorsales de los adolescentes que produce una cifosis fija; se diagnostica mediante radiografía.
- *Espondilólisis/espondilolistesis,* fracturas de estrés de la porción interarticular de las vértebras, sobre todo de las lumbares inferiores (espondilólisis); si los cuerpos vertebrales afectados se mueven hacia delante, se produce una espondilolistesis; el diagnóstico es radiológico.
- *Osteomielitis/discitis vertebral,* frecuente en los niños pequeños que rehúsan andar o cargar peso y que muestran dolor a la palpación en el lado afectado; aunque las radiografías simples pueden mostrar alteraciones que hagan sospechar el diagnóstico, las técnicas de elección son la escintigrafía y la TC óseas.
- *Tumores,* que pueden ser benignos o malignos.
- *Compresión de la médula espinal o de las raíces nerviosas,* por ejemplo por un tumor o un disco intervertebral prolapsado.
- *Síndrome de dolor idiopático,* diagnosticado cuando no se encuentra ninguna causa física; el estrés psicológico puede exacerbarlo.

Escoliosis

La escoliosis es una curvatura lateral de la columna en el plano frontal. La escoliosis estructural consiste en una rotación de los cuerpos vertebrales, que produce prominencia en la espalda debido a la asimetría de las costillas. Se trata de un problema estético, pero en los casos graves la distorsión del tórax puede producir insuficiencia cardiorrespiratoria.

Las causas de la escoliosis son:

- *Idiopática.* Es la más frecuente y su comienzo puede ser precoz (antes de los 5 años) o tardío.

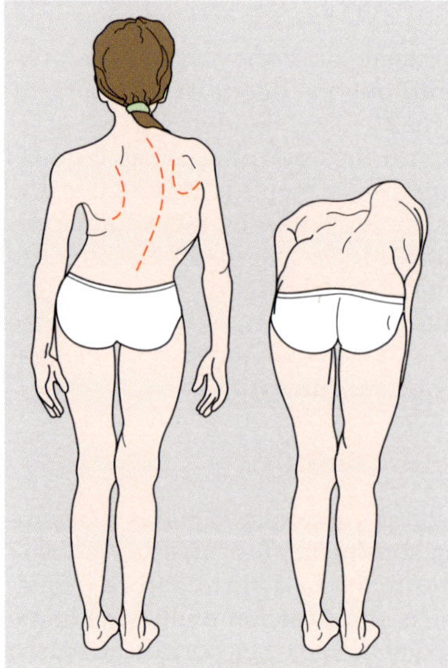

Figura 26.12 Escoliosis estructural con rotación vertebral. Las costillas rotan cuando la paciente se inclina hacia delante.

- *Congénita.* Debida a un defecto congénito de la columna, como hemivértebras, espina bífida, asociación VACTERL (anomalías vertebrales, anorrectales, cardíacas, traqueoesofágicas, renales y de la extremidad radial).
- *Secundaria.* A otras alteraciones, como desequilibrios neuromusculares (p. ej., parálisis cerebral, distrofia muscular, poliomielitis), o trastornos óseos, como la neurofibromatosis, o del tejido conjuntivo, como el síndrome de Marfan. Puede tener un origen postural, como la secundaria a la discrepancia de longitud de las piernas.

La escoliosis idiopática de comienzo precoz suele resolverse, aunque algunas progresan. La escoliosis idiopática de comienzo tardío es la más frecuente (85%) y afecta sobre todo a niñas de 10-14 años durante el brote de crecimiento puberal.

La escoliosis puede identificarse explorando la espalda del niño al inclinarse hacia adelante (fig. 26.12), prueba que se ha utilizado para la detección sistemática, aunque identifica muchos grados de curvatura menores que ceden de forma espontánea y no parece reducir la necesidad de la cirugía. Por tanto, en el Reino Unido (RU) no se practican actualmente programas de detección sistemática. Si la escoliosis desaparece cuando el niño se inclina hacia adelante, se pensará en una forma postural que cura, aunque es una indicación para comprobar la longitud de las piernas. La gravedad de la curvatura se puede determinar midiendo su ángulo en una radiografía de la columna. La escoliosis leve suele desaparecer de forma espontánea. En los casos graves, el tratamiento consiste en corsés vertebrales, aunque su eficacia es cuestionable y a veces hay que recurrir a la cirugía vertebral.

Tortícolis

La causa más frecuente de tortícolis (cuello torcido) en los lactantes es un tumor del esternocleidomastoideo (tortícolis muscular congénita). Otras causas de tortícolis que deben tenerse en cuenta son las infecciones de oído, nariz y garganta, la artritis o malformación de la espina cervical y los tumores de la fosa posterior. El tumor esternocleidomastoideo aparece en las primeras semanas de vida en forma de un nódulo móvil, indoloro a la palpación, que puede tocarse en el cuerpo del músculo y que tiende a limitar el giro y la inclinación de la cabeza. El cuadro suele ceder en 2-6 meses. Se recomienda hacer estiramientos pasivos, aunque no se ha demostrado que sean eficaces.

La extremidad dolorosa

Dolor idiopático

Los episodios de dolor generalizado en las extremidades inferiores, conocidos como «dolores del crecimiento» o dolor idiopático nocturno, son frecuentes en los preescolares y en los niños en edad escolar. El dolor suele despertar al niño y cede con masaje y consuelo. Es menos frecuente durante el día, y por lo demás el niño es normal y no muestra signos de enfermedad musculoesquelética.

Los niños más mayores y los adolescentes con hipermovilidad se quejan a menudo de dolores musculoesqueléticos de las piernas y la espalda, en ausencia de inflamación articular. En la hipermovilidad, los pulgares y meñiques pueden hiperextenderse hasta el antebrazo (fig. 26.13), los codos y las rodillas se hiperextienden más de 10°, y las palmas pueden colocarse planas sobre el suelo con las piernas rectas. Los hallazgos en las extremidades inferiores que se asocian a hipermovilidad son pies planos, marcha de puntillas, sobrepronación del pie (debido a hipermovilidad del tobillo) y genu recurvatum (hiperextensibilidad de la articulación de la rodilla); todos pueden mejorar utilizando plantillas duras adaptadas con el fin de sujetar el arco longitudinal del pie y estabilizar el tobillo. El éxito de estas plantillas depende de la evaluación y de las pruebas especializadas. La mayoría de las causas mecánicas del dolor articular tienden a empeorar con el ejercicio y a medida que avanza el día, pero pueden caracterizarse por la rigidez que se observa por la mañana temprano un día o dos después de haber realizado ejercicio.

Los adolescentes con síndromes de dolor idiopático son los que padecen los dolores musculoesqueléticos más intensos, que pueden ser localizados (síndromes de dolor regional complejo) o generalizados (como la fibromialgia).

Síndrome de dolor regional complejo

En lo niños, el dolor regional complejo puede comenzar después de un traumatismo (que suele ser menor) o sin que exista un factor desencadenante evidente. Los signos característicos incluyen dolor intenso, hiperestesia (aumento de la sensibilidad frente a los estímulos), alodinia (dolor frente a un estímulo que normalmente no es doloroso), inmovilidad de la extremidad afectada que llega incluso a adoptar una postura extraña y, en ocasiones, inflamación de la extremidad y piel moteada o pálida y fría.

Síndrome de dolor musculoesquelético difuso

Este síndrome se caracteriza por trastornos del patrón del sueño (al principio padece insomnio, se levanta muy cansado y dormita durante el día), muecas faciales y respiración entrecortada cuando alguien le toca, debido a la sensibilidad de los puntos «diana» del tejido blando, y ausencia de otros hallazgos que indiquen enfermedad orgánica. Puede formar parte de un síndrome de fatiga crónica.

El dolor de las extremidades puede estar relacionado con el estrés psicológico (presiones escolares, acoso u otras formas de malos tratos, e incluso la presión por parte de los padres), aunque es posible que los padres lo desconozcan. Para descartar una patología subyacente debe realizarse una exploración física meticulosa y las pruebas complementarias oportunas. En ocasiones, el síndrome de dolor idiopático puede complicar una enfermedad orgánica que ya existía, como la artritis idiopática juvenil. Para recuperar la funcionalidad, es necesario aplicar un régimen de rehabilitación individualizado, intensivo, en el que participen diversos profesionales, ya sea de forma ambulatoria o tras el ingreso en un hospital.

Dolor de las extremidades de comienzo agudo

El dolor de las extremidades de comienzo agudo se debe a varias causas, de las cuales la más frecuente es la traumática, debida por lo general a accidentes deportivos o caídas, aunque a veces es consecuencia de traumatismos no accidentales. La osteomielitis y los tumores óseos son raros, pero requieren tratamiento urgente.

Osteomielitis

En la osteomielitis se produce la infección de las metáfisis de los huesos largos. Las localizaciones más habituales son la parte distal del fémur y la proximal de la tibia, pero también puede afectar a cualquier hueso (fig. 26.14). Suele deberse a la propagación hematógena del patógeno, aunque también puede producirse por propagación directa a partir de una herida infectada. La piel que cubre el foco de infección está edematosa. Cuando la cápsula articular se inserta más allá de la placa epifisaria, como sucede en la cadera, la osteomielitis puede extenderse a la articulación, provocando artritis séptica. Aunque casi todas las infecciones se deben a *Staphylococcus aureus*, también pueden identificarse otros patógenos, como *Streptococcus* y *Haemophilus influenzae*. En la drepanocitosis existe un mayor riesgo de osteomielitis por estafilococos y salmonelas. La infección crónica puede producir abscesos localizados en el hueso (absceso de Brodie), que son poco frecuentes. La infección puede ser tuberculosa, pero esta situación es rara en el RU.

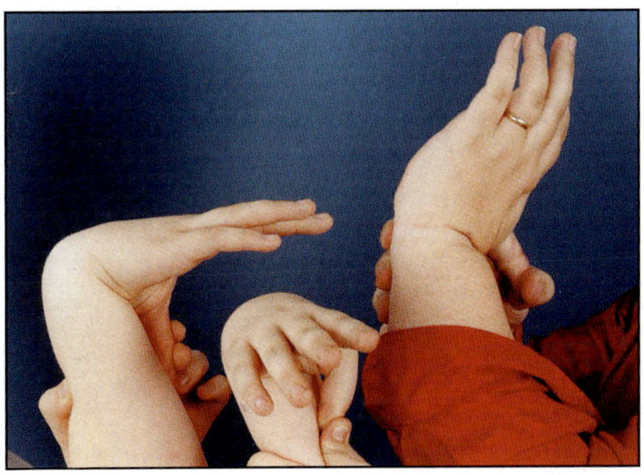

Figura 26.13 Síndrome de hipermovilidad. Una madre y dos de sus hijos son capaces de extender el dedo pulgar hasta tocar el antebrazo.

Osteomielitis

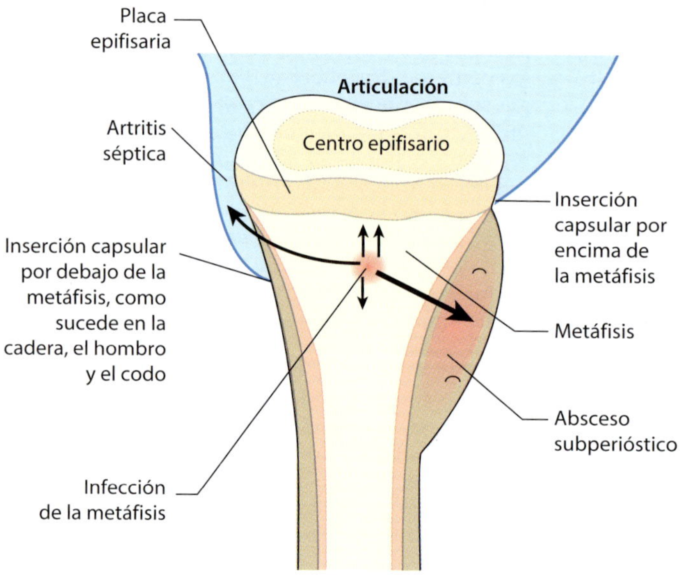

Figura 26.14 Posible propagación de la osteomielitis. En los niños, la placa de crecimiento epifisaria limita la extensión de la infección metafisaria. En los lactantes, antes de que la placa de crecimiento madure, la infección puede extenderse directamente, destruyendo la articulación y deteniendo el crecimiento.

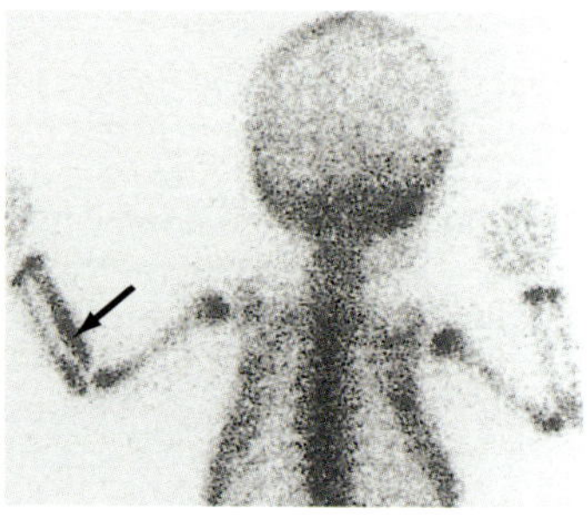

Figura 26.15 Escintigrafía ósea de un niño con osteomielitis que muestra el aumento de la captación del isótopo radiactivo en el radio izquierdo. (Cortesía del profesor H. Carty.)

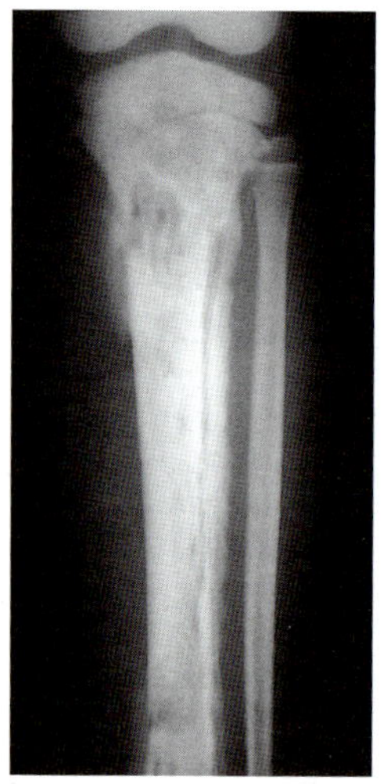

Figura 26.16 Osteomielitis crónica con reacción del periostio a lo largo de la cara lateral de la diáfisis de la tibia y múltiples áreas hipodensas en las regiones metafisarias.

Presentación

Por lo general, la infección se manifiesta con dolor intenso e inmovilidad de la extremidad (seudoparesia) en un niño que presenta enfermedad aguda febril. Existen tumefacción y un dolor muy intenso a la palpación en la zona que cubre directamente el foco de infección, que además puede estar eritematosa y caliente. La movilización de la extremidad produce un dolor intenso. Puede haber un derrame estéril en una articulación adyacente. En muchos lactantes la presentación es más insidiosa y los signos iniciales son la tumefacción o la disminución de los movimientos de la extremidad. Después de la lactancia, la presentación puede consistir en dolor de espalda, si es una infección vertebral, o en cojera o dolor de la ingle, en las infecciones de la pelvis. En ocasiones, se encuentran varios focos (p. ej., en infecciones diseminadas por estafilococos o *H. influenzae*).

Estudios

Los hemocultivos suelen ser positivos y se observan leucocitosis y aumento de los reactantes de fase aguda. Al principio, las radiografías sólo muestran el edema de los tejidos blandos, dado que la neoformación ósea subperióstica y la rarefacción localizada del hueso sólo se hacen visibles después de 7-10 días. En la RM de contraste pueden apreciarse los primeros cambios que indican alteración de la irrigación sanguínea, y en la ecografía puede observarse elevación perióstica en el momento de la presentación. La escintigrafía con radioisótopos permite reconocer la presencia y la localización de la infección (fig. 26.15), aunque su resolución es peor que la de la RM. Las alteraciones radiológicas de la osteomielitis crónica se muestran en la figura 26.16.

Tratamiento

Se precisa un tratamiento precoz con antibióticos parenterales, que debe mantenerse durante varias semanas para evitar la necrosis ósea, la infección crónica con una fístula de descarga, la deformidad de la extremidad y la amiloidosis. Los antibióticos se administran por vía intravenosa hasta lograr la recuperación clínica y la vuelta de los reactantes de fase aguda a sus valores normales; a continuación se mantiene un tratamiento oral durante varias semanas. En los casos de presentación atípica o en los niños inmunodeprimidos, la aspiración o la descompresión quirúrgica del espacio subperióstico pueden ser útiles. Si el cuadro no responde con rapidez al tratamiento antibiótico, se procederá al drenaje quirúrgico. Inicialmente, la extremidad afectada se mantiene en reposo mediante férula, y después se moviliza.

Resumen

Osteomielitis:

- Se presenta con fiebre, dolor e inmovilidad de la extremidad, inflamación y sensibilidad extrema, especialmente al mover la extremidad.
- Los hemocultivos suelen ser positivos.
- Deben administrarse antibióticos parenterales inmediatamente.
- Debe realizarse el drenaje quirúrgico si no responde al tratamiento con antibióticos.

Tumores óseos

Los tumores malignos (sarcoma osteogénico y tumor de Ewing) son raros. Se manifiestan con dolor o tumefacción, y a veces con una fractura patológica (v. cap. 21). El osteoma osteoide es un tumor benigno que afecta a los adolescentes, sobre todo a los varones, y que es más frecuente en el fémur y en la tibia. El dolor es más intenso por las noches y mejora con salicilatos. Puede haber dolor a la palpación. La radiografía suele ser diagnóstica, ya que revela un nido de tejido osteoide radiotransparente netamente delimitado y rodeado por hueso escleroso. Si la radiografía es normal, se necesitarán TC o RM para hacer el diagnóstico. El tratamiento es la extirpación quirúrgica.

Artritis

La presentación puede ser aguda, con una combinación de dolor, tumefacción, calor, eritema y limitación de los movimientos de una articulación. Debe diferenciarse del dolor articular (artralgia). La artritis crónica puede manifestarse de forma insidiosa, con rigidez matutina de las articulaciones, «congelación» tras la inactividad y desarrollo de cojera o de marcha lenta. Al principio la hinchazón de la articulación puede ser mínima, pero después se hace mayor por la acumulación de líquido en su interior (derrame, pus o sangre) y por la inflamación, y en la artritis crónica por la proliferación (engrosamiento) de la membrana sinovial y el edema de los tejidos periarticulares. A largo plazo puede producirse expansión ósea por el excesivo crecimiento, que, en el caso de la rodilla, puede hacer que la pierna afectada sea más larga y provocar en la muñeca una aceleración de la edad ósea.

En la monoartritis de comienzo agudo hay que diagnosticar y tratar con carácter urgente la artritis séptica o la osteomielitis. Otros cuadros a tener en cuenta son los expuestos en la tabla 26.2 como causas de extremidad dolorosa, utilizando la cadera como ejemplo. Las causas de poliartritis se enumeran en la tabla 26.3.

Artritis reactiva

La artritis reactiva es la forma de artritis más común en los niños. Se caracteriza por inflamación articular transitoria (que suele durar menos de 6 semanas), tras la cual (o a veces simultáneamente) se observan pruebas de infección extraarticular. En los niños, suele estar causada por bacterias entéricas (*Salmonella, Shigella, Campylobacter* y *Yersinia*), aunque también se han observado infecciones por rubéola, parvovirus B19, gripe, virus herpes y coxsackie, *Mycoplasma* y *Borrelia burgdorferi* (enfermedad de Lyme). La fiebre reumática y la artritis reactiva postestreptocócica son raras en los países desarrollados, pero frecuentes en muchos países en desarrollo.

Artritis séptica

Es una infección grave del espacio articular que puede provocar destrucción ósea. Afecta sobre todo a los niños menores de 2 años. Suele deberse a la propagación hematógena del patógeno, aunque también puede aparecer tras una herida punzante o en lesiones cutáneas infectadas, por ejemplo en la varicela. En los niños pequeños puede deberse asimismo a la exten-

Tabla 26.3 Causas de poliartritis

Infección	Bacterianas: septicemia/artritis séptica, TB
	Víricas: rubéola, sarampión, adenovirus, coxsackie B, herpes, hepatitis, parvovirus
	Otras: *Mycoplasma*, enfermedad de Lyme, rickettsia
	Reactivas: infección gastrointestinal, infección estreptocócica
	Fiebre reumática
Enfermedad inflamatoria intestinal	Enfermedad de Crohn, colitis ulcerosa
Vasculitis	Púrpura de Schönlein-Henoch, enfermedad de Kawasaki
Trastornos hematológicos	Hemofilia, drepanocitosis
Enfermedades malignas	Leucemia, neuroblastoma
Enfermedades del tejido conjuntivo	Artritis idiopática juvenil (AIJ), lupus eritematoso sistémico (LES), dermatomiositis, enfermedad mixta del tejido conjuntivo (EMTC), poliarteritis nodosa (PAN)
Otras	Fibrosis quística

sión a partir de una osteomielitis adyacente a las articulaciones en las que la cápsula se inserta más allá de la placa de crecimiento epifisaria. Generalmente, sólo afecta a una articulación, y en los lactantes y en los niños pequeños afecta más a la cadera. Tras el período neonatal, el microorganismo más frecuente es *Staphylococcus aureus*, y por lo general sólo se afecta una articulación. *H. influenzae* era una causa importante en los niños pequeños antes de la vacunación Hib y afectaba a menudo a varias articulaciones. Debe tenerse en cuenta la enfermedad subyacente y predisponente, como la inmunodeficiencia o la drepanocitosis.

Presentación

El niño con enfermedad aguda febril presenta una articulación eritematosa, caliente, con dolor agudo a la palpación y reducción del arco de movimientos. Los lactantes suelen mantener la extremidad inmóvil (seudoparesia, seudoparálisis) y lloran con los movimientos. Las articulaciones adyacentes pueden tener derrames. Aunque en la osteomielitis también se puede producir un derrame articular por simpatía, el dolor en este caso aparece al palpar el hueso, aunque hasta en el 15% de los casos puede coexistir con osteomielitis. El diagnóstico de artritis séptica de cadera puede resultar muy difícil en los menores de 2 años, ya que la articulación está bien recubierta por la grasa subcutánea (fig. 26.17). La manifestación inicial puede ser la cojera o el dolor referido a la rodilla.

Estudios

Se observan leucocitosis y elevación de los reactantes de fase aguda. En las articulaciones profundas, como la cadera, la ecografía permite identificar el derrame. Las radiografías ayudan a excluir los traumatismos y otras lesiones óseas. En la artritis séptica, las radiografías iniciales sólo muestran la ampliación del espacio articular y el edema de los tejidos blandos. La escintigrafía ósea puede resultar útil, y la RM puede revelar una osteomielitis adyacente. La aspiración del espacio articular bajo control ecográfico puede revelar el microorganismo a través de un cultivo positivo. Los antibióticos intravenosos sólo deben administrarse después de realizar el hemocultivo. Lo ideal es realizar también un aspirado articular, a menos que esto retrase significativamente la administración de antibióticos. Hay que establecer un ciclo prolongado de antibióticos, al principio por vía intravenosa (p. ej., flucloxacilina, que en los niños pequeños se combina con una cefalosporina de tercera generación para la cobertura de *H. influenzae*). Cuando no se obtiene una resolución rápida o la articulación es profunda, puede ser necesario el lavado articular o su drenaje quirúrgico. En las primeras etapas de la enfermedad, la articulación se mantiene inmovilizada en una posición funcional, pero después hay que movilizarla para evitar las deformidades permanentes.

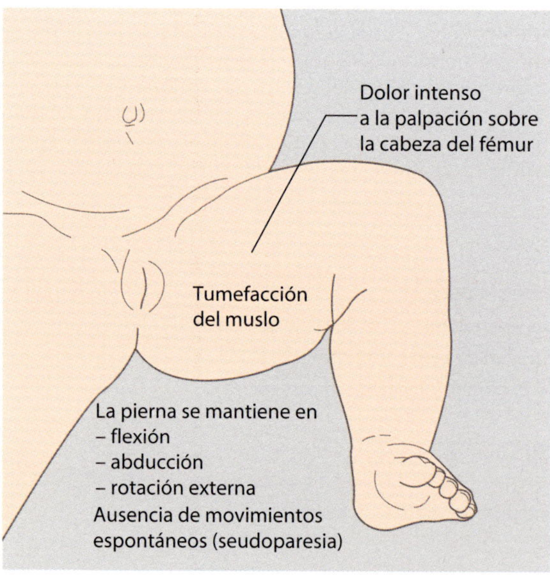

Figura 26.17 Artritis séptica de la cadera del lactante que muestra la postura característica, adoptada para reducir la presión intracapsular. Cualquier movimiento de la pierna provoca dolor y el niño ofrece resistencia.

El tratamiento precoz de la artritis séptica es esencial para evitar la destrucción del cartílago articular y del hueso.

Artritis idiopática juvenil (AIJ, artritis crónica juvenil, artritis reumatoide juvenil)

Este término se utiliza en los niños y los adolescentes de menos de 16 años con inflamación articular persistente en ausencia de infección u otra causa definida. El 99% de los niños con artritis idiopática juvenil (AIJ) tienen una enfermedad clínica e inmunogenéticamente distinta de la artritis reumatoide de los adultos. Actualmente, AIJ es rara; es posible que los médicos de familia encuentren un caso nuevo cada 20 años. Sin embargo, es uno de los trastornos físicamente discapacitantes más comunes de la infancia, con una prevalencia de 1 por cada 1.000 niños, lo que significa que hay unos 12.000 afectados en el RU.

Existen al menos 7 formas diferentes de la enfermedad, que se clasifican, según su aparición, en sistémica, poliarticular (si afecta a más de cuatro articulaciones) (fig. 26.18) y oligoarticular (si afecta a cuatro articulaciones o menos). La artritis psoriásica y la artritis relacionada con entesitis son otros subtipos. Puede subclasificarse más dependiendo de la presencia del factor reumatoide y del tipo tisular HLA B27. En la tabla 26.4 se muestran los subtipos y sus características clínicas.

Complicaciones

Uveítis anterior crónica

Es asintomática, pero puede provocar una grave alteración visual. Hay que efectuar estudios oftalmológicos regulares utilizando una lámpara con rendija, sobre todo en los niños con enfermedad oligoarticular.

Contracturas en flexión de las articulaciones

Aparecen cuando la articulación se mantiene en la posición más cómoda, en la que se reduce al mínimo la presión intraarticular (fig. 26.19). La enfermedad crónica puede causar destrucción articular, que a veces obliga a colocar una prótesis.

Tabla 26.4 Clasificación y características clínicas de la artritis idiopática juvenil

Subtipo de la AIJ (% aproximado)	Edad de aparición	Proporción mujeres: varones	Patrón articular	Características extraarticulares	Hallazgos de laboratorio
Oligoartritis (persistente) (49%)	1-6 años	5 : 1	Afecta a 1-4 articulaciones (máximo); más frecuente en la rodilla, el tobillo o la muñeca	Uveítis anterior crónica (20%), discrepancia de la longitud de las piernas Pronóstico excelente	ANA+
Oligoartritis (extendida) (8%)	1-6 años	5 : 1	Afecta a más de 4 articulaciones después de los 6 primeros meses. Distribución asimétrica en articulaciones grandes y pequeñas	Uveítis anterior crónica (20%), crecimiento asimétrico Pronóstico moderado	ANA+
Poliartritis (RF negativo) (16%)	1-6 años	5 : 1	Artritis simétrica de las articulaciones grandes y pequeñas, suele afectar mucho a los dedos (fig. 26.18) Puede afectar a la espina cervical y la articulación temporomandibular	Febrícula, uveítis anterior crónica (5%), disminución tardía de la tasa de crecimiento Pronóstico moderado	
Poliartritis (RF positivo) (3%)	10-16 años	5 : 1	Artritis simétrica de las articulaciones grandes y pequeñas, suele afectar mucho a los dedos	Nódulos reumatoides (10%) Pronóstico malo	RF+ (a largo plazo)
Artritis sistémica (9%)	1-10 años	1 : 1	Oligoartritis o poliartritis Puede producir cefalea y dolores articulares y musculares (artralgia/mialgia), pero al principio no hay artritis	Enfermedad aguda, malestar, al principio fiebre diurna alta, exantema macular de color salmón, linfadenopatía, hepatoesplenomegalia, serositis Pronóstico de variable a malo	Anemia, neutrofilia trombofilia, reactantes de fase aguda elevados (v. presentación de un caso 26.1)
Artritis psoriásica (7%)	1-16 años	1 : 1	Generalmente, distribución asimétrica en las articulaciones grandes y pequeñas, dactilitis	Psoriasis, fóvea ungueal o distrofia, uveítis anterior crónica (20%) Pronóstico moderado	
Artritis relacionada con entesitis (7%)	6-16 años	1 : 4	Al principio se produce artritis de las articulaciones grandes, en la extremidad inferior, y más adelante afecta a la espina lumbar o las articulaciones sacroilíacas	Entesitis: inflamación localizada en el punto de inserción de los tendones o ligamentos en el hueso, con frecuencia en los pies, inserción del tendón de Aquiles. Uveítis aguda ocasional Pronóstico moderado	HLA B27+
Otras artritis (1%)	1-16 años	2 : 1 (variable)	Se superponen patrones articulares y extraarticulares de 2 o más subtipos, o no existen criterios suficientes para su clasificación	Pronóstico variable	

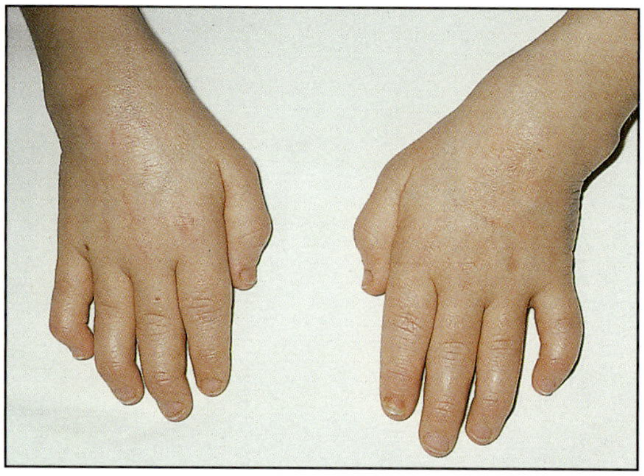

Figura 26.18 Artritis idiopática juvenil poliarticular con tumefacción de las articulaciones de las muñecas, metacarpianas e interfalángicas y deformidades iniciales de los dedos en cuello de cisne.

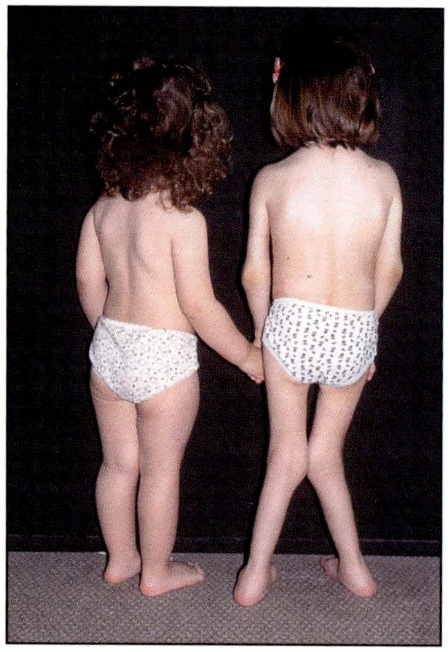

Figura 26.20 Retraso del crecimiento y piernas en X muy evidentes en una niña de 8 años con artritis idiopática juvenil. La niña de la izquierda es su hermana, que tiene 4 años (se ha incluido en la fotografía para su comparación).

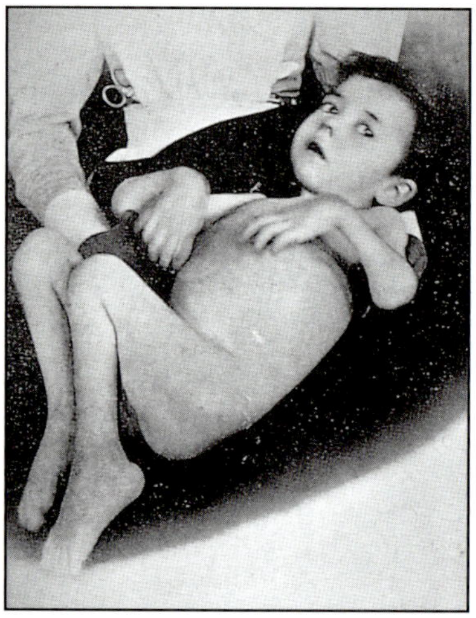

Figura 26.19 Poliartritis o artritis sistémica grave no tratada, de la descripción original de Still del año 1897, que muestra el gran sufrimiento, la fusión del cuello, las deformidades en flexión y la atrofia muscular y del tejido subcutáneo.

Alteraciones del crecimiento

La anorexia, la enfermedad crónica y el tratamiento con esteroides pueden provocar un retraso generalizado (fig. 26.20).

Amiloidosis

Es una complicación rara, pero grave, que produce proteinuria, seguida de insuficiencia renal.

Tratamiento

El objetivo del tratamiento es conservar la calidad de vida del paciente y mantener la función articular mientras la enfermedad está activa. La educación del paciente y el apoyo de un equipo de reumatología pediátrica con experiencia son esenciales. El equipo debe incluir un reumatólogo pediatra y personal con experiencia pediátrica específica en rehabilitación, educación del paciente, nutrición, control de fármacos, relaciones con el colegio y la familia y apoyo social y psicológico. Además, será necesario acudir a otros pediatras especializados en distintas áreas, como oftalmología, ortopedia, cirugía maxilofacial, nefrología, dermatología y psiquiatría. El éxito terapéutico exige una constancia y motivación considerables.

La fisioterapia es fundamental para estimular la movilidad y conservar el arco completo de movimientos articulares y la fuerza muscular. Por lo general, son necesarios ejercicios diarios. La hidroterapia es útil. Se pueden utilizar férulas de reposo para evitar las contracturas en flexión y férulas de trabajo para mantener la postura de las muñecas al escribir.

El control del dolor y la supresión de la inflamación se consiguen con antiinflamatorios no esteroideos (AINE), como naproxeno, piroxicam o ibuprofeno. El tratamiento intraarticular con corticosteroides puede ser útil, aunque a veces se necesitan inyecciones múltiples. Los esteroides sistémicos deben evitarse, si es posible, debido a sus numerosos efectos secundarios, que incluyen retraso del crecimiento. Sin embargo, a veces es necesario utilizar metilprednisolona intravenosa para controlar la poliartritis activa, e incluso puede llegar a salvar la vida en los casos de artritis sistémica significativa con pericarditis (v. presentación de un caso 26.1).

Si la artritis no puede controlarse con AINE y esteroides intraarticulares, debe considerarse el uso de fármacos antirreumáticos modificadores de la enfermedad. El metotrexato es eficaz en aproximadamente el 70% de los niños con poliartritis, aunque es menos eficaz si la enfermedad es sistémica. Es más eficaz cuando se administra por vía subcutánea, pero también puede administrarse por vía oral. Es necesario monitorizar sus efectos secundarios; el más común son las náuseas, pero también causa dolor abdominal, aumento de las enzimas hepáticas y, en raras ocasiones, úlceras orales, caída del pelo y mielosupresión. Debe controlarse si la función hepática es normal y si se produce mielosupresión. Cada vez se utilizan más la terapia anti-FNC (antifactor de necrosis tumoral) y otros agentes biológicos en los casos que no pueden controlarse con metotrexato o en los pacientes que no lo toleran.

Pronóstico

La enfermedad puede remitir espontáneamente, pero no existen factores predictivos objetivos de este resultado. Los estudios de seguimiento a largo plazo indican que el pronóstico es peor de lo que antes se creía. Hasta el 30% de los pacientes siguen teniendo artritis

Presentación de un caso
26.1 Artritis idiopática juvenil: artritis sistémica

Niño de 2 años que comenzó con síntomas de fiebre alta (fig. 26.21a) y mal estado general. En los momentos de fiebre aparecía una erupción de color salmón (fig. 26.21b). El estudio demostró una importante elevación de los reactantes de fase aguda. A partir de la presentación clínica y tras haber descartado otras enfermedades, se hizo un diagnóstico de artritis idiopática juvenil de comienzo sistémico (cuadro 26.2).

Poco después, el niño desarrolló una enfermedad articular poliartrítica, que precisó tratamiento con dosis elevadas de corticosteroides a días alternos, así como otros fármacos modificadores de la enfermedad. Se produjo una importante reducción de la talla. Durante la adolescencia, necesitó una prótesis bilateral de cadera. En la actualidad, está en la universidad, conduce su propio coche y es ferozmente independiente.

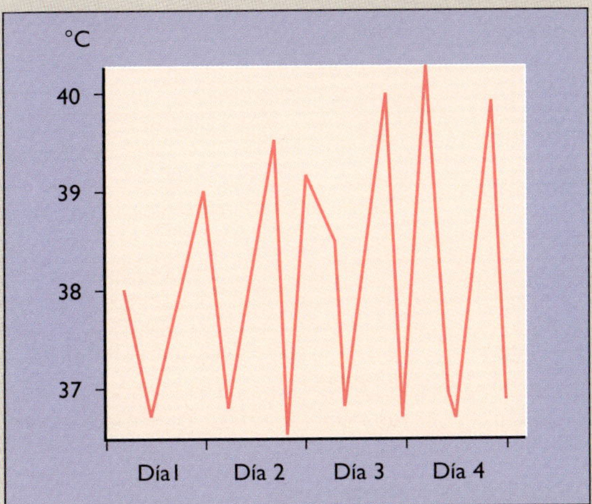

Figura 26.21a Gráfico de temperatura.

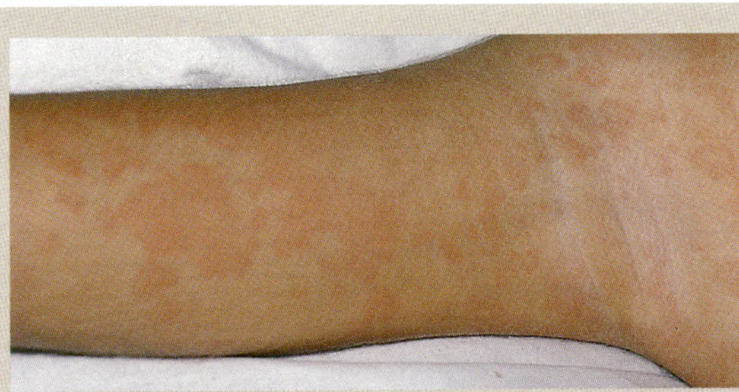

Figura 26.21b Erupción rosa salmón.

Cuadro 26.2 Diagnóstico diferencial de la artritis sistémica

- Infección: bacteriana/vírica/protozoaria (como paludismo), *Mycoplasma* y otras (como enfermedad de Lyme)
- Enfermedad de Kawasaki
- Fiebre reumática
- Artritis reactivas: postestreptocócicas, postintestinales, posvíricas
- Enfermedades malignas: leucemia, neuroblastoma
- Enfermedades del tejido conjuntivo: lupus eritematoso sistémico (LES), poliarteritis nodosa (PAN)

activa en la edad adulta, y muchos más tienen secuelas crónicas o limitaciones del movimiento articular, retraso del crecimiento y anomalías extraarticulares. Esta información ha dado lugar a la introducción de regímenes de tratamiento más intensivos que los que antes se recomendaban.

Púrpura de Schönlein-Henoch

Es la vasculitis más común en los niños. Se presenta con un exantema purpúrico en las extremidades inferiores y las nalgas, generalmente asociado a artritis de los tobillos o las rodillas. Otras características son dolor abdominal, hematuria y proteinuria (v. cap. 18).

Lupus eritematoso sistémico

El lupus eritematoso sistémico es raro en los niños, pero puede presentarse en las adolescentes. La artritis es una de sus manifestaciones iniciales variables.

Dermatomiositis juvenil

Suele comenzar de forma insidiosa con malestar, debilidad progresiva (que puede confundirse con holgazanería) y exantema facial con eritema en el puente de la nariz y las zonas malares, y una decoloración violácea (heliotrópica) de los párpados. La piel que recubre las articulaciones metacarpianas e interfalángicas proximales puede estar hipertrófica y de color rosa, y los capilares del pliegue nasal están dilatados y tortuosos. El dolor muscular es un síntoma frecuente, aunque inespecífico, y se produce artritis en el 30% de los casos. La insuficiencia respiratoria y la neumonía por aspiración son potencialmente mortales. Este trastorno se describe con más detalle en el capítulo 27.

Enfermedades malignas

La leucemia linfoblástica aguda puede presentarse con dolor óseo en los niños (a veces, especialmente por la noche) e incluso con artritis franca. El neuroblastoma, generalmente en los niños pequeños, pue-

Resumen

Claves para el diagnóstico de los trastornos articulares y reumáticos

Combinaciones de síntomas «típicos»	Características clínicas principales	Diagnósticos posibles
Dolor de piernas que despierta al niño por la noche	Niño normal Anemia, tumefacción, irritabilidad, infecciones	«Dolores del crecimiento» Osteoma osteoide Leucemia, linfoma, neuroblastoma (niños pequeños)
«Clic» cuando se mueve la cadera durante la exploración, cojera en los lactantes más mayores	Pliegues cutáneos asimétricos en la parte superior de las piernas, abducción de la cadera limitada	Displasia del desarrollo de la cadera
Niño febril, con aspecto tóxico, irritable cuando se le cambia el pañal	Rango articular restringido (especialmente en la cadera)	Artritis séptica Osteomielitis
Cojera súbita en un niño que, por otra parte, es normal	Movimiento restringido de la cadera, unilateral	Sinovitis transitoria de la cadera
Fiebre, exantema eritematoso, ojos rojos, irritabilidad en un lactante o en un niño pequeño	Eritema/edema de las manos y los pies, mucositis oral, linfadenopatía cervical	Enfermedad de Kawasaki
Irritabilidad, fiebre, rechazo a moverse en un lactante o en un niño pequeño	Espalda rígida, sentado como un «trípode»	Discitis Osteomielitis vertebral
Dolor articular, rigidez y restricción. Pérdida de la función articular	Inflamación articular persistente Pérdida del rango articular	Artritis idiopática juvenil
Letargo, se niega a hacer actividades físicas, irritabilidad, exantema	Eritema palpebral Debilidad muscular proximal	Dermatomiositis juvenil
Síntomas inherentes, letargo, artralgia en las adolescentes	Anomalías multisistémicas, hematuria, eritema facial	Lupus eritematoso sistémico
Dolor de la cadera en un adolescente varón obeso	Restricción unilateral de la cadera	Deslizamiento de la epífisis femoral superior

de presentarse con artritis sistémica o dolor óseo, que puede ser difícil de localizar debido a las metástasis.

Displasias esqueléticas genéticas

Engloban cientos de trastornos hereditarios generalizados del desarrollo óseo. Suelen causar talla baja y alteraciones, más en la forma que en la resistencia de los huesos, salvo en el caso de la osteogénesis imperfecta. Afectan con mayor frecuencia a los huesos de las extremidades y de la columna vertebral, con el resultado final de talla baja. La inteligencia suele ser normal. Los progresos en el conocimiento de las bases moleculares del colágeno y sus alteraciones están permitiendo una mayor comprensión y delimitación de algunos de estos trastornos.

Acondroplasia

Se hereda de forma autosómica dominante, pero alrededor del 50% de los casos se deben a mutaciones nuevas. Clínicamente se caracteriza por talla corta, debida a un importante acortamiento de las extremidades, cabeza grande con protrusión frontal y depresión del puente de la nariz (v. fig. 11.10). Las manos son cortas y anchas. Los pacientes desarrollan una marcada lordosis lumbar y a veces hidrocefalia.

Displasia tanatofórica

Provoca la muerte del feto. Se caracteriza por una cabeza grande, extremidades muy cortas y un tórax pequeño. Las imágenes de las radiografías óseas son muy características. La importancia del diagnóstico correcto en esta enfermedad es que, al contrario que en la acondroplasia, la herencia es esporádica. Puede identificarse en la ecografía prenatal.

Disostosis cleidocraneal

Es un trastorno autosómico dominante en el que faltan una parte o toda la clavícula y se produce un retraso en el cierre de la fontanela anterior y de la osificación del cráneo. A menudo el niño puede juntar los hombros por delante del tórax como un «truco de salón». Suele asociarse con talla corta.

Artrogriposis

Se trata de un grupo heterogéneo de alteraciones congénitas que consisten en rigidez y contracturas articulares. La causa suele ser desconocida, aunque puede asociarse con oligoamnios, malformaciones congénitas múltiples o aberraciones cromosómicas. Suele ser esporádica. Son frecuentes las contracturas en flexión

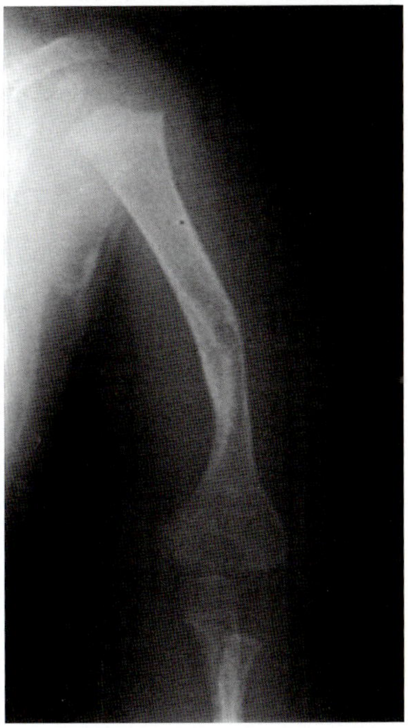

(a)

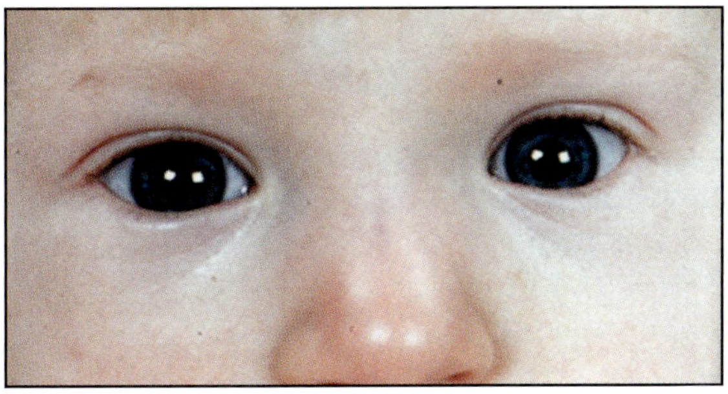

b)

Figura 26.22 Osteogénesis imperfecta (tipo I). Se observa **a)** fractura del húmero y huesos osteoporósicos y **b)** escleróticas de color azul.

A menudo se plantea la existencia de una osteogénesis imperfecta cuando se valoran fracturas inexplicadas en un posible maltrato infantil.

de las rodillas, los codos y las muñecas, las luxaciones de las caderas y de otras articulaciones, los pies equinovaros y la escoliosis, aunque las lesiones pueden localizarse sólo en las extremidades superiores o en las inferiores. La piel es fina, el tejido subcutáneo es escaso y alrededor de las articulaciones afectadas se produce una importante atrofia muscular. No suele afectar a la inteligencia. El tratamiento consiste en fisioterapia y, si es posible, corrección de las deformidades con férulas, escayolas o cirugía. En las formas más graves, la marcha es difícil o imposible.

Osteogénesis imperfecta (enfermedad de los huesos frágiles)

Se trata de un grupo de alteraciones del metabolismo del colágeno que producen fragilidad ósea, con angulaciones y fracturas frecuentes.

En la forma más habitual (tipo I), que es autosómica dominante, las fracturas se producen durante la infancia (fig. 26.22a) y las escleróticas aparecen de color azul (fig. 26.22b); algunos niños pueden desarrollar sordera. El pronóstico es variable. Las fracturas requieren férulas para reducir al mínimo la deformidad articular.

Existe una forma grave letal (tipo II) con múltiples fracturas intrauterinas (fig. 26.23). Muchos de los fetos afectados nacen muertos. La herencia es variable, aunque predominan la forma autosómica dominante y las mutaciones nuevas. En los tipos restantes, la alteración del color de la esclerótica puede ser mínima.

Osteopetrosis (enfermedad de los huesos marmóreos)

En esta rara alteración, los huesos son densos pero frágiles. Se hereda de forma autosómica recesiva y se manifiesta por retraso del crecimiento, infecciones de

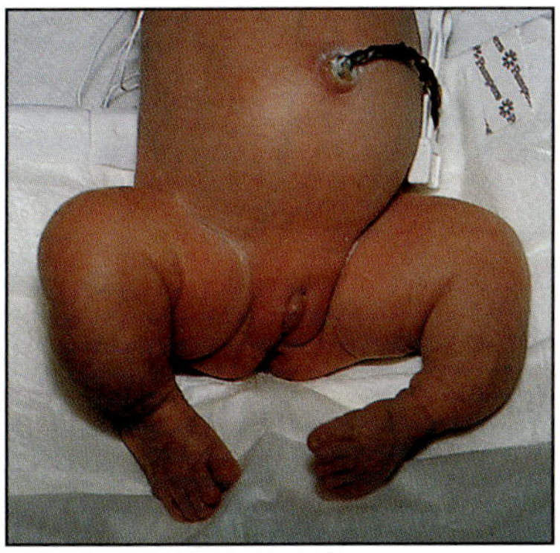

Figura 26.23 Osteogénesis imperfecta (tipo II) con acortamiento y deformación de las extremidades inferiores debido a una gran deformidad de los huesos con múltiples fracturas.

repetición, hipocalcemia, anemia y trombocitopenia. El pronóstico es malo, pero el trasplante de médula ósea puede ser curativo. Una forma autosómica dominante menos grave se manifiesta con fracturas durante la infancia.

Síndrome de Marfan

Se trata de una enfermedad autosómica dominante del tejido conjuntivo, caracterizada por estatura alta, dedos largos y finos (aracnodactilia), articulaciones hiperextensibles, paladar ojival, luxación (en general hacia arriba) de los cristalinos y miopía intensa. Las proporciones corporales están alteradas, con extremidades largas y finas que hacen que la distancia entre el pubis y las plantas de los pies (segmento inferior) sea mayor que la que existe entre el vértice y el pubis (segmento superior). La envergadura de los brazos, medida con los dedos extendidos, es mayor que la talla. Puede haber deformidad torácica y escoliosis. Los problemas más importantes son cardiovasculares y se deben a la degeneración de la media de las paredes arteriales, que produce dilatación e incompetencia de la raíz aórtica, con insuficiencia valvular y prolapso e insuficiencia de la válvula mitral. Los aneurismas de la aorta se pueden disecar o romperse. En necesario mantener un control ecocardiográfico.

Lecturas recomendadas

Cassidy J, Petty R E, Laxer R, Lindsley C 2005 Textbook of pediatric rheumatology, 5th edn. Elsevier Saunders, Edinburgh

Szer I S, Kimura Y, Malleson P N, Southwood T R (eds) 2006 Arthritis in children and adolescents: juvenile idiopathic arthritis. Oxford University Press, Oxford

27

Enfermedades neurológicas

Cefalea

Las cefaleas son un motivo frecuente de consulta en los niños mayores y en los adolescentes. Las causas de las cefaleas agudas se recogen en el cuadro 27.1. La International Headache Society (IHS) ha diseñado un sistema de clasificación diagnóstico de las cefaleas. A continuación se comentan las causas de las cefaleas recidivantes.

Cefalea de tensión

Es una cefalea simétrica de comienzo gradual que se suele describir como la sensación de una banda que aprieta la cabeza. No suele ir acompañada de otros síntomas, aunque a veces hay dolor abdominal y problemas de conducta. Puede producirse todos los días.

Jaqueca

Este trastorno periódico se caracteriza por cefalea paroxística, a menudo unilateral, típicamente pulsante, acompañada de alteraciones gastrointestinales, como náuseas, vómitos y dolor abdominal, y trastornos visuales, que consisten en:

- Fenómenos negativos, como hemianopsia (pérdida de la mitad del campo visual) y escotomas (pequeñas áreas de pérdida de visión).
- Fenómenos positivos, como espectros de fortificación (visión de líneas en zigzag).

En raras ocasiones hay síntomas sensitivos o motores unilaterales.

Los ataques suelen durar varias horas, durante las cuales el niño prefiere permanecer acostado en un lugar tranquilo y oscuro. El sueño suele aliviar el ataque.

La jaqueca se clasifica en:

- Sin aura (antes denominada jaqueca común); afecta aproximadamente al 90% de los que sufren la enfermedad.
- Con aura (antes denominada jaqueca clásica); la jaqueca va precedida por un aura (visual, sensitiva o motora) y afecta a alrededor del 10% de los que sufren la enfermedad (puede producirse aura sin jaqueca).
- Complicada: se asocia con fenómenos neurológicos, como oftalmoplejía, hemiparesia, parestesias o hemidisestesia (alteraciones de la sensibilidad de un lado del cuerpo). Afecta al 1-2% de los pacientes y en raras ocasiones provoca déficit neurológicos permanentes. La jaqueca hemiparésica se relaciona con un defecto del canal del calcio, que suele ser hereditario dominante. La jaqueca vertebrobasilar puede producir signos cerebelosos, como nistagmo y vómitos con arcadas.

Los síntomas de la cefalea de tensión y los de la jaqueca se superponen a menudo. Probablemente formen parte del mismo continuum fisiopatológico; cada vez existen más pruebas de que ambos grupos de síntomas están causados por canalopatías, y que los fenómenos vasculares son sucesos secundarios. Las cefaleas recurrentes son frecuentes en los niños que tienen un pariente de primer o segundo grado afectado. Se cree que algunos casos de vómitos y dolor abdominal cíclicos (recidivantes) en los niños pequeños pueden deberse a una cefalea abdominal. Las situaciones estresantes en el hogar o en la escuela pueden desencadenar cefaleas, o hacer que resulte más difícil afrontarlas, aunque para algunos pacientes los momentos de relajación son un desencadenante. Un registro diario de la dieta puede ayudar a identificar algunos alimentos que pueden desencadenar la cefalea, como el queso, el chocolate o la cafeína, aunque pueden variar con el tiempo. En algunas niñas, las cefaleas se relacionan con la menstruación o con los anticonceptivos orales.

Cuadro 27.1 Causas de cefalea

Causas de cefalea recurrente

Cefalea de tensión

Jaqueca

- Sin aura
- Con aura
- Complicada

Elevación de la presión intracraneal y lesiones que ocupan espacio

Otras causas:

- Sinusitis: puede producir dolor facial, provocado por percusión
- Dolor temporomandibular: por maloclusión dental, empeora al masticar
- Fármacos: efectos secundarios
- Errores de refracción: son una causa rara, pero debe comprobarse la visión
- Traumatismos craneoencefálicos
- Abuso de disolventes, drogas y alcohol
- Hipertensión: es una causa poco frecuente, generalmente con encefalopatía, pero siempre debe comprobarse la presión arterial
- Hipertensión intracraneal benigna, es decir, sin lesiones que ocupan espacio ni obstrucción del LCR. Es característica de las mujeres adultas con sobrepeso, pero puede afectar a los niños

Causas de cefalea aguda

- Enfermedad febril
- Jaqueca
- Estrés
- Sinusitis aguda
- Meningitis/encefalitis
- Traumatismo craneoencefálico
- Hemorragia subaracnoidea o intracerebral
- Hipertensión craneal benigna
- Fármacos, alcohol, disolventes o drogas
- Otros desencadenantes: helados, debido a neuralgia refleja

Elevación de la presión intracraneal y lesiones que ocupan espacio

Lo que hace que muchos padres lleven al médico a su hijo con cefaleas es el temor a un tumor cerebral. La manifestación esencial de una lesión intracraneal ocupante de espacio es que la cefalea empeora cuando el paciente se acuesta; también son característicos los vómitos matutinos. Es posible que el paciente se levante por las noches. Puede asociarse asimismo con alteraciones de la personalidad y el estado de ánimo y disminución del rendimiento escolar. Otras características que indican una lesión que ocupa espacio son:

- Defectos del campo visual: debido a lesiones que presionan las vías nerviosas ópticas, por ejemplo craneofaringioma (un tumor hipofisario).
- Anomalías de los nervios craneales que causan diplopía, estrabismo de nueva aparición o parálisis del nervio facial. Parte del recorrido del VI par craneal (nervio abductor) es intracraneal, por lo que suele afectarle el aumento de presión, produciéndose estrabismo con diplopía e incapacidad para la abducción del ojo más allá de la línea media. Es un signo de localización falsa. Dependiendo de la localización de la lesión, puede afectar a otros nervios; por ejemplo, las lesiones pontinas pueden afectar al par craneal VII (nervio facial) y producir parálisis nerviosa de la cara.
- Anomalías de la marcha.
- Tortícolis (inclinación de la cabeza).
- Retraso del crecimiento, por ejemplo, craneofaringioma y lesiones hipotalámicas.
- Edema de papila: una peculiaridad tardía.
- Soplos craneales: pueden oírse en las malformaciones arteriovenosas, pero estas lesiones son raras.

Otras causas

Se enumeran en el cuadro 27.1.

Tratamiento

La clave del tratamiento radica en una buena anamnesis y en una exploración física completa, con explicación y consejos detallados. Los estudios de imagen no son necesarios si no hay signos o síntomas de aumento de la presión intracraneal o signos neurológicos anormales. Llevar un diario de las cefaleas puede resultar útil cuando existen desencadenantes concretos (generalmente no hay ninguno) y para controlar el tratamiento.

Hay que informar a los niños y a los padres de que las cefaleas de repetición son frecuentes, y que aunque es probable que alternen períodos buenos y malos a lo largo de meses o años, no son peligrosas a largo plazo. Es útil proporcionar información por escrito para que los niños y los padres la lean al volver a casa. Hay que aconsejar a los niños sobre la forma de afrontar y controlar las cefaleas, en vez de dejar que éstas dominen sus vidas. Las opciones terapéuticas incluyen:

- Apoyo psicológico para reducir el estrés producido por factores como las burlas, la ansiedad por los exámenes o las enfermedades de amigos o familiares.
- Técnicas de relajación y otras técnicas de autorregulación.
- Analgésicos: paracetamol y antiinflamatorios no esteroideos (AINE), que deben tomarse tan pronto como sea posible si la intensidad del dolor está aumentando.
- Antieméticos: proclorperazina y metoclopramida.
- Se ha autorizado la utilización de una preparación nasal de sumatriptano, un antagonista de la serotonina ($5\text{-}HT_1$), en los niños de más de 12 años. Todavía no se ha aprobado el uso de otros triptanos en los niños.

Si las cefaleas son frecuentes (más de una vez a la semana), puede intentarse la administración de fármacos profilácticos como:

- Pizotifeno (antagonista 5-HT): puede producir ganancia de peso e insomnio.
- Betabloqueantes: propranolol (está contraindicado en los casos de asma).

Las revisiones sistemáticas demuestran que son necesarias más evidencias en las que basar el tratamiento de las cefaleas.

Resumen

Evaluación del niño con cefaleas recurrentes

Anamnesis

Cómo es el dolor, qué lo provoca y qué lo mejora
Dolor como una banda que aprieta la cabeza: cefalea de tensión.
Unilateral, con aura, pulsante, trastornos gastrointestinales o visuales o neurológicos, se tumba en un sitio oscuro, antecedentes familiares: jaqueca.
Empeora al tumbarse, vómitos matinales, cambio del estado de ánimo o la personalidad: elevación de la presión intracraneal.
Desencadenantes: ¿estrés, relajación, alimentos, menstruación?
Problemas emocionales o conductuales en casa o en el colegio: pueden provocar o exacerbar las cefaleas de tensión
Fármacos: ¿efectos secundarios?
Problemas sinusales, congestión nasal: sinusitis.
Empeora al masticar: articulación temporomandibular.
Exploración visual: ¿errores refractarios?
¿Traumatismo craneoencefálico?
¿Consumo de alcohol, drogas o disolventes?

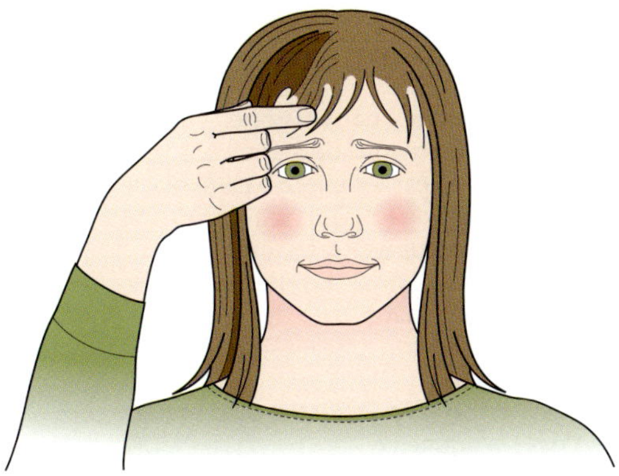

Exploración

Para descartar las lesiones que ocupan espacio, comprobar:
- Retraso del crecimiento
- Defectos del campo visual: craneofaringioma
- Estrabismo
- Nervios craneales
- Tortícolis
- Coordinación: por si existen lesiones cerebrales
- Marcha: signos de la neurona motora superior o cerebelares
- Fondo: edema de papila
- Bradicardia
- Soplos craneales: malformación arteriovenosa
- Presión arterial por si existe hipertensión

Agudeza visual: por si existen errores refractarios
Dolor a la palpación de los senos: por si existe sinusitis
Dolor al masticar: maloclusión de la articulación temporomandibular

Pruebas complementarias

Sólo si hay síntomas de aumento de la presión intracraneal o signos neurológicos anómalos

Convulsiones

Una convulsión es un episodio clínico en el que se produce una brusca alteración de la función neurológica, junto con una descarga neuronal excesiva o anómala.

La convulsión febril es la que se asocia con fiebre en ausencia de otra causa y que no se debe a una infección intracraneal, a meningitis ni a encefalitis.

La epilepsia consiste en convulsiones recidivantes distintas de las febriles, que se producen sin que existan lesiones cerebrales agudas.

Las causas de las convulsiones se enumeran en el cuadro 27.2.

Convulsiones febriles

Afectan a alrededor del 3% de los niños, por lo general entre los 6 meses y los 5 años de edad. Existe una predisposición genética y el riesgo es del 10% si el niño tiene un pariente de primer grado con convulsiones febriles. La convulsión suele producirse al principio de una infección vírica, cuando la temperatura asciende con rapidez. Suelen ser breves y tonicoclónicas generalizadas. El 30% de los pacientes tendrán más convulsiones febriles. La probabilidad de que se produzcan convulsiones es inversamente proporcional a la edad del niño, la duración de la enfermedad antes de las convulsiones y la temperatura en el momento de las convulsiones, y la probabilidad aumenta si existen antecedentes familiares.

Las convulsiones febriles simples no producen lesión cerebral ni afectan al rendimiento intelectual. Existe un riesgo del 1-2% de desarrollar epilepsia, parecido al riesgo que existe en todos los niños.

Sin embargo, tras las convulsiones febriles complejas, es decir, las que son focales, prolongadas o se repiten en la misma enfermedad, el riesgo de desarrollar epilepsia aumenta al 4-12%.

El tratamiento agudo de las convulsiones se describe en el capítulo 6. La exploración debe centrarse en la causa de la fiebre, que suele ser una enfermedad vírica, pero también deben considerarse las infecciones bacterianas, como la meningitis. Las características típicas de la meningitis de rigidez del cuello y fotofobia no son tan evidentes en los niños de menos de 18 meses, por lo que puede ser necesario realizar un

Cuadro 27.2 Causas de las convulsiones

Epilepsia
- Idiopática (70-80%)
- Secundaria
  - Disgenesia/malformación cerebral
  - Oclusión vascular cerebral
  - Lesión cerebral, como infección congénita, encefalopatía hipóxico-isquémica, hemorragia intraventricular/isquemia
- Tumores cerebrales
- Enfermedades neurodegenerativas
- Síndromes neurocutáneos

No epilépticas
- Convulsiones febriles
- Metabólicas
  - Hipoglucemia
  - Hipocalcemia/hipomagnesemia
  - Hipo/hipernatremia
- Traumatismo craneoencefálico
- Meningitis/encefalitis
- Venenos/toxinas

estudio de infección, incluida punción lumbar para estudiar el LCR, hemocultivos y una muestra de orina para identificar una posible infección urinaria. La punción lumbar no debe hacerse en los niños inconscientes (escala del coma de Glasgow <8), en los que debe iniciarse un tratamiento antibiótico empírico.

Hay que informar y tranquilizar a los padres. Generalmente, se facilita a los padres hojas informativas sobre cómo controlar la temperatura con antipiréticos y esponjas tibias. La familia debe aprender a realizar los primeros pasos del tratamiento de las convulsiones. Si existen antecedentes de convulsiones prolongadas (>5 minutos), puede administrarse terapia de rescate con diazepam rectal o midazolam oral. No se utilizan fármacos antiepilépticos profilácticos orales porque no disminuyen la tasa de recurrencia de las convulsiones ni el riesgo de epilepsia. El EEG no está indicado, ya que no ayuda al tratamiento ni permite predecir la recidiva de las convulsiones.

Resumen

Convulsiones febriles:
- Afectan al 3% de los niños; existe una predisposición genética.
- Se producen entre los 6 meses y los 6 años de edad.
- Suelen ser breves, tonicoclónicas generalizadas y se producen cuando la fiebre aumenta muy deprisa.
- Si existe una infección bacteriana, especialmente meningitis, es necesario identificarla y tratarla.
- Debe asesorarse a la familia sobre el control de la fiebre, el tratamiento de las convulsiones y cuándo considerar la terapia de rescate.
- Si son simples, no afectan al rendimiento intelectual ni aumentan el riesgo de padecer epilepsia.
- Si son complejas, el riesgo de padecer epilepsia aumenta al 4-12%.

Trastornos paroxísticos (ademanes raros) y epilepsia

Existe una larga lista de diagnósticos diferenciales para los trastornos paroxísticos. El diagnóstico de epilepsia se establece a partir de una historia clínica detallada, obtenida a partir de un testigo que haya asistido a la convulsión o del propio niño. Si se dispone de un vídeo doméstico de una convulsión o de un episodio sospechoso, será muy útil. La cuestión diagnóstica es si los sucesos paroxísticos están causados por una epilepsia infantil o por uno de los muchos trastornos parecidos (fig. 27.1). Lo más difícil suele ser diferenciar los síncopes que producen convulsiones tonicoclónicas anóxicas (no epilépticas).

La clave para realizar el diagnóstico es la anamnesis detallada que, junto con la exploración clínica, determinará la necesidad de realizar un EEG u otras pruebas complementarias.

Resumen

Pausas apneicas y convulsiones anóxicas reflejas:
En los niños de menos de 2 años:
- Pausas apneicas: empieza a caminar, se cae y se enfada, deja de respirar, se pone de color azulado, cojea y se recupera rápidamente.
- Convulsiones anóxicas reflejas: empieza a andar, se cae y se hace daño, deja de respirar, se pone pálido, a veces tiene convulsiones breves, se recupera rápidamente.

Otros trastornos paroxísticos no epilépticos:
- Véase la figura 27.1.

Epilepsias de la infancia

La epilepsia tiene una incidencia de aproximadamente el 0,05% (después del primer año de vida, cuando es más común) y una prevalencia del 0,5%. Esto significa que en la mayoría de las escuelas de secundaria grandes hay aproximadamente seis niños con epilepsia de la infancia o la adolescencia. La mayoría de las epilepsias son idiopáticas, pero en el cuadro 27.2 se enumeran otras causas de convulsiones.

Se utiliza un sistema internacional para clasificar la epilepsia. Las convulsiones se clasifican en:

- Generalizadas: las descargas se originan en ambos hemisferios.
- Focales (también conocidas como con localización o parciales): cuando las convulsiones se originan en un hemisferio o una parte de un hemisferio.

Las convulsiones *generalizadas* pueden ser:

- Ausencias.
- Mioclónicas.
- Tónicas.
- Tonicoclónicas.
- Astáticas.

Las manifestaciones de las convulsiones focales dependen de la parte del cerebro donde se origina la descarga:

- Convulsiones *frontales:* afectan a la corteza motora. Pueden producir movimientos clónicos, que pueden

Causas de conductas raras

Ataques de contención de la respiración

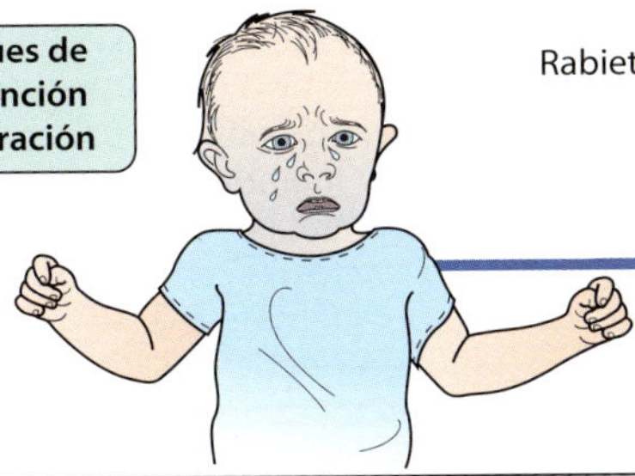

Rabieta

La presentan algunos niños menores de 2 años cuando están disgustados. El niño llora, contiene la respiración y se pone azul. En ocasiones se produce una breve pérdida de consciencia de la que el niño se recupera con rapidez y por completo. La medicación es inútil. Los ataques ceden de forma espontánea, aunque puede ser útil el tratamiento de modificación de la conducta, con evitación de las confrontaciones.

Convulsiones anóxicas reflejas

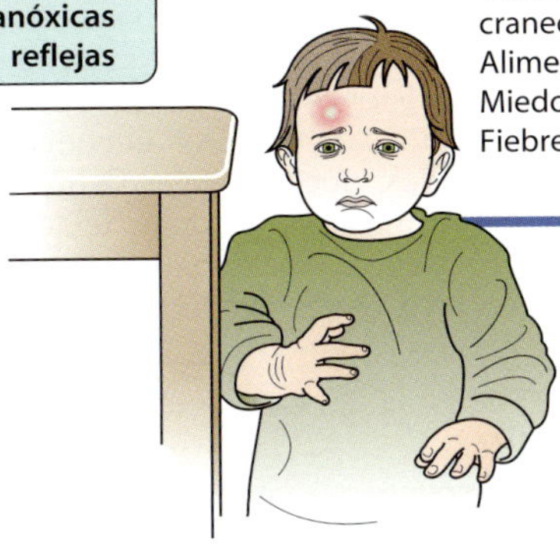

Traumatismo craneoencefálico
Alimentos fríos
Miedo
Fiebre

Se observa en lactantes y menores de 2 años. Puede haber un pariente de primer grado con antecedentes de desmayos. Los desencadenantes más frecuentes son el dolor, sobre todo secundario a pequeños TCE, los alimentos fríos (helados y bebidas frías) y el miedo. La fiebre también puede desencadenarlos. Algunos niños con convulsiones febriles pueden experimentar este fenómeno. Tras el episodio desencadenante, el niño presenta gran palidez y cae al suelo. La hipoxia puede provocar una convulsión tonicoclónica generalizada. Los episodios se deben a la asistolia cardíaca secundaria a la inhibición vagal. La convulsión es breve y el niño se recupera con rapidez. La compresión ocular en condiciones controladas suele provocar la asistolia y una descarga paroxística de ondas lentas en el EEG.

Síncope

Los niños pueden desmayarse en ambientes cálidos y mal ventilados, si permanecen en pie largo tiempo, o por miedo. Pueden producirse movimientos clónicos.

Jaqueca

A veces, puede producir cefaleas paroxísticas, con pérdida del equilibrio o mareos, además de las más frecuentes alteraciones visuales o gastrointestinales. En algunos niños pequeños, estos episodios ocurren sin cefalea.

Vértigo paroxístico benigno

Se caracteriza por ataques recidivantes de vértigo que duran de uno a varios minutos y que se asocian con nistagmo, pérdida del equilibrio e incluso caídas. Parecen deberse a una laberintitis vírica.

Otras causas

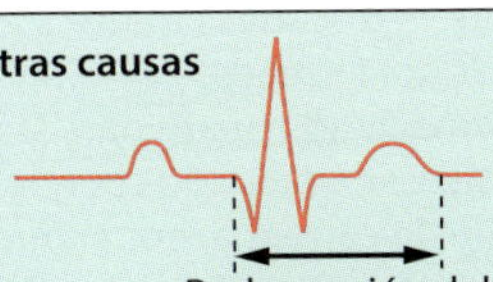

Arritmia cardíaca: en raras ocasiones, la prolongación del intervalo QT produce ataques sincopales, que pueden estar relacionados con el ejercicio.
Tics, ensoñaciones, terrores nocturnos
Autogratificación: los niños pequeños pueden estimular sus genitales para obtener una sensación placentera, más que una gratificación sexual.
Trastorno por ataques no epilépticos
Seudoconvulsiones: fingidas por los niños.
Inventadas: convulsiones falseadas por los padres.
Enfermedad inducida (lesión no accidental): p. ej., crisis por hipoglucemia secundaria a inyección de insulina por parte de un adulto.

Figura 27.1 Causas de conductas raras. TCE, Traumatismo craneoencefálico.

propagarse proximalmente (marcha jacksoniana). Pueden observarse convulsiones tónicas asimétricas, que pueden ser extrañas e hipercinéticas y pueden considerarse, erróneamente, eventos no epilépticos.

- Convulsiones del *lóbulo temporal* (las más comunes de todas las convulsiones epilépticas): pueden producirse después de percibir sensaciones de advertencia extrañas o auras, como olores o sabores raros y distorsiones de los sonidos y las formas. El paciente puede lamerse los labios, arrancarse la ropa y caminar sin dirección (automatismos) después de la propagación a la corteza premotora. Se han descrito «déjà-vu» y «jamais-vu» (sensaciones intensas de haber estado antes, o no haber estado nunca, en la misma situación). Puede alterarse la consciencia, y el episodio es más largo que las ausencias típicas.

- Convulsiones *occipitales:* causan distorsión de la visión.
- Convulsiones del *lóbulo parietal:* producen disestesias contralaterales (sensación alterada) o distorsión de la imagen corporal.

Las convulsiones *focales* también se clasifican según el nivel de consciencia:

- Convulsiones *focales parciales simples:* se conserva la consciencia.
- Convulsiones *focales parciales complejas:* se pierde la consciencia. Sin embargo, los niños con convulsiones parciales complejas pueden conservar algún recuerdo del episodio.
- Convulsiones *focales parciales con generalización secundaria:* convulsiones focales seguidas por convulsiones tonicoclónicas generalizadas.

Suele ser difícil diferenciar las convulsiones parciales simples de las complejas, por lo que ha aparecido el término «convulsión discognitiva».

La clasificación de la epilepsia en epilepsia generalizada, focal y síndrome epiléptico se muestra en la figura 27.2. En la tabla 27.1 se ofrece información más detallada sobre algunos de los síndromes epilépticos.

El diagnóstico se basa principalmente en la anamnesis detallada, realizada al propio niño o a algún testigo, apoyada por un vídeo si es posible. La exploración física debe incluir la piel por si existen marcadores neurocutáneos y una exploración neurológica para identificar los posibles trastornos neurológicos. Aunque la epilepsia suele ser idiopática, puede ser la presentación o una complicación de un trastorno neurológico subyacente.

Estudio de las convulsiones

EEG

El EEG está indicado ante cualquier sospecha de epilepsia. Se analiza para identificar la asimetría y todas las anomalías focales, como las ondas agudas o retardadas, que podrían indicar la presencia de anomalías subyacentes. En muchos niños con epilepsia el EEG es normal al principio; y muchos niños que nunca tendrán epilepsia tienen anomalías en el EEG. A menos que se capture una convulsión cuando se hace el EEG, sólo aporta una prueba para apoyar el diagnóstico (o no). Si el patrón básico es normal, el registro durante el sueño, o durante un período de privación del sueño, podrá revelar la anomalía. Otras técnicas que pueden utilizarse son la monitorización ambulatoria de 24 horas o la videotelemetría. Pueden utilizarse otras técnicas quirúrgicas más invasivas, como los electrodos subdurales.

Técnicas de diagnóstico por imagen

- *Estructurales.* La RM y la TC cerebrales no son necesarias de forma rutinaria para todos los niños con epilepsia generalizada. Están indicadas si hay signos neurológicos entre las convulsiones o si las convulsiones son focales, con el fin de identificar un tumor, una lesión vascular o una zona de esclerosis que podría tratarse. Con las secuencias de la RM FLAIR (recuperación de la inversión atenuada por líquido) se detecta mejor la esclerosis temporal mesial de la epilepsia del lóbulo temporal.
- *Gammagrafía funcional.* No siempre es posible observar lesiones estructurales, pero han aparecido nuevas técnicas que permiten obtener imágenes funcionales para detectar áreas de metabolismo anormal que indican focos de convulsiones, como la PET (tomografía por emisión de positrones) y la SPECT (tomografía computarizada con emisión de positrón único), en las que se utilizan isótopos y ligandos, que se inyectan y son captados por las células metabólicamente activas. Pueden utilizarse entre las convulsiones para detectar zonas de hipometabolismo y las lesiones epilépticas. La SPECT también puede utilizarse para captar las convulsiones y las zonas de hipermetabolismo.

Otras pruebas complementarias

Los análisis de sangre y las pruebas metabólicas están justificados cuando existe regresión del desarrollo o si las convulsiones se relacionan con la alimentación o el ayuno. Los estudios genéticos cada vez resultan más útiles, puesto que actualmente se reconoce que determinados síndromes epilépticos están causados por deleciones genéticas que producen anomalías en los canales del sodio y otros iones: las canalopatías.

Tratamiento

El tratamiento comienza con la explicación y los consejos para ayudar a aceptar el diagnóstico. El personal de enfermería especializado en epilepsia puede ayudar a las familias ofreciéndoles más información y cuidados continuados. Generalmente, no se comienza un tratamiento después de una única convulsión sin una causa conocida. Existe un 50% de probabilidad de que se produzcan más convulsiones después de una convulsión sin causa justificada, y esto debe hablarse con las familias. Para hacer un diagnóstico de epilepsia deben haberse producido dos o más convulsiones recurrentes.

Fármacos antiepilépticos

Son la piedra angular del tratamiento de las convulsiones epilépticas. Las principales directrices sobre su uso son:

- No todas las convulsiones requieren farmacoterapia antiepiléptica. Esta decisión debe basarse en el tipo de las convulsiones, su frecuencia y en las consecuencias sociales y educativas frente a los posibles efectos secundarios del fármaco.
- Elegir el fármaco adecuado para las convulsiones. Los antiepilépticos inadecuados pueden ser perjudiciales; por ejemplo, la carbamazepina puede hacer que empeoren las ausencias y las convulsiones mioclónicas. No obstante, existen pocas pruebas sobre la farmacoterapia antiepiléptica en los niños.
- El objetivo deseable es la monoterapia a la dosis más baja posible, aunque en la práctica pueden necesitarse varios fármacos.
- Todos los fármacos antiepilépticos pueden tener efectos secundarios, y deben analizarse con los padres y los niños.
- Los niveles séricos de los anticonvulsivos no se miden de forma sistemática, pero puede ser útil hacerlo para comprobar el cumplimiento o cuando se utilizan algunos fármacos con farmacocinéticas erráticas, por ejemplo fenitoína.
- Los pacientes con convulsiones prolongadas necesitan un tratamiento de rescate, que generalmente

Clasificación de la epilepsia

Epilepsias generalizadas

Comienzo en las estructuras cerebrales centrales

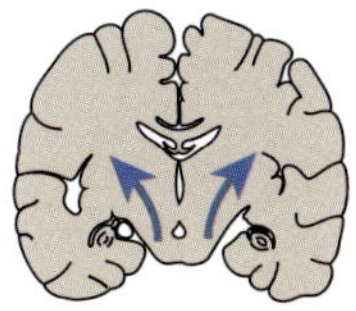

En las enfermedades convulsivas generalizadas se observa:
- Pérdida de consciencia en todos los casos
- Ausencia de señales de alarma
- Convulsiones simétricas
- Descarga convulsiva sincrónica bilateral en el EEG

Crisis de ausencia → Pérdida transitoria de la consciencia de comienzo y terminación bruscos, sin fenómenos motores, salvo cierto parpadeo y pequeñas alteraciones del tono muscular. Las ausencias pueden ser típicas *(petit mal)* o atípicas y son desencadenadas a menudo por la hiperventilación

Convulsiones mioclónicas → Breves movimientos de sacudida, a menudo repetitivos, de las extremidades, el cuello o el tronco

Convulsiones tónicas → Aumento generalizado del tono

Convulsiones tonicoclónicas → Contracción rítmica de los grupos musculares tras una fase tónica
En la fase tónica rígida los niños pueden caer al suelo, a veces lastimándose a sí mismos
No respiran y se tornan cianóticos. La fase clónica aparece a continuación, con sacudidas de las extremidades. La respiración es irregular, la cianosis persiste y la saliva se puede acumular en la boca. El paciente puede morderse la lengua y sufrir incontinencia urinaria. La convulsión suele durar de pocos segundos a minutos y va seguida de inconsciencia o sueño profundo durante varias horas

Convulsiones atónicas → Se combinan a menudo con sacudidas mioclónicas por pérdida transitoria de tono muscular que produce caída brusca al suelo o inclinación de la cabeza
También son movimientos mioclónicos fisiológicos no epilépticos, el hipo (mioclonía del diafragma) o los que se producen en la fase II del sueño (sueño mioclónico)

Epilepsias con localización (convulsiones parciales)

Comienzan en uno de los hemisferios cerebrales

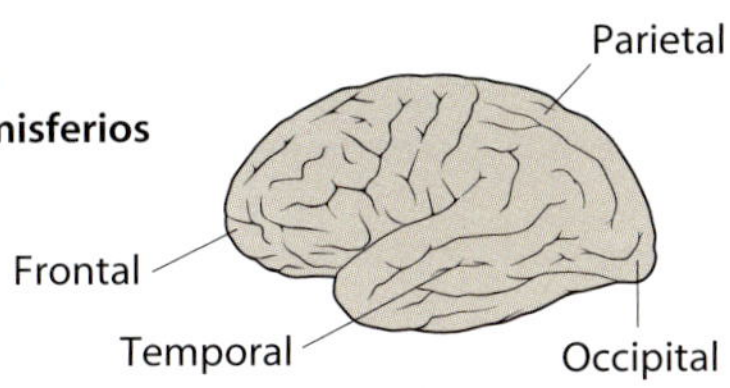

Convulsiones relacionadas con la localización:
- Comienzan en un grupo relativamente pequeño de neuronas disfuncionales de uno de los hemisferios cerebrales
- Pueden ir precedidas de un aura que refleja el lugar de origen
- Pueden o no asociarse a alteraciones de la consciencia o a sacudidas motoras más generalizadas

Convulsiones parciales simples → El niño permanece consciente y alerta

Convulsiones parciales complejas → Alteración del estado de consciencia o confusión debidas a una descarga eléctrica anómala que se propaga a partir del lugar de origen

Convulsiones parciales con generalización secundaria → Convulsión focal que se manifiesta clínicamente o en un EEG ictal seguida de una convulsión tonicoclónica generalizada

Síndromes de epilepsia

Epilepsias generalizadas

Espasmos del lactante
Ausencias infantiles
Síndrome de Lennox-Gastaut
Epilepsia mioclónica juvenil

Epilepsias parciales

Epilepsia rolándica benigna
Epilepsia occipital

Figura 27.2 Clasificación de la epilepsia. El término «convulsión discognitiva» se utiliza para las convulsiones parciales simples y complejas, ya que suele ser difícil diferenciarlas.

Tabla 27.1 Síndromes epilépticos

Nombre	Edad	Patrón convulsivo	Comentarios
Epilepsias generalizadas *Espasmos de los lactantes*	4-6 meses	Espasmos violentos, con flexión de la cabeza, el tronco y las extremidades, seguidos de extensión de los brazos (los denominados «espasmos salaam»). Los espasmos de flexión duran 1-2 segundos y suelen ser múltiples, apareciendo en brotes de 20 a 30, sobre todo cuando el niño despierta. Pueden producirse muchas veces al día y confundirse con un cólico. La interacción social se altera (un marcador útil en la anamnesis).	Pueden tener muchas causas; dos terceras partes de estos niños tienen anomalías neurológicas. El EEG muestra hipsarritmia, un fondo caótico de actividad de ondas lentas disrítmicas de alto voltaje, y descargar multifocales de ondas agudas (fig. 27.3). El tratamiento consiste en administrar vigabatrina o corticosteroides. El 30-40% de los casos responden bien, pero los efectos secundarios son frecuentes. La mayoría de los lactantes sufren pérdidas de habilidades adquiridas y más tarde muestran discapacidad para el aprendizaje o desarrollan epilepsia.
Síndrome de Lennox-Gastaut	1-3 años	Convulsiones de distintos tipos, pero principalmente ataques de caída atónica (convulsiones astáticas), convulsiones tónicas y ausencias atípicas, acompañadas de interrupción del desarrollo neurológico o regresión y trastornos de la conducta.	Suelen existir otros problemas neurológicos complejos o antecedentes de espasmos durante la lactancia. El pronóstico es malo.
Ausencias típicas *(petit mal)*	4-12 años	Los niños afectados se quedan quietos momentáneamente y con la mirada fija, aunque pueden tener mínimas sacudidas de los párpados o de una mano. Los episodios sólo duran pocos segundos y, desde luego, no más de 30. El niño no recuerda nada sobre la convulsión, pero a veces sí se dan cuenta de que se han perdido algo durante la ausencia, por lo que muchos aparecen confusos o piden «perdón» cuando recuperan la consciencia. El desarrollo es normal, pero pueden interferir con su rendimiento escolar. Representan sólo el 2% de las epilepsias infantiles.	Dos tercios son mujeres. La hiperventilación puede inducir los episodios, lo que puede utilizarse como prueba en los pacientes ambulantes (se le pide al niño que sople en un trozo de papel o un molinillo de viento durante 2-3 minutos). El EEG muestra tres puntas y ondas de descarga por segundo, que son bilaterales y sincrónicas durante los ataques, y a veces entre ellos (fig. 27.4). El pronóstico es bueno y el 95% remiten durante la adolescencia. El 5-10% pueden desarrollar convulsiones tonicoclónicas cuando son adultos.
Epilepsia mioclónica juvenil	Adolescencia edad adulta	Predominan las convulsiones mioclónicas, pero también se producen ausencias y convulsiones tonicoclónicas generalizadas. Son más evidentes poco después del despertar. Es típico que los niños vomiten el desayuno a lo largo de la mañana, ya que los mioclonos se producen en ese momento. No alteran la capacidad de aprendizaje.	El EEG es característico. La respuesta al tratamiento suele ser buena, pero el tratamiento debe durar toda la vida. Se ha identificado una relación genética.
Epilepsias relacionadas con la localización **Epilepsia rolándica benigna, también conocida como epilepsia infantil con puntas centrotemporales**	4-10 años	Durante el sueño se producen convulsiones tonicoclónicas; las que se producen durante el día son convulsiones parciales simples que van precedidas de distorsión de la cara y de una sensación anómala en la lengua (zonas controladas por el área rolándica del cerebro).	Representa el 15% de todas las epilepsias infantiles. El EEG muestra ondas agudas focales que se originan en el área rolándica o centrotemporal. Es importante reconocerla, ya que es benigna y no siempre requiere tratamiento. Las convulsiones suelen desaparecer en la adolescencia.
Epilepsia occipital benigna	1-14 años	Niños pequeños: períodos de falta de interés, desviación ocular, vómitos y características autónomas. Niños más mayores: cefaleas y trastornos visuales, incluyendo distorsión de las imágenes y alucinaciones.	Poco frecuente. El EEG muestra descargas occipitales. Remite a lo largo de la infancia.

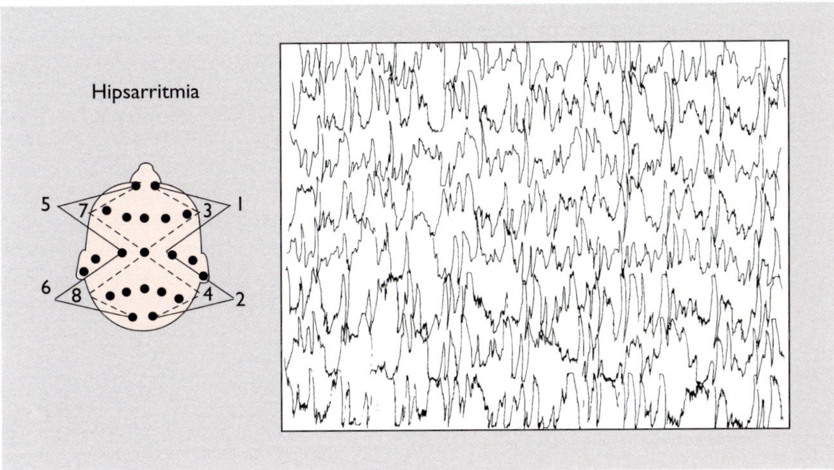

Figura 27.3 EEG de una hipsarritmia en los espasmos del lactante. Existe una actividad caótica de fondo con ondas lentas, con componentes en aguja.

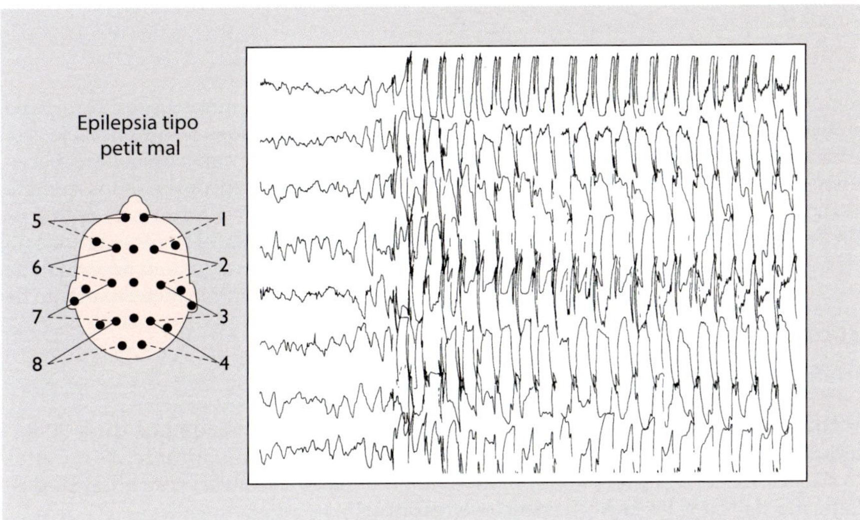

Figura 27.4 EEG de una ausencia típica *(petit mal)*. Hay tres picos y descargas de ondas por segundo que se producen de forma sincrónica y bilateral durante, y a veces entre, los ataques.

Tabla 27.2 Elección de los anticonvulsivos (NICE, National Institute of Clinical Evidence, 2004)

Tipo de convulsión	Primera elección	Segunda elección
Epilepsias generalizadas		
Tonicoclónica	Valproato, carbamazepina	Lamotrigina, topiramato
Ausencia	Valproato, etosuximida	Lamotrigina
Mioclónica	Valproato	Lamotrigina
Epilepsias parciales	Carbamazepina, valproato	Topiramato, lamotrigina, levetiracetam, oxcarbazepina, gabapentina, tiagabina, vigabatrina

consiste en la administración de diazepam por vía rectal o de midazolam por vía oral.

- Por lo general, el tratamiento anticonvulsivo puede retirarse una vez transcurridos 2 años sin convulsiones.

En la tabla 27.2 se ofrece una guía de las opciones de tratamiento para los distintos tipos de convulsiones. En la tabla 27.3 se resumen los efectos secundarios de los fármacos anticonvulsivos.

Otras opciones de tratamiento

En los casos de convulsiones intratables, puede recurrirse a varias opciones de tratamiento radicales.

- Las *dietas cetogénicas (basadas en las grasas)* pueden ser útiles para algunos niños. No se conoce bien su mecanismo de acción.
- La *estimulación del nervio vago,* utilizando una estimulación externa programable a través de un cable implantado alrededor del nervio vago, puede ser útil para los casos de convulsiones focales; se están realizando estudios.
- *Cirugía.* En algunos niños con convulsiones clínicas localizadas en una región específica del cerebro, demostrado mediante EEG y técnicas de imagen funcionales, puede conseguirse que desaparezcan las convulsiones sin necesidad de farmacoterapia. La intervención

Tabla 27.3 Efectos secundarios frecuentes o importantes de los anticonvulsivos

Fármaco	Efectos secundarios
Valproato	Aumento del apetito, caída del pelo
	Insuficiencia hepática idiosincrásica (raro)
Carbamazepina/oxcarbazepina	Exantema, neutropenia, hiponatremia, ataxia
	Inducción de las enzimas hepáticas, pueden interferir con otros fármacos
Vigabatrina	Disminución del campo visual, lo que limita su uso
	Sedación
Lamotrigina	Exantema
Etosuximida	Náuseas y vómitos
Topiramato	Somnolencia, retraimiento y pérdida de peso
Gabapentina	Insomnio
Levetiracetam	Sedación
Benzodiazepinas: clobazam, clonazepam, diazepam, nitrazepam	Sedación, tolerancia, aumento de las secreciones

Todos ellos pueden causar somnolencia y exantemas cutáneos ocasionales

principal es la lobectomía temporal mediante esclerosis temporal mesial, pero también pueden realizarse la hemisferectomía o hemisferotomía (no implica extirpar el hemisferio y los problemas relacionados con los cambios de espacio) y las resecciones focales. Es necesario realizar una evaluación detallada para asegurar que los beneficios superan los riesgos.

Recomendaciones y pronóstico

El objetivo debe ser ayudar al niño epiléptico para que tenga la mayor confianza en sí mismo y sea lo más independiente posible. Algunos niños, y sus familias, necesitan apoyo psicológico para afrontar su problema. En la escuela deben conocer la situación del niño y hay que enseñar a los maestros la forma de tratar las convulsiones. Las ausencias inadvertidas pueden interferir en el aprendizaje, lo que es una indicación para permanecer vigilante ante los «episodios extraños» que puedan corresponder a convulsiones. Son necesarias relativamente pocas restricciones, pero deben evitarse las situaciones en las que las convulsiones podrían producir lesiones o incluso la muerte, como los baños (es preferible la ducha) y nadar solo en aguas profundas. Los niños con epilepsia fotosensible deben ver la TV a cierta distancia, pueden cubrirse un ojo, y debe comprobarse que los programas de TV y las películas que ven son aceptables (Epilepsy Action considera que las TV y los DVD modernos son adecuados y pueden proporcionar información). En el caso de los adolescentes, es necesario tener en cuenta ciertos problemas, como conducir (sólo si llevan 1 año sin tener convulsiones), los anticonceptivos y el embarazo. También puede haber problemas con el consumo de alcohol o los malos patrones de sueño, que pueden precipitar las convulsiones. Es necesario discutir la muerte súbita inesperada debido a la epilepsia, y hay que destacar que el riesgo es muy bajo. Existen grupos de autoayuda y organizaciones, como Epilepsy Action, que ofrecen información. Los niños con epilepsia no alcanzan un nivel educativo inferior, y sus resultados sociales y laborales futuros son los mismos que los de otros niños con enfermedades crónicas, como la diabetes. Dos terceras partes de los niños epilépticos asisten a escuelas convencionales, pero algunos niños necesitan ayuda educativa debido a las dificultades de aprendizaje asociadas. Un tercio de estos niños van a escuelas especiales, pero en este grupo suelen encontrarse los que padecen discapacidades múltiples junto con epilepsia como parte de un trastorno cerebral grave. Algunos niños necesitan colegios con internado que dispongan de servicios y experiencia en el control y el tratamiento de las convulsiones rebeldes.

Estado epiléptico

El estado epiléptico, una convulsión que dura 30 minutos o convulsiones repetidas durante 30 minutos sin recuperación de la consciencia entre ellas, se describe en el capítulo 6.

Resumen

Epilepsia:
- Afecta a 1 de cada 200 niños.
- Se clasifica en generalizada y con localización (parcial) o como un síndrome epiléptico de la infancia.
- Si se sospecha, debe realizarse el EEG.
- La mayoría de las convulsiones, pero no todas, requieren tratamiento con fármacos anticonvulsivos adecuados, a la dosis mínima y que produzcan los mínimos efectos secundarios.
- Es necesario que en la escuela conozcan la situación y sepan cómo tratar las convulsiones, y eviten las situaciones que podrían perjudicar al niño.

Parálisis cerebral

Se describe en el capítulo 4.

Ataxia

La ataxia, de la palabra griega «sin orden», describe la incoordinación de los movimientos, el habla y la postura. Puede estar causada por trastornos de las vías del cerebelo o sensitivas posteriores. Las causas cerebelosas son más comunes en los niños. En la ataxia cerebelosa se produce marcha inestable, dificultad para realizar movimientos repetitivos y alternantes (disdiadococinesis), movimientos excesivos en relación con el fin buscado (dismetría) y temblor intencional, que se intensifica cuando el niño se esfuerza más por intentar mantener la postura. La marcha tiene una base ancha para proporcionar estabilidad y compensar la ataxia del tronco. Pueden observarse bamboleo de la cabeza, nistagmo, deterioro del habla y disartria. La ataxia cerebelosa puede estar causada por varios factores que afectan al cerebelo:

- Aguda, debida a fármacos y drogas, como sucede en el abuso de alcohol o disolventes.
- Posvírica, sobre todo tras una varicela.
- Debida a lesiones de la fosa posterior o tumores, como meduloblastoma.
- Trastornos genéticos y degenerativos, como parálisis cerebral atáxica, ataxia de Friedreich y ataxia telangiectasia.

Ataxia de Friedreich

Es un trastorno autosómico recesivo. La mutación genética (Frataxin) es un ejemplo de un trastorno de repetición de un trinucleótido. Se presenta con ataxia que empeora, atrofia distal de las piernas, ausencia de los reflejos en las extremidades inferiores pero con respuestas plantares extensoras debido a la afectación piramidal, pie cavo y disartria. Se parece a las neuropatías sensitivomotoras hereditarias, pero en la ataxia de Friedreich están alteradas la sensibilidad de la postura articular y la vibratoria, así como los reflejos plantares extensores, y suele haber atrofia óptica. El componente cerebeloso se agrava con la edad y a la larga aparecen escoliosis y miocardiopatía, que suelen causar compromiso cardiorrespiratorio y provocar la muerte hacia los 40-50 años.

Ataxia telangiectasia

Esta alteración de la reparación del ADN es una enfermedad autosómica recesiva. Se ha identificado el gen (ATM). Puede haber un ligero retraso del desarrollo motor durante la lactancia y problemas oculomotores con incoordinación y retraso cuando se siguen los objetos con los ojos (dispraxia oculomotora), y dificultad para mantener el equilibrio y la coordinación, que se hacen más evidentes cuando el niño llega a la edad escolar. Posteriormente, se produce un deterioro, con una mezcla de signos cerebelosos y distonía, que obliga a muchos niños a permanecer en silla de ruedas desde el comienzo de la adolescencia. Las telangiectasias aparecen en las conjuntivas (fig. 27.5), el cuello y los hombros hacia los 4 años de edad. Estos niños:

- Son más susceptibles a las infecciones, sobre todo por deficiencia del anticuerpo IgA de superficie.
- Desarrollan enfermedades malignas, en especial leucemia linfoblástica aguda (alrededor del 10%).
- Presentan elevados valores de alfafetoproteína en el suero.
- Sus leucocitos son más sensibles a la radiación, lo que puede utilizarse en el diagnóstico, aunque actualmente suele utilizarse la prueba del gen ATM.

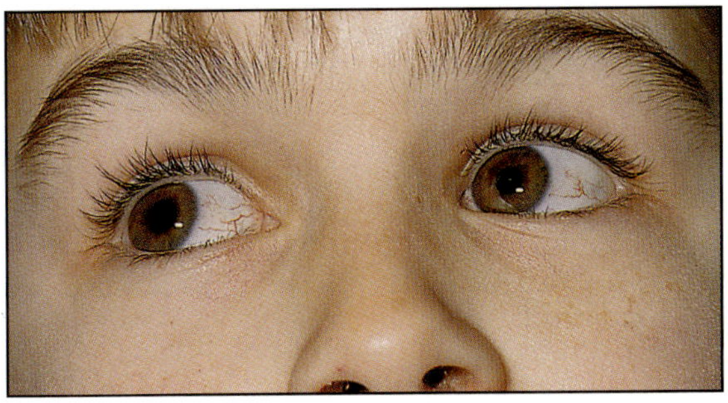

Figura 27.5 En la ataxia telangiectasia, las teleangiectasias conjuntivales comienzan a observarse alrededor de los 4 años.

Resumen

Ataxia:

- Los problemas cerebelosos son más comunes que los trastornos de las vías sensitivas posteriores.
- Causas cerebelosas: fármacos y drogas, varicela, lesiones de la fosa posterior o tumores, trastornos genéticos y degenerativos (como la parálisis cerebral atáxica, la ataxia de Friedreich y la ataxia-telangiectasia).

Enfermedades cerebrovasculares

Hemorragia cerebral

Hemorragia extradural

Se debe casi siempre a una hemorragia arterial o venosa en el espacio extradural causada por un traumatismo craneoencefálico directo. Suele asociarse con fracturas del cráneo. En los niños pequeños existe a menudo un intervalo de lucidez, hasta que comienza a deteriorarse el nivel de consciencia y se producen convulsiones como consecuencia del hematoma, que crece y se comporta como una lesión ocupante de espacio. Pueden existir signos neurológicos focales, con dilatación de la pupila homolateral, paresia de las extremidades contralaterales y una falsa parálisis localizada en el territorio del VI par craneal, uni o bilateral. En los niños pequeños, la presentación inicial puede consistir en anemia y shock. El diagnóstico se confirma con TC. El tratamiento requiere corregir la hipovolemia y puede ser necesario proceder a la evacuación quirúrgica del hematoma con hemostasia, de forma urgente en algunas situaciones.

Hematoma subdural

Se debe al desgarro de las venas en el lugar en el que atraviesan el espacio subdural. Es una lesión característica en los lactantes o los menores de 2 años que sufren traumatismos no accidentales por sacudida o traumatismo directo. Suelen encontrarse hemorragias retinianas. Actualmente, existe una controversia sobre la influencia relativa de los traumatismos directos, las lesiones por sacudida y la hipoxia. Los hematomas subdurales aparecen a veces tras caídas desde una altura considerable.

Resumen

Hemorragia cerebral:
- Antecedentes de traumatismo craneoencefálico importante: puede existir hemorragia extradural aunque el niño esté lúcido después del traumatismo.
- Hematomas subdurales y hemorragias retinianas: considerar las lesiones no accidentales producidas por sacudidas o traumatismos directos.

Hemorragia subaracnoidea

Es mucho más frecuente en los adultos. Su presentación suele ser aguda, con dolor de cabeza, rigidez del cuello y a veces fiebre. Suele ir acompañada de hemorragias retinianas y puede provocar convulsiones y coma. La TC craneal permite identificar la presencia de sangre en el LCR. Es preferible abstenerse de practicar una punción lumbar, ya que la hemorragia puede aumentar cuando se reduce la presión intracraneal. Para establecer la etiología, que a menudo es un aneurisma o una malformación arteriovenosa, se recurre a la angiografía con RM, la TC o la angiografía convencional. El tratamiento puede hacerse con métodos de radiología intervencionista o quirúrgicos.

Accidentes cerebrovasculares en los niños

Los accidentes cerebrovasculares no afectan sólo a los adultos, también se producen en los niños y en los lactantes (v. cap. 10). Se producen debido a una patología vascular, tromboembólica y hemorrágica. Los signos clínicos, como hemiplejía o trastornos del habla o visuales, dependen del territorio vascular afectado. Afectan con más frecuencia a la circulación anterior (arteria carótida interna y arterias cerebrales anterior y media) que a la circulación posterior (arterias vertebrobasilares).

Las causas pueden ser:

- Cardíacas: cardiopatía cianótica congénita, por ejemplo tetralogía de Fallot, endocarditis.
- Hematológicas: drepanocitosis; deficiencias de los factores antitrombóticos, como la proteína C.
- Inflamatorias: lesión vascular debido a trastornos autoinmunitarios, como el lupus eritematoso sistémico (LES).
- Metabólicas: homocistinuria, trastornos mitocondriales, por ejemplo el síndrome MELAS (epilepsia mioclónica, acidosis láctica y accidente cerebrovascular).
- Malformaciones vasculares: enfermedad moyamoya. Estos niños tienen anomalías vasculares. La palabra moyamoya procede del término japonés que significa «bocanadas de humo», por el aspecto borroso que se observa en la angiografía.
- Tras la varicela u otras infecciones víricas.

La investigación debe incluir técnicas de imagen cerebrales, como TC y RM, pruebas sanguíneas para detectar la trombofilia y pruebas metabólicas. Las pruebas cardiológicas incluyen ecocardiograma y estudios Doppler carotídeos. La vasculatura puede explorarse mediante TC y angiografía con RM. En la mayoría de los cambios vasculares sutiles es necesario utilizar la angiografía convencional. La causa no puede identificarse en muchas ocasiones. Puede ser necesaria la rehabilitación a largo plazo, con la participación de un equipo multidisciplinar. Puede administrarse aspirina de forma preventiva, pero es necesario obtener más pruebas sobre las recomendaciones de los fármacos antitrombóticos.

Resumen

Accidentes cerebrovasculares:
- Se producen en los lactantes y en los niños.
- Si se producen en el período perinatal, pueden presentarse al final de la lactancia con hemiplejia.
- Son una causa importante de morbilidad y mortalidad en los pacientes con drepanocitosis.

Defectos del tubo neural e hidrocefalia

Defectos del tubo neural

Los defectos del tubo neural se deben a la falta de fusión normal de la placa neural para formar el tubo neural durante los primeros 28 días siguientes a la concepción. En el Reino Unido (RU) su prevalencia ha disminuido de forma espectacular, de 4 por 1.000 nacidos vivos en la década de 1970 a 0,15 por 1.000 nacidos vivos en 1998 y a 0,11 por 1.000 nacidos vivos en 2005 (fig. 27.6). Ello se debe a la disminución natural y a la detección prenatal.

La razón de la reducción natural es dudosa, aunque podría estar relacionada con una mejor nutrición materna. Es bien conocido que las gestantes con un feto que presenta un defecto del tubo neural corren un riesgo 10 veces mayor de tener un segundo feto afectado. Se ha demostrado que el aporte suplementario de elevadas dosis de ácido fólico en la dieta de esas mujeres reduce notablemente el riesgo. En la actualidad se recomienda el consumo de dosis elevadas de ácido fólico en el período próximo a la concepción a las mujeres que han tenido ya un feto afectado y que planean quedar embarazadas de nuevo, así como dosis bajas para todas las mujeres durante ese período.

Anencefalia

Consiste en la falta de desarrollo de la mayor parte del cráneo y del encéfalo. Los fetos afectados nacen muertos o mueren poco después del parto. Se detecta mediante ecografía prenatal y el embarazo suele acabar en interrupción voluntaria.

Encefalocele

El encéfalo y las meninges salen en parte a través de un defecto en la línea media del cráneo, que se puede corregir quirúrgicamente. Sin embargo, suelen existir otras malformaciones cerebrales asociadas.

Espina bífida oculta

La falta de fusión de los arcos vertebrales (fig. 27.7a) suele ser un hallazgo incidental en una radiografía, pero en la piel que recubre el defecto pueden aparecer lesiones asociadas, como mechones de pelo, un lipoma, marcas de nacimiento o pequeñas fístulas dérmicas, localizadas por lo general en la región lumbar. La médula puede estar fija (diastematomielia) y con el crecimiento se pueden producir alteraciones neurológicas de la función de la vejiga y las extremidades inferiores. La magnitud de la lesión subyacente puede definirse mediante ecografía o RM. Por lo general está indicada la liberación quirúrgica de la médula.

Meningocele y mielomeningocele

El pronóstico de los meningoceles (fig. 27.7b) tras su corrección quirúrgica suele ser bueno.

Los principales problemas asociados con los mielomeningoceles (figs. 27.7c y 27.8) son:

- Parálisis variable de los miembros inferiores.
- Desequilibrio muscular, que puede producir luxación de las caderas y los pies.
- Pérdida de sensibilidad.
- Desnervación vesical (vejiga neuropática).
- Desnervación intestinal (intestino neuropático).
- Escoliosis.
- Hidrocefalia por malformación de Arnold-Chiari (herniación de las amígdalas cerebelosas a través del agujero occipital), que da lugar a la interrupción del flujo del LCR.

Defectos del tubo renal

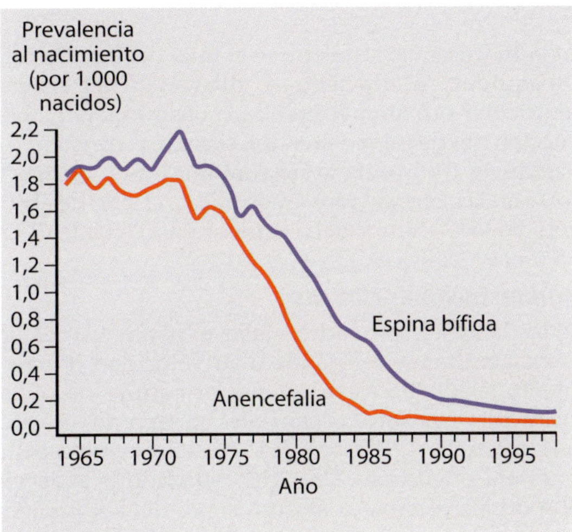

Figura 27.6 Disminución del número de niños nacidos con defectos del tubo neural, debido a la reducción natural, al diagnóstico prenatal y a la interrupción del embarazo.

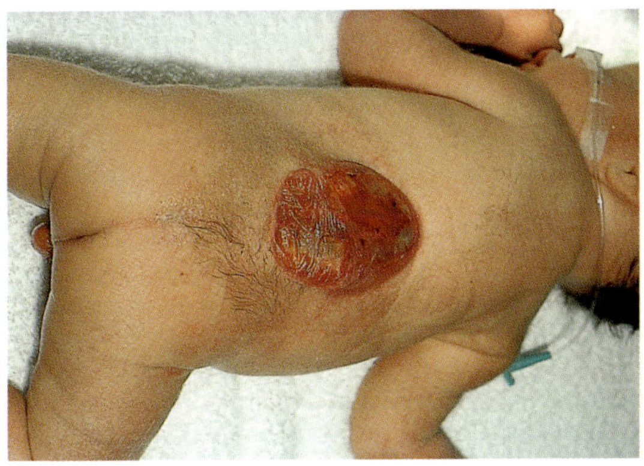

Figura 27.8 Mielomeningocele con tejido nervioso expuesto y un ano dilatado debido al intestino neuropático.

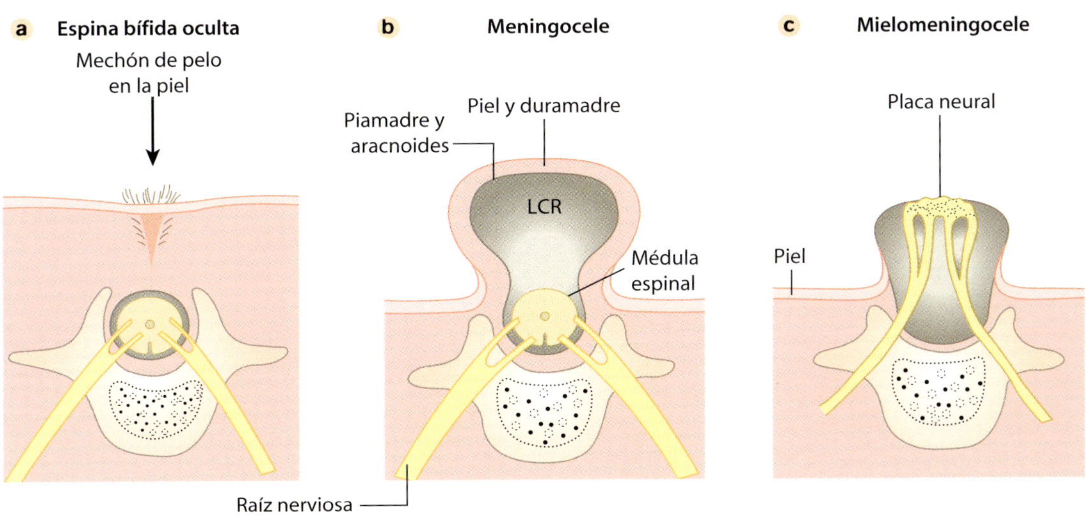

Figura 27.7 Defectos del tubo neural: **a)** espina bífida oculta; **b)** meningocele; **c)** mielomeningocele.

Se requiere fisioterapia para evitar las contracturas articulares y fortalecer los músculos paralizados, mientras que los andadores o las sillas de ruedas facilitan la movilidad del paciente. Si la sensibilidad se ha perdido, será necesario cuidar la piel para evitar el desarrollo de lesiones y úlceras cutáneas.

Cuando existe desnervación vesical, puede ser necesaria una sonda permanente o los sondajes urinarios intermitentes, que pueden realizar los padres o los propios niños cuando crecen. Hay que analizar con regularidad las muestras de orina para descartar infecciones y tal vez sea preciso administrar antibióticos profilácticos continuados. Deben investigarse los signos precoces de hipertensión e insuficiencia renal. La medicación (adrenalina u oxibutinina) puede mejorar la función vesical y el goteo de orina. La desnervación intestinal requiere visitas regulares al cuarto de baño y en las lesiones superiores a L3 es probable que sea necesario administrar laxantes y supositorios, junto con una dieta baja en residuos.

También hay que controlar la escoliosis, que puede precisar tratamiento quirúrgico. La dilatación ventricular secundaria a la malformación de Arnold-Chiari suele manifestarse al nacimiento y el 80% de los afectados necesitan una derivación para aliviar la hidrocefalia progresiva durante las primeras semanas de vida.

Los niños que presentarán las discapacidades más importantes son los que tienen lesiones medulares por encima del nivel L3 al nacer. Por lo general, no podrán caminar y desarrollarán escoliosis, vejiga neuropática, hidronefrosis y a menudo hidrocefalia.

La moderna asistencia médica mejora en gran medida la calidad de vida de los niños con afectación grave. En la actualidad, la lesión de la espalda se cierra poco después del nacimiento en la mayoría de los lactantes. La asistencia está a cargo de un equipo multidisciplinario de especialistas.

Resumen

Defectos del tubo neural:
- Incluyen la anencefalia, el encefalocele, la espina bífida oculta, el meningocele y el mielomeningocele.
- La prevalencia en el RU ha disminuido de forma espectacular, principalmente debido a la disminución natural y a la detección prenatal.
- El consumo de ácido fólico en el momento próximo a la concepción reduce la prevalencia en el nacimiento.
- Los mielomeningoceles pueden causar parálisis de las piernas, luxación de las caderas y los pies, pérdida de sensibilidad, vejiga e intestino neuropáticos, escoliosis e hidrocefalia por malformación de Arnold-Chiari.

Hidrocefalia

En la hidrocefalia se obstruye el flujo del líquido cefalorraquídeo, produciéndose dilatación del sistema ventricular próximo al sitio de la obstrucción. La obstrucción puede estar dentro del sistema ventricular o el acueducto (hidrocefalia no comunicante u obstructiva), o en las vellosidades aracnoideas, el sitio de absorción del LCR (hidrocefalia comunicante) (cuadro 27.3).

Manifestaciones clínicas

En los lactantes con hidrocefalia, el perímetro cefálico es exageradamente grande o su velocidad de crecimiento resulta excesiva, ya que las suturas no se han fusionado. Las suturas craneales se separan, la fontanela anterior se abomba y las venas del cuero cabelludo están congestivas. Un signo avanzado es la desviación de los ojos hacia abajo o signo del sol poniente

Hidrocefalia

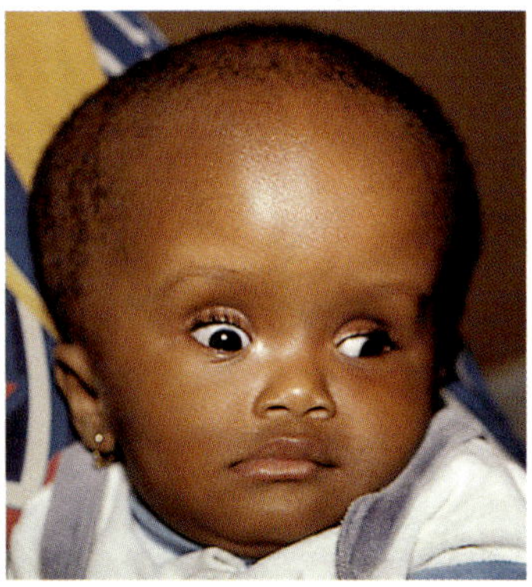

Figura 27.9 Cabeza de gran tamaño y desviación hacia abajo de los ojos (signos del sol poniente), debidas a una hidrocefalia no tratada.

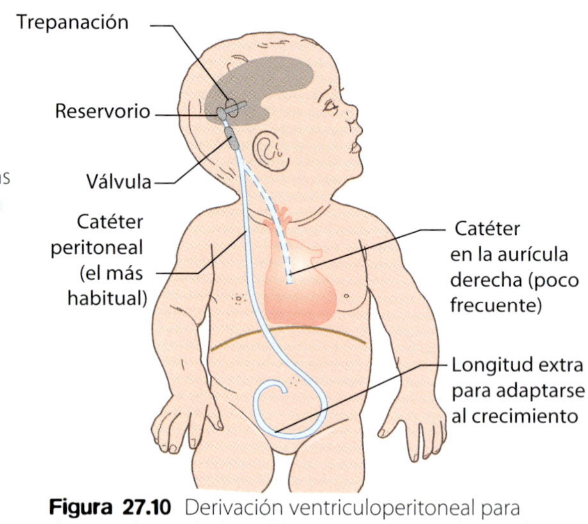

Figura 27.10 Derivación ventriculoperitoneal para drenaje de una hidrocefalia sintomática. Se deja en la cavidad peritoneal una cantidad suficiente de tubo para permitir el crecimiento del niño. Los catéteres de la aurícula derecha necesitan revisiones durante el crecimiento.

Cuadro 27.3 Causas de hidrocefalia

No comunicante (obstrucción en el sistema ventricular)
Malformación congénita
Estenosis del acueducto
Atresia de los agujeros del cuarto ventrículo (malformación de Dandy-Walker)
Malformación de Arnold-Chiari
Neoplasia de la fosa posterior o malformación vascular
Hemorragia intraventricular en los lactantes prematuros

Comunicante (reabsorción insuficiente de LCR)
Hemorragia subaracnoidea
Meningitis: por ejemplo, meningocócica, tuberculosa

Algunas causas producen tanto hidrocefalia no comunicante como comunicante.

(fig. 27.9). Los niños más mayores pueden tener síntomas y signos de la subida de la presión intracraneal.

La hidrocefalia puede diagnosticarse mediante la detección ecográfica prenatal o con ecografía intracraneal sistemática en los prematuros cuando aún son asintomáticos. Si se sospecha de hidrocefalia, la evaluación inicial consiste en la ecografía craneal (en los lactantes) o TC y RM. La circunferencia craneal debe controlarse a lo largo del tiempo utilizando gráficas de percentiles.

Se precisa tratamiento para aliviar la sintomatología que provoca el aumento de la presión intracraneal y para reducir el riesgo de lesión neurológica. La clave consiste en colocar una derivación ventricular (fig. 27.10), aunque en la actualidad puede realizarse un tratamiento endoscópico y ventriculostomía. Si la función del catéter no es buena debido a obstrucción o infección (en general por *Staphylococcus* coagulasa-negativos), es necesario revisarlo o sustituirlo. El sobredrenaje del líquido puede producir cefaleas debido a la disminución de la presión; para evitarlo, pueden insertarse válvulas reguladoras.

Resumen

Hidrocefalia:

- En los lactantes se presenta con aumento excesivo del perímetro cefálico, separación de las suturas craneales, abombamiento de la fontanela anterior, congestión de las venas del cuero cabelludo y signo del sol poniente en los ojos.
- En los niños más mayores se presenta con aumento de la presión intracraneal.
- El tratamiento suele consistir en colocar una derivación ventricular.

Enfermedades neuromusculares

Las enfermedades neuromusculares pueden afectar a cualquier parte de la vía motora inferior, lo cual significa que se pueden producir alteraciones de las células del asta anterior, neuropatías periféricas, alteraciones de la transmisión neuromuscular y enfermedades musculares primarias. Las causas de los trastornos neuromusculares se muestran en la figura 27.11. La principal manifestación clínica de una enfermedad neuromuscular es la debilidad, que puede ser progresiva o estacionaria. Los niños afectados pueden presentar:

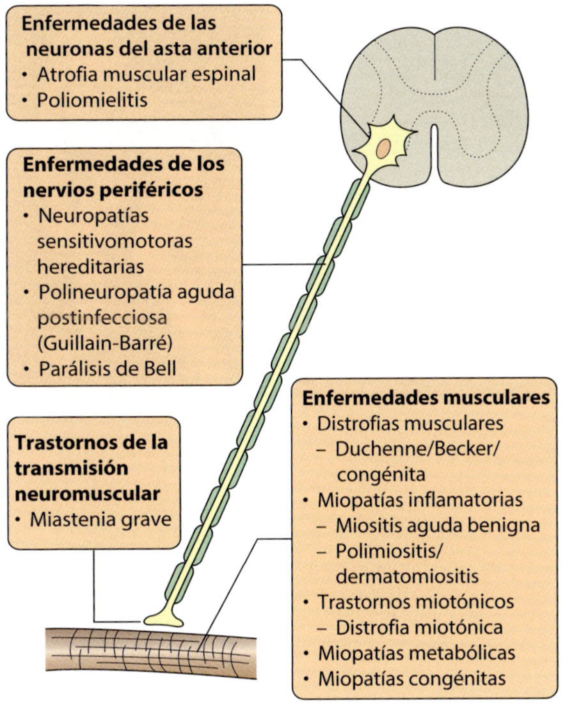

Figura 27.11 Trastornos neuronales.

- Flacidez.
- Retraso en la consecución de los hitos motores.
- Debilidad muscular.
- Marcha inestable o anómala.
- Fatiga fácil.

El primer paso consiste en determinar dónde se localiza la lesión. La anamnesis y la exploración proporcionan datos útiles. Los niños mayores con miopatía suelen mostrar la marcha de pato de la debilidad muscular proximal. La debilidad más grave produce el signo de Gower, que consiste en la necesidad de volverse boca abajo para levantarse desde la posición supina; es normal hasta los 3 años. La necesidad de trepar por las piernas con ayuda de las manos para alcanzar la posición erecta es una manifestación tardía que denota una mayor debilidad (fig. 27.12). El patrón de atrofia y debilidad muscular distales, sobre todo en presencia de pie cavo, suele deberse a alguna de las neuropatías sensitivomotoras hereditarias. El aumento de la fatiga durante el día, a menudo con oftalmoplejía y ptosis, es más consistente con la depleción de la placa terminal motora, y debe hacer pensar en la miastenia grave.

Es difícil diferenciar las miopatías de las neuropatías basándose sólo en las características clínicas, pero deben buscarse algunos indicios generales:

- Neuronas del asta anterior. Se observan signos de desnervación: debilidad, pérdida de los reflejos, fasciculación y atrofia, cuando el nervio que inerva el músculo está afectado.

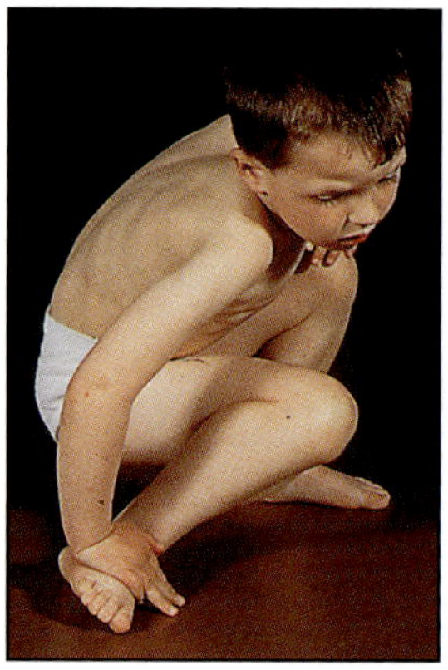

a)

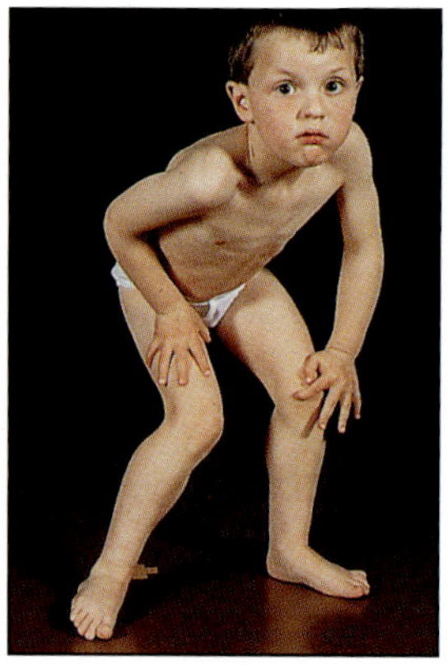

b)

Figura 27.12 a, b) Signo de Gower. El niño debe girar a una posición prona para levantarse (clave, característica temprana del signo de Gower); a continuación, utiliza las manos para trepar por las rodillas antes de enderezarse (característica tardía), debido a la escasa fijación de la cintura pelviana y a la debilidad de los músculos proximales. En los niños que siguen haciendo esta maniobra después de los 3 años hay que sospechar una enfermedad neuromuscular.

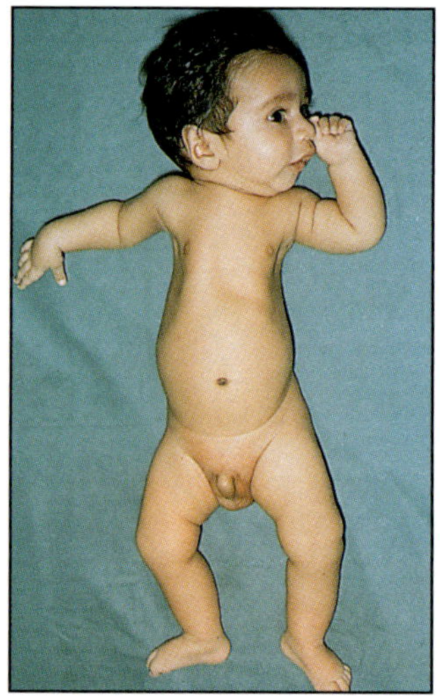

Figura 27.13 Atrofia muscular espinal (enfermedad de Werdnig-Hoffmann) con atrofia muscular proximal, deformidad del tórax por debilidad de los músculos intercostales y muslos en abducción debido a la hipotonía.

- Neuropatía: suele afectar a los nervios distales. Causa debilidad, pérdida de los reflejos, pérdida de sensibilidad y cambios de temperatura si la inervación está afectada.
- Miopatía: produce debilidad, atrofia y cambios de la marcha si la estructura muscular está afectada. Al principio los reflejos están intactos. La debilidad suele ser más proximal.
- Unión neuromuscular: cuando se vacían los almacenes de acetilcolina de la placa terminal, se produce empeoramiento a lo largo del día que provoca fatiga.

Estudios

Dependen de la decisión clínica con respecto a la localización de la lesión.
Miopatías:

- Creatina fosfocinasa sérica: elevación notable en las distrofias musculares de Duchenne y de Becker.
- Biopsias de músculo, con aguja o abiertas: las modernas técnicas histoquímicas suelen permitir el diagnóstico definitivo.
- Ecografía y RM de los músculos: se utilizan en centros especializados para hacer el diagnóstico y controlar la evolución.
- Estudios de ADN: para identificar las anomalías genéticas.

Neuropatías:

- Estudios de conducción nerviosa: para identificar los retrasos de la velocidad de conducción motora y sensitiva que se observan en las neuropatías.
- Estudios de ADN: para identificar genes anómalos.
- Biopsia nerviosa: rara vez es necesaria.
- EMG (electromiografía): ayuda a diferenciar los trastornos neuropáticos y miopáticos; por ejemplo, la estimulación repetida de los nervios produce fatiga en la miastenia. Debe utilizarse de forma selectiva en los niños, ya que los estudios de la conducción nerviosa producen una sensación de hormigueo y la electromiografía requiere la inserción de finos electrodos de aguja.

Los avances realizados en las pruebas de ADN para identificar el defecto genético específico y confirmar muchos de estos trastornos, como la atrofia muscular espinal, la distrofia muscular de Duchenne, la distrofia miotónica y las neuropatías hereditarias, han facilitado mucho el diagnóstico de estas enfermedades. También permiten realizar un diagnóstico prenatal exacto y el consiguiente consejo genético, y suelen evitar la necesidad de pasar pos las molestias de la neurofisiología periférica.

Alteraciones de las neuronas del asta anterior

Se manifiestan con debilidad, atrofia y ausencia de reflejos. Las características de la poliomielitis se describen en el capítulo 14.

Atrofia muscular espinal

Esta enfermedad suele transmitirse de forma autosómica recesiva y se debe a la degeneración de las neuronas del asta anterior, con debilidad y atrofia progresivas de los músculos esqueléticos. En el RU es la segunda causa de enfermedad neuromuscular tras la distrofia muscular de Duchenne.

Atrofia muscular espinal tipo I (enfermedad de Werdnig-Hoffmann)

Se trata de una enfermedad progresiva muy grave que se manifiesta poco después del nacimiento (fig. 27.13). Durante el embarazo, la madre suele notar que los movimientos fetales son escasos y puede haber artrogriposis (deformidades posturales de las extremidades, con contracturas de al menos dos articulaciones). Los signos típicos son:

- Ausencia de potencia antigravitatoria en los flexores de las caderas.
- Ausencia de los reflejos tendinosos profundos.
- Depresión intercostal.
- Fasciculaciones en la lengua.

Estos niños nunca se sientan sin ayuda. La muerte se debe a insuficiencia respiratoria y se produce alrededor de los 12 meses de edad. Existen formas más leves de comienzo más tardío. Los niños con atrofia muscular espinal de tipo 2 pueden sentarse, pero no pueden andar solos. La atrofia de tipo 3 (Kugelberg-Welander) puede presentarse más tarde, y los niños pueden andar.

Neuropatías periféricas

Neuropatías sensitivomotoras hereditarias (NSMH)

Este grupo de enfermedades produce una atrofia muscular simétrica de progresión lenta y predominio distal. El tipo I, antes denominado atrofia muscular peronea (enfermedad de Charcot-Marie-Tooth), suele heredarse con carácter dominante, y es el más común. Los nervios afectados pueden aparecer hipertróficos porque tras la desmielinización se produce un intento de remielinización. La biopsia muscular revela una imagen típica en «capas de cebolla» debida a estos dos procesos. Comienza en el primer decenio de la vida, con atrofia distal y pie cavo, y mayor afectación de las piernas que de los brazos. En raras ocasiones se puede observar pérdida de sensibilidad y disminución de los reflejos. La enfermedad es crónica y es raro que los pacientes pierdan la capacidad para andar. La presentación de la ataxia de Friedreich puede ser similar.

Polineuropatía postinfecciosa aguda (síndrome de Guillain-Barré)

Es característico que aparezca 2-3 semanas después de una infección respiratoria alta o de una gastroenteritis por *Campylobacter*. Pueden producirse síntomas sensitivos anómalos fugaces en las piernas, pero el hallazgo más importante es la debilidad simétrica ascendente con afectación autónoma. Los síntomas sensitivos, generalmente en las partes distales de las extremidades, son menos llamativos que la paresia, pero pueden ser muy molestos. La afectación de los músculos bulbares produce alteraciones de la masticación y la deglución, y riesgo de aspiración. La depresión respiratoria puede obligar a instaurar ventilación mecánica. La máxima debilidad muscular suele producirse 2-4 semanas después del comienzo de la enfermedad. Aunque es de prever que el 95% de los casos se recuperen por completo, dicha recuperación puede retrasarse hasta 2 años.

Existe una importante y característica elevación de las proteínas en el LCR, que puede no detectarse si la punción lumbar se hace en las 2 primeras semanas de la enfermedad, pero no se aprecia elevación de los linfocitos. La velocidad de conducción nerviosa disminuye.

El tratamiento de la polineuropatía postinfecciosa es de apoyo, sobre todo de la respiración. Se ha demostrado que los esteroides no ejercen ningún efecto beneficioso, pudiendo incluso retrasar la recuperación. Es probable que la causa sea la formación de anticuerpos que se fijan al componente proteico de la mielina. Los estudios controlados han demostrado que el período de dependencia del respirador se puede acortar de forma significativa administrando infusiones de inmunoglobulina. Si esto no tiene éxito, debe considerarse el intercambio de plasma.

Parálisis de Bell y parálisis de los nervios faciales

La parálisis de Bell es una paresia aislada de la neurona motora inferior del VII par craneal que produce debilidad facial (fig. 27.14). Aunque la etiología de la

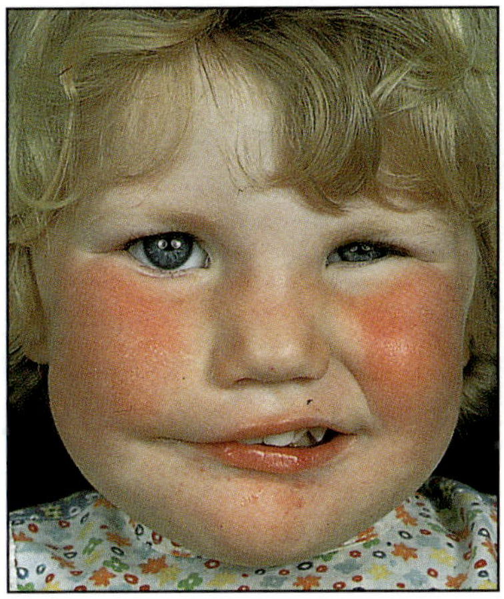

Figura 27.14 Parálisis de Bell. Existe debilidad facial derecha, tanto superior como inferior.

parálisis de Bell es poco clara, es probable que se trate de un proceso postinfeccioso, que en los adultos se asocia con el virus del herpes simple. Los corticosteroides pueden ser útiles para reducir el edema en el conducto facial durante la primera semana. La recuperación es completa en la mayoría de los casos, aunque puede tardar meses en producirse. La complicación más importante es la infección conjuntival debida al cierre incompleto del ojo durante el parpadeo, lo que puede obligar a protegerlo con un parche o incluso con una tarsorrafia.

Existen muchas otras causas de parálisis del nervio facial. Si existen también síntomas de paresia del VIII par, el diagnóstico más probable será el de una lesión compresiva en el ángulo pontocerebeloso. El virus herpes puede invadir el ganglio geniculado, con aparición de vesículas dolorosas en el istmo de las fauces y en el oído externo, junto con paresia del nervio facial. Hay que excluir la hipertensión, ya que existe una asociación entre la parálisis de Bell y la coartación de la aorta. Si la parálisis facial es bilateral, se deberá pensar en una posible sarcoidosis, pero también se observa en la enfermedad de Lyme.

Alteraciones de la transmisión neuromuscular

Miastenia grave

Se manifiesta como una fatiga muscular precoz anómala que mejora con el reposo o con los agentes anticolinesterasa.

Miastenia neonatal transitoria

Se describe en el capítulo 9.

Miastenia juvenil

Es similar a la miastenia autoinmunitaria del adulto y se debe a la fijación de los anticuerpos sobre los receptores de acetilcolina en la membrana sináptica posjuntural, lo que se traduce en reducción del número de receptores funcionantes. Suele manifestarse alrededor de los 10 años con oftalmoplejía y ptosis, pérdida de la expresión facial y dificultad para la masticación (fig. 27.15). Puede observarse debilidad generalizada, especialmente proximal.

El diagnóstico se estabece por la mejora que se observa al administrar edrofonio intravenoso, y puede confirmarse realizando pruebas de los anticuerpos del receptor de acetilcolina (se observan en el 60-80% de

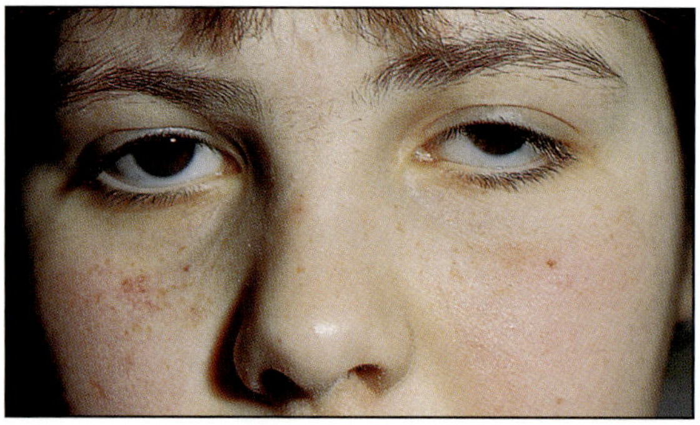

Figura 27.15 Miastenia grave con ptosis debida a fatiga muscular que mejoró con edrofonio.

los casos). El tratamiento consiste en los agentes anticolinesterasa, como la neostigmina o la piridostigmina. Se ha demostrado la utilidad a largo plazo del tratamiento inmunosupresor con prednisolona o azatioprina. En las crisis se utiliza la plasmaféresis. Si aparece un timoma o la respuesta al tratamiento médico no es satisfactoria, se procederá a extirpar el timo. Tras la timectomía, la enfermedad remite en aproximadamente el 25% de los casos, y mejora en más de la mitad.

Enfermedades musculares

Distrofias musculares

Forman un grupo de trastornos hereditarios con degeneración muscular, a menudo progresiva.

Distrofia muscular de Duchenne

Es la distrofia muscular más frecuente y afecta a 1 de cada 4.000 lactantes varones. Se hereda de forma recesiva ligada al cromosoma X, aunque alrededor de la tercera parte de los casos corresponden a mutaciones nuevas. Se debe a la deleción de material cromosómico del brazo corto del cromosoma X (en Xp21). Se sabe actualmente que esta localización codifica una proteína denominada distrofina, que mantiene la integridad de la pared de la célula muscular. Cuando falta, los iones de calcio penetran en la célula, rompiendo el complejo calcio calmodulina y provocando un exceso de radicales libres. La consecuencia final es la destrucción irreversible de las células musculares. Existe una importante elevación de la creatina fosfocinasa en el suero. En algunas regiones, como en Gales, se realiza una prueba de detección neonatal de la distrofia de Duchenne, en la que se detecta este trastorno por el aumento de la creatina fosfocinasa en el suero.

La marcha de los niños afectados es de pato y deben subir las escaleras de escalón en escalón. También pueden presentar retraso del lenguaje. Aunque la edad media del diagnóstico sigue siendo los 5,5 años, numerosos niños desarrollan los síntomas mucho antes.

Puede haber una atrofia muscular selectiva, sobre todo de la cabeza esternal del pectoral mayor y del braquial. Las pantorrillas muestran una seudohipertrofia debida a la sustitución de las fibras musculares por grasa y tejido fibroso.

En los primeros años de escolarización, los niños afectados sólo son algo más lentos y torpes que sus compañeros. Más adelante, la atrofia y la debilidad progresivas hacen que pierdan la capacidad de deambulación hacia la edad de 10-14 años. La muerte se produce al final de la adolescencia o a principios del tercer decenio de la vida, por insuficiencia respiratoria o por la miocardiopatía asociada. Alrededor de la tercera parte de los pacientes tienen dificultades de aprendizaje. La escoliosis es una complicación habitual.

Tratamiento. Los ejercicios adecuados ayudan a conservar la fuerza y la movilidad muscular y retrasan el desarrollo de la escoliosis. Deben evitarse las contracturas, sobre todo de los tobillos, con estiramientos pasivos y férulas nocturnas. La marcha puede prolongarse con ortesis, sobre todo las que permiten la deambulación haciendo que el niño se incline a uno y otro lado. Para facilitar la deambulación también puede ser necesario alargar el tendón de Aquiles. El mantenimiento de una buena postura sedente ayuda a reducir el riesgo de escoliosis. Ésta se trata con un corsé para el tronco, un asiento amoldado y a veces mediante inserción quirúrgica de un vástago metálico en la columna. En las fases avanzadas de la enfermedad pueden producirse episodios de hipoxia nocturna, secundaria a la debilidad de los músculos intercostales, acompañados de laxitud e irritabilidad. Para mejorar la calidad de vida se emplean aparatos que facilitan la respiración, especialmente PAPC (presión de aire positiva continua) y VPPNI (ventilación con presión positiva no invasiva). Como ocurre en todas las enfermedades discapacitantes crónicas, los grupos de autoayuda familiares son una útil fuente de información continua y de apoyo para los padres. Los niños afectados deben ser revisados de forma periódica por los especialistas del centro regional. Cada vez se utilizan más los corticosteroides para el tratamiento de los niños ambulantes con distrofia de Duchenne (prednisolona durante 10 días al mes) para conservar la movilidad y prevenir la escoliosis. No se conoce el mecanismo exacto por el que los glucocorticoides pueden aumentar la fuerza muscular en la distrofia de Duchenne, pero sus posibles efectos beneficiosos incluyen inhibición de la proteólisis muscular, un efecto estimulante sobre la proliferación mioblástica, un aumento de la reparación miogénica, un efecto antiinflamatorio/inmunosupresor, disminución de la concentración citosólica de calcio y regulación hacia arriba de la utrofina y una alteración de la expresión del gen en el músculo esquelético.

Las mujeres portadoras pueden ser identificadas cuando presentan una discreta elevación de la creatina fosfocinasa o cuando es posible detectar la deleción del gen mediante el análisis del ADN. En estos casos, el diagnóstico prenatal es factible.

Distrofia muscular de Becker

Los pacientes con distrofia de Becker producen cierta cantidad de distrofina funcional. Las manifestaciones son similares a las de la distrofia de Duchenne, pero la progresión de la enfermedad es más lenta. La edad media de comienzo oscila en torno a los 11 años, la incapacidad para la deambulación se produce a finales del tercer decenio de la vida y la muerte a principios del quinto, aunque esto es muy variable. En las biopsias musculares se observa cierta tinción de la distrofina, que no se observa en las biopsias de los niños con distrofia de Duchenne.

Distrofias musculares congénitas

Constituyen un grupo heterogéneo de alteraciones, la mayoría de las cuales se transmiten con carácter rece-

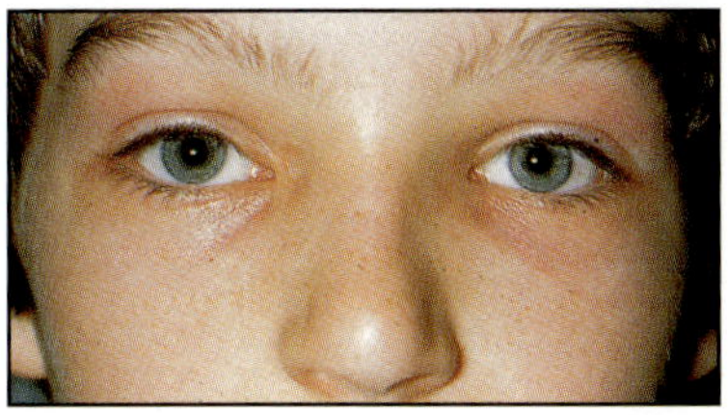

Figura 27.16
Erupción en heliotropo de la dermatomiositis.

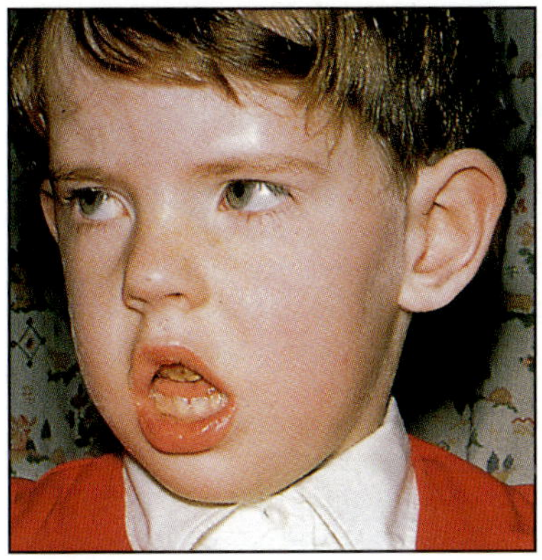

Figura 27.17
Distrofia miotónica en un niño de 8 años con importante debilidad facial y problemas de aprendizaje de intensidad moderada.

sivo, que se manifiestan con debilidad muscular al nacimiento o poco después. Es típica la debilidad proximal lentamente progresiva, con tendencia a las contracturas cuando se pierde la capacidad para andar. En algunos casos, la evolución es más estática. La biopsia muestra manifestaciones distróficas, con reducción de proteínas específicas, como la merosina. Estas distrofias pueden estar relacionadas con anomalías del sistema nervioso central, que pueden producir dificultades para el aprendizaje.

Miopatías inflamatorias

Miositis aguda benigna

Se admite que es un proceso posvírico, ya que a menudo aparece tras una infección respiratoria alta y sigue una evolución autolimitada. Los músculos afectados son dolorosos y débiles. La creatina fosfocinasa sérica está aumentada.

Dermatomiositis

Se trata de una enfermedad sistémica, que probablemente se deba a una vasculitis. Suele aparecer entre los 5 y los 10 años. Puede ser aguda, pero suele ser insidiosa, con fiebre, mal estado general y debilidad muscular simétrica, principalmente proximal. A veces afecta a algunos músculos faríngeos y se producen trastornos de la deglución. Son clásicas la tonalidad violácea de los párpados (heliotropo), con edema periorbitario (fig. 27.16), y una erupción que también puede afectar a las superficies de extensión de las articulaciones, como el codo; con el tiempo se producen calcificaciones subcutáneas. Los marcadores inflamatorios (CRP, ESR) pueden estar aumentados, pero no siempre. Se necesita fisioterapia para prevenir las contracturas. Los corticosteroides son la clave del tratamiento, y deben administrarse a dosis ajustadas durante 2 años. Puede ser necesario administrar otros inmunosupresores, como metotrexato o ciclosporina. La mortalidad es del 5-10%.

Enfermedades miotónicas

La miotonía consiste en el retraso en la relajación tras una contracción mantenida. Puede identificarse clínicamente o con electromiografía.

Distrofia miotónica

Esta enfermedad relativamente frecuente se hereda de forma dominante y está causada por la expansión repetida de un triplete de un nucleótido, lo que significa que puede transmitirse a las siguientes generaciones, especialmente cuando se transmite a partir de la madre (v. cap. 8). Cuando se manifiesta en el período neonatal, lo hace con hipotonía, rechazo de la alimentación y dificultad respiratoria debido a la debilidad muscular. Es útil examinar a la madre por si tiene miotonía. Se manifiesta porque las personas afectadas tardan en soltarse después de darles la mano o tienen dificultad para abrir el puño después de apretarlo fuertemente. Es posible que haya pasado inadvertido por ser muy leve. El diagnóstico en el recién nacido puede tener repercusiones familiares, lo que exige mucha sensibilidad. En los niños más mayores puede presentarse con facies miopática (fig. 27.17), dificultades para el aprendizaje y miotonía. En los adultos se producen cataratas, y en los varones ceguera y atrofia testicular. La muerte suele ser consecuencia de una miocardiopatía asociada.

Miopatías metabólicas

Los trastornos metabólicos pueden afectar a los músculos, debido a la deposición del material almacenado o a deficiencias de enzimas que consumen energía. En los lactantes se manifiestan con flacidez y en los niños mayores con debilidad muscular o calambres durante el ejercicio. Las causas más importantes son:

- Glucogenosis (v. cap. 25).
- Trastornos del metabolismo de los lípidos. Los ácidos grasos, una fuente de energía importante para los músculos, se oxidan en la mitocondria, y los defectos de esta ruta pueden producir debilidad. La carnitina es esencial para suministrar ácidos grasos de cadena larga a las mitocondrias para su degradación, por lo que la deficiencia de carnitina produce debilidad.
- Citopatías mitocondriales, enfermedades raras codificadas por el ADN mitocondrial heredado de la madre. La miopatía puede ser la principal manifestación de una citopatología mitocondrial o la expresión de un trastorno multiorgánico, con acidosis láctica y encefalopatía. Existen pruebas para el ADN mitocondrial.

Miopatías congénitas

Se manifiestan al nacimiento o durante la lactancia por hipotonía generalizada y debilidad muscular. Se clasifican según los hallazgos ultraestructurales en la biopsia muscular. Los distintos tipos son:

- Miopatía nemalínica.
- Enfermedad nuclear central.
- Desproporción congénita de fibras.

Los niveles de creatina fosfocinasa son normales o sólo están ligeramente elevados.

El «niño flácido»

La hipotonía persistente en un lactante se nota con facilidad cuando se levanta al niño, que tiende a resba-

Resumen

Trastornos neuromusculares:

- Incluyen los trastornos de las neuronas del asta anterior, los nervios periféricos, la transmisión neuromuscular y el músculo.
- Se presentan con debilidad muscular, que puede manifestarse con flacidez, retraso de la consecución de los hitos del desarrollo motores, marcha poco firme o fatiga muscular.
- En la **atrofia muscular espinal** se produce degeneración de las neuronas del asta anterior, que causa debilidad de los músculos esqueléticos; la fasciculación de la lengua puede ayudar a hacer el diagnóstico.
- En las **neuropatías sensitivomotoras hereditarias** se produce una debilidad simétrica, de progresión lenta, de los músculos distales.
- En la **polineuropatía postinfecciosa aguda** (síndrome de Guilliain-Barré) se produce parálisis simétrica ascendente, con pérdida de los reflejos y afectación sensitiva y autónoma; puede producirse parálisis bulbar y depresión respiratoria.
- En la **parálisis del nervio facial,** las lesiones de la neurona motora inferior producen debilidad de los músculos faciales inferiores y superiores, mientras que las lesiones de la neurona motora superior no afectan a los músculos de la parte superior de la frente.
- La **miastenia juvenil** suele presentarse a los 10 años de edad con oftalmoplejía y ptosis, pérdida de la expresión facial y dificultad para masticar.
- La **distrofia muscular de Duchenne** es un trastorno recesivo ligado a X, y se presenta con marcha de pato y dificultad para subir escaleras.
- La **dermatomiositis** suele presentarse entre los 5 y los 10 años de edad con malestar, debilidad muscular proximal simétrica y exantema violáceo (heliotropo) de los párpados.
- La **distrofia miotónica** se hereda de forma dominante; en los recién nacidos se presenta con hipotonía y dificultades para alimentarse y respirar debido a la debilidad muscular; en los niños más mayores se presenta con facies miopática, dificultades para el aprendizaje y miotonía y retraso de la relajación tras una contracción muscular mantenida.

Cuadro 27.4 Causas de flacidez en el lactante

Corticales
Encefalopatía hipoxicoisquémica
Malformaciones corticales

Genéticas
Síndrome de Down
Síndrome de Prader-Willi

Metabólicas
Hipotiroidismo
Hipocalcemia

Neuromusculares
Atrofia muscular espinal
Miopatía
Miotonía
Miastenia grave

larse como una muñeca de trapo cuando se le sujeta en decúbito prono apoyado en los dedos o las manos. Cuando se tira de sus manos, la cabeza queda muy atrás. Sus causas se enumeran en el cuadro 27.4. La exploración clínica puede ayudar a determinar la localización de la lesión: si es cortical o neuromuscular. La hipotonía central se asocia a disminución del tono del tronco, aunque se conserva el tono de las extremidades. Las características dismórficas indican una causa genética. Si existe una lesión de la neurona motora inferior, el lactante adopta una postura de rana (v. fig. 27.13), tiene pocos movimientos antigravitatorios y ausencia de reflejos.

Síndromes neurocutáneos

El sistema nervioso y la piel tienen un origen ectodérmico común. Los trastornos embrionarios producen síndromes que afectan a ambos sistemas: los síndromes neurocutáneos.

Neurofibromatosis tipo 1 (NF1)

Afecta a 1 de cada 3.000 nacidos vivos. Se transmite de forma autosómica dominante, y es un trastorno muy penetrante. Un tercio de los casos se deben a mutaciones nuevas. Se ha identificado el gen.

El diagnóstico es positivo si se cumplen dos o más de los siguientes criterios:

- Seis o más manchas de color café con leche de más de 5 mm de tamaño antes de la pubertad, y de más de 15 mm después de la pubertad (fig. 27.18).
- Más de un neurofibroma (crecimiento nodular firme de aspecto desagradable) en cualquier nervio.
- Pecas axilares (v. fig. 27.18).
- Glioma óptico que puede causar deterioro visual.
- Un nódulo de Lisch, un hamartoma del iris que se observa cuando se explora el ojo con una lámpara con rendija.
- Lesiones óseas debido a displasia del esfenoides, que puede causar protrusión del ojo.
- Parientes de primer grado con NF1.

Los signos cutáneos tienden a ser más evidentes tras la pubertad y son muy variables, de leves a graves. Los neurofibromas aparecen a lo largo de cualquier nervio periférico, incluidos los pares craneales. Pueden ser antiestéticos y dar lugar a signos neurológicos cuando se forman en un lugar en el que el nervio pasa por un agujero óseo. Si la compresión afecta a los pares craneales II u VIII se producirán alteraciones visuales o auditivas. En ocasiones se observa megalencefalia, con dificultades de aprendizaje y epilepsia.

La neurofibromatosis tipo 2 (NF2; bilateral, acústica o central) es menos frecuente y se presenta en la adolescencia. Su característica predominante son los neuromas acústicos bilaterales, que producen sordera y a

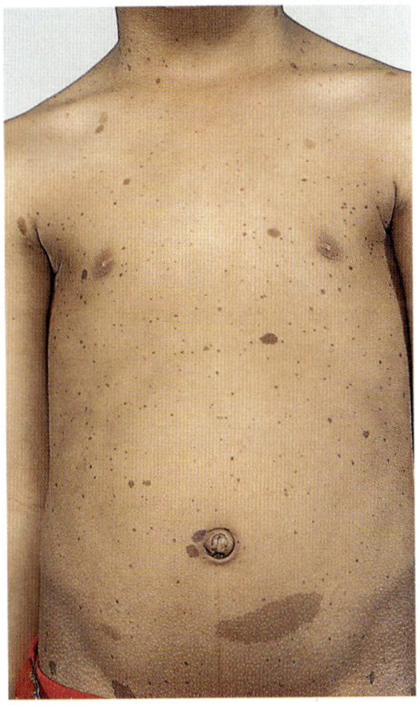

Figura 27.18 Manchas de café con leche y pecas axilares en la neurofibromatosis.

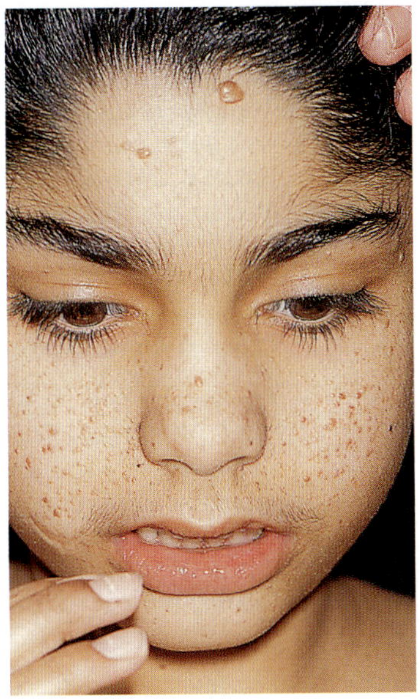

Figura 27.19 Adenoma sebáceo en la esclerosis tuberosa.

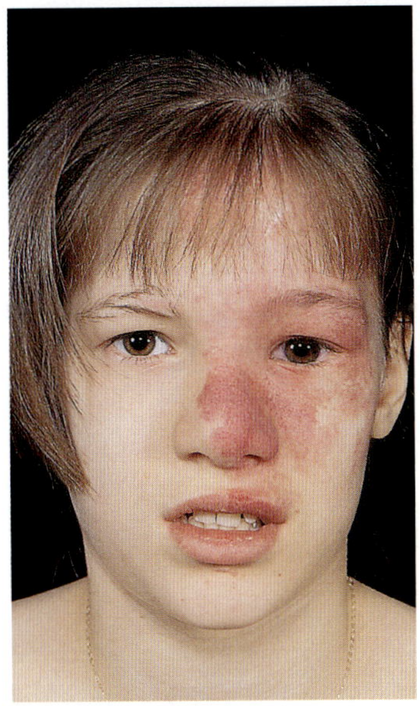

Figura 27.20 Síndrome de Sturge-Weber, con mancha de color vino de oporto en la distribución del nervio trigémino.

veces un síndrome del ángulo pontocerebeloso con paresia del nervio facial (VII) y ataxia cerebelosa.

Las manifestaciones de las NF1 y NF2 pueden superponerse. Tanto la NF1 como la NF2 pueden asociarse a trastornos endocrinos, como los síndromes de neoplasia endocrina múltiple (MENS).

Otras asociaciones son feocromocitoma, hipertensión pulmonar, estenosis de la arteria renal con hipertensión y cambios gliomatosos, sobre todo en forma de lesiones del sistema nervioso central. En raras ocasiones, los tumores benignos sufren una transformación sarcomatosa. No obstante, la mayoría de los pacientes sólo presentan los estigmas cutáneos.

Esclerosis tuberosa

Es una enfermedad autosómica dominante, aunque el 70% de los casos corresponden a mutaciones nuevas. Su prevalencia es de 1 de cada 9.000 nacidos vivos.

Las características cutáneas son:

- Manchas despigmentadas en forma de «hoja de fresno», que producen fluorescencia cuando se las ilumina con luz ultravioleta (lámpara de Wood).
- Parches arrugados en la piel (parches de Shagreen), en especial sobre la columna lumbar.
- Adenomas sebáceos (angiofibroma) distribuidos en forma de alas de mariposa sobre el puente de la nariz y las mejillas, que son raros antes de los 3 años de edad (fig. 27.19).

Las características neurológicas comprenden:

- Retraso del desarrollo, con espasmos durante la infancia.
- Epilepsia, a menudo con localización.
- Alteración intelectual

Estos niños tienen graves dificultades de aprendizaje y desarrollan a menudo una conducta con rasgos autistas al crecer. Otras manifestaciones son:

- Fibromas bajo las uñas (fibromas subungueales).
- Áreas blancas densas en la retina (facomas) debidas a degeneración local.
- Rabdomiomas cardíacos identificables con ecocardiografía en las primeras semanas de vida; a menudo acaban por desaparecer.
- Riñones poliquísticos.

Como sucede en la neurofibromatosis, también pueden producirse lesiones gliomatosas del encéfalo. Muchos pacientes y portadores del gen sólo presentan los estigmas cutáneos, sin signos neurológicos asociados.

Mediante la TC pueden detectarse nódulos subependimarios y tubérculos a partir del segundo año de vida. La RM es más sensible y permite identificar otros tubérculos y lesiones con más claridad.

Síndrome de Sturge-Weber

Es una enfermedad esporádica en la que se observa una lesión hemangiomatosa facial (mancha de vino de oporto) en el territorio del nervio trigémino, asociada con una lesión intracraneal similar. La rama of-

Resumen

Los síndromes neurocutáneos:

- Incluyen la neurofibromatosis, la esclerosis tuberosa y el síndrome de Sturge-Weber.

Tabla 27.4 Enfermedades por depósito de lípidos

Enfermedad	Defecto enzimático	Manifestaciones clínicas
Enfermedad de Tay-Sachs	Hexosaminidasa A	Enfermedad autosómica recesiva Más frecuente en judíos ashkenazi Regresión del desarrollo al final de la lactancia, respuesta de miedo exagerado al ruido, falta de atención visual y de respuesta social Hipotonía intensa, aumento de tamaño de la cabeza Mancha rojo cereza en la mácula Muerte a los 2-5 años Diagnóstico: medición de la actividad enzimática específica Detección de portadores en parejas de alto riesgo Es posible la detección prenatal
Enfermedad de Gaucher	Betaglucosidasa	Afecta a 1 de cada 500 judíos ashkenazi Forma crónica de la infancia: esplenomegalia, supresión de la médula ósea, afectación ósea, CI normal La esplenectomía puede aliviar el hiperesplenismo Es posible el tratamiento de sustitución enzimática, pero es muy caro Forma aguda de la infancia: esplenomegalia, degeneración neurológica con convulsiones Es posible detectar a los portadores y hacer el diagnóstico prenatal
Enfermedad de Niemann-Pick	Esfingomielinasa	A los 3-4 meses, dificultades para la alimentación y retraso del crecimiento, hepatoesplenomegalia, retraso del desarrollo, hipotonía y deterioro de la audición y la visión Mancha rojo cereza en la mácula del 50% de los afectados Muerte hacia los 4 años

tálmica del trigémino siempre se encuentra afectada (fig. 27.20). Una manifestación característica visible en la radiografía del cráneo son las calcificaciones en «raíles de tren».

En la forma más grave puede haber epilepsia, dificultad para el aprendizaje y hemiplejía. Los niños que sufren una epilepsia rebelde al tratamiento en las primeras etapas de la lactancia pueden mejorar con la hemisferectomía. En los casos menos graves, el deterioro es raro después de los 5 años, aunque las convulsiones y los problemas de aprendizaje pueden persistir. Es un factor de riesgo del glaucoma.

Enfermedades neurodegenerativas

Estos trastornos causan deterioro de las funciones motora e intelectual. Las características neurológicas anómalas incluyen convulsiones, espasticidad, macro o microcefalia, trastornos del movimiento involuntario, pérdida de la visión y la audición y cambios de la conducta. Aunque son poco frecuentes si se consideran individualmente, son muy numerosos, e incluyen:

- Trastornos del almacenamiento lisosomal, por ejemplo trastornos por depósito de lípidos y mucopolisacaridosis, en los que la ausencia de una enzima hace que se acumulen metabolitos nocivos.
- Defectos de las enzimas de los peroxisomas, como adrenoleucodistrofia ligada a X. Los peroxisomas son organelas que contienen catalasas y oxidasas que participan en la oxidación de los ácidos grasos de cadena larga. Las deficiencias enzimáticas pueden hacer que se acumulen ácidos grasos de cadena muy larga (AGCML).
- Trastornos heredodegenerativos, como la enfermedad de Huntington, que se presenta con distonía progresiva, demencia, convulsiones y signos de las vías corticoespinales.
- La enfermedad de Wilson, causada por la acumulación de cobre, puede producir cambios de la conducta y movimientos involuntarios, o una mezcla de síntomas neurológicos y hepáticos.
- La panencefalitis esclerosante subaguda, una respuesta retardada, que se produce durante la adolescencia, a una infección previa por sarampión y que produce regresión neurológica con un EEG característico. Es poco frecuente desde que apareció la vacuna contra el sarampión.

Trastornos del almacenamiento lisosomal

En la leucodistrofia metacromática, una sulfatidosis, la acumulación de sulfátidos produce desmielinización. El diagnóstico se realiza mediante pruebas enzimáticas de los leucocitos.

En los trastornos debidos a depósito de lípidos (tabla 27.4), las esfingolipidosis, se produce acumulación de esfingolípidos, un componente esencial de las membranas del SNC. El diagnóstico se realiza mediante pruebas enzimáticas de los leucocitos.

Las mucopolisacaridosis son enfermedades multisistémicas progresivas que pueden afectar a los aparatos y a los sistemas neurológico, ocular, cardíaco y esquelético (tabla 27.5). La hepatoesplenomegalia es habitual. La mayoría de estos niños sufren retraso del desarrollo tras un período de crecimiento y desarrollo esencialmente normales durante los primeros 6-12 meses de edad. En ese momento el desarrollo comienza a desacelerarse y los niños pueden perder algunas de las

Mucopolisacaridosis

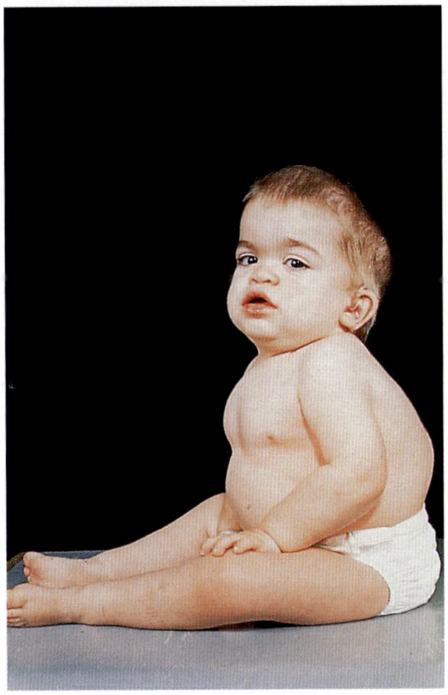

Figura 27.21 Síndrome de Hurler, con la cara y la displasia esquelética características.

Tabla 27.5 Manifestaciones clínicas de las mucopolisacaridosis

Oculares	Córnea turbia Degeneración retiniana Glaucoma
Cutáneas	Piel gruesa Facciones toscas
Cardíacas	Lesiones valvulares Insuficiencia cardíaca
Neurológicas	Regresión del desarrollo
Esqueléticas	Cráneo engrosado Costillas anchas Mano en maza Cifosis dorsal Lordosis lumbar
Otras	Hepatoesplenomegalia Síndrome del túnel del carpo Sordera de conducción Hernias umbilicales e inguinales

Tabla 27.6 Tipos de mucopolisacaridosis

Tipo	Herencia	Córnea	Corazón	Encéfalo	Esqueleto
MPS I (Hurler)	AR	+++	++	+++	++
MPS II (Hunter)	ligada a X	–	+	++	+
MPS III (Sanfilippo)	AR	+/–	–	+	+
MPS IV (Morquio)	AR	+	+	–	+++
MPS VI (Morateaux–Lamy)	AR	+++	++	–	++

AR, Autosómica recesiva.

habilidades ya logradas. Sólo en el segundo semestre de la vida comienzan a aparecer las características faciales, con tosquedad de las facciones y frente prominente debido al abombamiento frontal (fig. 27.21).

En la tabla 27.6 se recogen las características de cinco variedades. El diagnóstico depende de la identificación del defecto enzimático y de la excreción urinaria de las principales sustancias de depósito, los glucosaminoglucanos (GAG). El tratamiento es de apoyo en función de las necesidades del niño. Se han logrado sustituciones enzimáticas satisfactorias con trasplante de médula ósea en algunos de estos niños, pero las alteraciones neurológicas establecidas no revierten.

Resumen

En los trastornos neurodegenerativos:

- Se produce regresión del desarrollo y evolución de signos neurológicos anómalos.

Lecturas recomendadas

Forsyth R, Newton R 2007 Paediatric neurology. Oxford specialist handbook in paediatrics. Oxford University Press, Oxford

Newton R W 1995 Colour atlas of pediatric neurology. Mosby-Wolfe, London. *Libro de texto bien ilustrado*

Internet

British Paediatric Neurology Association: http://www.bpna.org.uk

Child Neurology Home page: http://www.waisman.wisc.edu/child-neuro/index.html (una biblioteca con información sobre muchos diagnósticos neurológicos)

International League Against Epilepsy (ILAE): http://www.ilae.org/ (informacion útil sobre síndromes epilépticos)

Neuromuscular homepage (Washington University

School of Medicine): http://www.neuro.wustl.edu/neuromuscular/
Online Mendelian Inheritance in Man: www.ncbi.nlm.nih.gov/omim
En la biblioteca Cochrane pueden encontrarse revisiones sistemáticas sobre el tratamiento de la migraña en niños, corticoides para la parálisis facial y tratamiento del síndrome de Guillain-Barré: http://www.nelh.nhs.uk/cochrane.asp

28 Medicina del adolescente

La adolescencia es el paso de la infancia a la madurez. La edad concreta a la que tiene lugar no está bien definida, pero se considera que es la época comprendida entre la pubertad y los 18 años. En el Reino Unido (RU) hay 7 millones de adolescentes, el 12-13% de la población.

La transición desde ser un niño a convertirse en un adulto supone muchos cambios biológicos, psicológicos y sociales (tabla 28.1). Si los cambios puberales se adelantan o se atrasan, pueden surgir dificultades.

Tabla 28.1 Cambios que se producen durante la adolescencia

	Biológicos	Psicológicos	Sociales
Al principio de la adolescencia	Pubertad temprana Mujeres: brotes mamarios, aparición de vello púbico, comienza el brote de crecimiento adolescente Varones: aumento del tamaño de los testículos, los genitales empiezan a crecer	Pensamiento concreto (fig. 28.1), pero comienzan a desarrollarse los conceptos morales y la conciencia de su propia sexualidad	La primera separación emocional de los padres, comienza una identificación muy fuerte con sus iguales, primeras conductas de exploración, como empezar a fumar
En la mitad de la adolescencia	Mujeres: termina el brote de crecimiento adolescente, menarquia, cambia la forma corporal Varones: empiezan a producir esperma, cambio de la voz, empieza el brote de crecimiento adolescente Acné Rubor Aumenta la necesidad de dormir	Pensamiento abstracto pero todavía con «blindaje», aumento de la destreza verbal, se puede desarrollar una ideología ferviente (religiosa, política)	Sigue el alejamiento emocional de sus padres, interés heterosexual por sus iguales, primeros planes vocacionales
Al final de la adolescencia	Varones: final de la pubertad, siguen aumentando la estatura, la fuerza y el vello corporal	Pensamiento abstracto complejo (fig. 28.1), identificación de la diferencia entre ley y moralidad, aumento del control de los impulsos, se desarrolla más la identidad personal, desarrollo o rechazo de ideologías	Autonomía social, pueden desarrollar relaciones íntimas, siguen estudiando o empiezan a trabajar, pueden empezar a ser independientes económicamente o desarrollar más su independencia económica

Adaptada de Christie D, Viner R 2005 Adolescent development. En: Viner R (ed.) *ABC of Adolescence.* BMJ books, Blackwell; McIntosh N, Helms P, Smyth R (eds.) 2003 *Forfar and Arneil's Textbook of Paediatrics,* 6.ª ed. Churchill Livingstone, Edimburgo: 1757-1768.

Aunque los médicos de cabecera se encargan de los problemas sanitarios de los adolescentes, pueden surgir dificultades cuando se necesita la atención de médicos especialistas. Los niños de menos de 16 años acuden al pediatra, y los mayores a los médicos y cirujanos para adultos. Sin embargo, los recursos pediátricos, como las salas para niños, están enfocados a las necesidades de los niños pequeños, no de los adolescentes, mientras que los más mayores pueden sentirse abrumados por las circunstancias sanitarias que se encuentran en las salas para adultos y por la independencia que se espera de ellos. Las adolescentes con problemas ginecológicos suelen ser atendidas por ginecólogos, generalmente para adultos. Hoy en día, algunos pediatras se están especializando en medicina para adolescentes.

Comunicación con los adolescentes

La consulta de los adolescentes es diferente de la consulta pediátrica de los niños pequeños porque los adolescentes participan más.

Es mejor ver a los adolescentes solos y después con sus padres. Si los padres se quedan solos con el médico después de que el adolescente haya pasado tiempo con él, éste puede pensar que el médico va a contar a sus padres las confidencias que le haya hecho.

A continuación se indican algunas recomendaciones prácticas para la comunicación y el trabajo con adolescentes:

- Convierta al adolescente en el centro de atención durante la consulta.
- Sea usted mismo. Cuando haya establacido una buena relación, anime al adolescente a hablar sobre sus intereses, como el fútbol, la ropa o la música, pero intentando no ser frío, falso o condescendiente; su relación debe ser de médico, no de amigo.
- Hay que observar la dinámica familiar. ¿El padre o la madre responden las preguntas que le hace al adolescente? ¿Parece que el adolescente prefiere esta actitud, o le molesta que le interrumpan?
- Evite ser crítico y sermonear. Es mejor un abordaje franco y directo. Su papel debe ser el de un adulto entendido y de confianza, que puede aconsejarle si el adolescente así lo desea.
- Es probable que un abordaje autoritario provoque una actitud de rebeldía. Lo mejor es trabajar juntos de una forma práctica.
- Las preguntas más difíciles deben plantearse de la forma menos amenazadora y crítica posible; por ejemplo, «muchos adolescentes beben alcohol, ¿cuánto bebes tú a la semana?»
- La confidencialidad es importante y debe respetarse. Explíquele que usted mantendrá en secreto todo lo que le diga, a no ser que suponga un riesgo para alguien.
- Tenga en cuenta cómo pueden presentarse los trastornos; por ejemplo, dolor abdominal cuando la razón real es la ansiedad sobre un posible embarazo o una enfermedad de transmisión sexual, o el resultado del consumo de drogas.
- Si se requiere una anamnesis psicosocial completa, el acrónimo HEADSS puede resultar útil (tabla 28.2), aunque las preguntas deben adaptarse a la fase del desarrollo del paciente.
- Si es necesario realizar una exploración física, hay que tener en cuenta la privacidad y la integridad personal: ¿debe estar presente uno de los padres o un acompañante?, ¿prefiere estar con un médico de su mismo sexo?
- Los conceptos deben comunicarse y explicarse de forma adecuada según el desarrollo cognitivo. Cuando trate con adolescentes jóvenes, utilice ejemplos concretos (aquí y ahora) en vez de conceptos abstractos («si... entonces»).

Problemas sanitarios

La adolescencia es una etapa sana de la vida si se compara con la infancia o la vejez. Los problemas sanitarios que pueden afectar a los adolescentes son:

- Enfermedades comunes: trastornos respiratorios, cutáneos y musculoesqueléticos, incluyendo lesiones deportivas y molestias somáticas. Las enfermedades agudas graves son poco frecuentes, y la causa principal de mortalidad son los traumatismos.
- Enfermedades crónicas y discapacitantes, como asma, epilepsia, diabetes o parálisis cerebral. En la tabla 28.3 se muestra la prevalencia de algunos de los trastornos crónicos más frecuentes en los adoles-

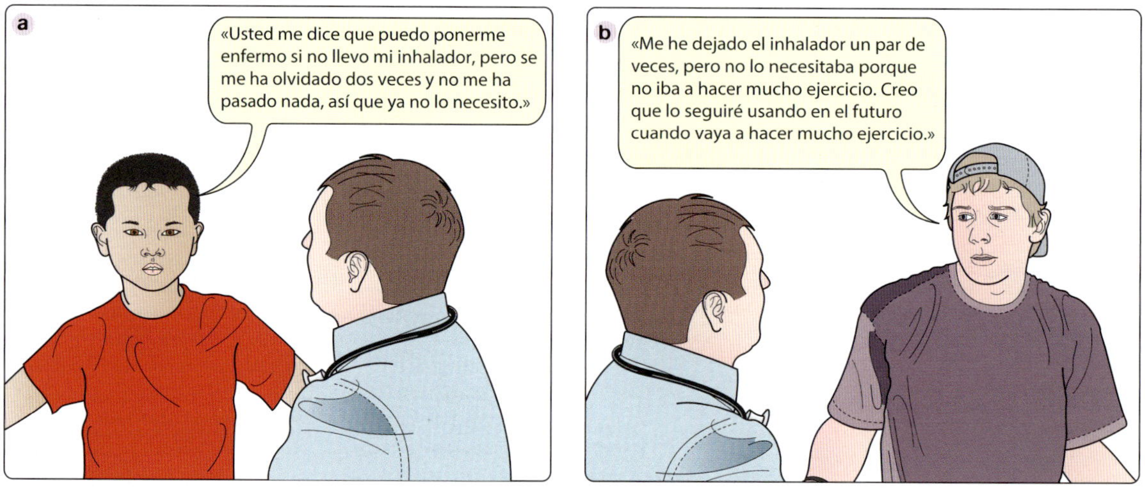

Figura 28.1 Ejemplo que ilustra la diferencia entre **a)** el pensamiento concreto y **b)** el pensamiento abstracto a la hora de afrontar el asma en un niño y en un adolescente.

Tabla 28.2 Acrónimo HEADSS para la anamnesis psicosocial en los adolescentes

H	Hogar	Relaciones, apoyo social, obligaciones domésticas
E	Educación	Colegio, exámenes, experiencia laboral, carrera profesional, carrera universitaria, cuestiones económicas
A	Actividades	Ejercicio y deporte Relaciones sociales, amigos, compañeros, ¿en quién puede confiar?
	Afectividad	Estado de ánimo
D	Conducción (driving)	Si está capacitado
	Drogas	Consumo de drogas, cigarrillos, alcohol, ¿qué cantidad?, ¿con qué frecuencia?
	Dieta	Peso, consumo de cafeína (bebidas dietéticas), atracones/vómitos, ¿toma cantidades suficientes de calcio y de vitamina D?
S	Sexo	Inquietudes, menstruación, anticonceptivos (y en relación con los fármacos)
	Sueño	¿Cuánto duerme?, ¿le cuesta dormirse?, ¿se despierta con frecuencia?, ¿se levanta pronto?
	Suicidio	Depresión, autolesiones

centes. También existe un rango de trastornos poco frecuentes con morbilidad crónica grave, como las enfermedades malignas, la artritis idiopática juvenil o los trastornos del tejido conjuntivo. Además, los niños con muchos trastornos congénitos que antes eran mortales en la infancia ahora sobreviven hasta la adolescencia o la vida adulta, por ejemplo fibrosis quística, distrofia muscular de Duchenne, cardiopatías congénitas complejas, trastornos metabólicos, etc.

- Alta prevalencia de síntomas somáticos: fatiga, cefalea, dolor de espalda, etc.
- Problemas mentales, incluyendo el suicidio y las autolesiones intencionadas.
- Trastornos de la alimentación y problemas de peso.
- Problemas asociados a conductas de riesgo para la salud, como fumar, beber alcohol y consumir drogas, y para la salud sexual, como anticonceptivos y embarazos en la adolescencia.

Mortalidad

La disminución espectacular de la mortalidad de los niños pequeños que se ha observado desde la década de 1960 no se ha producido en los adolescentes, en los que ahora la mortalidad es superior a la de los niños de 1-4 años (fig. 28.2). Aunque la mortalidad causada por enfermedades contagiosas ha disminuido mucho en los adolescentes, no se corresponde con la mortalidad causada por accidentes de tráfico, otras lesiones y el suicidio, que son ahora las causas principales (fig. 28.3). Se cree que el alcohol es un factor que interviene en un tercio de estas muertes.

Impacto de los trastornos crónicos

Las enfermedades crónicas pueden alterar el desarrollo biológico, psicológico y social. Además, estos cambios del desarrollo pueden afectar al control y el tratamiento de la enfermedad (tabla 28.4). El impacto de los trastornos crónicos en los niños y sus familias se analiza en el capítulo 23.

Tabla 28.3 Prevalencia de algunas enfermedades crónicas por cada 1.000 adolescentes de entre 12 y 18 años

Enfermedad	Prevalencia por cada 1.000 adolescentes
Trastornos musculoesqueléticos	41
Trastornos cutáneos	32
Trastornos mentales importantes	120
Diabetes	
Tlpo 1	2
Tipo 2	1-2
Trastornos respiratorios	150
Asma	100
Fibrosis quística	0,1
Epilepsia	4
Problemas de audición	18
Parálisis cerebral	1,5

Cumplimiento

El cumplimiento es un problema para muchos adolescentes cuando empiezan a encargarse de su enfermedad, no desean la supervisión paterna y pueden dar a su enfermedad menos prioridad que a sus actividades sociales y de ocio. Es posible que piensen que la medicación no es tan importante, especialmente si es preventiva o a largo plazo en vez de aportar beneficios a corto plazo.

Las relaciones con sus iguales y la imagen personal son muy importantes. Por ejemplo, para un adolescente con diabetes puede ser más importante ir a comer enseguida para poder sentarse con sus amigos que ir a la enfermería de la escuela primero para inyectarse la insulina. Los efectos secundarios también son importantes, especialmente aquellos que afectan al bienestar o al aspecto. No evalúan los riesgos igual que los adultos, por lo que el riesgo de no ser aceptado en un grupo por tener que seguir un tratamiento determinado puede parecerles más importante que el riesgo que conlleva no tomar la medicación.

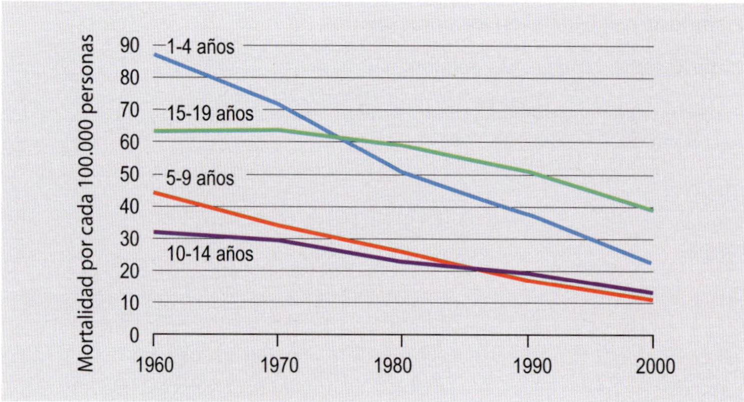

Figura 28.2 Mortalidad según la edad en Inglaterra y Gales entre 1960 y 2003. Obsérvese que ahora la mortalidad es mayor entre los 15 y los 19 años de edad que entre 1 año y 4 años. (Fuente: ONS.)

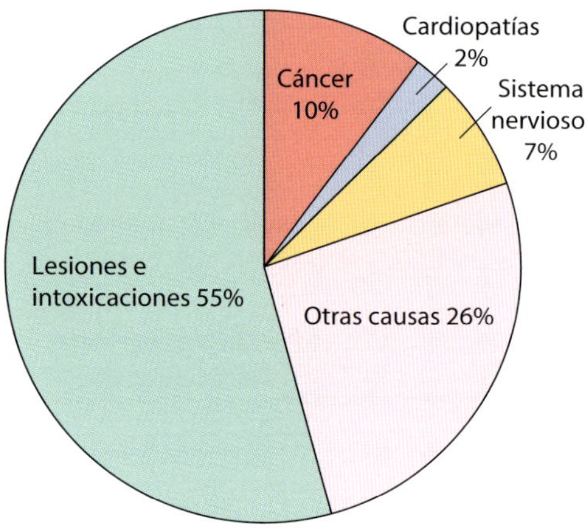

Figura 28.3 Causas de muerte en el RU entre los 15 y los 19 años de edad. (Fuente: ONS, 2005.)

La falta de información y haber olvidado las enseñanzas sobre la enfermedad recibidas hace tiempo influyen en el cumplimiento. El trastorno pudo haber aparecido cuando el niño era muy pequeño, por lo que la consulta original puede haber tenido lugar entre los padres y el médico. Si esta comunicación no se ha actualizado a medida que el niño ha ido creciendo, el adolescente puede tener poca información, y no comprender su enfermedad, qué fármacos está tomando y por qué. Cuando la responsabilidad del tratamiento recae sobre una persona joven, es necesario proporcionar información sobre los fármacos y el tratamiento de forma adecuada a su nivel de desarrollo. En la tabla 28.5 se resumen otras formas de fomentar el cumplimiento.

Transición a los servicios sanitarios para adultos

Las personas jóvenes con trastornos crónicos deben dejar los servicios pediátricos y de adolescentes para incorporarse a los servicios para adultos. Esto suele suponer el cambio desde un modelo de tratamiento basado en el contacto estrecho entre el adolescente y los profesionales sanitarios (consejo telefónico ilimitado con el personal de enfermería especializado, posibles visitas al hogar, citas frecuentes) en el que participaban sus padres y otros miembros de la familia, a otro régimen de tratamiento en el que es probable que las visitas sean poco frecuentes y en una clínica para adultos, y que los padres tengan una participación mínima o incluso no se les permita participar.

Las personas jóvenes y sus padres necesitan información sobre el proceso de transición y tiempo para prepararse. Los padres suelen estar preocupados porque creen que el equipo para adultos no dispensará los cuidados sanitarios que necesita un adolescente. Suele resultar útil que un profesional sanitario determinado, generalmente un enfermero especializado, se encargue de preparar esta transición.

Debe permitirse cierta flexibilidad en cuanto a la edad, ya que el cambio debe realizarse cuando la persona joven esté preparada y tenga la madurez necesaria para enfrentarse a los servicios para adultos.

La transición puede realizarse a través de un servicio para adolescentes o para adultos jóvenes en clínicas equipadas para la atención tanto de los adolescentes como de los adultos. Este sistema puente tiene muchas ventajas, pero requiere un número suficiente de pacientes y de personal sanitario capacitado y dispuesto a prestar estos servicios. Estas clínicas suelen estar diseñadas para trastornos específicos, como la diabetes, la fibrosis quística o las cardiopatías congénitas. Como alternativa, la transferencia puede realizarse con éxito si existe una buena comunicación entre los distintos equipos, aunque suele implicar un cambio radical para el adolescente y la familia. El médico de familia también puede servir como enlace para que exista cierta continuidad entre los diferentes médicos especialistas.

Consentimiento y confidencialidad

Consentimiento

En Inglaterra, Gales e Irlanda del Norte, los adolescentes pueden dar su consentimiento si están suficientemente informados y tienen más de 16 años, o si tienen menos de 16 años pero son competentes para tomar decisiones por sí mismos. No suelen surgir conflictos sobre el tratamiento, y, normalmente, los adolescentes, sus padres y los médicos están de acuerdo en que es necesario. En el capítulo 5 se explica cómo manejar los desacuerdos sobre el consentimiento.

Confidencialidad

Los adolescentes consideran que la confidencialidad sobre su atención sanitaria tiene una importancia crucial. Quieren estar seguros de que su médico no reve-

Tabla 28.4 Algunas interacciones entre las enfermedades crónicas y el desarrollo

	Efectos de las enfermedades crónicas sobre el desarrollo	Efectos del desarrollo sobre las enfermedades crónicas
Biológicas	Retraso de la pubertad Estatura baja Disminución de la masa ósea Desnutrición causada por ingesta inadecuada, debido al aumento de las necesidades calóricas o a anorexia	Las hormonas que aparecen durante la pubertad pueden afectar a la enfermedad; por ejemplo, la hormona del crecimiento empeora la diabetes y aumenta la necesidad de insulina; en las mujeres con fibrosis quística puede deteriorarse la función pulmonar El aumento de las necesidades calóricas puede empeorar el control de la enfermedad o provocar desnutrición: puede ser necesario añadir suplementos a la dieta o alimentación con sonda nasogástrica o mediante gastrostomía durante la noche El crecimiento puede producir escoliosis
Psicológicas	Regresión o conducta menos madura Adoptar el papel de enfermo Deterioro del desarrollo de la sensación de ser atractivo/sexualidad Estrés parental, depresión, problemas económicos debido a los gastos del tratamiento; los hermanos pueden sufrir	Negar que sus acciones pueden afectar a su salud Falta de cumplimiento y de control de la enfermedad Rechazo tanto de los médicos como de los padres
Sociales	Disminución de la independencia cuando deberían estar emancipándose Falta de relación con los iguales Aislamiento social: no pueden participar en actividades deportivas o sociales Absentismo escolar y disminución del rendimiento académico, por lo que puede disminuir la autoestima Fracaso vocacional	Las conductas de riesgo pueden afectar negativamente a la enfermedad, por ejemplo fumar y el asma o la fibrosis quística, el alcohol y el control de la diabetes, la privación del sueño y la epilepsia Los hábitos nutricionales caóticos producen desnutrición u obesidad

Tabla 28.5 Formas de aumentar el cumplimiento

Evaluar la magnitud del problema y no ser condescendiente	Pregunta: «A la mayoría de las personas les molesta tener que tomar medicinas. ¿Con qué frecuencia te acuerdas de ellas?»
Tomarse un tiempo para analizar las cuestiones prácticas	Intente ponerse en el lugar del adolescente y hable con él de los detalles de su régimen de tratamiento. Haga el régimen tan sencillo como sea posible. No olvide los problemas prácticos: la falta de cumplimiento puede deberse a algo tan simple como que en la escuela no haya un lugar privado donde pueda administrarse el tratamiento.
Explorar las creencias	Pueden existir creencias extrañas o incorrectas sobre los fármacos, por ejemplo atribuibles falsamente a los efectos secundarios, por lo que rechazan tomar la medicación.
Utilizar rutinas diarias para «anclar» el cumplimiento	Buscar actividades cotidianas que puedan relacionarse con la medicación, por ejemplo al lavarse los dientes o «con el desayuno y la cena» en vez de «dos veces al día». Encontrar el momento más tranquilo del día, que suele ser por la mañana. Aceptar las sugerencias del adolescente.
Motivación	Negociar los objetivos del tratamiento a corto plazo. Buscar factores que motiven a los jóvenes, por ejemplo la pubertad o el crecimiento.
Implicación y contrato	Planificar el régimen con el adolescente. Algunos pueden responder a un contrato escrito aceptado por ambas partes.
Escribir las instrucciones	¡Se ha demostrado que la mayoría de las cosas que se dicen se olvidan al salir de la habitación!
Dedicar tiempo a las explicaciones	Comprobar el nivel de información en todas las ocasiones.
Abordaje enfocado a la solución	Averiguar lo que se ha hecho bien y por qué. Utilizar, por ejemplo, esta información: «¿qué has hecho para pasar 3 semanas fuera del hospital este mes?»

lará a nadie, sin su permiso, la información que le hayan dado, ya sean sus padres, el colegio o la policía. En la mayoría de las circunstancias debe respetarse la confidencialidad, a no ser que pueda perjudicar a alguien, ya sea a ellos mismos debido a abusos sexuales o físicos o a pensamientos suicidas, o intentos homicidas hacia otros. Los problemas con respecto a la confidencialidad suelen estar relacionados con los anticonceptivos, el aborto, las enfermedades de transmisión sexual, el abuso de sustancias o la salud mental. Generalmente, los padres desean estar informados y participar en el manejo de estas situaciones, y debe animarse a los adolescentes a que hablen con sus padres o a que permitan al médico hacerlo. Sin embargo, los tribunales han apoyado el tratamiento médico de estas situaciones sin el conocimiento o el consentimiento de los padres cuando el joven es competente para tomar estas decisiones por sí mismo.

Fatiga, cefalea y otros síntomas somáticos

La fatiga, la cefalea, el dolor abdominal, el dolor de espalda y los mareos son frecuentes en los adolescentes. Los estudios internacionales sobre adolescentes realizados en Europa revelan que dos tercios se sienten fatigados por la mañana más de una vez a la semana, el 25% tienen cefalea y el 15% dolor de estómago, de espalda o problemas del sueño más de una vez a la semana. En muchos casos, estos síntomas parecen una característica del adolescente, aunque debe descartarse una causa orgánica mediante anamnesis, exploración y pruebas complementarias si son necesarias. En algunos casos, puede tratarse de una manifestación física de los problemas psicológicos, y pueden existir factores que los desencadenan o los mantienen, como el acoso o las discusiones parentales.

En ocasiones estos síntomas son tan graves y persistentes que afectan considerablemente a la calidad de vida, con deterioro del rendimiento escolar, los resultados académicos y las relaciones con sus iguales. Puede deberse a un síndrome de fatiga crónica o a síndromes de dolor crónico. Puede ser necesario realizar una investigación y evaluación más completa, y aplicar un tratamiento multidisciplinario de rehabilitación y terapia cognitiva y conductual dentro de la familia. En el capítulo 23 se analiza con más detalles el tratamiento del síndrome de fatiga crónica.

Trastornos mentales

Se calcula que la prevalencia de los problemas de la salud mental en los adolescentes es de aproximadamente el 11%. En la tabla 28.6 se enumeran los problemas principales.

Tabla 28.6 Problemas y trastornos mentales principales en los adolescentes

Problema o trastorno	Prevalencia (%)
Depresión	3-5
Ansiedad	4-6
Tratornos por déficit de atención/hiperactividad	2-4
Trastornos alimentarios	1-2
Trastornos de la conducta	4-6
Trastornos por abuso de sustancias	2-3

Fuentes: Michaud P-A, Fombonne E (2005) Common mental health problems. En: Viner R (ed.) *ABC of Adolescence*, BMJ Books, Blackwell; Costello y cols. (2003) *Archives of General Psychiatry* 60:837-844; Ford y cols. (2003) *Journal of the American Academy of Child and Adolescent Psychiatry* 42:1203-1211; Fombonne E (2003) *Journal of Autism and Developmental Disorders* 33:365-382.

Las autolesiones provocadas varían desde heridas muy pequeñas, que se provoca el adolescente para comunicar su angustia o escapar de una crisis interpersonal, al suicidio. Aproximadamente el 7-14% de los adolescentes se autolesionan, según esta definición.

Los trastornos alimentarios son frecuentes durante la adolescencia. Aproximadamente el 40% de las chicas y el 25% de los varones hacen alguna dieta porque no se sienten satisfechos con su cuerpo. En la anorexia nerviosa y la bulimia existe una preocupación morbosa por el peso y la forma del cuerpo.

En el capítulo 23 se analizan estas consideraciones.

Conductas de riesgo para la salud

Los adolescentes empiezan a explorar las conductas «adultas», incluyendo fumar, beber alcohol, consumir drogas, la violencia y el sexo. Estas conductas, que suelen denominarse conductas «de riesgo», pueden reflejar la búsqueda del placer y la excitación participando en experiencias nuevas y divertidas, o pueden servir para ejercer su independencia o rebelarse contra los deseos y el estilo de vida de sus padres. También existe una presión considerable para «encajar» con los iguales.

Los adolescentes no siempre entienden los riesgos que corren, y pueden comportarse como si no pudiera pasarles nada malo. Participar en estas actividades también puede ser una forma de desviar la atención de sí mismos para enmascarar la timidez o la ansiedad. Desgraciadamente, las conductas de riesgo que se inician en la adolescencia tienden a continuar durante la vida adulta.

Sexualidad

El promedio de edad a la que se pierde la virginidad es de 16 años, y la quinta parte de los adolescentes de 14 años no son vírgenes. Las relaciones sexuales a una edad temprana suelen asociarse a sexo no seguro. Esto puede deberse a falta de información, no tener acceso a anticonceptivos, incapacidad para conseguirlos y utilizarlos, estar bebido o drogado o ser incapaz de resistir la presión de la pareja.

Las conductas de riesgo en los adolescentes pueden producir enfermedades de transmisión sexual (ETS) o embarazos no deseados. Las ETS pueden presentarse con descarga uretral o vaginal, síntomas urinarios, dolor al orinar, dolor abdominal o hemorragia vaginal poscoital. La clamidia es asintomática en el 50% de los casos, y puede producir infertilidad más adelante. En las adolescentes jóvenes suele presentarse con descarga vaginal. Los estudios han demostrado que hasta un tercio de las adolescentes sexualmente activas tienen una infección de transmisión sexual. También existe riesgo de contraer la infección por el VIH.

Tratamiento de las enfermedades de transmisión sexual

La anamnesis sobre la sexualidad debe incluir cuestiones relacionadas con el riesgo de padecer una ETS: número de parejas, relaciones mantenidas durante los viajes al extranjero, anticonceptivos utilizados, si practica sexo vaginal, oral o anal, si tiene descarga vaginal, dolor en la parte inferior del abdomen, cuándo tuvo la última regla y si tiene síntomas urinarios. Sin embargo, muchas infecciones de transmisión sexual son asintomáticas, especialmente en los adolescentes más jóvenes.

Si está indicado, deben tomarse muestras para realizar pruebas virológicas y microbiológicas –PVH (papilomavirus humano), VES (virus del herpes simple), clamidia y gonorrea–. Puede estar indicado realizar la prueba del VIH.

Los regímenes de tratamiento varían dependiendo de la resistencia a los antibióticos. La clamidia puede tratarse con azitromicina o doxiciclina, y la gonorrea con una cefalosporina. Si existe inflamación pelviana, puede añadirse metronidazol. Es aconsejable informar y tratar a las parejas.

Anticonceptivos

La mayoría de los adolescentes sexualmente activos *utilizan* anticonceptivos, aunque a veces de forma fortuita. En el RU, sólo la mitad de los adolescentes utilizan preservativos la primera vez que realizan el coito. Los anticonceptivos más utilizados son los preservativos, seguidos por la píldora. En los adolescentes, la proporción de fracaso es relativamente alta debido a que a veces no son capaces de usar correctamente los preservativos, así como al uso irregular de la píldora, por lo que suele recomendarse el método «holandés doble» (preservativos y píldora anticonceptiva) para evitar a la vez los embarazos no deseados y las enfermedades de transmisión sexual.

Las adolescentes con enfermedades crónicas, como la diabetes, suelen empezar tomando la píldora anticonceptiva a dosis bajas aunque no tengan complicaciones microvasculares. Algunos fármacos que se prescriben a los adolescentes pueden ser teratógenos (p. ej., retinoides para el acné), por lo que deben combinarse con un anticonceptivo oral o un implante hormonal de liberación lenta.

Anticonceptivos de urgencia

Los anticonceptivos de urgencia (la «píldora del día después») son una forma importante de evitar el embarazo después de realizar el coito sin protección. Se dispensan en las farmacias sin receta a las personas de 16 años o más, y con receta a menores de 16 años. Si se toman en las 72 horas siguientes al coito, la proporción de fracasos es del 2%. Los efectos secundarios incluyen náuseas y letargo. Sin embargo, existe poca información sobre este método entre los jóvenes.

Embarazo en las adolescentes

El RU tiene la tasa de embarazos entre las adolescentes más alta de Europa occidental. Las adolescentes pueden presentarse con molestias como dolor abdominal, fatiga, sensibilidad de las mamas o cambios del apetito, más que por retraso de la menstruación.

Ser una madre adolescente puede ser una decisión acertada, en la que influye la cultura. El resto de la familia puede ser de gran ayuda y cooperar en todo. Sin embargo, si el embarazo no ha sido deseado, o si existe privación emocional y la adolescente desea ser madre para conseguir cariño, o si no dispone de recursos económicos y vive en la pobreza, puede tener muchas consecuencias negativas para la madre y el niño. Entre los hijos de madres adolescentes la mortalidad es mayor, así como la tasa de accidentes, de enfermedades, de ingresos hospitalarios y en centros de atención a menores, el nivel educativo es menor, se producen más abusos sexuales y hay más problemas de trastornos mentales. El factor de riesgo más importante es la privación, por la falta de la madre o de apoyo económico y emocional, un nivel educativo bajo y la falta de experiencia. Los factores protectores son el apoyo familiar, las creencias religiosas y una relación de pareja estable y duradera.

Promoción de la salud

Los motivos para promover la salud entre los adolescentes son:

- Es el período en que empiezan las conductas de riesgo (fumar, beber alcohol, consumir drogas, relaciones sexuales y aceptación de riesgos).
- Las conductas de riesgo que se inician en la adolescencia continúan durante la vida adulta.
- Las conductas de riesgo afectan directamente a sus vidas; por ejemplo, provocan embarazos de adolescentes y accidentes de tráfico.
- Aumento de la morbilidad, como obesidad y diabetes.

Las áreas principales de promoción de la salud son:

- Conductas de riesgo.
- Salud mental.
- Conducta violenta.
- Actividad física, nutrición y obesidad.
- Comunicación entre los padres y los adolescentes.

Existen varias formas de abordar la promoción de la salud en los adolescentes:

1. Proporcionar información adecuada de forma sencilla y divertida. Un ejemplo es la página web Teenage Health Freak (www.teenagehealthfreak.org) (fig. 28.4).
2. Desde toda la sociedad; por ejemplo, prohibiendo la publicidad del tabaco o haciendo que la píldora del día después esté disponible en todas las farmacias.

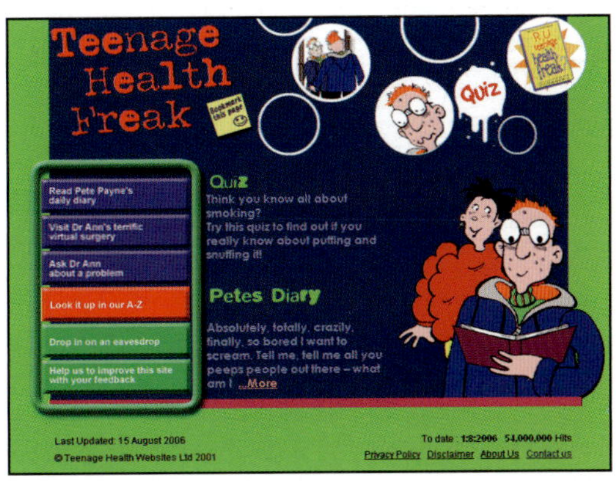
Teenage Health Freak
Bookmark this page
Quiz
Read Pete Payne's daily diary
Visit Dr Ann's terrific virtual surgery
Ask Dr Ann about a problem
Look it up in our A-Z
Drop in on an eavesdrop
Help us to improve this site with your feedback
Quiz
Think you know all about smoking?
Try this quiz to find out if you really know about puffing and snuffing it!
Petes Diary
Absolutely, totally, crazily, finally, so bored I want to scream. Tell me, tell me all you peeps people out there – what am I ...More
Last Updated: 15 August 2006
© Teenage Health Websites Ltd 2001
To date : 1:8:2006 54,000,000 Hits
Privacy Policy Disclaimer About Us Contact us

Figura 28.4 La página web Teenage Health Freak fomenta la salud de los adolescentes de una forma sencilla y divertida.

Resumen

Problemas sanitarios principales de los adolescentes

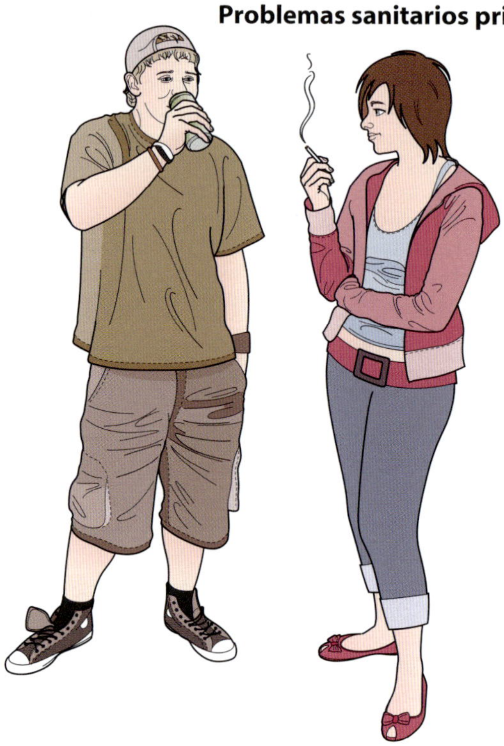

Enfermedades agudas comunes

Enfermedades crónicas y discapacitantes, incluyendo los trastornos congénitos que antes eran mortales

Síntomas somáticos:
- Fatiga, cefalea, dolor de espalda y dolor abdominal (v. cap. 23)

Trastornos mentales (v. cap. 23)

Conductas de riesgo:
- Fumar, beber alcohol, consumir drogas, accidentes de tráfico (v. caps. 1 y 23)

Sexualidad:
- Enfermedades de transmisión sexual, anticonceptivos, embarazo en las adolescentes

Trastornos alimentarios (v. cap. 23) **y obesidad** (v. cap. 12)

Esto puede resultar muy eficaz. Sin embargo, cada vez existen más pruebas de que mejorar las condiciones socioeconómicas de los jóvenes es la forma más eficaz de promover su salud. Además, puesto que los adolescentes suelen embarcarse en más de una conducta de riesgo, atacar el problema subyacente puede hacer que desaparezcan otras conductas de riesgo; por ejemplo, un programa para reducir el acoso escolar también puede afectar positivamente a otras conductas, como el consumo de drogas.

3. Programas de entrenamiento para mejorar la capacidad de los adolescentes de aceptar o rechazar ciertos tipos de conductas. Pueden ser eficaces a nivel individual, pero duran mucho tiempo y son caros.
4. Promoción de la salud a través de los profesionales. Intentar obligar a los adolescentes a dejar de fumar, seguir una dieta equilibrada, utilizar anticonceptivos, etc., no parece eficaz, e incluso puede ser contraproducente. Sin embargo, una función de los profesionales sanitarios es promover la salud a nivel individual. Es probable que esta tarea tenga más éxito si se dirige a las personas receptivas o que están pensando modificar sus conductas de riesgo.

Lecturas recomendadas

Viner R 2002 ABC of Adolescence. BMJ Books

Apéndice

Gráficas de crecimiento

Se exponen ejemplos de las gráficas de crecimiento que se utilizan en Reino Unido (figs. A.1a, b, c y d).

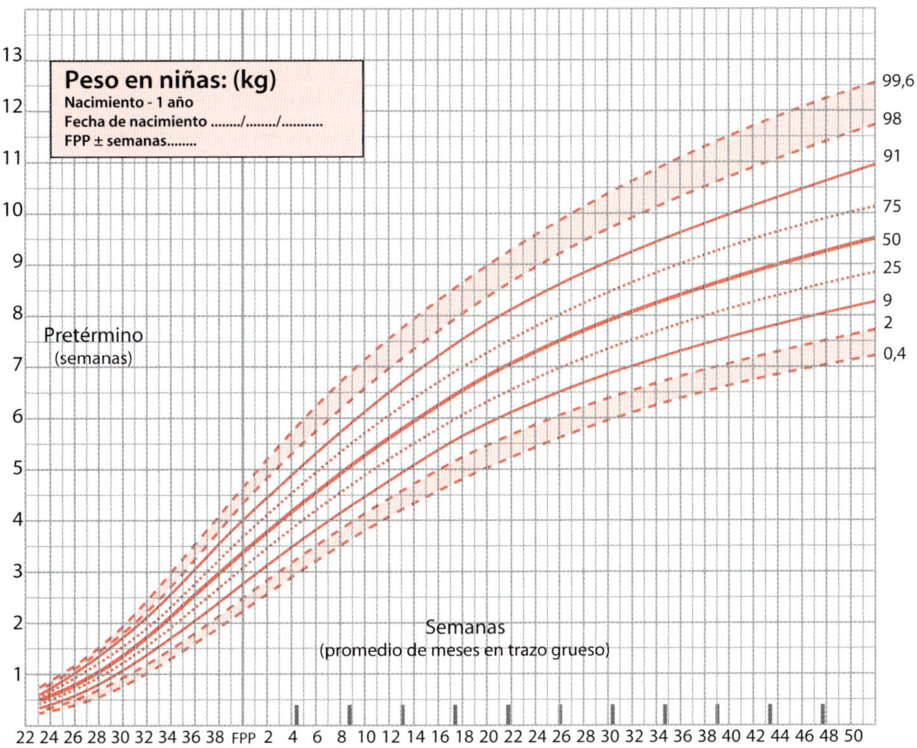

Figura A.1 Gráficas de crecimiento. **a)** Gráfica del peso en niñas lactantes durante el primer año de vida. FPP, Fecha prevista de parto. (Gráfica © Child Growth Foundation.)

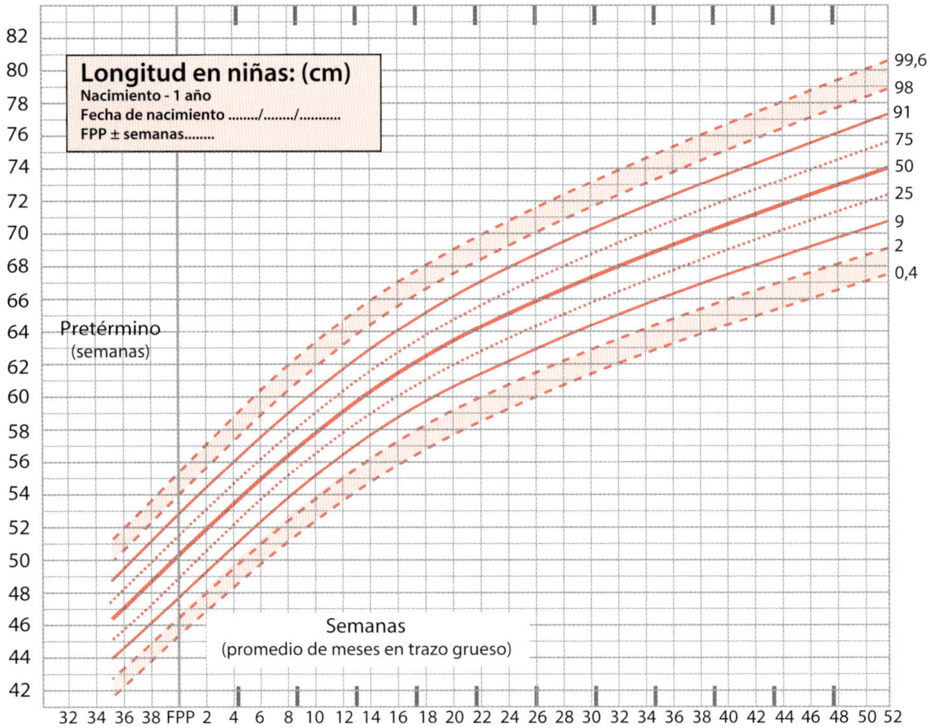

(b)

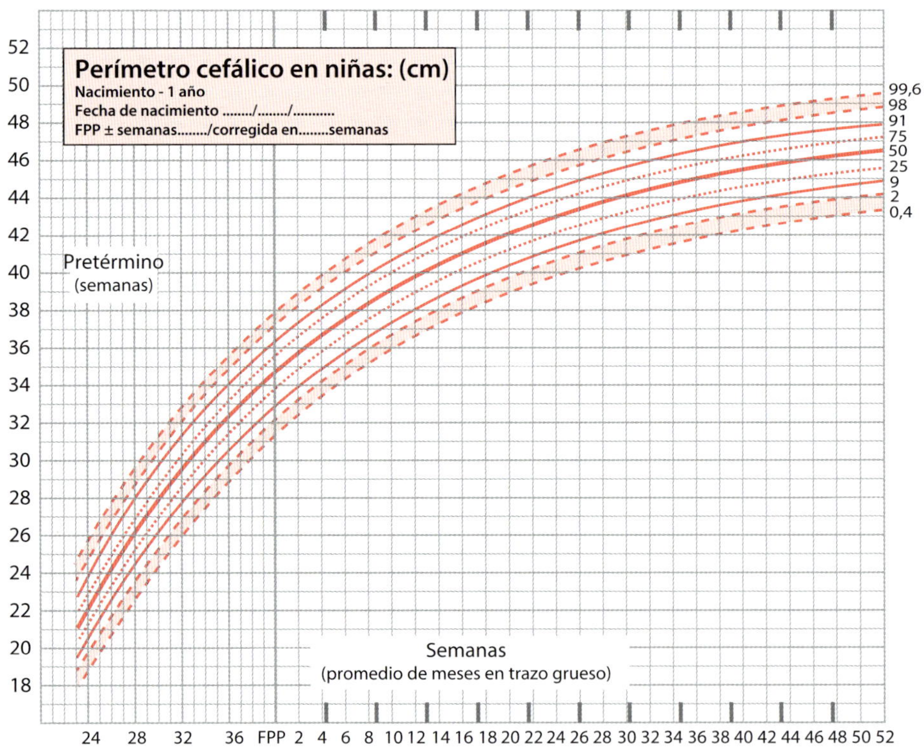

(c)

Figura A.1 ***(cont.)*** Gráfica de crecimiento en niñas lactantes durante el primer año de vida. **b)** Longitud. **c)** Perímetro cefálico. En esta gráfica de crecimiento de nueve percentiles se muestran las curvas de los percentiles 0,4 y 99,6. El intervalo entre cada par de curvas es el mismo (–2/3 desviación estándar). FPP, Fecha prevista de parto. (Gráfica © Child Growth Foundation.)

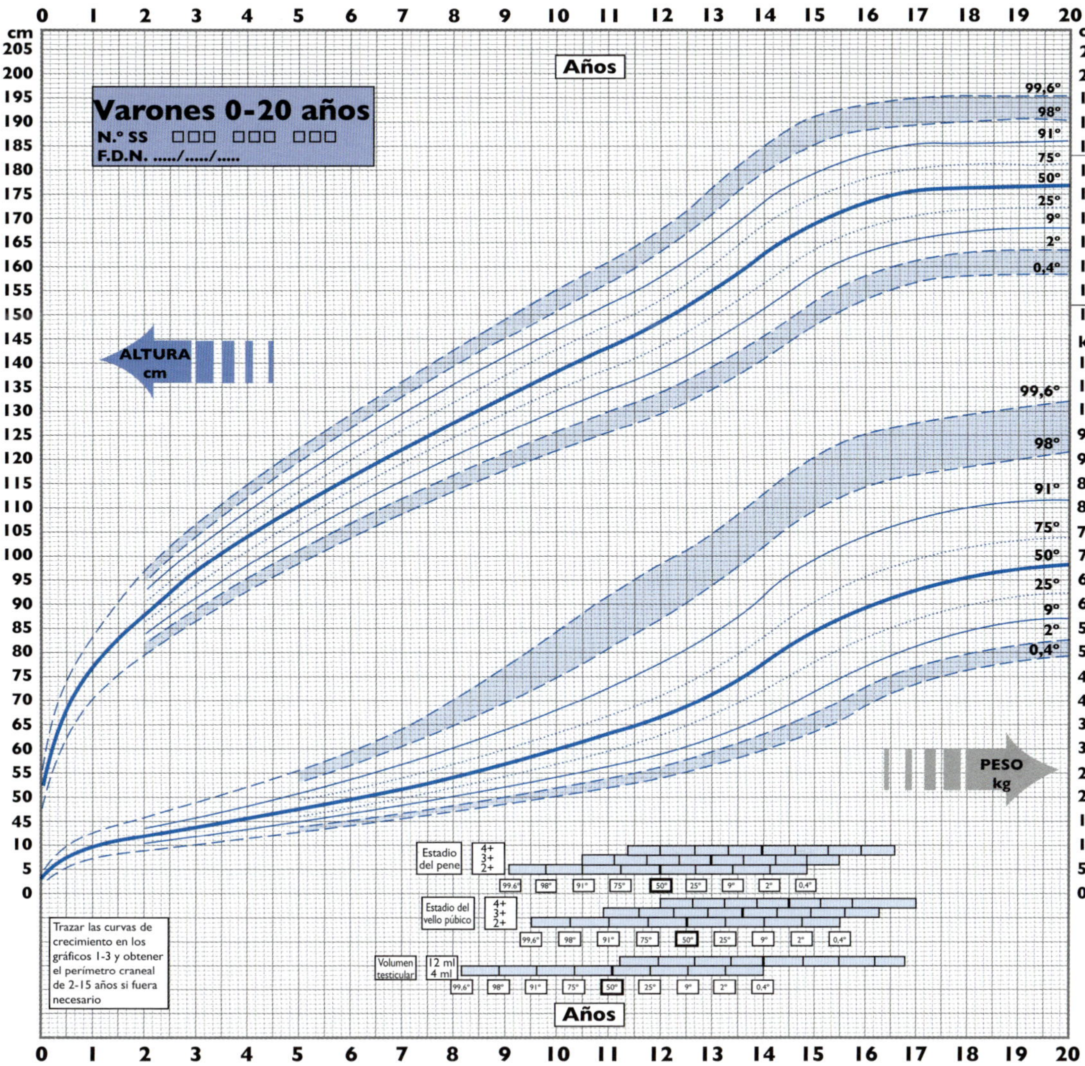

Figura A.1d Gráfico de crecimiento para varones desde el nacimiento a los 20 años de edad, con el gráfico de nueve percentiles británico que muestra las líneas de los percentiles 0,4 y 99,6. Los intervalos entre cada par de percentiles son iguales (2/3 desviación estándar). (Gráfica © Child Growth Foundation.)

Valoración de la edad gestacional en el recién nacido

a) Aspecto externo

Signo externo	0	1	2	3	4
Edema	Edema evidente de manos y pies; fóvea maleolar	Sin edema evidente de manos y pies; fóvea maleolar	Sin edema		
Textura de la piel	Muy fina y gelatinosa	Fina y suave	Suave; espesor medio. Erupción o descamación superficial	Poco engrosada. Grietas superficiales y descamación, sobre todo de manos y pies	Engrosada y parecida al pergamino; grietas superficiales o profundas
Color de la piel	Rojo oscuro	Rosado homogéneo	Rosado pálido; variable en distintas zonas del cuerpo	Pálida; rosada sólo en orejas, labios, palmas o plantas	
Opacidad de la piel (tronco)	Numerosas venas y vénulas claramente visibles, sobre todo en el abdomen	Venas y tributarias visibles	Algunas venas grandes claramente visibles en el abdomen	Algunas venas grandes visibles con dificultad en el abdomen	No se observan vasos sanguíneos
Lanugo (en la espalda)	Sin lanugo	Abundante, largo y espeso en toda la espalda	Pelo más fino, sobre todo en la parte baja de la espalda	Poca cantidad de lanugo y áreas sin pelo	Falta en al menos la mitad de la espalda
Surcos plantares	Sin surcos cutáneos	Débiles señales rojas en la mitad anterior de la planta	Marcas rojas evidentes en > mitad anterior de la planta; surcos en <1/3 anterior	Surcos en >1/3 anterior de la planta del pie	Surcos evidentes en >1/3 anterior de las plantas
Formación del pezón	Pezón apenas visible; sin aréola	Pezón bien definido; aréola lisa y plana, diámetro <0,75 cm	Aréola en piel de naranja, borde no elevado, diámetro <0,75 cm	Aréola en piel de naranja, borde elevado, diámetro >0,75 cm	
Tamaño de la mama	No se palpa tejido mamario	Tejido mamario en uno o ambos lados, <0,5 cm de diámetro	Tejido mamario en ambos lados, 0,5-1,0 cm en uno o ambos lados	Tejido mamario en ambos lados; >1 cm en uno o ambos lados	

b) Exploración neurológica

Signo neurológico	Puntuación					
	0	1	2	3	4	5
Postura						
Ventana cuadrada	90°	60°	45°	30°	0°	
Dorsiflexión del tobillo	90°	75°	45°	20°	0°	
Recuperación del brazo	180°	90–180°	<90°			
Recuperación de la pierna	180°	90–180°	<90°			
Ángulo poplíteo	180°	160°	130°	110°	90°	<90°
Tobillo-oreja						
Signo de la bufanda						
Endereza-miento de la cabeza						
Suspensión ventral						

c) Gráfico para la lectura de la edad gestacional a partir de la puntuación total

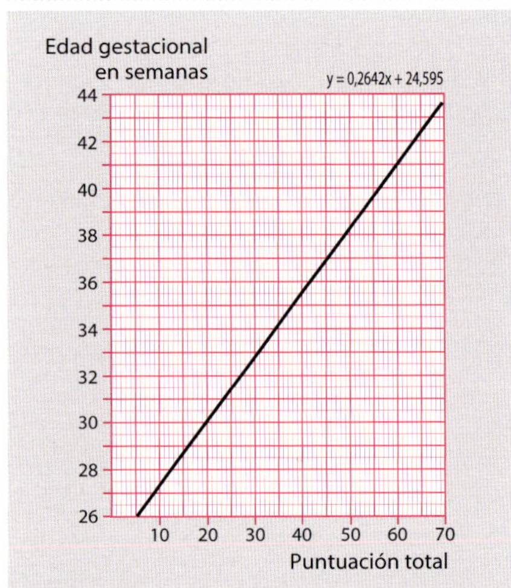

Figura A.2 Sistema de puntuación para valorar la edad gestacional de los recién nacidos (exploración de Dubowitz). Este método valora la edad gestacional según el aspecto externo **(a)** y la exploración neurológica **(b)**. La edad gestacional (± 2 semanas) se determina a partir de la puntuación total utilizando un gráfico de conversión **(c).** (Adaptada de Dubowitz, L M S, Dubowitz V, Goldber C, Clinical assessment of gestational age in the newborn infant. *Journal of Pediatrics* 1970; 77:1-10.)

Gráfico de presión arterial

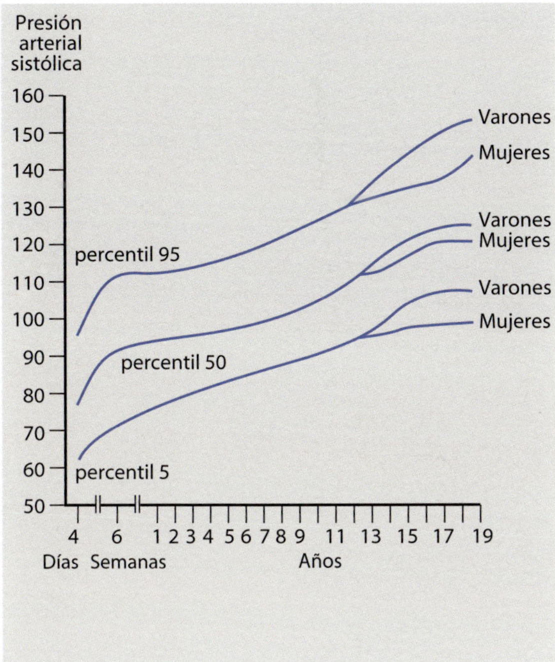

Figura A.3 Presión arterial sistólica según la edad. También existen gráficos de presión arterial según la talla. (Datos de Swiet M, Fayers P, Shinebourne E A, Blood pressure in a population of infants in the first year of life: the Brompton Study. *Pediatrics* 1980; 65:1028-1035, y de Man S A y cols., Blood pressure in childhood: pooled findings of six European studies. *Journal of Hypertension* 1991; 1(9):109-114.)

Gráfico de flujo máximo

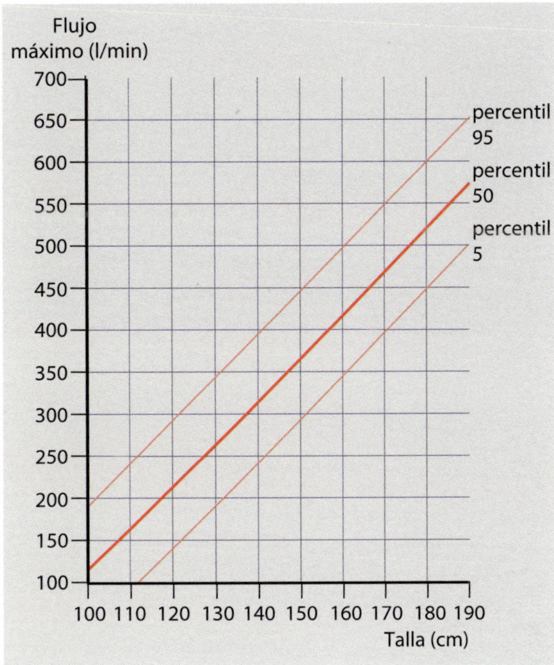

Figura A.4 Límites normales de las mediciones de flujo máximo según la talla. (Reproducida con autorización de Godfrey S, Kamburoff P L, Nairn J R, Spirometry, lung volumes and airway resistence in normal children aged 5 a 18 years. *British Journal of Diseases of the Chest* 1970; 64: 15–24.)

Límites normales: hematología

Edad	Hb (g/dl)	VCM (fl)	Leucocitos (× 10^9/l)	Plaquetas (× 10^9/l)
Nacimiento	14,5–21,5	100–135	10–26	150–450 a todas las edades
2 semanas	13,4–19,8	88–120	6–21	
2 meses	9,4–13,0	84–105	6–18	
1 año	11,3–14,1	71–85	6–17,5	
2–6 años	11,5–13,5	75–87	5–17	
6–12 años	11,5–15,5	77–95	4,5–14,5	
12–18 años				
Varones	13,0–16,0	78–95	4,5–13	
Mujeres	12,0–16,0	78–95	4,5–13	

Límites normales: bioquímica

Dado que los límites normales varían según los laboratorios, estas cifras deben comprobarse con el laboratorio local. (Valores adaptados con autorización de Addy D P, *Investigations in Paediatrics*, WB Saunders, Londres, 1994, y otras fuentes).

Análisis	Límites normales (plasma o suero)		
Aclaramiento de creatinina	1-3 meses	27-69 ml/min/1,73 m^2	
	3-6 meses	61-84 ml/min/1,73 m^2	
	6-12 meses	77-126 ml/min/1,73 m^2	
	>2 años	110-200 ml/min/1,73 m^2	
Alanina aminotransferasa (ALT)		<40 U/l	
Albúmina	Neonato*	25-35 g/l	
	Niño	35-55 g/l	
Amilasa	Neonato	<50 UI/l	
	1-3 meses	<100 UI/l	
	>1 año	<130 UI/l	
Amoníaco	Neonato	<100 µmol/l	
	Lactante/niño	<40 µmol/l	
Aspartato aminotransferasa (AST)		<50 U/l	
Calcio (ionizado)	24-48 horas	1,00-1,17 mmol/l	
	>1 semana	1,18-1,32 mmol/l	
Calcio (total)	24-48 horas	1,8-3,0 mmol/l	
	>1 semana	2,15-2,60 mmol/l	
Cloro		96-110 mmol/l	
Creatina cinasa	Lactante/niño	60-300 U/l	
Creatinina	Lactante*	20-65 µmol/l	
	1-10 años	20-80 µmol/l	
Ferritina	Niño	15-150 µg/l	
Fosfatasa alcalina (ALP)	Neonato*	150-700 U/l	
	1 mes –1 año	250-1.000 U/l	
	2-9 años	250-850 U/l	
	Años	Mujeres	Varones
	10-11	250-950 U/l	250-730 U/l
	14-15	170-460 U/l	170/970 U/l
	>18	60-250 U/l	50-200 U/l
Fosfato	Neonato*	1,4-2,6 mmol/l	
	Lactante	1,3-2,1 mmol/l	
	Niño	1,0-1,8 mmol/l	
Gammaglutamil transferasa (GGT)	1-12 meses	<80 U/l	
Gases en sangre (arterial, no pretérmino)	pH	7,35-7,45l (ion hidrógeno, 35-44 nmol/l)	
	Po_2	1-14 kPa (82-105 mmHg)	
	Pco_2	4,5-6 kPa (32-45 mmHg)	
	Bicarbonato	18-25 mmol/l	
	Exceso de bases	–3 a +3 mmol/l	
Glucosa	1 día	2,2-3,3 mmol/l	
	>1 día	2,6-5,5 mmol/l	
	Niño	3,0-6,0 mmol/l	
Hemoglobina glucosilada (HbA_{1C})	5-16 años	3-6%	
17-hidroxiprogesterona (17-OHP)	>2 días	0,7-12 nmol/l	
	Niño	0,4-4 nmol/l	
Hierro	Lactante	5-25 µmol/l	
	Niño	10-30 µmol/l	
Hormona estimulante del tiroides (TSH)	>1 semana	0,3-4,5 mU/l	
Lactato (en ayunas)		0,5-2,0 mmol/l	
Magnesio		0,6-1,0 mmol/l	
Osmolalidad		275-295 mosm/kg	
Piruvato		40-70 µmol/l	
Potasio	Lactante	3,5-6,0 mmol/l	
	Niño	3,3-5,0 mmol/l	
Proteína C reactiva		<10 mg/l	
Proteínas totales	Neonato*	54-70 g/l	
	Lactante	59-70 g/l	
	Niño	60-80 g/l	
Sodio		133-145 mmol/l	
Tiroxina (T_4, total)	Niño	85-180 nmol/l	
Uratos		120-350 µmol/l	
Urea	Neonato*	1,0-5,0 mmol/l	
	Lactante	2,5-8,0 mmol/l	
	Niño	2,5-6,5 mmol/l	

*Depende de la edad gestacional.

Índice

Nota: Los números de página que aparecen en *cursiva* hacen referencia a figuras y tablas.

A

B

C

D

F

G

H

I

J

K

L

M

N

O

Q

R

S

T

U

V

W

X

Y